HANDBUCH DER MEDIZINISCHEN RADIOLOGIE

ENCYCLOPEDIA OF MEDICAL RADIOLOGY

HERAUSGEGEBEN VON · EDITED BY

L. DIETHELM
MAINZ

O. OLSSON
LUND

F. STRNAD
FRANKFURT/M.

H. VIETEN
DÜSSELDORF

A. ZUPPINGER
BERN

BAND/VOLUME XVI
TEIL/PART 2

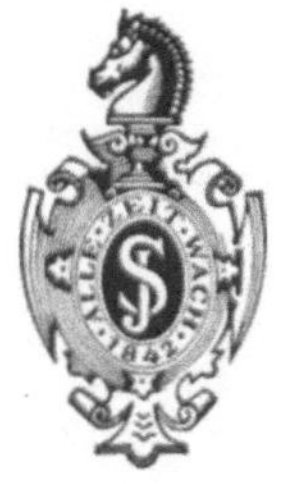

Springer-Verlag Berlin Heidelberg GmbH 1971

ALLGEMEINE STRAHLEN-THERAPEUTISCHE METHODIK
TEIL 2

METHODS AND PROCEDURES OF RADIATION THERAPY
PART 2

VON · BY

O. DAHL · L. E. FARR · S. O. FEDORUK · P. F. HAHN · U. K. HENSCHKE
B. S. HILARIS · H. KUTTIG · D. G. MAHAN · L. D. MARINELLI · B. MÅRTENSON
A. PERUSSIA · J. S. ROBERTSON · K. E. SCHEER · L. SUNDBOM · R. WALSTAM
T. A. WATSON · G. WEITZEL · G. P. WELCH

REDIGIERT VON · EDITED BY

H. VIETEN DÜSSELDORF **F. WACHSMANN** MÜNCHEN

MIT 291 ABBILDUNGEN
WITH 291 FIGURES

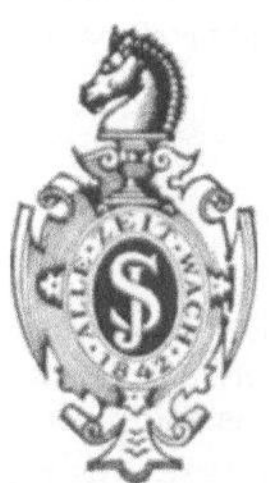

Springer-Verlag Berlin Heidelberg GmbH 1971

ISBN 978-3-662-38742-9 ISBN 978-3-662-39629-2 (eBook)
DOI 10.1007/978-3-662-39629-2

Ursprünglich erschienen bei Springer-Verlag Berlin Heidelberg New York 1971.
Softcover reprint of the hardcover 1st edition 1971
Library of Congress Catalog Card Number 62-22437. — Die Wiedergabe von Gebrauchsnamen, Handelsnamen, Warenbezeichnungen usw. in diesem Werk berechtigt auch ohne besondere Kennzeichnung nicht zu der Annahme, daß solche Namen im Sinne der Warenzeichen- und Markenschutz-Gesetzgebung als frei zu betrachten wären und daher von jedermann benutzt werden dürften.

Gesamtherstellung Universitätsdruckerei H. Stürtz AG, Würzburg

Vorwort

Bereits im Vorwort zu Band XVI/1 dieses Handbuches wurde darauf hingewiesen, wie sehr die Möglichkeit der Strahlentherapie durch die Einführung der in Beschleunigern erzeugten ultraharten Strahlungen und die Anwendung der von künstlichen Radionukliden ausgehenden Strahlungen erweitert worden sind.

Der vorerwähnte Band beschränkte sich auf die Grundlagen der Strahlentherapie und behandelt nur die Methoden der Strahlentherapie mit Röntgenstrahlen. Im Gegensatz hierzu werden in dem hier vorliegenden Band jetzt die Möglichkeiten der Therapie mit Corpuscularstrahlen, d.h. schnellen Elektronen, energiereichen Neutronen und schweren Teilchen, wie Protonen und Deuteronen beschrieben. Außerdem enthält der zweite Band zum Thema Methoden der Strahlentherapie in zahlreichen von auf den einzelnen Spezialgebieten besonders erfahrenen Autoren verfaßten Beiträgen Beschreibungen über die Therapie mit Strahlungen, die von den künstlich erzeugten radioaktiven Stoffen ausgehen. Hierzu gehört vor allem die Telegammatherapie mit ^{60}Co und ^{137}Cs, die Nahbestrahlung und Kontaktbestrahlung mit umschlossenen radioaktiven Stoffen, die interstitielle Implantationstherapie, sowie die Therapie mit inkorporierten, offenen Radionukliden. Viele dieser Methoden haben sich in jahrelanger Praxis bereits bestens bewährt und sind aus der modernen Strahlentherapie nicht mehr wegzudenken. Ihre Technologie wurde eingehend beschrieben. Andere Methoden sind vielleicht geeignet, in der Zukunft Eingang in die Praxis zu finden und deshalb nicht weniger interessant.

Der vorliegende Band enthält außerdem einen Abschnitt über die Bewegungsbestrahlung, da diese Technik in gleicher Weise mit konventionellen und ultraharten Röntgenstrahlen als auch mit den Gammastrahlen künstlicher Radionuklide und ultraharten Röntgenstrahlen von Beschleunigern durchgeführt werden kann. Schließlich sind in ihm auch noch zum Thema gehörige Beiträge allgemeiner Art enthalten, die z.B. den Strahlenschutz bei der Anwendung von Radionukliden oder die Bestrahlungsplanung betreffen. Letztgenanntes Thema, über das bereits im ersten Teil des Bandes XVI im Abschnitt „Grundlagen der strahlentherapeutischen Methoden" einiges gesagt wurde, erschien uns in Anbetracht seiner Wichtigkeit für die moderne Strahlentherapie wert, nochmals ausführlicher behandelt zu werden!

Alle Ausführungen sind so abgefaßt, daß sie nicht nur dem, der sie unmittelbar anwenden will, nützliche Angaben vermitteln; sie sind auch für denjenigen interessant, der sich über die Möglichkeiten der neuen Techniken nur allgemein informieren möchte.

Wir hoffen, daß dieses Ziel zu erreichen, allen Autoren dieses Handbuchbandes, denen wir für ihre verständnisvolle Mitarbeit großen Dank schulden, gelungen sein möge.

Düsseldorf und München, Januar 1971 — H. Vieten und F. Wachsmann

Vorwort

[illegible]

Preface

The Preface to Vol. XVI/1 already mentioned how very much the prospects for radiotherapy have been extended by the introduction of ultrahard radiation produced in accelerators, and by the use of radiation from artificial radionuclides.

The earlier volume did not go beyond the basic principles of radiotherapy and dealt only with methods of treatment with X-rays. By contrast, the present volume describes the potential for treatment with corpuscular radiation, i.e. fast electrons, high-energy neutrons and heavy particles such as protons and deuterons. This volume contains in addition many articles concerned with radiotherapeutic methods, contributed by authors having extensive experience of the various special areas who describe treatment with radiations produced by manufactured radioactive materials. Foremost among these is telegamma therapy with ^{60}Co and ^{137}Cs, also short-range and contact radiation with encapsulated radioactive materials, interstitial implantation and therapy with incorporated, open radionuclides. Many of these methods have given excellent results over a number of years and modern radiology would be inconceivable without them. Their technology has been described in detail. Other methods may perhaps be suitable for future use and are hence no less interesting.

The present volume also includes a section on rotation therapy, a technique which can be applied equally well with conventional and ultrahard X-rays or with the gamma rays of man-made radionuclides and ultrahard X-rays from accelerators. And finally, it contains other articles related to the subject in a general way, such as radiation shielding when radionuclides are being used, or the planning of radiotherapy. The last-named topic, of which mention has already been made in Vol. XVI/1 under the title "Foundations of Methodology in Radiotherapy", seemed to us in view of its importance for modern radiotherapy to merit an additional and more detailed discussion.

All the contributions were planned so as to be both helpful to anyone wishing to make direct use of the data they contain and of interest to readers who seek to be informed in a general way of the potentialities offered by the new techniques.

We hope that the authors who have contributed to this volume of the encyclopedia have succeeded in the above aim and we owe them grateful thanks for their intelligent cooperation.

Düsseldorf and Munich, January 1971 H. Vieten and F. Wachsmann

Inhaltsverzeichnis — Contents

Mitarbeiter von Band XVI/2 — Contributors to Volume XVI/2

Dr. Olof Dahl, Radioterapeutiska kliniken, Centrallasarettet, Karlstad (Schweden)

Dr. Lee E. Farr, Chief, Bureau of Emergency Medical Services, Department of Public Health, 2151 Berkeley Way, Berkeley, Calif. 94704 (U.S.A.)

Dr. Sylvia Fedoruk, University Hospital of Saskatoon, Dept. of Public Health, Saskatchewan Cancer Commission, 1040 University Drive, Saskatoon (Canada)

Professor Dr. P. F. Hahn, Department of Health, Education and Welfare, Public Health Service, Washington, D. C. 200 (U.S.A.)

Professor Dr. Dr. Ulrich K. Henschke, Chairman, Department of Radiation Therapy, Howard University, College of Medicine and Freedmen's Hospital, Sixth and Bryant Streets N.W., Washington, D.C. 20006 (U.S.A.)

Dr. B. S. Hilaris, Department of Radiation, Memorial Hospital, 444 E. 68th Street, New York, N.Y. (U.S.A.)

Professor Dr. H. Kuttig, Oberarzt im Czerny-Krankenhaus, Universitäts-Strahlenklinik, 69 Heidelberg, Voßstr. 3

Dr. David G. Mahan, Howard University, College of Medicine and Freedmen's Hospital, Sixth and Bryant Streets N.W., Washington D.C. 20006 (U.S.A.)

Professor Dr. L. D. Marinelli, Argonne National Laboratory, 9700 South Cass Avenue, Argonne, Ill. 60439 (U.S.A.)

Dr. Bengt Mårtenson, Radioterapeutiska kliniken, Centrallasarettet, Jönköping (Schweden)

Professor Dr. Aldo Perussia, via Comelico 2, 20135 Milano (Italien)

Dr. James S. Robertson, Brookhaven National Laboratory for Associated Universities Inc., Upton, L.I., N.Y. 11973 (U.S.A.)

Professor Dr. Kurt E. Scheer, Direktor des Instituts für Nuklearmedizin des Deutschen Krebsforschungszentrums, 69 Heidelberg, Berliner Straße 21

Dr. Lennart Sundbom, Radiofysiska laboratoriet, Centrallasarettet, Eskilstuna (Schweden)

Professor Dr. Rune Walstam, Radiofysiska Institutionen, Karolinska Institutet, Stockholm 60 (Schweden)

Professor Dr. T. A. Watson, Head, Department of Therapeutic Radiology, University of Western Ontario. The Ontario Cancer Foundation London Clinic, Victoria Hospital, London (Canada)

Dr. Günter Weitzel, Universitäts-Strahlenklinik (Czerny-Krankenhaus), 69 Heidelberg, Voßstr. 3

Dr. Graeme P. Welch, Donner Laboratory of Biophysics University of California Berkeley, Calif. 94120 (U.S.A.)

A. Therapie mit Corpuscularstrahlen

1. Therapie mit schnellen Elektronen

Von

G. Weitzel

Mit 70 Abbildungen

a) Überblick über die Entwicklung der Elektronentherapie

Die therapeutische Anwendung energiereicher Elektronen bezieht ihre theoretische Berechtigung aus der schon seit Jahrzehnten bekannten Tatsache, daß Röntgenstrahlen ihre biologische Wirkung nicht direkt, sondern indirekt über in der durchstrahlten Materie sekundär erzeugte Photo-, Compton- und Paarbildungselektronen entfalten (Glockersches Grundgesetz der Röntgenstrahlenwirkung, 1927). Aus dieser klassischen Vorstellung geht einleuchtend hervor, daß gleichartige biologische Wirkungen erzielt werden können, wenn Elektronen primär zur Bestrahlung verwendet werden. Da Elektronen aber in Materie nur begrenzte Wegstrecken zurücklegen können, die sich im Energiebereich der konventionellen Röntgentherapie in Bruchteilen von Millimetern messen, steht und fällt die Elektronenanwendung mit der Lösung des Problems der Erzeugung sehr energiereicher Elektronenstrahlenbündel, um die praktisch erforderlichen Gewebstiefen erreichen zu können. Damit ist die geschichtliche Entwicklung der Elektronentherapie mit der Entwicklung der Teilchenbeschleuniger auf das engste verknüpft. Die sich über viele Jahre hinziehende Geschichte der Bewältigung dieser Aufgabe stellt ein eindrucksvolles Musterbeispiel einer fruchtbaren Zusammenarbeit zwischen Physik, Technik, Biologie und Medizin dar. Eine ausführliche Schilderung dieser Entwicklung steht bis heute noch aus. Kürzere, überblickartige Zusammenfassungen finden sich bei mehreren Autoren (z.B. BECKER, KÄRCHER und WEITZEL, 1959; BODE und MARKUS, 1958; ZUPPINGER, PORETTI und ZIMMERLI, 1964; CONGIU, RACUGNO und WEITZEL, 1962; TRUMP, 1964). In den folgenden Abschnitten soll kurz das Wichtigste referiert werden:

Obwohl die Entdeckung der Elektronen- oder — wie sie früher genannt wurde — Kathodenstrahlung bereits im vorigen Jahrhundert erfolgte, zu einer Zeit, als noch niemand etwas von Röntgenstrahlen wußte (HITTORF, 1864; STONNEY, 1881; LENARD, 1894), bestand jahrzehntelang außerhalb der physikalischen Laboratorien kein Interesse an ihr. Die Aufmerksamkeit der Biologie und der Medizin war durch die kurze Zeit später aufgefundenen „X-Strahlen" RÖNTGENs völlig in Anspruch genommen. Erst ausgangs der zwanziger Jahre dieses Jahrhunderts begannen die ersten tastenden Untersuchungen über die biologische Wirkung der Kathodenstrahlen. Ihre Erzeugung erfolgte immer noch nach dem von LENARD angegebenen Prinzip durch gefensterte Vakuumröhren, an die Beschleunigungsspannungen von etwa 75—160 kV angelegt wurden. Die erhaltene Elektronenstrahlung drang in Wasser etwa 0,1—0,2 mm tief ein. Damit bestrahlten BAENSCH und FINSTERBUSCH in Leipzig 1927—1929 zahlreiche Hauterkrankungen, wie Psoriasis, Warzen, infizierte Wunden, chronische Ekzeme, Lupus und sogar Cancroide. Sie berichteten über günstige Ergebnisse, auch bei radiorefraktären und rezidivierenden Herden. Es ist zu vermuten, daß diese Ergebnisse nicht ausschließlich der doch sehr energiearmen Elektronenstrahlung zu verdanken waren, sondern daß hierbei eine weiche Röntgenbremsstrahlung beigemischt war, die die Tiefenreichweite erhöhte. Darüber liegen, ebenso wie über die verabfolgten Dosen, keine exakten Angaben vor. Außerdem wurden biologische Untersuchungen an Pflanzenzellen, Bakterien und tierischen Objekten (Bauchhaut,

Augen) durchgeführt. Etwa zur gleichen Zeit wurden auch von Politzer und Pauli in Wien sowie von Gentner und Schmidt-Labaume in Frankfurt Ergebnisse strahlenbiologischer Untersuchungen mit Kathodenstrahlen publiziert.

Der nächste Markstein in der Geschichte der Elektronentherapie wurde anfangs der dreißiger Jahre von Brasch und Lange in Berlin gesetzt. Mit Unterstützung der AEG war es ihnen gelungen, einen neuartigen Spannungserzeuger, den sog. „Stoßgenerator" zu bauen, mit dessen Hilfe erstmals Elektronen von über 1 MeV Energie verfügbar wurden, allerdings nur in Form einzelner Entladungsstöße mit minutenlangen Aufladeintervallen. Zieht man den enormen technischen Aufwand und das umständliche Arbeiten mit dieser Maschine in Betracht, so ist das Gesamtergebnis der beiden Forscher, über das sie erstmals 1934 auf dem IV. Internationalen Kongreß für Radiologie in Zürich berichteten, wahrhaft bemerkenswert: Sie wiesen, unter anderem mit Hilfe der Filmschwärzungsmethode, die definierte Reichweite der Elektronen sowie den Dosisanstieg unterhalb der Oberfläche nach und beschrieben auch die Ablenkbarkeit durch magnetische Feldkräfte. Neben dem Hinweis auf die therapeutische Bedeutung der Elektronen für die Dermatologie finden wir auch bereits die Erwähnung einer „Mehrfachlochblende", mit der im Sinne der heutigen Siebbestrahlung Epilationen durchgeführt wurden, die ohne Hautpigmentierung abliefen. Glocker, Kugler und Langendorff nahmen an dieser Anlage an Drosophila-Eiern biologische Tiefendosiskurven auf. Glocker war es auch, der bereits 1935 in voller Erkenntnis der therapeutischen Möglichkeiten dieser Strahlenart den wegweisenden Satz schrieb: „Es kann kein Zweifel sein, daß die Therapie mit schnellen Elektronenstrahlen die Strahlentherapie der Zukunft sein wird." Er dachte dabei allerdings schon an Elektronenenergien um 20 MeV, die damals außerhalb aller technischen Möglichkeiten lagen. Durch den Ausbruch des Zweiten Weltkriegs wurde in Deutschland die weitere Entwicklung zunächst abgestoppt.

Etwa um die gleiche Zeit war am Massachusetts Institute of Technology von van de Graaff der nach ihm benannte Bandgenerator entwickelt worden, der elektrostatisch Spannungen bis zu 5 MeV erzeugen konnte und damit neue Möglichkeiten für die Beschleunigung von Elektronen eröffnete. Mit einem Gerät dieses Typs untersuchten 1939 Trump, Wright und Cloud die Dosisverteilung eines 1,25 MeV-Elektronenstrahls in Wasser, Aluminium, Kupfer und Blei. Es sollten jedoch noch rund 12 Jahre vergehen, bis dieser Weg zu praktischen therapeutischen Konsequenzen führte: 1951 wurde als erster Patient ein 76jähriger mit Mycosis fungoides mit schnellen Elektronen eines Druckgas-isolierten van de Graaff-Generators der Lahey Clinic bestrahlt, da man keine andere Behandlungsmöglichkeit mehr sah. Der Erfolg war „dramatisch" und hielt 4 Jahre an (Trump, Wright, Evans, Anson, Hare, Fromer u. Mitarb.; Smedal, Johnston, Salzman u. Mitarb.). Für tiefer gelegene Tumorherde reichten die mit Bandgeneratoren erhältlichen Elektronenergien (bei Therapiegeräten 2—4 MeV) mit Eindringtiefen um 10—20 mm nicht aus. Aber in der Behandlung von Hauttumoren finden sie auch heute noch, vor allem in den USA, Verwendung (Wachsmann, 1970, s. auch S. 47).

Die Erzeugung der benötigten höheren Energiestufen wurde wenig später auf ganz andere Weise realisiert, und zwar durch die Entwicklung der Vielfachbeschleuniger, beginnend mit dem Betatron. Die treibende Kraft hinter dieser Entwicklung war allerdings nicht die Elektronentherapie, sondern die jetzt mächtig vorwärtsdrängende Kernphysik. Aber die Strahlentherapeuten erkannten schon recht bald die Möglichkeiten, die sich hier boten. Aufbauend auf theoretischen und experimentellen Vorarbeiten von Slepian, Wideröe und Steenbeck gelang es als erstem Kerst an der Universität von Illinois 1940, einen Kreisbahnbeschleuniger nach dem Betatronprinzip in Betrieb zu setzen, der etwa 20 MeV erreichte, aber noch keine Elektronen lieferte. Dieses Ziel wurde erst 1946 von Skaggs und seinen Mitarbeitern erreicht, die sich erst nach Kriegsende dieser Aufgabe hatten widmen können. Im gleichen Jahr stand auch in Göttingen eine von Gund entwickelte „Elektronenschleuder" nach dem Betatronprinzip für Forschungszwecke zur Verfügung, die schnelle Elektronen bis 6 MeV erzeugte. Es handelte sich nur um eine für physikalische Zwecke gebaute Laborausführung, aber mit ihr wurden in den folgenden Jahren in enger Zusammenarbeit zwischen Physikern (GUND, PAUL, KOPFERMANN, GLOCKER, WACHSMANN, BERGER) Strahlenbiologen und Ärzten (SCHUBERT, KEPP, SCHMERMUND, DITTRICH, HÖHNE, HOFMANN, DIECKMANN, GÄRTNER, CZECH) die physikalischen und biologischen Grundlagen der Elektronentherapie erarbeitet. So wurden die Dosisverteilung bei verschiedenen Energien und Feldgrößen, die Probleme der Dosimetrie, der relativen biologischen Wirkung im Vergleich mit Röntgenstrahlen üblicher Energie und der Einfluß der beim Betatron gegebenen Ultrafraktionierung der Strahlung auf die biologische Wirkung genauer untersucht. Die erhaltenen günstigen Ergebnisse führten dann 1949 zu den ersten Therapieversuchen mit diesem Prototyp an oberflächlichen Hauttumoren (BODE) und weiblichen Genitalcarcinomen (KEPP und SCHUBERT), die vielversprechend verliefen und den Anstoß gaben für die endgültige Anerkennung der Elektronentherapie als vollwertige radiologische Tumorbehandlungsmethode und für die Entwicklung eines speziell für therapeutische Zwecke gedachten leistungsfähigen Betatrons für Serienherstellung, das wahlweise Röntgenstrahlen und schnelle Elektronen bis 15 MeV liefern und so beweglich sein sollte, daß es auch für die damals gerade aktuell werdende Bewegungsbestrahlungstechnik verwendet werden konnte. Diese Aufgabe wurde von GUND anfangs der fünfziger Jahre erfolgreich abgeschlossen, und 1953 konnten die beiden ersten Geräte in Göttigen und Heidelberg in Betrieb genommen werden. Dieses von der Firma Siemens-Reiniger[1] (Erlangen) gebaute Betatron hat inzwischen weite Verbreitung gefunden und stellt mit einer jetzt auf 18 MeV gesteigerten Maximalenergie eines der wenigen Standardgeräte für die Elektronentherapie im Oberflächen- und Halbtiefenbereich dar.

In den Vereinigten Staaten verlief die Entwicklung trotz günstiger technischer Voraussetzungen etwas langsamer. Der Grund lag in der Einstellung der Strahlentherapeuten, die vor allem an harter Röntgenstrahlung interessiert waren, oder — wie UHLMANN — an Elektronen so hoher Energie (35—40 MeV), daß die Technik nicht so schnell mitkam, zumal auch hier kriegerische Ereignisse (Korea) Kräfte absorbierten. Immerhin konnte SKAGGS 1949 Elektronentiefendosiskurven für den Energiebereich von 12,2—16,4 MeV vorlegen. Ein Jahr später gelang auch an dem 24 MeV-Betatron der Universität von Illinois die Herausführung eines Elektronenstrahls, und im Frühjahr 1951 konnte dort mit der Bestrahlung oberflächennaher Tumoren im Kopf- und Rumpfbereich mit Elektronen von 7—22 MeV begonnen werden (HAAS, HARVEY, LAUGHLIN, BEATTIE und HENDERSON). Trotz guter Erfolge blieb die Elektronentherapie aber lange Zeit ein Stiefkind, weil die Umstellung der Apparatur von Röntgen- auf Elektronenstrahlung jedesmal sehr umständlich und zeitraubend war, und die Röntgenstrahlentherapie den Vorrang hatte.

Wie schon erwähnt, standen ab 1953 in Deutschland 2 Prototypen des 15 MeV-Siemens-Betatrons (GUND) zum regulären klinischen Einsatz bereit, mit denen in den folgenden Jahren ausgedehnte praktische Erfahrungen in der Elektronentherapie gesammelt und wesentliche theoretische und praktische Grundlagen gelegt werden konnten. Während in Göttingen vorwiegend Hauttumoren behandelt wurden (BODE) und die physikalischen Probleme erforscht wurden (MARKUS), lag im Czerny-Krankenhaus Heidelberg das Schwergewicht auf seiten der klinischen Anwendung bei Haut- und oberflächennahen Tumoren aller Art und der Entwicklung einer adäquaten Behandlungstechnik (BECKER, WEITZEL, VON DER DECKEN, GUDDEN). Die dabei gewonnenen guten Erfahrungen bewirkten, daß bald auch andere große Therapieinstitute in Deutschland und Italien, später auch in Schweden der neuen Strahlenart ihr Interesse zuwandten und Betratrons des Siemens-Typs installierten.

Nun setzte ein verstärkter Eifer auf dem Sektor der Beschleunigertechnik ein, und die Größe und Maximalenergie der Elektronenerzeuger nahm laufend zu. Medizinisch stand der Wunsch nach Energiebereichen für die Tiefentherapie (30—50 MeV) dabei Pate.

1 Seit Oktober 1966: „Siemens A.G.-Wernerwerk für Medizinische Technik“.

So veröffentlichte Pollock 1953 Elektronentiefendosiskurven bis 70 MeV, gewonnen mit einem Elektronen-Synchrotron. Ab 1956 stand Uhlmann am Michael Reese Hospital in Chicago ein in der Stanford University von Ginzton und Hansen entwickelter Linearbeschleuniger zur Verfügung, mit dem er erstmals Tumorbestrahlungen im Tiefenbereich mit Elektronen bis 45 MeV durchführte. Diese Linearbeschleuniger, deren Grundidee auf Wideröe zurückgeht, arbeiten durchweg nach dem Wanderwellen-Prinzip und verdanken ihre zügige Entwicklung und rasche Vervollkommnung den im 2. Weltkrieg auf dem Gebiet der Radartechnik gewonnenen Erfahrungen. Sie sind der wesentliche Beitrag der Angelsachsen auf dem Gebiet der Teilchenbeschleuniger für die Strahlentherapie (1947 Fry u. Mitarb. in England, 1948 Ginzton u. Mitarb. in den USA). So finden wir im Jahre 1958 an der Stanford University in Palo Alto (Kalifornien) einen weiteren leistungsfähigen Linearbeschleuniger (Mark IV), mit dem ab Mai in den folgenden 2 Jahren 42 Tumorherde mit Elektronen von 10—40 MeV bestrahlt wurden (Zatz, von Essen und Kaplan). Im gleichen Jahr wurde auch am Argonne Cancer Research Hospital in Chicago ein derartiges Gerät in Betrieb genommen, das sich von den bisherigen Elektronenbeschleunigern durch eine spezielle Besonderheit unterschied: Der austretende Elektronenstrahl wurde hier nicht wie allgemein üblich durch Streufolien auf die erforderliche Feldgröße gebracht, sondern durch ein Magnetsystem zeilenartig hin und her geführt (Abb. 25), ähnlich wie bei der Bildröhre eines Fernsehempfängers (Skaggs, Lanzl und Avery). Im Juni 1959 wurde die erste Therapieserie begonnen (Carpender, Skaggs, Lanzl und Griem). Das Jahr 1959 stellt auch in England den Zeitpunkt dar, wo die ersten Studien über die Dosisverteilung von schnellen Elektronen aus Linearbeschleunigern veröffentlicht wurden. Es handelte sich um einen 15 MeV-Accelerator am St. Bartholomew's Hospital London (Dolphin u. Mitarb.) und um einen 8 MeV-Linearbeschleuniger am Hammersmith Hospital London, mit welchem 1958 auch einige Tumorfälle bestrahlt worden waren (Batchelor, Bewley, Morrison und Stevenson). Im großen und ganzen setzte die Entwicklung in England aber sehr zögernd ein und die Einstellung der Strahlentherapeuten zur Elektronentherapie darf auch heute noch als recht zurückhaltend bezeichnet werden (Greene).

Wesentliche Impulse verdankt die Entwicklung der Elektronentherapie dagegen noch der schweizerischen Arbeitsgruppe im Inselspital in Bern (Zuppinger, Poretti, Veraguth, Zimmerli), die sich als Strahlenerzeuger des 35 MeV-Betratrons „Asklepitron" (Brown Boveri) bedient. Dieses Gerät wurde Mitte der fünfziger Jahre von Wideröe aus einem einfacheren 31 MeV-Betratron für reine Röntgenstrahlentherapie zum Elektronenerzeuger weiterentwickelt und durch Zusatzeinrichtungen so vervollkommnet, daß es bald eine überzeugende Position in der Ausrüstung großer Strahlentherapieinstitute errang und neben den bereits erwähnten vereinzelten Linearbeschleunigern der Elektronentiefentherapie den Weg bereitete. Sein Erfolg veranlaßte dann die Siemens-Reiniger-Werke, ihrerseits mit einem 42 MeV-Modell nachzuziehen (Schittenhelm, Derndinger, Groh u. Mitarb.), dessen Entwicklung auf die in Frankfurt mit einem für Therapiezwecke adaptierten 35 MeV-Experimentalbetatron gewonnenen Erfahrungen von Rajewsky, Pohlit und Hellriegel zurückgeht.

Nach diesem kurzen historischen Überblick soll abschließend noch ebenso kurz die gegenwärtige Situation der Elektronentherapie umrissen werden, wie sie sich nach rund 15—20jähriger Entwicklungszeit im großen Rahmen der Strahlentherapie abzeichnet:

Die Anwendung schneller Elektronen ist eine durch zahlreiche biologische Untersuchungen theoretisch wohlfundierte und praktisch ausreichend erprobte, wirkungsvolle Behandlungsmethode.

Ihr wesentlicher Vorteil liegt in der charakteristischen Dosisverteilung, die das gesunde Gewebe hinter dem Herdbereich weitgehend bis völlig schont, und die durch keine andere Strahlenart nachgeahmt werden kann. In heterogen zusammengesetztem Gewebe (Weichteile — Knochen — Luft) wird die Dosisverteilung allerdings unübersichtlich und unter Umständen kritisch, weshalb die Elektronentherapie vor allem im Schädelbereich und bei tiefgelegenen Tumoren theoretisch noch umstritten ist. Die bisherigen klinischen Erfahrungen waren allerdings positiv. Die Elektronentiefentherapie, als jüngstes Glied der Entwicklung, steht zur Zeit im Vordergrund des klinischen Interesses, nachdem die technischen Voraussetzungen zu ihrer Anwendung durch die Entwicklung entsprechender Beschleuniger befriedigend geschaffen worden sind.

Die erforderlichen relativ aufwendigen Strahlenerzeuger beschränken die routinemäßige Anwendung der schnellen Elektronen vorerst auf größere Therapieinstitute mit entsprechender technischer und wirtschaftlicher Basis. Solche Therapiezentren finden sich derzeit hauptsächlich in einigen Ländern Westeuropas (Deutschland, Schweiz, Italien, Belgien und Schweden) und auf dem amerikanischen Kontinent (Vereinigte Staaten, Kanada, Mexiko). Die Entwicklung ist auf diesem Gebiet jedoch keineswegs abgeschlossen.

b) Physikalische Grundlagen der Elektronentherapie

α) Erzeugung schneller Elektronen. Therapiegeräte

Bestrahlungstechnik und Indikationsstellung sind bei der Elektronentherapie weitgehend von der zur Verfügung stehenden Strahlenquelle abhängig. Es soll deshalb hier kurz auf die technischen Grundlagen der Erzeugung von Elektronenstrahlen eingegangen werden, soweit das zum Verständnis der folgenden Abschnitte erforderlich ist. Ebenso sollen kurz die wichtigsten Gerätetypen behandelt werden, wobei der gegenwärtige Stand der Entwicklung zugrunde gelegt wird. Eine eingehendere Darstellung dieses Themas von physikalisch-technischen Gesichtspunkten aus soll den entsprechenden Kapiteln in Band I des Handbuchs vorbehalten bleiben.

Die Erzeugung einer Elektronenstrahlung ist vom Grundsätzlichen her betrachtet relativ einfach und — wie im vorhergehenden Abschnitt bereits erwähnt — schon seit Jahrzehnten möglich. Elektronen stehen in jedem elektrischen Leiter ausreichend zur Verfügung und lassen sich dank ihrer elektrischen Ladung durch elektrische oder magnetische Feldkräfte leicht in Bewegung setzen und in ihrer Bahn beeinflussen. Eine Elektronenbeschleunigung findet in jeder einfachen Diode und in jeder normalen Röntgenröhre statt. Es bedarf nur einer genügend hohen Anodenspannung und einer Einrichtung, die den Austritt der Elektronen aus dem Vakuumgefäß ermöglicht, z.B. eines Fensters aus einer dünnen Metallfolie, um einen nutzbaren Elektronenstrahl zu erhalten (Abb. 1).

Insofern läßt sich, zumindest theoretisch, jede Röntgenstrahlenapparatur auch zu einem Elektronenerzeuger modifizieren, wenn man nur dafür sorgt, daß am Ende der Beschleunigungsstrecke die Elektronen nicht auf die Antikathode (Target) prallen, sondern durch ein Fenster ins Freie treten. Da für die Elektronentherapie indessen nur der Energiebereich von 2 bis etwa 45 MeV von praktischer Bedeutung ist, kommen als Strahlenerzeuger jedoch nur die Geräte in Betracht, die für derartig hohe Energien ausgelegt sind, also Geräte für die sog. Super- oder Megavolttherapie. Es lassen sich gegenwärtig folgende Haupttypen dabei unterscheiden:

Einfachbeschleuniger. Hier durchlaufen die Elektronen nur eine einzige Beschleunigungsstrecke, an der das Spannungspotential der Endenergie liegt. Das geht aus Gründen der Isolation nur bis zu einem relativ geringen Wert, der auch nach Einbau des gesamten Aggregats in einen gasgefüllten Drucktank nur bis auf einige MeV gesteigert werden kann, wodurch aber gleichzeitig Gewicht und Raumbedarf der Anlage auf eine nachteilige Größenordnung ansteigen. Die Erzeugung der Hochspannung erfolgt elektrostatisch durch Akkumulation von elektrischer Ladung über ein endloses Transportband aus Isolierstoff auf der Oberfläche einer entsprechend dimensionierten polierten Metallhohlkugel (*Bandgenerator* nach VAN DE GRAAFF) oder mit Hilfe einer Kaskaden-Gleichrichterkette, die kapazitiv an eine starke Radiofrequenz gekuppelt ist („*Dynamitron*“ der Firma Radiation Dynamics), oder nach dem Prinzip des sog. „*Resonanz-Transformators*“ (General Electric), wobei die Sekundärspule eines Transformators durch einen parallel geschalteten Kondensator zu einem Schwingkreis erweitert ist, der auf die Erregungsfrequenz abgestimmt ist und Resonanz erzeugt. All diese Gerätetypen liefern eine hohe Dosisleistung, erreichen aber innerhalb klinisch vertretbarer Ausmessungen nur eine Maximalenergie von etwa 2 MeV. Mit Ausnahme des 2 MeV-van de Graaff-Generators am Massachusetts Institute of Technology in Cambridge (USA), der mit der Lahey Clinic in Boston zusammenarbeitet (TRUMP, WRIGHT, EVANS u. Mitarb.), haben sie für die Elektronentherapie keine erwähnenswerte Bedeutung erlangt und dürften auch in Zukunft — abgesehen von rein dermatologischen Aufgaben (WACHSMANN, 1970) — kaum von Interesse sein.

Vielfachbeschleuniger. Hierbei werden die Elektronen in zahlreichen aufeinanderfolgenden Einzelstufen um jeweils kleine Teilbeträge beschleunigt, die sich zu der gewünschten hohen Endenergie summieren, mit der die Elektronen dann das Vakuumgefäß verlassen. Zwei völlig verschiedene technische Konzeptionen spielen hier die Hauptrolle, die Geradeaus- oder Linear- und die Kreisbahnbeschleuniger.

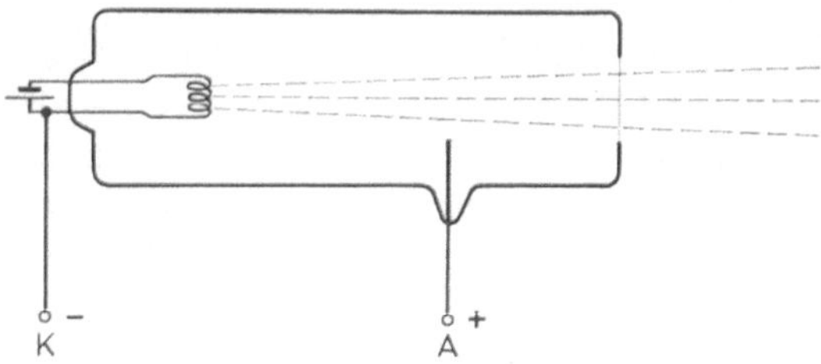

Abb. 1. Grundprinzip der Erzeugung eines Elektronenstrahls mit Hilfe einer gefensterten Vakuumröhre

Linearbeschleuniger (Linear accelerator, Linac). Die vorbeschleunigten Elektronen durchlaufen hierbei eine entsprechend lange gerade Vakuumröhre, die in Sektionen unterteilt ist. In jeder Sektion wird ihnen durch ein hochfrequentes entsprechend der Bahngeschwindigkeit synchronisiertes Wechselfeld ein bestimmter Energiebetrag mitgegeben. Moderne Linearbeschleuniger arbeiten durchweg nach dem „Wanderwellen-Prinzip", wobei als Energievehikel eine starke Radiofrequenz dient, auf der die in Pulsen eingeschlossenen Elektronenhaufen synchron „mitreiten". Dementsprechend ist auch die austretende Elektronenstrahlung nicht kontinuierlich sondern gepulst (etwa 300—400 Pulse/sec von 2 μsec Dauer). Die verwendete Radiofrequenz liegt um 3000 MHz (= 10 cm). Linearbeschleuniger lassen sich bis zu einer Energie von 4—6 MeV mit einer Rohrlänge von 1 m ziemlich kompakt bauen und auf einem gut beweglichen Pendelstativ montieren. Energiereichere Beschleuniger mit Rohrlängen von mindestens 3 m ergeben mit den erforderlichen Hilfsaggregaten (Hochvakuumpumpe, Hochfrequenzgenerator usw.) jedoch ziemlich umfangreiche, raumfordernde und unbewegliche Anlagen. Um aber auch hierbei eine für therapeutische Zwecke erforderliche gewisse Mobilität des Strahlenkegels zu erreichen, wird meist der horizontal austretende Elektronenstrahl in einem angebauten beweglichen Magnetkopf gefaßt und um 90° in die Vertikale umgelenkt. Ein weiteres wichtiges Problem, die Regelbarkeit der Elektronenenergie, bereitet jedoch größere Schwierigkeiten und ist bei vielen Geräten noch nicht befriedigend gelöst.

Medizinische Linearbeschleuniger werden hauptsächlich in Amerika und England gebaut und betrieben (s. Tabelle 1), doch ist nur ein Teil der Anlagen für Elektronentherapie eingerichtet. Ihre technische Entwicklung ist keineswegs abgeschlossen, und es darf erwartet werden, daß sie nach weiterer Verbesserung den Betratrons auch als Elektronentherapiegeräte zunehmend Konkurrenz machen werden.

Kreisbahn- oder Zirkularbeschleuniger. Hier stellt das Beschleunigungsgefäß eine geschlossene ringförmige Röhre dar, in welcher die eingeschossenen Elektronen auf einer Kreisbahn zahlreiche Umläufe vollführen, wobei sie bei jedem Umlauf einen jeweils relativ kleinen Energiezuwachs erhalten. Unter den hier einzureihenden Geräten stellt

Tabelle 1. *Aufstellung wichtiger Elektonentherapiegeräte*

	Elektronen-energie (max.) MeV	Bauart	Herstellerfirma	Bezeichnung bzw. Standort (bei Einzeltypen)
Ober-flächen-therapie	2	van de Graaff	High Voltage Engin. Corp. Burlington/Mass.	(Seriengerät)
	4	Linac	Mullard Equipment Ltd. Crawley/Suss.	(Seriengerät) (Elektronen-therapie nicht serienmäßig)
	4	Linac	Metropolitan-Vikkers Electrical Comp. Ltd.	„Orthotron“
Halb-tiefen-therapie	6	Linac	Mitsubishi	(Seriengerät)
	6	Linac	High Voltage/Arco	(Seriengerät)
	6	Linac	Varian Associates Palo Alto/Calif.	Stanford University San Francisco
	8	Linac	Metropolitan-Vickers	Hammersmith Hospital London
	8—10	Linac	Mullard Equipment	„SL 75“
	15	Linac	Mullard Equipment	St. Bartholomew's Hospital London
	15	Betatron	Toshiba	„BMR 15“ (Seriengerät)
	18	Betatron	Siemens (Erlangen)	(Seriengerät)
	24	Betatron	Allis-Chalmers Milwaukee/Mich.	(Seriengerät)
	26	Betatron	Shimadzu	Tokyo Medical College
Tiefen-therapie	31	Betatron	Toshiba	„BMR 31“ (Seriengerät)
	35	Betatron	Brown Boveri Co. Baden (Schweiz)	„Asklepitron“
	35	Betatron	Gilardoni (Italien) Associat.	„Gilbetron“
	40	Linac	Electrical Industries Manchester	(Seriengerät)
	42	Betatron	Siemens	(Seriengerät)
	45	Linac	Helen Curtis Ind. Inc. Chicago u. Microwave Labor. Stanford Universität	Michael Reese Hospital Chicago
	50	Linac	Varian Associates	Argonne Cancer Hospital Chicago
	60	Linac	W. W. Hansen Labor. of Physics	Stanford University San Francisco

neben dem Elektronensynchrotron das *Betatron* (Elektronenschleuder) den für die Elektronentherapie wichtigsten Beschleunigungstyp dar. Bei diesem nach dem Prinzip eines Transformators arbeitenden Gerät bildet die aus Glas oder Keramik gefertigte Ringröhre („Doughnut“) gewissermaßen die Sekundärwicklung, in welcher die Elektronen von einem magnetischen Wirbelfeld beschleunigt werden. Durch besondere Profilierung der Polschuhe des Elektromagneten wird die eingeschossene Elektronenfüllung gleichzeitig auf einer exakten Umlaufbahn („Sollkreis“, Orbit) konzentriert und während der weiteren Beschleunigung trotz der relativistischen Massenzunahme gehalten. Die Bestimmung der Endenergie erfolgt durch die Zahl der Umläufe, die eine Funktion der Beschleunigungszeit und somit leicht regelbar ist. Durch Störung des Führungsfeldes werden dann die Umläufe abgebrochen und die Elektronen können durch besondere Vorrichtungen herausgeführt und als Strahlenbündel nutzbar gemacht werden. Auch hier haben wir es mit einer gepulsten Strahlung von hoher Einzeldosisleistung zu tun, deren Frequenz durch die Frequenz des den Magneten erregenden Wechselstromes bestimmt wird, von dem jeweils nur das erste Viertel der Sinusschwingung ausgenutzt wird. Die Dosisleistung hängt davon ab, ob das Herausführungssystem alle beschleunigten Elektronen oder nur einen Teil davon erfaßt; sie liegt allgemein wesentlich unter dem von Linearbeschleunigern erreichten Wert, ist jedoch durchweg für Therapiezwecke ausreichend. Betatrons sind auch bei hoher Energieleistung trotz des Magnetgewichts noch relativ kompakt und beweglich zu bauen, was einen ihrer Hauptvorzüge darstellt und ihnen eine bevorzugte Stellung unter den Elektronentherapiegeräten verlieh. Serienmäßige Therapiegeräte werden für Elektronenenergien von 15, 18, 24, 35 und 42 MeV angeboten. Konstruktiv sind sie heute weitgehend ausgereift, so daß wesentliche Verbesserungen kaum noch zu erwarten sind. Ob der in den letzten Jahren zu beobachtende Trend nach immer energiestärkeren und damit wuchtigeren Geräten letztlich sinnvoll ist, kann derzeit noch nicht endgültig entschieden werden. Eine Reihe gewichtiger Gründe sprechen für ein Optimum bei etwa 20 MeV. Darüber hinaus verschlechtert sich die Relation zwischen technischem Aufwand und therapeutischer Effektivität merklich.

In der vorstehenden Tabelle 1 sind die zur Zeit wichtigsten und praktisch interessantesten Elektronentherapiegeräte zur Orientierung zusammengestellt.

β) Verhalten schneller Elektronen in Materie

Nach dem Verlassen des Beschleunigers treten die freien Elektronen in Wechselwirkung mit den Hüllenelektronen und den Kernen der Atome der durchstrahlten Materie. Dabei können wir 3 Grundvorgänge unterscheiden (Abb. 2):

Die Streuung, eine Ablenkung aus der ursprünglichen Bewegungsrichtung durch elastische Stöße, also ohne Verlust an kinetischer Energie. Die Streuwinkel können bis zu 180° betragen, wobei einzelne Elektronen auch rückwärts aus dem absorbierenden Material austreten können (Rückstreuung). Je dicker die absorbierenden Schichten sind, um so mehr wächst die Wahrscheinlichkeit, daß viele kleine Ablenkungen auftreten und keinerlei Vorzugsrichtung mehr zu beobachten ist. Das primäre Elektronenbündel verliert dadurch in der Tiefe zunehmend an Intensität und weitet sich mehr oder weniger auf. Der ursprünglich scharf begrenzte Strahlenkegel wird zur „Streuflasche" (Abb. 3).

Die Energieübertragung an Hüllenelektronen durch unelastische Stöße, wobei diese von ihrer Bindung losgelöst und freigesetzt werden (Sekundärelektronen), während das primäre Elektron mit verminderter Energie und veränderter Richtung weiterfliegt, bis es durch weitere derartige Vorgänge seine gesamte kinetische Energie abgegeben hat und abgebremst worden ist. Der dabei auftretende jeweilige Energieverlust beträgt im Mittel 32,5 MeV pro Ionenpaar und enthält auch den Energieverlust durch eventuelle Anregungsprozesse. Das seines Elektrons beraubte Atom wird dadurch zum positiven Ion, es findet eine Ionisation statt. Erhält das Sekundärelektron genügend Energie mitgeteilt, so kann es seinerseits den gleichen Prozeß bei anderen Atomen wiederholen (sekundäre und eventuell tertiäre Ionisation durch „δ-Strahlen"). Die totale Ionisation, die in einem durchstrahlten Materie-Volumen auftritt, geht durchschnittlich zu $^1/_3$ auf primäre und zu $^2/_3$ auf sekundäre und tertiäre Ionisationsprozesse zurück.

Die Bremsstrahlenerzeugung. Durch Energieverlust im Feldbereich von Atomkernen werden Elektronen ebenfalls abgebremst. Die freigewordene kinetische Energie erscheint in Form einer elektromagnetischen Wellenstrahlung, deren Intensität mit der Elektronenenergie und der Ordnungszahl des Bremsmaterials stark anwächst und oberhalb 100 MeV bei hochatomigem Material (Platin, Wolfram) fast 100% der gesamten Energieabsorption ausmacht. Die Richtung der Bremsstrahlung deckt sich mit zunehmender Elektronenenergie mehr und mehr mit der Richtung des einfallenden Elektronenstrahls; bereits ab wenigen MeV besteht praktisch Übereinstimmung.

Das Verhältnis des sog. „Massenbremsvermögens" eines bestimmten Stoffes zu einem Vergleichsmaterial anderer Ordnungszahl (z.B. Luft) ist jedoch nicht konstant, sondern infolge des Polarisationseffekts („density-effect"), der beim Passieren bahnnaher Atome auftritt und zu einer Verminderung des Energieverlustes führt, von der Elektronenenergie abhängig. Dieser Effekt spielt bei der Luftionisationsdosimetrie als Fehlerquelle eine Rolle (DUTREIX).

Der durch die eben beschriebenen Ionisationsvorgänge eintretende Energieverlust der Primärelektronen ist unabhängig von deren Energie und variiert nur geringfügig mit der Ordnungszahl der getroffenen Materie. Dagegen ist die räumliche Verteilung der Ionisationen, d.h. ihre Dichte längs eines Bahnstücks, angegeben in Zahl der Ionisationen pro μ Weglänge oder pro mg/cm², sehr von der Elektronenenergie abhängig. Im Bereich der hier vorwiegend interessierenden Elektronenenergien (1—50 MeV) ist der Unterschied jedoch nur noch gering; die Zahl der Ionenpaare/μ liegt hier praktisch konstant bei 6—7

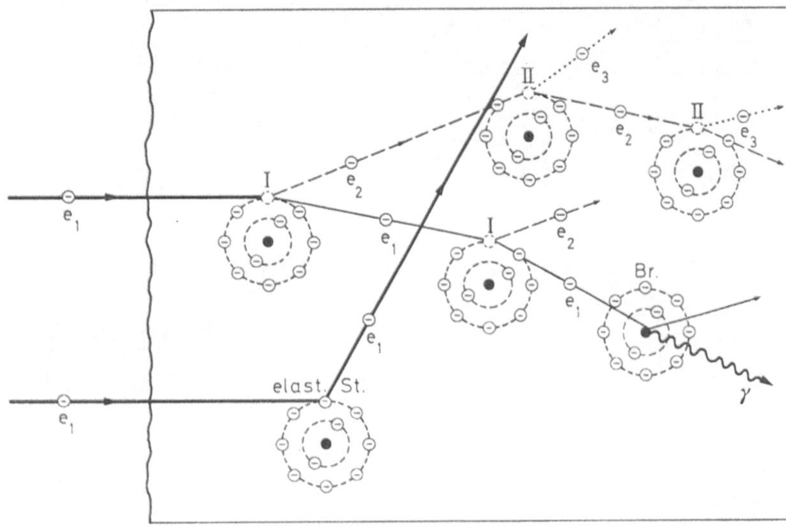

Abb. 2. Schematische Darstellung der Wechselwirkung schneller Elektronen mit der durchstrahlten Materie: elastische Streuung (*elast. St.*), primäre (*I*) und sekundäre (*II*) Ionisation sowie Bremsstrahlenerzeugung (*Br.*) primärer (e_1), sekundärer (e_2) und tertiärer (e_3) Elektronen

(in Wasser). Dies gilt genaugenommen jedoch nur für die Primärelektronen, im Bereich der Sekundär- und δ-Elektronen ist die Ionisationsdichte entsprechend der geringeren Energie wesentlich höher.

Der Begriff der *Ionisationsdichte* ist für das Verständnis der unterschiedlichen biologischen Wirkung ionisierender Strahlen bedeutsam, da hierbei ursächliche Zusammenhänge angenommen werden (OEHLERT und MÜLLER). Je größer die Ionisationsdichte einer Strahlung, um so stärker die Wirkung auf biologische Substrate. Dem Begriff der Ionisationsdichte entspricht der in letzter Zeit häufiger verwendete Begriff der *linearen Energieübertragung* („linear energy transfer, LET"), der den Energieverlust in MeV pro μ Bahnlänge angibt, sinngemäß. Nach WIDERÖE[1] sollte er jedoch für Quantenstrahlungen vorbehalten bleiben, da er zur Beschreibung der Ionenverteilung bei Elektronenstrahlen, deren Tiefendosiskurve durch Energiestreuung und Seitenstreuung bestimmt wird, nicht geeignet ist.

γ) *Dosisverteilung schneller Elektronen im Gewebe*

Die von einem einzelnen Elektron in einer absorbierenden Gewebsschicht bis zur völligen Abbremsung zurückgelegte Wegstrecke, seine Bahnlänge oder „*wahre Reichweite*", die aus Nebelkammeraufnahmen ermittelt werden kann, ist durch die Zufälligkeiten der auftretenden Streu-, Anregungs- und Ionisationsvorgänge mit ihren Energieverlusten keine konstante Größe und läßt auch bei einem energetisch homogenen

[1] Strahlentherapie **113**, 160—177 (1960).

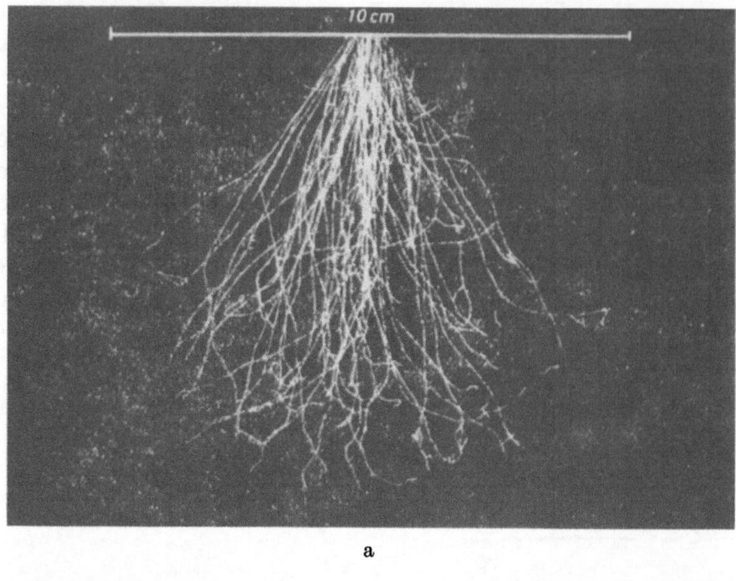

a

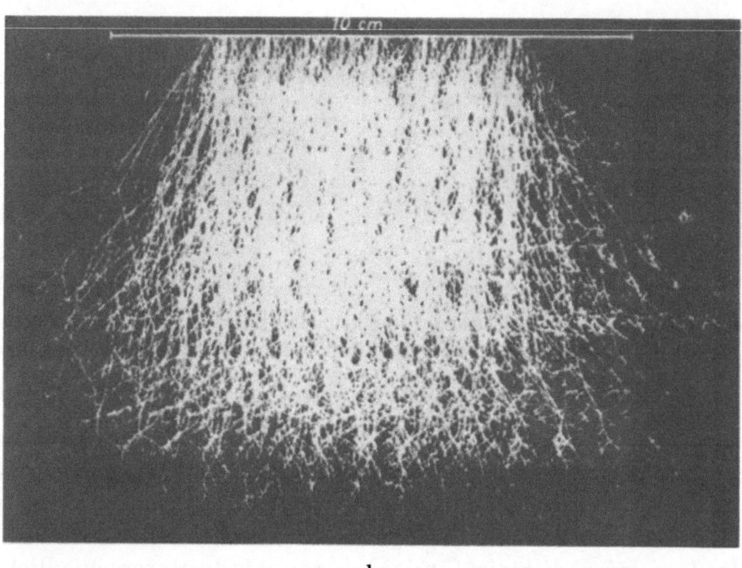

b

Abb. 3a u. b. Bahnspuren schneller Elektronen in Propan (Blasenkammeraufnahme). Man erkennt die starke Aufstreuung des einfallenden Elektronenbündels („Streuflasche"). a Schmales Bündel. b Breites Bündel (hier durch Photomontage aus a gewonnen). (Nach HARDER, HARIGEL und SCHULTZE)

Elektronenbündel keinen direkten Schluß auf die zu erwartende Dosisverteilung zu. Wir haben es vielmehr bei einem anfänglich monoenergetischen Elektronenbündel mit parallelem Strahleneinfall mit einer statistischen Verteilung der Bahnlängen und — mit zunehmender Tiefe — auch der Bahnrichtungen und schließlich der Einzelenergien zu tun, die zu einem Reichweitenspektrum führt. Praktisch ergibt sich aus der Summe dieser Einzelereignisse *in homogenem Material* dennoch eine relativ gleichförmige charakteristische Verteilungskurve (Abb. 4). Ihre Form ist außer von dem Durchmesser des Strahlenbündels nur von der primären Elektronenenergie und der Dichte des Absorbermaterials abhängig. Ihre *maximale Reichweite* gibt die Schichtdicke an, innerhalb welcher alle eingestrahlten Elektronen absorbiert werden. Verlängert man den gradlinigen Abschnitt dieser Kurve bis zur 0-Linie, so ergibt der Schnittpunkt die „*praktische Reichweite*".

Das Produkt aus Reichweite R und Materialdichte ϱ ist für eine bestimmte Elektronenenergie E immer konstant. Für die überschlagmäßige Abschätzung der Elektronenreichweite in Weichteilgewebe kann im therapeutisch interessierenden Energiebereich die folgende Faustregel verwendet werden:

$$\text{Reichweite in cm} = \frac{\text{Energie in MeV}}{2}.$$

Daraus ergibt sich umgekehrt eine Reichweitenzunahme um je 1 cm pro 2 MeV Energiezuwachs.

In Kenntnis dieser Zusammenhänge ist ferner leicht einzusehen, daß sich aus Reichweitenmessungen auch umgekehrt die jeweilige Elektronenenergie recht genau (nach MARKUS bis auf 0,1 MeV) bestimmen läßt.

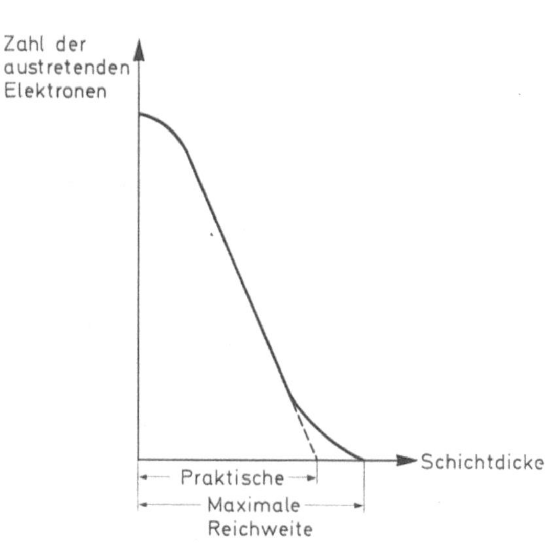

Abb. 4. Durchlässigkeitskurve (Reichweitenspektrum) eines monoenergetischen Elektronenbündels. (Nach KÜNKEL)

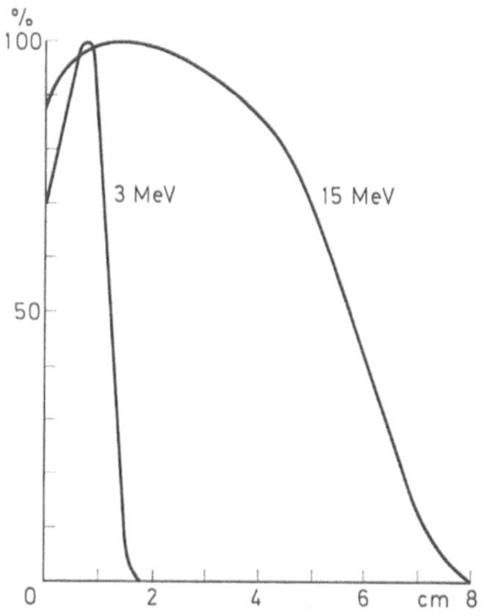

Abb. 5. Tiefendosiskurven schneller Elektronen. Einfluß der Elektronenenergie auf Oberflächendosis, Dosismaximum und Reichweite

Für die therapeutisch wichtigere *Dosisverteilung* muß die *räumliche Ionisationsdichte* zugrunde gelegt werden, die die Zahl der Ionisationen pro Masseneinheit des absorbierenden Materials angibt. Sie läßt sich durch eine Dosiskurve ausdrücken, deren Verlauf ebenfalls für eine bestimmte primäre Elektronenenergie und ein bestimmtes Absorbermaterial charakteristisch ist und der Reichweitenkurve großenteils parallel geht. Nur im Anfangsteil findet sich insofern eine Abweichung, als das Maximum nicht in der Oberfläche, sondern in einer tieferen Schicht liegt, deren Tiefenlage etwa einem Viertel bis einem Drittel der Gesamtreichweite entspricht (Abb. 5). Der Dosisanstieg unter der Oberfläche entsteht durch die alsbald einsetzenden Streuvorgänge (Aufbaueffekt). Er ist um so ausgeprägter, je kleiner die Elektronenenergie und je größer der Felddurchmesser ist (GUND und SCHITTENHELM; MARKUS; V. D. DECKEN; WÜRTHNER und FROST). Da die *Oberflächendosis* auch bei kleiner Energie und großem Felddurchmesser nicht unter 75% absinkt, kommt eine nennenswerte Hautschonung wie bei der Photonenstrahlung praktisch nicht zustande. Hinsichtlich der dabei beteiligten Rückstreuung muß berücksichtigt werden, daß eine volle Rückstreuung hinter der interessierenden Schicht mindestens 1 cm Wasser oder vergleichbares Gewebe erfordert (ALMOND, WRIGHT und BOONE).

Das *Dosismaximum* liegt bei einem um so kleineren Bruchteil der Reichweite, je größer die Energie oder je kleiner die Feldgröße ist. Mit zunehmender Energie erweitert sich seine Tiefenausdehnung.

Der anschließende *Dosisabfall* ist annähernd linear; er wird mit steigender Energie immer flacher und damit weniger günstig (Abb. 6). Am Ende der maximalen Reichweite erreicht die Elektronen-Tiefendosiskurve die 0-Linie. Darüber hinaus meßbare kleine Dosisprozente werden durch den Bremsstrahlenanteil verursacht, der exponentiell abfällt und praktisch vernachlässigt werden kann.

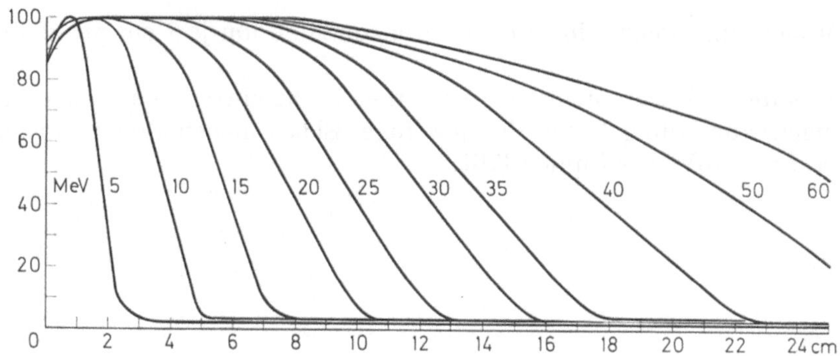

Abb. 6. Tiefendosiskurven schneller Elektronen von 5—60 MeV. Einfluß der Elektronenenergie auf die Steilheit des Dosisabfalls in der Tiefe

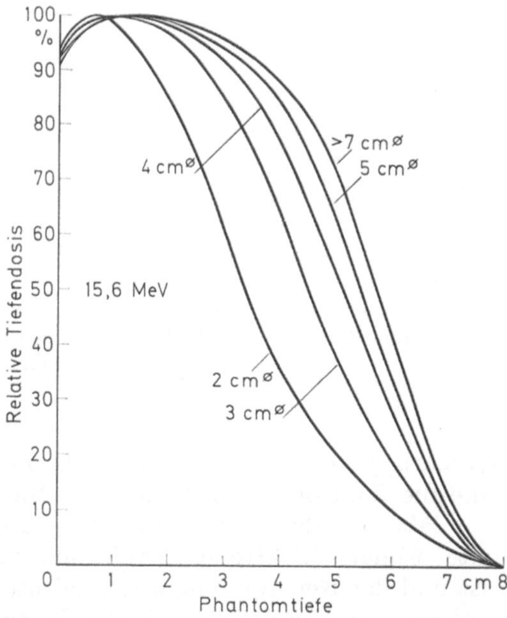

Abb. 7. Tiefendosiskurven schneller Elektronen von 15,6 MeV. Einfluß der Feldgröße auf den Kurvenverlauf, insbesondere die Reichweite. (Nach V. D. DECKEN)

Das Maximum an Tiefenreichweite stellt sich bei einer gegebenen Elektronenenergie erst dann ein, wenn der Felddurchmesser mindestens gleich der jeweiligen Elektronenreichweite ist (s. S. 22 und Abb. 7).

Einen genaueren Überblick über die Dosisverteilung im Bereich des bestrahlten Gewebsvolumens in ihrer Abhängigkeit von Elektronenenergie und Feldgröße vermitteln die jeweiligen *Isodosen* (Abb. 8).

Streng genommen beziehen sich alle vorstehend besprochenen Dosisverteilungskurven nur auf ein annähernd wasseräquivalentes Absorptionsmedium wie Weichteilgewebe, das praktisch die größte Rolle spielt. Der Einfluß der *Dichte des absorbierenden Materials*

als drittem wesentlichem Faktor — neben Elektronenenergie und Feldgröße — darf jedoch nicht übergangen werden. Wie sehr der Verlauf der Tiefendosiskurve sich bei sonst gleichen Bedingungen in unterschiedlich dichten Gewebsformationen hinsichtlich Reichweite und Lage sowie Höhe des Dosismaximums ändert, zeigt Abb. 9. Mit zunehmender Dichte des Mediums verkürzt sich die Reichweite und erhöht sich der Dosisanstieg unter

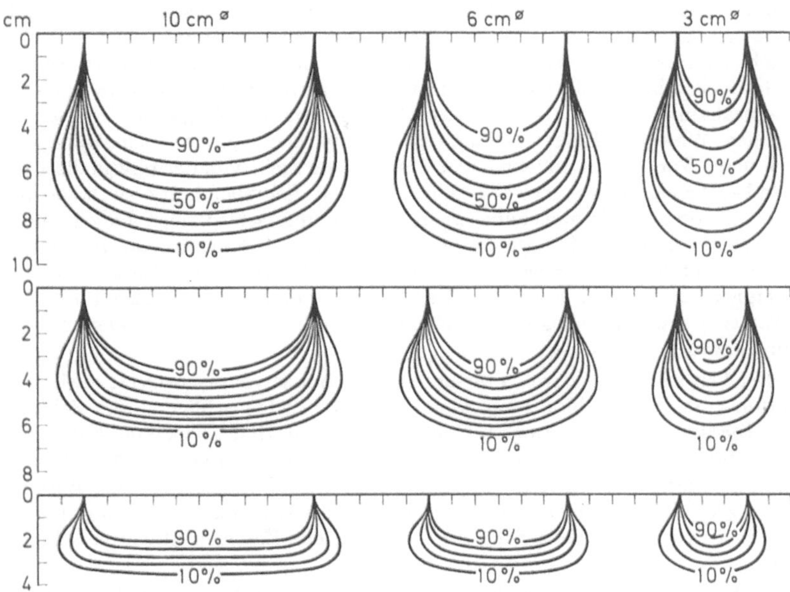

Abb. 8. Isodosen schneller Elektronen in Wasser bei verschiedenen Energie- und Feldgrößen

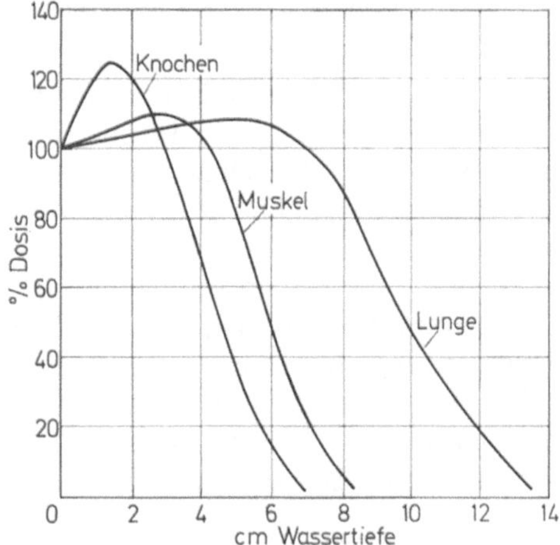

Abb. 9. Tiefendosiskurven schneller Elektronen in verschiedenen Geweben. Einfluß der Gewebsdichte auf Kurvenverlauf und Reichweite. (Nach SCHITTENHELM)

der Oberfläche infolge verstärkter Streuung. Transitionskurven für Metalle, wie sie BREITLING bei Aluminium, Kupfer, Zinn und Blei ausgemessen hat, zeigen diesen Effekt entsprechend ausgeprägter. Daß die Dosisverteilung bei sonst gleichen Bedingungen letztlich auch noch durch konstruktive Eigenheiten des jeweiligen Strahlenerzeugers beeinflußt wird, insbesondere durch die unterschiedliche Form und Materialverwendung bei Streufolien und Tubussen (s. S. 22ff.), sollder Vollständigkeit halber vorweggenommen werden und wurde u.a. von HATTORI, MATSUDA und KITABATAKE durch Vergleichsmessungen an 2 verschiedenen Betatrons bestätigt.

Die genaue Kenntnis dieser Kurven und ihrer Bedingungen ist von großer praktischer Bedeutung, weil dadurch die Möglichkeit eröffnet wird, die Dosisverteilung der Elektronenstrahlung einfach durch Wahl der entsprechenden Energie und Feldgröße weitgehend an die Herdgröße und Herdtiefe anzupassen (s. S. 20ff.). Das ist einer der wesentlichen Vorzüge der Elektronentherapie gegenüber einer Photonenstrahlung.

Die eben besprochenen Tiefendosiskurven beruhen auf rein physikalischen Daten, und es stellt sich in diesem Zusammenhang die Frage, inwieweit die biologische Wirkung im Gewebe mit dem Verlauf dieser Kurven parallel geht. WIDERÖE hat erstmals 1960 diese Frage zur Diskussion gestellt, wobei er von der Überlegung ausging, daß der primäre Elektronenstrahlenkegel durch die Streuverluste nach der Tiefe hin eine zunehmende Energieabschwächung und damit gleichzeitig eine Erhöhung der Ionisationsdichte und der relativen biologischen Wirkung (RBW) erfährt. Es könnte demnach eine „*biologische Tiefendosiskurve*" konzipiert werden, deren Verlauf mit zunehmender Tiefe immer mehr von der physikalischen, auf Ionisationskammermessungen beruhenden Dosiskurve abweicht (HARDER). Seit 1963 liegen zu dieser interessanten Hypothese experimentell gewonnene Untersuchungsergebnisse an unterschiedlichen biologischen Substraten vor. So konnten zunächst MARKUS und STICINSKY an Drosophilaeiern, PETERS und BREITLING an Mäusefibroblasten, WACHSMANN und KORB an Erbsenkeimlingen und STENDER und HAGEMANN an Mäuseschwänzen für Elektronenenergien bis 16 MeV, SCHWARZ, BERG und BOTSTEIN an ganzbestrahlten Mäusen auch für 35 MeV, in der Tat eine stärkere biologische Wirkung im letzten Drittel der Tiefendosiskurve (zwischen 20 und 40% Wirkungszuwachs) nachweisen.

Demgegenüber stehen jedoch negative Untersuchungsergebnisse von FEHRENTZ, sowie CHU, NISCE, BAKER, SATTAR und LAUGHLIN an HeLa-Zellkulturen, von ROBINSON an menschlichen „C"-Zellkulturen, von WAMBERSIE, DUTREIX, DUTREIX und TUBIANA an Colibakterien und Hefezellen, von FRITZ-NIGGLI und SCHINZ an Drosophilaeiern und von SCHULZ, SCHULTZ und BOTSTEIN an Mäusen. FEHRENTZ meint dazu, daß bei keiner der Arbeiten mit positivem Ergebnis der Nachweis der erhöhten biologischen Wirkung schneller Elektronen in der Tiefe wegen der kritischen Genauigkeit der Dosisbestimmung völlig einwandfrei erbracht wurde. Wie dem auch sei, eine wesentliche Bedeutung für die praktische Elektronentherapie scheint diesem Problem nicht zuzukommen.

Auch für den Oberflächenbereich vor dem Dosismaximum wurden solche Überlegungen, allerdings in umgekehrter Richtung, angestellt. So schätzt FROST die relative biologische Wirkung hier auf nur 30% gegenüber einer physikalischen Dosis von 80—90%, bedingt durch den geringeren Anteil an δ-Elektronen in der build-up-Zone, und empfiehlt die Vorschaltung von Plexiglasabsorbern zur Vorverlegung des „kritischen Tiefendosisbereichs" vor die Haut.

Die bisherigen Ausführungen behandelten lediglich die Dosisverteilung in homogenen Gewebsschichten. Ist die Zusammensetzung der durchstrahlten Gewebsschichten durch Bestandteile oder Einschlüsse abweichender Ordnungszahl und Dichte (Knochen, Lufthohlräume) *inhomogen*, so treten zusätzliche Einflüsse auf, die die Verhältnisse stark komplizieren und die besprochene Dosisverteilung so verzerren können, daß sie praktisch völlig unübersichtlich wird. Das ist zweifellos ein Nachteil der Elektronentherapie, der vor allem im Bereich der Elektronentiefentherapie von nicht zu übersehendem Gewicht ist. Um die eingehende Untersuchung dieser Einflüsse haben sich vor allem BREITLING; SCHITTENHELM; LAUGHLIN; MARKUS; NETTELAND; POHLIT; HAAS und SANDBERG; WERNER und VON DER DECKEN; BOONE, JARDINE, WRIGHT und TAPLEY; ALMOND; DUTREIX sowie HATTORI und KITABATAKE bemüht, auf deren Ergebnisse nachstehend eingegangen werden soll.

Einfluß von lufthaltigen Hohlräumen. Im Bereich von Medien geringer Dichte verlieren die energiereichen Primärelektronen praktisch kaum Energie, so daß der typische Dosisabfall um einen entsprechenden Betrag nach der Tiefe zu verschoben wird. Die praktische Reichweite nimmt zu. Die energiearmen Sekundärelektronen werden dagegen auch hier gestreut, so daß sich das Elektronengleichgewicht im angrenzenden dichten Medium erst wieder aufbauen muß. Es entsteht ein erneutes Dosismaximum, dessen Anstieg um so höher ist, je dichter die lufthaltige Schicht ist. Aus dem umgebenden dichten Medium werden andererseits Elektronen in solchem Ausmaß in den „Hohlraum" hineingestreut, daß sie auf der gegenüberliegenden Austrittsseite zu einer beträchtlichen Dosiserhöhung führen. Zum besseren Verständnis dieser Vorgänge seien einige praktisch wichtige geometrische Beispiele, die an entsprechend hergerichteten Phantomen von POHLIT sowie BREITLING und VOGEL gemessen wurden, näher behandelt:

1. *Spaltförmiger Luftraum von Felddurchmesser unterhalb der Oberfläche* (Abb. 10). Es findet sich ein erneuter Dosisanstieg hinter dem Luftspalt, dessen Gipfelpunkt absolut gesehen niedriger liegt als der des primären Dosismaximums unterhalb der Oberfläche, der relativ gesehen jedoch mit zunehmender Dicke des Luftspaltes ansteigt (Abb. 10a), sich andererseits mit zunehmender Tiefenlage desselben verringert (Abb. 10b). Gleichzeitig verschiebt sich der abfallende Teil der Tiefendosiskurve um den Betrag der Spaltdicke in die Tiefe.

2. *Kleiner geschlossener Luftraum unterhalb der Oberfläche* (Abb. 11). Es kommt zu einer Dosisspitze hinter der Kavität und zu einer Dosisverminderung in den seitlichen Randzonen.

3. *Nach der Oberfläche hin geöffneter Luftraum* (Abb. 12). Auch hier ist ein beträchtlicher Dosisanstieg hinter dem Boden der Kavität festzustellen, der noch ausgeprägter

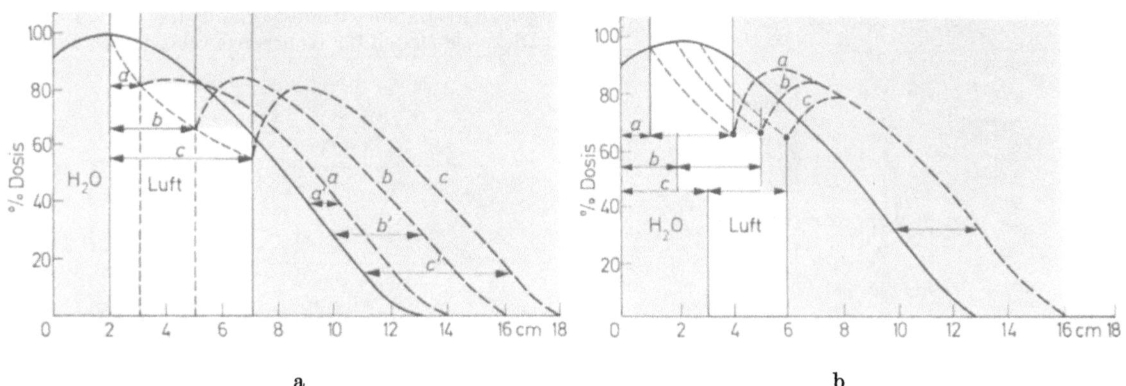

Abb. 10a u. b. Tiefendosiskurven schneller Elektronen (25 MeV) in Wasser mit spaltförmigem Lufteinschluß. a Einfluß der Dicke des Luftspalts bei gleichbleibender Tiefenlage (2 cm). b Einfluß der Tiefenlage des Luftspalts bei gleichbleibender Dicke. (Nach POHLIT)

ist als im vorhergehenden Beispiel, da der Energieverlust durch die dichtere Oberflächenschicht hier wegfällt.

4. *Lufthaltiger Gewebsanteil in einer Hälfte des bestrahlten Volumens* (Abb. 13). Durch verminderten Energieverlust im lufthaltigen Anteil und zusätzliches Einstreuen von Elektronen aus dem dichten Anteil kommt es zu einer erheblichen Assymmetrie der Dosisverteilung im Feldbereich mit einer beträchtlichen Vergrößerung der Reichweite auf der lufthaltigen Seite.

Einfluß von dichteren Gewebsbestandteilen (Knochen). Hierbei erfolgt im wesentlichen eine Umkehrung der im vorhergehenden Abschnitt beschriebenen Vorgänge. Im dichteren Medium tritt eine erhöhte Absorption durch Streuung auf, was zu einem Dosisanstieg führt. Gleichzeitig wird der abfallende Teil der Tiefendosiskurve nach der Oberfläche hin verschoben, d.h. die Reichweite des Strahlenkegels im Gewebe nimmt ab (Abb. 14). Außerdem werden vermehrt Elektronen in das weniger dichte Medium hineingestreut, z.T. auch nach rückwärts, so daß dieses im grenznahen Bereich eine deutlich erhöhte Dosisbelastung erfährt (Abb. 15 und 16). Mit zunehmender Tiefenlage des dichten „Streukörpers" nimmt der Effekt quantitativ ab.

Auch hier sollen einige praktische Beispiele die Vorgänge verdeutlichen:

1. *Oberflächennahe Knochenplatte in einem Teil des Feldbereichs* (Abb. 15). Es findet sich erwartungsgemäß ein steilerer Dosisabfall hinter der Knochenplatte mit entsprechendem Anstieg des Dosismaximums in der Platte. Gleichzeitig entsteht eine zweite Dosisspitze im randnah gelegenen Weichteilgewebe durch erhöhte Seitenstreuung aus der Knochenplatte.

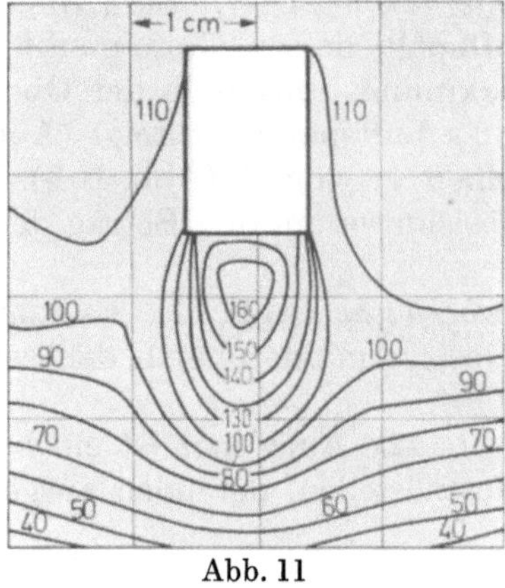

Abb. 11

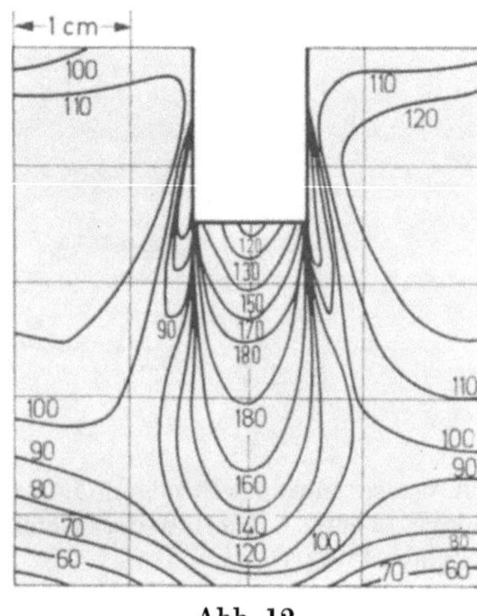

Abb. 12

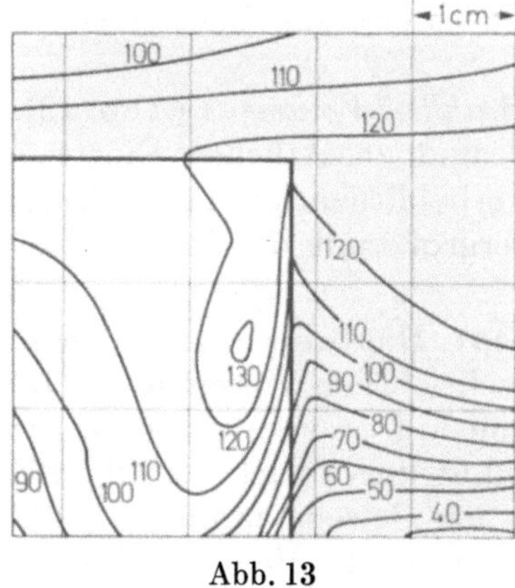

Abb. 13

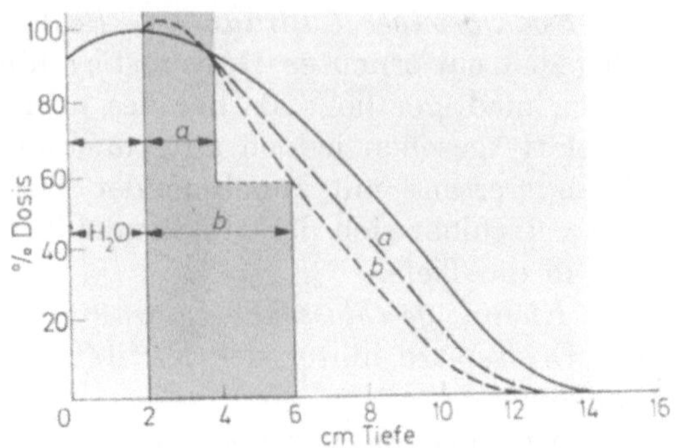

Abb. 14. Tiefendosiskurven schneller Elektronen (25 MeV) in Wasser und unter dem Einfluß eingelegter Graphitschichten von 2 (*a*) bzw. 4 cm (*b*) Dicke als Modell für Knochengewebe. (Nach POHLIT)

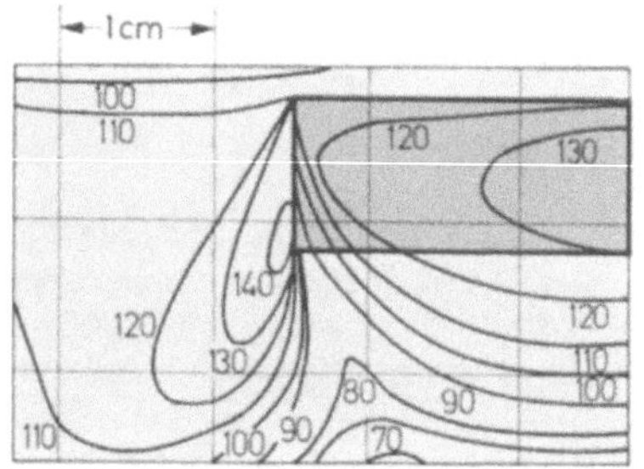

Abb. 15. Dosisverteilung in Strahlrichtung bei 11 MeV-Elektronen und 7 cm Rundtubus in Plexiglas mit oberflächennaher Schwefelplatte als Knochenmodell. (Nach BREITLING und VOGEL)

Abb. 11. Dosisverteilung in Strahlrichtung bei 14 MeV-Elektronen und 7 cm Rundtubus in Plexiglas mit kleinem zylindrischemLufteinschluß. (Nach BREITLING und VOGEL)

Abb. 12. Dosisverteilung in Strahlrichtung bei 14 MeV-Elektronen und 7 cm Rundtubus in Plexiglas mit zylindrischem Bohrloch. (Nach BREITLING und VOGEL)

Abb. 13. Dosisverteilung in Strahlrichtung bei 14 MeV-Elektronen und 7 cm Rundtubus in Plexiglas mit lufthaltigem Zellgummianteil (links) der Dichte 0,25. (Nach BREITLING und VOGEL)

2. *In der Tiefe eingebetteter Knocheneinschluß* (Abb. 16). Auch hier erkennt man eine ausgeprägte Dosisverminderung hinter dem Knochenanteil und die typische Dosisspitze beidseits im grenznahen Weichteilgewebe (Abb. 16a). Mit zunehmender Tiefenlage sind die Veränderungen der Dosisverteilung weniger ausgeprägt (Abb. 16b), wohingegen Veränderungen der Elektronenenergie, wenigstens im Bereich zwischen 11 und 16 MeV sich nur unwesentlich auswirken. Da außerdem auch eine *Rückstreuung* aus dem Knochen zur Oberfläche hin erfolgt, kommt es auch an der oberflächennahen Grenzfläche zu einer

von der Tiefenlage abhängigen mäßigen Dosiserhöhung. Sie beträgt nach Messungen von BREITLING an der Grenze Weichteil/Knochen für 15 MeV-Elektronen in 1 cm Tiefe 3%, in 5 cm Tiefe aber bereits 12%.

Noch dichtere Medien wie Metalle, die in Form von Prothesen, Knochennägeln (HAWLICZEK und OTT; TOSI, COLUMELLA, DELZANNO, GAIST und PIAZZA; HYMMEN und WIELAND), Fremdkörpern oder Zahnkronen unter Umständen im Strahlenkegel liegen können, führen zu entsprechend höheren Werten (Abb. 42). So können z.B. Zahnkronen die Dosis im anliegenden Weichteilgewebe bis zu 50% erhöhen (BREITLING).

Gewebsinhomogenitäten spielen praktisch eine große Rolle. Man begegnet solchen Verhältnissen an den meisten Stellen des Körpers, beispielsweise im Kopfbereich (Weichteilgewebe/Lufthohlraum/Knochen), im Thoraxbereich (Weichteilgewebe/Knochen/lufthaltiges Gewebe), im Abdominalbereich (Weichteilgewebe/gashaltige Hohlräume) und an den

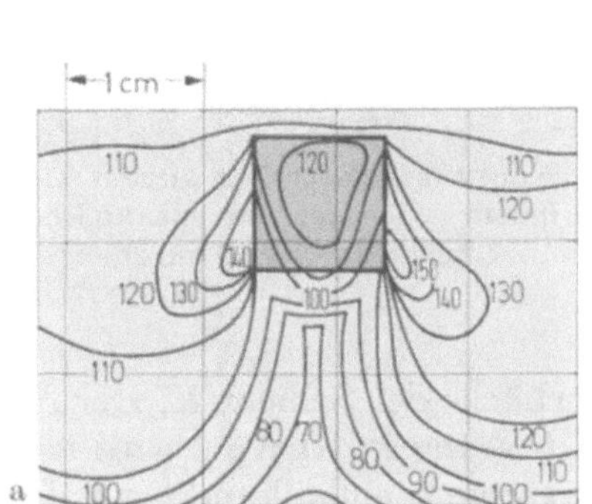

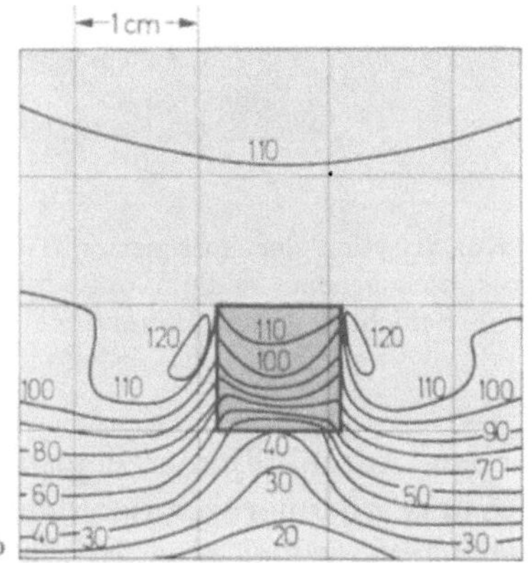

Abb. 16a u. b. Dosisverteilung in Strahlrichtung bei 11 MeV-Elektronen und 7 cm Rundtubus in Plexiglas mit eingelegtem Schwefelstab als Knochenmodell. a In 2 mm, b in 2 cm Tiefe. (Nach BREITLING und VOGEL)

Extremitäten (Weichteilgewebe/Knochen). Daher muß bei der Elektronentherapie mit Energien über 10 MeV fast stets mit Verzerrungen der im Wasserphantom, also in einem homogenem Medium, ermittelten Isodosen gerechnet werden. Ihr Ausmaß ist bei weitem größer als bei der Anwendung entsprechend energiereicher Röntgenstrahlung.

Es erhebt sich naturgemäß die Frage, inwieweit solche Dosisverschiebungen in der Bestrahlungsplanung vorhergesehen und entsprechend eingesetzt werden können. Eine direkte Messung der Dosisverteilung im Bestrahlungsobjekt ist bei der Vielzahl der erforderlichen Meßpunkte und deren Unzugänglichkeit für die üblichen Meßvorrichtungen natürlich kaum möglich. Es bleibt nur der Weg über die theoretische Konstruktion der Isodosen aus den für homogenes Gewebe geltenden bekannten Daten unter Zugrundelegung der oben beschriebenen Wechselwirkungen. Für einfache geometrische Bedingungen ist das überschlagsmäßig auch praktisch möglich, z.B. für die Abschätzung des Einflusses von kompakten durchgehenden Schichten auf den Verlauf der Tiefendosiskurve. POHLIT schlägt hierzu folgendes Vorgehen vor:

Bei Vorhandensein einer *wenig dichten* (lufthaltigen) Zwischenschicht (L) wird der abfallende Teil der Standard-Tiefendosiskurve I um einen Betrag d nach der Tiefe zu verschoben, der sich folgendermaßen errechnet (Abb. 17):

$$d = b \cdot (\varrho_{H_2O} - \varrho_L) \text{ cm} \tag{1}$$

(b = Schichtdicke L; ϱ_{H_2O} = Dichte Wasser (= 1,0); ϱ_L = Dichte Schicht L).

Die Strecke vom Anfang der Kurve II bis zur Kurve I an der hinteren Grenze der Schicht L wird frei interpoliert (— — —), unter Berücksichtigung eines entsprechenden 2. Aufbaueffekts (2. Dosismaximums).

Umgekehrt gilt beim Vorhandensein einer *dichteren* Zwischenschicht (Knochen): Die Standard-Tiefenkurve I wird nach der Oberfläche hin verschoben (Abb. 18), und zwar um den Betrag

$$d = b \cdot (\varrho_{H_2O} - \varrho_K)\ \text{cm} \tag{2}$$

(ϱ_K = Dichte Schicht K).

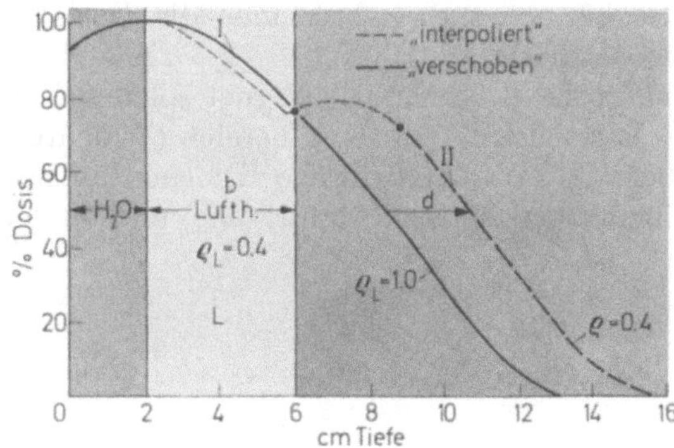

Abb. 17. Konstruktion der korrigierten Tiefendosiskurve in inhomogenem Medium mit lufthaltigen Schichten. (Nach POHLIT)

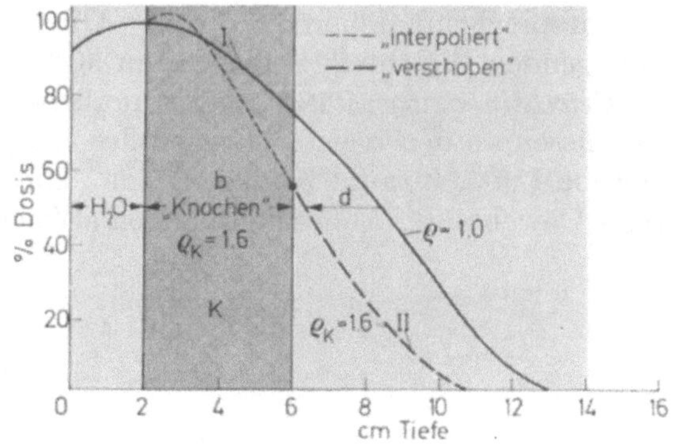

Abb. 18. Konstruktion der korrigierten Tiefendosiskurve in inhomogenem Medium mit knochendichten Schichten. (Nach POHLIT)

Der obere Anschlußpunkt liegt dabei an der Hinterfläche der Schicht K. Der Anfangsteil der Kurve II innerhalb der Schicht K bis zum Übergang in Kurve I wird wiederum frei interpoliert, wobei eine Erhöhung des Dosismaximums einkalkuliert werden muß (— — —).

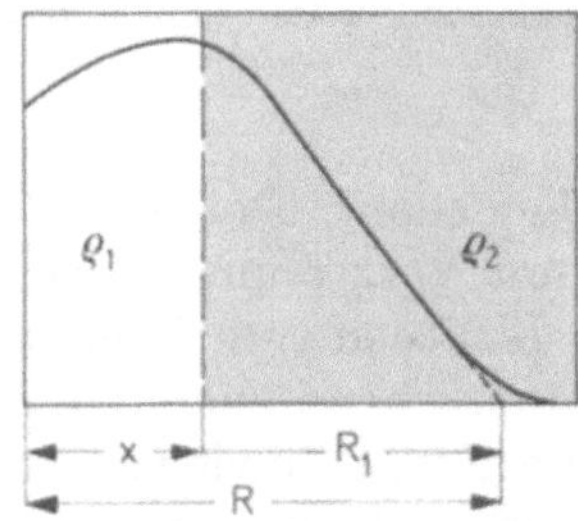

Abb. 19. Schema der Definition der „Restreichweite" in einem in der Tiefe x beginnenden dichteren Medium. Erklärung im Text. (Nach MARKUS)

MARKUS gibt zur näherungsweisen Berechnung der Elektronenreichweite in inhomogenem, aus 2 Schichten verschiedener Dichte ϱ_1 und ϱ_2 bestehendem Material folgende Formel an:

$$R_2\,\varrho_2 = R_1\,\varrho_1 \tag{3}$$

d.h. die „Restreichweiten" (= Reichweite R_1 und R_2 hinter der in x cm Tiefe liegenden Grenzschicht) verhalten sich angenähert wie die reziproken spezifischen Gewichte. Das ergibt umgewandelt die Formel

$$R_2 = \frac{(R - x)\cdot \varrho_1}{\varrho_2}\ \text{cm} \quad \text{(Abb. 19)} \tag{4}$$

(R_2 = Reichweite im nichtwasseräquivalenten Medium hinter der Grenzschicht; R = Gesamtreichweite in Wasser; x = Tiefe der Grenzschicht in cm; $R_1 = R - x$ = Reichweite in Wasser hinter der Grenzschichttiefe; ϱ_1 = Dichte Wasser (= 1,0); ϱ_2 = Dichte des nicht wasseräquivalenten Mediums).

Mit der Berechnung der Dosisverschiebungen bei komplizierteren Verhältnissen, insbesondere im Thoraxbereich, haben sich LAUGHLIN u. Mitarb. befaßt. Zugrundegelegt wird zunächst ein allgemeiner Korrekturfaktor, die Absorptions-Äquivalenzdicke (absorption equivalence thickness, A.E.T.), der nicht konstant ist, sondern mit zunehmender Tiefe kleiner wird. Für praktische Zwecke genügt jedoch die Gleichung

$$AET = 1{,}3 \cdot \varrho . \tag{5}$$

In einzelnen Schritten wird nun die Querschnittsskizze mit eingezeichneten Gewebsgrenzen angefertigt; die dem Bestrahlungsplan zugeordneten Standard-Isodosen werden eingezeichnet und in einzelne, ca. 2 cm voneinander getrennte Tiefendosisprofile zerlegt.

Tabelle 2. *Spezifische Gewichte wichtiger Gewebe und Phantomsubstanzen*

Gewebe		Phantomsubstanzen	
	Luft 0,001293		
Lunge, beatmet	0,260	Balsaholz	0,10
Lunge, kollabiert	0,630—0,700	Zellgummi	0,20—0,55
Fettgewebe, wasserarm	0,916—0,924	Fichtenholz	0,40
Fettgewebe, wasserreich	1,017	Kork	0,38
Weichteilgewebe, Haut	1,054—1,058	Paraffin	0,87
Weichteilgewebe, Muskel	1,045—1,055	Wasser	1,00
		M 3 (MARKUS)	1,055
Organgewebe, Thymus	1,030	Mix D	0,99
Organgewebe, Leber	1,044	Plexiglas	1,18
Organgewebe, Milz	1,050	Polystyrol	1,050
Organgewebe, Niere	1,050	Polyäthylen	0,96
Organgewebe, Struma	1,060		
Tumorgewebe, Carcinom mit Fett	1,013—1,024		
Tumorgewebe, Carcinom solid	1,034—1,045	Schwefel	2,0
Tumorgewebe, Sarkom	1,026—1,030	Graphit	1,6
Knochen, frisch	1,150—1,600 (1,35)	Lunge Alderson	0,30
Knochen, osteoporotisch	1,140	Muskel Alderson	0,985
Knochen (trockene Compacta)	1,850—1,950		

Für letztere werden daraufhin die jeweils erforderlichen Korrekturen berechnet und unter Zugrundelegung der entsprechenden Gewebsgeometrie graphisch dargestellt. Aus den korrigierten Tiefendosisprofilen werden schließlich durch Verbinden dosisgleicher Punkte wieder die neuen wahren Isodosen rekonstruiert. Falls eine Verbesserung der Dosisverteilung erwünscht oder erforderlich ist, können die entsprechenden Polystyren-Keilfilter gleich mit berechnet werden.

Für die Ausrechnung obiger Formeln ist die Kenntnis der jeweiligen Dichten (ϱ-Werte) erforderlich. Sie sind für die wichtigsten Gewebearten und Phantomsubstanzen in vorstehender Tabelle 2 zusammengestellt (entnommen aus Literaturangaben, unter weitgehender Verwendung der Meßergebnisse von TRÜBESTEIN).

Etwas nach unten abweichende Absorptionswerte für Knochen (Ilium, Sternum, Rippen), allerdings gewonnen an Japanern „im Krebsalter", wurden von HATTORI und KITABATAKE ermittelt. Sie fanden AET-Werte von nur 1,10—1,18 (Mittelwert 1,14) bei einer Dichte von 1,16—1,20 (Mittelwert 1,18) g/cm^3 (bzw. 1,32 g/cm^3 für reine Corticalis) und schließen daraus, daß der Einfluß des Knochengewebes zumindest beim krebskranken Japaner bei der Elektronenbestrahlungsplanung vernachlässigt werden kann. Daß dies speziell für das menschliche Sternum wohl auch allgemein gilt, darf aus Messungen von ALMOND und BOONE gefolgert werden, die hier einen AET-Wert von 1,0 fanden.

Da sich in der Praxis im jeweiligen Fall die exakt zutreffenden Werte kaum feststellen lassen, muß mit abgerundeten Mittelwerten gearbeitet werden, was im allgemeinen auch ausreichen dürfte. Es muß hierbei berücksichtigt werden, daß die Gewebsdichten nur einen der Faktoren bilden, die die Dosisverteilung beeinflussen.

Ein exakt zutreffendes Bild der wirklichen Dosisverteilung in der therapeutischen Praxis bei inhomogen zusammengesetzten Gewebsabschnitten läßt sich mit Hilfe der oben angeführten Formeln allerdings kaum gewinnen, weil die Verhältnisse hierbei doch wesentlich komplizierter sind.

Die Dosisverteilung wird, wie wir gesehen haben, beeinflußt von der
1. Elektronenenergie,
2. Feldgröße,
3. Dichte und atomaren Zusammensetzung der einzelnen Gewebsanteile,
4. Form und Schichtdicke derselben, sowie
5. ihrer Lage zur Oberfläche.

Während sich Elektronenenergie, Feldgröße und Dichte noch einigermaßen exakt bestimmen und quantitativ einsetzen lassen, ist man hinsichtlich der beiden letzten Bedingungen in der Regel auf grobe Schätzungen angewiesen. Selbst wenn auch hierfür exakte Unterlagen zur Verfügung ständen, wäre es in Anbetracht der komplexen geometrischen Situation kaum möglich, zutreffende Isodosen zu konstruieren. Man wird sich daher meist mit stark vereinfachten, mehr oder weniger schematischen Vorstellungen von der zu erwartenden Dosisverteilung bei der Bestrahlungsplanung zufrieden geben müssen. Daß sich dieser Umstand in der Praxis nur wenig störend auf die Behandlungsergebnisse auszuwirken braucht, haben die vieljährigen therapeutischen Erfahrungen bewiesen. Man darf daraus wohl nicht zu Unrecht folgern, daß die gemessenen Dosisspitzen und -täler innerhalb eines bestrahlten Gewebsvolumens — von Extremsituationen wie Metalleinlagen abgesehen — im Zug der ablaufenden biologischen Reaktionen weitgehend ausgeglichen werden, zumindest, wenn normales ungeschädigtes Gewebe vorliegt. Davon unberührt bleiben jedoch die groben Verzerrungen der Dosisverteilung durch größere luft- oder gashaltige Abschnitte (Lunge, Intestinaltrakt) oder zusammenhängende Knochenpartien. Sie müssen bei der Bestrahlungsplanung, vor allem bei der Elektronentiefentherapie, zweifellos nach Möglichkeit berücksichtigt werden (COVA, SKOFF, TOSI und MAESTRO). Ein wirklich zutreffendes Bild der Dosisverteilung läßt sich hierbei nur durch Ausmessung speziell angefertigter Individualphantome mit exakt entsprechenden Inhomogenitätsbereichen gewinnen (LAUGHLIN). UNNEWEHR und ZEH fanden filmdosimetrisch an Leichen im Thoraxbereich jedenfalls erhebliche Abweichungen und Unregelmäßigkeiten gegenüber den bekannten Phantomisodosen. In der Praxis wird sich dieser Aufwand allerdings aus verständlichen Gründen auf einzelne besonders kritische Fälle beschränken müssen.

c) Allgemeine therapeutische Technik

α) Anpassung der Dosisverteilung an die Herdbedingungen

Aufgabe der Bestrahlungsplanung ist es, die in das Gewebe eingestrahlte Dosis möglichst voll im Bereich des Tumorherdes zur Wirkung gelangen zu lassen, das benachbarte gesunde Gewebe, das die Wegräumung der Tumorzerfallsprodukte und die Reparation des durch die Bestrahlung gesetzten Gewebsschadens zu übernehmen hat, jedoch weitmöglichst zu schonen. Dazu ist eine optimale Anpassung der Dosisverteilung an das Herdvolumen erforderlich. Hierfür sind bei der Elektronentherapie folgende Möglichkeiten gegeben und entsprechend einzusetzen:

Wahl der Elektronenenergie. Die Energie der einfallenden Elektronen bestimmt — vom Einfluß der Feldgröße und der Gewebsdichte zunächst abgesehen — im wesentlichen die Eindringtiefe des Strahlenkegels (Abb. 6). Sie muß demnach so gewählt werden, daß der Herdbereich weitmöglichst innerhalb der Zone des Dosismaximums liegt, der abfallende Teil der Tiefendosiskurve dagegen möglichst dicht hinter den tiefsten Herdausläufern (Abb. 20). Dazu ist es zweckmäßig, die üblichen Standardtiefendosiskurven in die in Abb. 21 gezeigte Form umzuzeichnen. Man erhält so rasch einen guten Überblick über die jeweils in Frage kommenden Energiestufen.

Bode und Markus haben in diesem Sinn ihre Definition der „*therapeutischen Reichweite*" geprägt. Sie verstehen darunter diejenige Gewebstiefe, „in welcher die ‚spezifische Dosis' in der Tiefe nach Durchlaufen des Maximums wiederum 100%, also den Oberflächenwert erreicht hat" (Abb. 22), und empfehlen demnach, „die Elektronenenergie so zu wählen, daß die Unterseite des Tumors (Tumorbett) gerade in der Tiefe der therapeutischen Reichweite liegt (bei hohen Elektronenenergien) bzw. die entsprechende ‚Sicherheitszone' um den Tumor in dieser Tiefe endet (bei kleinen Elektronenenergien)".

Dieser Formulierung ist von der Theorie her nichts hinzuzufügen. Von der therapeutischen Praxis aus betrachtet erscheint sie jedoch etwas zu sehr auf die Aspekte der

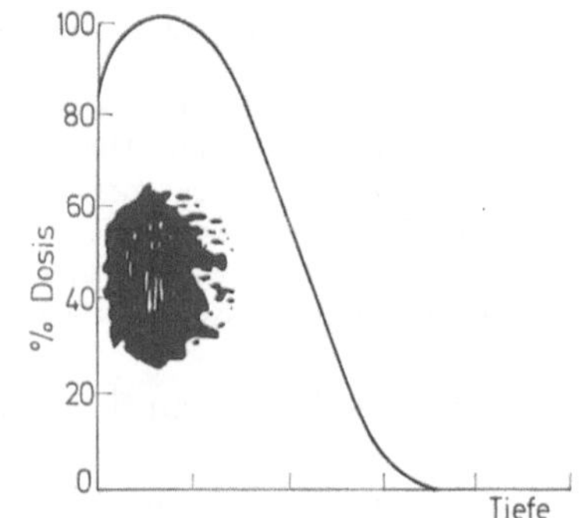

Abb. 20. Tumorherd und adäquate „optimale" Tiefendosiskurve (Schema)

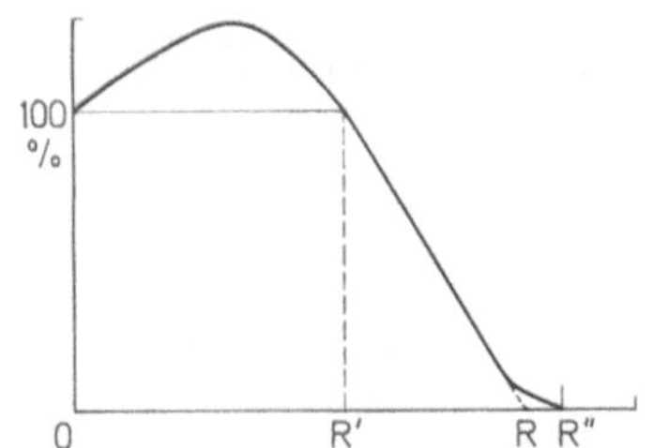

Abb. 22. Definition der „therapeutischen Reichweite" (*R'*) nach Bode und Markus. *R* praktische, *R''* maximale Reichweite

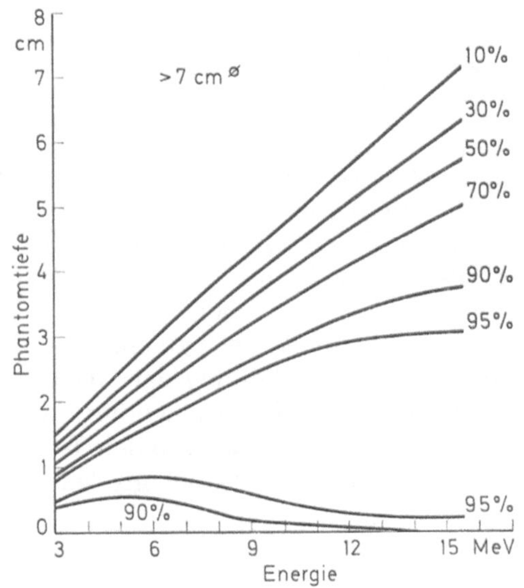

Abb. 21. Modifizierte Darstellung der Dosisverteilung schneller Elektronen von 3—15 MeV in Wasser bei einem Feldddurchmesser von mehr als 7 cm für die Bestimmung der geeigneten Elektronenenergie. (Nach v. d. Decken)

Dermatologie mit ihren flachen Oberflächenherden zugeschnitten, und es erhebt sich die Frage, wie diese Forderung in der Halbtiefen- und Tiefentherapie praktisch zu erfüllen ist. Die Ermittlung der Tiefenlage des „Tumorbetts" ist schon bei oberflächlichen Tumoren kaum mit ausreichender Genauigkeit möglich, und bei tiefer gelegenen Herden wird der Begriff „Tumorbett" gänzlich fragwürdig. Der Versuch, eine spezielle Tiefendosiskurve mit ihren eigenen Unsicherheiten rein rechnerisch auf eine an sich schon problematische Tiefenebene hin zu konstruieren muß reichlich gewagt erscheinen.

Zwar gibt es in der Tat eine Reihe von Situationen, in denen die maximal mögliche Tumortiefe einfach und sicher abgeschätzt werden kann, nämlich bei Herden mit rückwärtigen anatomischen Grenzflächen, die der Ausmessung direkt oder indirekt (röntgenologisch) zugängig sind und aus geometrischen oder biologischen Gründen vom Tumor nicht überschritten werden können, z.B. im Bereich von Schädeldach, Augenlid, Ohrmuschel, Lippe, Wange, Larynx, Brustwand, männlichem Genitale, Extremitäten u. ä. Bei den meisten anderen Lokalisationen ist jedoch eine zuverlässige Ermittlung der wahren Herdtiefe einschließlich der zugehörigen Ausläufer und Abflußwege kaum möglich.

Es empfiehlt sich daher nach dem Grundsatz „Sicherheit geht vor Schonung", bei der Wahl der Elektronenenergie im allgemeinen großzügig zu sein und gegebenenfalls lieber auch etwaige vorübergehende weniger erwünschte Gewebsreaktionen oder Beschwerden in Kauf zu nehmen als den Behandlungserfolg durch überspitzte Rücksichtnahme auf das „gesunde" Gewebe zu gefährden. Zu solchen Reaktionen gehören beispielsweise Schluckbeschwerden und Heiserkeit bei Bestrahlungen im Halsbereich, eine gelegentliche subpleurale Pneumonitis bei Bestrahlung im Brustwandbereich, eine Urethritis mit Miktionsbeschwerden bei Bestrahlung im Genitalbereich u. ä.

Ernsthafte Komplikationen bei nicht geschädigtem Gewebe haben wir während unserer vieljährigen praktischen Therapiearbeit so gut wie nie gesehen, obwohl wir durchweg überhaupt nur 3 Energiestufen verwenden, nämlich

6 MeV für Oberflächenherde mit sicher beschränkter Tiefenreichweite oder Bereiche ohne Herdnachweis, aber erheblichem Schonungsbedürfnis,

9 MeV für Oberflächen- und oberflächennahe Herde mit unsicherer Tiefenausdehnung und ohne besonderes Schonungsbedürfnis und

15 MeV für oberflächennahe Herde mit Verdacht auf größere Tiefenausdehnung und halbtiefe Herde.

Damit sollen indessen keineswegs Richtlinien für die Energiewahl gegeben werden. Hier spielen rein technische Gründe eine wesentliche Rolle. So ist z. B. die Festlegung der unteren Grenzenergie auf 6 MeV durch die Eigenschaften unseres Beschleunigers bedingt und mag für flache Oberflächenherde unnötig hoch erscheinen. In manchen Fällen, z. B. über Knochenwachstumszonen führt sie in der Tat zu einer unerwünschten Eindringtiefe. Hier läßt sich jedoch durch Vorschalten von Absorberfolien, die die Reichweite herabsetzen (s. S. 33), leicht Abhilfe schaffen.

Bei der Festlegung der jeweiligen Elektronenenergie muß jedoch grundsätzlich dem Einfluß der Feldgröße (vgl. Abb. 7) sowie der Gewebsdichte (vgl. Abb. 9) durch entsprechende Zuschläge oder Abstriche Rechnung getragen werden. Kleine Felder sowie Knochenschichten können zu einer Verminderung, große Felder oder lufthaltige Schichten können zu einer Erhöhung der Reichweite führen, die durch Korrektur der Energie auf das gewünschte Maß zurückgeführt werden kann.

Zur Erzielung der maximalen Reichweite sind für die einzelnen Energiestufen nach Markus folgende Mindestfeldgrößen erforderlich:

MeV:	3	4	5	6	7	8	9	10	15
⌀ cm:	1,7	2,2	2,7	3,2	3,2	3,7	4,2	5,3	7,8

Aufweitung des Strahlenkegels auf den erforderlichen Felddurchmesser. Die Stabilisierungsbedingungen bei der Beschleunigung der Elektronen in der Vakuumröhre bewirken, daß der herausgeführte Elektronenstrahl einen nur sehr schmalen bandförmigen oder scheibchenförmigen Querschnitt von einigen Millimetern Durchmesser aufweist, der für Therapiezwecke in dieser Form nicht brauchbar ist, sondern erst auf den jeweils erforderlichen, durch die gewünschte Feldgröße bedingten Strahldurchmesser aufgeweitet werden muß. Das geschieht bei einem Großteil der Beschleuniger dadurch, daß dicht hinter dem Austrittsfenster entsprechende *Streukörper* in den Strahlengang gebracht werden (Abb. 27, 29), deren Material und Dicke so gewählt werden muß, daß möglichst wenig Bremsstrahlung erzeugt und der dabei unvermeidliche Energie- und Dosisverlust möglichst gering gehalten wird. Diese Streukörper stellen meist dünne Folien aus Schwermetall (Cu, Ni, Au, Pb) dar (vgl. Tabelle 3), die am besten für die jeweiligen optimalen Bedingungen auswechselbar in Form von Ketten oder Trommeln im Strahlerkopf angeordnet sind (Siemens-Betatron). Feste Universalfolien für alle Energiebereiche sind wesentlich ungünstiger, da sie zu einer erheblichen Beeinträchtigung der Tiefendosisverteilung führen können, wie Abb. 23 anhand von Untersuchungen von Turano, Biagini, Bompiani und Paleani-Vettori an einem 15 MeV-Betatron zeigt. Für 43 MeV-Elektronen wurden die Einflüsse verschiedener Streufolien und der Tubuswände auf die Dosisverteilung von Rassow näher untersucht. Der Anteil an Bremsstrahlung im Nutzstrahlenbündel, der durch die *Streufolien* zustande kommt, ändert sich praktisch nicht durch das jeweils verwendete Streumedium, da der eventuelle Vorteil leichtatomiger Stoffe durch die hierbei notwendige Foliendicke wieder aufgehoben wird. Er beträgt etwa 2—3% und kann somit vernachlässigt werden. Die durch verschiedenartige Folien zustandekommenden Streuwinkel von 15 MeV-Elektronen zeigt Abb. 24.

Die gesetzmäßigen Zusammenhänge zwischen Feldausgleich und Dosisleistung D beim 42 MeV-Siemens-Betatron wurden von RASSOW studiert. Er fand für Energien E bis 30 MeV die Beziehung

$$D \sim E^n,$$

wobei $n = 1{,}24$—$2{,}37$ je nach Streufolie.

Für die Therapiepraxis werden für jede Energiestufe und Feldgröße durch Belichtung von Testfilmen diejenigen Streufolien ermittelt, die gerade noch eine möglichst homogene Ausleuchtung des Bestrahlungsfeldes bewirken, und in einer Tabelle zusammengestellt,

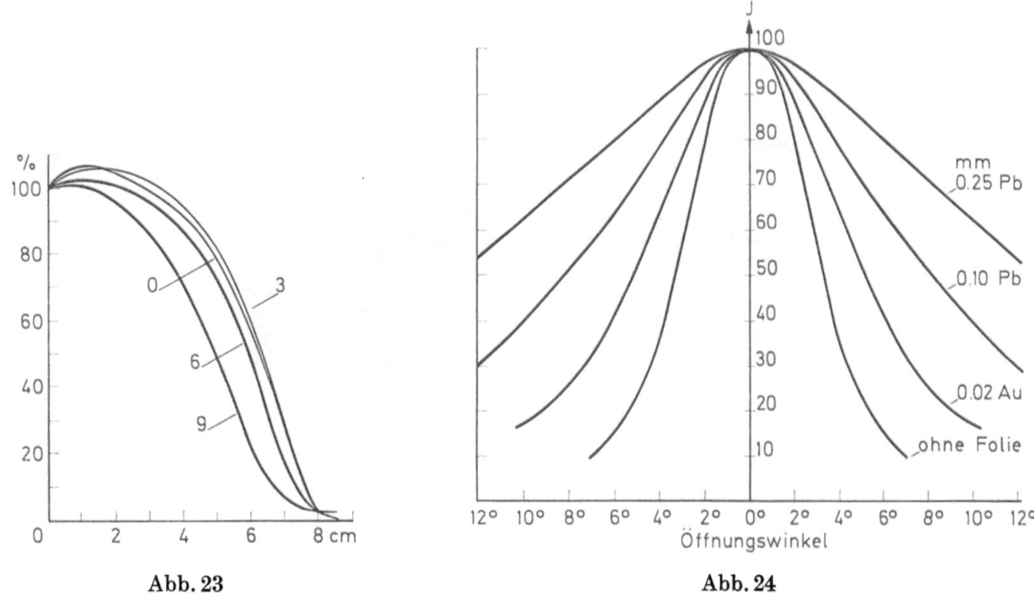

Abb. 23 Abb. 24

Abb. 23. Einfluß verschiedener Streufolien auf die Tiefendosiskurve von 15,2 MeV-Elektronen. (*0* = keine Folie; *3* = 0,02 mm Au; *6* = 0,2 mm Pb; *9* = 0,8 mm Pb). (Nach TURANO, BIAGINI, BOMPIANI und PALEANI-VETTORI)

Abb. 24. Aufstreuung von 15 MeV-Elektronen senkrecht zur Sollkreisebene durch verschiedene Streufolien, gemessen in Luft in 40 cm Abstand vom Austrittsfenster. (Nach GUND und SCHITTENHELM)

aus der sie jeweils sofort entnommen werden können. Als Beispiel hierfür mag Tabelle 3 dienen, die einen Auszug aus der beim Heidelberger Betatron verwendeten Arbeitstabelle darstellt.

Ganz allgemein gilt: Je höher die Elektronenenergie und je größer der Felddurchmesser, desto dicker und schweratomiger muß die jeweilige Streufolie sein (vgl. Tabelle 3).

Tabelle 3. *Beispiel für eine Arbeitstabelle zur Entnahme der jeweils erforderlichen Streufolie in Abhängigkeit von Elektronenenergie und Feldgröße*

Energie MeV	Felddurchmesser (in cm)								
	12	10	8	7	6	5	4	3	2
15	6	5	5	4	3	2	1	0	0
9	5	4	3	2	1	0	0	0	0
6	4	4	2	1	0	0	0	0	0

Bedeutung der Foliennummern: 0 = keine Folie; 1 = 0,02 mm Ni; 2 = 0,05 mm Ni; 3 = 0,02 mm Au; 4 = 0,03 mm Au; 5 = 0,1 mm Pb; 6 = 0,2 mm Pb; 7 = 0,4 mm Pb; 8 = 0,6 mm Pb; 9 = 1,0 mm Pb.

Mit Hilfe einer „leiterförmigen" Vorrichtung als Folienträger können OKUMURA, KITAGAWA und KITABATAKE beim 31 MeV-Toshiba-Betatron 11 verschiedene Streufolienkombinationen verwenden, mit denen sich die Dosisverteilung bis zu 25 MeV wirkungsvoll modifizieren läßt.

Ebenso bedienen sich VAN DAM, PRIGNOT, CRESENS, WAMBERSIE und DEBOIS beim „Asklepitron" zusätzlicher Streufolien vor dem Austritt des Elektronenkollimators zur Verbesserung der Feldhomogenität. Sie bestehen aus entsprechend zugeschnittenen und auf eine Kunststoffträgerfolie am erforderlichen Ort aufgebrachten dünnen Kupferblechen. Schlecht ausgeglichene Felder sind nicht nur in Dosisfilmen erkennbar, sondern zeichnen sich auch an den Hautreaktionen deutlich ab (COVA, BOTTI und TOSI sowie BABINI).

Die Verwendung von Streufolien hat sich jetzt bei den meisten Geräten durchgesetzt. Auch der 45 MeV-Linearbeschleuniger des Michael-Reese-Hospitals in Chicago, der anfangs die Aufweitung des Elektronenstrahls mit Hilfe seines 2. Umlenkmagneten, also durch Benutzung magnetischer Feldkräfte durchführte, wurde später mit einer 0,46 mm dicken Pb-Streufolie ausgerüstet (OVADIA und UHLMANN).

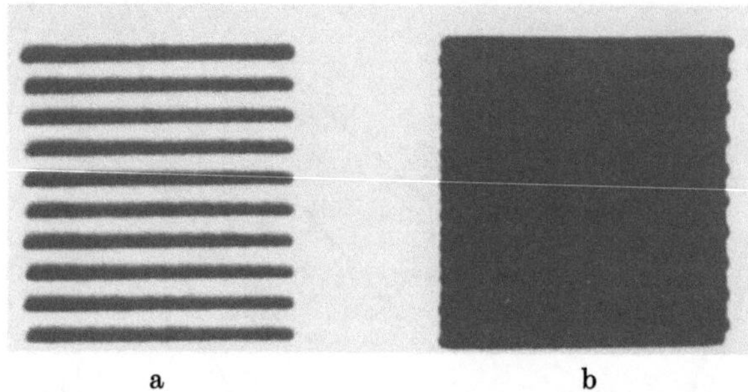

Abb. 25a u. b. Feldausleuchtung ohne Streufolie durch zeilenförmige Führung des Elektronenstrahls mittels eines beweglichen Magneten bei einem 45 MeV-Linearbeschleuniger. a Zeilenabstand 1 cm, b Zeilenabstand 0,5 cm. (Nach CARPENDER, SKAGGS, LANZL und GRIEM)

Lediglich der 45 MeV-Linearbeschleuniger des Argonne Cancer Research Hospital benötigt keine Aufstreueinrichtungen, da hier der Elektronenstrahl nicht aufgeweitet sondern zeilenförmig wie bei einer Fernsehröhre über das Feld geführt wird (Abb. 25b), wodurch sich naturgemäß auch Kollimatoren und Tubusse erübrigen. Falls erwünscht, läßt sich damit sogar ein hautschonender Rastereffekt wie bei der Siebbestrahlung realisieren (Abb. 25a) (CARPENDER, SKAGGS, LANZL und GRIEM).

Neuerdings beschrieb RASSOW eine von ihm ausgearbeitete „spezifische telezentrische Kleinwinkelpendeltechnik" für das 42 MeV-Siemens-Betatron und zwar für primär *unaufgestreute* Elektronen. Mit einem Pendelradius von 120 cm (Pendelachstiefe 30 cm) und Pendelwinkeln zwischen 10 und 60°, je nach der gewünschten Feldbreite, und schließlich unter Verwendung eines selbstkontruierten „Pendel-Universaltubus" mit nur 2, jedoch verstellbaren Seitenwänden senkrecht zur Sollkreisebene für die Feldlänge wird eine wesentliche Verbesserung der Dosisverteilung gegenüber regulären Stehfeldern mit Folienaufstreuung erzielt, insbesondere durch Herabsetzung der Oberflächendosis (= Hautentlastung), Tieferrücken des Dosismaximums (bei 43 MeV von ca. 6 auf bis 11 cm und der 80%-Isodose von 11 auf maximal 17 cm), Steilerwerden des Dosisabfalls in der Tiefe und seitlich (senkrecht zur Pendelebene) sowie Verringerung des Bremsstrahlenuntergrundes und des Einflusses der Gewebsinhomogenität. Das sind beträchtliche Vorzüge, denen jedoch ein gewisser erhöhter technischer Aufwand, sowohl in der Planung wie auch bei der Patienteneinstellung gegenübersteht. Auch dürften bei einer ganzen Reihe von Lokalisationen und Indikationen mit dieser Technik erhebliche Schwierigkeiten entstehen, so daß in der Praxis nur eine beschränkte Anwendungsmöglichkeit gegeben sein wird.

Begrenzung des Eintrittsfeldes. Die genaue Begrenzung des aufgestreuten Elektronenstrahlenkegels auf die gewünschte Feldgröße kann entweder geräteseitig in Nähe des Strahlenaustritts durch Feldblenden in Verbindung mit Abstandstubussen oder direkt auf der Oberfläche des Patienten durch Abdeckschichten erfolgen.

Für den routinemäßigen Therapiebetrieb mit großem Patientendurchgang sind standardisierte Bestrahlungsbedingungen unentbehrlich, weshalb hier die Verwendung von Blendentubussen unbedingt vorzuziehen ist. Solche *Tubusse*, die als systematischer Satz (Abb. 26) erstmalig für die Elektronentherapie mit dem Heidelberger 15 MeV-Betatron

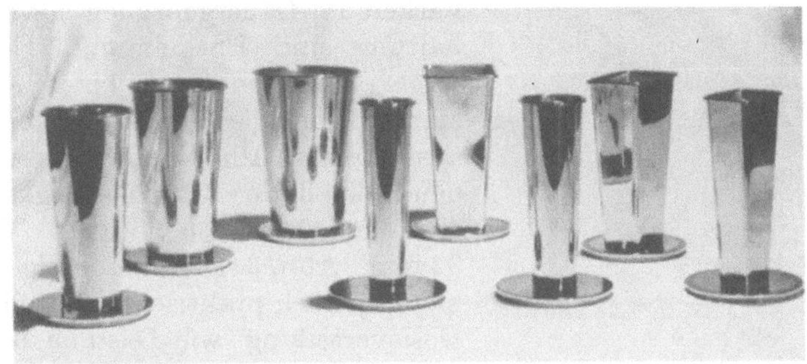

a

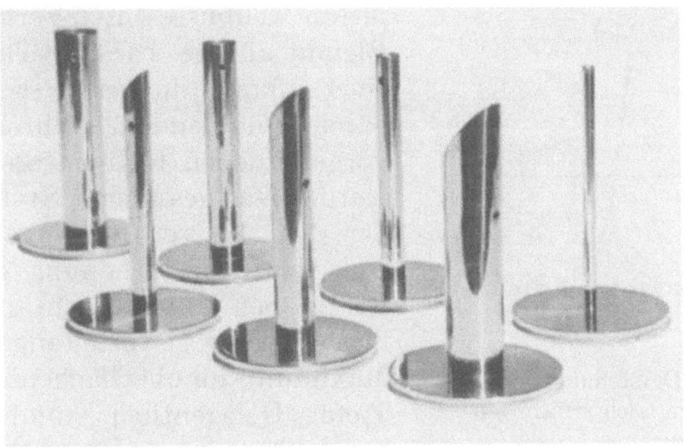

b

Abb. 26a u. b. Tubussatz für die Elektronenbestrahlung mit dem 15 MeV-Siemens-Betatron. a Runde und rechteckige Tubusse in Trichterform für Feldgrößen von 5—12 cm Durchmesser. b Zylindrische Tubusse, z.T. vorn abgeschrägt, von 1—4 cm Durchmesser für kleine Herde und intrakavitäre Bestrahlung

entwickelt wurden (v. d. Decken, Becker und Weitzel), bestehen zweckmäßigerweise aus einer Vorblende, die als Sockel dient und am Strahlerkopf vor dem Austritt leicht auswechselbar anzubringen ist, und einem damit fest verbundenen trichter-, prismaoder röhrenförmigen Abstandstubus (Abb. 27).

Die *Vorblende* stellt eine Lochblende aus einem Material solcher Dichte und Schichtdicke dar, daß alle unerwünschten Randanteile des Strahlenkegels abgefangen werden, die Bremsstrahlenkontamination jedoch möglichst niedrig bleibt. Die äußere Begrenzung soll kreisförmig sein und für alle Feldgrößen von gleichem Durchmesser, damit die nichtrunden Felder beliebig um ihre Längsachse verdreht werden können und die Halterung am Gerät für alle Tubusse paßt. Die Blendenöffnung richtet sich nach den Dimensionen des jeweiligen Feldes. Für Elektronen bis 15 MeV ist eine 10 mm starke Messingplatte ausreichend, bei höheren Energien empfehlen sich kombinierte Schichten aus leichtatomigem (Aluminium) und schweratomigem Material (Blei, Wolfram).

Der anschließende eigentliche *Tubus* soll nicht nur die Einhaltung gleicher Bestrahlungsabstände gewährleisten, sondern auch die definitive Feinbegrenzung des Eintrittsfeldes bewirken. Für größere Felder (über 4 cm ⌀) wird er zweckmäßigerweise trichterförmig gestaltet, damit die Wandung möglichst parallel zur Richtung der Randelektronen verläuft und keine größeren Streueffekte durch auf die Wand aufprallende Elektronen entstehen (Abb. 27). Die Wandung kann dann auch bei höheren Energien relativ dünn und leicht gehalten werden. Als Wandmaterial bietet vernickeltes Messingblech entscheidende Vorzüge: relativ niedrige Ordnungszahl bei doch hoher Dichte, gute Bearbeitbarkeit und mechanische Festigkeit, lange Haltbarkeit im Dauergebrauch sowie leichte Sauberhaltung und Entkeimung. Für Energien bis 15 MeV genügen 1 mm, bis 45 MeV 3 mm Wandstärke. Plexiglas, das bei einigen Betatrons (Asklepitron, Allis-Chalmers) verwendet wird, hat den Vorteil der Durchsichtigkeit für die Feldeinstellung, die benötigten Wanddicken (bis 32 mm, Abb. 34) und sonstigen Eigenschaften bieten jedoch praktisch Nachteile. Zudem ist die Dosisverteilung, wie DAHLER nachgewiesen hat, etwas ungünstiger als bei Messingtubussen. SVENSON und HETTINGER modifizierten die „Asklepitron"-Tubusse durch Verlegung der eigentlichen Blende an die vordere Tubusöffnung in Form einer 13 mm dicken Messingplatte mit einsetzbaren Feldblenden, während die Lichtung des vorgefundenen Kollimators wesentlich erweitert wurde. Das geänderte System ähnelt stark dem der Abb. 36 von WARD. Sie erreichten damit eine deutliche Erhöhung der Dosisleistung bei Feldgrößen unter 10 cm ⌀ und eine Verbesserung der Dosisverteilung (Plateaubildung im Maximum) im oberflächennahen Bereich bis 4 cm Tiefe. Gelegentlich kommt auch Aluminium zur Verwendung (BEATTIE, TSIEN, OVADIA und LAUGHLIN), unter Umständen kombiniert mit einer äußeren Bleiauflage (HATTORI). Elektronentubusse sollen am Austrittsende offen sein, um auch bei stark prominenten Oberflächentumoren einen guten Hautkontakt zu erreichen. Die Tubuslänge sollte so bemessen sein, daß die Dosisleistung möglichst groß bleibt (Abstandsgesetz), aber andererseits die Feldeinstellung am Patienten nicht unnötig erschwert wird. Das ist im einzelnen eine Frage des jeweils in Betracht kommenden Beschleunigers. Eine Mindestlänge von 20 cm ab Elektronenaustritt sollte im allgemeinen eingehalten werden, um den erforderlichen Bewegungsraum zwischen Strahlerkopf und Patient zu gewährleisten. Die „Göttinger Tubusse" (BODE und MARKUS) mit 10—12 cm Gesamtlänge sind für manche Einstellsituation entschieden zu kurz.

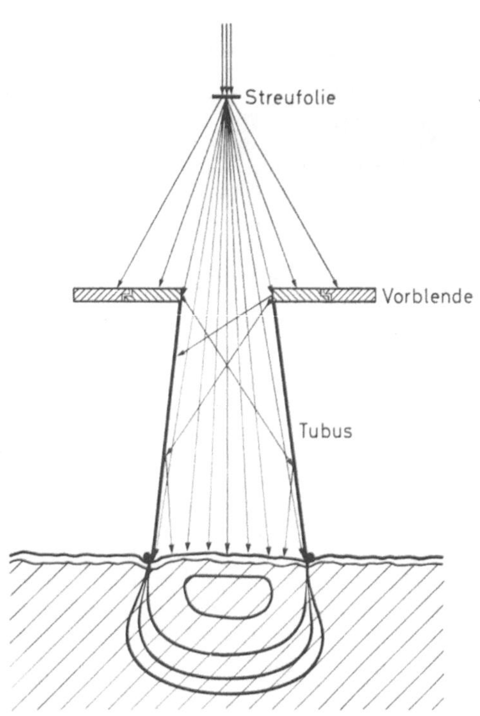

Abb. 27. Schematische Darstellung der Feldbegrenzung mit einem trichterförmigen Elektronentubus

Wenn erwünscht, läßt sich mit den Elektronentubussen auch eine *Gewebskompression* durchführen (Abb. 28), wobei bei größeren Feldern die Wirkung durch Vorlegen einer dünnen Plexiglasfolie verstärkt werden kann.

Für kleine Felddurchmesser sowie zur Bestrahlung intrakavitär gelegener Tumorherde (Gehörgang, Orbita, Mundhöhle, Vagina) sind *zylindrische Tubusse* (Abb. 26 b) mit rundem oder ovalem Querschnitt geeigneter. Zwar kommt es hierbei zu einer erhöhten Streuung von Elektronen an der Tubuswand mit entsprechenden Auswirkungen auf die Dosisverteilung (Abb. 29), doch beträgt der Anteil der gestreuten Elektronen nicht mehr als etwa 30% der Dosisleistung (bei 4 cm ⌀) und der Energieverlust ist praktisch gering.

Die Tiefendosiskurven erfahren durch diesen Streuzusatz, der stark energieabhängig ist, eine geringe Erhöhung und Vorverlegung des Dosismaximums, wie diesbezügliche Untersuchungen von MARKUS sowie TURANO, BIAGINI, BOMPIANI und PALEANI-VETTORI ergeben haben (Abb. 30). Auch die Dosisverteilung über den Feldquerschnitt zeigt leichte tubusbedingte Deformierungen, und zwar durch Ausbildung geringfügiger Dosisspitzen im Randbereich, die an der Oberfläche am stärksten ausgeprägt sind, in größerer Tiefe sich jedoch eher vorteilhaft auswirken (Abb. 31). Die Größenordnung dieser Veränderungen der Dosisverteilung ergibt jedoch praktisch kein Argument gegen die Verwendung solcher Tubusse.

Manche wandständigen Herde sind bei intrakavitärer Bestrahlung besser zu erreichen, wenn die Austrittsseite des Tubus abgeschrägt ist (etwa 45°) (Abb. 26b). Auch läßt sich

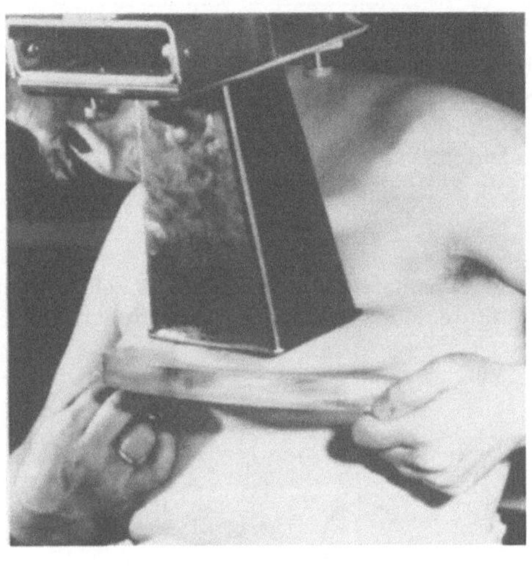

a

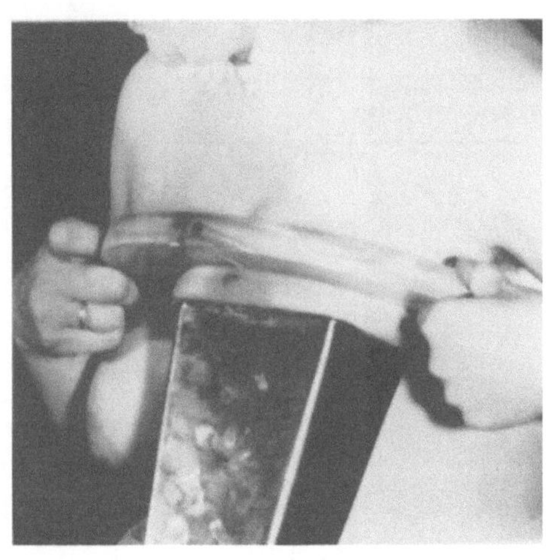

b

Abb. 28a u. b. Beispiel für eine Gegenfeldbestrahlung mit Gewebskompression durch den Tubus bei Bestrahlung der Mamma. Als Gegenlager dient eine Plexiglasplatte

ein solcher Tubus bei engem Zugang (Vagina) durch seine Zuspitzung wesentlich leichter und schonender einführen (Abb. 32).

Die vorstehend beschriebenen Tubusse, die in entsprechender Anzahl für die hauptsächlich benötigten Feldgrößen als Satz vorhanden sein müssen, da Verstellblenden und -tubusse bis jetzt in der Elektronentherapie nicht zur Verfügung stehen und auch schlecht vorstellbar sind, stellen gewissermaßen die Grundform dar, die für Zwecke der Stehfeldtherapie praktisch durchaus ausreicht. Für spezielle Erfordernisse sind eine Reihe von Modifikationen und Zusatzvorrichtungen entwickelt worden, auf die jeweils an gegebener Stelle noch eingegangen werden wird. Einige allgemein interessierende Ergänzungen seien jedoch nachstehend noch kurz nachgetragen:

So machten MARKUS und PAUL 1953 den Vorschlag, durch Anbringung schrägstehender dünner Bleifolien am unteren Tubusende kurz vor dem Austritt eine Winkelstreuung der Elektronen nach der Seite und damit eine Art *Umlenkung des Strahlenkegels* zu erreichen. Für die intrakavitäre Bestrahlung wäre das in manchen Fällen interessant. Leider wird durch dieses Vorgehen die Dosisverteilung sehr negativ beeinflußt, so daß die Versuche keine praktische Bedeutung erlangten. Doch standen sie möglicherweise Pate bei dem Intravaginaltubus von EGAWA, ASAKURA und MIYAKAWA, die am unteren Tubusende Streufolien aus Blei anbrachten, um die Vaginalwand nach Streckung derselben vom Portiostumpf bis zur Wandung homogen auszustrahlen.

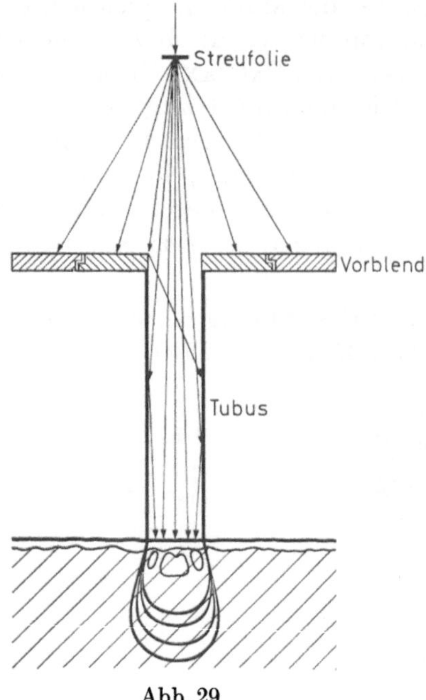

Abb. 29

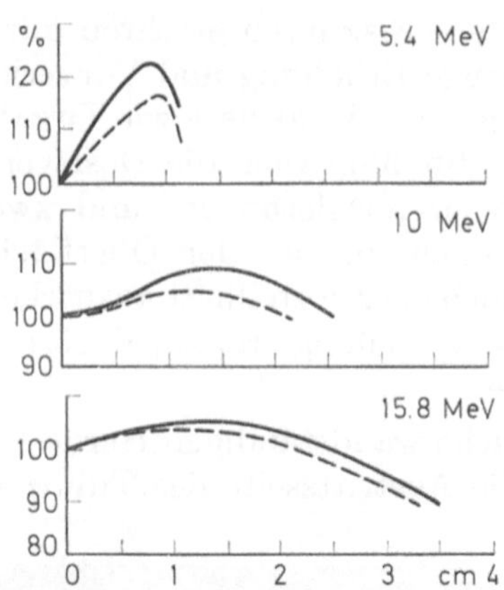

Abb. 30. Anfangsstrecke der Tiefendosiskurve bei verschiedenen Elektronenenergien ohne (—) und mit (- - -) Verwendung eines Bestrahlungstubus von 4 cm Durchmesser. (Nach TURANO, BIAGINI, BOMPIANI und PALEANI-VETTORI)

Abb. 29. Schematische Darstellung der Feldbegrenzung mit einem zylindrischen Elektronentubus

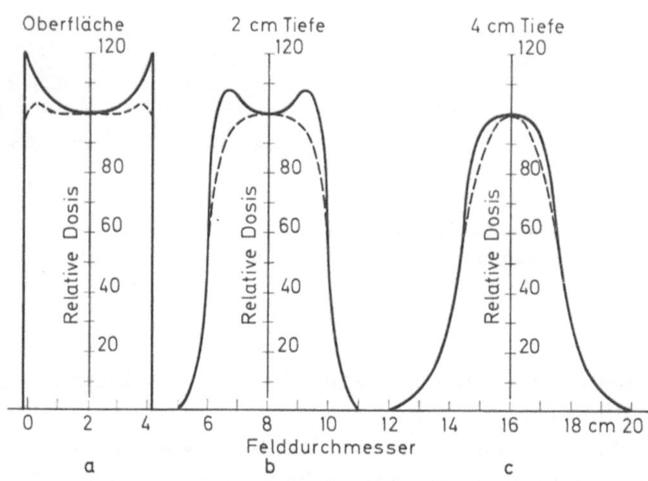

Abb. 31 a—c. Dosisverteilung in verschiedenen Ebenen senkrecht zur Strahlrichtung bei Ausblendung von 15 MeV-Elektronen mit einem zylindrischen Tubus (—) und einer Lochblende (- - -). a An der Oberfläche, b in 2 cm Tiefe, c in 4 cm Tiefe. Felddurchmesser 4 cm

Auch die Anbringung von *Türchen* an der seitlichen Tubuswand bei den „Göttinger Tubussen" zur Erleichterung der Einstellkontrolle (BODE und MARKUS) verdient in diesem Zusammenhang Erwähnung (Abb. 33).

BEATTIE, TSIEN, OVADIA und LAUGHLIN rüsteten einige ihrer Kollimatortubusse aus dem gleichen Grund mit *Fadenkreuzen* aus (Abb. 34), was jedoch nur selten als eine wesentliche Hilfe empfunden werden dürfte. Unser erstes Versuchsmodell hatte diese Einrichtung ebenfalls, wir haben sie später nie vermißt.

Als praktisch wesentlich dringlicher erwies sich uns die *Einstellkontrolle bei intrakavitärer Bestrahlung*, wo eine direkte Beobachtung nach Einführung des Tubus meist nicht mehr möglich ist. Wir haben uns dadurch geholfen, daß wir die in Frage kommenden Tubusse

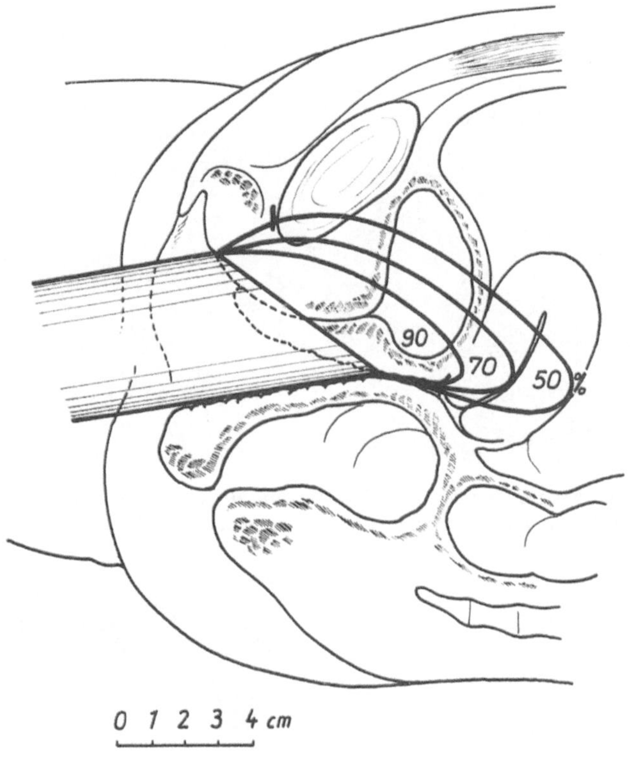

Abb. 32. Intravaginale Bestrahlung des Urethralbereichs mit einem abgeschrägten Intrakavitärtubus mit 15 MeV-Elektronen

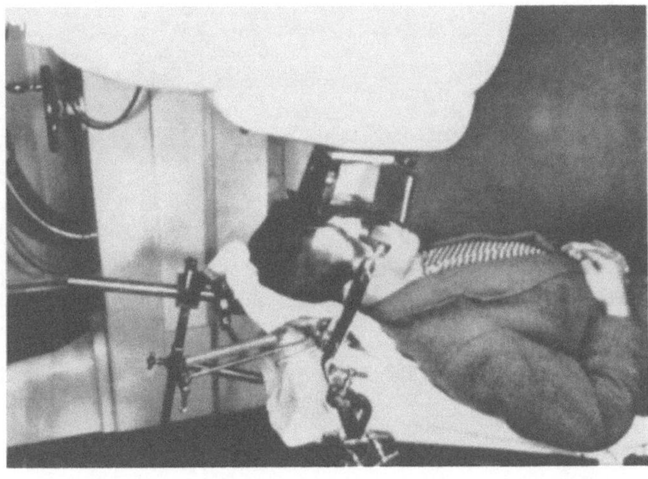

Abb. 33. Elektronentubus mit seitlichem Türchen in der Tubuswand zur besseren Einstellkontrolle. (Nach BODE und MARKUS)

mit einem kleinen seitlichen Loch (7 mm ∅) versehen, durch welches die Winkeloptik eines Cystoskops eingeführt werden kann. Bei zusätzlicher Beleuchtung von hinten her läßt sich mit dieser rasch improvisierten Einrichtung die Lage des Tubus zum Herd ausgezeichnet kontrollieren (Abb. 35). Nicht sichtbare submuköse Herde werden dabei vorher auf Grund des Palpationsbefundes mit Farbtupfen oder kleinen saugfähigen Papierstückchen markiert. Intrakavitärtubusse mit Lichtquelle wurden auch von MATSUDA und SAWADA auf der Liste ihrer eigenen Entwicklungstätigkeit angeführt.

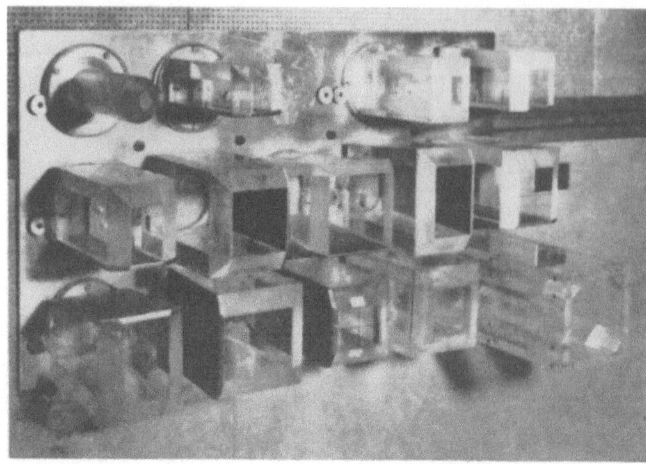

Abb. 34. Tubussatz aus Plexiglas für das 24 MeV-Betatron im Memorial Sloan-Kettering Cancer Center New York, z. T. mit Fadenkreuzeinrichtung zur genaueren Einstellkontrolle

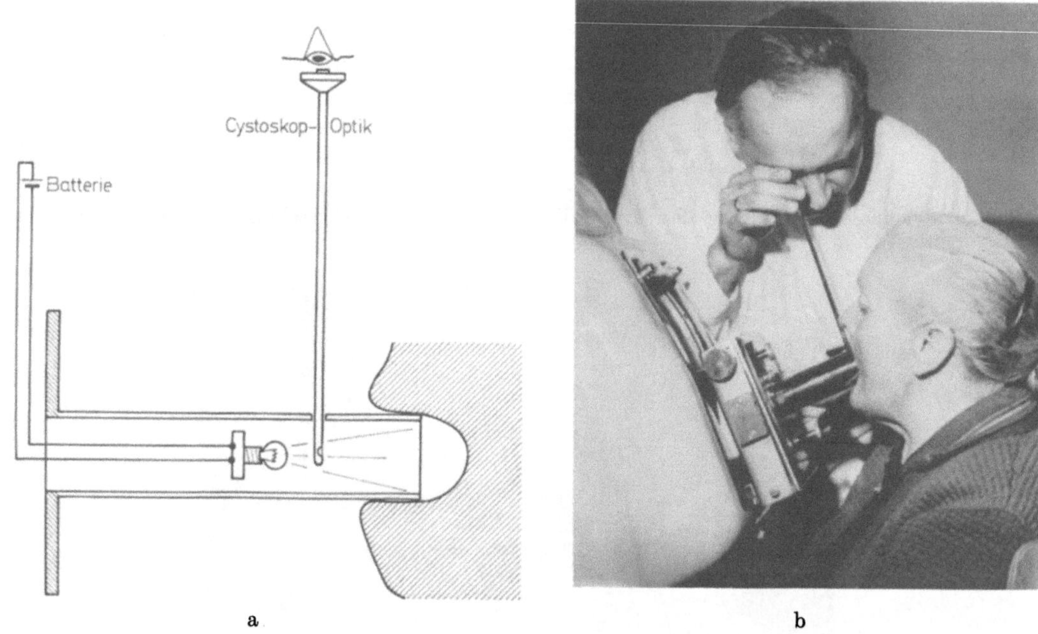

Abb. 35. Einstellkontrolle bei intrakavitärer Bestrahlung mit Hilfe einer seitlich in den Tubus eingeführten Winkeloptik

Mit einem von uns entworfenen Spezialtubus zur Bestrahlung von einzelnen Quadranten des Ciliarkörpers am Auge bei therapieresistentem Aphakieglaukom (GENEE und WEITZEL), dürfte die Grenze der Leistungsfähigkeit der Betatron-Elektronentherapie nach der Mikroseite hin erreicht worden sein. Bei einem halbmondförmigen Feldquerschnitt von maximal 4 mm Breite und 8 mm Länge und einer Energie von 4,5 MeV liegt die 80%-Isodose in 4 mm Tiefe. Der Tubus wurde nach Einsetzen von Lidhaltern in einem Winkel von 15° zur Sagittalachse des Bulbus unter extremer Adduktion oder Abduktion desselben am Limbus corneae bis auf 1 mm Distanz herangeführt.

Elektronentubusse mit *Kühleinrichtung* wurden von LIEBNER für das 23 MeV-Betatron in Chicago beschrieben. Hierbei wird an der Austrittsöffnung der Elektronentubusse (aus Plexiglas) von einem besonderen Kälteaggregat erzeugte Kaltluft über 2 Isolierschläuche zugeführt und gegen die Hautoberfläche des Bestrahlungsfeldes geblasen (ca. 300 l/min). Es gelang mit dieser Einrichtung, während der Bestrahlung die Oberflächentemperatur von durchschnittlich 31°C auf 14°C zu senken und dadurch eine deutliche Verringerung der Hautreaktion zu erreichen. Nachahmung hat dieses aufwendige Vorgehen bis jetzt nicht gefunden.

Beim Kollimatorsystem des 8 MeV-Linearbeschleunigers des Hammersmith Hospital London (Batchelor, Bewley, Morrison und Stevenson) sowie beim 15 MeV-Linearbeschleuniger des St. Batholomew's Hospital London (Ward sowie Bradshaw und Maysent) werden zylindrische Tubusse aus Dural benutzt, bei dem letzteren Gerät in 5 verschiedenen Durchmessern (5—16,5 cm) bei 6 mm Wandstärke und ringförmigen Blenden von etwas kleinerem Durchmesser (4,5—13 cm) am oberen Ende (Abb. 36), bei dem ersteren Beschleuniger in nur einer Größe (25 cm ⌀, 4,75 mm Wandstärke) und austauschbaren Feldblenden aus 1,6 cm dickem Aluminium, die jedoch patientennah am unteren Ende angebracht werden und nur noch einen kurzen Plexiglasansatz zum besseren Anschluß an die Hautoberfläche tragen.

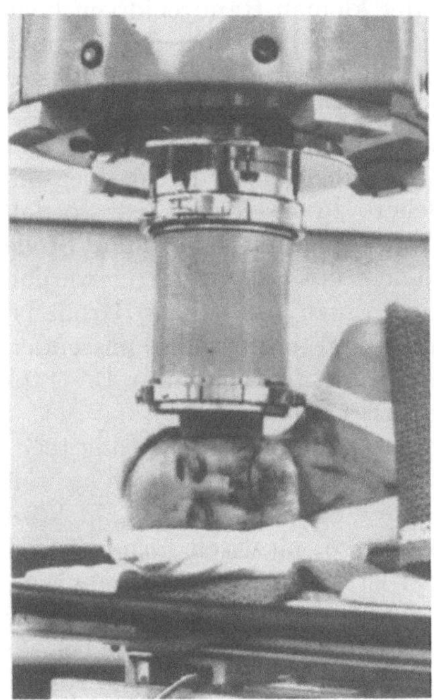

a

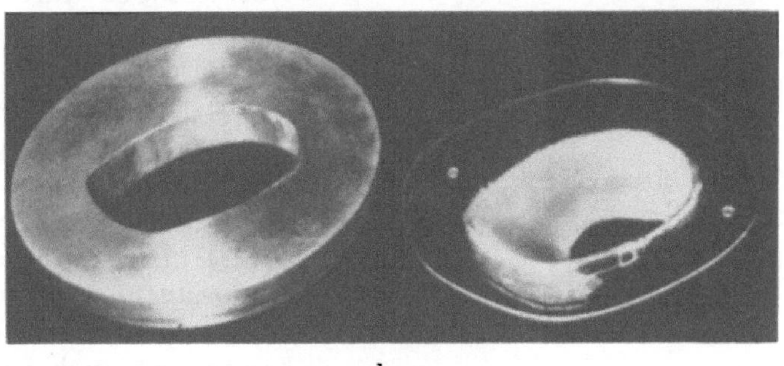

b

Abb. 36a u. b. Kollimatoreinrichtung beim 15 MeV-Linearbeschleuniger des St. Bartholomew's Hospital London für Elektronentherapie. Zylindrischer Duraltubus in Bestrahlungsposition (a) mit patientennaher Feldblende und passendem Wachsblock-Adapter (b). (Nach Ward)

Dies stellt gewissermaßen einen Übergang dar zur *direkten Feldausblendung auf der Haut* durch entsprechend geformte Abdeckkörper mit hohem Bremsvermögen. Diese Methode eignet sich weniger für die normale Routinetherapie, da die exakte Reproduzierbarkeit zu wünschen übrig läßt und die Einstelltechnik schwieriger werden kann. Intrakavitäre Bestrahlungen scheiden dabei völlig aus. Hohe Elektronenenergien erfordern

Tabelle 4. *Erforderliche Bleischichten für die Abschirmung von Elektronen von 10—45 MeV auf 10% der Primärdosis.* (Nach Zuppinger, Poretti und Zimmerli)

Energie (MeV):	10	15	20	25	30	35	45
Pb-Dicke (mm):	5	7	8	9	10	11	12

außerdem Abdeckkörper von ganz erheblichem Gewicht, deren Handhabung und Fixierung lästig und problemreich ist. Tabelle 4 bringt eine Zusammenstellung der jeweils erforderlichen Bleidicken, die die Hautdosis (einschließlich Bremsstrahlung) auf 10% herabsetzen:

Bekanntlich entsteht in schweratomigen Abdeckungen *Bremsstrahlung*, deren prozentualer Anteil mit der Elektronenenergie proportional zunimmt. Man könnte durch Vorsetzen entsprechend dicker leichtatomiger Schichten wie Aluminium mit geringer

Bremsstrahlenausbeute die Elektronenenergie zunächst herabsetzen und damit insgesamt die Bremsstrahlung bis auf den halben Wert abschwächen (HAGEMANN und LÖHR), aber es erhebt sich doch die Frage, ob sich solcher Aufwand lohnt. Man sollte bei Tumorbestrahlungen die eventuelle Beimischung von Bremsstrahlung, deren Anteil doch nur einige Prozent erreicht, nicht überbewerten. Wenn nicht gerade besonders schutzbedürftige Organe (Auge, Gonaden) betroffen sind, spielt dieses Problem weder für den Patienten noch für das Behandlungsergebnis eine ernsthafte Rolle.

In manchen Fällen, wie z.B. bei der Bestrahlung von Narbenkeloiden, kleinen umschriebenen Hautherden mit kosmetischer Problematik oder kleinen Randrezidiven hoch vorbelasteter Hauttumoren u. ä. kann sich die *Direktausblendung auf der Haut* jedoch als zweckmäßig und vorteilhaft erweisen. Für die hierbei ausreichenden niedrigen Elektronenenergien von einigen MeV genügt die Abdeckung der Herdumgebung mit Bleiblech von 2 mm Stärke, das relativ leicht, biegsam und einfach mit der Schere zu bearbeiten ist, so daß individuell angepaßte Abdeckmasken an Ort und Stelle ohne großen Arbeits- und Zeitaufwand angefertigt werden können. Man wird jedoch auch hierbei die Grobausblendung am besten durch Verwendung eines passenden Normaltubus durchführen, um auf bekannte Bestrahlungsdaten zurückgreifen zu können.

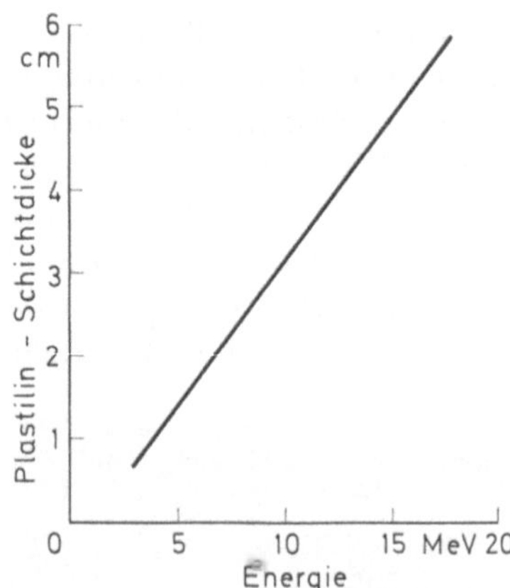

Abb. 37. Für die vollständige Absorption der Elektronen erforderliche Plastilin-Schichtdicke in Abhängigkeit von der Energie. (Nach BREITLING und VOGEL)

Bei dickeren Bleischichten ist die Bearbeitung technisch schwierig. Hier dürfte nach einem Vorschlag von BREITLING und VOGEL die Verwendung von *Plastilin*, das billig, leicht zu beschaffen, plastisch formbar und immer wieder verwendbar ist, der geeignete Ersatz sein, zumal gleichzeitig eine wesentliche Herabsetzung der Bremsstrahlenausbeute (bei 15 MeV von 4,5% bei Pb auf 1,8% bei Plastilin) damit verbunden ist. Die Handhabung ist auch für Routinetherapie einfach, da man beispielsweise durch einfache Auskleidung der Tubusöffnung aller Fixierungsschwierigkeiten enthoben ist. Die für Elektronenenergien bis 18 MeV benötigten Schichtdicken sind aus Abb. 37 zu entnehmen.

Abschließend soll noch auf einen Sonderfall eingegangen werden, nämlich die *Abschirmung der Augenlinse* bei Bestrahlung von Orbitaltumoren. Sie läßt sich nach BECKER und BAUM relativ einfach dadurch bewerkstelligen, daß man in das Tubuszentrum einen axial liegenden Eisenkern von ca. 1 cm Durchmesser bringt, der bei entsprechender Einstellung den Linsenbereich völlig ausspart (Abb. 38). Die Methode wurde technisch präzisiert von BELLETTI und TUNESI. HULTBERG, WALSTAM und ÅSARD verwenden zu dem gleichen Zweck Kontaktschalen aus Glas mit aufgekitteten zylindrischen Bleiabsorbern von 6 mm Höhe (Abb. 39), die unter Lokalanaesthesie auf das zu bestrahlende Auge aufgelegt werden und die Linse abschirmen.

Modellierung der Dosisverteilung durch zusätzliche Maßnahmen. Ebenso wie die Dosisverteilung schneller Elektronen stark durch die natürlichen Gegebenheiten des Bestrahlungsobjektes (Oberflächenkonfiguration, Gewebszusammensetzung) beeinflußt wird, wobei eine Kontrolle durch den Strahlentherapeuten nur sehr bedingt möglich ist, läßt sie sich andererseits aber auch durch entsprechende Kunstgriffe wie keine andere Strahlenart gezielt modifizieren und regelrecht an die Herdbedingungen anmodellieren. Einige wirksame Faktoren wie Energie, Feldgröße sowie Streu- und Kollimatoreinrichtungen wurden bereits behandelt. Ihr Einfluß ist mehr oder weniger konstant und kann für eine Reihe von Standardbedingungen durch entsprechende Phantommessungen in seiner Gesamtwirkung ermittelt und zur Auswertung bei der Bestrahlungsplanung in Form von Tiefendosis- und Isodosenkurven graphisch erfaßt werden.

Vielfach kann sich aus besonderer Indikationsstellung der Wunsch ergeben, die Standard-Dosisverteilung durch zusätzliche Maßnahmen zu korrigieren, sei es, um die Dosisbelastung einzuschränken oder auszuweiten, sei es, um anatomische Inhomogenitäten auszugleichen. Das ist in gewissem Umfang tatsächlich möglich.

So läßt sich die Tiefenreichweite des Strahlenkegels sehr einfach dadurch verkürzen, daß man entsprechende *Absorptionskörper* aus gewebsäquivalentem oder -ähnlichem Material auf die Oberfläche legt, beispielsweise Preßholz-, Polystyrol- oder Plexiglasplatten (Abb. 40).

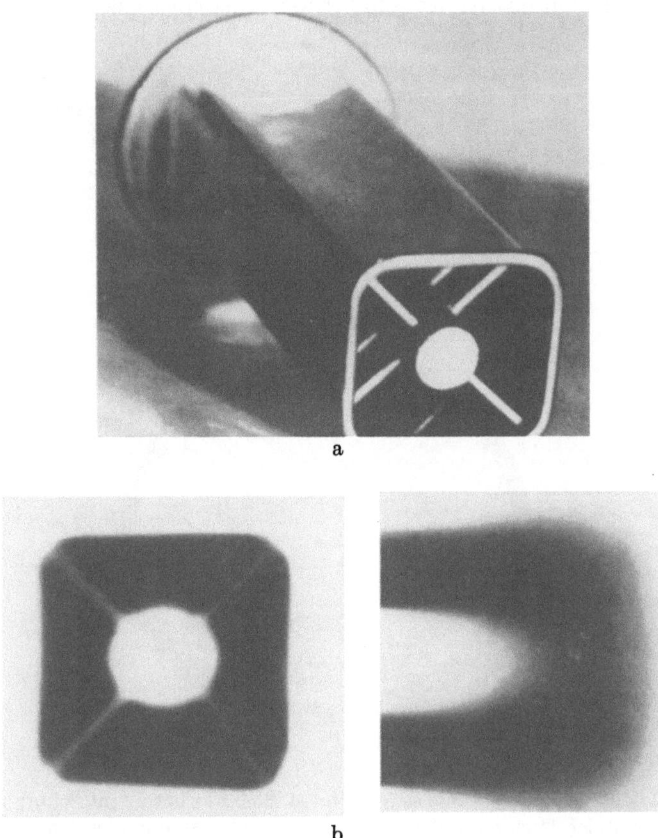

a

b

Abb. 38. a Elektronentubus mit Eisenkern zur Abschirmung der Augenlinse bei der Bestrahlung orbitaler Tumoren mit der dadurch bewirkten Dosisverteilung. b (Filmschwärzungsaufnahme) im Querschnitt (5 mm Tiefe) und Längsschnitt bei 15 MeV-Elektronen. (Nach BECKER und BAUM)

Die Reichweitenverkürzung entspricht hierbei ziemlich genau der Plattendicke. Der Dosisabfall wird indessen, im Gegensatz zur Energieherabsetzung, in seinem Verlauf nicht beeinflußt. Mit dieser Methode lassen sich auch Beschleuniger, die aus technischen Gründen Schwierigkeiten im unteren Energiebereich haben, sinnvoll für die Oberflächentherapie einsetzen.

Eine eingehendere Studie dieser Methode für den engsten Oberflächenbereich stammt von MARKUS, der hierfür die Begriffe „Oberflächenschichtbestrahlung“ und „kastenförmige Dosisverteilung“ beigesteuert hat. Mit Tubusabdeckplatten aus Plexiglas (die nicht direkt auf der Haut aufzuliegen brauchen) von 1,50—3,82 mm Dicke konnte er die „therapeutischen Reichweiten“ (s. S. 21) bei 3 MeV Elektronenenergie von 0,8 auf 0,6—0,2 cm herunterdrücken, bei einer „praktischen Reichweite“ von rund 1 cm (Abb. 41). Eine Indikation für ein derartig subtiles Vorgehen dürfte allerdings in der Praxis nur selten gegeben sein, abgesehen von dem Gebiet der pädiatrischen Dermatologie, wo die

Rücksichtnahme auf oberflächennahe Knochenwachstumszonen derartige Maßnahmen nahelegt. Für die schnelle Berechnung der erforderlichen Filterdicken für 2 MeV-Elektronen hat CORNISH ein einfaches mechanographisches Rechengerät entworfen.

Für Elektronen von 6 MeV läßt sich eine ähnliche Reichweitenverminderung (von ca. 1,5 auf 0,8 cm) mit vorgeschalteten *Aluminiumfolien* erreichen (Abb. 42), wobei gleichzeitig ein Gewinn an Oberflächendosis von 45% entsteht. Eine Foliendicke von 3 mm reicht hierfür aus (BEKERUS, GUDDEN und WEITZEL).

Die Eindringtiefe kann auch durch Herabsetzung der Elektronenenergie mittels patientenfern am Strahlenaustritt angebrachter Absorptionskörper (Dezeleratoren) aus

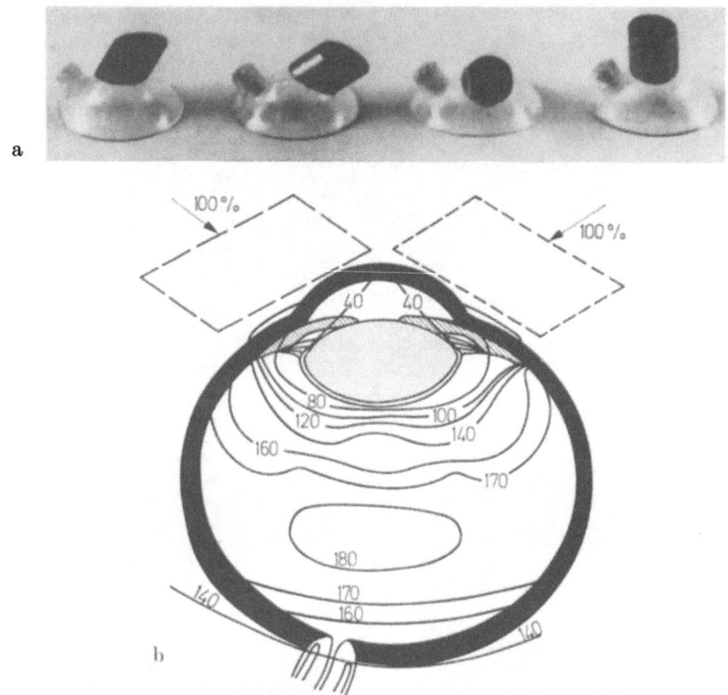

Abb. 39. a Augenkontaktschalen aus Glas mit aufgekitteten Bleiabsorbern zum Schutz der Augenlinse bei der Elektronenbestrahlung orbitaler Tumoren mit b zugehöriger Dosisverteilung bei Anwendung von 2 in gleicher Ebene aufeinanderstehenden Feldern und 12 MeV-Elektronen. (Nach HULTBERG, WALSTAM und ÅSARD)

leichtem Material, z.B. Kohlenstoff, verringert werden, was bei Bestrahlung großer Hautabschnitte erwünscht ist. Nach BEWLEY sollten solche Dezeleratoren wegen des Anstiegs der Bremsstrahlenerzeugung eine bestimmte Dicke (z.B. 2,25 cm bei 8 MeV-Elektronen) nicht überschreiten.

Durch Verwendung von 0,9 bzw. 0,5 mm starken *Bleifolien* als Tubusabschluß bei einer Elektronenenergie von 3,4 bzw. 4 MeV konnte MARKUS die Tiefendosiskurve so modifizieren, daß sie sich bis zur Halbwerttiefe (4,3 bzw. 6 mm) fast exakt mit der Tiefendosiskurve einer 50 kV-Röntgenstrahlung (Filterung 3 mm Cellophan bzw. 0,2 mm + 1 mm Al) deckt. Die *Anpassung der Elektronen-Dosisverteilung an die von Röntgenstrahlen* hat natürlich rein wissenschaftliches Interesse, z.B. bei Vergleichsbestrahlungen aus strahlenbiologischer Fragestellung.

Bleifolien können auch *auf der Gewebsaustrittsseite* bei bestimmten Bedingungen (niedrige Elektronenenergie, dünne Gewebsschichten) von Interesse sein, indem sie durch die entstehende Rückstreuung den Dosisabfall so ausgleichen, daß in der durchstrahlten Gewebsschicht eine homogene Dosisverteilung entsteht. BREITLING, dem wir diesen Hinweis

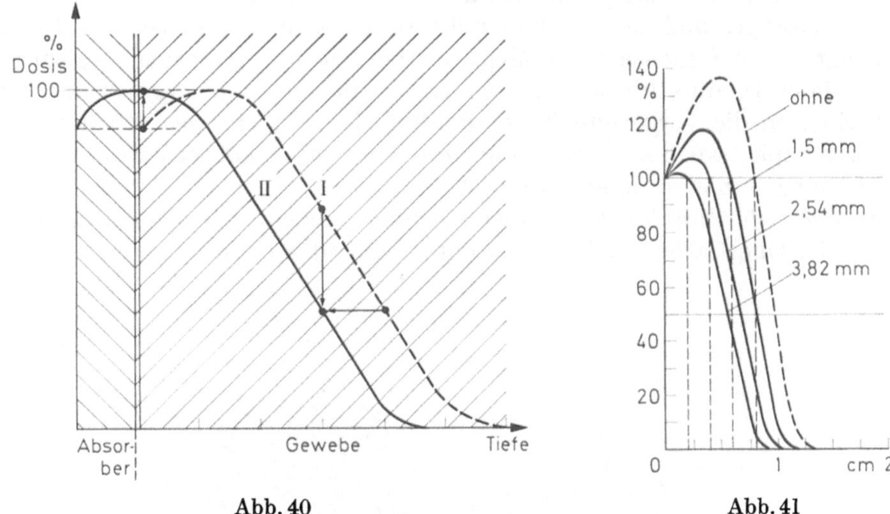

Abb. 40 **Abb. 41**

Abb. 40. Verkürzung der Elektronenreichweite im Gewebe (I) durch vorgeschaltete Absorberplatte aus Plexiglas (II) (Schema)

Abb. 41. Tiefendosiskurven von 3 MeV-Elektronen (Tubusgröße 6×6 cm) bei offenem Tubus und bei Benutzung von Plexiglas-Absorberplatten von 1,5 mm, 2,54 mm und 3,82 mm Dicke zur Verkürzung der Reichweite („Oberflächenschichtbestrahlung"). (Nach MARKUS)

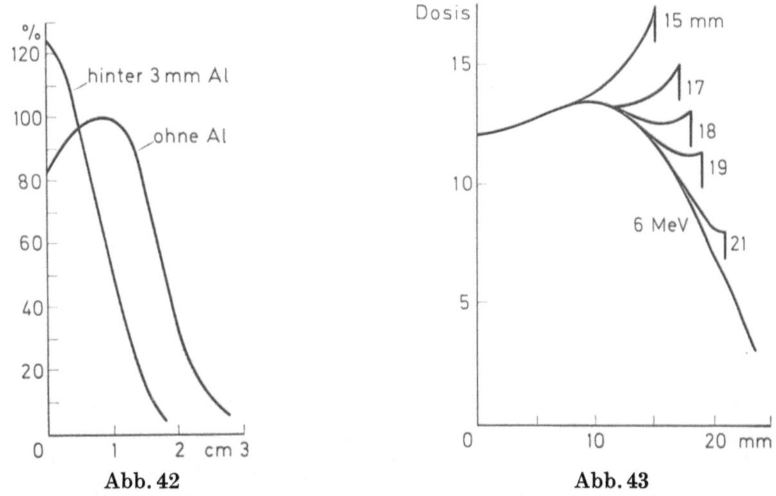

Abb. 42 **Abb. 43**

Abb. 42. Tiefendosiskurven von 6 MeV-Elektronen offen und hinter einer 3 mm dicken Aluminiumfolie zur Verkürzung der Reichweite. (Nach BEKERUS, GUDDEN und WEITZEL)

Abb. 43. Tiefendosisverlauf von 6 MeV-Elektronen bei Rückstreuung an Blei in verschiedenen Tiefen. (Nach BREITLING)

und die zugehörigen Untersuchungsergebnisse verdanken, hat als Beispiel die Wange genannt, wo eine intraoral eingelegte Bleifolie nicht nur den Dosisausgleich in der Wange sondern gleichzeitig auch die fast völlige Abschirmung der dahinter liegenden Zunge bewirkt. So einleuchtend dieses Beispiel ist, weitere Anwendungsmöglichkeiten werden sich beim Menschen nur schwer finden lassen. Die Dosiserhöhung infolge Rückstreuung in Blei in Abhängigkeit von der Gewebstiefe zeigt für 6 MeV die Abb. 43.

Da bei der Elektronentherapie die Hautbelastung in jedem Fall mindestens 80 % der Maximaldosis beträgt, und der Aufbaueffekt somit keine nennenswerte *Hautschonung* mit sich bringt — im Gegensatz zur Megavolttherapie mit Photonen —, wirkt sich die Anwendung dieser Technik hinsichtlich der Hautreaktion kaum negativ aus, auch wenn die Aufbau-Zone in die vorgelegte Folie wandert. Das ist ein wesentlicher Unterschied zur Röntgentherapie, wo die Anwendung von Absorptionskörpern wegen des Verlustes der Hautschonung immer problematisch ist.

Siebförmig gelochte Absorberplatten ausreichender Dicke, am zweckmäßigsten aus Blei, bewirken auf der Oberfläche der Haut ein entsprechendes Dosisverteilungsmuster, da die

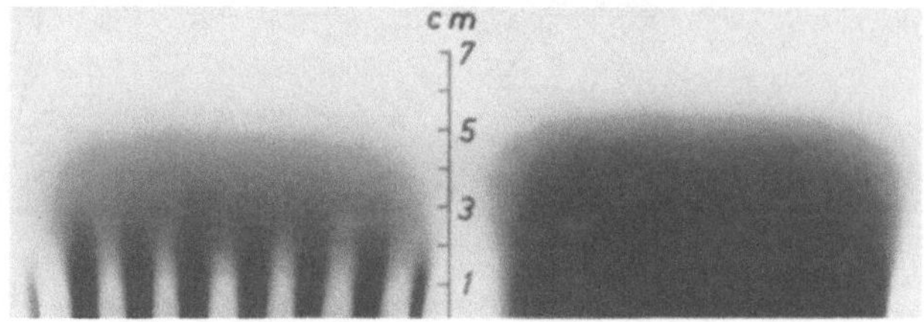

Abb. 44. Dosisverteilung von 15 MeV-Elektronen in Plexiglas mit und ohne Siebanwendung (Filmschwärzungsaufnahme)

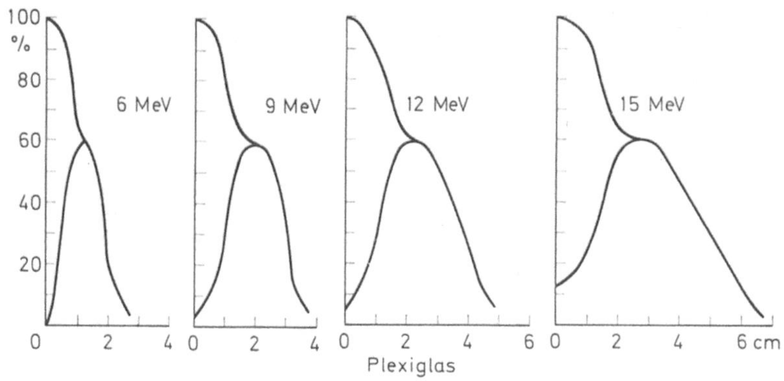

Abb. 45. Tiefendosiskurven von Elektronen verschiedener Energie bei Siebbestrahlung mit 7 mm Bleisieb, 5 mm Lochdurchmesser und einem Öffnungsverhältnis von 55:45 in Plexiglas. (Nach Gudden und Ehrly)

Elektronen den Absorber nur im Bereich der Sieblöcher passieren können, im Bereich der abgedeckten Stellen jedoch völlig absorbiert werden. Der biologische Hauteffekt entspricht also weitgehend dem bei der Röntgensiebbestrahlung (oder -gitterbestrahlung): Zahlreiche umschriebene, vom Strahleninsult betroffene kleine Hautareale, die jeweils von einer unbelasteten Hautzone umgeben sind, die jederzeit zur Reparation des gesetzten Strahlenschadens bereit und fähig ist. Darin liegt der eigentliche Sinn der Siebbestrahlung. Ihre Anwendung gewinnt an Interesse, wenn die Belastbarkeit der Haut durch vorangegangene Strahleneinwirkung bereits erheblich herabgesetzt ist, der Wunsch nach Erhaltung regenerationsfähiger Areale also besonders dringlich ist. Diese Überlegungen waren für die Entwicklung der Elektronensiebbestrahlung maßgebend (Becker, Weitzel und v. d. Decken). Erste Versuche mit dieser Methode waren bereits in den frühen dreißiger Jahren von Brasch und Lange durchgeführt worden. Eingehende Untersuchungen über die Dosisverteilung und die zweckmäßigste Form der Siebplatten bei höheren Energien wurden von Gudden und Ehrly veröffentlicht und später von Bompiani und Del Vescovo (15 MeV, Öffnungsverhältnis 50:50), Breitling, Dutreix (22,5 MeV, Öffnungsverhältnis 40:60), Sempert und Wideröe (30 MeV, 14 und 20 mm Lochdurchmesser,

Öffnungsverhältnis 40:60 und 60:40) sowie OVADIA und ALLISTER bzw. UHLMANN, OVADIA und MAFFI (15—35 MeV, 5—8 mm Lochdurchmesser, Öffnungsverhältnis 40:60) ergänzt. Daraus ergaben sich nachstehende Erkenntnisse betreffs der Dosisverteilung:

Das oberflächliche Siebmuster setzt sich zunächst unter der Hautoberfläche fort, in Form kleiner Strahlenpinsel, macht aber bald eine zunehmende Aufweichung durch einsetzende Streuvorgänge durch, bis ab einer bestimmten Tiefe (Homogenisierungspunkt der Tiefendosiskurve) die völlige Rehomogenisierung eingetreten ist und der Strahlenkegel bis zum Ende der Reichweite den regulären steilen Dosisabfall zeigt (Abb. 44—46).

Durch stärkere Elektronenstreuung an den Rändern der Sieblöcher, die als Miniaturblenden aufgefaßt werden können, kommt es zu einer Dosiserhöhung an der Oberfläche *(Streuzusatz)*, die unerwünscht ist und möglichst klein gehalten werden sollte. Der Streuzusatz ist direkt abhängig von der Elektronenenergie, der Ordnungszahl des Siebmaterials, der Siebdicke und dem Durchmesser der Sieblöcher und kann zwischen 10% und 90% betragen, bezogen auf die Oberflächendosis unter gleichen Bedingungen ohne Sieb. Das Dosismaximum rückt dadurch an die Oberfläche. Der Streuzusatz bedeutet aber auch einen Verlust an Tiefendosis. Da nur ein Teil der ursprünglich eingestrahlten Elektronen das Gewebe erreicht, der vom jeweiligen Öffnungsverhältnis abhängt, einer unter biologischen Gesichtspunkten gewählten Größe, kommt es zu einer proportionalen Verminderung der relativen Tiefendosis am Homogenisierungspunkt und zu einer entsprechenden Verringerung der Reichweite (Abb. 46).

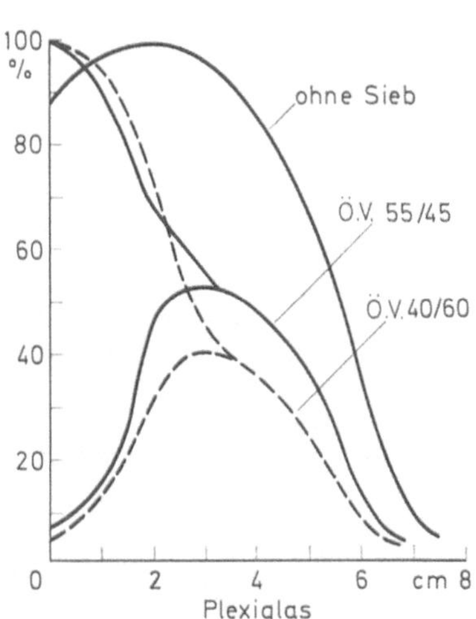

Abb. 46. Tiefendosiskurven von 15 MeV-Elektronen in Plexiglas ohne und mit Siebanwendung (7 mm Bleisieb, Lochdurchmesser 7 mm) bei unterschiedlichem Öffnungsverhältnis (Ö.V.). (Nach GUDDEN und EHRLY)

Eine optimale Dosisverteilung bei der Siebbestrahlung muß folgenden Forderungen Rechnung tragen:

1. Richtig ausgewogenes Verhältnis zwischen bedeckten und offenen Hautarealen, damit die gewünschte biologische Schutzwirkung gewährleistet wird (bestimmt durch die Lochgröße und das Öffnungsverhältnis).

2. Möglichst niedriger Streuzusatz an der Oberfläche (bestimmt durch Siebmaterial, Lochdurchmesser und Siebdicke). Dicke Bleiplatten mit kleinen Sieblöchern ergeben die günstigsten Werte hierfür.

3. Möglichst oberflächennahe Lage des Homogenisierungspunktes (= kleine Lochdurchmesser).

4. Möglichst kleiner Dosisabfall bis zum Homogenisierungspunkt (bedeutet positives Öffnungsverhältnis, d. h. Überwiegen des offenen Flächenanteils) (Abb. 46).

Für den Energiebereich bis 15 MeV ermittelten GUDDEN und EHRLY als günstigsten Kompromiß zwischen den einzelnen, sich zum Teil entgegenstehenden Bedingungen ein Sieb aus Blei, mit einem Lochdurchmesser von 5—7 mm, einer Dicke von 7 mm und einem Öffnungsverhältnis von 55:45.

Der angestrebten Absicht bei der Siebbestrahlung (inhomogene Bestrahlung der Hautoberfläche, möglichst homogene Bestrahlung des Herdes) kommt die Verwendung schneller Elektronen durch deren Streuvermögen in beinahe idealer Weise entgegen. Dabei dürfen indessen einige nicht unwesentliche Nachteile keineswegs übersehen werden: Die Hautschonung wird durch einen erheblichen Verlust an Tiefenreichweite und wirksamer Tiefendosis erkauft, was durch eine entsprechende Erhöhung der Dosis wieder ausgeglichen werden muß. Dadurch erhöht sich aber auch wieder in gleichem Maß die Oberflächenbelastung, womit dem ursprünglichen Schonungszweck entgegengearbeitet wird.

Die Siebbestrahlung verschenkt, grob gesagt, einen Teil der Dosisleistung des Strahlers, der nutzlos im Blei absorbiert wird und in der Tiefe des Gewebes fehlt. Das ist nicht zuletzt auch ein ökonomischer Gesichtspunkt, der in Anbetracht der Betriebskosten einer Beschleunigungsanlage jedoch nicht einfach bagatellisiert werden sollte. Soweit der theoretische Aspekt des Problems.

Was die praktisch-empirische Seite anbetrifft, so bestätigten mehrjährige klinische Erfahrungen an einem großen Patientengut, die Brauchbarkeit der Elektronensiebbestrahlung hinsichtlich Tumorrückbildung und Rezidivfreiheit. Die Tiefenlage des Herdes relativ zum Homogenisierungspunkt erwies sich dabei als wenig relevant; mit anderen

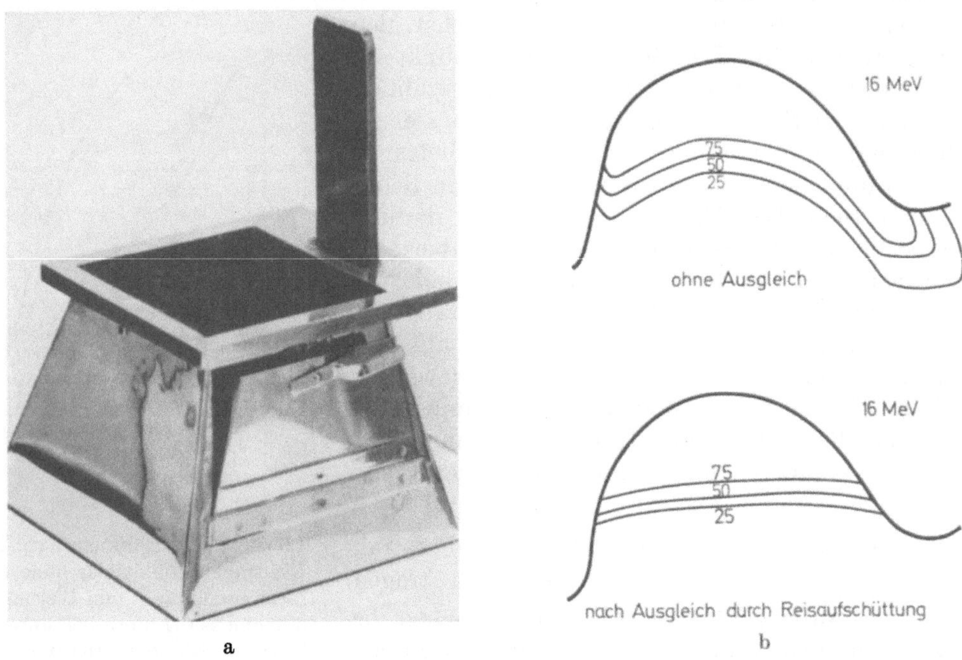

Abb. 47. a Spezialtubus 20×20 cm mit sackförmigem Bodenabschluß und seitlicher Tür zum Auffüllen mit Reiskörnern zwecks Dosisausgleich bei der Mammabestrahlung. Daneben (b) die Wirkung auf die Isodosen. (Nach SCHUBERT und OBERHEUSER)

Worten: auch Tumoranteile im inhomogenen Bereich des Strahlenkegels kommen befriedigend zur Rückbildung. Auf die möglichst exakte Reproduzierung des primären Siebmusters wurde bei jeder Einstellung besondere Sorgfalt gelegt.

Was die beabsichtigte Hautschonung anbelangt, so kann der Beweis einer eindeutigen Überlegenheit der Siebbestrahlung (= „räumliche Fraktionierung") gegenüber einer ausgefeilten zeitlichen Fraktionierung mit Protrahierung nicht als erbracht gelten. Es wurden bei beiden Methoden gelegentliche unerwünschte Spätveränderungen (Indurationen, Nekrosen) beobachtet, was allerdings nicht nur eine Frage der Dosis, sondern auch der lokalen Bedingungen am Wirkungsort ist.

Die Dosisverteilung im Gewebe wird natürlich auch durch die Form der Oberfläche stark beeinflußt; die Isodosen stellen sich vorwiegend parallel zur Oberfläche, spiegeln also auch — nach der Tiefe zu allerdings zunehmend verwaschener — deren Krümmungen und Unebenheiten wieder, worüber VOGEL an entsprechend konfigurierten Phantomen eine Serie von detaillierten Dosisverteilungs-Untersuchungen angestellt und veröffentlicht hat. Daraus geht als praktisch besonders bedeutsam das Auftreten von Dosisspitzen (bis zu 160%) am Grund von Treppenstufen und Einkerbungen hervor. Sie können durch gewebsäquivalente Absorberschichten ausgeglichen werden.

Grundsätzlich können die Störeinflüsse der Oberflächengestaltung wie auch der tiefer gelegenen Gewebsinhomogenitäten durch entsprechend konfigurierte Ausgleichskörper, in einfachster Weise als Keilfilter, korrigiert werden. Sie können aus plastischem, schüttbarem, flüssigem oder festem Material bestehen, das möglichst gewebsäquivalent und nach DUTREIX, PRIGNOT und DUTREIX möglichst hautnah lokalisiert sein soll, da die Wirkung andernfalls durch die Elektronenstreuung mehr oder weniger beeinträchtigt wird.

So entwickelten SCHUBERT und OBERHEUSER für die Elektronenbestrahlung der Mamma einen Spezialtubus (20×20 cm) mit einem sackartigen Bodeneinsatz, der sich in situ der Mammakontur anschmiegt und durch eine seitliche Tür so mit Reiskörnern aufgefüllt wird, daß eine plane Oberfläche entsteht und der Isodosenverlauf entsprechend eingeebnet wird (Abb. 47).

Feste Ausgleichskörper aus Plexiglas für die Elektronentiefentherapie zur Anbringung am Bestrahlungstubus wurden von OVADIA und UHLMANN entwickelt (Abb. 48). Sie sind für die Gegenfeldbestrahlung im Thoraxbereich gedacht und sollen teils die durch die Krümmungen der Körperoberfläche hervorgerufenen Dosisverzerrungen durch Schaffung planparalleler Oberflächen ausgleichen (Abb. 49), teils die verminderte Absorption im Lungenbereich kompensieren, um die sonst eintretende unerwünschte Hautbelastung auf der Austrittsseite zu verhindern. Die zur Konstruktion dieser Ausgleichskörper erforderlichen Unterlagen werden durch Ausmessung der Austrittsdosisverteilung am Patienten mit Hilfe von Dosisfilmen gewonnen. Weitere Beispiele für die Anwendung von Ausgleichsabsorbern finden sich in Arbeiten von CHU; TOSI und MAESTRO sowie MATSUDA und SAWADA (letztere verwenden Mix-D-Keilfilter). Ein besonders variables System aus Plexiglasplatten und -stiften, das in die Tubusöffnung eingesetzt werden kann, wurde von NELSON entwickelt und erlaubt trotz der Starrheit des Materials eine recht freizügige Modellierung der Isodosen.

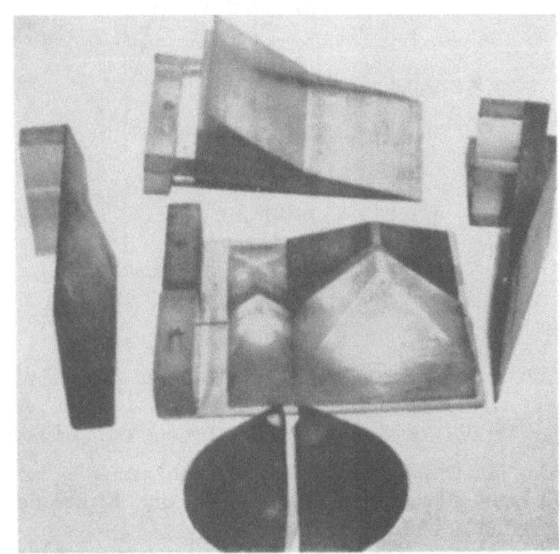

Abb. 48. Keilfilter und Ausgleichskörper aus Plexiglas für die Elektronentiefentherapie. (Nach OVADIA und UHLMANN)

Eine andere Technik der Dosishomogenisierung und zwar mit Wasser stammt von SCHMIDT-HERMES und wird bei der Bestrahlung des inoperablen Mammacarcinoms angewandt. Hierbei liegt die Patientin auf dem Bauch, Brust und ein Teil der Thoraxwand tauchen in ein wassergefülltes Plexiglasphantom ein, das mit 42 MeV-Elektronen in Gegenfeldtechnik durchstrahlt wird.

Der Vollständigkeit halber sei hier noch auf eine von UEDA, MIZUTANI, OKUMURA und KITABATAKE beschriebene Methode, die Dosisverteilung im Effekt eines Keilfilters ohne Absorber zu beeinflussen, hingewiesen. Die Autoren erreichten dies durch Veränderung der Spannung des Ablenkmagneten, der im Strahlerkopf des 31 MeV-Toshiba-Betatrons die Strahlrichtung regelt.

Daß sich die Dosisverteilung auch ohne spezielle Absorptionskörper und Absorberfolien einfach durch *Kombination unterschiedlicher Standard-Dosisverteilungen* miteinander in weitem Umfang modifizieren und an die individuellen Herdbedingungen anpassen läßt, ist unschwer einzusehen. Wechsel der Feldgröße, der Energiestufe oder der Einstrahlrichtung (Abb. 50 und 51), gegebenenfalls verbunden mit unterschiedlicher Verteilung der jeweiligen Dosisanteile (Abb. 52), bilden hierbei die Mittel, die einen weiten Spielraum gestatten, vor allem dann, wenn höhere Elektronenenergien mit entsprechender Reichweite im Gewebe zur Verfügung stehen. Isodosenbeispiele für solche Techniken wurden unter anderem von BEATTIE, TSIEN, OVADIA und LAUGHLIN; CHU, NISCE und LAUGHLIN; UHLMANN und OVADIA; OVADIA, DUPLEX und MCISAAC; PERRY, TSIEN, NICKSON und LAUGHLIN sowie ZATZ, VON ESSEN und KAPLAN ausgemessen und publiziert.

Weitere interessante Möglichkeiten ergeben sich für fast alle Elektronenenergien durch eine *Kombination mit ultraharten Röntgenstrahlen*, die meist vom gleichen Therapiegerät

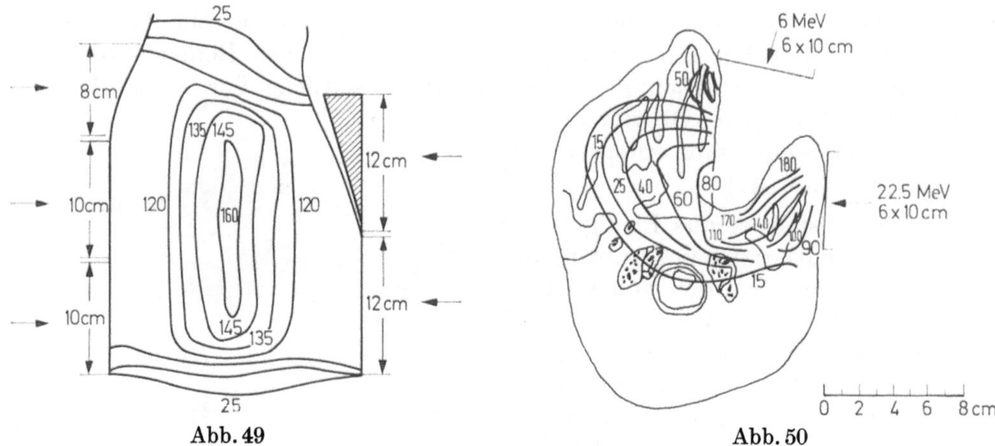

Abb. 49 Abb. 50

Abb. 49. Dosisverteilung bei Bestrahlung des Oesophagus mit 33 MeV-Elektronen über Gegenfelder im Sagittalschnitt. Thoraxdurchmesser maximal 21,5 cm. Ausgleich der Verringerung des Durchmessers im oberen Thoraxbereich durch Plexiglas-Keilfilter. (Nach UHLMANN)

Abb. 50. Dosisverteilung bei Bestrahlung eines rezidivierten Wangenschleimhautcarcinoms über 2 gekreuzte Elektronenfelder mit unterschiedlicher Elektronenenergie (6 MeV und 22,5 MeV). (Nach PERRY, TSIEN, NICKSON und LAUGHLIN)

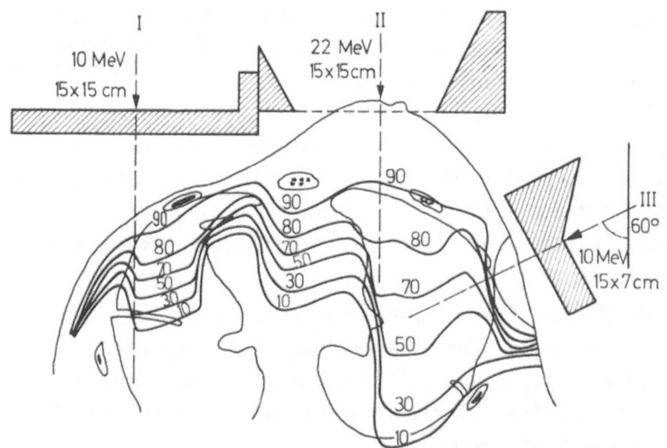

Abb. 51. Dosisverteilung bei Elektronenbestrahlung eines ausgedehnten Mammacarcinoms über 3 Felder mit unterschiedlicher Energie, Einstrahlrichtung und Feldgröße unter Verwendung verschieden geformter Polystyren-Keilfilter. (Nach CHU, NISCE und LAUGHLIN)

zur Verfügung gestellt werden können. Eine solche Kombination in Form übereinanderprojizierter Stehfelder mit gleichem Eintrittsfeld und gleicher Einstrahlrichtung führt zu einer Modulation der Tiefendosiskurve im Sinne einer Senkung der Hautbelastung und einer gleichzeitigen Erhöhung der Tiefenreichweite gegenüber reiner Elektronenstrahlung, wie Abb. 53 deutlich erkennen läßt (HSIEH und UHLMANN; BECKER, KÄRCHER und WEITZEL; MUZII; MIGLIORINI, MUZII und ILARI; VIETEN und HEINZLER). Auch hierbei lassen sich durch entsprechende Portionierung der jeweiligen Dosisanteile Verschiebungen nach der einen oder anderen Seite bewirken (Abb. 54). Dadurch wird diese Kombination für die Elektronentherapie ebenso interessant wie für die Megavolt-Röntgentherapie: die erstere gewinnt an Hautschonung und Tiefenreichweite, die letztere an Oberflächendosis und Tiefenschonung. Mit entsprechend hohen Elektronenenergien lassen sich die Strahlenkegel auch über getrennte Felder als Gegenfeld- oder Kreuzfeuerbestrahlung applizieren, wofür Abb. 55 ein praktisches Beispiel bietet (Cova, Sarasin und Skoff; ferner Coucourde, Jucker, Maestro und Rovera; Halama und Rassow sowie Nicolato und Garbato). Eine andere Kombinationstechnik stellt die sog. „Baustein-Methode“ (Becker, Kärcher

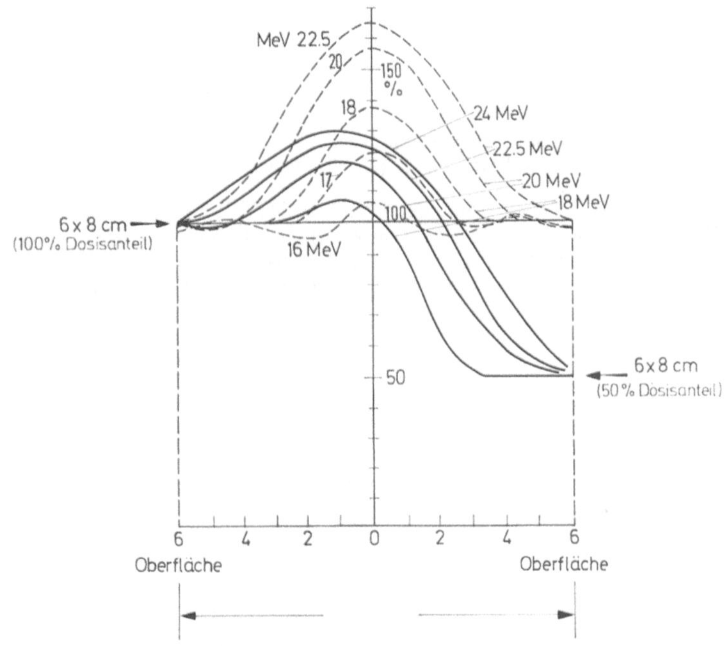

Abb. 52. Tiefendosiskurven bei Gegenfeldbestrahlung (6 × 8 cm Felder) mit 12 cm Distanz von Oberfläche zu Oberfläche und einem Dosisverhältnis von 2:1 (—) bzw. 1:1 (- - -) bei verschiedenen Energiestufen. (Nach Beattie, Tsien, Ovadia und Laughlin)

und Weitzel) dar, wobei an das Dosisvolumen der Elektronenstrahlung tiefenwärts eine weiteres Dosisvolumen angesetzt wird, das durch Pendelbestrahlung mit ultraharten Röntgenstrahlen erhalten wird (Abb. 56).

Die beiden Strahlenarten können sowohl jeweils am gleichen Tag wie auch alternierend verabfolgt werden. Im letzteren Fall ergibt sich noch ein zusätzlicher biologischer Effekt, da nur der eigentliche Herdbereich (in Abb. 53 doppelt schraffiert) im 24 Std-Rhythmus, der oberflächen- und tiefenwärts davon gelegene Bereich (in Abb. 53 einfach schraffiert) jedoch nur im 48 Std-Rhythmus bestrahlt wird, was eine erhöhte Schonung des letzteren mit sich bringt (Vieten und Heinzler).

Solche Kombinationsprogramme bieten bei Teilchenbeschleunigern, die beide Strahlenarten liefern und leicht umschaltbar sind, keine technischen Schwierigkeiten. In der Regel kann nur abwechselnd mit jeweils einer Strahlenart gearbeitet werden. Eine Methode, Elektronen und harte Röntgenstrahlung gleichzeitig zu erzeugen, und zwar mit einer durchbohrten ringförmigen Antikathode für die Röntgenstrahlung, die im Zentrum eine Streufolie für die hier durchtretende Elektronenstrahlung besitzt, wurde von Gale und Innes angegeben, und zwar für den 15 MeV-Linearbeschleuniger des Londoner St. Bartholomew's Hospital. Die genannten Autoren untersuchten nicht nur hierfür die entstehende Dosisverteilung, die sich in guter Übereinstimmung mit der in Abb. 53 gezeigten Kurve

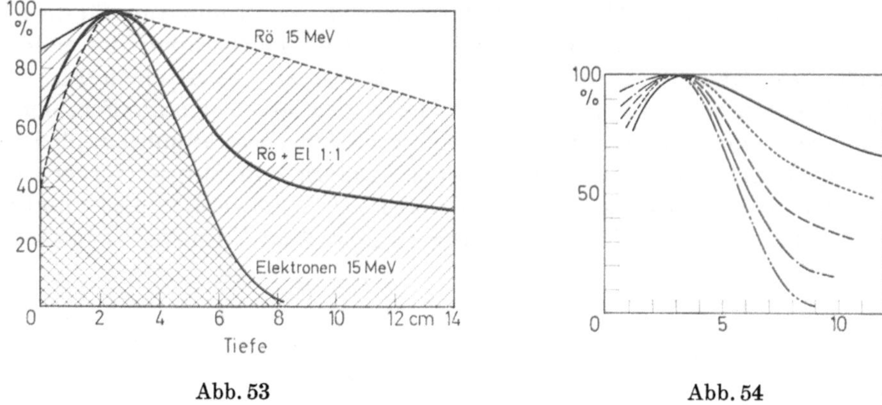

Abb. 53 Abb. 54

Abb. 53. Tiefendosiskurven von 15 MeV-Elektronen und 15 MeV-Röntgenstrahlen sowie der Kombination beider im Verhältnis 1:1. (Nach VIETEN und HEINZLER)

Abb. 54. Tiefendosiskurven von 15 MeV-Elektronen und 15 MeV-Röntgenstrahlen sowie der Kombination beider in unterschiedlichen Dosisverhältnissen. (Nach MUZII). — 15 MeV-Rö. 100%. - - - 15 MeV-Rö. 75% + 15 MeV-Elektronen 25%. — — 15 MeV-Rö. 50% + 15 MeV-Elektronen 50%. —·—· 15 MeV-Rö. 25% + 15 MeV-Elektronen 75%. —··—·· 15 MeV-Elektronen 100%

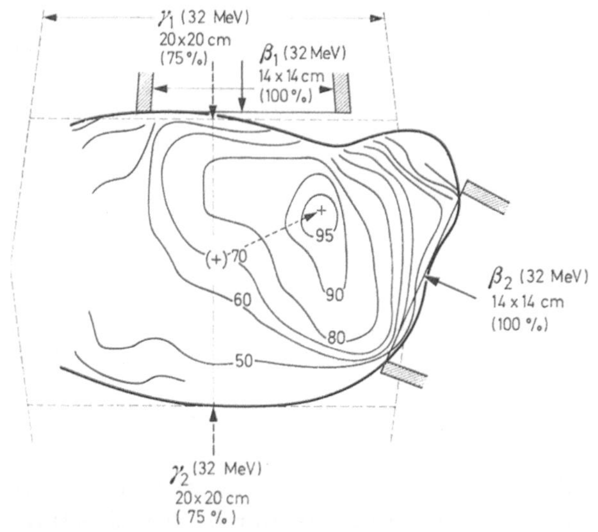

Abb. 55. Dosisverteilung im Sagittalschnitt bei kombinierter Elektronen-Röntgenstrahlenbestrahlung (32 MeV) der Harnblase über mehrere gekreuzte Felder mit unterschiedlichen Dosisanteilen. Der Elektronenanteil bewirkt eine Auswanderung des Dosismaximum zur Oberfläche hin (- - -) und damit eine Schonung des Rectums. (Nach COVA, SARASIN und SKOFF)

befindet, sondern auch die Isodosen für alternierende Anwendung von Elektronen und Röntgenstrahlen in verschiedenen Mischungsverhältnissen (Abb. 57) und die Dosisverteilung klinischer Anwendungsbeispiele (Abb. 58).

Ebenso wie die ultraharte Röntgenstrahlung des gleichen Geräts kann auch die Gammastrahlung einer Teleisotopeneinheit als Partner für eine Kombinationsbestrahlung eingesetzt werden (LEROUX, MINET, CHEVALIER und GARSOU sowie BATAINI und ENNUYER), gegebenenfalls auch in Form der Gegenfeld- oder Kreuzfeuerbestrahlung (DE SCHRYVER und VAN VAERENBERGH; VAN VAERENBERGH, SCHELSTRAETE und SIMONS).

TAPLEY und FLETCHER kombinieren im Oropharynxbereich die Elektronenstrahlung sogar mit Radiumimplantation, wodurch sie den Anteil an Spätfibrosen im Mundboden-

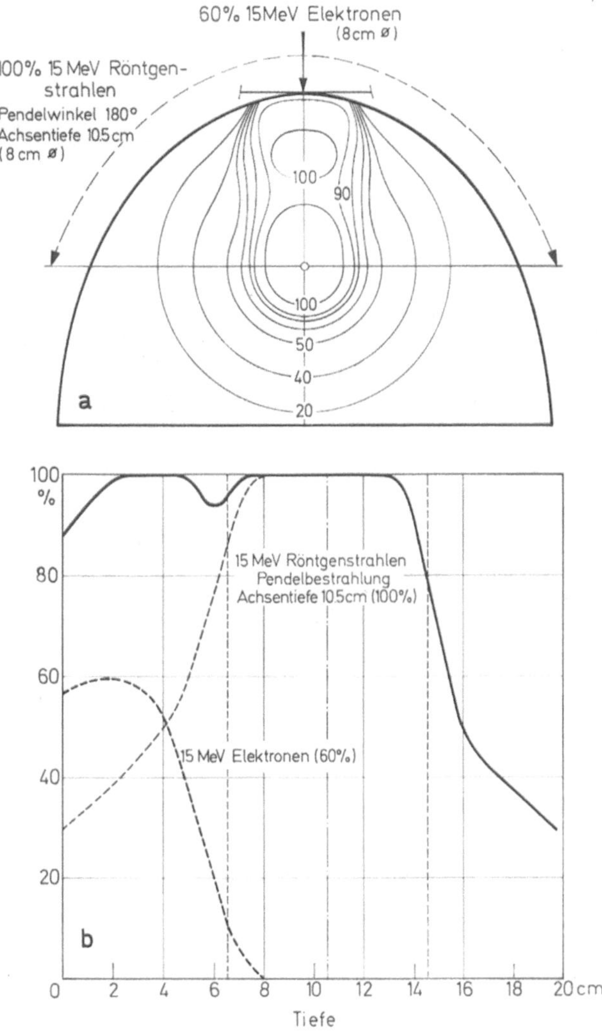

Abb. 56a u. b. Kombination von 15 MeV-Elektronen mit dem Dosisvolumen einer 15 MeV-Röntgenpendelbestrahlung („Bausteinmethode"). a Dosisverteilung im Plexiglasphantom bei 8 cm Felddurchmesser und einem Dosisverhältnis von 60% Elektronen: 100% Röntgenstrahlen. b Zugehörige Tiefendosiskurve längs des Zentralstrahls

bereich und in der Tonsillenregion merklich herabsetzen konnten. Unter Umständen wenden sie auch eine Dreifachkombination ungefähr folgenden Schemas an:

Telekobalt (5000 rd/5 Wochen) — Elektronen — Photonen (1:1, 1500—2000 rd, als zusätzliche „boost-therapy").

Die optimale Ausschöpfung dieser Kombinationsmöglichkeiten unterschiedlicher Dosisverteilungen ist eine dankbare, wenn auch schwierige und zeitraubende Aufgabe der Bestrahlungsplanung. Wegen der Vielfalt der Möglichkeiten kann hier nicht auf Einzelheiten eingegangen werden. Große praktische Erfahrung und eine sichere Beherrschung aller strahlentherapeutischen und physikalischen Grundlagen sind eine unabdingbare Voraussetzung für die Anwendung derart ausgefeilter Verfahren. Hierbei sei aber einschränkend daran erinnert, daß manches sorgfältig und mühevoll ausgearbeitetes Bestrahlungsschema durch die Problematik der individuellen Gewebsfaktoren in der Praxis irreal und damit sinnlos sein kann.

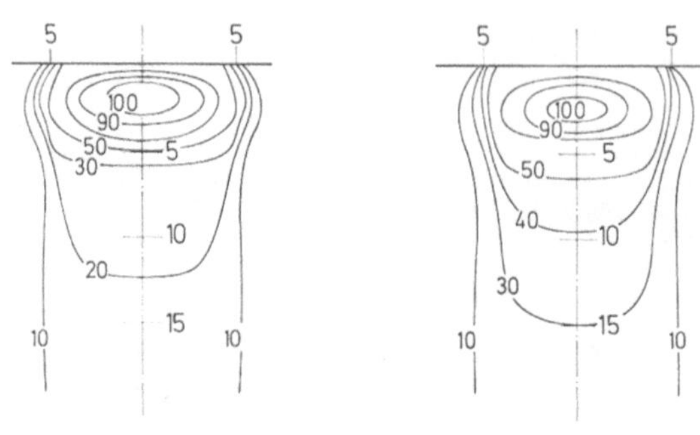

Abb. 57a u. b. Isodosen gemischter 15 MeV-Elektronen+Röntgenbestrahlung in unterschiedlichem Dosisverhältnis. a 70:30; b 50:50. (Nach GALE und INNES)

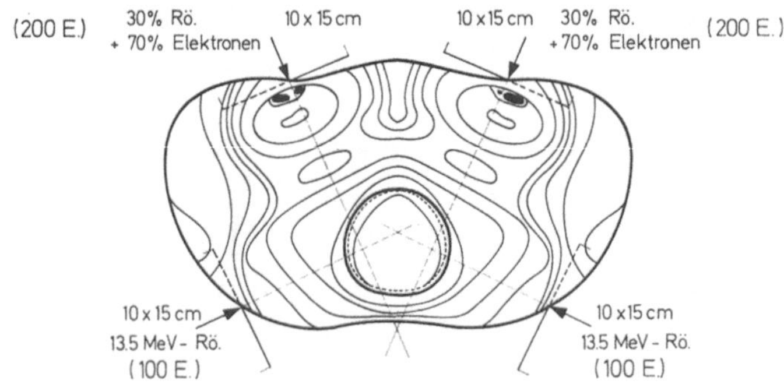

Abb. 58. Dosisverteilung bei Bestrahlung eines Analcarcinoms und der regionalen Leistenlymphknoten über 4 gekreuzte Felder, davon 2 mit gemischter Elektronen-Röntgenstrahlung, mit unterschiedlichen Dosisanteilen. (Nach GALE und INNES)

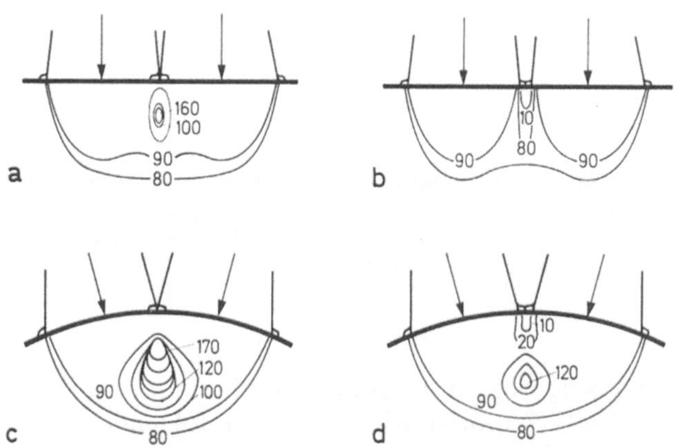

Abb. 59a—d. Dosisverteilung bei Elektronenbestrahlung mit aneinandergesetzten Feldern bei planen und gekrümmten Oberflächen. An den Nahtstellen der Felder entstehen leicht Dosisspitzen (a, c) oder -lücken (b, d). (Nach DE SCHRYVER und VAN VAERENBERGH)

Alle bisher behandelten Methoden der Modifizierung der Dosisverteilung hatten die Stehfeldbestrahlung relativ umschriebener Herdvolumina zur Grundlage. Überschreitet die Herdausdehnung den Querschnitt des maximal verfügbaren Strahlenkegels, so kann das Dosisvolumen durch direktes Ansetzen weiterer Felder entsprechend verbreitert werden *(Mehrfelderbestrahlung)*. Dabei entstehen allerdings gewisse Schwierigkeiten hinsichtlich des homogenen Dosisanschlusses an den Nahtstellen der Felder (Abb. 59 und 61).

Geringe Ungenauigkeiten, die sich in der Praxis oft schwer vermeiden lassen, führen hier sehr leicht zu Dosislücken oder Dosisspitzen infolge Überlappung (DE SCHRYVER und VAN VAERENBERGH; BOHNDORF), besonders dann, wenn die Strahlenkegel wegen der Krümmung der Körperoberfläche in einem Winkel zueinander stehen (Abb. 59c, d). Solche Dosislücken bilden nicht selten den Nährboden für Lokalrezidive (Abb. 69).

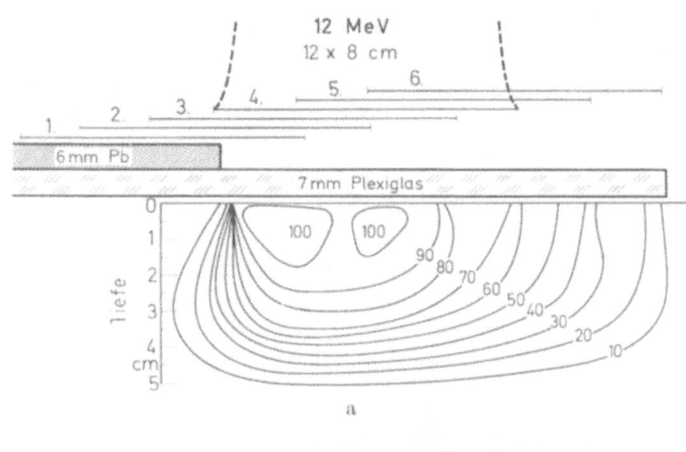

a

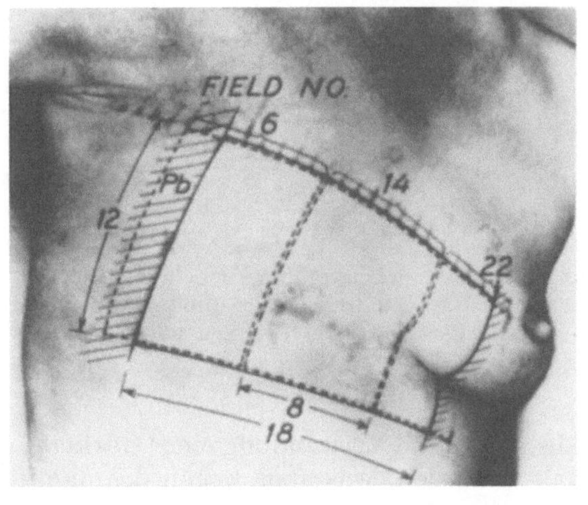

b

Abb. 60a u. b. „Overlapping field"-Technik bei Bestrahlung von ausgedehnten Oberflächenherden, die die Größe eines Einzelfeldes überschreiten. Das Ausgangsfeld wird bei jeder Sitzung um einen kleinen Betrag weitergesetzt, wodurch Dosisunregelmäßigkeiten verhindert werden. a Dosisverteilung nach 6 Sitzungen = $1^1/_2$ Feldbreiten. b Klinische Anwendung bei Mammacarcinom-Metastasen. Gesamtfeldgröße 12×18 cm, eingezeichnet sind Feld 6, 14 und 22 des 6. Bestrahlungstages. (Nach HULTBERG, WALSTAM und ÅSARD)

HULTBERG, WALSTAM und ÅSARD haben deshalb eine Art „Wanderfeld"-Technik („overlapping field technique") ausgearbeitet, bei welcher die Felder von der Ausgangsposition an einen Herdrand aus bei jeder Sitzung um einen kleinen Betrag weiter vorgeschoben werden, bis der jenseitige Herdrand erreicht ist (Abb. 60). Zur Erzielung eines steilen Dosisabfalls am Rand, wird dieser mit einem Bleistreifen abgedeckt.

Ähnliches wird erreicht, wenn man nach einem Vorschlag von WARD zwei verschiedene Feldanordnungen alternierend anwendet, so daß die Feldgrenzen abwechselnd von einem Feldzentrum überdeckt werden (Abb. 61).

Eine weitere Möglichkeit der Vergrößerung der Felddimensionen, und zwar ohne die Problematik der Anpassung von Feldgrenzen, bietet sich unter Ausnutzung der Divergenz des Strahlenkegels durch Vergrößerung des Bestrahlungsabstandes *(Weitdistanz-Großfeldbestrahlung)*. Aber auch dieses Verfahren hat eine negative Kehrseite, was an einem Beispiel verdeutlicht werden soll: Beim 18 MeV-Siemens-Betatron beträgt die größte Normalfeldbreite bei Verwendung des serienmäßigen 12 × 8 cm Tubus (Feldgröße 96 cm²) 12 cm. Durch Ansetzen eines weiteren Feldes kann sie auf 24 cm erweitert werden (Feldgröße nunmehr 192 cm²), wobei sich die Bestrahlungszeit — ohne Einstellzeit, die hierbei nicht wesentlich ins Gewicht fällt — naturgemäß verdoppelt. Um die gleiche Feldbreite durch Abstandsvergrößerung zu erreichen, muß der Abstand vervierfacht werden (von 20 auf 80 cm). Die Feldgröße wächst dabei auf 384 cm². Das kann zwar, falls unerwünscht, durch Abdecken korrigiert werden. Die Bestrahlungszeit vervierfacht sich aber auf jeden

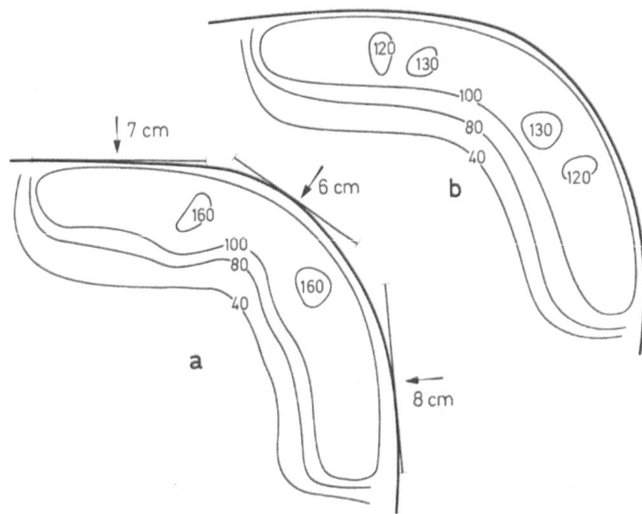

Abb. 61a u. b. Dosisverteilung bei Elektronenbestrahlung der Brustwand mit 15 MeV-Elektronen. a Über 3 feste Einzelfelder nebeneinander. b Über 2 unterschiedliche und alternierend verwendete Feldanordnungen, die die Dosisspitzen herabsetzen. (Nach WARD)

Fall. Zwar könnte der Abstand durch Verwendung einer stärkeren Streufolie mit größerem Streuwinkel kürzer gehalten werden, was aber wegen des damit verbundenen Dosisverlustes keinen Gewinn an Bestrahlungszeit erbringt. Außerdem müßte dann ein Spezialtubus mit größerem Öffnungswinkel benutzt werden. Dazu kommt eine wesentliche Erschwerung der Feldeinstellung mit entsprechendem Zeitverlust, da bei solch großen Bestrahlungsabständen die Lagerung des Patienten, die Abstandskontrolle und die Feldzentrierung zusätzliche Probleme aufwerfen. Schließlich verschlechtert sich auch infolge der Krümmung der Körperoberfläche und der Streuung der Elektronen in der Luft mit entsprechendem Energieverlust die Dosisverteilung nicht unerheblich, vor allem in den Randzonen. In der Praxis wird daher die Mehrfelderbestrahlung entschieden vorzuziehen sein (STRÖM, VIKTERLÖF und WALSTAM).

Die Weitdistanz-Großfeldbestrahlung gewinnt erst praktisches Interesse in ihrer extremen Form, der *Halb- oder Ganzkörperbestrahlung* bei generalisierten Hauttumoren (Mycosis fungoides u. ä.), wie sie beispielsweise von BRAAMS; KARZMARK, LOEVINGER, STEELE und WEISSBLUTH; PAGE, GARDNER und KARZMARK; BAGSHAW, SCHNEIDMAN, FARBER und KAPLAN sowie SZUR, SILVESTER und BEWLEY entwickelt wurde (Abb. 62). Hierbei steht der Patient senkrecht an die Wand gelehnt und wird über 2 Halbfelder mit Strahlrichtung über den Kopf bzw. unterhalb der Füße (Divergenzwinkel 40°) aus 3 m Abstand bestrahlt, was zu einem Energieverlust von 1,5 MeV infolge Elektronenstreuung in der Luftschicht führt. Solche Weitdistanzbestrahlungen sind jedoch nur mit

Beschleunigern von hoher Dosisleistung durchzuführen, in erster Linie Linearbeschleunigern, die unter Umständen in 6 m Abstand bei 100 Rad/min einen Felddurchmesser von 2 m anbieten (MORGAN und DOWDY).

Mit 4 rechtwinklig zueinander stehenden Großfeldern läßt sich die gesamte Körperoberfläche erfassen (EGAWA, UMEGAKI, MATSUKAWA und YOSHIDA), wobei zur Niedrighaltung der Eindringtiefe die Elektronenenergie unter Umständen noch zusätzlich reduziert werden muß. GROLLMAN, BIERMAN, MORGAN und OTTOMAN verwendeten dazu Masonitabsorber am Blendenausgang, was aber zu einer Erhöhung des Röntgenstrahlenanteils von 0,6 auf 6,2 % und damit zu unerwünschten depressorischen Effekten im

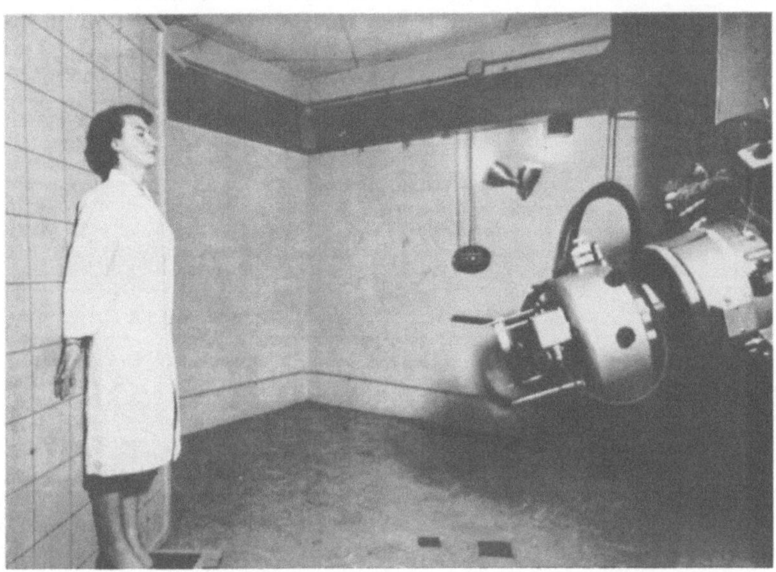

Abb. 62. Weitdistanz-Großfeldbestrahlung mit einem 6 MeV-Linearbeschleuniger in 3 m Abstand bei ausgedehnten Oberflächenherden. Demonstration ist auf die Füße gerichtet (—20° von der Horizontalen). (Nach KARZMARD, LOEVINGER, STEELE und WEISSBLUTH)

Knochenmark und Blutbild führte. Sie empfehlen daher, die Energieherabsetzung (auf etwa 3 MeV) statt durch Absorber durch Adjustierung des Magnetfeldes am Beschleuniger zu bewerkstelligen.

SMEDAL, SALZMAN, TRUMP, COSTEY und WRIGHT verzichten auf bremsstrahlenerzeugende Streufolien und verwenden stattdessen einen Absorber in Form einer Wagenradnabe mit Speichen aus niederatomigem Material, der in der Mitte zwischen Elektronenaustritt und Patient angebracht wird, den Elektronenfluß im zentralen Anteil des Strahlenkegels herabsetzt und peripher im Verein mit der Luftstreuung eine Homogenisierung der Dosisverteilung in 15 cm Umkreis bewirkt.

Eine letzte Möglichkeit der Feldverbreiterung ergibt sich durch die *Bewegungsbestrahlung*, wobei der Strahlenkegel mit bestimmter Geschwindigkeit kontinuierlich über den Herdbereich hinwegwandert.

In einfachster Form läßt sich das bei Geräten mit feststehender Strahlenquelle durch Mobilisierung des Bestrahlungstisches bewerkstelligen (Horizontal-Translation). Ein frühes Anwendungsbeispiel hierfür findet sich in einer Publikation von TRUMP, WRIGHT, EVANS, ANSON, HARE, FROMER, JACQUE und HORNE (1953). Hierbei wurde der 2,5 MeV-Elektronenstrahlenkegel eines van de Graaff-Generators durch eine Streufolie und einen besonderen Schlitzblendentubus auf 5 mm Breite und 50 cm Länge ausgedehnt, und der Patient auf einer fahrbaren Liege mit einer Geschwindigkeit von 180 cm/min in seiner ganzen Länge darunter hindurchgezogen (Abb. 63). Auch diese Ganzkörperbestrahlung diente vor allem zur Behandlung der Mycosis fungoides (JOHNSTON, SMEDAL, WRIGHT und TRUMP).

Die *Horizontal-Translation* mit motorischer Tischverschiebung in Längs- oder Querrichtung vermeidet zwar die Dosisinhomogenität aneinandergesetzter Stehfelder, erfordert aber einen nicht unwesentlich erhöhten technischen Aufwand, auch im Hinblick auf die Bestrahlungsplanung, da hierbei das Problem der Flankensteilheit verstärkt in Erscheinung tritt. Außerdem müssen die Parameter Feldgröße — Dosisleistung — Fahrgeschwindigkeit — Fahrstrecke und Bestrahlungszeit exakt aufeinander abgestimmt werden, was sich am Meßphantom vielleicht noch relativ einfach, in der Praxis aber sicher wesentlich komplizierter gestaltet. BOHNDORF hat seine Isodosen für Elektronenstrahlung auch nur rechnerisch ermittelt, und bis 1968 findet sich im Schrifttum auch nur ein Bericht über die praktische Anwendung der Methode: AMINO, AMEDA, ABE, NISHIO, NIWA, SAKURAI

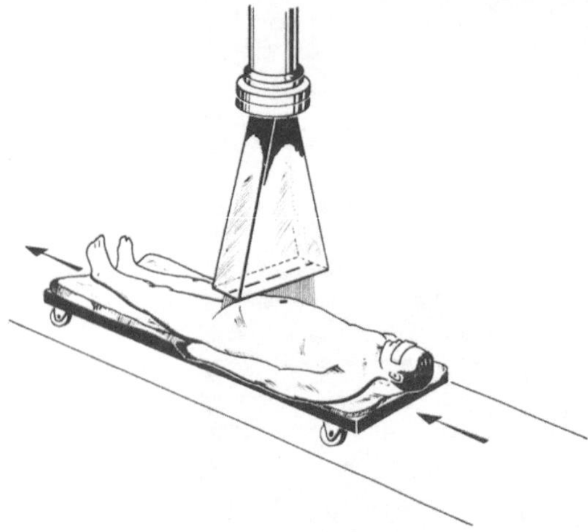

Abb. 63. Bewegungsbestrahlung ausgedehnter Oberflächenherde mit 2,5 MeV-Elektronen eines van-de-Graaff-Generators. Der Patient wird unter dem fixen Strahlenkegel durchgezogen. (Nach TRUMP u. Mitarb.)

und ISHIZUKA verwendeten sie bei Magencarcinom-Bestrahlungen mit Elektronen von 24—26 MeV eines Shimadzu-Betatrons. Dabei wurde der Patient in Bauchlage von unten her mit einem 2×14 cm großen Feld bei einem Hautabstand von 95 cm bestrahlt.

Einen Übergang zur Pendelbestrahlung stellt die von ALTH und HAWLICZEK entwickelte „*Translationspendelung*" dar, die sich an den technischen Möglichkeiten des „Asklepitron" orientiert. Hierbei pendelt der Strahlerkopf bei ausgekuppeltem Bestrahlungstisch „schaukelförmig" um seine Mittelachsenaufhängung in Längsrichtung des Patienten hin und her. Entworfen speziell für die postoperative Brustwandbestrahlung des Mammacarcinoms, kann derart der gesamte interessierende Narbbenereich einschließlich der zugehörigen Supraclaviculär- und lateralen Halsregion mit einem Feld erfaßt werden. Bei einer Energie von 10—15 MeV und unter Abdeckung der Oberfläche mit Blei an den beiden Umkehrpunkten cranial und caudal erzielten die Autoren trotz des laufend sich ändernden Hautabstands eine befriedigend homogene Dosisverteilung mit steilem Randabfall. Die Bestrahlungsplanung muß streng individuell an Längsschnittprofilen der Patientinnen vorgenommen werden. Bemerkenswert an diesem Verfahren ist vor allem der Umstand, daß es offenbar auch als Routinemethode praktisch brauchbar ist, denn die Autoren berichten — und dies darf in der Literatur über die Elektronen-Bewegungsstrahlung als äußerst rar registriert werden — auch über einjährige Erfahrungen an 90 Fällen.

Die eigentliche *Elektronenpendelbestrahlung* setzt besondere technische Einrichtungen am Bestrahlungsstativ voraus, die erstmals am 15 MeV-Siemens-Betatron in Heidelberg durch Modifizierung der vorhandenen Röntgenpendelbestrahlungsvorrichtung verfügbar wurden (BECKER und WEITZEL), jetzt aber auch bei anderen Geräten zur Serienausstattung gehören. Hierbei bewegt sich der Strahlenaustritt auf einer Kreisbahn über der Körperoberfläche pendelartig hin und her. Bei niedriger Elektronenenergie und entsprechend großem Pendelradius entsteht in der Körperoberfläche eine streifenförmiges Dosisvolumen, dessen Breite durch die Tubuslänge, dessen Länge durch den Pendelwinkel und dessen Eindringtiefe durch die Elektronenenergie bestimmt wird (Abb. 64). Die Dosisverteilung ist unter Idealbedingungen, abgesehen von den beiden jeweiligen Randzonen (Umschaltpunkten) über die ganze Feldlänge weitgehend homogen. Der Tubus sollte möglichst kurz sein, um während des jeweiligen Durchgangs eine möglichst hohe Dosisleistung zu erhalten und um den Pendelradius möglichst klein zu halten, was bei flachen Krümmungen der Oberfläche (= großem Krümmungsradius) wichtig ist. Die Tubusöffnung soll möglichst lang sein, damit sich breite Felder ergeben. Ist sie auch breit, so erhält jeder Oberflächenpunkt während des Durchgangs des Strahlenkegels eine höhere Dosis, was die Zahl der

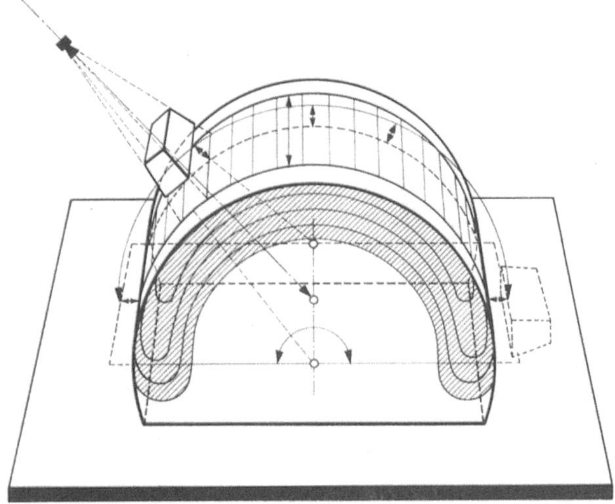

Abb. 64. Schematische Darstellung der Elektronen-Pendelbestrahlung

erforderlichen Pendelbewegungen pro Sitzung und damit die Bestrahlungsdauer herabsetzt. Dafür ist allerdings die „Halbschattenzone“ an den beiden Feldrändern (Umkehrposition, wo der Strahlenkegel zunehmend kürzer einwirkt) entsprechend breiter; diese Zonen müssen außerhalb des Herdbereichs liegen. Schmale Tubusöffnungen führen zum umgekehrten Ergebnis: längere Bestrahlungsdauer, schmälere Randzonen.

Das Schrifttum über die *Elektronen-Oberflächenpendelbestrahlung* ist karg: Außer einer knappen allgemeinen Darstellung über Dosisverteilung und Dosisermittlung in einer Monographie über Bewegungsbestrahlung (1964) finden sich nur einige Isodosenbeispiele für die Anwendung bei Larynx- und Hypopharynxcarcinom (ISHIDA, 1965, Abb. 66) und bei der postoperativen Brustwandbestrahlung des Mammacarcinoms (SCHUBERT und OBERHEUSER, 1959; MATSUDA und SAWADA, 1967). Erst SCHMIDT-HERMES (1969) ging etwas ausführlicher auf die praktische Anwendungstechnik beim Mammacarcinom ein, zugeschnitten für das 42 MeV-Siemens-Betatron. 1970 folgte von dem gleichen Autor die Beschreibung einer trickreichen Variante, wobei durch nachträglichen Einbau eines Relais und eines 2. Potentiometers in den Schalttisch die Möglichkeit geschaffen wurde, während der Pendelbewegung an vorgegebener Stelle die Elektronenenergie und damit die Eindringtiefe zu verändern. So entwarf SCHMIDT-HERMES ein Schema, bei welchem 4 cm lateral der Sternummitte über eine Mikrokammer und ein Relais ausgelöst für 26° Pendelwinkel die Energie von 9 auf 25 MeV umspringt; das entspricht dem Bereich der Mammaria interna-Lymphknotenkette. Grundbedingung für eine homogene Dosisverteilung ist auch hier eine konstante, niedrige Dosisleistung, die ein mehrmaliges Durchfahren der Pendelstrecke (hier insgesamt 106°) erlaubt.

Auf ähnliche Weise ließe sich natürlich auch für bestimmte Pendelabschnitte zwecks Erzielung bestimmter Dosisverteilungseffekte oder zur Schonung stark belasteter Hautabschnitte die Strahlung unterbrechen, was jedoch einfacher durch Abdecken mit entsprechend dicken Absorbern erreicht werden kann.

Praktisch stellen sich der Elektronenpendeltherapie durch die unregelmäßige Konfiguration der Körperoberfläche nicht unerhebliche Schwierigkeiten entgegen, die ihre Anwendung stark einschränken. So ist es wegen der unterschiedlichen Krümmungsradien der Körperkontur nur an wenigen Stellen möglich, eine Parallelität zwischen Körperoberfläche und Tubusbewegung für eine lohnende Streckenlänge herzustellen (Abb. 65). Wechselnde Bestrahlungsabstände führen aber zu entsprechenden Verzerrungen der Dosisverteilung. Außerdem ist der Zeitaufwand durch Einstellarbeit und

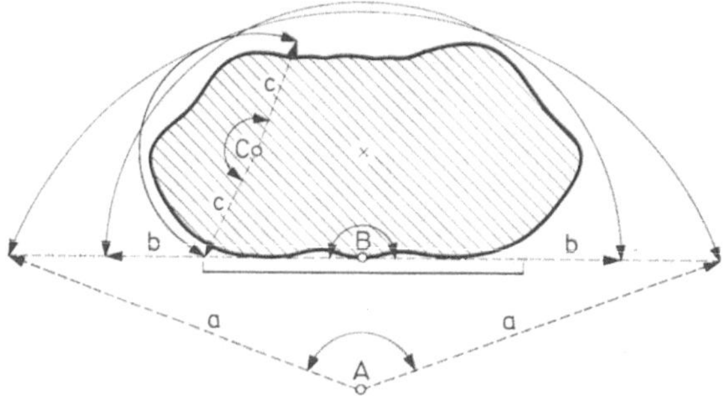

Abb. 65. Schematische Darstellung der geometrischen Beziehungen zwischen Körperkontur (nach einem Original-Thoraxquerschnitt) und Weg des Bestrahlungstubus bei Pendelbestrahlung mit 3 verschiedenen Pendelradien (*a*, *b* und *c*). Man beachte die wechselnden Abstände zur Oberfläche

Bestrahlungsdauer beträchtlich. Und schließlich setzt diese Technik eine konstante Dosisleistung voraus, eine Bedingung, die beim Betatron nicht immer gewährleistet ist, womit der ganze Sinn der Methode in Frage gestellt wird.

Wir sind daher seit längerem von der Elektronen-Oberflächen-Pendelbestrahlung wieder abgegangen, zugunsten der einfacheren und nicht weniger wirksamen Mehrfelderbestrahlung.

Bei der Elektronentiefentherapie kann mit der gleichen Einrichtung eine Dosiskonzentration im Herdbereich erzielt werden, entsprechend der Röntgenpendelbestrahlung. 1951 befaßten sich erstmals experimentell und rechnerisch Laughlin, Harvey, Haas, Lindsay und Beattie unter Verwendung von 18,4 MeV-Elektronen mit dem Problem der *Elektronen-Tiefenpendelbestrahlung* und seiner Dosisverteilung, allerdings — den damaligen technischen Möglichkeiten entsprechend — bei feststehendem Strahlenkegel und rotierendem Zylinderphantom. Es ergab sich ein wesentlich flacherer peripherer Dosisabfall als gewünscht und rechnerisch erwartet wurde, und eine Unterlegenheit gegenüber der Photonen-Pendelbestrahlung ähnlicher Energie (Abb. 67). Damit verlor das Problem zunächst an Interesse. Erst mit der rasch wachsenden Verbreitung beweglicher Betatrons mit entsprechend hoher Energieleistung (über 30 MeV) und Elektronenstrahleinrichtung richtete sich vorwiegend in der Bundesrepublik Deutschland wieder die Aufmerksamkeit auf die Technik der Elektronen-Tiefenpendelbestrahlung (Fehrentz, Kuttig, Hymmen und Fornusek; Fornusek und Kuttig; Heuss und Höffken; Rassow; Schmidt-Hermes, Sommer und Schnaudigel). Im wesentlichen handelt es sich um Untersuchungen am Phantom über Dosisverteilungsmuster bei unterschiedlichen technischen und geometrischen Parametern unter Verwendung des 42 MeV-Siemens-Betatrons, verbunden mit allgemein gehaltenen Hinweisen auf praktische Anwendungsmöglichkeiten in der Therapie, besonders beim Blasen-, Bronchus-, Oesophagus-, Rectum- oder Nierencarcinom. Ziemlich übereinstimmend wird festgestellt, daß damit eine günstige und die retrofokalen Körperabschnitte schonende Dosisverteilung für die jeweils vorgeschlagene Indikation erreichbar, daß durch Verwischung der gewebsbedingten Dosisinhomogenitäten eine Überlegenheit gegenüber der einfachen Stehfeldbestrahlung vorhanden, daß aber der technische Aufwand durch die Notwendigkeit besonderer Tuben und Zusatzabdeckungen, der Konstanthaltung der Dosisleistung bei gleichzeitiger Reduzierung (zur Ermöglichung mehrerer Pendelabläufe) nicht unwesentlich höher und auch die Bestrahlungsplanung aufwendiger sei. Hinsichtlich des letzten Punktes wird gern etwas untertrieben;

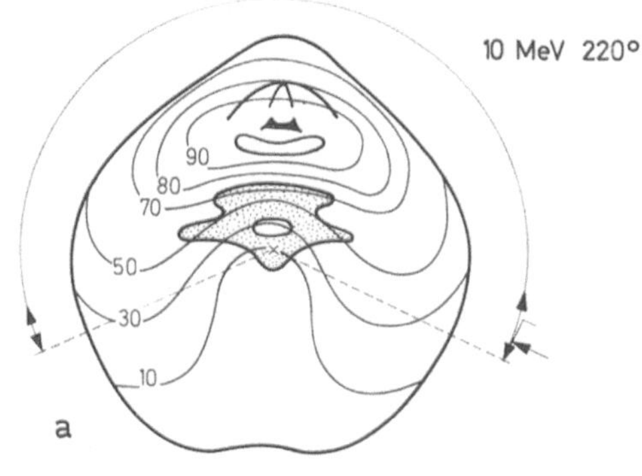

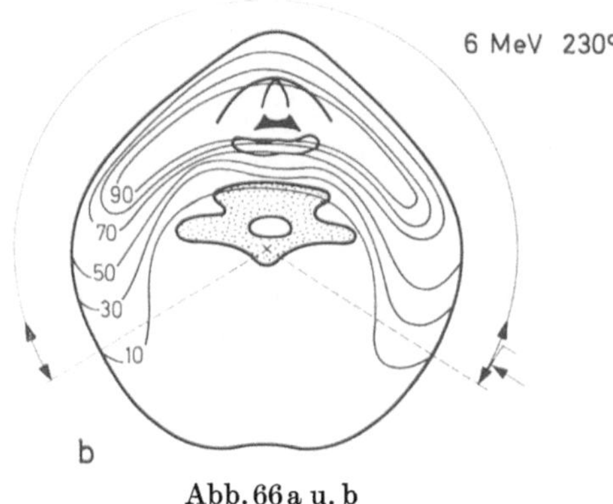

Abb. 66 a u. b

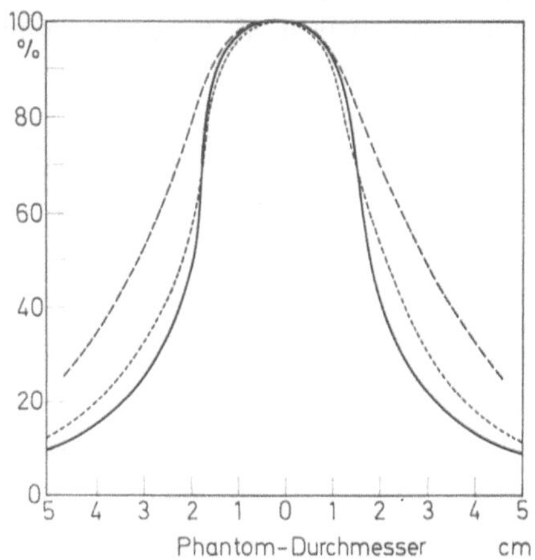

Abb. 67. Dosisverteilung in einem zylindrischen rotierenden Phantom von 10 cm Durchmesser bei Bestrahlung mit 18,4 MeV-Elektronen und 3 cm Felddurchmesser. —— Berechnet, - - - gemessen. Der Dosisabfall am Feldrand ist relativ flach, verglichen mit einer entsprechenden Röntgenstrahlung (. . . .). (Nach LAUGHLIN, HARVEY, HAAS, LINDSAY und BEATTIE)

Abb. 66 a u. b. Dosisverteilung bei Pendelbestrahlung des Larynx-Hypopharynxbereichs mit Elektronen von 10 (a) und 6 MeV (b). (Nach ISHIDA)

allein RASSOW, der als intimer Kenner der Problematik gelten darf, weist auf die ganze Schwere derselben offen hin: Die Übertragung der bisher empirisch am Phantom ermittelten Dosisverteilungen für spezielle Versuchsparameter durch Inter- oder Extrapolation auf andere Patientenquerschnitte und Bestrahlungsbedingungen ist wegen der starken Patientenkonturenabhängigkeit und dem noch nicht restlos geklärten Einfluß von Inhomogenität *außerordentlich schwierig*.

Es bleibt der technischen Imagination unbenommen, die Pendelbestrahlung auch noch mit der Horizontaltranslation zu kombinieren, zu einer *Pendeltranslationsbestrahlung* nach dem Muster der von BOHNDORF für die Telekobalttherapie vorgeschlagenen Methode. Indikationen ließen sich finden (Oesophagus, paraaortale Lymphknoten u.ä.), Publikationen stehen noch aus.

Der Vollständigkeit halber soll abschließend noch eine Methode erwähnt werden, die zwar etwas andere Absichten verfolgt, aber in ihrer praktischen Durchführung auf eine Kleinraum-Bewegungsbestrahlung hinauskommt, genauer gesagt auf eine „Mini-Konvergenzbestrahlung". Damit ist die von SEMPERT und WIDERÖE für das „Asklepitron" entwickelte „magnetische Linse" zur Dosiskonzentration im Herdbereich gemeint. Hierbei wird mit Hilfe einer im Strahlengang rotierenden Schlitzblende ein kleiner Teil der

Randstrahlung ausgeblendet und durch einen anschließend angebrachten Permanentmagneten so in Richtung der Strahlachse abgelenkt, daß er während seiner Rotation stets den Herdbereich trifft, die Hautoberfläche dagegen auf einem ringförmigen Streifen immer nur kurzfristig belastet (Abb. 68). Durch diese magnetische Fokussierung gelingt es, die Dosisbelastung bei 30 MeV-Elektronen in 8 cm Tiefe gegenüber der Hautbelastung auf das 3—4fache zu steigern. Die Eindringtiefe kann durch Änderung der Strahlenergie und des Abstandes zwischen Patient und „Linse" variiert werden. Nach SCHUMACHER sowie OTT und HAWLICZEK hat sich diese Vorrichtung bei der Elektronentherapie von kleinen Lungentumoren (bis ca. 4 cm ⌀) bewährt, vor allem, wenn zugleich auch noch Hilusmetastasen bestrahlt werden müssen.

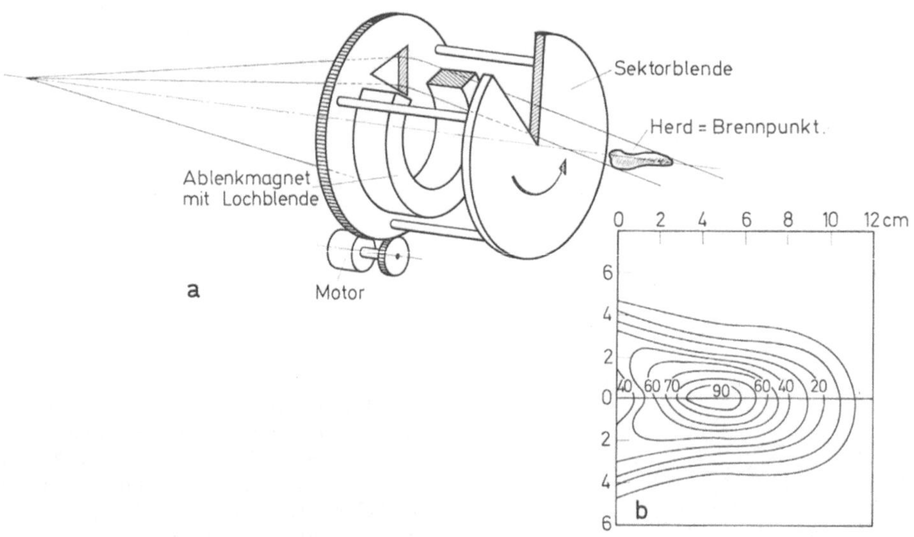

Abb. 68. a Prinzip der „magnetischen Elektronenlinse" zur Strahlenkonzentration im Herdbereich. b Isodosen für 35 MeV-Elektronen bei Fokussierung auf ca. 7 cm Tiefe. (Nach v. ARX und SEMPERT)

β) Bestrahlungsplanung

Für die Elektronentherapie gelten hinsichtlich der allgemeinen Behandlungsrichtlinien dieselben Grundsätze wie für jede andere Form der Strahlentherapie. Am Anfang steht auch hier die sorgfältige klinische Untersuchung des Patienten mit der Erhebung der Vorgeschichte und des genauen Krankheitsbefundes. Er soll soviel Fakten enthalten, als immer mit vertretbaren Mitteln der verbalen und physischen Exploration gewonnen werden können. Auf diesen, in der Krankengeschichte festgehaltenen Fakten basiert die

Indikationsstellung. Hierbei wird geprüft, ob die festgestellten Krankheitsherde bzw, — bei rein postoperativer Bestrahlung — deren ursprüngliche Lokalisation einschließlich des möglichen Kontaminationsraums (Lymphabflußwege) mit den verfügbaren Dosisvolumina, die durch das jeweils vorhandene Elektronentherapiegerät vorgegeben sind, wirksam bestrahlt werden können. Bei postoperativen Bestrahlungen ist dazu die Kenntnis des präoperativen Zustandes, des Operationsbefundes und der durchgeführten chirurgischen Maßnahmen unentbehrlich.

Gleichzeitig müssen aber auch die eventuellen Wirkungsmöglichkeiten anderer konkurrierender Strahlenarten, insbesondere aus dem Megavoltbereich, geprüft werden. Hierbei gilt grundsätzlich, daß eine eindeutige Überlegenheit der Elektronenstrahlung von physikalischen Gesichtspunkten aus vorwiegend im Bereich der *Oberflächen- und Halbtiefentherapie* besteht, und zwar einmal hinsichtlich der vergleichsweise geringeren *relativen Integraldosis*, bezogen auf die Herdraumdosis (JONES; SCARPA; SCHAAL; SCHITTENHELM sowie SCHOEN) und zum anderen hinsichtlich der Forderung nach einer möglichst homogenen und überschaubaren Herddosis. Für die *Tiefentherapie* sind diese Bedingungen bei der Anwendung schneller Elektronen gegenüber energiereichen Photonen weniger günstig. Inwieweit biologische Gesichtspunkte hier einen Ausgleich bieten, bedarf noch der weiteren Klärung. BELLETTI und MAGNO vertreten hierzu einen ablehnenden Standpunkt.

Als nächster Schritt folgt die

Festlegung der Bestrahlungsmethode. Maßgebende Faktoren sind hierbei der Lokalbefund und die jeweils maximale Elektronenreichweite. Umschriebene Oberflächen- und oberflächennahe Herde werden mit einzelnen Stehfeldern angegangen. Hierbei sind die

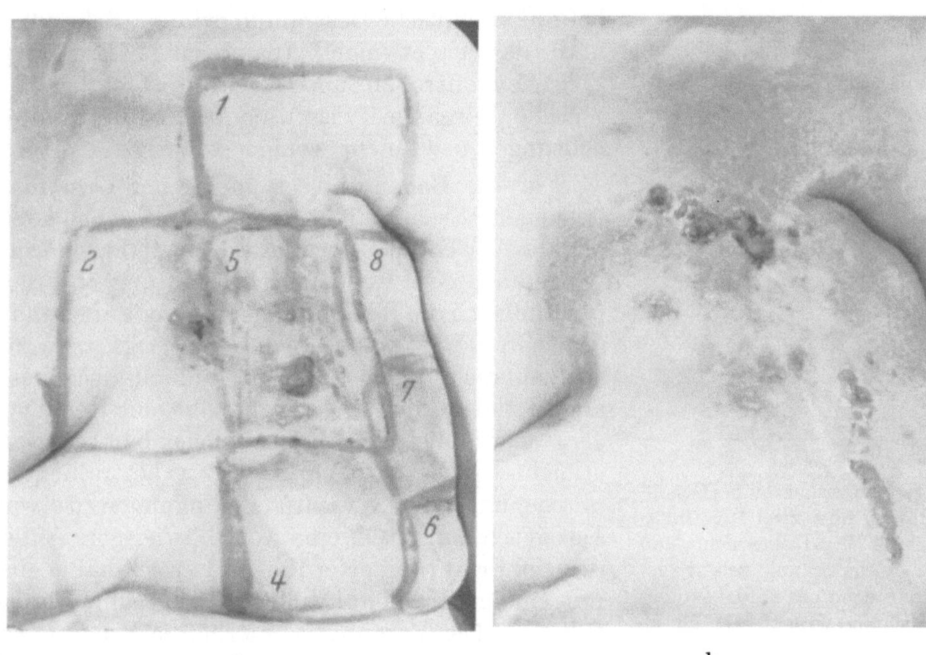

a b

Abb. 69. a Elektronenbestrahlung von multiplen Hautmetastasen mit Lymphangiosis carcinomatosa der Brustwand bei Mammacarcinom post op. über 8 aneinandergesetzte Stehfelder. b Zustand 10 Wochen nach Behandlungsabschluß: Auftreten von Rezidiven im Bereich der Feldgrenzen, vermutlich infolge Bildung von Dosislücken durch ungenaue Feldrandadaptierung

Energiestufe und die Feldgröße zunächst so großzügig zu bemessen, daß das Dosisvolumen weit in die gesunde Herdumgebung hineinreicht. Mit zunehmender Gesamtdosis und fortschreitender Tumorrückbildung können beide Größen schrittweise reduziert werden. *Flächenmäßig ausgedehnte Herde* werden am zweckmäßigsten mit aneinandergesetzten Feldern bestrahlt, wobei man in der Peripherie beginnt, um das weitere Fortschreiten nach Möglichkeit abzuriegeln. Der ganze Herdbereich muß bereits bei der Bestrahlungsplanung exakt auf die einzelnen Felder aufgeteilt werden, damit später keine schwierig zu erfassenden Lücken übrigbleiben. Ganz besondere Sorgfalt erfordert die Anpassung der Feldgrenzen, weil hier die Gefahr des Rezidivs bei Unterdosierung (Abb. 69) bzw. der Gewebsschädigung bei Überdosierung besonders groß ist (s. S. 45). Die Feldmarkierungen müssen laufend für alle Felder auf ihre Deutlichkeit überwacht und notfalls nachgezogen werden. Gerade bei der Mehrfelderbestrahlung ist eine peinlich genaue Dokumentierung der Anordnung und Ausdehnung der einzelnen Herde und Bestrahlungsfelder von größter Wichtigkeit. Sie muß nicht nur die exakte Rekonstruktion aller durchgeführten Behandlungsmaßnahmen erlauben, sondern auch als Vergleichsgrundlage zur Beurteilung aller eventuell auftretenden späteren Erscheinungen dienen können. Völlig unzureichend sind hierfür die beliebten Einheits-Körperumrisse und -stempel, die nur als Notbehelf für einfache Situationen betrachtet werden können. Am besten bewährt hat sich uns die Anfertigung detaillierter Skizzen nach der Natur. Der hierzu erforderliche Aufwand ist gering, ihr praktischer Wert für die spätere Erfolgskontrolle, die Begutachtung des Krankheitsverlaufs, die Beurteilung der Hautbelastung, die frühe Erkennung etwaiger Rezidive und Metastasen und nicht zuletzt zur Orientierung bei Wechsel des verantwortlichen Therapeuten dagegen außerordentlich groß. Nur mit Hilfe solcher Skizzen dürfte es überhaupt möglich sein, bei langfristigen Behandlungen mit zahlreichen Feldern den erforderlichen Überblick zu behalten. Selbstverständlich ist eine zusätzliche Fixierung aller weiteren wesentlichen Daten, die bildlich nicht zu erfassen sind, wie Herdbefund, technische Bestrahlungsdaten, Behandlungsplan und dessen etwaige Abänderung, Ergebnisse von Zwischenkontrollen und Nachuntersuchungen, biographische Vorgänge, wissenschaftlich interessante Beobachtungen usw. nicht weniger wichtig.

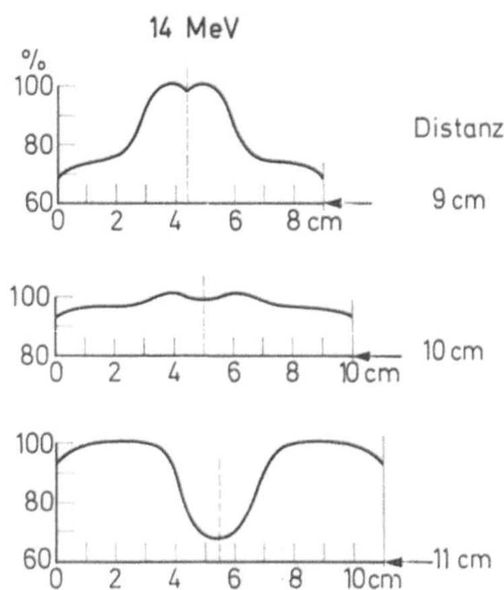

Abb. 70. Tiefendosiskurven bei Gegenfeldbestrahlung über zwei 10×10 cm-Felder mit 14 MeV-Elektronen. Man beachte die Auswirkung relativ geringer Änderungen des Feldabstandes (Objektdurchmesser) auf die Dosisverteilung. (Nach GALE und INNES)

Für die Behandlung tiefgelegener Organherde mit hochenergetischen Elektronen kommt neben dem Einzelfeld die Anwendung der klassischen Mehrfeldermethoden (Gegenfeld- oder Kreuzfeuerbestrahlung) in Frage. Hierbei muß sich die Behandlungsplanung auf sorgfältig ausgearbeitete maßstabsgerechte *Körperquerschnittsskizzen* stützen, die für jeden Fall individuell ausgemessen und angefertigt werden müssen. Es gibt eine Reihe von Hilfsgeräten, die die Anfertigung solcher Konturskizzen sehr erleichtern. Die Einzeichnung der zu bestrahlenden Herde und der unter den gewählten Bedingungen zu erwartenden Dosisverteilung stellt eine weit schwierigere Aufgabe dar, die viel Erfahrung erfordert und zweckmäßig zusammen mit einem Strahlenphysiker durchgeführt wird (s. auch S. 17ff.). Der Vorgang ist hierbei im Prinzip der gleiche wie bei der Röntgenbestrahlung, nur ist das Ergebnis in Anbetracht der schwer zu überschauenden Einflüsse der Gewebsinhomogenität bei der Elektronentherapie häufig recht theoretisch und in seiner Realität fragwürdig. Darüber sollte stets Klarheit bestehen. Relativ kleine Planungsunkorrektheiten können beispielsweise bei der Gegenfeldbestrahlung wegen des steilen Dosisabfalls zu erheblichen Dosislücken führen (Abb. 70). Die Dosisunsicherheiten wachsen proportional mit der Zahl der Felder, so daß die Beschränkung auf maximal 2 Felder grundsätzlich ratsam sein dürfte. Über die eventuelle Anwendung der in Abschnitt α beschriebenen Möglichkeiten der Anpassung der Dosisverteilung muß hierbei ebenfalls entschieden werden. Wenn irgend möglich, sollte die im Bestrahlungsplan errechnete Dosisverteilung durch Kontrollmessungen am Patienten während der ersten Sitzungen überprüft werden.

Nicht weniger schwerwiegend ist bei der Bestrahlungsplanung die Frage der

Dosierung. Hierbei geht es zunächst um die Festlegung der Einzel- und Gesamtdosen im Bereich des Dosismaximums, die bei der Oberflächentherapie weitgehend mit der Herddosis zusammenfallen. Bei der Halbtiefen- und Tiefentherapie muß jedoch auch noch die jeweilige Herddosis getrennt berücksichtigt werden, vor allem bei Mehrfelderbestrahlung. Über die jeweilige Oberflächendosis läßt sich dann leicht Klarheit gewinnen.

Die Frage der *Dosiseinheit* wirft bei der Elektronentherapie gewisse theoretische und meßtechnische Probleme auf, auf die hier nicht weiter eingegangen werden kann. Sie können praktisch vernachlässigt werden, da die Verwendung der handelsüblichen Ionisationskammern und Dosimeter zu brauchbaren und reproduzierbaren Ergebnissen führt.

Man muß sich jedoch bewußt sein, hierbei mit einem „Röntgen“ zu operieren, das sich nicht völlig mit der strengen physikalischen Definition deckt. Die vielfach empfohlene Umrechnung der „R“-Meßwerte auf „Rad“ ist, exakt durchgeführt, schon wegen der Energieabhängigkeit des Quotienten $\frac{\text{„R“}}{\text{Rad}}$ umständlich und ohne nennenswerten praktischen Gewinn, pauschal gehandhabt aber ziemlich wertlos.

Bei der Dosisbemessung ist die Anlehnung an die bekannten Erfahrungswerte der konventionellen Röntgentherapie auf Grund eines durch RBW-Messungen ermittelten Umrechnungsfaktors beliebt. Eine ausführliche Zusammenstellung von RBW-Werten aus der Literatur findet sich bei ZUPPINGER, PORETTI und ZIMMERLI; sie läßt eine weitgehende Abhängigkeit vom jeweiligen Testobjekt erkennen und weist eine Streuung zwischen 0,5 und 2,0 auf, was sehr zu denken geben muß. Immerhin besteht eine verbreitete Tendenz, den Umrechnungsfaktor mit 0,6—0,8 (bei TUBIANA bzw. WAMBERSIE 0,85—0,88, ROBINSON 0,86—0,89) anzusetzen, d. h. die üblichen Röntgendosen mit 1,2—1,7 zu multiplizieren, um die „biologisch äquivalente“ Elektronendosis zu erhalten. Es empfiehlt sich dringend, sich im Einzelfall nicht zu sehr auf solche Faustregeln zu verlassen und überhaupt jeglichen Schematismus bei der Dosierung zu vermeiden (s. auch VAN VAERENBERGH, SCHELSTRAETE und SIMONS). Die „Tumorvernichtungsdosis“ ist eine recht variable Größe und in keinem Fall aus Tabellen zu entnehmen. Sie kann nur durch sorgfältige Beobachtung der Herdreaktion im Laufe der Behandlung abgeschätzt und auf Grund des langfristig kontrollierten Endergebnisses nachträglich registriert werden.

Die Festlegung des Dosierungsplans muß stets individuell für den einzelnen Fall erfolgen und hat folgende Punkte zu berücksichtigen:

Allgemeinzustand des Patienten;

Stadium und Prognose des Krankheitsbildes;

Lokalisation und Ausdehnung des Herdes bzw. der Herde;

deren topographische Beziehungen zu eventuell kritischen Nachbargeweben und -organen;

Feldgröße und Dosisvolumen;

Integraldosis;

vermutliche Strahlenempfindlichkeit des Tumorgewebes;

biologische Bedingungen des Bestrahlungsbereiches (Gewebstrophik, Blutversorgung, Blutungs-, Nekrosen- oder Ödemgefahr);

Vorbelastung durch chirurgische oder strahlentherapeutische Maßnahmen;

eventuell geplante zusätzliche Behandlungsmaßnahmen (chirurgische Eingriffe, Isotopenanwendung, Chemotherapie);

persönliche (psychische, wirtschaftliche, berufliche, soziale, familiäre) Situation des Patienten und dessen Transportverbindungen zwischen Wohnort und Behandlungsort.

Der Behandlungsplan muß mit dem Patienten besprochen und abgestimmt werden, ebenso wie eventuell notwendig werdende Abänderungen während der Behandlung.

Grundsätzliches Ziel der Behandlung ist es, den jeweils vorliegenden Herd im ersten Behandlungszug endgültig zu beseitigen. Lokalrezidive sind ein sehr ernstes Problem; sie bedeuten häufig eine Resistenzsteigerung des Tumorgewebes und die Gefahr eines endgültigen Mißerfolges. Solange der Behandlungserfolg noch nicht definitiv gesichert erscheint oder das Auftreten weiterer Herdbildungen zu befürchten ist, darf der Patient nur kurzfristig aus der ärztlichen Überwachung, die durch den Erstbehandler erfolgen sollte, entlassen werden.

Die jeweilige *Einzeldosis* ergibt sich aus den örtlichen Verhältnissen; je kleiner das Dosisvolumen, je unkritischer die lokale Gewebssituation und je geringer die vermutliche Strahlenempfindlichkeit des Herdes, desto energischer kann das Vorgehen sein, um so höher wird man also die Einzeldosis ansetzen. *Einzeitbestrahlungen* sind bei kleineren

Oberflächenherden mit Dosen um 2000 R erfolgversprechend (BODE und MARKUS), sie sollten aber auf Notfälle infolge Zeitmangels beschränkt bleiben, da hierbei das Rezidivrisiko nicht kalkulierbar ist.

Methode der Wahl ist im Regelfall die *fraktionierte Bestrahlung*, und zwar einfach schon deshalb, weil man hierbei die Reaktion des Herdes wie die des gesunden Gewebes kontrollieren und das Behandlungsschema erforderlichenfalls anpassen kann. Aber auch die (beispielsweise von OEHLERT experimentell an Ascariseiern nachgewiesene) stärkere biologische Wirksamkeit gegenüber der Einzeitbestrahlung spricht für Fraktionierung und Protrahierung der Dosis. Bei täglichem oder 2tägigem Bestrahlungsrhythmus haben sich Einzeldosen von 200—300 R für größere Felder und 300—500 R für kleinere Felder als Ausgangsgrundlage bewährt. Stärkere Gewebsreaktionen können zur Herabsetzung der Dosen im Verlauf der Bestrahlungsserie Veranlassung geben. Wir sind auf Grund sehr günstiger Frühergebnisse in der letzten Zeit immer mehr zur Anwendung eines anderen Schemas übergegangen, bei dem wöchentlich einmal 1000 R verabfolgt werden. Das hat eine Reihe von Vorteilen: Die Wirkung ist intensiver (KÄRCHER) und tritt früher ein, der Patient wird erheblich weniger strapaziert, da meist 3—4 Sitzungen für den Behandlungserfolg ausreichen, ohne daß dabei die Beobachtungsdauer ungerechtfertigt verkürzt wird, und häufig kann dem Patienten die stationäre Behandlung dadurch erspart werden (VARGHA, GLICKSMAN und BOLAND). Ausgedehnte und schnellwachsende Herde können bei diesem Vorgehen viel eher beherrscht werden. Gleichzeitig tritt eine ganz erhebliche Arbeitsentlastung des Personals ein, die zu einer Kapazitätserweiterung der Bestrahlungsanlage führt. Bei kritischer Gewebssituation infolge hoher Vorbelastung ist allerdings Zurückhaltung geboten, und für Herde im Bereich sensibler und stark reagierender Muttergewebe (Augen, Oropharynx, Genitale usw.) besteht eine Kontraindikation. Die Anwendung hoher Einzeldosen mit entsprechend verlängerten Intervallen wurde auch von WIDERÖE auf Grund theoretisch-biologischer Überlegungen („Zwei-Komponenten-Theorie"), von HOFMANN auf Grund tierexperimenteller Untersuchungen an Ratten und von SCHUMACHER sowie TESCHENDORF und BLEHER auf Grund eindrucksvoller klinischer Ergebnisse beim Lungencarcinom befürwortet.

Die jeweilige *Gesamtdosis* ergibt sich in erster Linie aus dem Verhalten des Tumors, das nach Erreichen einer Mindestdosis (etwa 4000 R bzw. 3 × 1000 R) sorgfältig kontrolliert wird. Je nach dem Grad der eingetretenen Rückbildung wird die endgültige Gesamtdosis festgelegt. Ist die Rückbildung befriedigend, wird die Dosis sicherheitshalber um 25—30% erhöht, ist sie mäßig, wird man zweckmäßigerweise eine kurze Erholungs- und Beobachtungspause von ca. 3 Wochen einschieben („split-course") und anschließend die Behandlung dem dann erhobenen Befund entsprechend fortsetzen. Hierbei sind Gesamtdosen von 6000—8000 R bzw. 5 × 1000 R bei größeren und 10000—15000 R bei kleineren Feldern unter günstigen Lokalbedingungen durchaus erreichbar und vertretbar.

Ist die Rückbildung aber sehr unbefriedigend und auch nach Abklingen der Strahlenreaktion keine wesentliche Besserung festzustellen, so sollte die Strahlenbehandlung abgebrochen und der Patient zur chirurgischen Behandlung überwiesen werden.

Bei rein *postoperativen Nachbestrahlungen* ohne Herdbefund ist die Entscheidung hinsichtlich der adäquaten Gesamtdosis praktisch unmöglich, da das Kontrollgewebe nicht mehr zur Verfügung steht. Die Strahlentherapie muß hier zu Mutmaßungen greifen, die das Operationstrauma ebenso berücksichtigen wie die Rezidivgefährdung. Eine mittlere Dosis von 4000—5000 R dürfte einen brauchbaren Kompromiß darstellen.

Die hier gebrachten Dosisangaben sollen lediglich Beispiele darstellen und erheben keinen Anspruch auf Optimumcharakter. Das Dosis-Zeit-Problem ist nach weitgehender Lösung des technischen Applikationsproblems das verbliebene Schlüsselproblem für die strahlentherapeutische Beherrschung der Tumorerkrankungen. Fortschritte sind hier aber aus der Natur der Sache heraus nur langfristig und in kleinen Schritten zu erwarten, auch wenn daran an vielen Stellen eifrig gearbeitet wird. Gegenwärtig ist aus der Fülle der Literatur noch nicht mehr zu erkennen, als daß höhere Einzeldosen und längere

Erholungspausen anscheinend günstigere Langzeitwirkungen in Aussicht stellen als das bislang verbreitete tägliche Fraktionierungsschema mit kleineren Einzeldosen. Das letzte Wort ist allerdings noch nicht gesprochen.

γ) Dosisermittlung und Dosiskontrolle

Sind Dosisverteilung und Dosierung festgelegt, ist die Bestrahlungsplanung also abgeschlossen, so kann die praktische Verwirklichung durch Heraussuchen der entsprechenden technischen Bestrahlungsdaten (Energiestufe, Streufolie usw.) aus den jeweiligen Arbeitsunterlagen in Angriff genommen werden. Die Einstellung der Bestrahlungszeit durch eine Schaltuhr ist bei vielen Beschleunigern wegen der Dosisleistungsschwankungen nicht möglich. Die Kontrolle der erforderlichen Bestrahlungszeit muß hierbei mit Dosisleistungsmonitoren durchgeführt werden, die einen Integrierzusatz zur Ermittlung der Gesamtdosis (mit oder ohne automatische Abschalteinrichtung) besitzen. Die zugehörigen Meßkammern sind meist fest im Strahlerkopf eingebaut, entweder am Rand des Strahlenkegels oder als Durchstrahlungskammern direkt im Strahlengang liegend. Ihre Meßwerte sind dementsprechend Relativwerte, die zugehörigen wirklichen Dosiswerte müssen zuvor in Meßphantomen für die verschiedenen Bestrahlungsbedingungen ermittelt werden. Sie werden in Dosierungstabellen zusammengefaßt, die beispielsweise für jede Feldgröße und Energiestufe die zugehörige Streufolie und die für je 100 R (bezogen auf das Dosismaximum oder die Oberflächendosis) erforderlichen Monitor-Skalenteile angeben. Diese Tabellen müssen von Zeit zu Zeit durch Kontrollmessungen auf ihre Gültigkeit überprüft werden, vor allem nach Reparaturen am Beschleuniger. Von der Bezugsdosis aus werden alle übrigen interessierenden Punkte des Bestrahlungsbereichs mit Hilfe der zugehörigen Tiefendosiskurven abgeleitet.

Bei randständiger Lage der Monitorkammer ist die Beziehung zwischen Dosismonitor-Anzeige und wahrer Dosisleistung im Strahlenkegel infolge der Auswanderung des Zentralstrahls in Abhängigkeit von der Energie und anderen Einflüssen nicht selten variabel und bedarf besonderer Justierungsvorrichtungen an der Tubushalterung sowie regelmäßiger Überprüfung. Abweichungen bis zu —15% wurden festgestellt (NIEDERER, GENEQUAND und PAUNIER).

Bei atypischer Bestrahlungstechnik, für die Tabellenwerte nicht zur Verfügung stehen, sowie bei unklaren Gewebsverhältnissen, für die die Standard-Tiefendosiskurven keine reelle Gültigkeit besitzen, muß die Herddosis, oder wenigstens eine zu ihr in Beziehung stehende Kontrolldosis an zugänglicher Stelle (Oberflächen- oder Austrittsdosis) direkt am Patienten mitgemessen werden, soll eine ausreichende Klarheit über die erforderliche Bestrahlungszeit oder die Dosisverteilung gewonnen werden. Das gilt auch für die Elektronen-Pendelbestrahlung mit ihren stetig wechselnden Bedingungen. Dazu eignen sich im allgemeinen handelsübliche Dosimeter mit Mikroschlauchkammern.

δ) Strahlenschutzprobleme

Teilchenbeschleuniger dürfen nur in strahlenschutzmäßig entsprechend ausgelegten Sonderbauten aufgestellt und betrieben werden, worüber strenge einschlägige Bestimmungen bestehen, die behördlicherseits scharf überwacht werden. Da diese Geräte abschaltbare Strahlenquellen sind, sind Fragen der Personalbelastung von geringer Bedeutung, sofern der Therapieraum während der Einschaltzeit nicht betreten wird, was leicht einzuhalten ist und notfalls durch entsprechende Sicherheitsvorrichtungen zwangsweise erreicht werden kann (Türkontakte). Die Einstellarbeit am Patienten kann dementsprechend ohne Zeitdruck in aller Ruhe und mit aller Sorgfalt, auch bei komplizierter Technik, durchgeführt werden. Das ist ein wesentlicher Vorzug dieser Geräte gegenüber Telegammabestrahlungsanlagen.

Da das Bedienungspersonal während der Bestrahlung außerhalb des Therapieraums verweilt, muß eine zuverlässige optische und akustische Verbindung zum Patienten gegeben sein, die durch Sprechanlagen, Fernseh-Kontrollanlagen und Beobachtungsfenster gewährleistet wird.

Wesentlich schwieriger ist der Schutz des Patienten vor unerwünschter Störstrahlung zu lösen. Alle Teilchenbeschleuniger erzeugen mit steigender Energie zunehmend im Strahlerkopf, im Patienten und in den Wänden des Bestrahlungsraums auch sehr harte Bremsstrahlung, sekundäre Elektronen, Neutronen und eventuell Gammastrahlung durch Erzeugung künstlicher Radioaktivität. Darüber liegen für einige Beschleuniger, vor allem Betatrons, genauere Messungen vor (BREITLING und SEEGER, JANKER und RENNER, FROST und MICHEL, FROST und WÜRTHNER, MORGAN und DOWDY, PALEANI VETTORI und PIGORINI; ÅSARD; KRÄMER; RASSOW, STRÜTER und LAÇIN sowie POHLIT). Sie ergaben übereinstimmend, daß der Anteil an Störstrahlung im Bereich der therapeutisch interessanten Elektronenenergien insgesamt so gering ist, daß er normalerweise keine ernsthafte Behinderung des Therapiebetriebs mit sich bringt. Es gibt aber bei jedem Gerät gewisse konstruktionsbedingte Schwerpunkte, die bekannt sein müssen, um bei der Patientenlagerung zu vermeiden, daß besonders kritische Organe, in erster Linie die Augen und die Fortpflanzungsgewebe, unnötig hoch belastet werden. So empfiehlt sich meist eine Lagerung senkrecht zur ,,Sollkreisebene".

Auch die im Patienten entstehende Zusatzdosis durch Erzeugung radioaktiver Nuklide wie ^{15}O, ^{11}C, ^{13}N, ^{24}Na, ^{29}P, ^{34}Cl, ^{35}S, ^{38}Ca, ^{38}K, ^{42}K, ^{43}K, die erst bei Elektronenenergien oberhalb 10 MeV eintritt, ist mit 0,01—0,33 mrd/100 rd Einstrahldosis vernachlässigbar gering (FROST und MICHEL).

Wenn auch eine somatische Schädigung des Patienten im allgemeinen außer Betracht bleiben kann, so bleibt doch die Möglichkeit der *genetischen Schädigung* im fortpflanzungsfähigen Alter. Da über die hier wirksamen Dosen aus verständlichen Gründen noch wenig bekannt ist, und ebenso über das Ausmaß des Risikos keine bestimmten Vorstellungen bestehen, da aber auch ein sicherer Schutz der Gonaden mit vertretbarem Aufwand kaum zu erreichen sein wird, so gibt es derzeit nur einen Weg, das genetische Schädigungsrisiko klein zu halten, nämlich die strenge Überprüfung der Indikationsstellung bei jüngeren Patienten.

Bei der *Oberflächen-Ganzkörperbestrahlung* generalisierter Hauttumoren (s. S. 46) mit niedrigen Elektronenenergien aus weitem Abstand muß gleichfalls an den Schutz des Kopf-, insbesondere des Augenbereichs und der Gonaden durch Abdeckung gedacht werden. Wegen der Bremsstrahlenerzeugung sind dabei niederatomige Schutzstoffe vorzuziehen. MORGAN und DOWDY sowie GROLLMAN, BIERMAN, OTTOMAN, MORGAN und HORNS empfehlen hierzu für den Kopf Schutzhelme aus 2 cm starkem Plexiglas, für die Augen Plastikbrillen, deren Scheiben mit 2 mm Dentalwachs belegt und deren freier Zwischenraum mit Paraffin ausgegossen ist, und für die Genitalregion 4,5 cm dicke Reisbeutel.

Literatur

ALMOND, P. R., BOONE, M. L.: The effects of sternum upon the central axis depth dose curves for high-energy electrons. Radiology **86**, 148—149 (1966).

— WRIGHT, A. E., BOONE, M. L. M.: High-energy electron dose perturbations in regions of tissue heterogeneity. II. Physical models of tissue heterogeneities. Radiology **88**, 1146—1153 (1967).

ALTH, G., HAWLICZEK, F.: Die Translationspendelung mit schnellen Elektronen beim Mammakarzinom. Strahlentherapie **139**, 397—403 (1970).

AMINO, S., AMEDA, K., ABE, K., NISHIO, H., NIWA, T., SAKURAI, A., ISHIZUKA, T., SUZUKI, SH., OKAMOTO, SH., NAKAMURA, S., SOMA, T., OISHI, T.: Praeoperative Elektronenbestrahlung mit dem Betatron bei Magencarcinom. Nippon Acta radiol. **28**, 546—557 (1968).

ANDREWS, J. R., SWAIN, R. W.: The radiation therapy of human cancer with accelerated atomic particles. Med. Ann. D. C. **26**, 13—16 (1957).

ASAKAWA, H., IDA, Y.: "Mitsubishi" medical linear accelerator. II. 6 MeV electron therapy. Nippon Acta radiol. **28**, 1160—1163 (1968).

ÅSARD, P. E.: Radiation protection measurements for a 17 MeV betatron. Acta radiol. (Stockh.), Ther. Phys. Biol. **7**, 59—70 (1968).

BABINI, L.: Considerazioni di carattere clinico sul comportamento della cute nella terapia con elettroni veloci di energia variabile da 14 a 32 MeV. Radiobiol. Radioter. Fis. med. **21**, 307—319 (1966).

BAENSCH, W., FINSTERBUSCH, R.: Über die therapeutischen Anwendungsmöglichkeiten von Kathodenstrahlen. Strahlentherapie **33**, 399—434 (1929).

BAGSHAW, M. A., SCHNEIDMAN, H. M., FARBER, E. M., KAPLAN, H. S.: Electron beam therapy of mycosis fungoides. Calif. Med. **95**, 292—297 (1961).

BATAINI, J.-P., ENNUYER, A.: Intérêt du faisceau d'électrons accélérés dans la radiothérapie des cancers mammaires. Bull. Cancer **56**, 67—72 (1969).

BATCHELOR, A., BEWLEY, D. K., MORRISON, R., STEVENSON, J. A.: Electron therapy at 8 MeV. Brit. J. Radiol. **32**, 332—338 (1959).

BAUM, F. K., BECKER, J.: Methoden der Strahlenbehandlung von intraorbitalen Tumoren. Radiologe **1**, 284—286 (1961).

BEATTIE, J. W., TSIEN, K. C., OVADIA, J., LAUGHLIN, J. S.: Production and properties of high energy electrons for therapy. Amer. J. Roentgenol. **88**, 235—250 (1962).

BECKER, J.: Klinische Erfahrungen mit dem Betatron. Dtsch. med. Wschr. **80**, 920—923 (1935).

— Entwicklung der Therapie mit energiereichen Strahlen. Med. Klin. **54**, 1337—1339 (1959).

— BAUM, F. K.: Der Schutz der Augenlinse bei Bestrahlung intraorbitaler Tumoren mit schnellen Elektronen. Strahlentherapie **113**, 351—355 (1960).

— KÄRCHER, K. H., WEITZEL, G.: Elektronentherapie mit Supervoltgeräten. In: H. R. SCHINZ, H. HOLTHUSEN, H. LANGENDORF, B. RAJEWSKY und G. SCHUBERT, Strahlenbiologie, Strahlentherapie, Nuklearmedizin und Krebsforschung, S. 431—510. Stuttgart: Georg Thieme 1959.

— WEITZEL, G.: Dreijährige Erfahrungen mit dem 15 MeV-Siemens-Betatron. Strahlentherapie **101**, 167—179 (1956).

— — Neue Formen der Bewegungsbestrahlung beim 15 MeV-Betatron der Siemens-Reiniger-Werke. Strahlentherapie **101**, 180—190 (1956).

— — DECKEN, C. B. V. D.: Die Gittermethode bei der Strahlenbehandlung mit schnellen Elektronen. Strahlentherapie **99**, 213—219 (1956).

BEKERUS, M., GUDDEN, F., WEITZEL, G.: Die Beeinflussung der Elektronen-Tiefendosisverteilung eines 15 MeV-Betatrons durch vorgeschaltete Aluminiumfolien. Strahlentherapie **107**, 117—120 (1958).

BELLETTI, S., MAGNO, L.: Indicazioni e limiti della radioterapia con elettroni. Radiaz. alta Energia **8**, 3—13 (1969).

— TUNESI, G.: Contributo allo studio del frazionamento per elettroni di 15 MeV. Radiol. med. (Torino) **54**, 584—593 (1968).

— — Possibilitá di impiego degli elettroni veloci nella cura di affezioni del globo oculare e del cavo orbitario. Radiaz. alta Energia **9**, 3—14 (1970).

BELLOCH ZIMMERMANN, V.: Experiencia clinica en el tratamiento de los tumores malignos con el betatron de Frankfurt. Acta ibér. radiol.-cancer. **14**, 231—244 (1959).

BEWLEY, D. K.: The use of decelerators in electron therapy. Symposium on High-Energy Electrons Montreux 1964, Proceedings, p. 95—97. Berlin-Heidelberg-New York: Springer 1965.

BODE, H. G.: Über die Bedeutung schneller Elektronen für die Dermatologie. Hautarzt **1**, 15—20 (1950).

BODE, H. G.: Bisherige Erfahrungen in der Behandlung dermatologischer Krankheiten mit schnellen Elektronen. Arch. klin. Derm. **219**, 450—458 (1964).

— HAMPEL, D., MARKUS, B.: Weitere Erfahrungen in der Geschwulstbehandlung mit schnellen Elektronen. Strahlentherapie **92**, 563—575 (1953).

— MARKUS, B.: Die Elektronenschleuder. In: Dermatologie und Venerologie von GOTTRON und SCHÖNFELD, Bd. II/1, S. 166—187. Stuttgart: Thieme 1958.

— PAUL, W., SCHUBERT, G.: Elektronentherapie menschlicher Hautcarcinome mit einem Betatron von 6 Millionen Elektronen-Volt. Strahlentherapie **81**, 251—266 (1950).

BOHNDORF, W.: Zur Bestrahlung großer Herdfelder in der Therapie mit energiereicher Strahlung. I. Mitt.: Die Dosisverteilung beim Aneinandersetzen von Feldern und bei der Horizontaltranslation. Strahlentherapie **132**, 8—18 (1967).

BOMPIANI, C.: One field technique. Symposium on High-Energy Electrons Montreux 1964, Proceedings, p. 242—245. Berlin-Heidelberg-New York: Springer 1965.

— DEL VESCOVO, A. V.: Esperienze sull'uso di grata nella terapia con elettroni accelerati. Variazioni della distribuzione della dose in relazione al diametro dei fori della griglia. Nunt. radiol. (Firenze) **27**, 270—275 (1961).

— — Variazioni della dose di superficie nell'uso di una grata per l'irradiazione con fasci di elettroni da 15 MeV. Nunt. radiol. (Firenze) **27**, 383—389 (1961).

— — Experienze sull'uso di grata nella irradiazione con elettroni veloci. Ricerche sulla influenza della grandezza del campo di irradiazione. Nunt. radiol. (Firenze) **27**, 1001—1011 (1961).

— — Distribuzione della dose per elettroni di 15 MeV nell'irradiazone con griglia. Minerva nucl. **6**, 122—128 (1962).

BOONE, M. L. M., JARDINE, J. H., WRIGHT, A. E., TAPLEY, N. DU V.: High-energy electron dose perturbations in regions of tissue heterogeneity. I. In vivo dosimetry. Radiology **88**, 1136—1145 (1967).

BOSTICK, W. H.: Possible techniques in direct-electron-beam tumor therapy. Phys. Rev. **77**, 564—565 (1950).

BRAAMS, R.: Superficial radiation therapy of large skin areas. Dermatologica (Basel) **117**, 204—214 (1958).

BRADSHAW, A. L., MAYSENT, A. M.: Physical aspects of electron therapy using the 15 MeV linear accelerator. Brit. J. Radiol. **37**, 219—224 (1964).

BRASCH, A., LANGE, F.: Aussichten und Möglichkeiten einer Therapie mit schnellen Kathodenstrahlen. Strahlentherapie **51**, 119—128 (1934).

BREITLING, G.: Transitionskurven schneller Elektronen in verschiedenen Medien. Fortschr. Röntgenstr. **88**, 83—87 (1958).

— Rückstreuung von Elektronen in verschiedenen Medien. In: J. BECKER und K. E. SCHEER, Betatron- und Telekobalttherapie, S. 169—172. Berlin-Göttingen-Heidelberg: Springer 1958.

BREITLING, G.: Physikalische Grundlagen der Siebbestrahlung. Strahlenforsch. u. Strahlenbehandl. (Strahlentherapie, Sonderbd. 46) 2, 51—59 (1960).
— SEEGER, W.: Störstrahlung am 18-MeV-SRW-Betatron. Strahlentherapie 118, 630—635 (1962).
— VOGEL, K. H.: Zur Frage der subtilen Anpassung des Bestrahlungsfeldes bei schnellen Elektronen. Strahlenforsch. und Strahlenbehandl. der Strahlentherapie (Sonderbd. 52), 4, 117—126 (1963).
— — Dosisverteilung bei der Bestrahlung inhomogener Medien mit schnellen Elektronen. Strahlentherapie 122, 321—340 (1963).
— — Über den Einfluß der Streuung auf den Dosisverlauf schneller Elektronen. Symposium on High-Energy Electrons Montreux 1964, Proceedings, p. 20—26. Berlin-Heidelberg-New York: Springer 1965.
CARPENDER, J. W. J., SKAGGS, L. S., LANZL, L. H., GRIEM, M. L.: Radiation therapy with high-energy electrons using pencil beam scanning. Amer. J. Roentgenol. 90, 221—230 (1963).
CHU, F. H. C., NISCE, L., BAKER, A. S., SATTAR, A., LAUGHLIN, J. S.: Electron-beam therapy of cancer of the breast. Radiology 89, 216—233 (1967).
— — LAUGHLIN, J. S.: Treatment of breast cancer with high-energy electrons produced by 24-MeV betatron. Radiology 81, 871—880 (1963).
— SCHEER, A. C., GASPAR-LANDERO, J.: Electron-beam therapy in the management of carcinoma of the breast. Radiology 75, 559—567 (1960).
CONGIU, A., PIRASTU, F.: Nozioni sul Betatrone in Medicina. Collana di monografie di Rass. med. sarda 1958, No 4, 53 S.
— RACUGNO, V., WEITZEL, G.: Terapia con elettroni accelerati (Terapia epitachielettronica). Bologna: Cappelli 1962.
CORNISH, E. H.: Calculator for solving electron irradiation problems. J. Sci. Instrum. 38, 82—85 (1961).
— Ionization distribution in water irradiated with fast electrons. Int. J. appl. Radiat. 14, 81—86 (1963).
COUCOURDE, F., JUCKER, C., MAESTRO, A., ROVERA, S.: Radioterapia delle neoplasie della vescica con le radiozioni del betatron da 42 MeV. Minerva radiol. (Torino) 13, 783—792 (1968).
COVA, P. L., BOTTI, G., TOSI, G.: Critical considerations on employing scatterers with electron beams accelerated by the betatron. Strahlentherapie 133, 7—12 (1967).
— SARASIN, R., SKOFF, G.: Indications de l'électronthérapie au bétatron de haute énergie dans les cancers ano-rectaux et de la vessie: les associations de l'électronthérapie et de la gammathérapie. Comparaison avec la télecobaltthérapie. Ann. Radiol. 4, 463—476 (1961).
— SKOFF, G., TOSI, G., MAESTRO, A.: Treatment planning in inhomogenous media. Symposium on High-Energy Electrons Montreux 1964, Proceedings, p. 114—116. Berlin-Heidelberg-New York: Springer 1965.
DAHLER, A.: Effect of collimator-shape on electron depth dose curve. Symposium on High-Energy Electrons Montreux 1964, Proceedings, p. 98—101. Berlin-Heidelberg-New York: Springer 1965.
DAM, J. VAN, PRIGNOT, M., CRESENS, A., WAMBERSIE, A., DEBOIS, J. M.: Contrôle et égalisation des champs d'électrons d'un bétatron de 35 MeV. J. belge Radiol. 53, 201—203 (1960).
DECKEN, CL. B. V. D.: Tiefendosiskurven bei der Bestrahlung mit schnellen Elektronen in Abhängigkeit von der Energie und der Feldgröße. Strahlentherapie 101, 204—207 (1956).
— BECKER, J., WEITZEL, G.: Tubusse für die Feldbegrenzung bei Bestrahlung mit schnellen Elektronen eines Betatrons. Strahlentherapie 101, 197—203 (1956).
DOLPHIN, G. W., GALE, N. H., BRADSHAW, A. L.: Investigations of high energy electron beams for use in therapy. Brit. J. Radiol. 32, 13—17 (1959).
DUTREIX, J. M.: Mesure par films de la distribution en profondeur de la dose pour les électrons de haute énergie. In: Betatron und Telekobalttherapie von J. BECKER und K. E. SCHEER, S. 160—168. Berlin-Göttingen-Heidelberg: Springer 1958.
DUTREIX, J.: Caractéristiques et problèmes dosimétriques présentés par les électrons de haute énergie. Bull. Cancer 56, 3—12 (1969).
— PRIGNOT, M., DUTREIX, A.: Influence sur la distribution de la dose d'un écran interposé dans un faisceau d'électrons de haute énergie. Radiobiol. Radiother. (Berl.) 9, 309—315 (1968).
ECKARDT, A., GESKE, G., STECHER, M.: Der heutige Stand der Entwicklung und des Einsatzes von Betatrons. (Zusammenfassender Bericht.) Kernenergie 8, 589—597 (1965).
EGAWA, J., ASAKURA, H., MIYAKAWA, T.: Intravaginal radiation therapy with electrons. Nippon Acta radiol. 29, 1154—1157 (1969).
— UMEGAKI, Y., MATSUKAWA, SH., YOSHIDA, Y.: Electron beam therapy with linear accelerator; physical considerations for total skin irradiation therapy. Nippon Acta radiol. 27, 1475—1479 (1968).
FEHRENTZ, D.: Untersuchungen über die Abhängigkeit der biologischen Wirkung schneller Elektronen von der Gewebstiefe. Strahlentherapie 136, 56—64 (1968).
— KUTTIG, H., HYMMEN, U., FORNUSEK, A.: Bewegungsbestrahlung mit schnellen Elektronen zur Tiefentherapie. Strahlentherapie 137, 509—517 (1969).
FORNUSEK, A. H., KUTTIG, H.: Untersuchungen über die Dosisverteilung bei Bestrahlung der Harnblase mit Kobalt-60-Teletherapie, hochenergetischen Elektronen und ultraharten Photonen. Röntgen-Bl. 22, 423—428 (1969).
FRITZ-NIGGLI, H., SCHINZ, H. R.: Biologische Wirksamkeit von 30-MeV-Elektronen in Abhängigkeit von der Gewebetiefe und im Vergleich mit 180-keV- und 31-MeV-Photonen. I. Letalitätstest an einstündigen Drosophilaembryonen. Strahlentherapie 115, 379—393 (1961).
— — Biologische Wirksamkeit von 30-MeV-Elektronen in Abhängigkeit von der Gewebetiefe und im Vergleich mit 180-keV- und 31-MeV-Photonen. II. Letalitätstest an vierstündigen Drosophilaembryonen. Strahlentherapie 118, 503—517 (1962).

FROMER, J. L., SMEDAL, M. I., SALZMAN, F. A., TRUMP, J. G., WRIGHT, K. A.: High voltage electron beam in dermatologic therapy. Proceed. XII. Int. Congr. Dermatol. **1**, 647—651 (1962).

— — TRUMP, J. G., WRIGHT, K. A.: High energy electrons for generalized superficial dermatoses. Arch. Derm. **71**, 391—395 (1955).

FROST, D.: Über primäre und sekundäre Strahlenwirkungen schneller Elektronen im Oberflächenbereich. Strahlentherapie, Sonderbd. **64**, 209—212 (1967).

— MICHEL, L.: Über die zusätzliche Dosiskomponente durch Neutronen bei der Therapie mit schnellen Elektronen sowie mit ultraharten Röntgenstrahlen. Strahlentherapie **124**, 321—350 (1964).

— — Über die Zusatzdosis infolge Gewebeaktivierung bei der Therapie mit schnellen Elektronen sowie energiereicher Bremsstrahlung. Strahlentherapie **132**, 228—245 (1967).

— WÜRTHNER, KL.: Über die Beeinflussung des Röntgenstrahlenuntergrundes in der Elektronenstrahlung eines 35-MeV-Betatrons. Strahlentherapie **124**, 513—519 (1964).

FRY, D. W., SHERSBY-HARVIE, R. B. R., MULLET, L. B., WALKINSHAW, W.: A travelling-wave linear accelerator for 4 MeV electrons. Nature (Lond.) **162**, 859 (1948).

GALE, N. H., INNES, G. S.: The advantages of employing mixed high energy X-ray and electron beams in radiation therapy. Brit. J. Radiol. **33**, 261—264 (1960).

GENÉE, E., WEITZEL, G.: Ciliarkörperbestrahlung mit schnellen Elektronen bei therapieresistentem Aphakieglaukom. Ber. über die 69. Zusammenkunft d. Dtsch. Ophthalm. Ges., Heidelberg 1969, S. 387—391. München: J. F. Bergmann 1969.

GENTNER, W., SCHMIDT-LABAUME, F.: Untersuchungen über biologische Wirkungen von Kathodenstrahlen. Die Reaktion der Kaninchenhaut. Strahlentherapie **51**, 139—153 (1934).

GINZTON, E. L., HANSEN, W. W., KENNEDY, W. R.: A linear electron accelerator. Rev. Sci. Instrum. **19**, 89—108 (1948).

— MALLORY, K. B., KAPLAN, H. S.: The Stanford medical linear accelerator — design and development. Stanf. med. Bull. **15**, 123—140 (1957).

GLOCKER, R.: Z. Physik **43** (1927).
Schnelle Elektronenstrahlen und ihre Bedeutung für die Strahlentherapie. Strahlentherapie **53**, 417—423 (1935).

— Strahlentherapie mit 20 Millionen Volt. Strahlentherapie **78**, 541—550 (1949).

— Wirkungsgesetze schneller Elektronenstrahlen. Z. Physik **143**, 191—204 (1955).

— Aussichten einer Tiefentherapie mit schnellen Elektronenstrahlen. Experientia (Basel) **5**, 181—188 (1949).

— GUND, K., LANGENDORFF, H., WACHSMANN, F.: Biologische Tiefendosismessungen an Elektronenstrahlen von 5 Mill. Volt. Strahlentherapie **78**, 78, 321—326 (1949).

— KUGLER, G. A., LANGENDORFF, H.: Strahlenbiologische Versuche als Grundlage einer Therapie mit schnellen Kathodenstrahlen. Strahlentherapie **51**, 129—138 (1934).

GREENE, D.: A study of the potential value of high energy electron therapy in comparison with megavoltage X-ray therapie. Brit. J. Radiol. **34**, 318—322 (1961).

— A further study of the potential value of high energy electron therapy in comparison with megavoltage X-ray therapy. Brit. J. Radiol. **37**, 231—232 (1964).

GROLLMAN, J. H., JR., BIERMAN, ST. M., MORGAN, J. E., OTTOMAN, R. E.: X-ray contamination in total-skin electron therapy of lymphoma cutis and exfoliative dermatitis. Radiology **85**, 356—360 (1965).

— — OTTOMAN, R. E., MORGAN, J. E., HORNS, J.: Total-skin electron-beam therapy of lymphoma cutis and generalized psoriasis: clinical experiences and adverse reactions. Radiology **87**, 908—915 (1966).

GUDDEN, F., EHRLY, A.: Dosisverteilungen bei der Elektronen-Gittertherapie. In: Betatron und Telekobalttherapie, hrsg. von J. BECKER und K. E. SCHEER, S. 196—198. Berlin-Göttingen-Heidelberg: Springer 1958.

GUND, K.: Eine Elektronenschleuder für 6 MeV. Nachr. Akad. Wiss. Göttingen, math.-phys. Kl. **1**, 9—16 (1946).

— Das Betatron (Elektronenschleuder). Das Elektron in Wissenschaft und Technik **1**, 389—398 (1947).

— PAUL, W.: Experiments with a 6 MeV betatron. Nucleonics **7**, 36—45 (1950).

— SCHITTENHELM, R.: Die physikalischen Eigenschaften der Strahlenbündel der 15 MeV-Elektronenschleuder der Siemens-Reiniger-Werke. Strahlentherapie **92**, 506—531 (1953).

— WACHSMANN, F.: Versuche mit 1,5 bis 5 MeV-Elektronen einer Elektronenschleuder. Strahlentherapie **77**, 573—584 (1948).

HAAS, L. L., HARVEY, R. A.: Clinical aspects of betatron irradiation. Amer. J. Roentgenol. **76**, 905—918 (1956).

— — External beta particle therapy. Acta radiol. interamer. **6**, 3—12 (1956).

— — LAUGHLIN, J. S., BEATTIE, J. W., HENDERSON, W. J.: Medical aspects of high energy electron beams. Amer. J. Roentgenol. **72**, 250—259 (1954).

— SANDBERG, G. H.: Modifications of depth dose curves of high energy x-ray and electron beams by interposed bone. (Work in progress.) Radiology **66**, 102—104 (1956).

— — Modification of the depth dose curves of various radiations by interposed bone. Brit. J. Radiol. **30**, 19—26 (1957).

HAGEMANN, G., LÖHR, E.: Beitrag zur Frage des Oberflächenschutzes bei Bestrahlung mit hochenergetischen Elektronen eines Betatrons. Strahlentherapie **115**, 333—336 (1961).

HALAMA, J., RASSOW, J.: Methodischer Beitrag zur Hochvolttherapie des Vulvakarzinoms. Strahlentherapie **138**, 129—136 (1969).

HARDER, D.: Diskussionsbemerkungen zur Deutung des Anstiegs der RBW mit der Tiefe. Symposium on High-Energy Electrons Montreux 1964, Proceedings, p. 142—148. Berlin-Heidelberg-New York: Springer 1965.

Harder, D., Harigel, G., Schultze, Kl.: Bahnspuren schneller Elektronen. Aufnahmen der Elektronen- und Röntgenstrahlung eines 35 MeV-Betatrons mit einer propangefüllten Blasenkammer. Strahlentherapie **115**, 1—21 (1961).

— — — Ergänzungen zu unserer Arbeit „Bahnspuren schneller Elektronen". Strahlentherapie **117**, 579—583 (1962).

Hare, H. F., Fromer, J. L., Trump, J. G., Wright, K. A., Anson, J. H.: Cathode ray treatment of lymphomas involving the skin. Arch. Derm. Syph. (Chic.) **68**, 635—642 (1953).

Harvey, R. A.: Betatron-X-rays and electrons in the treatment of cancer. The X-ray Technician **24**, 83—85 (1952).

Hattori, H.: Dosisverteilung bei der Therapie mit schnellen Elektronen. Nippon Acta radiol. **27**, 1211—1216 (1967).

— Kitabatake, T.: Influence of bone tissue upon dose distribution in high energy electron beam therapy. Tohoku J. exp. Med. **95**, 351—358 (1968).

— Kitawaga, T., Kitabatake, T.: Influence of bony tissue upon dose distribution in high energy electron beam therapy. Nippon Acta radiol. **27**, 1457—1462 (1968).

— Matsuda, T., Kitabatake, T.: Electron dose distributions near the body surface. Nippon Acta radiol. **28**, 994—1001 (1968).

Hawliczek, F., Ott, A.: Dosisspitzen (hot spots) durch metallische Fremdkörper bei Bestrahlung mit 35-MeV-Elektronen. Fortschr. Röntgenstr. **106**, 618—621 (1967).

Haynes, R. H., Dolphin, G. W.: The calculation of linear energy transfer, with special reference to a 14 MeV electron beam and 10 MeV per nucleon ion beams. Phys. in Med. Biol. **4**, 148—158 (1959).

Heinzler, F., Hohn, M.: Indikationen und klinische Erfahrungen bei der Bestrahlung mit schnellen Elektronen einer Energie bis 15 MeV. Ärztl. Forsch. **17**, 126—140 (1963).

Hellriegel, W.: Strahlentherapie mit dem Frankfurter 35 MeV-Betatron. Radiobiol. Radiother. (Berl.) **2**, 253—270 (1961).

— Krebstherapie mit schnellen Elektronen von 20—30 MeV- und 35 MeV-Röntgenstrahlen. Strahlentherapie **121**, 481—494 (1963).

Heuss, K., Höffken, W.: Zur Anwendung der Pendelbestrahlung mit schnellen Elektronen in der Tiefentherapie. Strahlentherapie **138**, 40—49 (1969).

Hofmann, D.: Vergleichende Untersuchungen über die biologische Wirkung fraktionierter Röntgen- und Elektronenbestrahlung. Strahlentherapie **129**, 412—420 (1966).

Hsieh, C. L., Uhlmann, E. M.: Experimental evaluation of the physical characteristics of a 45-MeV-medical linear electron accelerator. Radiology **67**, 263—272 (1956).

Hultberg, S., Walstam, R., Åsard, P.-E.: Two special applications of high-energy electron beams. Acta radiol. (Stockh.), N.S., Ther. Phys. Biol. **3**, 287—295 (1965).

Hymmen, U., Wieland, C.: Bestrahlung von malignen Knochenveränderungen nach orthopädischen Maßnahmen. Strahlentherapie **141**, 146—150 (1971).

Ishida, T.: Dose distribution of betatron electron beam by pendulous technique. Symposium on High-Energy Electrons Montreux 1964, Proceedings, p. 126—129. Berlin-Heidelberg-New York: Springer 1965.

Janker, R., Renner, Kh.: Feldbegrenzung und Streustrahlung bei energiereichen Strahlen. Fortschr. Röntgenstr. **96**, 545—550 (1962).

Johnston, D. O., Smedal, M. I., Wright, K. A., Trump, J. G.: Electron beam therapy of widespread superficial malignant lesions. Surg. Clin. N. Amer. **39**, 579—584 (1959).

Jones, J. C.: Integral dose in electron therapy. Symposium on High-Energy Electrons Montreux 1964, Proceedings, p. 71—76. Berlin-Heidelberg-New York: Springer 1965.

Kärcher, K.-H.: Methoden der Elektronenbestrahlung. In: Die Supervolttherapie, hrsg. von J. Becker und G. Schubert, S. 227—236. Stuttgart: Georg Thieme 1961.

— Ein Beitrag zum Dosis-Zeitproblem bei der Therapie mit hochenergetischen Elektronen. Fortschr. Röntgenstr. **105**, 353—367 (1966).

Karzmark, C. J., Loevinger, R., Steele, R. E., Weissbluth, M.: A technique for large-field, superficial electron therapy. Radiology **74**, 633—644 (1950).

Keller, H. L.: Dosisverteilung und Dosisermittlung bei der Pendelbestrahlung (200 kV bis 17 MeV). Röntgenstrahlen und schnelle Elektronen. Sonderbd. z. Strahlentherapie, Bd. 58. München-Berlin: Urban & Schwarzenberg 1964.

Kepp, R. K.: Zur Frage der strahlentherapeutischen Anwendung schneller Elektronen. Dtsch. med. Wschr. **76**, 639—644 (1951).

— Die Elektronenschleuder. Physikalische Grundlagen, biologische Wirkungsweise und Indikationen. Dtsch. med. Wschr. **77**, 1213—1215 (1952).

— Die Verwendung schneller Elektronen in der Strahlentherapie. Radiol. Austr. **6**, 213—233 (1953).

Kerst, D. W.: Accleration of electrons by magnetic induction. Phys. Rev. **58**, 841 (1940).

Kitagawa, T.: 10 MeV betatron electron beam therapie adapted to a case of mycosis fungoides. Amer. J. Roentgenol. 88, 229—234 (1962).

Krämer, M.: Nebenstrahlung am Siemens-18 MeV-Betatron. Strahlentherapie **139**, 186—195 (1970).

Kretschko, J., Liesem, H., Pohlit, W., Rase, S., Sewkor, A.: Vergleichsmessungen an verschiedenen europäischen Betatronstationen. Fortschr. Röntgenstr. **95**, 553—564 (1961).

— — — — — Strahlenschutzmessungen an verschiedenen europäischen Betatronstationen. Fortschr. Röntgenstr. **95**, 565—572 (1961).

Laughlin, J. S.: Depth dose data in inhomogeneous media. Symposium on High-Energy Electrons Montreux 1964, Proceedings, p. 108—114. Berlin-Heidelberg-New York: Springer 1965.

— Discontinuous electron dose distribution. Symposium on High-Energy Electrons Montreux 1964, Proceedings, p. 130. Berlin-Heidelberg-New York: Springer 1965.

— Inhomogeneous treatment planning. Symposium on High-Energy Electrons Montreux 1964, Proceedings, p. 262—267. Berlin-Heidelberg-New York: Springer 1965.

LAUGHLIN, J. S.: High energy electron treatment planning for inhomogeneities. Brit. J. Radiol. **38**, 143—147 (1965).

— Physical aspects of high energy electron therapy. Amer. J. Roentgenol. **99**, 915—923 (1967).

— HARVEY, R. A., HAAS, L. L., LINDSAY, J. E., BEATTIE, J. W.: Physical aspects of rotation therapy with betatron. Part I. Amer. J. Roentgenol. **65**, 947—951 (1951).

— LUNDY, A., PHILLIPS, R., CHU, F., SATTAR, A.: Electron-beam treatment planning in inhomogeneous tissue. Radiology **85**, 524—531 (1965).

— OVADIA, J., BEATTIE, J. W., HENDERSON, W. J., HARVEY, R. A., HAAS, L. L.: Some physical aspects of electron beam therapy. Radiology **60**, 165—185 (1953).

LEROUX, G. F., MINET, P., CHEVALIER, PH., GARSOU, J.: Erfahrungsbericht über die Behandlung von bösartigen Tumoren im Kopf- und Halsbereich mit dem Betatron. Strahlentherapie, Sonderbd. **62**, 57—61 (1966).

LIEBNER, E. J.: Refrigeration and irradiation: air cooling of the field during electron beam therapy. Amer. J. Roentgenol. **89**, 559—566 (1963).

LOEVINGER, R.: Interaction of fast electrons with matter. Effective density. Symposium on High-Energy Electrons Montreux 1964, Proceedings, p. 16—20. Berlin-Heidelberg-New York: Springer 1965.

— KARZMARK, C. J., WEISSBLUTH, M.: Radiation therapy with high energy electrons. Part I. Physical considerations, 10.60 MeV. B. L. Report No. 17 (1961). Biophysics Laboratory Stanford University Stanford Cal. sowie: Radiology **77**, 906—927 (1961).

MARKUS, B.: Über Dosisverteilungen schneller Elektronen von 3—15 MeV und einige physikalische Bestrahlungsbedingungen beim medizinischen Siemens-Betatron. Strahlentherapie **97**, 376—381 (1955).

— Über den Begriff der Gewebsäquivalenz und einige „wasserähnliche" Phantomsubstanzen für Quanten von 10 KeV bis 100 MeV sowie schnelle Elektronen. Strahlentherapie **101**, 111—131 (1956).

— Ausgleichung von Dosisverteilungen schneller Elektronen eines Betatrons an solche von Röntgenstrahlen. Strahlentherapie **103**, 604—613 (1957).

— Oberflächenschichtbestrahlungen mit schnellen Elektronen eines Betatrons. Strahlentherapie **110**, 260—265 (1959).

— Dosisverteilungen schneller Elektronen zwischen 3 und 15 MeV und ihre Beeinflussung durch Herdblenden und Tubusse. Strahlentherapie **112**, 322—330 (1960).

— Ionisationsdosimetrie und Dosisverteilungen schneller Elektronen im Knochengewebe. Strahlentherapie **113**, 379—393 (1960).

— Zur Dosimetrie und biologische Wirkung schneller Elektronen. Arch. klin. exp. Derm. **219**, 509—513 (1964).

— Physikalische und biologische Tiefendosiskurven schneller Elektronen. Symposium on High-Energy Electrons Montreux 1964, Proceedings, p. 148—153. Berlin-Heidelberg-New York: Springer 1965.

MARKUS, B., PAUL, W.: Ein Körperhöhlenrohr für Elektronenbestrahlungen mit dem Betatron. Strahlentherapie **92**, 621—630 (1953).

— STICINSKY, E.: Experimente zum Einfluß des Energiespektrums schneller Elektronen auf biologische Reaktionen. Strahlentherapie **115**, 394—403 (1961).

— — Der Einfluß des Energispektrums von 14-MeV-Elektronen und die vergleichsweise Wirkung von 14-MeV-Elektronen, 14-MeV- und 200-kV-Röntgenstrahlen auf Drosophila-Eier. Strahlentherapie **120**, 262—268 (1963).

MATSUDA, T., SAWADA, M.: Three years experience in betatron therapy. I. Some devices for therapeutic technique. Nippon Acta radiol. **27**, 1194—1201 (1967).

MIGLIORINI, L., MUZII, G., ILARI, O.: Radioterapia con fasci misti di elettroni veloci e raggi X prodotti da un betatrone nelle neoplasie del capo e del collo. Otorinolaring. ital. **31**, 424—432 (1962).

MORGAN, J. E., DOWDY, A. H.: Some problems peculiar to electron therapy. Radiology **81**, 317—319 (1963).

MUZII, G.: Utilizzazione di fasci misti di raggi X e di elettroni veloci prodotti da un betatrone. Nunt. radiol. (Firenze) **29**, 908—913 (1963).

NELSON, R. F.: High energy electron beam treatment planning for betatron 10—24 MeV. Acta radiol. (Stockh.), Ther. Phys. Biol. **9**, 73—80 (1970).

NETTELAND, O.: Isodose measurements in inhomogeneous matter. Symposium on High-Energy Electrons Montreux 1964, Proceedings, p. 116—121. Berlin-Heidelberg-New York: Springer 1965.

NICOLATO, A., GARBATO, P.: Le alterazioni della vescica provocate dalla radioterapia con alte energie per neoplasie maligne vescicali. Riv. Radiol. 8, 803—818 (1968).

NIEDERER, J., GENEQUAND, M., PAUNIER, J.-P.: Caractéristiques des faisceaux d'électrons d'un Bétatron Siemens 18 MeV. Bull. Cancer **56**, 19—30 (1969).

OBERHEUSER, F.: Die Anwendung der Supervoltstrahlen in der gynäkologischen Strahlentherapie unter besonderer Berücksichtigung der räumlichen und zeitlichen Dosisverteilung. Geburtsh. u. Frauenheilk. **22**, 1123—1126 (1962).

OEHLERT, F., MÜLLER, K.: Experimentelle Untersuchungen zur Frage der Abhängigkeit zwischen Ionisationsdichte und Dosisleistung für den biologischen Effekt. Strahlentherapie **93**, 163—164 (1954).

OKUMURA, Y., KITAGAWA, T., KITABATAKE, T.: Scattering foil device for high-energy electron beam therapy. Radiology **93**, 667—670 (1969).

— — MIZUTANI, T., KITABATAKE, T.: Scattering foil device for high energy electron beam therapy. Nippon Acta radiol. **27**, 677—681 (1967).

OLDE, G. L., BRANNEN, E.: Surface dose measurements with a scintillation dosemeter. Phys. in Med. Biol. **6**, 325—327 (1961).

OTT, A., HAWLICZEK, F.: Zur Strahlentherapie des Bronchuskarzinoms mit der magnetischen Elektronenlinse. Strahlentherapie **134**, 381—386 (1967).

OVADIA, J.: Sandwich and grid technique. Symposium on High-Energy Electrons Montreux 1964, Proceedings, p. 251—256. Berlin-Heidelberg-New York: Springer 1965.

— BESS, L., UHLMANN, E.: Isodose distribution and treatment planning with electrons of 20—35 MeV for deep-seated tumors. Vortr. IX. Intern. Congr. Radiol. München 1959, Abstr., p. 511. 9. Int. Congr. Radiol. **2**, 978 (1961).

— DUPLEX, J., MCISAAC, D.: Treatment planning with electrons of 20 to 35 MeV for deep-seating tumors. Radiology **72**, 99—100 (1959).

— MCALLISTER, J.: Dose distribution in grid therapy with 15—33 MeV electrons. Radiology **76**, 118—119 (1961).

— UHLMANN, E. M.: Isodose distribution and treatment planning with electrons of 20—35 MeV for deep-seated tumors. Amer. J. Roentgenol. **84**, 754—760 (1960).

PAGE, V., GARDNER, A., KARZMARK, C. J.: Patient dosimetry in electron treatment of large superficial lesions. Radiology **94**, 635—641 (1970).

PALEANI VETTORI, P. G., PIGORINI, F.: Sulle radiazioni misurabile intorno ad un betatrone durante l'emissione di elettroni di alta energia. I. Studio sulla natura e sulla distribuzione delle radiazioni nelle immediate vicinanze dell'apparecchio. II. Dati relativi ai problemi della protezione. Nunt. radiol. (Firenze) **27**, 21—36, 125—137 (1961).

— — Untersuchungen über die Störstrahlung um ein Betatron während der Bestrahlung mit schnellen Elektronen. Strahlentherapie **121**, 6—21 (1963).

PERRY, H., TSIEN, K. C., NICKSON, J. J., LAUGHLIN, J. S.: Treatment planning in therapeutic application of high energy electrons to head and neck cases. Amer. J. Roentgenol. 88, 251—261 (1962).

PETERS, K., BREITLING, G.: Biologische Studien zur Energieübertragung hochenergetischer Elektronen. Strahlentherapie **122**, 83—90 (1963).

POHLIT, W.: Dosisverteilung in inhomogenen Medien bei Bestrahlungen mit schnellen Elektronen. Fortschr. Röntgenstr. **93**, 631—641 (1960).

— Die Messung der Neutronenstrahlung an einem 35 MeV-Betatron. Strahlentherapie **113**, 469—474 (1960).

— Dosimetrie zur Betatrontherapie. Stuttgart: Georg Thieme 1965.

POLITZER, G., PAULI, W. E.: Über die biologische Wirkung der Kathodenstrahlen. Strahlentherapie **33**, 704—710 (1929).

POLLOCK, H. G.: Some depth dose studies with high energy radiation using a stationary and a rotating phantom. Brit. J. Radiol. **26**, 368—369 (1953).

RASSOW, J.: Gesetzmäßigkeiten von Feldausgleich und Dosisleistung beim Siemens-42-MeV-Betatron. Strahlentherapie **136**, 426—436 (1968).

— Beitrag zur Elektronentiefentherapie mittels Pendelbestrahlung. I. Grundlegende Vorversuche an Stehfeldern mit 43-MeV-Elektronen. Strahlentherapie **138**, 267—285 (1969).

— Beitrag zur Elektronentiefentherapie mittels Pendelbestrahlung. III. Grundlagen eines neuartigen Dosisintegrationsverfahrens zur Berechnung von Dosisverteilungen bei Pendelbestrahlung. Strahlentherapie **139**, 117—138 (1970).

RASSOW, J.: Beitrag zur Elektronentiefentherapie mittels Pendelbestrahlung. IV. Über eine neuartige, für primär unaufgestreute Elektronen spezifische telezentrische Kleinwinkelpendeltechnik. Strahlentherapie **140**, 156—172 (1970).

— STRÜTER, H.-D., BERNERT, J., KRABB, H.-J.: Beitrag zur Elektronentiefentherapie mittels Pendelbestrahlung. II. Einige charakteristische Merkmale der Dosisverteilung im Alderson-Phantom. Strahlentherapie **138**, 385—393 (1969).

— — LAÇIN, E.: Die ungewollte Nebenstrahlung im Bestrahlungsraum eines Siemens-42-MeV-Betatrons. Strahlentherapie **136**, 183—195 (1968).

ROBINSON, E.: RBE in depth of high-energy electrons using cell cultures. In: Frontiers of radiation therapy and oncology, p. 116—123. Basel-New York: S. Karger 1968.

SCARPA, G.: Confronto fra la dose integrale con le alte energie a quella con roentgenterapia convenzionale. Nunt. radiol. (Firenze) **25**, 489—504 (1959).

— Integral dose and high energy radiation. Brit. J. Radiol. **33**, 770—775 (1960).

SCHAAL, A.: Messungen der Integraldosis bei Tiefentherapiestrahlungen. Strahlentherapie **121**, 75—82 (1963).

SCHITTENHELM, R.: Physikalischer Vergleich der Therapie mit energiereichen Elektronen- und ultraharten Röntgenstrahlen. Strahlentherapie **112**, 389—405 (1960).

— Physikalischer Vergleich der Therapie mit energiereichen Elektronen und ultraharter Röntgenstrahlung. Strahlentherapie **116**, 39—49 (1961).

— Physikalische Probleme bei der Anwendung von Elektronenstrahlung in der Tumortherapie. Argomenti di radioter. con alte energie, p. 22—39 (Sympos. Torino 1961). Torino: Minerva Medica 1961.

— DERNDINGER, W., GROH, F., GSCHEIDLEN, W., HAUBOLD, H., PETERSILKA, F., SCHIPPER, PH., STEINMETZ, O., WEISS, R.: Ein Betatron für Elektronentiefentherapie. Strahlentherapie **127**, 578—628 (1965).

SCHMIDT-HERMES, H. J.: Pendelbestrahlung der Thoraxwand nach Ablatio mammae wegen eines Karzinoms mit dem Siemens-42-MeV-Betatron. Strahlentherapie **137**, 407—411 (1969).

— Zur radiologischen Behandlung des inoperablen Mammakarzinoms. Strahlentherapie **138**, 394—397 (1969).

— Methode zur postoperativen Pendelbestrahlung des Mammakarzinoms unter Anwendung verschiedener Elektronenenergien. Strahlentherapie **139**, 139—142 (1970).

— SOMMER, F., SCHNAUDIGEL, O.-E.: Eine Methode zur Elektronenpendelbestrahlung des Harnblasenkarzinoms. Strahlentherapie **139**, 389—396 (1970).

SCHOEN, D.: Systematische Untersuchungen über die tatsächliche Strahlenbelastung des Kranken bei der therapeutischen Anwendung schneller Elektronen, konventioneller und ultraharter Röntgenstrahlen. 2. Teil: Versuchsanordnung und Ergebnisse der Untersuchungen über die Größe der Integraldosis innerhalb des Strahlenkegels. Strahlentherapie **120**, 335—336 (1963).

SCHRYVER, A. DE, VAERENBERGH, P. M. VAN: Observations sur le traitement des tumeurs aux électrons de haute énergie. J. belge Radiol. **45**, 704—727 (1962).

SCHUBERT, G.: Physikalische und biologische Grundlagen der Betatron-Therapie. (Vorläuf. Mitt.) Grenzgeb. Med. **2**, 322 (1949).

— Die Elektronenschleuder — Bedeutung und praktische Ergebnisse. Dtsch. Gesundh.-Wes. **5**, 580—583, 611—615 (1950).

— Die Betatron-Therapie mit schnellen Elektronen. Forsch. Fortschr. **26**, 32—34 (1950).

— Methoden und Erfahrungen in der gynäkologischen Strahlentherapie mit künstlichen Isotopen und Elektronenstrahlungen von mehreren Millionen Elektrovolt. Med. Klin. **47**, 1346—1351 (1952).

— OBERHEUSER, F.: Die Bestrahlung des Mammacarcinoms mit dem 15 MeV-Betatron. Acta Un. int. Cancr. (Louvain) **15**, 1165—1168 (1959).

SCHUBERT, H., RAPP, H.-J.: Die Osteoradionekrose der Mandibula nach Telekobalt- und Elektronenbestrahlung von Tumoren an Mundboden und Wange. Vorschläge zur Prophylaxe und Therapie. Radiobiol. Radiother. (Berl.) **9**, 279—286 (1968).

SCHULZ, R. J., SCHULTZ, S., BOTSTEIN, CH.: Clinical and physical aspects of electron beam therapy. Radiology **80**, 301—303 (1963).

SCHUMACHER, W.: Die Änderung des Bestrahlungsrhythmus. Symposium on High-Energy Electrons Montreux 1964, Proceedings, p. 258—260. Berlin-Heidelberg-New York: Springer 1965.

— Die Therapie des Bronchialkarzinoms. Symposium on High-Energy Electrons Montreux 1964, Proceedings, p. 338—343. Berlin-Heidelberg-New York: Springer 1965.

SCHWARZ, G., BERG, R., BOTSTEIN, C.: Changes in the relative biological effectiveness (RBE) of a 35 MeV electron beam as a function of tissue depth. Amer. J. Roentgenol. **97**, 1049—1052 (1966).

SCOTT, E. J. VAN, ANDREWS, J. R., EDGCOMB, J. H.: Therapy of mycosis fungoides with high energy electrons. Proc. 11. Internat. Congr. Dermat. Stockholm 1957, **2**, 451—456 (1960).

SEMPERT, M.: New developments in high energy electron beam therapy with the 35 MeV Brown Boveri betatron. Radiology **74**, 105—106 (1960).

— Introduction on depth dose curves and isodose distribution in homogeneous and inhomogeneous media. Symposium on High-Energy Electrons Montreux 1964, Proceedings, p. 80—85. Berlin-Heidelberg-New York: Springer 1965.

— WIDERÖE, R.: Untersuchungen über Dosimetrie und Ausblendung von 30 MeV-Elektronenstrahlen. In: Betatron und Telekobalttherapie von J. BEKKER u. K. E. SCHEER, S. 182—190. Berlin-Göttingen-Heidelberg: Springer 1958.

SKAGGS, L. S.: Depth dose of electrons from the betatron. Radiology **53**, 868—873 (1949).

— ALMY, G. M., KERST, D. W., LANZL, L. H.: Removal of the electron beam from the betatron. Phys. Rev. **70**, 95 (1946).

— — — — UHLMANN, E. M.: Development of the betatron for electron therapy. Radiology **50**, 167—173 (1948).

SKAGGS, L. S., LANZL, L. H., AVERY, R. T.: A new approach to electron therapy. 2nd Un. Int. Conf. on the Peaceful Uses of Atom. Energy 1958.

— LAUGHLIN, J. S., LANZL, L. H.: Technique of producing an external beam of electrons from the betatron. Phys. Rev. **73**, 1223 (1948).

SLEPIAN, J.: X-ray tube. U.S. Patent Nr. 1640305 vom 1. 3. 1922.

SMEDAL, M. I., JOHNSTON, D. O., SALZMAN, F. A., TRUMP, J. G., WRIGHT, K. A.: Ten year experience with low megavolt electron therapy. Amer. J. Roentgenol. 88, 215—288 (1962).

— SALZMAN, F., TRUMP, J. G., COSTEY, G. C., WRIGHT, K. A.: Clinical safety in low-megavolt electron therapy. Radiology **90**, 370—371 (1968).

SPIRA, J., BOTSTEIN, CH., EISENBERG, B., BERDON, W.: Betatron: electron beam 10—35 mev. Central depth doses and isodose curves. Amer. J. Roentgenol. 88, 262—268 (1962).

STEENBECK, M.: Deutsche Patentschrift 656378 (1933); 698867 (1935).

— Beschleunigung von Elektronen durch elektrische Wirbelfelder. Naturwissenschaften **31**, 234—235 (1943).

STENDER, H. ST., HAGEMANN, G.: Tiefenabhängige Strahlenwirkung schneller Elektronen. Z. Naturforsch. **22**b, 1087—1091 (1967).

STRÖM, O., VIKTERLÖF, K. J., WALSTAM, R.: Experimental studies of different technique for irradiation of parasternal lymph-node metastases. Acta radiol. (Stockh.), Suppl. **188**, 248—260 (1959).

SVENSSON, H., HETTINGER, G.: Measurement of doses from high-energy electron beam at small phantom depths. Acta radiol. (Stockh.), Ther. Phys. Biol. **6**, 289—293 (1967).

— — Influence of collimating systems on dose distribution from 10 to 35 MeV electron radiation. Acta radiol. (Stockh.), Ther. Phys. Biol. **6**, 404—409 (1967).

SZUR, L., SILVESTER, J. A., BEWLEY, D. K.: Treatment of the whole body surface with electrons. Lancet **1962 I**, 1373—1377.

TAPLEY, N. DUV.: Electron beam. In: Gilbert H. Fletcher, Textbook of radiotherapy, p. 51—65. Philadelphia: Lea & Febiger 1966.

— FLETCHER, G. H.: Patterns of use of 6—18 mev. electron beam radiation therapy. Amer. J. Roentgenol. **99**, 924—931 (1967).

— — Current techniques with 6—18 mev. electron beam. Amer. J. Roentgenol. **105**, 172—177 (1969).

TESCHENDORF, W., BLEHER, E. A.: Erste Erfahrungen mit einem 42-MeV-Betatron bei der Therapie des Bronchialcarcinoms. Röntgen-Bl. **22**, 432—442 (1969).

TOSI, G. P., COLUMELLA, F., DELZANNO, G. B., GAIST, G., PIAZZA, G.: Effect of a stainless steel mesh skull prosthesis on the depth dose distribution of 200 kv. roentgen rays, Co^{60}, and high energy electron beams. A preliminary study on brain irradiation after steel mesh cranioplasty. Amer. J. Roentgenol. **96**, 137—140 (1966).

— MAESTRO, A.: Effect of wedge filters, moulages and protection devices in radiation therapy with high-energy electron beam. Symposium on High-

Energy Electrons Montreux 1964, Proceedings, p. 102—105. Berlin-Heidelberg-New York: Springer 1965.

TRÜBESTEIN, H.: Die „absorbierte Dosis" im Gewebe für Röntgenstrahlen von 10 keV bis 1 MeV und die Gewebsdichte. Strahlentherapie **111**, 122—138 (1960).

TRUMP, J. G.: Radiation for therapy, in retrospect and prospect. Amer. J. Roentgenol. **91**, 22—30 (1964).

— GRAAFF, R. J. VAN DE, CLOUD, R. W.: Compact supervoltage roentgen-ray generator using a pressure insulated electrostatic high voltage source. Amer. J. Roentgenol. **44**, 610—614 (1940).

— WRIGHT, K. A., CLOUD, R. W.: Cathode rays for radiation therapy. Amer. J. Roentgenol. **43**, 728—734 (1940).

— — EVANS, W. W., ANSON, J. H., HARE, H. F., FROMER, J. L., JACQUE, G., HORNE, K. W.: High energy electrons for treatment of extensive superficial malignant lesions. Amer. J. Roentgenol. **69**, 623—629 (1953).

TSIEN, K. G.: Multiple field technique with electron beams up to 24 MeV. Symposium on High-Energy Electrons Montreux 1964, Proceedings, p. 245—247. Berlin-Heidelberg-New York: Springer 1965.

TUBIANA, M.: The dosimetric and biologic problems posed by electron beam therapy. Amer. J. Roentgenol. **105**, 178—184 (1969).

— DUTREIX, J., DUTREIX, A., JOCKEY, P.: Bases physiques de la radiothérapie et de la radiobiologie. Paris: Masson & Cie 1963.

TURANO, L., BIAGINI, C., BOMPIANI, C., PALEANI-VETTORI, P. G.: Radiobiologische, dosimetrische und klinische Grundlagen der Therapie mit schnellen Elektronen eines 15 MeV-Betatrons. Strahlentherapie **109**, 489—504 (1959).

— BOMPIANI, C., PALEANI-VETTORI, P. G.: Unsere Erfahrung mit der Anwendung eines 15 MeV-Betatrons. 9. Int. Congr. Radiol. München 1959, Abhandl., S. 860—865, herausgeg. von B. RAJEWSKY. Stuttgart: Georg Thieme und München: Urban & Schwarzenberg 1961.

UEDA, T., MIZUTANI, T., OKUMURA, Y., KITABATAKE, T.: Change of iso-dose distribution controlled by deflection magnet current in electron beam therapy. Nippon Acta radiol. **26**, 1526—1530 (1966).

UHLMANN, E. M.: Ein 45-Millionen-Volt-Linearbeschleuniger als Elektronenquelle für die Behandlung tiefliegender Karzinome. Strahlentherapie **106**, 319—334 (1958).

— Clinical experience with high-speed electrons in cancer therapy. Radiology **73**, 76—84 (1959).

— Utilization of high-energy electrons (20—40 MeV) in the treatment of deepseated cancer. 9. Int. Congr. Radiol. München 1959, Abhandl., S. 826—832, herausgeg. von B. RAJEWSKY. Stuttgart: Georg Thieme und München: Urban & Schwarzenberg 1961.

— OVADIA, J.: Experience with high-energy electrons. Radiologe **1**, 271—283 (1961).

— — MAFFI, A.: Gitterbestrahlung mit schnellen Elektronen. Strahlentherapie **108**, 52—56 (1959).

UHLMANN, E. M., SKAGGS, L. S.: Principles of fast electron therapy in cancer. Amer. J. Roentgenol. **61**, 232—234 (1949).

UNNEWEHR, F., ZEH, H.: Dosismessungen nach 17-MeV-Betatronbestrahlungen am menschlichen Körper (Leichenmessungen). Strahlentherapie **137**, 14—17 (1969).

VAERENBERGH, P. M. v., SCHELSTRAETE, K., SIMONS, M.: Die Kombinationstherapie von Tumoren der Lippe, der Zunge und des Larynx mit schnellen Elektronen (6 bis 17,5 MeV). Strahlentherapie **137**, 264—266 (1969).

VAETH, J. M. (Herausgeber): Elecrton beam therapy. Proceedings of the Second Annual San Francisco Cancer Symposium. Frontiers of radiation therapy and oncology. Basel-New York: S. Karger 1968.

VARGHA, Z. O., GLICKSMAN, A. S., BOLAND, J.: Single-dose radiation therapy in the palliation of metastatic disease. Radiology **93**, 1181—1184 (1969).

VERAGUTH, P.: Clinical experiments with electron therapy up to 30 MeV. Brit. J. Radiol. **36**, 152—159 (1961).

— Die Halbtiefen- und Tiefentherapie mit schnellen Elektronen. Radiologe **1**, 263—271 (1961).

VIETEN, H.: Neuere Möglichkeiten der Strahlenbehandlung bösartiger Geschwülste. Dtsch. med. Wschr. **86**, 1588—1591 (1961).

— Therapie mit ultraharten Strahlen und schnellen Elektronen. Radiologe **1**, 237—238 (1961).

— HEINZLER, F.: Halbtiefentherapie mittels kombinierter Bestrahlung mit schnellen Elektronen und ultraharten Röntgenstrahlen. Radiologe **4**, 206—208 (1964).

VOGEL, K.-H.: Über die Beeinflussung der Dosisverteilung schneller Elektronen durch bestimmte Oberflächenformen. Strahlentherapie, Sonderbd. **66**, 290—293 (1967).

— Untersuchungen über das Verhalten schneller Elektronen unter dem Gesichtspunkt strahlentherapeutischer Erfordernisse. I. Verhalten schneller Elektronen bei Auftreffen auf treppenförmig gestufte Gewebsformationen. Strahlentherapie **138**, 142—148 (1969).

— Untersuchungen über das Verhalten schneller Elektronen unter dem Gesichtspunkt strahlentherapeutischer Erfordernisse. II. Verhalten schneller Elektronen bei Auftreffen auf gekerbte Oberflächen, eine keilförmig prominente Gewebsformation und schräg angeordnete zylindrische Hohlräume. Strahlentherapie **138**, 286—292 (1969).

— Untersuchungen über das Verhalten schneller Elektronen unter dem Gesichtspunkt strahlentherapeutischer Erfordernisse. III. Verhalten schneller Elektronen bei Auftreffen auf gekrümmte und gemuldete Oberflächen. Strahlentherapie **138**, 398—403 (1969).

— Über das Verhalten schneller Elektronen bei schrägem Auftreffen auf die Körperoberfläche. Strahlentherapie **138**, 556—559 (1969).

— Physikalische Grundlagen und praktische Gesichtspunkte bei der Therapie mit energiereichen Elektronen. Röntgenpraxis **23**, H. 7, 164—172, 180—191 (1970).

WACHSMANN, F.: Ausblick auf die Anwendungsmöglichkeiten der Elektronenschleuder in der Medizin und bisherige Versuchsergebnisse mit ultraharten Strahlungen. Acta radiol. (Stockh.) **32**, 145—158 (1949).
— Über die mit ultraharten Strahlungen erreichbare Dosisverteilung. Radiologe **1**, 245—252 (1961).
— Anwendung mittelschneller Elektronen in der Strahlentherapie. Strahlentherapie **139**, 385—388 (1970).
— BERGER, H.: Elektronenbeschleuniger und Erzeuger ultraharter Röntgenstrahlen. In: Handbuch der medizinischen Radiologie, Bd. 1, Teil 2 (Physikalische Grundlagen und Technik, S. 85—120). Berlin-Heidelberg-New York: Springer 1965.
— DIMOTSIS, A.: Kurven und Tabellen für die Strahlentherapie. Stuttgart: S. Hirzel 1957.
— KORB, G.: Versuche über die Zunahme der biologischen Wirksamkeit schneller Elektronen in der Tiefe. Biophysik **2**, 11—15 (1964).
WALTER, E.: Strahlenphysikalische Probleme der Therapie mit energiereichen Elektronen. Radiobiol. Radiother. (Berl.) **6**, 77—78 (1965).
WAMBERSIE, A.: Contribution à l'étude de l'efficacité biologique relative des faisceaux de photons et d'électrons de 20 MeV du bétatron. J. belge Radiol. Monogr. **1**, 1—135 (1967).
— Effet radiobiologique des électrons de haute énergie. Bull. Cancer **56**, 31—42 (1969).
— DUTREIX, A., DUTREIX, J., TUBIANA, M.: Depth dose curves determined by ionization, filmdensity, ferrous sulphate and survival rate of coli bacteria and diploid yeasts using a 20 MeV electron beam. Symposium on High-Energy Electrons Montreux 1964, Proceedings, p. 140—142. Berlin-Heidelberg-New York: Springer 1965.
WARD, H. W. C.: Electron therapy at 15 MeV. Brit. J. Radiol. **37**, 225—230 (1964).
— Multiple field technique. Symposium on High-Energy Electrons Montreux 1964, Proceedings, p. 248—250. Berlin-Heidelberg-New York: Springer 1965.
WEBSTER, E.W., TSIEN, K.C.: Atlas of radiation dose distributions, vol. I: Single-field isodose charts. Wien: International Atomic Energy Agency 1965.
WEITZEL, G.: Erfahrungen mit der Elektronentherapie oberflächlicher Tumoren. In: J. BECKER und K. E. SCHEER, Betatron- und Telekobalttherapie, S. 63—71. Berlin-Göttingen-Heidelberg: Springer 1958.
— Die Strahlenbehandlung des Melanoms. Schweiz. med. Wschr. **100**, 982—987 (1970).
— BECKER, J.: 10 Jahre Erfahrungen in der Betatrontherapie. Dtsch. Röntgenkongr. 1964, B (Strahlentherapie, Sonderbd. 61), 52—59.
WERNER, K., DECKEN, C. B. VON DER: Über die Möglichkeiten der Bestrahlung von Tumoren des zentralen Nervensystems mit schnellen Elektronen. Strahlentherapie **98**, 420—422 (1955).
WIDERÖE, R.: Über ein neues Prinzip zur Herstellung hoher Spannungen. Arch. Elektrotechn. **21**, 387—406 (1928).
— Physik und Technik der Megavoltbestrahlung. In: Strahlenbiologie, Strahlentherapie, Nuklearmedizin und Krebsforschung. Ergebnisse 1952—1958, herausgeg. von H. R. SCHINZ, H. HOLTHUSEN, H. LANGENDORFF, B. RAJEWSKY und G. SCHUBERT, S. 289—360. Stuttgart: G. Thieme 1959.
— Integraldosen für 200 keV-Röntgen- und für Megavoltstrahlen. Strahlentherapie **110**, 1—9 (1959).
— Physikalischer Vergleich der Therapie mit energiereichen Elektronen und ultraharten Röntgenstrahlen. Strahlentherapie **114**, 55—62 (1961).
— Neuere Entwicklung der Therapie mit hochenergetischen Elektronenstrahlen. 9. Int. Congr. Radiol. München 1959, **2**, 1415—1422 (1961).
— Neue radiobiologische Theorien und ihre Bedeutung für die Hochvolt-Elektronentherapie. Strahlentherapie, Sonderbd. **62**, 299—307 (1966).
— High-energy electron therapy and the two-component theory of radiation. Acta radiol. (Stockh.) **4**, 257—278 (1966).
— Die Zweikomponenten-Theorie der Strahlung und ihre Bedeutung für die Strahlentherapie. Strahlentherapie, Sonderbd. **64**, 94—104 (1967).
WRIGHT, K. H., GRANKE, R. C., TRUMP, J. G.: Physical aspects of megavolt electron therapy. Radiology **67**, 553—561 (1956).
WÜRTHNER, KL., FROST, D.: Oberflächendosen schneller Elektronen im Energiebereich von 8 bis 36 MeV. Strahlentherapie **123**, 503—507 (1934).
ZATZ, L. M., ESSEN, C. F. VON, KAPLAN, H. S.: Radiation therapy with high energy electrons. Part II. Clinical experience, 10—40 MeV. B. L. Report No. 17 (1961). Biophysics Laboratory Stanford University, Stanford Cal. sowie: Radiology **77**, 928—939 (1961).
ZIMMER, K. G.: Ionisationsmessungen an schnellen Elektronen. Physik. Z. **42**, 360 (1941).
ZUPPINGER, A.: Indikationsstellung zur Hochvoltbestrahlung. Oncologia **13**, 142—164 (1960).
— Radiation therapy with high speed electrons. Radiol. clin. (Basel) **31**, 129—140 (1962).
— Quelques considérations sur la radiothérapie par les électrons accélérés. Ann. Radiol. **4**, 455—461 (1961).
— Vergleichende Biologie und Dosimetrie konventioneller Strahlen und schnelle Elektronen. Arch. klin. exp. Derm. **219**, 439—450 (1964).
— PORETTI, G., ZIMMERLI, B.: Elektronentherapie. In: Ergebnisse der medizinischen Strahlenforschung, Neue Folge, S. 347—405, herausgeg. von H. R. SCHINZ, R. GLAUNER und A. RÜTTIMANN. Stuttgart: Georg Thieme 1964.
— VERAGUTH, P., PORETTI, G., NÖTZLI, M., MAURER, H.-J.: Erfahrungen der Therapie mit 30 MeV-Elektronen. Strahlentherapie **111**, 161—166 (1960).

2. Neutron capture therapy *

By

Lee E. Farr and James S. Robertson**

With 6 figures

a) Historical background

At the time of the discovery of the neutron by CHADWICK, roentgen rays had been in use in medicine as a diagnostic and therapeutic tool since shortly after their discovery some 37 years previously. Many of the biological effects of ionizing radiations, not only of roentgen rays but also of the radiations from radium and other radioactive elements, were therefore known and it was logical to look immediately for uses in medicine of the new particles of matter. However, the difficulty of obtaining neutrons in sufficient abundance to produce cytological effects of therapeutic intensity rendered the applications to medicine a matter of speculation for several years. In 1936 LAWRENCE and LAWRENCE; LAWRENCE, AEBERSOLD and LAWRENCE; and ZIRKLE and AEBERSOLD published articles on the biological effects of fast neutrons produced with a cyclotron. Also in 1936 LOCHER published an excellent summary of the then-known facts about neutrons which were pertinent to the biological effects and therapeutic possibilities of neutrons. In the light of more recent developments it is of interest to note that LOCHER was evidently the first to suggest in print that elements with high thermal neutron capture cross sections, such as boron, might have therapeutic uses by virtue of this property, (assuming that prompt disintegration follows neutron capture) and that they might be introduced artificially into regions of the body to be irradiated. In 1940 KRUGER reported some *in vitro* experiments on the survival of transplants of mouse sarcoma, mammary carcinoma, and lymphoma following irradiation involving the boron-10 thermal neutron capture reaction, and concluded that, "neoplastic cells can be destroyed *in vivo* if sufficient boron in some suitable form can be applied to the tumor *in vivo*." Later the same year ZAHL, COOPER and DUNNING concluded that a significant increase in tumor regression followed the irradiation of transplantable mouse sarcomas injected with boron or lithium preparations and exposed to a thermal neutron source. These experiments and other studies reported by ZAHL and COOPER (1941 a, b) and later with fission of uranium by TOBIAS et al., established the possibility of using thermal neutron capture reactions to produce biological effects. CONGER and GILES attributed part of the cytogenetic effects of neutron irradiation in plants (tradescantia) to the reaction with the boron normally present. The weak sources of thermal neutrons available before 1950 precluded extension of the applications of thermal neutrons to human beings. The first attempts to use neutrons in the treatment of human disease involved the direct use of fast neutrons, as will be discussed below.

α) *Neutron therapy with fast neutrons*

In September 1938 the first patient to be treated with fast neutrons, a man with carcinoma of the upper alveolar ridge, was exposed to the beam of fast neutrons produced by bombarding beryllium with 8 MeV deuterons in a 37-inch cyclotron at the University of California at Berkeley. This method of producing a neutron beam with a cyclotron is described by

* This work was supported by the United States Atomic Energy Commission.

** From the Medical Research Center, Brookhaven National Laboratory, Upton, New York, 11973, U. S. A.

AEBERSOLD (1939). The mean free path of the fast neutrons in paraffin was measured as 5.1 to 5.2 cm. STONE, LAWRENCE and AEBERSOLD published a preliminary report describing the early results of neutron therapy in the first patient and in 23 other patients who received all together a total of 64 treatments. The first patient was given a dose expressed as 180 n units through a field 10 × 10 cm. The n unit (now obsolete, see ROSSI and FAILLA 1950) was defined as the quantity of neutrons required to give a reading of 1 R on a 100-R Victoreen dosimeter. For fast neutrons, the n unit was found to be physically equivalent to about 2.0 to 2.5 R in terms of energy delivered to tissue. The early clinical effects were comparable to those of about 900 R of 200 kVp roentgen rays. The other patients in the first series received exposure doses ranging from 60 to 275 n units. The results with a second series of 226 patients treated with neutrons produced by bombarding beryllium with 16 MeV deuterons from a 60-inch cyclotron during the period from November 1939 to February 1943 were reported later by STONE and LARKIN and discussed by STONE (1944). All of the treatments administered with the 60-inch cyclotron neutron beam were given by a dose fractionation method and where possible by cross-fire techniques. The dose rate varied around 5 n units/minute (STONE 1944, 1948). STONE (1944) reported that the measured dose at 10 cm depth was 42% of the surface exposure, and that the shape of the dose curve is approximately the same as that for 200 kVp x-rays with a halfvalue layer of 1.05 mm of copper. Subsequently, SNYDER and NEUFELD (1955) and SNYDER (1957) have published theoretical calculations for the depth dose from monoenergetic fast neutron beams. The fast neutron beams used at Berkeley, however, were not monoenergetic. An 8-MeV deuteron beam yields a spectrum of neutrons having energies ranging from 0 to about 12 MeV, and a 16-MeV deuteron beam yields neutrons of energies ranging from 0 to about 20 MeV, the neutron-producing reaction being exothermic. Also, the doses were reported in n units without a detailed description of the neutron spectrum. Since the response of the Victoreen chambers is energy-dependent, it is therefore not possible to determine accurately the energy absorbed in tissue from the information available concerning the fast neutron therapeutic trials (ROSSI and FAILLA 1950).

In both series of patients the early results were fairly encouraging, but in a final summary of the results STONE (1948) reported that the late effects of irradiation with fast neutrons were greater in proportion to the early effects than had been expected from previous experience with roentgen rays. In other words, the relative biological effectiveness for late effects attributable to fast neutron irradiation was greater by a factor of 2 or more than for acute effects. One of STONE's (1948) conclusions was that, "(fast) neutron therapy as administered by us has resulted in such bad late sequelae in proportion to the few good results that it should not be continued." Today, with more information on the acute and delayed effects of neutron irradiation, this modality is again being explored for treatment of patients. Very carefully controlled conditions are required in today's context and there is good reason to believe that the undesirable late effects will be prevented. Whether this modality will prove to be more effective than proton irradiation remains to be shown.

β) Neutron capture therapy

The therapeutic application of thermal neutrons awaited the invention of the nuclear reactor as a sufficiently prolific source of the large numbers of neutrons required. To the best of the authors' knowledge, all of the therapeutic attempts which have been made with thermal neutrons have involved the introduction into the tissue to be irradiated of a target atom or a neutron-capturing material. This is in contrast to reliance on the reactions directly between neutrons and the normal constituents of the tissues. This procedure has been called Neutron Capture Therapy to distinguish it from other possible modes of exposure to neutrons and to emphasize the use of an added neutron-capturing element.

When the completion of the large Graphite Research Reactor at the Brookhaven National Laboratory was imminent, a collaborative effort between FARR, ROBERTSON and their colleagues at Brookhaven and W. H. SWEET of the Neurosurgery Department at the Massachusetts General Hospital in Boston was begun. Preliminary work (SWEET and JAVID; JAVID, BROWNELL and SWEET) conducted at Boston indicated that during the first hour after intravenous injection of boron in the form of borax, the concentration of boron was higher by factors of two or more in brain tumors than in normal brain, and that it would be feasible to inject sufficient boron via vein to give an expectation of achieving selective radiation effects in brain tumors by the neutron capture reaction.

Partly because of the relatively high incidence and malignancy of glioblastoma multiforme (PIERCE and BOUCHARD), and its refractoriness to treatment surgically and by conventional radiation therapy, and partly because of this tumor's apparently favorable uptake of boron (a feature deemed critical at that time), it was decided to treat only patients with *glioblastoma multiforme* in the first series.

Over a period of two years beginning on 15 February 1951, the initial group of ten patients with proved glioblastoma who had been operated upon or examined subsequent to operation by SWEET at the Massuchusetts General Hospital were transferred to the hospital of the Brookhaven National Laboratory for neutron capture therapy. The treatments were conducted at a facility located on the top of the Brookhaven National Laboratory Graphite Research Reactor. The details of each treatment and the clinical courses of the patients were described by FARR et al. (1954). Eight of these ten patients came to autopsy and the pathological findings were reported by GODWIN, FARR, SWEET and ROBERTSON. Large areas of viable tumor were found in all cases, but in at least three the changes observed in the tumor could be attributed to acute irradiation effects presumably consequential to neutron capture. Only three patients lived long enough for the delayed effects of irradiation, such as demyelinization, to occur and none was found. No persistent changes attributable to boron poisoning were found.

Although the clinical histories of the patients in this first series suggested that neutron capture therapy had a definite effect in arresting tumor growth temporarily, the failure to destroy the tumor made it apparent that a procedure of greater effectiveness was necessary. Modification of the irradiation facility made it possible to increase the neutron exposure to 3×10^{12} neutrons/cm^2 per treatment, and nine patients in a second series of trials (FARR 1955) were given somewhat higher doses of boron — up to 30 grams of ^{10}B sodium tetraborate and ranging from 32 to 42 mg ^{10}B per kilogram of body weight.

Because some of these patients developed severe radiation effects in the skin at the site of their treatment, a number of procedures such as compressing the external carotid arteries, ipsilateral intracarotid injection of the boron during the neutron exposure, and pressure bandages over the scalp were used in attempts to prevent or delay the appearance of boron in the skin. These methods were successful only sporadically and unpredictably and were superseded by removing the skin from the irradiation site by making a skin flap surgically. The earlier doses of boron which had been greater than the later ones had not shown any significant treatment advantage, and therefore as experience and confidence were gained, lesser doses of boron were used to the same degree of effectiveness. There still seemed to be a need for higher neutron fluxes than could be attained at the Graphite Research Reactor. This requirement and the operational problems involved in using the large Graphite Research Reactor made the construction of the Brookhaven Medical Research Reactor (MRR) advisable. The MRR was designed especially for use in medical research and other possible applications, as well as for neutron capture therapy. After several exploratory treatments were conducted in the spring of 1959 it was found that extensive modifications of the reactor moderator and of the port "beam" defining aperture were necessary. Completion of these changes coupled with a detailed study of the energy spectrum of the emergent neutrons delayed further clinical trials of neutron capture for over a year. In 1960 the final series of treatments involving the use of 35 mg of ^{10}B/kg of body weight and an entrance neutron exposure of up to 10^{13} n/cm^2 was begun. Subsequently we have carried out no further patient trials as we have been awaiting the development of markedly improved procedures to grow out of the experimental and detailed instrumentation studies which appear quite promising.

b) Physics

The physical aspects of the therapeutic uses of neutrons will be discussed under three topics: neutrons, target elements, and dosimetry.

α) Neutrons

General nature. The neutron is an uncharged nuclear particle about equal in mass to the proton. Actually the mass of a neutron is slightly greater than that of a proton, being 1.008665 atomic mass units (amu) versus 1.007825 amu for the proton. The neutron is now recognized as being one of the fundamental building blocks of matter. With the lone exception of hydrogen-1, which consists of a single proton, the nucleus of every atomic species contains one or more neutrons. The neutron: proton ratio is very important in determining the stability of nuclei in respect to decay by beta-particle emission. Neutron-rich nuclides, those with neutron:proton ratios greater than the stable value for their weight, tend to decay by conversion of a neutron to a proton with β^- particle emission while neutron-deficient nuclides tend to decay by conversion of a proton to a neutron with β^+ particle emission. Radioactive isotopes produced in a reactor are usually β^- particle emitters because in the reactor neutrons are added to the previously stable target nuclei by (n, γ)[1] reactions. In general it is necessary to use some other device, such as a cyclotron, and the (d, n) or (p, n) reaction to produce β^+ particle emitters, although some are produced by neutron absorption reactions.

Free neutrons seldom occur in nature partly because they have a radioactive halflife of about 13 minutes, but more because they are relatively rapidly absorbed in any matter which they encounter. Because of the importance of their velocity on their mode of interaction with matter, free neutrons may be classified according to their energy as (NBS Handbook 63):

High energy (relativistic)	above 10 MeV
Fast	0.01 to 10 MeV
Intermediate	0.5 eV to 0.01 MeV
Thermal	0 to 0.5 eV

The term "thermal neutrons" is used to characterize those neutrons which are in thermal equilibrium with the matter through which they are passing, so that on the average they gain as much energy as they lose in elastic collisions and their average velocity depends only on the temperature of the medium. The energy distribution of thermal neutrons is essentially Maxwellian with an average of 0.025 eV at 20° C. The average velocity of thermal neutrons at 20° C is about 2200 meters/second.

Sources. The principal processes of production or sources of neutrons are (a) spontaneous emission, (b) accelerators, (c) fixed sources, and (d) reactors.

Spontaneous emission. Some of the heavier naturally-occurring nuclides which usually decay by alpha particle emission occasionally decay by spontaneous fission and emit neutrons in this process. Spontaneous fission is a more frequent mode of decay among the higher transuranic elements, but these are all artificially produced and are not presently available in large quantities. Only one light nuclide, ^{17}N (half-life 4.13 seconds),

---

1 The notation (n,γ), (d, n), (p, n) etc. is a code used to designate nuclear reactions according to the incoming and the emitted particle or ray. Thus (n,γ) indicates that neutron absorption is followed by gamma ray emission. Specific reactions are indicated by putting the parent nuclide before and the daughter nuclide after the parentheses, as in ^{23}Na (n,γ) ^{24}Na.

decays by neutron emission. This isotope is of interest in the design of water-cooled reactors, as it is produced from oxygen by an (n, p) reaction, and would be a hazard in an unshielded loop.

None of these neutron-emitting isotopes provides a practical source of neutrons for therapeutic applications.

Accelerators. Fast neutrons can be produced by bombarding a beryllium target with energetic deuterons giving the (d, n) reaction. Other particles, particularly high energy protons, may also be used to produce neutrons by bombardment of other target materials, such as tritium, deuterium, lithium and carbon. In a cyclotron the bombarding particles have a wide spread of energies and consequently the neutrons produced also have a range of energies. Certain other accelerators, such as a Van de Graaff generator, produce more homogeneous beams, in which case the neutron energy varies with the angle at which the neutron is ejected with respect to the axis of the incident beam. Essentially mono-energetic neutrons can be obtained by working at a fixed angle and with a small target.

The narrow spectrum neutron beams available from accelerators are useful in some biological studies such as the variation of RBE with neutron energy, but the available beam currents are insufficient at the present time for use in neutron capture therapy.

Fixed sources. The term "Fixed sources" is used to designate mixtures of elements in which the radiation products of one element produce a neutron-emitting reaction with the other element. Two main types of fixed sources are used to produce neutrons. One consists of an alpha emitter such as radium or polonium mixed with boron or beryllium. A Ra:Be source yields 1.0 to 1.5×10^7 n/curie · sec. The second type uses a gamma emitter to produce neutrons by photo-disintegration of beryllium or of deuterium. An ^{124}Sb:Be source yields 1.9×10^5 n/curie · sec.

The fixed sources are of interest because they can be used to make small, portable neutron sources, with a wide range of energies. Extremely large inventories of radioactive material (10^9 to 10^{10} curie) would be required, however, for one of these sources to begin to compete with a reactor as a source of neutrons, and the fixed sources would generate 10 to 250 times as much heat. From the standpoints of the radioactive hazard, the cost of replenishment and the cooling problem, fixed sources are not feasible as neutron sources for therapeutic applications.

Reactors and thermonuclear devices. At present the most prolific source of neutrons is a reactor, in which neutrons are produced by fission of certain heavy nuclides, usually uranium-235. The use of a fusion reaction as an alternative mode of neutron production may eventually be possible but at present the art of generation of the high temperatures necessary to promote fusion reactions needs much more development before medical applications are feasible. Thermal neutron fluxes of over 10^{15} neutrons/cm^2 · sec are maintained within some reactors. With large reactors, however, the thickness of the shielding needed for protection of the personnel makes it difficult to get external thermal neutron beams of high intensities.

Most reactors are designed to operate continuously at their rated power level. Another possible mode of operation which has attractive possibilities for medical applications is to "pulse" or "flash" a reactor. With this technique, a reactor is permitted to climb to very high power levels, but only for a small fraction of a second. This mode of operation has the merit of delivering a large burst of neutrons in a very short time interval. It also offers more flexibility in the problem of controlling the gamma ray contamination of the neutron beam. For example AMF Atomics has proposed a flash reactor design in which a shutter or chopper could separate the rapidly travelling gamma rays and fast neutrons from the more slowly travelling thermal neutrons.

Neutron interactions with matter. Because of their lack of charge and relatively large mass, in their passage through matter neutrons are not greatly affected by the electrons present, but react chiefly with atomic nuclei. At energies exceeding 20 MeV, neutrons have sufficient energy to disintegrate nuclei on collision, producing spallation or star formation. Below 20 MeV, elastic scattering is the major process by which fast neutrons are reduced to thermal energies. In soft tissue 85 to 95% of the transfer of neutron kinetic energy to tissue is by the proton recoil reaction. At neutron energies below about 0.020 MeV the recoiling protons (or other nuclei) are not energetic enough to produce ionization, but do initiate atomic and molecular excitations. Dosimetry is particularly difficult in this region because ionization measurements cannot be made and the efficacy of excitation in producing biological effects is not known. Below 100 eV the probability of neutron capture becomes significant, and in the thermal region neutron capture is the most important process.

The principal ionizing reactions between thermal neutrons and the constituents of tissue are neutron capture by hydrogen, nitrogen and chlorine. The hydrogen neutron capture reaction, $^{1}H\ (n,\gamma)\ ^{2}D$, produces a 2.2 MeV γ ray, and in the nitrogen neutron capture reaction, $^{14}N(n, p)^{14}C$, the proton receives a kinetic energy of 0.624 MeV. In the $^{35}Cl\ (n,\gamma)\ ^{36}Cl$ reaction a total of 8.56 MeV is emitted in a complex spectrum of gamma rays (GROSHEV et al.). Reactions involving the other tissue constituents (C, O, Na, Mg, P, S, K, Ca, etc.) add only about 5% to the absorbed radiation dose because the arithmetical products of their abundances, neutron capture cross sections, and capture radiation energy (Q value) are relatively small. Some of the daughter products, notably ^{14}C, ^{24}Na, ^{38}Cl, and ^{32}P, are radioactive. Usually the radioactivity produced in the soft tissues will be diluted and distributed to the rest of the body by the circulation, but the ^{24}Na and ^{45}Ca produced in bone may remain localized long enough to contribute slightly to the radiation dose. For most purposes the radiation contribution from induced radioactivity is negligible (BROWNELL and SWEET).

β) Neutron capture target elements

For a given neutron flux, the amount of energy released in a tissue as a result of neutron capture by a target nuclide depends upon certain physical properties of the nuclide and upon those biochemical and pharmacological properties which affect the concentration of the nuclide element attainable in the tissue. Only the physical properties required will be discussed at this point.

Type of reaction. For good localization of the radiation energy, a particle or ray having only a short range in tissue seems preferable to highly penetrating radiations (assuming that the target nucleus is suitably localized). Thus the (n, α) reactions and (n, f) reactions are generally more attractive than the (n,γ) reactions, although it is not inconceivable that an (n,γ) reaction producing, for example, a very short-lived β emitter would be effective. In any case, the nature of the reaction and the amount of energy released per reaction are among the first properties to be considered in selecting a target nuclide.

Cross-section. If the neutrons are thought of as projectiles and the bombarded nuclei as targets, it is apparent that the probability of a hit depends not only upon the neutron flux and the concentration of target nuclei but upon what may be regarded as the presenting area of each nucleus. This area is called the microscopic cross-section. The actual areas of nuclei range between 3×10^{-25} and 3×10^{-24} cm^2, but the reaction cross-sections may be as much as a million times smaller or larger. The unit of microscopic reaction cross-sections is the barn, defined as 10^{-24} cm^2 and usually denoted by σ.

Multiplication of the microscopic cross-section for a given nuclide by the number of atoms of that nuclide per cubic centimeter gives the macroscopic cross section, which is denoted by Σ and which has the units of cm^{-1}. The product of Σ and the neutron flux in neutrons/cm$^2\cdot$sec gives the rate at which the designated reaction occurs in terms of reactions per second per cm^3. It is apparent that for use in neutron capture therapy, it is desirable for the target nucleus to have large Σ. In normal tissue the macroscopic cross section for thermal neutron capture is about 0.022 cm^{-1}, attributable almost entirely to the N (n, p) and the H (n,γ) reactions. This corresponds to a mean free path for neutron capture of $\lambda = 4.5$ cm, or a half-distance of 3.1 cm. With scatter also taken into account the half-distance for thermal neutrons in normal soft tissue is reduced to about 1.9 cm.

γ) *Dosimetry*

Radiation dose calculations in neutron capture therapy. The tissues subjected to irradiation in neutron capture therapy may be regarded as being irradiated by three sources which will be treated separately. These are:

a) the reactions between thermal neutrons and the neutron capture element used,
b) the reactions between thermal neutrons and the normal tissue constituents, and
c) the fast neutron and gamma ray contaminants of the beam.

Radiation due to the presence of the capture element used. Irradiation by the heavy particles produced in neutron capture processes depends upon the number of neutron capture events and upon the energy released per event. The number of events depends in turn upon the thermal neutron flux, the concentration of the capture element and the neutron capture cross section. Thus the formula for calculating the dose from the heavy particles is:

$$D_\alpha = \left(N\frac{\text{events}}{\text{gram}}\right)\left(E\frac{\text{MeV}}{\text{event}}\right)\left(1.602\times10^{-8}\frac{\text{gram rad}}{\text{MeV}}\right)\text{rad.}$$

Where:

$$N = (\text{nv}) \quad (\sigma\cdot10^{-24}) \quad (C) \quad \left(\frac{6.025\cdot10^{23}}{A}\right) \quad (t)$$

$$\left(\frac{\text{neutrons}}{\text{cm}^2\cdot\text{sec}}\right)\left(\frac{\text{cm}^2\text{ event}}{\text{neutron atom}}\right)\left(\frac{\text{grams target}}{\text{gram tissue}}\right)\left(\frac{\text{atoms/mole}}{\text{grams/mole}}\right)(\text{sec}).$$

This reduces to:

$$D_a = \frac{9.637\cdot10^{-9}\,C\,E\,\text{nvt}}{A}\text{ rad} \qquad (1)$$

The Table compares the physical properties of some of the nuclides which have been considered for use in neutron capture therapy.

Table. *Properties of some possible neutron capture target nuclides*

Nuclide	Natural abundance %	Reaction	Energy MeV	Cross section barns/atom	"f"	Radiation dose for 1 μg/g and nvt = 10^{12} n/cm² rad
^{3}He	.00013	np	0.764	5400	1	13.20
^{6}Li	7.52	nα	4.797	945	1	7.26
^{10}B	18.8	nα	2.786	3813	0.84	8.65
^{113}Cd	12.26	nγ	9.046	20800	0.043	0.75
^{149}Sm	13.84	nγ	7.89	50000	0.044	1.03
^{155}Gd	14.73	nγ	6.74	70000	0.046	1.33
^{157}Gd	15.68	nγ	7.83	160000	0.046	3.31
^{235}U	0.714	nf	180.	584	1	4.29

Modified from BROWNELL and SWEET.

For the (n,γ) reactions, most of the released energy escapes and a correction indicated in the column headed "f" is necessary to express the fraction of the energy actually absorbed. The values listed for "f" are those computed by BROWNELL and SWEET (1959) and express the ratio of the energy absorbed in a uniformly irradiated sphere 2.5 in. radius to that absorbed in the same volume in an infinite irradiation volume. In the case of ^{10}B because in 93% of the reactions a 0.48 MeV γ ray is emitted, "f" is less than 1. Alternatively, the average value of 2.345 MeV may be used for the heavy particle energy in the ^{10}B (n, α) reaction, and the gamma contribution calculated separately (GREENFILD). The last column of the Table expresses the absorbed radiation doses for 1 mg/kg of the nuclides listed for a uniform thermal neutron dose of 10^{12} n/cm^2.

The values in this last column provide a starting basis for seclecting a nuclide suitable for neutron capture therapy. Other factors, however, such as the solubility and toxicity of the available chemical forms of the nuclides impose limitations on the quantities which may be used. In particular, the fact that the solubility of helium in water is only 1 μ g/g (BEHNKE and YARBROUGH) more than offsets the apparent advantage of ^3He, since ^{10}B is being used with safety in concentrations of over 30 μ g/g.

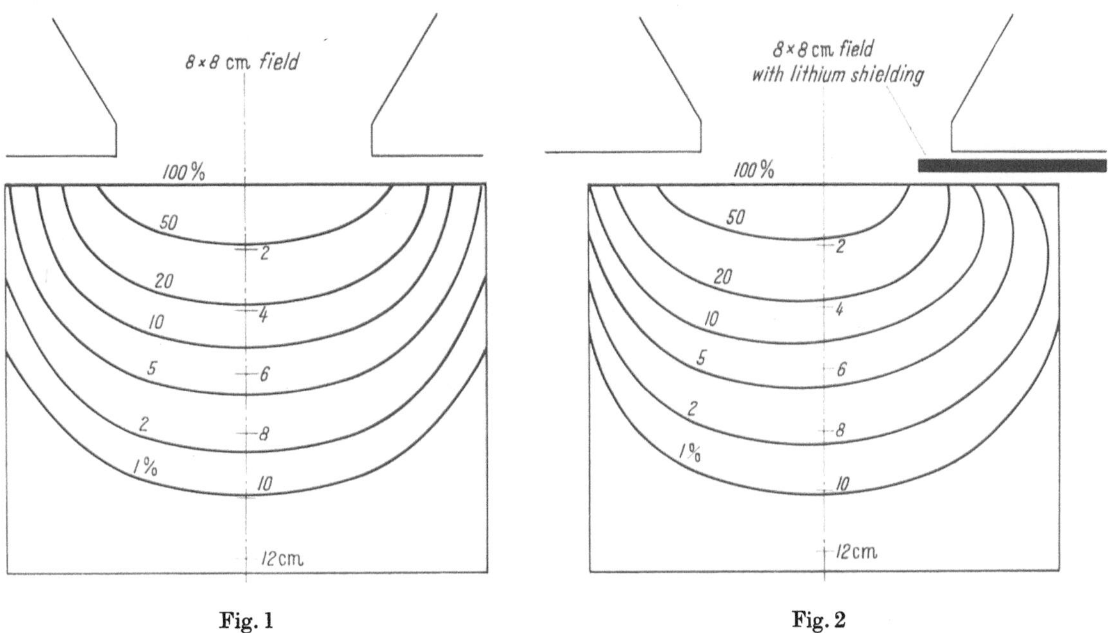

Fig. 1 Fig. 2

Fig. 1. Relative thermal neutron fluxes measured by gold wire activation in a tissue equivalent phantom representing a human head exposed to a beam or cloud of thermal neutrons emerging from a port 8 cm diameter at the BNL-MRR. (Brookhaven Negative No. 1-152-60)

Fig. 2. Perturbation of neutron flux distribution by the presence of a lithium shield placed near the port. In neutron capture therapy lithium shields are used to give added protection to the eyes. (Brookhaven Negative No. 1-150-60)

Radiation through neutron capture by normal tissue constituents. The ^1H (n, γ), ^{14} N(n, p) and the ^{35}Cl (n, γ) reactions account for most of the absorbed radiation dose due to reactions with normal tissue constituents in exposure of the head to thermal neutrons. The method of BROWNELL and SWEET (1959) may be applied in this calculation. Another method, taking into account the neutron depth dose pattern, has been published by ROBERTSON, LEVINE and FARR.

As illustrated in Fig. 1, in a tissue equivalent phantom representing a human head exposed to thermal neutrons emerging from a port 8 cm diameter, the neutron flux rapidly decreases with the distance from the port. Fig. 2 shows how the iso-flux contours are modified by the presence of a lithium shield placed near the port, simulating a technique used in neutron capture therapy. If the tissue composition is uniform, the number of gamma rays *originating* in a given element of volume is proportional to the local neutron flux. The rate of which gamma rays are *absorbed* at a given point, however, depends upon the geometry of the tissue and the gamma source field in which the point of interest is located. The contribution to the dose at a point, P, attributable to the gamma rays originating in an element of volume ΔV at a distance ϱ cm from P is proportional to the nvt at ΔV and to an attenuation factor $e^{-\mu\varrho}$, and to the inverse of the square of the distance. Thus calculation of the absorbed dose at P requires evaluation of the integral in the equation:

$$D\gamma = K \int_v \frac{(\text{nvt})\, e^{-\mu\varrho}}{\varrho^2}\, d\,V. \tag{2}$$

The integral in equation (2) differs from that for the usual geometry factor by the inclusion of the (nvt) factor in the integrand. The iso-dose contours shown in Fig. 3

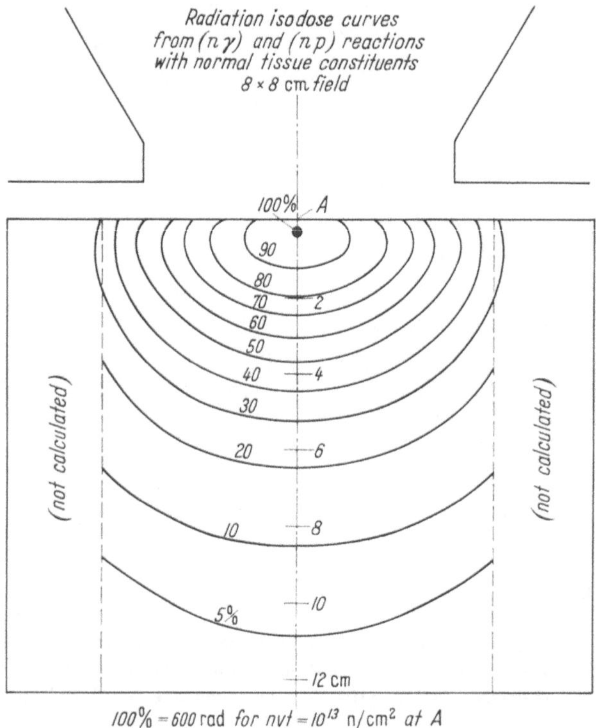

Fig. 3. Radiation iso-dose curves for gamma ray and heavy particle reactions for normal constituents and for the neutron exposure shown in Fig. 1. This does not include the gamma rays inherent in the emergent beam. (Brookhaven Negative No. 11-216-60)

were calculated from the neutron flux data depicted in Fig. 1 by the method of Robertson, Levine and Farr.

Radiation by fast neutron and gamma ray contamination of the beam. The doses from these sources are highly dependent upon the configuration of moderating and shielding materials used, and a general treatment of the methods for predicting the doses cannot be given here. Measurements made at the MRR treatment port indicate that with the present configuration the fast neutron flux is negligible and the gamma flux, measured with a lithium shielded Victoreen ionization chamber without backscatter is 0.6 R/mws. The gamma ray energy is about 2 MeV.

Physical dosimetry. A fundamental difficulty in neutron dosimetry arises from the strong dependence of neutron absorption upon the nature of the absorbing matter, as well as upon the energy of the neutrons. No method has as yet been contrived to measure the energy absorbed in tissue directly (ROSSI 1956). In practice, virtually all simulated neutron dosimetry depends upon the use of tissue-equivalent gas ionization chambers. Because the range of the secondary penetrating ionizing particles is too great to make it practical to avoid wall effects, it is necessary to use tissue-equivalent wall materials also. For the tissue-equivalent wall, a semi-solid gel made by digesting at 50^0 C water (66.2%), gelatin (20.2%), glycerol (5.2%), and sucrose (8.4%) (percentages by weight) with subsequent addition of formaldehyde (0.5%), may be used as the lining of solid ionization chambers (ROSSI 1956). In the dosimetry of thermal neutrons, the requirement that the absorption of neutrons be negligible, except for the components that simulate tissue, sharply restricts the choice of materials which may be used. Metals which become radioactive must be used in minimal amounts. Even traces of materials such as boron and lithium which are highly reactive with neutrons and which give a large instantaneous energy release must be avoided unless, of course, the effect of the presence of a given concentration of the neutron capture material is one of the objects of the measurement. Separation of the effects attributable to neutrons and those due to γ rays in the neutron beam is difficult. ROSSI has suggested several possibilities, one being the use of a graphite chamber filled with CO_2, which should have a negligible neutron response, thus providing a method for determining the γ dose alone.

The number of thermal neutrons absorbed in tissue can be estimated by assaying the induced ^{24}Na radioactivity, using blood samples or in vivo counting (COFIELD). Where only part of the body is exposed to neutrons, however, it is difficult to translate the results of this method into nvt at the site of interest.

Another method for determining the flux of neutrons of various energies is through the use of threshold detectors. In this method foils or wires of various metals having different energy thresholds for their reactions with neutrons are used. The data upon which the isoflux curves shown in Fig. 1 are based were obtained through the use of gold wires inserted in a tissue-equivalent phantom.

Neutron dosimetry is almost inextricably bound to gamma dosimetry because practically all neutron sources also produce appreciable electromagnetic radiation. The fission process in particular has a high yield of gamma rays. Also, neutrons themselves initiate γ-radiation when they are captured or scattered in the shielding materials, in the measuring instruments, and in the irradiated tissues. Therefore, if the effects of neutrons are to be distinguished from the effects of gamma rays, the radiation measuring system used must be capable of making this distinction. Usually this problem is approached by using a system having two components, one of which is relatively insensitive to one or the other kinds of radiation.

c) Reactor

α) Influence of medical requirements in reactor design criteria

Thermal neutron beam. One of the essential requirements of a medical reactor which differentiates it, at least quantitatively, from general research reactors is the requirement for a high intensity external beam. Much of the research involving reactors in physics, chemistry and even biology can best be achieved by placing the material to be irradiated or to be activated within the core or moderator of the reactor. The medical requirements however are most conveniently met with an external beam, although it is conceivable that a thermal column could be designed for medical use. In any event, there are two prime requisites in the use of thermal neutrons in neutron capture therapy and in other modes of producing biological effects: (1) Relatively high thermal neutron flux, and (2) neutron spectrum purity.

Thermal neutron flux requirements. Experience has shown that with usable concentrations of the presently-known forms of neutron capture target elements, and under the circumstances encountered in the Brookhaven clinical trials an entrance thermal nvt 10^{13} n/cm^2 would be needed to produce desired biological effects in patients with a head of average diameter.

Subsequently FRIGERIO (1962) showed that an epithermal neutron beam could be used to improve the depth dose ratio for thermal neutrons. FAIRCHILD and GOODMAN (1966) have developed this method into one that would be clinically useful. It is necessary that at least the critical fluence be delivered in the midline and that this be accomplished in such fashion that the periphery at entry also receives a critical exposure.

For the neutron dose to be delivered in a convenient time period, fluxes of 10^{10}n/cm$^2\cdot$sec or greater are needed, and they must be quite free of gamma ray and fast neutron contaminants.

Although this requirement may appear to be low in terms of the fluxes of 10^{12} to 10^{15} n/cm^2 · sec available in the cores of some reactors, it is high for an external beam and means that every effort must be made to get the portion of the body to be irradiated as close to the reactor core as possible. This in turn means that the moderator and shielding must have the minimum thicknesses consistent with their functions.

Thermal neutron beam purity. A greatly-to-be desired feature of a medical reactor would be a purely thermal neutron beam, meaning one free from contamination with fast neutrons and gamma rays. In practice, however, this ideal is virtually non-attainable and some compromise has to be accepted.

The interposition of heavy water (for the fast neutrons) and of bismuth (for the gamma rays) in the path between the reactor core and the target is effective in reducing the contaminating radiations, but these materials also reduce the thermal neutron flux. The fast neutrons can be effectively thermalized with a few inches of D_2O. Graphite is also very good but is less efficient as a moderator.

The gamma rays present a more difficult problem. Gamma rays are produced not only in the core by the fission process but also in many of the neutron capture reactions which occur with materials in the path between the core and the port and in the concrete shield. It is therefore necessary to prevent neutrons from entering the concrete shield, to avoid the use of materials which generate gamma rays in neutron capture reactions, and to locate the gamma shielding material as close to the port as possible. In the present configuration of the Brookhaven Medical Research Reactor with the reactor operating at a power level of 1 MW and with 2×10^{10} n/cm · sec at the treatment port the gamma ray dose rate is 0.6 R/sec. Although lower than in the original configuration, this is still an appreciable gamma ray dose rate which sets a limit to the thermal neutron fluence that may be used.

β) The Brookhaven National Laboratory Medical Research Reactor (BNL-MRR)

The BNL-MRR has been described in some detail in the literature (FARR 1959; STICKLEY 1959). Much of the following additional information is from the Medical Research Reactor Report presented by GODEL.

Location. The MRR is an integral part of the Brookhaven Medical Research Center with direct access, via air locks, to one of the main corridors of the research laboratory wing of the Center. Fig. 4 shows the location of the MRR and its connections to the adjacent facilities in the Medical Research Center.

Description. Fig. 5 shows the general arrangement of the principal components of the MRR.

Core. The fuel elements are standard Bulk Shielding Facility type (contructed by the Sylvania Co.) with no important modifications. Each element consists of 18 uranium-aluminum alloy plates 0.020″ thick clad on both sides with 0.020″ of pure aluminum.

Each element contains about 140 grams of uranium 235. These fuel elements are supported in an upright position by a grid plate located in the bottom of a cylindrical core tank which is 2 feet in diameter. The grid plate provides space for 32 fuel elements and 4 control rods. Actually only 17 fuel elements are needed to sustain a chain reaction. The surplus grid plate spaces are filled with graphite dummy fuel elements to maintain the highest neutron economy. In the core the moderator is pure H_2O (10^6 ohms/cm). Cooling of the fuel elements is achieved by circulating the core moderator water through a heat exchanger.

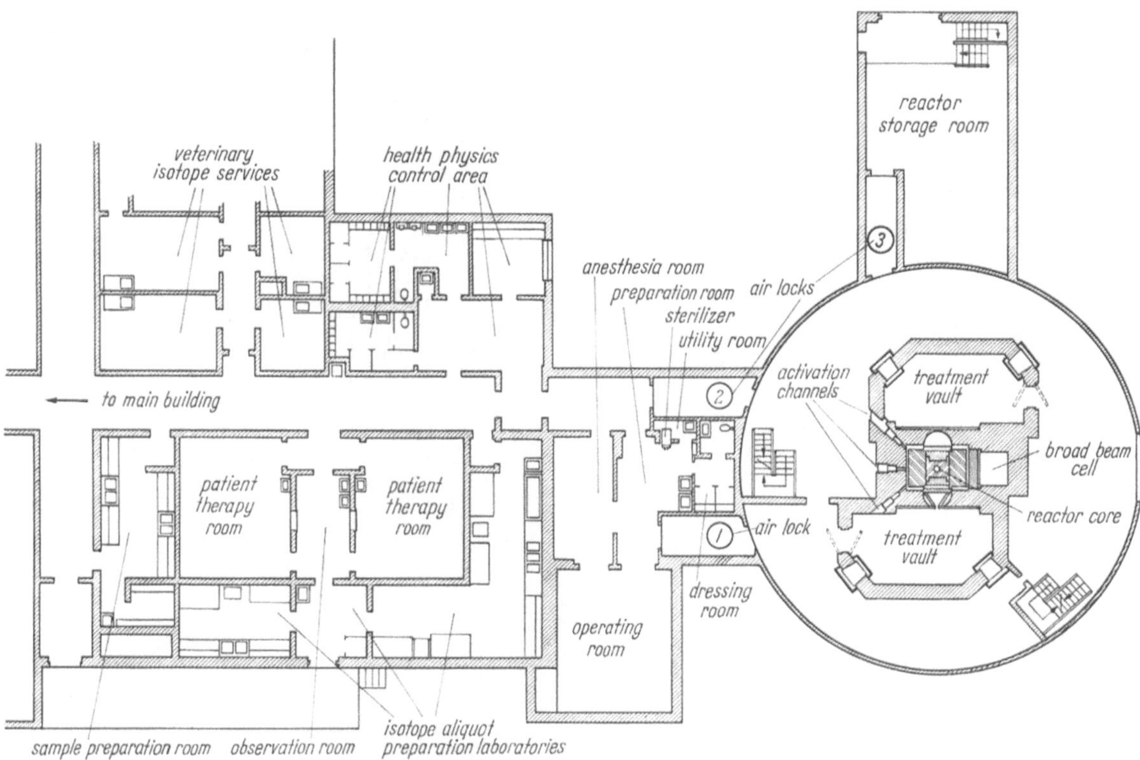

Fig. 4. Floor plan of the Medical Research Reactor and adjacent facilities. (Brookhaven Negative No. 9-895-59)

Reflector. The reflector is graphite in the form of a cube which fits around the core tank as tightly as possible to a maximum thickness of about 3 feet. The graphite is air-cooled. Three 4″ × 4″ experimental holes penetrate the graphite reflector but none penetrates the core tank. One hole does extend to the core tank; the other two pass within 6 in. of the core tank.

Control systems. In the MRR the control rod entrance tubes are between rather than within fuel elements so that all fuel elements can be removed without disturbing the control rods. The three centrally located rods are termed safety rods and the outermost one is the regulating rod. These differ only in that the regulating rod is made of stainless steel, whereas the safety rods have a stainless steel outer jacket lined with 0.030 in. of Cd, and the inner volume is packed with B_4C and Pb. The rods are 2-1/2 in. × 3/4 in. with an "active" length of 26 in., so located as to be opposite the "active" portions of the fuel elements when inserted.

Cooling. The core is cooled by circulating the moderator water up through the fuel elements at a rate of 600 gpm. Above the fuel elements the water enters the larger diameter (18 ft.) tank where it resides a sufficient time for substantially complete decay of ^{17}N before the water passes out of the shield. From near the top of the reactor tank the water passes through an 8-in. pipe down to the basement, where the pumps, heat exchanger and water-treatment equipment are located.

A fraction of the water flow (10 gpm) is treated by passage through a water softener and an ion-exchange column before its return to the reactor core. This process removes corrosion products, ^{24}Na [from ^{24}Al (n, α)] and any fission products which find their way

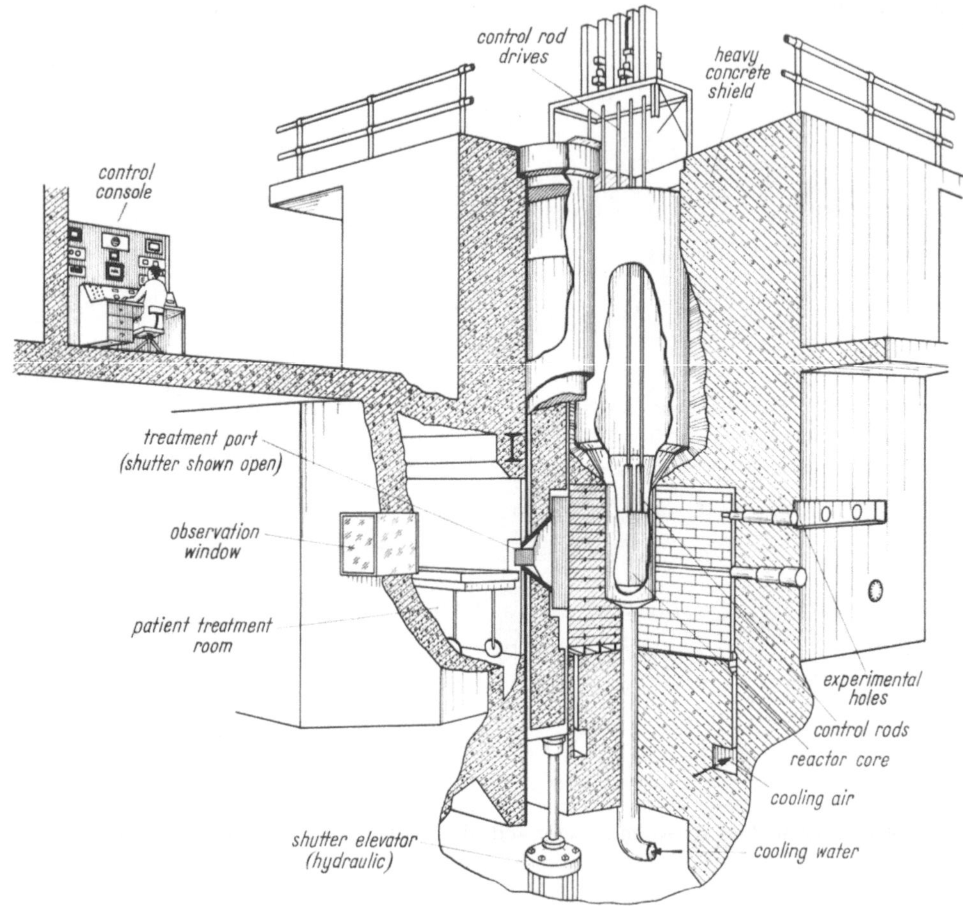

Fig. 5. Drawing indicating the general arrangement of the principal components of the MRR. (Brookhaven Negative No. 5-444-6)

into solution. Since the total volume of the system is 3000 g, the "turnover time" for clearance by the ion-exchange treatment is about 5 hours.

Five to 10% of the heat generated in the MRR is produced by conversion of neutron kinetic energy to heat in the graphite reflector. The graphite is cooled by air which passes up along the inner steel walls of the concrete shield to a plenum chamber above the graphite reflector, then down through holes drilled in the graphite. The air is drawn through a 2 ft. diameter pipe to the filter area in the basement and is finally exhausted up the 150 ft. tall stack. The air flow is 5100 cfm.

Neutron beam channel and treatment port. As is shown in Fig. 6 and in order to prevent diffusion of neutrons out of the channel between the core and the port, the channel in the shutter is lined with a two-inch thick layer of polyethylene backed up by a layer of Boral (a boron-aluminum alloy). The polyethylene reflects neutrons back into the channel and the boral absorbs those which get through the plastic. For the field-defining aperture at the port, a removable block consisting of LiF in paraffin is used. Lithium is preferred to boron in this location because in capturing neutrons it does not emit a gamma ray. Aperture blocks may be made with openings custom-shaped for particular applications.

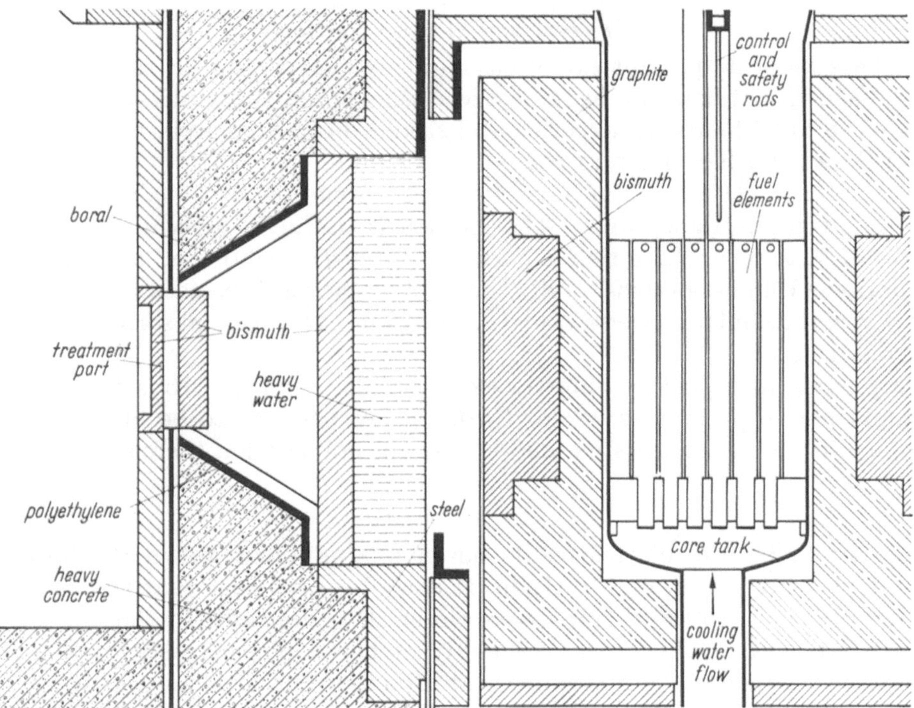

Fig. 6. Detail of the MRR core and shutter configuration indicating the use of heavy water, plastic, boral, and bismuth in the shutter to maximize the thermal neutron flux and minimize the gamma ray flux. (Brookhaven Negative No. 7-236-60)

d) Pharmacology of carrier compounds

α) *Toxicity*

In the selection of a target atom as previously mentioned there are only three elements, lithium, boron and uranium which have a high cross section for capture of thermal neutrons, disintegrate promptly into energetic heavy atoms, and are available in compounds sufficiently soluble to be considered for use in neutron capture therapy. The salts of these three elements are all toxic.

Uranium is specifically toxic to liver and kidney and some years ago was used to induce an experimental nephritis. Under the Manhattan Project very extensive studies were done on the toxicology of uranium and these have been reported in detail.

Lithium, likewise, is a very toxic element as was brought forcefully to the attention of physicians some years ago when lithium chloride was used as a substitute for sodium chloride in the treatment of hypertension.

Boron in the form of boric acid (H_3BO_3) has a well documented place in medicine. Its toxicity when ingested or injected is recorded in numerous case reports in the literature. In 1950, PFEIFFER and JENNY surveyed the boron poisoning cases recorded in the medical literature and summarized the data in 86 cases, among which there were 42 deaths of which 19 occurred in infants below 1 year of age. Deaths are reported to have occurred in adults within 46 hours after oral ingestion of 7.5 grams of boric acid (1.2 grams of boron) and in 36 hours following ingestion of 15 grams (2.4 grams of boron). On the other hand, recovery has been reported following a 30 gram oral dose of boric acid (4.9 grams of boron) and from 15 grams injected intravenously.

It is clear that each of these three elements poses a significant problem of toxicology as well as of pharmacology.

β) Distribution and excretion

Boron because of its prompt excretion might well be chosen for this pharmacological property alone. In patients, we have observed that boron is quantitatively excreted via the urine in 48 to 96 hours. In experimental studies in mice as well, this rapid excretion was noted (FARR and KONIKOWSKI 1959).

FAIRCHILD et al. (1967, 1968) have developed a method for analysis of boron-10 in tissue by neutron autoradiography. The method is useful in determining absolute concentrations of 30 to 60 μg ^{10}B/g tissue in tissue volumes of 0.001 mm^3 of 30 μg ^{10}B/g tissue or more in tissue volumes of 0.001 mm^3. The method may also be used to evaluate relative intracellular:extracellular concentration ratios and in evaluating absorbed radiation doses about blood vessels.

Lithium tends to replace sodium in extra-cellular fluid and thus its effects and its excretion are not so prompt as boron. *Uranium*, we believed to be undesirable because of its storage in the skeletal system and uncertain mobilization thereafter.

γ) Boron compounds

During the first series of treatments boron was administered in the form of borax (sodium tetraborate, $Na_2 B_4 O_7 \cdot 10 H_2O$). It early became clear that the doses of boron required for neutron capture therapy were closer than desirable to the hazardous range (LOCKSLEY and FARR; CONN et al.). A study of boron pharmacology was undertaken. As a result of this endeavor, EASTERDAY at Brookhaven developed another inorganic compound of boron-sodium pentaborate, $Na_2B_{10}O_{10} \cdot 10 H_2O$ with greater solubility in water and less toxicity than borax. In mice the LD_{50} for sodium pentaborate calculated as its boron content has been found to be 342 milligrams of boron per kilogram body weight as compared with 212 milligrams of boron per kilogram body weight when borax was used. Consequently, in all patient studies carried on subsequent to the first series, we have employed the pentaborate compound. The pentaborate compound has been employed in all the experiments with transplantable mouse tumors except the pilot studies (FARR and KONIKOWSKI 1967).

The basic differences we have noted between the pharmacological reactions of borax and pentaborate have been quantitative. Both are capable of inducing respiratory arrest, immediate projectile vomiting, extreme grey pallor of the skin, transient hypertension, inversion of the T wave of the electrocardiogram, diarrhea, characteristic skin rash and psychic depression. In general all these manifestations with the exception of prompt respiratory depression are a function of dose and for equal doses of boron are significantly less for the pentaborate than the tetraborate compound. The respiratory depression appears to be related to a rise in blood concentration above some threshold value as yet undetermined. It is fortunately not persistent or irreversible and can be avoided almost entirely by careful administration of the drug. To this end, EASTERDAY devised an injection apparatus permitting the volume per minute injected to be varied over a wide range, with remote control and a high degree of accuracy in the total volume delivered. By use of this machine we have been able to avoid allowing the concentration to approach the higher levels in the blood stream through appropriate adjustment of the injection rate. In general, we have made an effort to avoid high peak loads and have endeavored to maintain a constant blood concentration of boron during the injection period. We believe the capillary constricting action of sodium pentaborate was thereby held to a minimum and a more efficient distribution of the drug was effected in the region to be treated. Estimations of boron content at various times after injection have been made using the method of KONIKOWSKI and FARR.

While many people (FRIGERIO 1965, SWEET 1967) have suggested the use of organo-boron compounds as the carrier, no satisfactory product has yet been developed. In general organo-boron compounds are very difficulty soluble in water and have a greatly enhanced toxicity.

It is, however, very likely that eventually an organo-boron derivative will be developed which because of very marked tumorophilic qualities will prove to be markedly superior to the present inorganic salt employed.

δ) Synergistic and antagonistic action of carrier compound and common drugs

The potential toxicity of the boron compounds used has emphasized the need to know both the synergistic and antagonistic actions of drugs commonly employed in the management of patients. We have learned, for instance, that morphine, demerol and similar drugs enhance the toxicity of boron salts. Dramamine and similar drugs do not affect either the nausea or vomiting induced. Meprobamate compounds likewise appear to be without significant effect. Tranquilization can be secured effectively with a significant reduction in the undesirable gastro-intestinal effects by employment of chlorpromazine in adequate dosage. Moreover, there is a suggestion that chlorpromazine has an action antagonistic to the more general toxic effects of boron salts. We have employed it extensively in some of the patients in the second group of ten. In the last group of patients treated we employed it primarily as a tranquilizer, since the reduced boron dosage employed avoided most of the toxic effects which were troublesome.

By far the greater reliance has been placed upon another manner of circumvention of toxic reaction. EASTERDAY and FARR and EASTERDAY and HAMIL have reported on an almost specific effect of glucose in reducing boron toxicity. There appears to be a least toxic mixture of boron compounds and glucose which is a function of the molar ratios of glucose and boron in the solution administered. For sodium tetraborate the glucose molar ratio is about 2 to 1 whereas for sodium pentaborate the equivalent ratios is 1 to 2. No evidence is at hand to explain this phenomenen but its utility has been adequately demonstrated. Whether these ratios will hold for very dilute solutions has not been established but in solutions wherein approximately saturated solutions of boron compounds are used, the evidence appears clear. Much more work remains to be done on this general problem of antagonism and synergism.

ε) Boron doses used in neutron capture therapy

In the neutron capture therapy procedure boron has been administered to patients as sodium tetraborate in amounts up to 46 milligrams per kilogram.

With sodium pentaborate doses to patients as high as 60 milligrams per kilogram have been administered with safety. Fortunately the better clinical results were obtained with a boron dose of 35 milligrams per kilogram which we believe to be satisfactorily safe. In experimental studies it has been observed that results almost equal in causing permanent regression of the test neoplasm were obtained with boron doses of 25 milligrams per kilogram.

e) Present clinical procedure for neutron capture therapy

In discussion of the procedures which were used in the pilot series of patients given neutron capture therapy, it seems desirable to give in each aspect certain historical experiences to demonstrate the evolution of the various manipulations. Most of the procedure is on a purely empirical basis because we do not yet have adequate physiological knowledge for logical development. The empirical application for any new series of patients would follow closely the course suggested by the experimental studies of FARR and KONIKOWSKI of which the first report has been published (1967).

α) Preparation

For admission of a patient to the service, histological specimens of the tumor are required for accuracy of the diagnosis and so that the effects, if any, the procedure has on the tumor may be established later. On the basis of experience to date, we would recommend the following basic information be available whatever the location or type of neoplasm involved. That is, we do not believe that this procedure need be limited to intracranial neoplasm. While some consideration is given to the patient's general condition, this is not determinant as patients who are desperately ill or even in a premoribund condition will tolerate the boron injections without critical disability. In order to have some knowledge of any pre-existing chemical disturbance which might be significant in the patient's management, we always obtained a plasma sodium, potassium, carbon dioxide content, total plasma protein, fasting blood sugar and blood urea clearance test. The latter is particularly important as it is related to the patient's ability to excrete the administered borate. As noted by CONN et al., retention of borate in significant amounts in the plasma results in an inversion of the T wave of the electrocardiogram, but appears to be without other effect on mycardial function. Retention of the borate also appears to prolong other manifestations of boron intoxication such as anorexia, nausea and psychic depression.

Initially and during the entire period that the Brookhaven Graphite Research Reactor was used as the source of thermal neutrons, it was necessary for the patient to cooperate to some degree during the exposure period. Consequently, drugs which caused a loss of consciousness could not be used. At the same time, the very requirement of conscious cooperation meant that the patient had an awareness of the procedure. This always resulted in a very considerable degree of anxiety and apprehension. Since relaxation to a reasonable degree was and remains very desirable in order to best position the patient, it was imperative that some considerable degree of alleviation of anxiety be effected. At the same time it was necessary to reduce the forceful vomiting touched off by the rapid injection of the boron. As previously noted in the section on pharmacology, the use of morphia, demerol and like drugs was abandoned under these conditions. Mild ataraxic drugs like meprobamate were effective neither in production of a desired state of calmness nor in reduction of nausea and vomiting. Chlorpromazine, however, was found to have the desired tranquilizing effect and significantly to reduce the intensity of vomiting and nausea. Since it was used prior to administration of the boron solution which has a pressor effect, its production of hypotension usually could be ignored. Generally a dose of 100 mg of chlorpromazine was given by injection about twenty minutes prior to administration of the sodium pentaborate. However, this basic dose was increased or decreased as seemed desirable on the basis of a chlorpromazine sensitivity test carried out the day before. In the last group of patients treated for intracranial neoplasms, a large skin flap was turned back to avoid dermal injury. When this is done, adequate decompression should be carried out if not already existing. For patients with sizable intracranial neoplasms, very large decompressed areas are mandatory for safely carrying the patient through the immediate post treatment critical period of three to four days. The use of these surgical adjunct procedures was made feasible by the new Medical Research Reactor with its capability of providing adequate neutron exposure in 120 seconds. The necessity of using chlorpromazine has diminished and as noted earlier this has been accentuated by smaller boron doses—now 35 milligrams per kilogram of body weight. This increased flexibility of maneuver has also permitted the reintroduction of demerol and morphia as seems best in a given situation for adequate surgical preparation.

β) Boron injection

The patient is prepared in the operating room by turning back an appropriate skin flap and ensuring adequate decompression. This area is protected and kept sterile with appropriate transparent plastic caps while the patient is transfered to the reactor area.

Here he is given sodium pentaborate with glucose intravascularly using a motor driven continuous infusion device. This method permits the rate of injection to be set beforehand using a 10% glucose solution and then by use of a remotely controlled switch to begin injection of the sodium pentaborate. We usually injected the borate over about a six-to-ten-minute interval at a decreasing rate in such fashion that after the initial rise, say after two minutes of injection, the blood concentration was maintained at a fixed concentration during the entire remaining injection. We cannot at this time see any difference in results after this injection procedure against a very rapid injection with a very high peak load. The latter method accentuated the respiratory depression and always triggered the vomiting response. Thus our present aim is to load the body at a uniform but rapid rate yet sufficiently slowly to reduce the more marked and undesirable toxic reactions. Despite reactions which may be visually alarming such as the intense grey color which develops, we have uniformly persisted in completing the boron injection and washing the injection system with glucose solution even if other measures had to be taken simultaneously.

The route of injection has varied between the antecubital vein or other vein in an extremity and the ipsilateral internal carotid artery. The latter procedure was undertaken for two reasons: on one hand as a measure to reduce post treatment radiation dermatitis which is now done more effectively by the surgical maneuver of turning down a skin flap; on the other hand it was initially believed that the higher concentration obtaining in the perfusing arteries by this maneuver would lead to more effective loading of the tumor. Whether or not such a differential distribution during the first few minutes was attained, on the basis of cytocidical demonstrations, we have not been able to adduce any evidence for an increased effectiveness following such a procedure. Therefore, we returned to the simpler procedure of intravenous administration via a vein in an extromity. After injection of the boron and until the skin flap has been approximated glucose infusions are continuously maintained. Blood or plasma may also be given if indicated and, when necessary, pressor agents are added as required to the infusing solution.

γ) Period for boron distribution

The original assumptions involving neutron capture therapy assumed that very shortly after injection of an inorganic salt a maximum tumor-normal tissue ratio would obtain, with maximum concentration in the tumor at this time. Therefore every effort was made to expose the region to thermal neutrons as quickly after prompt injection as possible. In treatments conducted at the Graphite Research Reactor this time interval was of the order of eight to ten minutes after injection. In the meanwhile, experimental work has now clearly indicated that this was a faulty assumption and, in mice at least, a better result was obtained by providing a longer distribution interval. Finally, it was demonstrated in mice that for an experimental neoplasm of a given size its destruction could be encompassed with selection and discrimination under identical distribution intervals, but in one circumstance with a tumor-normal tissue average ratio of 3:1 and in the other with ratio of 1:3. Therefore, our attention was directed towards distribution interval as one of the critical factors in achieving selective destruction. Studies of FARR and KONIKOWSKI which are now in press suggest the concentration achieved may not be of great significance when the boron dose administered is equal to or greater than 35 mg/kg, and even doses as low as 25 mg/kg may be quite adequate. Therefore, other factors are more important than achieving any increase in concentration by giving a dose above 35 mg per kilogram. Clinical results have within smaller limits substantiated this importance. The best time interval for clinical results has not been clearly established. But when we allowed a period of 27 to 32 minutes to elapse before exposing the region to thermal neurons, the better results were obtained, in particular a dramatic effect in a patient with a cerebellar lesion. Uniform necrosis of tumor tissue and preservation of normal tissue have been attained under these conditions.

δ) *Neutron exposure period*

Because, as yet, the optimal thermal neutron exposure is not known, there has been a continuous endeavor to increase the total thermal neutron exposure until either the objectives have been reached or there is evidence of some neuronal damage from neutrons. At the beginning, the tolerance of the central nervous system to thermal neutron exposure was not known exactly but it was our impression that it appeared to be less than exposures we now have almost routinely achieved. We are quite certain that the tolerance dose exceeds an nvt of 10^{13} n/cm^2 when the entire exposure is given within one to three minutes (FARR, CALVO, YAMAMOTO, STICKLEY, HAYMAKER and LIPPINCOTT). In the first series of ten patients, the duration of the neutron exposure period was forty minutes. Tissue specimens obtained from patients so treated indicate the neutron fluence was inadequate, but it is not known what role may have been played by the improper selection of a distribution interval. However, as better exposure units were constructed at the graphite reactor, the interval of exposure was shortened for the very practical reason of maintaining the cooperation of the patient throughout the treatment interval. Since the Medical Research Reactor has come into operation, it was possible to attain the minimum desired thermal neutron concentration at a depth of some 5 cm with an exposure occurring only over 120 seconds. Experimental studies by FARR and KONIKOWSKI using the final field defining aperture configuration at the MRR showed that no significant effect was produced upon the experimental tumor exposed in the reactor unit when boron-10 was not previously administered.

Data at hand suggest that to provoke the cytocidal response which is sought in this procedure, there must be a minimal thermal neutron fluence at the site of interest of between 5×10^{10} and 1×10^{11} thermal neutrons per square centimeter. Since other studies, briefly alluded to, have indicated the importance of the distribution interval, we endeavor to achieve this fluence in as short an interval as possible. The last few patients treated with the Medical Research Reactor received a cortical surface exposure (nvt) ranging from 7×10^{12} to 1.3×10^{13} thermal neutrons/cm^2. Port sizes have ranged from a circular port 3 inches in diameter to a trapezoidal port $4 \times 5 \times 6$ inches. Reasonable uniformity of exposure is attained within the port area.

During the neutron exposure period the patient may be observed through a lead glass and oil filled window and by a closed circuit television system. The cardiac condition is monitored with an electrocardiograph. A study of the electroencephalographic behavior during neutron exposure might prove useful though we have had no experience with it.

ε) *Immediate post treatment management*

During the week to ten days immediately after treatment, clinical management of the patients was primarily concerned with maintenance of nutrition, aiding in the excretion of borate and prevention of critical neurological trauma caused by increased intracranial pressures resulting from the disintegration of the neoplasm. The risk from high intracranial pressures rises sharply to a maximum about the fourth day. At this time histological studies, both experimental and biopsies from patients, suggest the individual neoplastic cells have increased in size several times which results in a very considerable expansion of the volume occupied by the neoplasm. There is no demonstrable change in size of the abutting non-neoplastic tissues. To accommodate this increased volume of neoplasm extensive decompression is required. Frequently ventricular taps are necessary and should be carried out as needed in the judgement of the neurosurgeon. Generally following treatment, the patient after a short period of several hours during which he seems to improve, becomes gradually more comatose until the tumor expansion has ceased and a regression in tumor size has begun. The more effective the procedure the more acute this type of response. Concentrated urea and glucose solutions were frequently employed in the standard procedures to control *cerebral edema* yet in this instance we have adduced no histological evidence of actual edema formation. But it must be borne in mind that we have observed very few patients who died during this critical interval. The increase in volume of the neoplasm may in some instances be entirely due to increase in cell substance. Frequent measurement of intraventricular pressures may be helpful in assessing the state of the neoplasm. Tube feedings of nutritious mixtures were given and intravenous fluids, if necessary, were given to increase the urine volume. Transfusions may be given as indicated and anticonvulsant drugs freely employed to prevent or reduce the number of seizures during the most critical period. Several of the patients treated in the large Graphite Research Reactor and some of the patients treated with the Medical Research Reactor before its moderator system was changed showed widespread *facial edema*. This subsided by the fifth day and has not been accompanied by sequelae. The less contaminated thermal neutron cloud now employed and better positioning of the patient have apparently eliminated this complication. Pressor drugs should be given as needed and careful attention needs to be paid to maintenance of a free airway. Generally at the end of one week post treatment, the acute exacerbations engendered by the treatment have largely subsided. Slowly the patient's appetite returns and normal meals can be resumed. Improvement in symptomatology is prompt upon cessation of expansion by the neoplasm and with experience one can assess quite early and to a very considerable degree the clinical benefit that may be expected from a given treatment procedure.

The complications with which we were most concerned, until we began the practice of turning a skin flap out of the path of the neutron cloud, were a necrotizing dermatitis beginning as a small vesicle about the third to the fourth week. This vesicle, perhaps 2 mm in diameter, becomes a pustule and one then observed a progressive centrifugal development of a moist skin lesion infection which could not be adequately controlled. Re-epithelialization occurred when the skin area involved was not too extensive. Interestingly, skin previously irradiated to its maximum tolerance with roentgen rays did not seem to more readily or more frequently develop this specific lesion than normal skin. It is most interesting to observe that when properly shielded skin flaps were turned back, the wound healed in a completely uneventful manner. In the very first patients treated, but not the last twenty-nine, itching of the exposed skin was often a serious complication which could be controlled only with the greatest difficulty. Fortunately, in all of the more recently treated patients this itching was no longer present.

Ocular complications were closely watched for. Pustulent conjunctivitis occasionally developed but responded to usual medications quite satisfactorily. We have not observed opacities of the lens to develop in any treated patient. It should be pointed out, however, that no patient lived more than one and one half years after treatment. No disturbances of the cornea have been observed even in the patient who developed a moderately severe radiation conjunctivitis. No retinal complications have been seen.

During the second and third weeks after treatment the patient may rapidly be returned to as much activity and responsibility as his disability permits. It is clear that one must promptly return a patient to his home if only temporary palliation has been attained, that a maximum benefit may be gained of the added interval. We have not seen any neurological complications as a late sequela to the specific procedure.

f) Results and discussion

As one re-examines all of the patients, some forty in all, there are certain well defined areas in which results are clear and others in which results cannot be fully assessed. It must be reaffirmed as a basis for the discussion that in the development of any new therapeutic modality there are two questions which are paramount: (1) Is the new modality more effective therapeutically than the procedures which it would displace; (2) Does the new modality produce any disability as an inherent part of its mode of presentation or action? Which of these two questions comes first will be determined by the organ system or region of the body involved. If it be an organ not necessary for life or adequacy in meeting social, business and family responsibilities then the first question will take precedence. If, however, the organ concerned be necessary for life or adequate performance during life, then it must be established beyond doubt that the procedure is either without damage to normal structures or that the injury done is predictable and can be controlled as required. In neoplastic lesions of the central nervous system treated by radiation, the latter aspect takes on a major prominence even when one is dealing with a surely fatal disease process. Consequently, it has been necessary for us to go to great length to devise studies of the entire central nervous system that we may have full knowledge of responses of various nuclei and centers to the manipulation as well as the response of the neoplasm itself. The enormous amount of work required to embed whole brains, then to cut and examine serial sections to establish these matters can be appreciated only by those who have engaged in such projects. A report has been published by FARR, HAYMAKER, KONIKOWSKI and LIPPINCOTT on the first twenty patients treated. This includes a careful study involving neutron effects. Detailed data have been published on one patient in whom dramatic results were obtained insofar as histological effects are concerned. To date all examinations of non-neoplastic structures within the cranial cavity have exhibited no adverse changes which could clearly be attributed to the procedure. Functionally, the same conclusions are sustained. These conclusions also extend to those parts of the vascular system not within the neoplasm.

The results in patients treated thus far have been encouraging sufficiently to warrant a continuation of certain lobectomy studies on animals looking toward a better understanding of the phenomenology involved. In view of previous unsuccessful attempts to control glioblastoma multiforme, one can say these experimental efforts should be extrapolated to the clinics at some future date. A total of forty-nine patients were given a total of sixty-nine treatments. Contrary to the results with penetrating radiation, no advantage resulted from fractionation of the dose. Our results are consistent thus far in that the maximum depth of destruction is dependent only upon the intensity of the treatment and not upon its duration or its frequency. That is, a neutron fluence permitting sufficient neutron concentration to a depth of 3 or 5 centimeters is effective only to that depth. One treatment therefore will achieve as much as several except for control of regrowth of the tumor towards the original periphery. On the other hand, while multiple treatments did not further alleviate symptomatology or further extend life, they evidently did not have any harmful effects. Current practice is to endeavor to obtain sufficient thermal neutron fluence at depth to provoke a cytocidal response and not to re-treat patients until fuller evaluation is at hand or some special consideration becomes operative for an individual patient.

With continuing improvement in the reactor devices at our disposal, we have seen a continuing extension of neoplasm control achieved. One of the later patients to be treated, who happened to have a sarcomatous neoplasm of probable vascular origin, has already been alluded to as having been reported in some detail. While extension of life is always a difficult point to prove in these patients, we have in one of the patients, with an apparently rapidly expanding glioblastoma multiforme requiring a second surgical intervention six months following a large resection, observed an apparent static condition of the tumor for a period of over one year with little additional impairment developing until only shortly before death one and one half years following a single neutron capture therapy run. Until more histological evidence is at hand, speculation on the modest and temporary clinical improvement almost uniformly seen in these patients is without a solid basis. Despite this recital of apparently good results, the fact remains this is a very complex and strenuous procedure requiring the most careful evaluation until its accomplishments and limitations can be clearly established. Until that time patients must be carefully selected for individual study to give the most informative data on the effectiveness of the specific treatment procedure used.

While a very cautious note of optimism is required for the patient studies, subsequent very much more exhaustive observations on animals appear to be quite clear. This work is only now beginning to the published because of be necessity of long observations on animals whose implanted and well established neoplasm was caused to regress permanently by this means. It is now quite readily accomplished to treat successfully a transplantable highly invasive sarcoma implanted in the thigh of a mouse and encompass complete destruction of the tumor. The neoplasm may be up to 15 millimeters in diameter and if left untreated would cause the death of the animal in about three weeks. With appropriate neutron infiltration at the correct time, this neoplasm can be completely destroyed and in the majority of instances without any injury to the skin or even epilation. The muscle structures remain intact both histologically and functionally. Over 3,000 treated animals have now been observed for as long as two and one-half years without recurrence of the tumor and without development of other neoplasms in the treated region. In the life of a mouse this is a considerable interval. Furthermore, the procedure appears in no way to have made the mouse more susceptible to degenerative diseases or to have observably shortened life span. Unfortunately, we have not been able thus far to translate a good deal of our mouse experience into significant improvements in the technique for patients.

A summary of this procedure published by FARR in 1966 observed that the further development of this procedure requires a broadening of our knowledge of neutron biology, and particularly further knowledge regarding biological responses to the boron-10 thermal neutron reaction occurring randomly within cells. The clinical utilization of neutron capture therapy may occur with great rapidity once these fundamental pieces of data become available.

g) Summary

Neutron capture therapy is a new mode of treating neoplasms, involving the introduction of a neutron-capturing target material into the tumor followed by exposure of the tumor to a cloud of thermal neutrons.

The only target nuclide which has been used in patients is boron-10, although other nuclides with large neutron capture cross sections and prompt disintegration into heavy particles have been considered. In the current procedure the boron is administered intravenously as the pentaborate and is delivered to the neoplasm by the circulation.

A general research reactor (GRR) and a reactor especially designed and constructed for medical applications (the BNL-MRR) have been used as the sources of thermal neutrons. The MRR when operating at a power level of 5 MW provided a thermal neutron flux of 10^{11} n/cm^2·sec at the treatment port, and therapeutic exposures of the order of 100 seconds.

Forty-nine patients have been treated with a variety of boron and neutron doses and of exposure patterns. For patients, the optimal dose of boron and time interval between administration of the boron and exposure to neutrons have not been clearly established. The treated patients have generally shown definite but temporary clinical improvement. No patient has survived over eighteen months after neutron capture therapy. An absence of histological changes attributable to radiation effects in the normal brain indicates that doses of neutrons higher than those which have been used may be permissible. Neutron Capture Therapy remains at present a promising but not definitely proven mode of therapy for neoplasms.

h) Zusammenfassung

Die Neutroneneinfangtherapie stellt eine neuartige Tumorbehandlung dar. Mit dieser Behandlung wird eine neutroneneinfangende Zielsubstanz in den Tumor eingeführt, wonach der Tumor einer Wolke von thermischen Neutronen ausgesetzt wird.

Bor-10 ist das einzige Ziel-Nuclid, welches bisher bei Patienten zur Verwendung kam, obwohl andere Nuclide mit großem Wirkungsquerschnitt für Neutronen und promptem Zerfall in schwere Partikel in Betracht gezogen wurden. Im gegenwärtigen Verfahren wird das Bor-10 als Pentaborat intravenös injiziert und dem Tumor durch den Kreislauf zugeführt.

Die thermischen Neutronen werden von einem Reaktor (BNL-MRR) geliefert, der besonders für medizinische Anwendung geplant und konstruiert wurde. Bei einer Leistung von 5 MW liefert dieser Reaktor einen thermischen Neutronenfluß von 10^{11} n je $cm^2 \cdot sec$ an der zur Therapie bestimmten Ausflußstelle. Die Bestrahlungsdauer beträgt ungefähr 100 sec.

Bisher wurden 49 Patienten mit unterschiedlichem Verfahren, darunter unterschiedlichen Bor- und Neutronendosen behandelt. Die optimale Bordosis und Länge des Zeitintervalls zwischen der Borinjektion und der Bestrahlung ist noch nicht völlig geklärt. Die behandelten Patienten wiesen allgemein eine offensichtliche klinische Besserung auf, jedoch hat bisher kein Patient die Neutroneneinfangtherapie mehr als 18 Monate überlebt. In dem normalen Hirngewebe wurden keine histologischen Veränderungen beobachtet, welche auf einen Bestrahlungseffekt zurückgeführt werden konnten. Die Konsequenz dieses Befundes ist, daß vielleicht größere Neutronendosen als bisher zur Anwendung kommen könnten. Zur Zeit bleibt die Neutroneneinfangtherapie eine erfolgversprechende, aber noch nicht bewährte Methode in der Tumortherapie.

References

AEBERSOLD, P. C.: The production of a beam of fast neutrons. Phys. Rev. **56**, 714—727 (1939).

BEHNKE, A. R., and O. D. YARBROUGH: Respiratory resistance, oil-water solubility and mental effects of argon compared with helium and nitrogen. Amer. J. Physiol. **126**, 409, 415 (1939).

BRENNAN, J. T., P. S. HARRIS, R. E. CARTER and W. H. LANGHAM: The biological effectiveness of thermal neutrons on mice. Nucleonics **12**, Part I No 2, 48—56; Part II No 4, 31—35 (1954).

BROWNELL, G. L., and W. H. SWEET: Studies on neutron capture therapy A/Conf. 15/P/881, in Proceedings of the Second United Nations Internat. Conference on the Peaceful Uses of Atomic Energy (Geneva). Progress in Nuclear Energy Ser. VII Medical Sciences, vol. 2, J. C. BUGHER, J. COURSAGET and J. F. LOUTIT, edit. New York: Pergamon Press 1959.

CHADWICK, J.: Possible existence of a neutron. Nature (Lond.) **129**, 312 (1932).

COFIELD, R. E.: Neutron exposure dosimetry of humans by in vivo gamma measurement of sodium 24, AEC report Y-1283 (TID-4500) 1959.

CONGER, A. D., and N. H. GILES jr.: The cytogenetic effect of slow neutrons. Genetics **35**, 397—419 (1950).

CONN, H. L., B. B. ANTOL and L. E. FARR: Effects of large intravenous doses of sodium borate in the human myocardium as reflected in the electrocardiogram. Circulation **12**, 1043 (1955).

EASTERDAY, OTHO D., and LEE E. FARR: Alteration of borate toxicity by d-glucose. Submitted to the J. of Pharmacol. and exp. Ther. for publication 1960.

—, and H. HAMEL: Acute intravenous and intraperitoneal toxicity studies on sodium pentaborate decohydrate and sodium tetraborate decohydrate. Arch. int. Pharmacodyn. **143**, 144—164 (1963).

FAIRCHILD, R. G., and L. J. GOODMAN: Development and dosimetry of an "epithermal" neutron beam for possible use in neutron capture therapy. II. Absorbed dose measurements in a phantom man. Phys. in Med. Biol. **11**, 15—30 (1966).

— E. A. TONNA and T. CLARA SEIBOLD: Development of low-background neutron autoradiographic technique. Radiat. Res. **30**, 774—787 (1967).

— — — and R. F. STRAUB: Neutron autoradiographic determination of ^{10}B concentration and distribution in mammalian tissue. BNL 11912 (1968).

FARR, L. E.: The experimental application of neutron capture therapy to glioblastoma multiforme. Extrait de Acta Un. int. Cancr. (Philad.) **11**, 500—503 (1955).

— Development of the Nuclear Reactor as a device for medical therapy and diagnosis. Status in 1958. Chapt. 21 in Radiation Biology and Medicine, W. D. CLAUS, edit. Reading, Mass.: Addison-Wesley Publ. Co. Inc. 1958.

— The Brookhaven Medical Research Reactor. Science **130**, 1067—1070 (1959).

FARR, L. E.: Neutron capture therapy. Therapiewoche 19, 603 (1966).
— W. G. CALVO, Y. L. YAMAMOTO, E. E. STICKLEY, W. HAYMAKER and S. W. LIPPINCOTT: Tolerance of central nervous system structures in man to thermal neutron, p. 441—458, Response of the nervous system. In: Ionizing radiation, edit. by T. S. HALEY and R. S. SNIDER. New York: Academic Press 1962.
— W. HAYMAKER, T. KONIKOWSKI and S. W. LIPPINCOTT: Effects of alpha particles randomly induced in the brain in the neutron capture treatment of intracranial neoplasms. Int. J. Neurol. 3, 564—576 (1962).
—, and T. KONIKOWSKI: The renal clearance of sodium pentaborate. Clin. Chem. 9, 717 (1959).
— — The effect of regional thermal neutron exposure upon growth and transplantability of a malignant tumor in the mouse, p. 157—172. In: Biological effects of neutron and proton irradiations, vol. II. Vienna: International Atomic Energy Agency 1964.
— J. S. ROBERTSON and E. STICKLEY: Physics and physiology of neutron capture therapy. Proc. nat. Acad. Sci. (Wash.) 40, 1087—1093 (1954).
— W. H. SWEET, H. B. LOCKSLEY and J. S. ROBERTSON: Neutron capture therapy of gliomas using boron 10. Trans. Amer. neurol. Ass. 79, 110—113 (1954).
— — J. S. ROBERTSON, C. G. FOSTER, H. B. LOCKSLEY, L. SUTHERLAND, M. L. MENDELSON and E. E. STICKLEY: Neutron capture therapy with boron in the treatment of glioblastoma multiforme. Amer. J. Roentgenol. 71, 279—291 (1954).
—, and L. Y. YAMAMOTO: Neutron capture therapy of a cerebellar hemangiosarcoma after surgical and radiological treatment. Presented at the Society Nuclear Medicine Meeting, 1960.
FRIGERIO, N. A.: Biological and Medical Research Division Annual Report. Argonne National Laboratory Report No. ANL-7136, p. 175—189 (1965).
— Neutron penetration during neutron capture therapy. Phys. in Med. Biol. 6, 541—549 (1962).
GODEL, J. B.: Description of facilities and mechanical components of the Medical Research Reactor (MRR). BNL 600-(T-173) 1960.
GODWIN, J. T., L. E. FARR, W. H. SWEET and J. S. ROBERTSON: Pathological study of eight patients with glioblastoma multiforme treated by neutron capture therapy using boron 10. Cancer (Philad.) 8, 601—615 (1955).
GREENFIELD, M. A.: Energy deposition in tissue by neutron of various energies and the B^{10} $(n\alpha)$ reaction. Amer. J. Roentgenol. 76, 372—375 (1956).
JAVID, M., G. L. BROWNELL and W. H. SWEET: The possible use of neutron capturing isotopes such as boron 10 in the treatment of neoplasm, II. Computation of the radiation energies and estimates of effects in normal and neoplastic brain. J. clin. Invest. 31, 604—610 (1952).
JOHNS, H. E., and J. S. LAUGHLIN: Interaction of radiation with matter. In Radiation dosimetry, G. J. HINE and G. L. BROWNELL, edit. New York: Academic Press 1956.
KONIKOWSKI, T., and L. E. FARR: Determination of microgram quantities of inorganic boron in mammalian specimens. Clin. Chem. 11, 378 (1965).
KRUGER, P. G.: Some biological effects of nuclear disintegration products on neoplastic tissue. Proc. nat. Acad. Sci. (Wash.) 26, 181—192 (1940).
— Boron uptake in mouse brain neoplasm. Radiat. Res. 3, 1—17 (1955).
LAWRENCE, E. O.: The biological action of neutron rays. Radiology 29, 313—322 (1937).
LAWRENCE, J. H., P. C. AEBERSOLD and E. O. LAWRENCE: Comparative effects of x-rays and neutrons on normal and tumor tissue. Proc. nat. Acad. Sci. (Wash.) 22, 543—557 (1936).
—, and E. O. LAWRENCE: The biological action of neutron rays. Proc. nat. Acad. Sci. (Wash.) 22, 124 (1936).
LEUCUTIA, T.: Injurious effects of whole body neutron irradiation in animals. Amer. J. Roentgenol. 59, 133—136 (1948).
LIPPINCOTT, S. W., J. S. ROBERTSON, V. P. BOND, E. P. CRONKITE, O. D. EASTERDAY and L. E. FARR: Pathologic effects of thermal neutrons and the B^{10} (n, alpha) Li^7 reaction on skin. A.M.A. Arch. Path. 68, 639—650 (1959).
LOCHER, G. L.: Biological effects and therapeutic possibilities of neutrons. Amer. J. Roentgenol. 36, 1—13 (1936).
LOCKSLEY, H. B., and L. E. FARR: The tolerance of large doses of sodium borate intravenously by patients receiving neutron capture therapy. J. Pharmacol. exp. Ther. 114, 484—489 (1955).
— E. M. JAPHA and G. L. BROWNELL: Discrete radioisotope sources in radiation dosimetry, G. J. HINE and G. L. BROWNELL, edit. New York: Academic Press 1956.
LUESSENHOP, A. J., W. H. SWEET and J. ROBINSON: Possible use of the neutron capturing isotope lithium 6 in the radiation therapy of brain tumors Amer. J. Roentgenol. 76, 376—392 (1956).
MCDONALD, E.: Neutron effects on animals. Baltimore: Williams & Wilkins Company 1947.
NBS Handbook 63: Protection against neutron radiation up to 30 million electron volts, Washinton D. C., National Bureau of Standards, 1957.
OTTE, J. W., and E. S. SERRANO: Cancer therapy by means of slow neutrons, preliminary study. Toko-ginec. práct. 9, 1—15 (1950).
PFEIFFER, C. C., and E. H. JENNEY: The pharmacology of boric acid and boron compounds. Bulletin of the (U.S.) Nat. Formulary Committee 18, 57—80 (1950).
PIERCE, C. B., and J. BOUCHARD: Role of radiation therapy in the control of malignant neoplasms of the brain and brain stem. Radiology 55, 337—343 (1950).

ROBERTSON, J. S., V. P. BOND, E. P. CRONKITE, O. D. EASTERDAY and S. M. LIPPINCOTT: Relative biological effectiveness of heavy particles from the B^{10} (n, α) Li^7 reaction for skin lesions in swine. Fed. Proc. **16**, 107 (1957).
— D. A. LEVINE and L. E. FARR: A method of calculating intracranial thermal neutron isodose curves. Meth. Information in Med. **6**, 79—83 (1967).
— E. STICKLEY, V. P. BOND and L. E. FARR: The proposed Brookhaven Medical Research Reactor. Nucleonics **13**, 64—68 (1955).
— — and R. W. POWELL: Control of radiation quality and field size at the treatment port of the Medical Research Reactor. J. Nuclear Med. **3**, 360—366 (1962).
ROSSI, H. H.: Neutrons and mixed radiation. In: Radiation dosimetry, G. J. HINE and G. L. BROWNELL, edit. New York: Academic Press 1956.
— Neutrons: Dosimetry, p. 408—410. In O. GLASSER, Medical physics, vol. 3. Chicago: Year Book Publ. 1960.
—, and G. FAILLA: Neutrons: Dosimetry, In O. GLASSER, Medical physics, vol. II. Chicago: Year Book Publ. 1950.
SNYDER, W. S.: Calculations for maximum permissible exposure to thermal neutrons, Nucleonics **6**/2, 46—50 (1950).
— In Protection against neutron radiation up to 30 million electron volts. Nat. Bur. Stand. Handbook 63, Washington, D. C. 1957.
—, and J. NEUFELD: Calculated depth dose curves in tissue for broad beams of fast neutrons. Brit. J. Radiol. **28**, 342—350 (1955).
SOLOMON, A. K.: Cancer: Biophysics. In O. GLASSER, Medical physics, vol. II. Chicago: Year Book Publ. 1950.
STICKLEY, E. E.: Neutron capture therapy: Slow neutron depth distribution measurements in tissue. Amer. J. Roentgenol. **75**, 609—618 (1956).
— The Medical Research Reactor at the Brookhaven Medical Research Center. Nature (Lond.) **183**, 1013—1015 (1959).
STONE, R. S.: Neutrons: Therapy. In O. GLASSER Medical physics, p. 812—816. Chicago: Year Book Publ. 1944
STONE, R. S.: Neutron therapy and specific ionization. Amer. J. Roentgenol. **59**, 771—785 (1948).
—, and J. C. LARKIN jr.: Treatment of cancer with fast neutrons. Radiology **39**, 608—620 (1942).
— J. H. LAWRENCE and P. C. AEBERSOLD: A preliminary report on the use of fast neutrons in the treatment of malignant disease. Radiology **35**, 322—327 (1940).
STORER, J. B., P. S. HARRIS, J. E. TURCHNER and W. H. LANGHAM: The relative biological effectiveness of various ionizing radiations in mammalian systems. Radiat. Res. **6**, 188—288 (1957).
SWEET, W. H.: Thermal and epi-thermal neutrons in the treatment of neoplasms. Technical Progress Report, NYO 3767-4 (1967).
—, and M. JAVID: The possible use of neutron-capturing isotopes such as boron 10 in the treatment of neoplasms. I. Intracranial tumors. J. Neurosurg. **9**, 200—209 (1952).
TOBIAS, C. A., P. P. WEYMOUTH, L. R. WASSERMAN and G. E. STAPLETON: Some biological effects due to nuclear fission. Science **107**, 115—118 (1948).
TOLLESTRUP, A., W.A. FOWLER and C. C. LAURITSEN: Nuclear mass determinations from Q-values. Physic. Rev. **78**, 372—374 (1950).
WEINBERG, A. M., and E. P. WIGNER: The physical theory of neutron chain reactors. Chicago, Ill.: Chicago University Press 1959.
ZAHL, P. A., and F. S. COOPER: Localization of lithium in tumor as basis for slow neutron therapy. Science **93**, 64—65 (1941a).
— — Physical and biological considerations in use of slow neutrons for cancer therapy. Radiology **37**, 673—682 (1941b).
— — and J. R. DUNNING: Some in vivo effects of localized nuclear disintegration products on a transplantable mouse sarcoma. Proc. nat. Acad. Sci. (Wash.) **26**, 589—598 (1940).
ZIRKLE, R. E., and P. C. AEBERSOLD: Relative effectiveness of x-rays and fast neutrons in retarding growth. Proc. nat. Acad. Sci. (Wash.) **22**, 134 (1936).
—, and I. LAMPE: Differences in the relative action of neutron and roentgen rays on closely related tissues. Amer. J. Roentgenol. **39**, 613—627 (1938).

3. Therapy with high-energy heavy particles

By

G. P. Welch

With 14 figures

a) Introduction

In application of radiations to medical problems the desired circumstance naturally is to restrict the irradiation to the target volume. For irradiation of subsurface tissues by an external source this is, of course, not possible and the dose which may be delivered may often be limited by the dose which is judged acceptable to overlying tissues in the path of the projected beam. The minimization, therefore, of this necessary but undesirable radiation exposure has been a long sought goal, especially where circumstance require the irradiation of deep-seated tissues.

Accelerated heavy particles, such as protons, deuterons and alpha particles, are of particular interest for sub-surface irradiations because of several properties which permit greater concentration of the dose at the desired site than is possible with roentgen or gamma rays or electrons. The energies required for deep penetration, however, limit sources currently available to synchrocyclotrons and this is the principal reason for the small number of workers in the field.

The accelerators of the world have been listed by Gordon and Behman and those with energy suitable for biological work have been surveyed for this chapter. At present therapeutic work has been done at the University of California, Uppsala University, and Harvard University. Some biological work which may lead to therapeutic applications has been done at the University of Chicago by Warshaw and Oldfield and at Centre National de la Recherche Scientifique à Orsay (France) by Bonét-Maury.

The coordinated effort required for the persual of heavy particle therapy by any team is very extensive and, as at present the practice is in many ways still developmental, some of the necessary pre-therapeutic biological work is also included here.

b) Properties of heavy particles

α) *Mass and charge*

Heavy particles of therapeutic importance are at present limited to three at the low end of the atomic mass scale, that is, to protons, deuterons and alpha particles possessing respectively one, two and four nucleons. These are bare nuclei, that is, they have been stripped of electrons so that they carry the positive nuclear charges of one, two and two electronic charges respectively for protons, deuterons and alpha particles.

Heavier particles such as nuclei of carbon (6+), nitrogen (7+), oxygen (8+) and neon (10+) with energies of 10 MeV per nucleon have been used for biological work (e.g., by Brustad) but the penetration is too shallow for therapeutic use.

β) *Dose versus depth*

As a result of the charge which they carry, the fast moving particles strip electrons from molecules near which they pass. The ion pairs thus produced near the path of the particle have a density which is a complex function of both distance of approach and time of action. The latter in turn depends upon velocity, a function of the particles' energy. As a consequence of ion-pair production the energy of the accelerated particle is degraded by discrete steps (each step corresponding to the energy necessary to produce an ion pair) until it finally comes to rest at a definite range. The net result of the above process, so briefly described, is shown by the Bragg curve for 900 MeV alpha particles of Fig. 1. For this curve an alpha particle beam was passed through Lucite of various thicknesses and the residual ionization density, which is proportional to dose, measured with a parallel-plate ionization chamber. Near the end of the path, the large dose increase with depth of penetration attains a peak value about $2^1/_2$ times that of the unmodified high-energy beam. This peak shows how a heavy-particle beam can give an appreciably greater dose at a depth than at the surface and has been pointed out by WILSON to be one of its most attractive characteristics. The curves for roentgen rays, electrons and ^{60}Co gamma rays in Fig. 1 are presented for comparison.

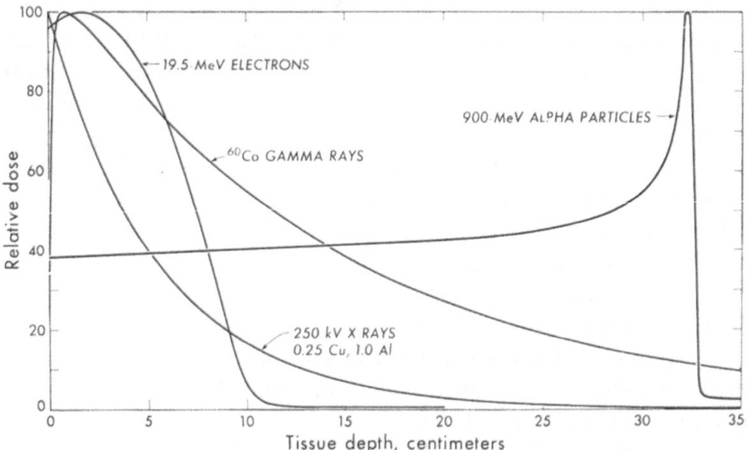

Fig. 1. Dose vs. depth of penetration for four kinds of radiation

γ) *Range and energy*

For an accelerated particle passing through matter a consequence of its energy degradation by discrete steps is a definite range. A beam of particles, however, comes to rest over a narrow but finite range as shown by the slope of the cut off of Fig. 1. This is due in part to initial energy spread (of the order of 1%) and in part to a finite number of ionizing interactions of a random nature for each particle. The mean range of the particles has been determined by Mather and Segré to be at 0.82 of the maximum of the Bragg curve. Bragg curves are often determined in convenient materials such as Lucite, copper, or aluminum and the energy at the mean range is obtained from tables such as those of WILLIAMSON, BOUJOT and PICARD. Then from similar data by BARKAS and BERGER the range in tissue is obtained. The data for Fig. 2, the range of particles in water is taken from BARKAS and BERGER. In tissue the range is approximately 1% longer. Fig. 2 also shows the simple relations that exist for particles of the same energy per nucleon which, as a result, obey the same velocity functions. Thus, a deuteron of two times the energy of a proton has two times the range and an alpha particle of four times the energy has the same range. The 340-MeV protons and 900-MeV alpha particles used in the therapy described in Section d had ranges of 67 and 33 cm, more than sufficient to traverse the human cranium.

δ) *Scattering*

In addition to losing energy by ionization as they pass through matter, the particles of a beam are subjected to multiple elastic scattering. Coulomb forces operate in this process whereby charged particles are deflected many times by the charges on the nuclei near which they pass. As a result of this process, together with an intrinsic divergence due to physical limitations in particle acceleration, the cross section of the beam increases gradually in its passage through matter. The small increase in beam size and almost pencil-like quality is shown qualitatively for the 340-MeV proton beam by the autoradiograph reproduced in Fig. 3. The film (Panatomic-X) for this picture was enclosed in

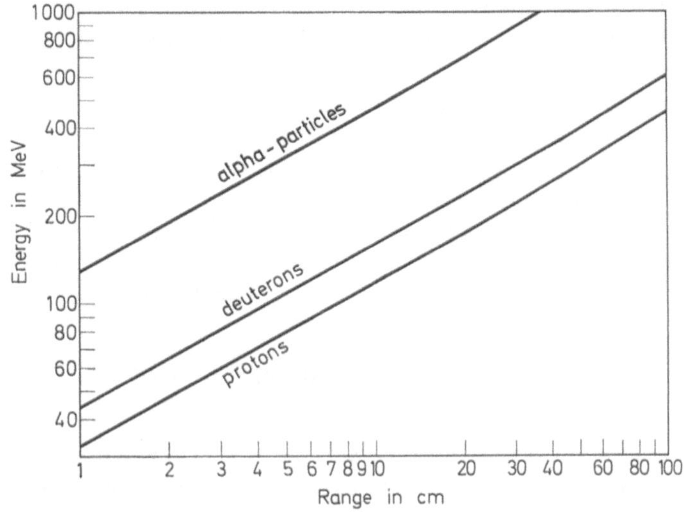

Fig. 2. Energy of particle vs. range in muscle

a Lucite phantom and aligned along the beam axis so that the center of the picture corresponded to the position of the pituitary in a patient's head. A slight increase in width of about one degree due to scattering and intrinsic divergence can be seen as the beam passes from left to right. The divergence is of the order of 0.005 radian (0.3 degree) as measured by AAMODT et al. in physical experiments not associated with the therapeutic work.

Fig. 3. Autoradiograph of 340 MeV proton beam

c) Source of high-energy particles

The requirement of particle energies greater than 150 MeV for deep therapy limits suitable accelerated heavy-particle sources to synchrocyclotrons. Acceleration of particles in these machines satisfies the same basic conditions as set forth by LAWRENCE and EDLEFSEN for the cyclotron. That is, the field of a large electromagnet bends the paths of the particles to keep them passing in a flat spiral course. The course is inside two D-shaped electrodes placed back to back and between which is placed an alternating electric field which accelerates the particles at each passage.

The maximum energy attainable with cyclotrons is limited to that at velocities not appreciable compared to the velocity of light, i.e., to non-relativistic velocities. At the high energies required for deep therapy, however, all particle velocities are relativistic. Synchrocyclotrons for acceleration to relativistic energies differ from cyclotrons in that, as the particles gain energy by mass increase rather than by velocity increase, the frequency of the accelerating voltage must be reduced in order to maintain synchronization between the maximum of the acceleration voltage and the time at which the group of particles reaches the gap. Thus the name "synchrocyclotron" or also "frequency-modulated cyclotron". Also synchronized is a brief electric pulse on a deflecting electrode which serves to release the accelerated particles from the path at maximum radius and direct them toward the treatment room. This type of acceleration delivers particles in short bursts at a relatively low frequency, each burst containing several pulses at the high-frequency rate.

Typical operating values are exemplified by the machines at Berkeley and Uppsala. At Berkeley the 340 MeV protons were in approximately microsecond bursts at a rate of 68 per second so that the peak dose rate was of the order of 10^4 times the average dose rate; the 185 MeV proton beam at Uppsala had a duration of about 10 microseconds repeated 240 times per second or a peak to average dose rate ratio of about 400. These radiations may be contrasted to that from a cyclotron where the particles arrive continuously in pulses at the high-frequency rate with a peak to average dose-rate ratio of the order of ten.

d) Pituitary irradiation therapy at Berkeley

α) *Rationale*

The rationale for irradiation of the pituitary as a therapeutic approach rests on three somewhat interdependent bodies of information. First: Evidence has been accumulating for many years which indicates a connection between pituitary function and several pathological conditions of which carcinoma of the breast, diabetes mellitus and acromegaly are among the most frequently recognized. Second: Removal of the pituitary, a difficult surgical procedure, has been performed by Luft and Olivecrona (1953, 1955) on 37 cases of metastatic carcinoma of the breast and by Luft et al. (1955a, b) on 20 cases of severe diabetes mellitus. Similar work by Pearson et al., Kennedy et al. and several others have been reported. Although the results of this approach are quite variable, a significant number of patients have shown such objective improvement as to encourage continued effort. Pituitary removal by roentgen radiation has not been successful apparently due to the impossibility of limiting the radiation to the pituitary. Implantation of radioactive seeds, however, first of radon by Lacassagne and Nyke and later of yttrium by Kennedy, Rasmussen and Harper has marked a notable technical improvement.

The third part of the rationale rests on results of heavy-particle irradiation of biological materials. Measurements have been made of relative biological effect and of effect of pituitary irradiation. Some measurements of relative biological effect (RBE) relative to 200 kV roentgen rays are summarized in Table 1. Note that for all particles with high-energy the RBE is approximately one, as would be anticipated, since they induce ionization at about the minimum rate. At the Bragg peak, however, the low-energy low-velocity particles, which are thus more densly ionizing, have a greater RBE.

Pituitary irradiation effects were first reported in the rat by Bond et al. who observed regressions of pituitary target organs following whole head irradiation with 3300 rad of 190 MeV deuterons. Hypophysectomy by deuteron irradiation was later performed in rats by Tobias et al. (1954) and by van Dyke et al. The success of the procedure was measured by weight of animal, pituitary and pituitary target organs and histological examinations of the tissues of these organs. Substantially complete hypophysectomy was obtained within a few days with very large doses (greater than 17600 rad) while at lower doses several months intervened between radiation and manifestation of hypophysectomy. Deuteron irradiation by Simpson et al. has also produced hypophysectomies in young monkeys. A dose of 10000 rad to the pituitary of eight-months old monkeys was sufficient to stop growth and development of pituitary-hormone target-organs, including the sex organs.

Table 1. *Relative biological effectioness (RBE) of accelerated heavy particles on several biological materiales*

Particle, Energy MeV (initial energy)	Material part irradiated	Effect studied	RBE	Reference
Deuteron 160 (190)	mouse, whole body	lethality 30 day	approx. 1	TOBIAS, ANGER and LAWRENCE
Proton 315 (340)	mouse, whole body	lethality 30 day	approx. 1	TOBIAS, ANGER and LAWRENCE
Alpha 380 } Deuteron 190 }	*Tradescantia* microspores	chromosome aberrations	approx. 1	GILES and TOBIAS
Deuteron, Bragg peak (190)	*Tradescantia* microspores	isochromatid aberrations chromatid aberrations	4.5 2.7	GILES and TOBIAS
Alpha, Bragg peak (340)	rabbit eye lens epithelium	mitosis	4.1	VON SALLMANN et al.
Deuteron, Bragg peak (190)	rabbit eye lens epithelium	mitosis	3.9	VON SALLMANN et al.
Proton 90 (460)	mouse, whole body	weight change spleen thymus	 1.8 2.1	WARSHAW and OLDFIELD
Proton 40 (185)	rabbit, skin	microscopic cutaneous change	< 1	FALKMER, LARSSON and STENSON
Proton 40 (185)	rabbit, carcinoma	early regressive cellular change	approx. 1	
Proton 10—170 (185)	*Vicia Labo* and *Allium cepa* root tip	chromosome aberrations	0.7	LARSSON and KIHLMAN
Proton, Bragg peak (185)	*Vicia Labo* and *Allium cepa* root tip	chromosome aberrations	approx. 6	LARSSON and KIHLMAN
Proton (160)	mouse, whole body	lethal	0.8	BONET-MAURY

β) Equipment and irradiation procedure

Procedures for pituitary irradiation have been reported in TOBIAS, ANGER and LAWRENCE, BORN et al., TOBIAS et al. (1955, 1956, 1958), LAWRENCE et al. (1959), LAWRENCE and TOBIAS, and LAWRENCE. For these procedures the high-energy part of the proton or alpha-particle beam was employed rather than the densely-ionizing low-energy ionization peak. Thus the beam passed with minimum scattering entirely through the patient's head.

Distribution of the beam everywhere except at the pituitary has been brought about by slowly oscillating the patient's head about a horizontal axis which intersected the beam axis at the pituitary and was superior-inferior to the patient. Further distribution was obtained by orienting the patient at various angles about a vertical axis dorsal-ventral to the patient and also passing through the pituitary, horizontal axis and beam axis.

The schematic drawing of Fig. 4 shows the relations among these three axes as well as the equipment necessary for alignment. Initial alignment of the apparatus with the beam was brought about by remotely-controlled motor-driven screws for vertical and horizontal movement of both ends of the track. Correct alignment was then indicated by a balance of currents among the four symmetrical quadrant collecting electrodes in each of two ionization chambers, also one at each end of the track. The pituitary was placed exactly at the intersection of the three axes with the aid of two radiographs, one showing the lateral projection of the sella turcica and the other the frontal. *Ry* and

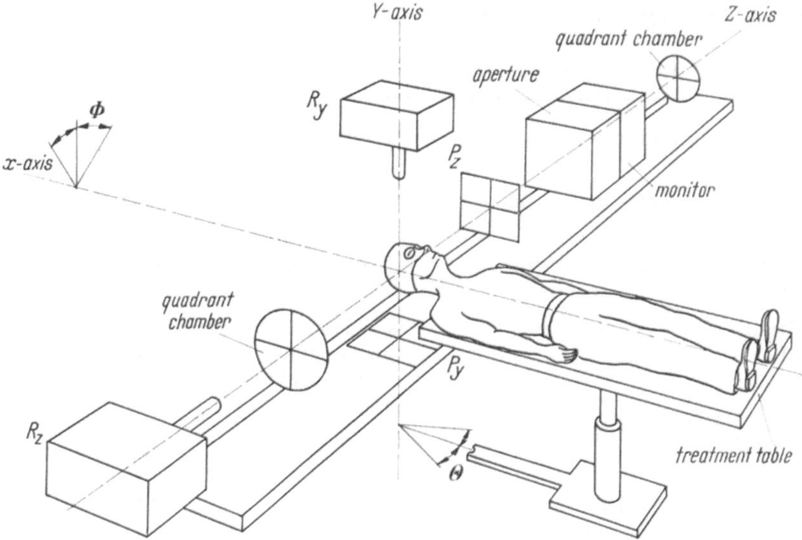

Fig. 4. Schematic of apparatus for irradiation of the pituitary with a heavy-particle beam

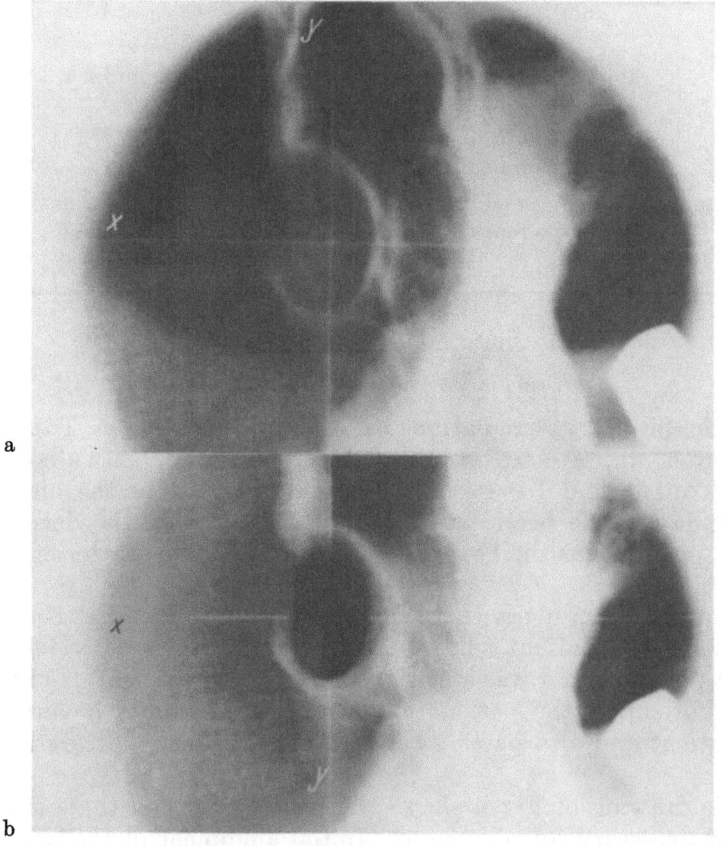

Fig. 5. a Roentgenogram of sella turcica aligned in median plane. b The same with proton beam in addition

Rz in Fig. 4 indicate the roentgen machines and *Py* and *Pz* the film holders with their tungsten-wire cross-hairs. Fig. 5a shows a sella turcica centered on the cross-hairs and 5b the same with the proton beam superimposed. In reality the proton beam fills the sella more closely than shown, since the roentgen image is enlarged about 20 % while that of the beam is actual size. Alignment in the frontal plain is obtained by placing the head so that the base of the sella and the wall of the sphenoid sinuses are symmetrical with respect to the cross hair superior-inferior to the patient. Fig. 6 shows this alignment although the lines are faint and difficult to see.

Maintenance of alignment during irradiation with continuous oscillation of the patient's head requires a high degree of mechanical stability in the equipment. This has been achieved in part by the use of sturdy structural members, in part by maintenance of close tolerances during fabrication and in part by employing a unique head holder made for each patient. These head holders were at first built up of glass cloth and a fast-setting

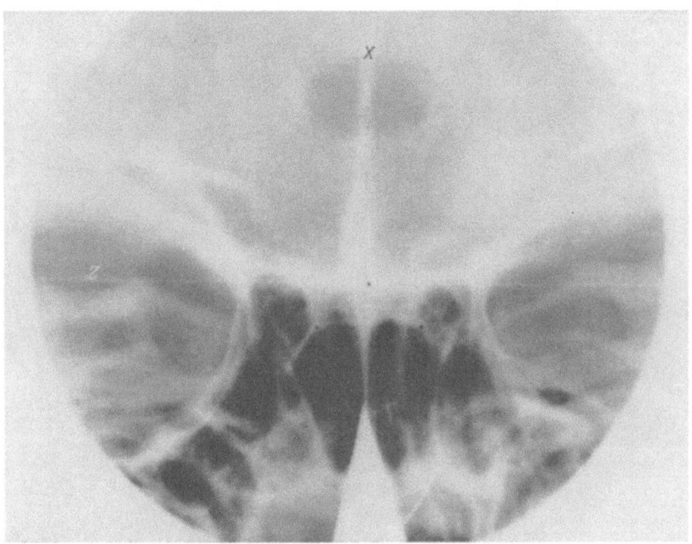

Fig. 6. Roentgenogram of sella turcica alignment in frontal plane

liquid plastic over a plaster replica of the patient's head and later an improved technique vacuum formed a heat-softened sheet of Lucite over the replica. The fit to the patient's head was snug and comfortable so that undesired movement was limited to about 0.5 mm. Fig. 7 shows the apparatus in essentially its present form. The heavy-particle beam enters through the pipe in the concrete shielding at the far end of the treatment room and passes through the brass aperture adjacent to the patient's head on her right. Individually shaped inserts fit into the aperture block to accomodate the individual variations in sella turcica size and shape. The track on which the aperture block and head holder are mounted is a sturdy lathe bed. Within the two cylindrical housings to the left and right of the patient are image amplifier tubes for direct fluoroscopic viewing of the patient during preliminary alignment before the radiographs were made. Currently, however, radioautographs are made on high-speed 10-sec development-time Polaroid film. Fluoroscopic pre-alignment, having lost its time advantage, is no longer used.

The nitrogen-filled parallel-plate ionization chamber used for dose measurements has been described by TOBIAS, ANGER and LAWRENCE. It contained a sensitive volume 0.5-inch in diameter by 0.5-inch long through which the beam passed perpendicular to the electrodes. The high-voltage electrode was of 0.001-inch aluminium foil and the collecting electrode and guard ring were of silver paint on 0.06-inch Lucite. Now both electrodes are of 0.00025-inch aluminized Mylar. Standardization was obtained by calculation from physical dimensions and was checked by measurements taken simultaneously with the chamber and Faraday cup.

Dose distribution measurements by a photographic method have been described in appendix B of TOBIAS et al. (1955). They were made by exposing a phantom of sheets of Lucite and black bakelite interleaved with photographic film (Panatomic-X) to the beam so as to duplicate in one session the conditions of exposure for the patients in six sessions. Calibration films were also exposed at the same session and all films were processed simultaneously and subsequently measured with a spectro-

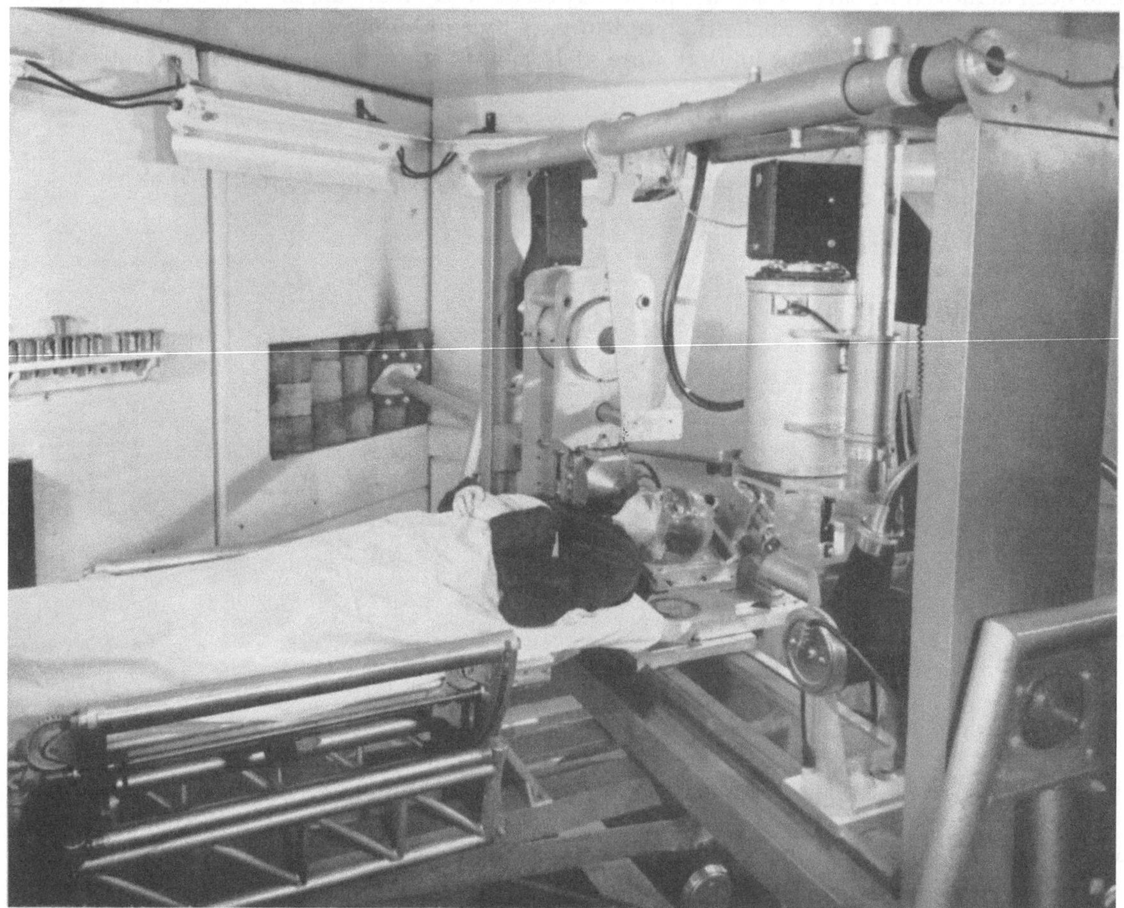

Fig. 7. Apparatus for irradiation of the pituitary with a heavy-particle beam

graphic densitometer. From the densities were obtained the intensity profiles along the three mutually perpendicular axes as is shown by the typical example in Fig. 8. Note the sharp decrease in intensity lateral to the beam, directions X and Y, and also the quite rapid intensity decrease in the direction of the beam, this latter due solely to rotation. Also shown in Fig. 8 are the nominal positions of the optic and cranial nerves when the particle beam irradiates the pituitary as indicated. That the radiation to these nerves was within the acceptable limit was indicated by only the rare appearance of transient nerve damage effects. In Fig. 9 is shown in perspective a typical set of isodose curves in one quadrant of each of three mutually perpendicular planes intersecting at the center of the pituitary. Also indicated are the direction of the particles at several angles assumed by the bed with continuous rotatory-pendulum motion about the horizontal (inferior-superioir) axis.

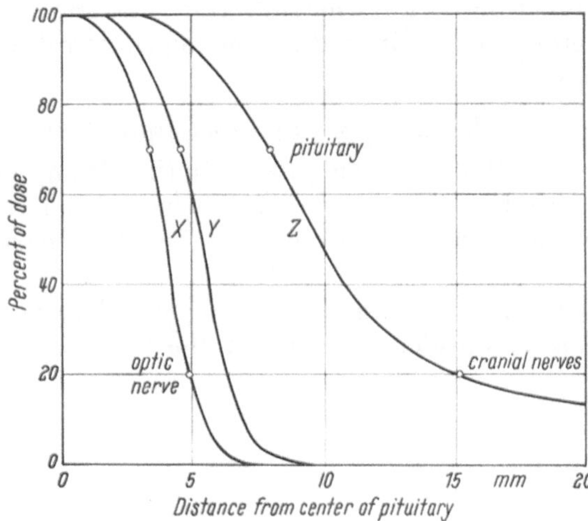

Fig. 8. Proton-beam intensity profiles with 7.5×10 mm elliptical beam aperture and rotation of phantom $\pm 30°$ about horizontal and vertical axes

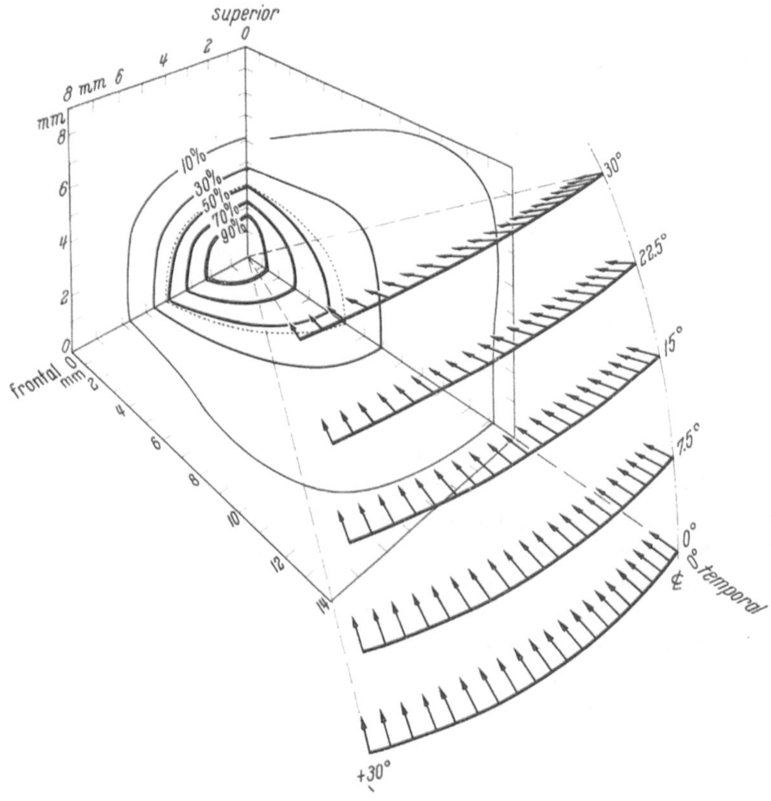

Fig. 9. Isodose curves for one octant of the radiation field

The usual procedure followed a schedule of six sessions in 11 days and at each session the irradiation was given in six fractions at different orientations of the plane swept out by the beam due to rotation about the horizontal axis (superior-inferior). Thus a dose of 18000 rad to the pituitary was delivered in 600 rad parts for a total of 3000 rad per session. On successive sessions the patient was orientated so that the beam passed through the head in opposite directions. Thus the radiation was spread in a double cone of an approximately square cross section limited by the angles of rotation to $\pm 35°$ and having the pituitary at its apex.

γ) Medical procedure and evaluation

Over the 10 years since 1955, 325 patients suffering from metastatic breast cancer, diabetes mellitus, acromegaly or Cushing's disease have been treated by alpha particle or proton irradiation of the pituitary to suppress function partially or to bring about total hypophysectomy.

In all patients the disease was progressive and judged to be no longer responsive to forms of treatment usually considered. Most of the breast cancer patients were in an

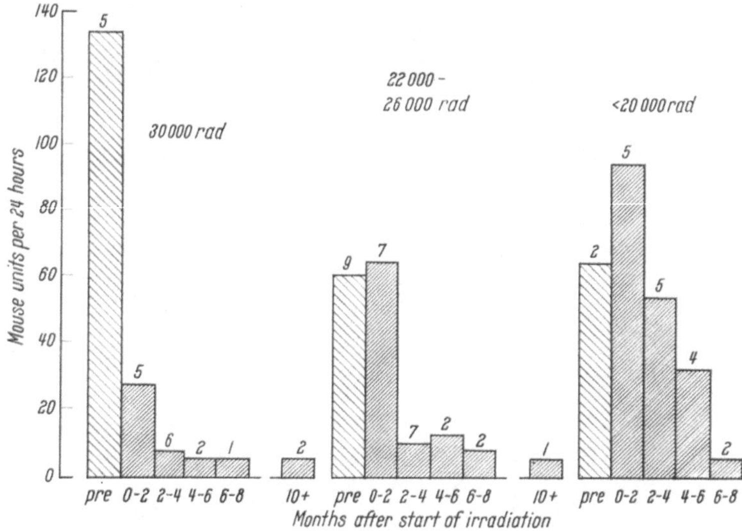

Fig. 10. Excretion of pituitary gonadotropins vs. time following start of pituitary irradiation

advanced stage and all had progressive metastasis; those with diabetes mellitus had progressive retinopathy and in some instances nephropathy; the acromegalics were all symptomatic and two had diabetes as well. Many of the patients were ambulatory and were therefore treated on an out patient basis. Those requiring hospitalization, however, were maintained in Donner Pavilion, on the University campus near the cyclotron. All patients were hospitalized for examinations and tests.

The effect of irradiation upon pituitary function was measured in several ways of which urinary excretion of pituitary gonadotropins and iodine 131 uptake by the thyroid have proved useful indicies. For the first of these two indicies, the urinary excretion of pituitary gonadotropins in a 24 hour period was measured at several intervals following pituitary irradiation. The average excretion from 15 patients grouped by dose received and by two-months intervals following irradiation, are shown in Fig. 10. For eight of the patients the drop in gonadotropin excretion was marked and rapid; for six no change was detectable, however, the initial level was at the lowest detectable; and for one patient the level rose. The drop in radio-iodine uptake (the second of those two most useful indicies) followed a similar pattern as is shown in Fig. 11. The effect, however, appeared somewhat later, as would be expected, since the gonadotropins are a direct pituitary production whereas thyroid function is a secondary effect. As with the gonadotropin test, the results were not always clear cut. That is, no significant change was observed for six of the 18 patients although in four of these the uptake was initially low while the uptake of one patient actually rose slightly. Additional biochemical and bio-

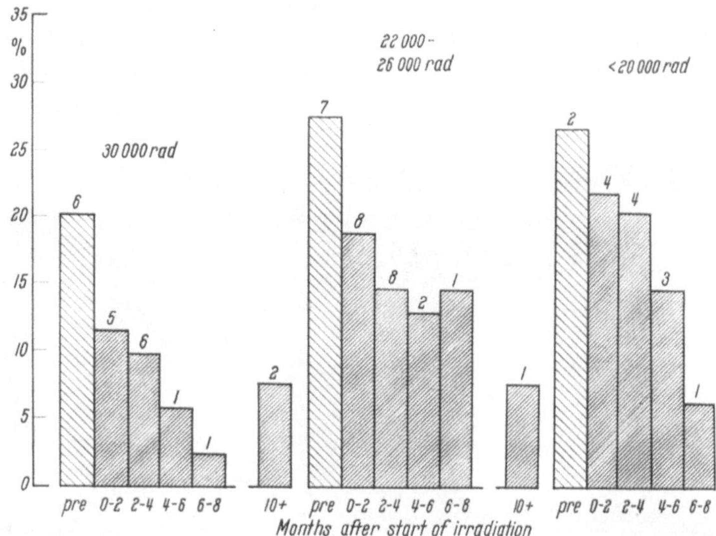

Fig. 11. Iodine 131 uptake vs. time following start of pituitary irradiation

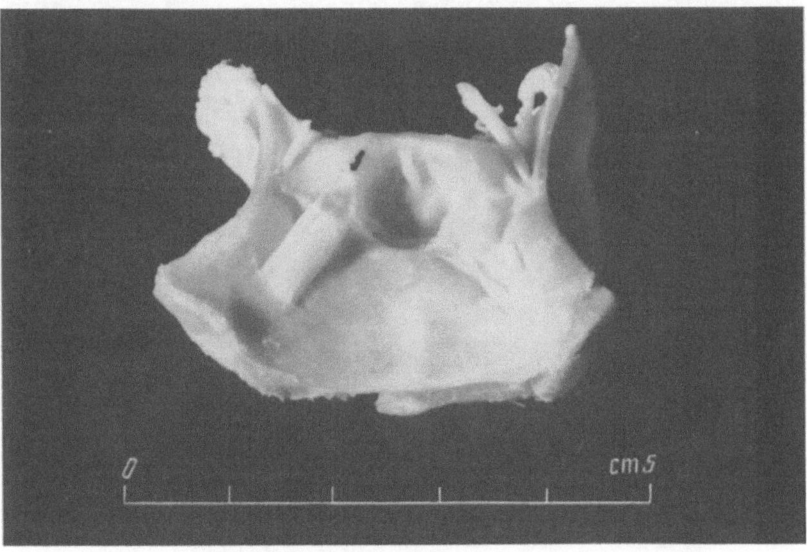

Fig. 12. A sella turcica 14 months after pituitary irradiation

physical tests under study and reported by TOBIAS et al. (1958) include measurements of protein-bound iodine, serum alkaline-acid phosphatases, urinary calcium excretion, serum calcium, urinary corticosteroid excretion, urinary estrogen excretion, total body sodium, total body water and hematological changes.

Direct evidence of the degree of hypophysectomy has been obtained by gross and microscopic examination of several post-mortem specimens. Fig. 12 shows a nearly empty sella turcica 14 months after a total irradiation to the pituitary of 30000 rad. Only a one mm thick pituitary remnant remained which, together with its investing membranes, is shown in Fig. 13. A section through this remnant is shown in the photomicrograph of Fig. 14. Gross examination revealed the brain of this patient to be normal.

LAWRENCE et al. (1965) have summarized the results of heavy-particle pituitary irradiation in the treatment of the pathological conditions as listed in Table 2. Metastatic breast carcinoma remissions in 30% of the cases had varying durations from six months to over six years, results comparable with those obtained by surgical hypophysectomy.

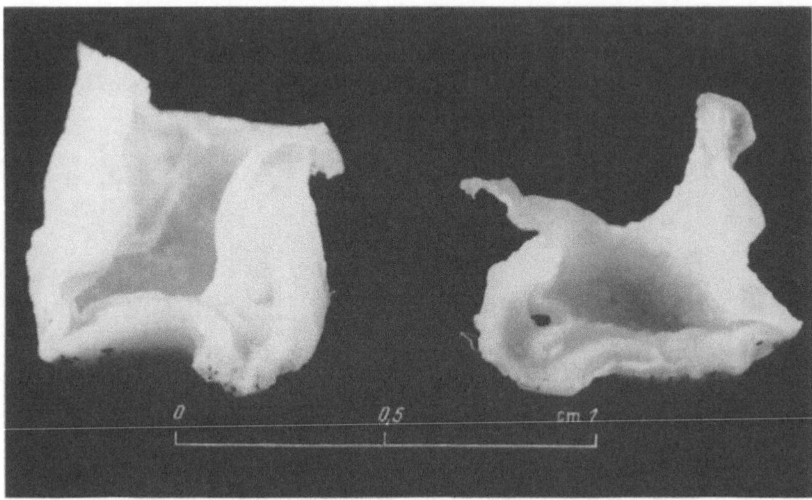

Fig. 13. Pituitary remnant of sella shown in Fig. 12

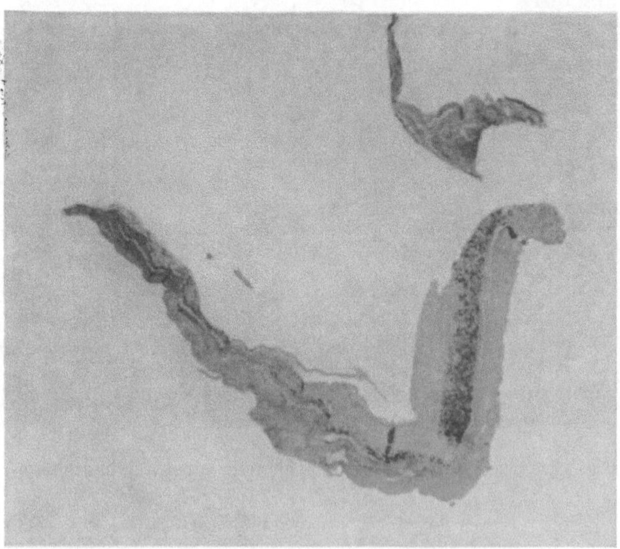

Fig. 14. Photomicrograph of a section through remnant shown in Fig. 13

Patients who had previously responded to endocrine manipulation or who had metastases to bone rather than soft tissue also had better remissions and regressions.

Alpha-particle irradiation of pituitary for treatment of progressive severe diabetic retinopathy was reported by LAWRENCE et al. (1963, 1965). Improved or stable vision in both eyes was noted in 39% of the cases and 22% had stable vision in one eye while in the remaining 39% the deterioration continued. Frequently associated with a favorable response was a significant drop in insulin requirement.

Treatment of acromegaly reported by LAWRENCE et al. (1962, 1965) has been markedly successful. All 38 patients have experienced beneficial changes including relief from headaches, excessive perspiration, lethargy, temperature intolerance and the typical coarse acromegalic facies became less noticeable. Life expectancy appears to have been increased and may approach normal.

LAWRENCE (1965) and LINFOOT have reported encouraging results of pituitary therapy for Cushing's disease. All patients have demonstrated marked improvement with disappearance of Cushingoid features and lessening of metabolic abnormalities.

Table 2

Pathological condition	No. of Patients
Metastatic breast carcinoma	167
Diabetes mellitus	100
Acromegaly.	38
Cushing's	7

e) Radiosurgery at Uppsala

Localized destruction of a target region with negligible effect on surrounding tissues is an application of high-energy beams analogous to surgical procedure. Indeed, irradiation of the pituitary as described in the previous section was at first used for ablation but a limited irradiation to depress function is now considered to give better results. Brain radiosurgery, however, was the goal at the Gustaf Werners Institute, Uppsala, and tumor irradiation was also done.

The special biomedical facility at the 187-MeV 230-cm synchrocyclotron was developed by LARSSON. Included are: focusing of the beam with two quadrupole pairs for small radiation fields, spreading the beam horizontally and vertically with electro magnets to cover a maximum field of 200 cm², and control of depth of penetration with a variable water absorber piston. Programming of the control permitted modification of the Bragg peak to give a nearly uniform dose with depth of penetration. Animal and patient alignment was done on an optical bench utilizing a Leksell stereotaxic head holder.

Lesions analogous to a surgical cut were obtained optimally with 20,000 rad through a 1.5 to 2 mm slit on rabbit spinal cord by LARSSON et al. (1959), on rabbit brain by REXED et al. and on goat brain by LEKSELL et al., who also obtained circumscribed lesions in goat brain by cross fire technique. Twenty ports were used so that the beam converged on a point in the right internal capsule within a solid angle bounded by ± 60 deg. Both Higher dose (40,000 rad) and larger aperture (10 mm) produced lesions with diffuse boundaries involving intense inflammatory tissue reactions.

Application of the cross fire technique for cerebral radio surgery in man was reported by LARSSON et al. (1963). Three patients, one with a psychic disorder, one with pain due to a metastasizing carcinoma and one with Parkinsonism, were irradiated to selected target regions in the brain following the procedures developed in the goat. All showed improvement within a few weeks and the first and third were still much improved three years and $1^1/_4$ years later respectively. After the initial amelioration of pain, the carcinoma patients condition deteriorated until death from the cancer 62 days later. At autopsy the radiolesion was found to be very similar to those previously observed in the goat.

f) Therapy with the Bragg peak

As pointed out earlier, increase in dose with depth of penetration to a peak followed by a sharp cut off at a definite range are two of the attractive features of a heavy-particle beam. In order for the beam to stop at a predetermined depth in tissue, however, the excess in range, usually available, must be absorbed externally. Water or saline and Lucite are used for reasons of similarity to tissue and low neutron background production. In addition, where the depth of tissue to be irradiated is narrower than the Bragg peak, as is usually the case, a variable absorber must be used to move the peak and therefore spread it in depth. Unfortunately, this also reduces the peak-to-entrance-dose ratio. There is no radiation beyond the peak, however, therefore the target-to-skin-dose ratio can be somewhat greater than that obtainable with high-energy straight-through irradiation, multiport technique used in both cases. Its application to subsurface targets such as brain tumors is attractive but limited because accurate localization of these is still very difficult. A further complication is the need for compensation of the different paths at the various multiport angles for different lengths and differential absorption of tissue and bone. KOEHLER, DICKINSON and PRESTON have measured proton ranges in skullbone and KJELLBERG et al. (1962) report their stereotaxic technique. Medical use of the 160-MeV proton beam at the Harvard cyclotron is reported by KJELLBERG et al. (1964, 1965). Metastatic breast cancer and diabetic retinopathy were treated by irradiation of the pituitary. The beam passed through a 7.1 mm aperture and was directed successively to seven ports on each side of the head. A total of 18,000 rad is one session was given to the cancer patients. The diabetics received 14,000 rad, also in one session. Suppression of pituitary function was achieved in 91% of the procedures and visual loss due to diabetic retinopathy was arrested in 71% of the cases. Pituitary tumors and deep inoperable brain tumors have been irradiated through portals up to 5 cm diameter with 4,000 to 8,000 rad. Results have been both effective and non-effective and further work needs to be done.

At Uppsala treatment of carcinoma of the uterine cervix has been reported by FORS et al. for ten patients given 2,500 to 3,000 rad to the pelvic region. A nearly uniform depth-dose 12.3 cm in diameter was given utilizing the variable water absorber and beam sweeping magnets described by LARSSON. All of the tumors regressed macroscopically and regression was evident microscopically in almost all of the biopsy specimens. One patient was without recurrance 21 months postirradiation.

Bragg-peak irradiation with the 900 MeV alpha-particle beam at Berkeley has been reported by LAWRENCE et al. (1962a, 1965). The first case was a lesion in the right deltoid muscle of a mammary carcinoma patient previously irradiated to the pituitary with good remission. Five treatments over 7 days totalling 2,500 rad to a maximum depth of 2.2 cm resulted, three months later, in a slightly depressed slightly indurated area, non-tender and of no definite mass. Bragg-peak treatment was also performed on three brain tumors using 5 to 13 portals and 4,450 to 8,500 rad in 8 to 24 days. Response was initially favorable and lasted five months in one case and over a year in another.

g) Possible radiotherapeutics with negative pions

Negative pions, or π^- mesons, have a weight about $^1/_6$th that of the proton, thus scatter less and have a correspondingly greater range for a given initial energy. In addition, at the end of the range, negative pions are captured by atoms of the absorbing medium producing unstable nuclei which then explode. AMMIRAJU and LEDERMAN have studied the breakup with a diffusion cloud chamber and found that the energy release in the ionizing fragments is particularly favorable in the light elements. For example, in carbon the dominant reaction (25% of the captures) is

$$\pi^- + {}^{12}C \rightarrow 2\,\alpha + 1\,P + 3\,n\,.$$

Ionization produced by the low energy alpha and proton fragments augments the peak-to-plateau ratio of the Bragg curve and FOWLER and PERKINS have calculated that the negative pion dose to a tumor can be expected to be many times that to surrounding healthy tissue.

Some physical measurements on a 90-MeV pion beam have been made by RICHMAN et al. Pions of energy 0 to 450 MeV were produced by 732 MeV proton bombardement of a beryllium target in the Lawrence Radiation Laboratory 184-inch synchrocyclotron and those of 90-MeV were separated by a bending magnet. A Bragg curve of these particles in Lucite absorber gave a peak-to plateau ratio of 2.8, a too low value, since ionization chambers of insufficient thickness to collect all of the star fragments' energy were used. With a semeconductor detector of depletion layer thick enough to absorb most of the alpha fragments (up to 20 MeV) the relative peak-to-entrance energy absorption was 17 to 1. The detector, however, did not respond to proton fragments above 5 MeV or to most of the pions, muons and electrons so that the 17 to 1 ratio can only be considered an upper limit on tumor-skin dose ratio. The prospect is encouraging, never-the-less, and a better evaluation will be made when the electron and positive-pion contamination has been eliminated by an electrostatic separator and better semiconductor detectors perfected. In addition, preparations are in progress for biological experiments, especially on response of oxygenated and anoxic cells to the negative-pion stars.

References

AAMODT, R. L., V. PETERSON and R. PHILLIPS: C^{12} (P, Pn) C^{11} cross-section from threshold to 340 MeV. Univ. of Calif. Radiation Laboratory Report No UCRL —1400, 1951.

AMMIRAJU, P., and L. M. LEDERMAN: Diffusion chamber study of very slow mesons. IV. Absorption of pions in light nuclei. Nuovo Cimento **4**, 283—306 (1956).

BARKAS, W. H., and M. J. BERGER: Tables of energy losses and ranges of heavy charged particles. National Aeronautic and Space Administration Report No NASA SP-3013 and Chap. 10 in: Studies in penetration of charged particles in matter, National Academy of Sciences — National Research Council Publication No 1133.

BIRGE, A. C., H. O. ANGER and C. A. TOBIAS: Heavy charged particle beams. In Handbook of radiation dosimetry, Chap. 14. HINE and BROWNELL eds. New York: Academic Press 1955.

BOND, V. P., M. N. SWIFT, S. T. TAKETA, G. P. WELCH and C. A. TOBIAS: Indirect effects of localized deuteron irradiation of the rat. Amer. J. Physiol. **174**, 259—263 (1953).

BONÉT-MAURY, P., A. DEYSINE, M. FRILLEY et C. STEFAN: Efficacité biologique relative des protons de 157 MeV. C. R. Acad. Sci (Paris) **251**, 3087—3089 (1960).

BORN, J. L., O. K. ANDERSON, H. O. ANGER, A. C. BIRGE, P. BLANQUET, T. BRUSTAD, R. A. CARLSON, D. C. VAN DYKE, D. J. FLUKE, J. GARCIA, J. P. HENRY, R. M. KINSELY, J. H. LAWRENCE, C. W. RIGGS, B. THORELL, C. A. TOBIAS, P. TOCH and G. P. WELCH: Biological and medical studies with high-energy particle accelerators. Proc. of the Second United Nations Internat. Conference on the Peacefull Uses of Atomic Energy, Geneva 1958, vol. 26, p. 317—326.

BRUSTAD, T.: Heavy ions and some aspects of their use in molecular and cellular radiobiology. In: Advances in biological and medical physics (TOBIAS and LAWRENCE, eds.), vol. VIII, p. 161—224. New York: Academic Press 1962.

FALKMER, S., B. LARSSON and S. STÉNSON: Effects of single-dose proton irradiation of normal skin and Vx 2 carcinoma in rabbit ears. A comparative investigation with protons and roentgen rays. Acta radiol. (Stockh.) **52**, 217—234 (1959).

FORS, B., B. LARSSON, A. LINDELL, J. NAESLUND and S. STENSON: Effect of high-energh protons on human genital carcinoma. Acta radiol. (Stockh.) **2**, 384—398 (1964).

FOWLER, P. H., and D. H. PERKINS: Possibility of therapeutic applications of beams of negative-mesons. Nature (Lond.) **189**, 524—528 (1961).

GILES, N. H., and C. A. TOBIAS: Effect of linear energy transfer on radiation induced chromosome aberrations in Tradescantia microspores. Science **120**, 993 (1954).

GORDON, H. S., and G. A. BEHMAN: Particle accelerators. Amer. Inst. Phys. Handbook, 2nd ed., sec. 8i, p. 168—222. New York: McGraw-Hill 1963.

KENNEDY, B. J., W. T. PEYTON and L. A. FRENCH: Total hypophysectomy in advanced breast cancer. Bull. Univ. Minnesota Hosp. **26**, 528—551 (1955).

KENNEDY, T., T. RASMUSSEN and P. V. HARPER: The use of a beta-ray source for destruction of the hypophysis. Surg. Forum **4**, 681—686 (1953).

KJELLBERG, R. N., R. A. FIELD, J. W. MCMEEL and W. H. SWEET: Bragg-peak pituitary destruction for diabetic retinopathy. Third International Congress Neurosurgery Copenhagen, 1965.

— A. M. KOEHLER, W. M. PRESTON and W. H. SWEET: Stereotaxic instrument for use with the Bragg peak of a proton beam. First Int. Symp. Stereoencephalotomy. Confin. neurol. (Basel) **22**, 183—189 (1962).

— — — — Intracranial lesions made by the Bragg peak of a proton beam. In: Response of the nervous system to ionizing radiations (HALEY and SNIDER, ed.). Boston: Little Brown & Co. 1964.

Koehler, A. M., J. D. Dickinson and W. M. Preston: The range of protons in human skullbone. Radiat. Res. **26**, 334—342 (1965).

Lacassagne, A., and W. Nyke: Procédé de destruction de l'hypophyse du lapin par le radon. C. R. Soc. Biol. (Paris) **117**, 956—958 (1934).

Larsson, B.: Pre-therapeutic physical experiments with high-energy protons. Brit. J. Radiol. **34**, 143—151 (1961).

—, and B. A. Kihlman: Chromosome aberrations following irradiation with high-energy protons and their secondary radiation. A study of dose distribution and biological efficiency using root-tips of Vicia faba and Allium cepa. Int. J. Radiol. Biol. **2**, 8—19 (1960).

— L. Leksell and B. Rexed: The use of high-energy protons for cerebral surgery in man. Acta chir. scand. **125**, 1—7 (1963).

— — — P. Sourander, W. Mair and B. Andersson: The high-energy proton beam as a neurosurgical tool. Nature (Lond.) **182**, 1222—1223 (1958).

— — — — Effect of high-energy protons on the spinal cord. Acta radiol. (Stockh.) **51**, 52—64 (1959).

Lawrence, E. O., and N. E. Edlefsen: On the production of high-speed protons. Science **72**, 376—377 (1930).

Lawrence, J. H.: Proton irradiation of the pituitary. Cancer (Philad.) **10**, 795—798 (1957).

— J. L. Born, C. A. Tobias, R. Carlson, F. Sangalli and G. P. Welch: Clinical and metabolic studies in patients after alpha-particle subtotal or total hypophysectomy. Paper presented at First Congr. of the Confederation of Medical Ass. in Asia and Oceania, 1959.

—, and C. A. Tobias: Radioactive isotopes and nuclear radiations in the treatment of cancer. Cancer Res. **16**, 185—193 (1956).

— — J. L. Born, F. Sangalli, R. A. Carlson and J. A. Linfoot: Heavy-particle therapy in acromegaly. Acta radiol. (Stockh.) **58**, 337 (1962).

— — — C. C. Wang and J. H. Linfoot: Heavy-particle irradiation in neoplastic and neurologic disease. J. Neurosurg. **19**, 717—722 (1962a).

— — J. A. Linfoot, J. L. Born, A. Gottschalk and R. P. Kling: Heavy particles, the Bragg curve and suppression of pituitary function in diabetic retinopathy. Diabetes **12**, 490—501 (1963).

— — — — E. Manougian and J. Lyman: Heavy particles and the bragg peak in therapy. Ann. intern. Med. **62**, 400—407 (1965).

Leksell, L., B. Larsson, B. Andersson, B. Rexed, P. Sourander and W. Mair: Lesions in the depth of the brain produced by a beam of high-energy protons. Acta radiol. (Stockh.) **54**, 251—264 (1960).

Linfoot, J. A., J. H. Lawrence, J. L. Born and C. A. Tobias: Alpha-particle or proton beam in radiosurgery of the pituitary gland for Cushing's disease. New Engl. J. Med. **269**, 597 (1963).

Luft, R., and H. Olivecrona: Experiences with hypophysectomy in man. J. Neurosurg. **10**, 301—316 (1953).

— — Hypophysectomy in man. Experience in metastatic cancer of the breast. Cancer (Philad.) **8**, 261—270 (1955).

— — D. Ikkos, T. Kornerup and H. Ljunggren: Hypophysectomy in man: further experiences in severe diabetes mellitus. Brit. med. J. **2**, 752—762 (1955b).

— — and B. Sjogren: Hypophysectomy in man. Experiences in severe diabetes. J. clin. Endocr. **15**, 391—408 (1955a).

Oldfield, D. G.: Private communication, June 1959.

Pearson, O. H., B. S. Ray, C. C. Harrold, C. D. West, M. C. Li, J. P. McLean and M. B. Lipsett: Hypophysectomy in the treatment of advanced cancer. Trans. Ass. Amer. Phycns **68**, 101—111 (1955).

Rexed, B., W. Mair, P. Sourander, B. Larsson and L. Leksell: Effect of high-energy protons on the brain of the rabbit. Acta radiol. (Stockh.) **53**, 289—299 (1960).

Richman, C., H. Aceto, M. R. Raju and B. Schwartz: The radiotherapeutic possibilities of negative pions. Amer. J. Roentgenol. **96**, 777—790 (1966).

Sallmann, L. v., C. A. Tobias, H. O. Anger, G. P. Welch, S. F. Kimura, C. M. Munoz and A. Drungis: Effects of high-energy particles, x-rays and aging on lens epithelium. A.M.A. Arch. Ophthal. **54**, 489—514 (1955).

Simpson, M. E., G. van Wagenen, D. C. van Dyke, A. A. Koneff and C. A. Tobias: Deuteron irradiation of the monkey pituitary. Endocrinology **65**, 831—857 (1959).

Tobias, C. A., H. O. Anger and J. H. Lawrence: Radiological use of high-energy deuterons and alpha particles. Amer. J. Roentgenol. **67**, 1—27 (1952).

— K. Hsu and J. L. Born: Biological and medical studies with accelerators. Radiation Biology and Medicine, chapt 22, edit. W. D. Claus. Reading, Mass.: Addison-Wesley 1958.

— J. H. Lawrence, J. L. Born, R. K. McCombs, J. E. Roberts, H. O. Anger, B. V. A. Low-Beer and C. B. Huggins: Pituitary irradiation with high-energy proton beams; a preliminary report. Cancer Res. **18**, 121—134 (1958).

— — J. Lyman, J. L. Born, A. Gottschalk, J. Linfoot and J. McDonald: Progress report on pituitary irradiation. In: Response of the nervous system to ionizing radiation (Haley and Snider, eds.). Boston: Little Brown 1964.

— J. E. Roberts, J. H. Lawrence, B. V. A. Low-Beer, H. O. Anger, J. L. Born, R. Mc Combs and C. Huggins: Radiation hypophysectomy with high-energy proton beams. Univ. of Calif. Radiation Laboratory Report No UCRL—3035, 1955.

TOBIAS, C. A., J. E. ROBERTS, J. H. LAWRENCE, B.V. A. LOW-BEER, H. O. ANGER, J. L. BORN, R. MCCOMBS and C. HUGGINS: Irradiation hypophysectomy and related studies using 340-Mev protons and 190-Mev deuteron. Proc. Internat. Conference on the Peaceful Uses of Atomic Energy, Geneva 1955, vol. 10, 95—106. New York: United Nations 1956.

— D. C. VAN DYKE, M. E. SIMPSON, H. O. ANGER, R. L. HUFF and A. A. KONEFF: Irradiation of the pituitary of the rat with high-energy deuterons. Amer. J. Roentgenol. **72**, 1—21 (1954).

VAN DYKE, D. C., M. E. SIMPSON, A. A. KONEFF and C. A. TOBIAS: Long term effects of deuteron irradiation of the rat pituitary. Endocrinology **64**, 240—257 (1959).

WARSHAW, S. D., and D. G. OLDFIELD: Prletherapeutic studies with the chicago synchrocyclotron. Amer. J. Roentgenol. **78**, 876—886 (1957).

WILLIAMSON, C. F., J. P. BOUJOT and J. PICARD: Tables of range and stopping power of chemical elements for charged particles of energy 0.05 to 500 MeV. Commissariat à l'Energie Atomique Rapport CEA-R 3042 (1966).

WILSON, R. R.: Radiological use of fast protons. Radiology **47**, 487—491 (1946).

B. Bestrahlung mit radioaktiven Stoffen

1. Dosimetry

By

L. D. Marinelli*

With 5 figures

a) Characteristics of radioactive substances

α) General law of radioactive decay

Radioactivity is the manifestation of an unstable (radioactive) nucleus going through a single or a series of internal readjustments (decays), more or less complex, leading eventually to a more stable configuration. The probability λ of this process occurring within a unit interval of time is characteristic of the nuclear species and it is independent of the length of time during which the radioactive nucleus has been in existence. The value of λ (decay constant) has been found to be independent of the chemical and physical status of the atom; this observation has been attributed to the fact that the energies involved in the latter, though sufficient to affect the extranuclear electrons, are usually too small to influence the course of events within the nucleus[1]. Hence, if a sufficiently large number N of radioactive atoms is in existence at any one time t, the number dN undergoing decay in a sufficiently short time dt can be expressed in differential form as:

$$dN = -\lambda N\, dt \tag{1}$$

the negative sign indicating that, through decay, the number of radioactive atoms is decreasing. Integration of this equation leads to the well known exponential law of decay

$$N(t) = N_0\, e^{-\lambda t} \tag{2}$$

which states that in a population of N_0 radioactive atoms existing at time zero only a fraction $e^{-\lambda t}$ will be present at a later time t. Although this number is adequate to describe the process, other quantities are sometimes used more frequently to indicate the rapidity of decay. Thus the time T within which N_0 is reduced *to one half* is termed the *half life*; it can be easily calculated from (2) by putting $e^{-\lambda T} = 0.5$, namely

$$T = 0.693/\lambda\,. \tag{3}$$

Useful in many calculations is the mean (or average life) τ of the radioactive nucleus: since between time t and $t + dt$, $\lambda N(t)$ nuclei that have lived a time t have decayed, τ can be defined as

$$\tau = \frac{1}{N_0}\int_0^\infty t\lambda N(t)\, dt = \lambda \int_0^\infty t e^{-\lambda t}\, dt = \frac{1}{\lambda}\,. \tag{4}$$

This expression indicates that during an average life the population has been reduced to $e^{-1} = 0.368$ of its initial value and that $\tau = 1.44\, T$. It is obvious from (1) that if

---

* Work performed under the auspices of the U.S. Atomic Energy Commission.

1 An exception has been observed in the rate of decay of ^7Be in various chemical forms but the variation of λ is of the order of 10^{-3} to 10^{-4} (KRAUSHAAR et al. 1953).

the number $dN(t)/dt$ of atoms decaying the unit time can be measured at any one time t, the population at that time can be simply calculated from

$$N(t) = \frac{dN}{\lambda\, dt} = \frac{\tau\, dN}{dt}. \tag{5}$$

Expression (5) indicates that the decay constant of a substance can be computed by measuring the variation in activity dN/dt without knowledge of the actual number of atoms actually present; namely, without the need of absolute standardization (vide infra) of the sample but by simple measurements in instruments of unknown but reproducible efficiency. Radioactive substances are usually measured in units of one curie (Ci), which is defined as "the quantity of any radioactive nuclide in which the number of disintegrations per second is 3.700×10^{-10}". It is worthwhile noting that the mass of a curie of a radioactive element varies tremendously throughout the atomic scale. In particular from (5) one obtains the number of atoms per curie:

$$N(t) = 3.7 \times 10^{10} \times \tau$$

and the mass M in grams

$$M = \frac{\text{atomic number} \times N(t)}{6.02 \times 10^{23}}$$

$$= 6.14 \times 10^{-14} \times \tau \times \text{atomic number}$$

where τ is given in seconds and 6.02×10^{23} is Avogadro's number[1].

β) *Modes of radioactive decay*

The chemical elements consist of a mixture of isotopes, namely, a mixture of atoms which have the same number Z of extranuclear electrons but different nuclear masses. A isotope is therefore characterized not only by Z but also by its mass number A which represents the total number of nucleons within its nucleus. The nucleons consist of neutrons and protons, the latter being Z in number and positively charged, to balance the negative charge of the extranuclear electrons. The neutron, devoid of charge, is regarded as stable particle within the nucleus but decays spontaneously to a proton ($T \simeq 10$ minutes) when free from it. When the nucleus of a radioisotope decays it does so by seeking a more stable configuration by changing: a) only its configuration (isomeric transition), b) the number of either protons or neutrons without altering the mass number ($\beta^{\pm}$ decay), c) losing a He nucleus, composed of two protons and two neutrons (α-decay) or d) by splitting (fission).

Some of the naturally occurring radioisotopes (U, Th, ^{40}K, ^{87}Rb, etc.) are thought to be long-lived, vestigial remnants of the nuclear processes presumed to have occurred during the formation of the elements in the universe; others, of much shorter half life, such as ^{3}H, ^{14}C, $^{7}B_{e}$, ^{32}P, are produced by the impact of cosmic radiation on the elements composing the earth's atmosphere. Still rarer are products of the slow spontaneous fission of some of the heaviest elements in the earth's crust. Most radioactive isotopes in medical use today, however, are the product of excitation obtained by bombardment of stable nuclei with various agents such as γ-rays, electrons, protons, deuterons and α-particles, usually of high energy. Neutrons, however, because of their lack of charge, can penetrate a nucleus, and make it radioactive without need of high velocities.

Irrespective of the process involved in its formation, α-decay is, with the exception of Sm, a property of the heavier elements. It is characterized by emission of one or at

1 The reader should be aware that in the event of a radioactive chain, namely a series of transformations before a stable element is reached, the computation of the number of atoms present in each link of the chain (and hence their radioactivity) is governed by differential equations which describe the balance between the atoms decaying *into* the link and decaying out of it. For an exhaustive treatment of this subject the reader should consult standard texts in radioactivity such as (EVANS 1955a).

most a few α-particles of definite energy; in the latter case the less energetic α-particles are followed by emission of γ-radiation which may or may not be internally converted (vide infra). In so doing the a nucleus of mass A changes to one of mass A-4 and its atomic number from Z to Z-2. Due to their large mass and high charge, α-rays lose energy at a high spatial rate and have therefore very short range, of the order of a few tens of microns in unit density material of low Z. They are, therefore, not suitable for external irradiation, but because of their highly concentrated dissipation of energy they are of paramount importance when present within the tissues of the body.

Of greater general applicability, and much more frequent among the chemical elements of interest in medicine, is the process of β-decay which is characterized by the emission of either a negative ($\beta^- =$ negatron) or positive ($\beta^+ =$ positron) beta particle[1]. In the first case the decay is conceived as being the result of a neutron changing into a proton; namely,

$$_1n^0 \rightarrow {_1p^1} + {_0\beta^{-1}} + \text{kinetic energy}$$

resulting in no variation in the mass number but in a shift of the atomic number from Z to $Z + 1$. Similarly the emission of a positron is pictured as a result of the conversion

$$_1p^1 \rightarrow {_1n^0} + \beta^{+1} + \text{kinetic energy}$$

followed by no change in A but a shift from Z to Z-1.

Beta-ray activity is characterized by the emission of particles in a continuous range of energies the maximum value of which (ranging from about 15 keV to 15 MeV) is characteristic of the nucleus in question. This spread of energies is considered to be the result of the simoultaneous emission of a neutrino, a very elusive particle of practically zero mass and charge but endowed of energy and momentum during the decay process. Beta decay is frequently followed by isomeric transition in the daughter nucleus. The theory of β-decay is fairly well developed and it is feasible to calculate from it rather accurately the $\beta^{\pm}$-ray spectrum as well as the average energy per disintegration (MARSHALL 1955, LOEVINGER 1957; NBS Applied Math Series 13, 1952). Another type recognized as β-decay, which—as far as the nucleus is concerned—leads to the same type of rearrangement as the emission of a positron, is decay by orbital electron capture which—as the name implies—consists in the transfer of an atomic electron into the nucleus. Due to its proximity to the nucleus, an electron in the K shell of the atom is most likely to be captured; as a consequence the nucleus may some time undergo further arrangement by the emission of a γ-ray. From the vacancy created in the electrons shells characteristic radiations will follow the process.

The reorganization of an excited nucleus without change in either A or Z is called an isomeric transition. This phenomenon is interpreted as the shift of the atom from an excited state to either another excited state, either or both of which may be β-active, or to the most stable (ground) state. It is usually achieved by emission of γ-rays from the nucleus, but in some nuclei it may take place also by internal conversion, namely, by interaction with the extra nuclear electrons resulting in the emission of "conversion" electrons (of energy equal to the γ-ray energy minus the mean binding energy of the electron in the shell from which originated) and their corresponding characteristic X-rays. The γ-ray conversion coefficient α_k expresses the ratio of the number of conversion electrons to the number of γ-rays escaping from the nucleus. This coefficient is analogous to, but different from, the fluorescent yields w_k, w_l, etc., which are the ratio of the K, L X-rays escaping the atoms to the number of vacancies created in their respective shells by interaction with either γ- or β-rays.

The most thorough type of disintegration known today—except perhaps for those rarely observed in the interaction of cosmic rays with matter—is fission leading to the

1 The term electron will be reserved for particles originating in the extranuclear atomic shells, although, as far as dosimetry is concerned, they should be considered identical.

division of a heavy nucleus into a few—usually two—heavy fragments, accompanied by prompt emission of neutrons. This process is known to occur spontaneously in ^{232}Th and ^{238}U with very long lives (of the order of 10^{17}—10^{16} years) but it is easily accomplished by either capture of slow neutrons in fissionable materials such as ^{235}U, ^{233}U, ^{239}Pu etc., or by fast-neutron bombardment of other heavy nuclei as ^{238}U, ^{232}Th. The fragments produced are highly unstable and usually undergo a series of radioactive decays, of which the most notorious are those leading to the long lived nuclides ^{90}Sr and ^{137}Cs as shown below:

$$^{90}\mathrm{Kr} \xrightarrow{33\ \mathrm{sec}} {}^{90}\mathrm{Rb} \xrightarrow{2.7\ \mathrm{min}} {}^{90}\mathrm{Sr} \xrightarrow{28\ \mathrm{years}} {}^{90}\mathrm{Y} \xrightarrow{64.6\ \mathrm{h}} {}^{90}\mathrm{Zr} \quad \text{(stable)}$$

$$^{137}\mathrm{I} \xrightarrow{22\ \mathrm{sec}} {}^{137}\mathrm{Xe} \xrightarrow{3.9\ \mathrm{min}} {}^{137}\mathrm{Cs} \xrightarrow{33\ \mathrm{years}} {}^{137}\mathrm{Ba} \xrightarrow{2.6\ \mathrm{min}} {}^{137}\mathrm{Ba} \quad \text{(stable)}.$$

γ) Radiations emitted by radioactive substances

Although α-rays play in general no part in external radiotherapy, they assume special importance in internal irradiation because of their high energy, their extremely short, straight paths along which they densely ionize and excite atoms and molecules; since in radioactive decay they are emitted in discrete energies, their ranges are rather well defined. The high and variable energy dissipation per unit path (LET) makes them valuable research tools in radiobiology since in general the relative biological effects per equal dose (RBE) does depend on it (Zirkle 1954; ICRP and ICRU 1963). Also, by virtue of their chemical properties, some α-ray emitters (Ra, Th, Po) present particular problems in the field of radioisotope toxicity (I.C.R.P. 1960).

It should be remembered that in quite a number of disintegrations by α-emission, γ-radiation, frequently highly converted, is also present. This makes it possible to detect the element at distances much greater than the α-ray track. On the other hand, in investigations requiring autoradiography, an α-ray emitter will provide higher resolution than any β-ray emitter with very few exceptions, such as ^{3}H or ^{241}Pu. Ranges and energy losses of α-particles in various media are easily found in the radiological literature for air and photographic emulsions (Evans 1955b; Johns and Laughlin 1956; Dudley 1956).

Most radioisotopes used in radiological practice and research decay by β-ray emission which in turn is followed by isomeric transitions. As a consequence, the type of radiations interacting with the tissue containing the isotope are varied, although total energy emitted by any sizeable number of disintegration is statistically constant[1]. In infinite uniformly radioactive media, the energy imparted per unit mass is uniform throughout and its value, equal to the energy emitted therein, is independent of the type of radiation emitted. In media of restricted linear dimensions or heterogenous deposition—such as the human body, or one of its organs—the distribution of absorbed doses will depend strongly on how the agent carrying the energy loses energy to the medium. The dissipation of energy by β-particles and electrons proceeds less intensely in a given medium because of their small mass. For the same reason, in colliding with the electrons and nuclei of tissues they are strongly deflected from their path of motion, the more effectively the lower their energy. Hence, even for beta rays of equal energy the paths are tortuous and their penetration (straight line distance from origin to point at rest) is diffused in direction; this phenomenon is more accentuated in materials of high atomic number; the effect of successive deflecting encounters results in a fair probability of the electron reversing its original direction, namely, backscattering. It is obvious therefore that, although the actual path length of an electron of a given energy is a reasonably defined quantity (limited by the statistics of energy losses and number of collisions), the penetration is much less so. For the moment it suffices to state that a satisfactory theoretical description of electron penetration in matter is available (Spencer 1955) but only for homogenous media without boundaries. This means that for our purposes tabulations are available (Spencer 1959)

1 The energy carried away by neutrinos is not available in any practical case and hence it is not considered at all.

describing absorbed doses (energy dissipation) within spherical shells situated at a given *distance* from a monoenergetic point β-source, without information as to the angular distribution of the dose by a single β-ray emitted in a given direction. Since β-ray emission, however, proceeds equally in all directions, this limitation of the theory is felt only when dealing with doses at the boundary of a radioactive medium (vide infra). Before entering further into the subject of dosimetry it is important to recall that β-rays produce a comparatively weak, diffuse X-ray spectrum by the mechanisms of Bremsstrahlung (internal and external) and that, under certain conditions, this permits the external detection of β-emitters within the body (MARINELLI and GOLDSCHMIDT 1942; KELLERSHOHN 1957; KELLERSHOHN et al. 1958; LIDEN 1958; I.A.E.A. 1959; IAEA 1962; IAEA 1964). The internal process usually escapes detection when β-decay is followed by γ-ray emission from the excited daughter nucleus but can be measured in the presence of pure *electron capture* for in this case only characteristic (or fluorescent) roentgen ray and accompanying Auger electron are produced and both are rather easily distinguished from Bremsstrahlung because of their discrete energies. The emission of *positrons* in β-decay does not pose, from the dosimetric point of view, a different problem, since β^+- and β^--rays dissipate energies practically in the same fashion. However, whereas β^--emission may or may not be followed by γ-rays, β^+-emission is accompanied always by annihilation γ-radiation. The latter, produced by the combination of the β^+-ray with an electron of the medium, takes the form of 2 γ-rays of 511 keV each, emitted in exactly opposite directions. It is well to recall that annihilation radiation is not of nuclear origin but produced far away from it, whereas gamma radiation following β-decay is characteristic of the daughter nucleus, and may be emitted in the form of cascade, namely in a train of coincident rays as a result of the step-wise deexcitation of the nucleus.

From what has been said above, it is evident that in radiation dosimetry it is more important to establish what radiation emerges from the *atom* rather than from the nucleus per se. Hence if a nucleus undergoes on the average f isomeric transitions per disintegration and if:

$\alpha =$ conversion coefficient (fraction of electrons emitted to the number of gamma rays emitted by the nucleus)[1] there will be:

$$f/(1+\alpha) = \gamma\text{-rays emitted of energy } E_\gamma$$

and

$$f\alpha/(1+\alpha) = \text{conversion electrons of energies } E_\gamma - E_k,\quad E_\gamma - E_l \text{ etc.}$$

For the case of electron capture occurring in f fractional disintegrations, there will be

$$f\,w = \text{x-rays of energy } E_k,\, E_l \text{ etc.}$$

and

$$f(1-w) = \text{Auger electrons of similar energies}$$

where:

$w =$ fluorescent yield $=$ ratio of fluorescent x-rays to the total number of shell vacancies (or electron captures).

δ) *Standardization of radioactive substances*[2]

In general, the absolute standardization of several of the radioelements used in medical diagnoses and therapy is carried out in national laboratories of various countries and calibrated aliquots are made available to interested workers and institutions, usually

1 The reader is cautioned by the fact that in the older literature the conversion coefficient α refers to the ratio of conversion electrons to the total number of isomeric transitions in the *nucleus*.

2 The standardization of radioactive substances has received considerable attention in the physical and radiobiological literature in the last ten years as a consequence of the impetus provided by the widespread use of radioisotopes in industry and scientific research. The mere listing of references to the many contributions would be beyond the scope of this presentation. (National Bureau of standards HB 86 1963).

in flame-sealed glass ampoules of a few milliliters of solution. Primary standardization (namely the measurement of the time disintegration rate of radioactive sample) is a specialist's job requiring physical methods in which the uncertainties caused by scattering or absorption of the emitted particles or photons can be reliably estimated (IAEA 1960). For pure beta-ray emitters the most favored procedure is the use of a so called $4\pi\,\beta$-ray counter aiming at counting all particles emitted by the source. The counter, sketched in Fig. 1, consists essentially of two counters A and B housed in a spherical vessel and divided as shown by a thin conducting foil upon which a very thin radioactive sample is placed. This arrangement offers the advantage of counting singly even those charged particles which are scattered within its volume or are followed by other ionizing events, such as positron followed by annihilatilon radiations and β-rays followed by a γ-ray cascade. The detecting efficiency per se is excellent (SELIGER and SCHWEBEL 1954) and its usefulness is limited only by the corrections for absorption in the mounting film and source which become considerable for β-rays of energy lower than about 200 keV. Another procedure, so called β-γ coincidence method is subject to smaller corrections and applicable to elements emitting β-rays followed by γ-radiation; in principle, two detectors, sensitive only to β- and γ-rays, respectively, are placed in the vicinity of the source so that the counting rates N_β and N_γ from each instrument are:

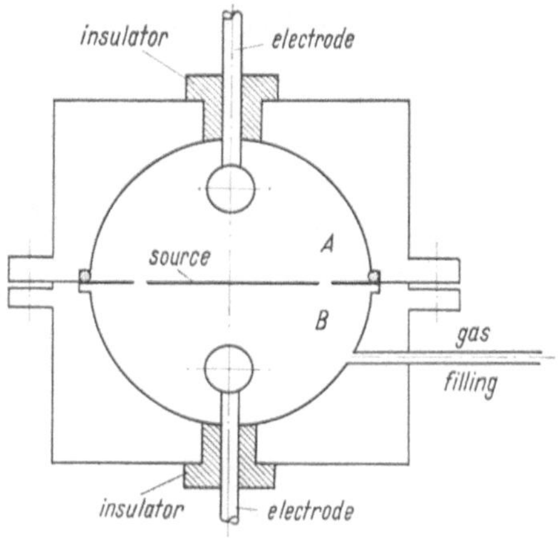

Fig. 1. Diagram of $4\pi\,\beta$ counter

$$N_\beta = N_0\,\varepsilon_\beta \quad \text{and} \quad N_\gamma = N_0\,\varepsilon_\gamma$$

where ε_β and ε_γ are the total efficiencies of the detectors, namely the ratios of the counting rates to the true disintegration rate N_0. If one measures, by means of electronic methods, the coincidence rate N_c between the counters, the latter will be

$$N_c = N_0\,\varepsilon_\beta\,\varepsilon_\gamma$$

namely equal to N_0 times the product of the probabilities of detection in both instruments. It follows, therefore, that

$$N_0 = \frac{N_\beta N_\gamma}{N_c}. \tag{6}$$

In practice several corrections are necessary since neither instrument is really insensitive to the radiation detected by the other, counters do exhibit dead time losses and accidental coincidences occur. However, recent refinements (CAMPION 1959) suggest that accuracies of the order of 0.1 % are attainable. For a more detailed description of methods of standardization of radioactive isotopes the reader is referred to book chapters such as (WHITEHOUSE and PUTMAN 1953; SINCLAIR 1956) and to specialized articles such as (SELIGER and SCHWEBEL 1954; SELIGER 1956; PERRY 1957; ALLEN 1957; CAMPION 1959; GUNN 1964; N.B.S. HB 86 1963).

Of more definite importance to clinical and diagnostic medicine are methods that continually insure reasonable accuracy in the amount of radioelements administered to human beings without being unduly time consuming. Besides the obvious care required in dispensing the correct aliquots and in applying the necessary corrections for decay from the time of measurement in the hospital, instruments should be available for expeditious measurements of the very samples to be administered. The instrument should be calibrated with a standardized sample of the radionuclide in question at least once and the constancy of its performance should be investigated with a long-lived source of suitable activity; relative accuracy should be of the order of a few percent, including geometrical reproducibility which, usually is more easily attained with γ-radiation than with β-rays. It is desirable, in any case, to always recheck it with a standard source whenever detector, source container or shield are changed for one reason or another.

So many methods have been described in the literature within recent years it is impossible to describe them in detail and to discuss the relative merits of each. In medical clinics the initial preference for ionization methods, with which the medical physicist is usually thoroughly familiar, seems to have been retained (despite the availability of more sophisticated instruments) because of the relative low cost of instrumentation, availability of services from the hospital shop and availability of relatively active samples. The $2\pi\,\beta$ ionization chamber (SELIGER and SCHWEBEL 1954) shown in Fig. 2 consists of a spherical shell provided with a shoulder on which the evaporated residue of known volume of the radioisotope can be placed in reproducible conditions. The latter is accomplished empirically by adjusting the length of the collecting electrode e. Current measurements are made with an electrometer by the rate-of-charge null method. The calculation of the acivity A' of the unknown source is obtained from the net ionization current I' of the sample and the activity A and current I of an aliquot of the standardized solution by the simple expression

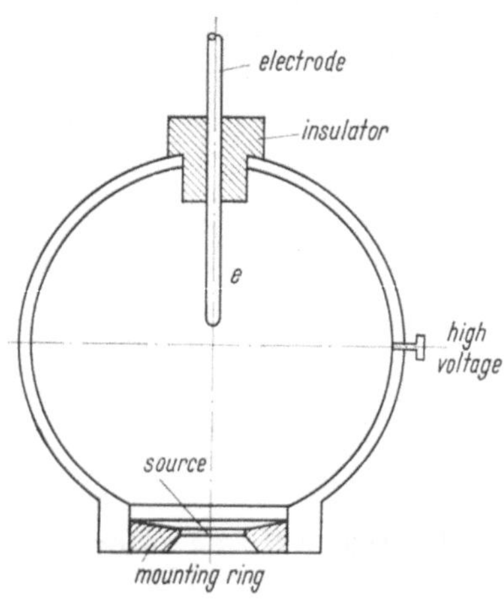

Fig. 2. Sketch of $2\pi\,\beta$ ionization chamber

$$A' = \frac{A\,I'}{I}.$$

If use is made of the current I_{D+F} of a RaD $+E$ source as a reference source, then the activity of the unknown can be calculated directly each time as:

$$A' = K\,\frac{I'}{I_{D+F}}$$

in which K is calculated as $K = A\,\frac{I_{D+F}}{I}$.

In this simple method the sensitivity reaches to about $10^{-3}\,\mu$Ci for most isotopes used in medicine and the higher range is easily extended by several orders of magnitudes by varying the sensitivity of the electrometer by the addition of capacitors to the electrometer or by conversion of the latter to a direct current reading instrument.

A less sensitive instrument which is convenient for the measurements of gamma ray emitters is the 4π γ-ionization chamber shown in Fig. 3, consisting of an air volume enveloping a recessed well designed to accommodate the source and to filter any β-radiation escaping the source containers. In order to render the ionization readings nearly independent of source size the ionized volume is usually of the order of liters. The reference source is usually a radium ampule of a few μCi and the standardization is made via a standardized source of the radioisotope in question just as in the case of the 2π β ionization chamber. Sensitivities of the order of $1\,\mu$Ci are to be expected. It is interesting to note that an apparatus serving the combined purposes of the two chambers just described has been reported in the radiological literature, the sensitivity of which is considerably less but still adequate for most clinical needs (SINCLAIR et al. 1954).

Perhaps the most versatile instrument for secondary standardization is the well scintillation counter consisting of a NaI crystal or plastic cylinder replacing the ionized volume (Fig. 4) coupled to a photomultiplier detecting scintillations instead of an electrometer registering ionization. The main advantages are widest range, high γ-ray sensitivity and spectrometric discrimination. The latter is invaluable in many cases, such as detecting the possible presence of long lived contaminants in radioactive samples without the necessity of checking the acitivity over many half lives; moreover, this same property permits the simoultaneous measurements of various γ-ray emitters in the same sample

(HINE et al. 1955). Scintillation methods have also been extended to the measurement of β-emitters by direct detection of the more energetic components of the spectrum (MICHEL et al. 1956) or of the Bremsstrahlung (LOEVINGER and FEITELBERG 1955).

Before closing these general remarks it is well to recognize that some low-energy emitters of great importance in biology and medicine, such as ^3H, ^{14}C, ^{35}S and ^{45}Ca, present particular problems because some of the electrons emitted are easily absorbed either in the source or in some other part of the experimental setup. In these instances the element in question is frequently incorporated either in the gas of a G.M. counter of ionization chamber or in the solvent of a liquid scintillator. These procedures require in many cases rigorous chemical techniques, but they permit very sensitive and accurate

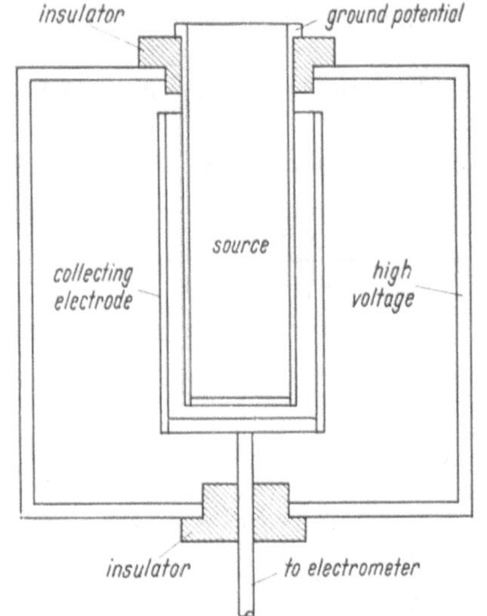

Fig. 3. Diagram of $4\pi\,\gamma$ ionization chamber

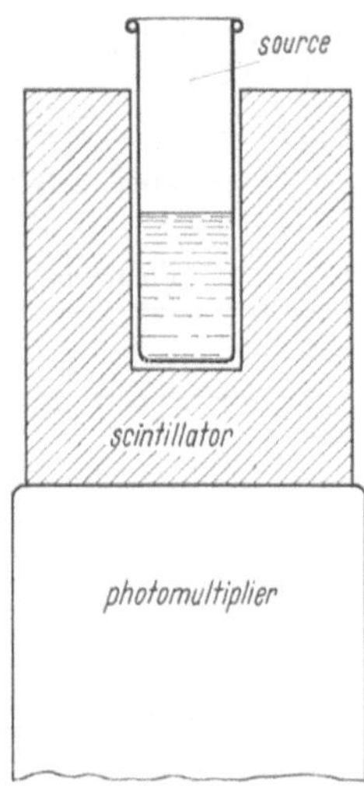

Fig. 4. Outline of well (4π) scintillation counter

measurements (HAYES 1956, ANDERSON 1958). A less sensitive, but also less laborious and most adequate technique, widely used for routine counting, is the $2\pi\ \beta$ windowless gas-flow proportional counter commercially available in most countries. This instrument, with the use of thick sample sources consisting of liquid formamide incorporating the radioelement, avoids absorption in the window, uncertainties due to self absorption and is capable of reproducible results (SCHWEBEL et al. 1954). The reader concerned with the various methods of measurements for selected isotopes and with general precautions to be taken in the preparation of standards is referred to the literature (SELIGER 1956; IAEA 1960).

b) Principles of dosimetry

α) *Definitions and units*

In order to conform with the 1962 report of the International Commission on Radiological Units and Measurements (ICRU 1962) the following quantities and units will be adopted in the following presentation with the understanding that they will apply to either beta or gamma radiation by means of appropriate subscripts.

Absorbed dose of any ionizing radiation is the *energy* imparted to matter by ionizing particles per *gram* of irradiated material at the place of interest. The unit of absorbed dose is the *rad* = 100 ergs g^{-1}.

Integral absorbed dose in a certain mass is the total energy imparted to matter in that mass: the unit is the *gram-rad* and is equal to 100 ergs.

Absorbed dose rate is the absorbed dose per unit time and its unit is the *rad* per *unit time*.

Exposure of roentgen or gamma radiations at a certain point is a measure of their ionizing property. The unit of exposure is the roentgen (R), namely, the exposure leading to the production, per 1.293×10^{-3} g of air, of one e.s.u. of charge by ions of one sign when all the electrons (negatrons and positrons) liberated by photons in the volume element of air are completely stopped in air.

Intensity of radiation (energy flux density) at a given place is the energy per unit time entering a small sphere of one cm² cross-sectional area centered at that place; its unit is the *erg*-cm² sec^{-1}.

Specific emission of a radioactive nuclide is the exposure rate produced by the unfiltered radiation from a point source of a defined quantity of that nuclide at a defined distance; the unit is the roentgen per millicurie hour (R/mCih) at 1 cm.

For the specific purpose of this section it is useful to define the *specific dose-rate* constant as the *absorbed dose-rate* from a point source at one cm from it and express it in *rad* per millicurie hour at 1 cm.

These quantities and units together with their symbols are shown in Table 1.

Table 1. *Definition and symbols of dosimetric entities*

Physical entity	Unit and symbol	Equivalence of unit	Symbol of entity
Absorbed dose	rad	100 erg g^{-1}	D'
Absorbed dose rate	rad (d^{-1}, h^{-1}, m^{-1}, s^{-1})	100 erg (h^{-1}, m^{-1}, s^{-1}, d)	d'
Integral dose	gram-rad	100 erg	Σ
Exposure (γ-rays only)	roentgen (R)	87.7 erg g^{-1} of air	D
Exposure rate (ditto)	R (d^{-1}, h^{-1}, m^{-1}, s^{-1})	87.7 erg s^{-1}g^{-1}(air)	d
Intensity of radiation	erg cm^{-2}s^{-1}	erg cm^{-2} s^{-1}	f
Specific emission rate	R/mCih at 1 cm	R-cm² (mCih)$^{-1}$	i
Specific dose rate constant	rad/mCih at 1 cm	rad-cm² (mCih)$^{-1}$	Γ

Subscripts α, β or γ refer to the type of radiation in question. d = day; h = hour; m = minute; s = second; T = half life; Ci = Curie; mCi = millicurie = 0.001 Curie; μCi = microcurie = 10^{-6} Curie.

Pertinent, in a broad sense, to the matter of units are the relationships between specific activity (or concentration of activity) and dose in very extended media wherein a radioisotope is uniformly distributed: they express conversions of units and are characterized by the energy emitted by a given radioisotope. In this case the absorbed dose at any point is equal to the energy emitted by the radioisotope contained in a unit of mass. This relationship applies to any type of radiation be it α, β or γ.

Let us assume that the concentration is C mCi g^{-1}; then the rate of energy emission is:

$$C \times 3.7 \times 10^7 \times \bar{E} \text{ MeV } g^{-1} s^{-1}$$

if $\bar{E}$ is the average energy emitted per disintegration in MeV. Since, by definition,

$$1 \text{ rad} = 100 \text{ erg } g^{-1} = 6.24 \times 10^7 \text{ MeV } g^{-1}$$

the absorbed dose rate in the medium will be

$$d' = \frac{3.7 \times 10^7}{6.24 \times 10^7} \bar{E}\, C = 0.59\, \bar{E}\, C \text{ (mCi } g^{-1}) \text{ rad } s^{-1}$$

and, therefore

$$d' = \left\{ \begin{array}{c} 35.5\, \bar{E}\, C \text{ rad } m^{-1} \\ 2130\, \bar{E}\, C \text{ rad } h^{-1} \\ 51200\, \bar{E}\, C \text{ rad } d^{-1} \end{array} \right\} \quad (7)$$

where C is given in mCi g^{-1}.

In the same general case

$$\bar{E} = \bar{E}_\alpha + \bar{E}_\beta + \bar{E}_\gamma$$

where $\bar{E}_\alpha$, $\bar{E}_\beta$ and $\bar{E}_\gamma$ are the average energies emitted per disintegration in the form of α, β or photon irradiation.

If a radioisotope of average life τ disintegrates completely in the medium, then the total absorbed dose D', under the same conditions, is equal to the dose rate times the average life expressed in the same units of time and therefore:

$$D' = d'\,\tau = d' \times 1.44\, T \tag{8}$$

from (7) and (8) it follows that

$$D' = \begin{cases} 0.79\,\bar{E}\,T\,C \text{ rads } (T \text{ in } s) \\ 52.1\,\bar{E}\,T\,C \text{ rads } (T \text{ in } m) \\ 3000\,\bar{E}\,T\,C \text{ rads } (T \text{ in } h) \\ 73\,800\,\bar{E}\,T\,C \text{ rads } (T \text{ in } d). \end{cases} \tag{9}$$

From what has been said it is obvious that if a concentration of $C = 1$ is assumed, both (7) and (9) represent constants of the emitter themselves.

In particular for the constant K_β frequently quoted in the literature (which is the value of D'_β when $C = 1\ \mu$Ci per gram) one explicitly finds that:

$$K_\beta = 3.0\,\bar{E}_\beta\,T\ (T \text{ in h})$$

and

$$K_\beta = 73.8\,\bar{E}_\beta\,T\ (T \text{ in days})$$

gram-rads per microcurie destroyed.

Values of these constants will be found in Table 4 (vide infra).[1]

It is well to emphasize that (7) and (9) apply to practical dosimetric problems only in homogenously active media and then in regions which are removed from their boundaries by distances equal or greater than the maximum range of the α- and β-ray emitted by this substance when $\bar{E}_\gamma = 0$. In the presence of γ-radiation these expressions would apply exactly only to averages in infinite media to regions located at several half value layers of tissue from the boundaries, hence they are of very limited use.

β) γ-radiations

Point sources. Since the absorbed dose at any one point in a tissue is due to the sum of the contributions from the sources Q_i (diffuse or discrete) in its surroundings, and each of these contributions vary with the distance x_i between source and point of interest and the activities Q_i of these sources, the most general expression of the dose $D'(P)$ at a point P is given by

$$D'(P) = \sum_i Q_i\, f(x_i)$$

where $f\,(x_i)$ is a function describing the variation of dose from a point source of unit activity as a function of the distance from it. In interstitial radium therapy it has been customary to express this function in terms of the specific emission rate i_γ defined in the previous section. For the case of radium—the γ-ray emission of which is very complex and it is not known exactly to this very day—the gamma specifc emission constant has been determined experimentally by many authors and it is accepted to be, when the source is filtered by 0.5 mm of *Pt*,

$$i_\gamma\ (^{226}\text{Ra} + \text{daughters}) = 8.25\ \text{R/mCih}.$$

1 See also ICRU (1961) and SLACK and WAY (1959)

For the many γ-ray emitters available nowadays this constant and the analogus specific dose-rate constant Γ are usually calculated with little effort from the γ-ray energy characteristics of the source from the well-known laws by means of which γ-rays impart energy to a medium. Nevertheless, these calculations apply to idealized conditions of full electron equilibrium, wherein the energy imparted to the medium can be calculated from the intensity of the radiation f and the energy mass absorption coefficient μ_a, in the absence of absorption or scattering within the medium in question. If one considers a point source of one mc emitting in air a γ-ray of energy E_γ (MeV) per disintegration, the intensity of the radiation at one cm distance is

$$f = \frac{3.7 \times 10^7}{4\pi} E_\gamma \quad \text{MeV cm}^{-2}\, s^{-1}$$

and the energy absorbed per unit mass at 1 cm distance will be $f \times \mu_a$ (air) the latter being the energy mass absorption coefficient of air for the energy E_γ. Remembering that

$$1\text{ R} = 87.7 \text{ ergs per gram of air}$$

and that

$$1 \text{ erg} = 6.24 \times 10^5 \text{ MeV}$$

we obtain (changing to an hourly rate) a specific emission rate i_γ in roentgens:

$$i_\gamma = f \times \mu_a = \frac{3600 \times 3.7 \times 10^7}{4\pi \times 6.24 \times 10^5 \times 87.7} E_\gamma\, \mu_a\,(\text{air}) = 194\, E_\gamma\, \mu_a\,(\text{air}) \quad \text{cm}^2 \text{— R/mCih.}$$

The same reasoning extended to any medium will lead to a specific dose rate constant:

$$\Gamma_\gamma = 170\, E_\gamma\, \mu_a\,(\text{medium}) \qquad \text{cm}^2\text{-rad/mCih.} \tag{10a}$$

In case of complex emission

$$\Gamma_\gamma = \sum_j p_j\, \Gamma(E_\gamma)_j \quad \text{and} \quad i_j = \sum_j p_j\, i(E_\gamma)_j$$

where p_j is the fraction of disintegrations yielding γ-rays of energy $(E_\gamma)_j$. Since, without absorption or scattering, the propagation of γ-ray energy from a point source follows the well known inverse square law, the dose rate per mCi at any distance x could be calculated as

$$d'(x) = \sum_i Q_i\, \Gamma_\gamma\, x^{-2}\,;$$

for a discrete number of point sources, or better for the case of interstitial or diffuse sources, we have in general:

$$d'_\gamma = \Gamma_\gamma \int_V C x^{-2}\, dv \tag{10b}$$

where the integration extends over the volume occupied by the sources and C is the concentration of activity in the element of volume dV. Values of Γ_γ are given in Table 4.

Extended sources. *a) Interstitial therapy.* In actual media—and for our purposes we need to consider tissue or its close equivalent, water—the actual dose distribution does not follow the inverse square law exactly, especially for distances beyond ten centimeters. Within this distance, however, and for $0.25\,\text{MeV} < E_\gamma < 2.0\,\text{MeV}$ the evidence (HALE 1958) indicates that, as in the case of classical interstitial radium therapy, the variation is within 10% of the dose calculated by inverse square alone, hence we may assume that expression (10b) holds with an accuracy sufficient for most practical purposes. It will be recalled that extensive calculations for most of the needs of radium interstitial therapy are available (SIEVERT 1921, 1930; PATERSON et al. 1934, 1936, 1938; QUIMBY 1952) and the reader is referred to them for details.

What is of concern here is the application of this information to the practice of interstitial therapy when radionuclides other than radium are used. The conversion is extremely simple and involves—from what has been said before and from equation

(10a)—only the specific emission-rate constant. Since $i_\gamma(Ra\ B + C) = 8.25$ R/mCih, the quantity of any radioisotope, which does not decay significantly during the treatment time, necessary to duplicate the same dose in rads or roentgens in the same treatment time is related to the quantity of radium by the following expression:

$$\text{mCi (element)} = \frac{\text{mCi } (Ra\ B + C) \times 8.25}{i_\gamma \text{(element)}}.$$

For rapidly decaying isotopes the cumulative dose concept must apply, namely:

$$\text{mCih (element)} = \text{mCi } (1 - e^{-\lambda t}) = \frac{\text{mCih (radium)} \times 8.25}{i_\gamma}.$$

The clinician should be aware, of course, of the choices that he has in matching a radium interstitial dose with a short-lived isotope since the dose-rate for the former is constant whereas for the latter it may change considerably during the treatment period: it is obvious that if he matches the treatment time the dose rate is higher at the beginning and lower at the end.

It should be realized, however, that the use of radioisotopes in practice is not seriously limited by the rapid decay of the source, since experience with radon interstitial therapy has demonstrated the usefulness of this radioactive gas having a half life of only 3.65 days. On the other hand, it is likely that the main advantage of the artificial sources will prove to be the availability of varied characteristics best suited to therapeutic needs (Harper and Lathrop 1958; Harper et al. 1958). Moreover, the radiological physicist should make every effort to exploit the advantage offered by the use of solid radioactive metals in designing sources shaped to the particular needs of interstitial therapy which are not easily attained by the use of filtered radium salts.

b) Isotopes administered internally[1]. In contrast to interstitial therapy—where γ-radiation is the predominant therapeutic agent—internal isotope therapy, with very few exceptions, utilizes instead fully the energy of β-particle emission and only to a minor extent the energy emitted by γ-rays; this is obviously so because of the much more drastic absorption taking place with β-rays. Since γ-ray absorption plays a relatively minor role in internal therapy, γ-ray doses need not be established very rigorously in so far as dosimetry of the lesions is concerned, but must be accounted for in considering the dose absorbed by the patient's body as a whole. In any event, the fundamental formula is (10b) which in the case of uniform concentration becomes

$$d'_\gamma = \Gamma_\gamma \int_V C x^{-2}\, dv = \Gamma_\gamma C \int_V x^{-2}\, dv \tag{11}$$

with sufficient accuracy in considering local absorbed doses for $0 < x < 10$ cm; and, more accurately,

$$d'_\gamma = \Gamma_\gamma \int_V C e^{-\mu' x} x^{-2}\, dv$$

for $x > 10$ cm, in order to take account of the absorption and scattering of γ-radiation in large masses of tissue by means of an "effective" absorption coefficient μ'. For homogeneous concentrations:

$$d'_\gamma = \Gamma_\gamma C \int_V e^{-\mu' x} x^{-2}\, dv = \Gamma_\gamma C g_\gamma \tag{12}$$

where g_γ,—called the geometrical factor—represents the integral in (11) and (12) due exclusively to the shape of the region V and to the absorption of the γ-radiation

[1] It should be realized that photon emission is a common occurrence even in α-decay and that—if Bremsstrahlung (internal and external) is considered—it is always present, but not always important, in β-decay.

therein. This factor expresses a property of a given point within or without the distribution the value of which, by comparison of d'_γ (7) (12) and of Γ_γ (10a) must be less than $4\pi/\mu_a$.

It should be noted that μ' is in reality a function of both E_γ and, for a given medium, also function of x because of the simoultaneous occurrence of absorption and scattering within the medium. For practical purposes, however, the variations are not of great consequence for the linear dimensions encountered in the human body and we may assume that

$$\mu' = \mu_a \quad \text{(energy absorption coefficient)} \cong 0.03 \text{ cm}^2\, g^{-1} \text{ or cm}^{-1}$$

in tissue for $0.2 < E_\gamma < 2.0$ MeV.

Following are some expressions for values of g_γ in particular instances:
In a sphere of radius a, filled uniformly with radioactive material,

$$g_\gamma = \mu\left(2a + \frac{a^2 + x^2}{x} \cdot \log \frac{a+x}{a-x}\right)$$

for any point at a distance x from the center of the sphere, provided that $x + 2a \leqq 10$ cm (namely when absorption can be neglected). In cases where absorption cannot be neglected, approximate expressions are available: thus:

$$g_\gamma = 4\pi a\left(1 - \frac{\mu_a a}{2} + \frac{(\mu_a a)^2}{b} + \cdots\right) \quad \text{at center of the sphere;}$$

for other points, values are given by MEYER and SCHWEIDLER (1927), and can be derived from the work of TRUCCO (1964). Several values of g_γ corresponding to other geometrical distributions, are to be found in the radiological literature (WILSON 1945; MAYNEORD 1950; LOEVINGER, HOLT and HINE 1956): we shall confine ourselves to remark that, for the purposes of estimating the dose to the whole body in internal therapy, the value of g_γ for the cylinder becomes important. Values for g_γ at the

Table 2. *Values of geometrical factor g_γ at the center of cylinders of various dimensions* (QUIMBY 1951)[a]

Height cm	Diameter cm	g_γ cm	Volume cm³
10	6	45.5	283
16	10	73.	1260
30	16	108	6000
40	24	156	18000
60	40	214	76000

[a] These values have been obtained from the integration in a cylinder of height $2Z$ and radius R:

$$\text{namely: } g_\gamma = \int_0^R \int_0^Z \frac{r\,dr\,dz}{r^2 + z^2}\, e^{-\mu\sqrt{r^2+z^2}}$$

by expanding the exponential term in the series:

$$1 - \mu\sqrt{r^2 + z^2} + \mu^2 \frac{r^2 + z^2}{2!} + \cdots$$

and using only the first two terms. It has been pointed out (POCHIN et al. 1956) that for a cylinder of radius R, whose length is b times its diameter,

$$g_\gamma = 4\pi R\left\{b \log_e \frac{m}{b} + \tan^{-1} b - \frac{\mu R}{2}\left[b\left(m - b - \frac{\mu R}{2}\right) + \log_e(m+b)\right]\right\}$$

if the third term of the expansion is included; here $m = \sqrt{1+b^2}$ (cm) and μ is the linear energy transfer coefficient (cm⁻¹).

center of cylinders of dimensions pertinent to this discussion have been given by QUIMBY who took account of the effect of absorption (QUIMBY 1951). Her values are shown in Table 2. It is most important to recall at this point that even in the case of homogenous distributions the value of g_γ may vary substantially from point to point (see section on integral doses). A useful nomogram for the estimation of absorbed $(\beta + \gamma)$ dose delivered to the center of a spherical or cylindrical system by 30 isotopes of biological interest has been published (BERTINCHAMP and COTZIAS 1958).

γ) β-radiations

Point sources. Contrasted to the simplicity with which γ-radiation originating from point sources can be both measured and calculated with accuracy sufficient for clinical purposes, is the difficulty of achieving dosimetric expressions of general validity with β-ray sources. Due to the ease with which β-rays yield energy to tissue and are scattered therein, the simple description applied to γ-radiation (assumption of either a negligible or a small, constant μ') is no longer valid in many cases. The basic reason for this difference is that whereas the density of secondary electrons emitted by photons usually varies slowly in distances equal to the particle ranges because of the much greater penetrating power of these primary agents, the density of β-rays arising from radioisotopes is likely to vary sharply because the metabolic property of cells and chemical affinity of the substance will not invariably lead to concentrations homogenous within those ranges. In fact, this situation exists also in the special case of photon radiation of relatively low energy at the boundary of bone and soft tissue (SPIERS 1949, 1951; HOWARTH 1965a) and at the surface of all γ-ray sources in interstitial therapy because of the discontinuity of the electron flux at the filter — soft tissue interface (QUIMBY et al. 1939; HINE 1951, 1952).

Historically, the function $J_\beta(\varkappa)$ describing the dose from a β-ray point source was actually ignored (MARINELLI 1942; MARINELLI et al. 1948) because of the immediate need of establishing safety criteria in both diagnosis and therapy and use was made of equations (7) and (9) giving the maximum dose at the center of regions of linear dimensions greater than the β-ray range. With the advent of sources for superficial therapy, radioautographic inspection of deposition of internal emitters and radiological studies involving biological systems smaller than the range, the need of this point-source dose function became progressively more urgent. Experimental studies have been reported by various authors in air, tissue like substances and photographic emulsions: LOEVINGER 1950, 1954; SOMMERMEYER 1952, 1954; SOMMERMEYER et al. 1953; EMERY 1954; LAMERTON 1954; ODEBLAD 1955, 1957; ODEBLAD and AGREN 1959; CLARK et al. 1955; FAILLA and FAILLA 1960. Calculations for energy dissipation by monoenergetic fast electrons (or β-rays) have been published by SPENCER (1959) and by BERGER and SELTLER (1965) from the fundamental laws of energy loss and scattering in media of various atomic number and satisfactory agreement has been found with rather few, but well chosen, experimental results. Applications of these theoretical data to dosimetry await their numerical integration to the β-ray spectra of the various radioisotopes of interest to radiology and eventual analytical expression in forms simple enough to allow computation in practical cases.

Empirical expressions that have applicability in most cases have been proposed by LOEVINGER (1954, 1956), SOMMERMEYER (1959) and ODEBLAD (1955, 1957, 1959). They are of the following form:

$$J_\beta(x) = \Gamma_\beta\, r^{-2}\{[c - r e^{1-r/c}]_1 + [r e^{1-r}]_2\} \quad \text{(LOEVINGER 1956)} \tag{13}$$

where $r = \nu x$, x is the distance from the point source, ν is an "apparent" absorption coefficient characteristic of the β-ray spectrum under consideration given by

$$\nu = \frac{18.6}{(E_0 - 0.036)^{1.37}} \left(2 - \frac{\bar{E}_\beta}{\bar{E}_\beta^*}\right) \mathrm{cm}^2\, g^{-1} \quad \text{of tissue,}$$

and c is a constant dependent on the maximum energy E_0 of the beta-ray spectrum, as follows:

$$c = \begin{cases} 2.0 & 0.17 < E_0 < 0.5 \text{ MeV} \\ 1.5 & 0.5 < E_0 < 1.5 \text{ MeV} \\ 1.0 & 1.5 < E_0 < 3 \text{ MeV}. \end{cases}$$

$\bar{E}_\beta$ is the actual average energy of the emission in MeV, and $\bar{E}^*_\beta$ is what the average energy of an allowed β-emission of maximum energy E_0 would be. LOEVINGER's empirical equation covers the experimental evidence available for ^{35}S, ^{60}Co, ^{182}Br, ^{131}I, ^{204}Tl, ^{198}Au, ERa, ^{24}Na, ^{191}Y, ^{32}P and ^{42}K spanning the values of E_0 given above. The constant Γ_β is obtained by integration of (13) over all space and by equating the energy absorbed to the energy emitted, namely:

$$\Gamma_\beta = 0.171\, \nu^3\, \bar{E}_\beta\, \alpha \text{ rad-cm}^2\, \mu\text{Cih}^{-1}$$

in which:

$$\alpha = [3c^2 - (c^2 - 1)\, e]^{-1}.$$

Other types of expressions, each typical of a given isotope, have been given by SOMMERMEYER (1959) in the form:

$$J_\beta(x) = k_\beta\, x^{-2} \frac{e^{-\mu_a x} - B e^{-\mu_b x}}{1 - B}. \tag{14}$$

Since this expression is but a simple combination of exponential functions, it is much more easily handled in calculations. The disadvantage resides in the fact that it can be derived only by analysis of the actual experimental results, i.e., it cannot be computed by means of parameters describing the source (such as E_0, E_β, c, α) and the medium (ν). Values of k_β and B in (14) are given in Table 3[1].

Both (13) and (14) present a difficulty: they do not vanish at the maximum range R_0, nor at distances beyond it. Although they assign beyond the range dissipation of energies which are small compared to the total, caution must be used in assessing doses from *extended* sources at the distances in question because the *relative* error may be excessive (LOEVINGER, JAPHA and BROWNELL 1956). Of definite interest is the suggestion of ODEBLAD (1955) that the beta-ray point source function be of the form

$$J(x) = \frac{n}{R_0}\left(1 - \frac{x}{R_0}\right)^{n-1}$$

where n is an exponent varying with the maximum energy and shape of the beta spectrum. This simple expression offers the advantages of vanishing at distances $x = R_0$ and of giving to n/R_0 the meaning of an "average" stopping power. In later work ODEBLAD (1957) shows a very intriguing relationship between the exponent n and some fundamental parameters related to rate of electron energy loss dE/dx and to the spectral shape and maximum β-ray energy; he has also suggested (1959) some modifications to account for multiple scattering within the medium. Despite the simplifications involved, this formula seems to agree, within practical limits, with transmission experiments performed with metal foils. It is unfortunate, however, that no effort has been made to test its applicability to the point-source dose function in tissue-like materials for which ample experimental data are available. All formulae seem to neglect the fact that very near the source, the dose (as shown by FAILLA and FAILLA 1960) depends only on the inverse square law. This simplification, as pointed out by the authors, can be of considerable value in specialized problems of radiobiology and investigations involving autoradiography.

---

1 The constant k_β, upon integration is related to d' by the expression:

$$k_\beta = d'(1 - B)\,[4\pi(\mu_a^{-1} - B_{\mu_b}^{-1})]^{-1}.$$

A special problem that has arisen in conjunction with the use of ^{3}H-thymidine in biology is the evaluation of the *intra-nuclear* dose due to the presence of this low-energy emitting nuclide in the cell nucleus. Although reasonable computations have been attempted by ROBERTSON and HUGHES (1959) and GOODHEART (1961), experimental support will become highly desirable if the technique should extend to diagnostic studies in man.

Table 3. *Point-source dose function for some β-ray emitters* (SOMMERMEYER 1959)

Isotope	$\overline{E}_\beta$ (MeV)	K_β $\left(\frac{\text{rad}-\text{cm}^2}{\text{mCi}-\text{h}}\right)$	$J(x)$ (x in g-cm^{-2})
^{35}S	0.049	1450	e^{-175x}
^{60}Co	0.093	970	e^{-60x}
^{131}I	0.19	640	e^{-20x}
^{90}Sr	0.20	740	e^{-22x}
^{204}Tl	0.24	480	$\frac{e^{-17.5x} - 0.47e^{-35x}}{0.53}$
ERa	0.31	420	$\frac{e^{-9.2x} - 0.21e^{-18.4x}}{0.79}$
^{198}Au	0.33	455	$\frac{e^{-13x} - 0.53e^{-28x}}{0.47}$
^{91}Y	0.62	330	$\frac{e^{-4.6x} - 0.41e^{-13.8x}}{0.59}$
^{32}P	0.69	335	$\frac{e^{-5.6x} - 0.72e^{-8.8x}}{0.28}$
^{90}Y	0.93	285	$\frac{e^{-3.5x} - 0.72e^{-5.5x}}{0.28}$
^{106}Rh	1.10	250	$\frac{e^{-2.6x} - 0.72e^{-4.1x}}{0.28}$

Extended sources. It has already been seen that in homogenously radioactive media of dimensions greater than particle ranges the absorbed dose equals the energy emitted, and that certain simple numerical relationships (7) and (9) hold for all radiations; hence for pure beta-ray emitters these expressions apply when for the energy E per disintegration is substituted the average energy $\overline{E}_\beta$ of the β-ray spectrum in question. Values of $\overline{E}_\beta$ are to be found in Table 4 listing the radioisotopes most widely used in diagnosis and therapy.

The values of d'_β and D'_β just referred to are of limited value in many cases, but have proved useful in guiding the physician to rapid attainment of optimum radiotherapeutic dosage without incurring into impracticably long periods of clinical observation or into dosage ranges definitely ineffective or detrimental to the patient. They are moreover useful in superficial therapy because they give, in virtue of considerations of symmetry, practically twice the dose at the surface of an extended radioactive applicator when the latter has essentially equal density and atomic number as tissue. In principle, doses at a given point due to extended β-ray sources are calculated as for the γ-sources, namely as shown by eq. (12); that is

$$d'_\beta = \Gamma_\beta C \int_V [c - re^{-1-r/c}] [re^{1-r}] r^{-2} dV$$

or

$$d' = k_\beta C \int_V J_\beta \cdot x \cdot^{-2} dV$$

according to whether LOEVINGER's or SOMMERMEYER's expression is used. In these expressions the volume of integration V extends to a distance equal to the range of the swiftest β-ray.

It is impossible to treat to any extent the dosimetric calculations given in the literature. The interested reader will find thin plane sources, thick slabs and infinitely thick sources, thin circular disks and spheres treated rather extensively by LOEVINGER, JAPHA and BROWNELL (1956) by the use of equations of type (13). Extension to infinite line and cylinder sources have been reported by ROESCH (1957). Some calculations making use of (14) and experimental results over various surfaces have been reported by SOMMERMEYER (1959) and DUTREIX (1960).

Table 4. *Dosimetric constants of radioisotopes frequently used in radiological practice*

Element	Emission	T (Half life)	$\bar{E}_\beta$ (MeV)	K_β (g, -rad μCid^{-1})	i_γ* (cm^2-R mCih^{-1})	Longest β-ray range (mm of H_2O)
^{3}H	β^-, 0	12.3 yr	0.0055	— [a]	0	0.007
^{14}C	β^-, 0	5600 yr	0.049	— [a]	0	0.2
[b] ^{22}Na	β^+, E.C.γ	2.6 yr	0.19	13400	11.9	2.1
^{24}Na	$\beta^-\gamma$	15.0 h	0.56	24.8	18.2	6.4
^{32}P	β^-, 0	14.3 d	0.69	730	0	8.0
^{35}S	β^-, 0	89.1 d	0.49	316	0	0.2
^{42}K	β^-, γ	12.4 h	1.45	55	1.4	19.0
^{45}Ca	β^-, 0	165 d	0.076	860	0	0.3
[b] ^{51}Cr	E.C., 0	27.8 d	0.0051	10	0.18 [1.1]	0.006 [d]
[b] ^{55}Fe	E.C., 0	2.6 y	0.0059	416	[25] [c]	0.006 [d]
^{59}Fe	β^-, γ	44.3 d	0.120	410	6.23	1.5
^{65}Zn	β^+, E.C.γ	246 d	0.01	182	3.0 + [5] [c]	1.2
^{76}As	B$^-$, γ	26.4 h	1.14	94	3.1	15.7
[b] ^{85}Sr	E.C., γ	64.0 d	0.004	18.9	3.0	2.0 [d]
^{131}I	β^-, γ	8.06 d	0.187	111	2.2	2.2
^{198}Au	β^-, γ	2.72 d	0.331	66	2.27	3.8

[a] Values of K_β are omitted for ^{14}C and ^{3}H because their effective half lives are dominated by biological factors. [b] In these elements $\bar{E}_\beta$ includes energy of the localized radiation following electron capture. [c] Values of i_γ in brackets pertain to emission of characteristic radiation only. [d] Range of converted or photo-electrons. $\Gamma_\gamma = 0.877\ i_\gamma$ (see text p. 118).

Some approaches to the dosimetry of extended sources, differing from the above, have been made by several authors by assuming in general a range function of the type $R = AE^m$ (instead of $J_\beta(x)$ above) and by applying it to the special problem of doses in the neighborhood of interfaces between bone and soft tissue cavities (CHARLTON and CORMACK 1962b; KONONENKO and PETROV 1960; ARDASHNIKOV and CHETVERIKOV 1958; AGLINTSEV and KASATKIN 1959; O'BRIEN, SAMSON, SANNA and MCLAUGHLIN 1964). Mathematically pertinent to this general problem, but oriented toward the dosimetry of osteocytes in x-irradiated bone, is the recent work of HORWATH (1965b) that conveys a great deal of information obtained with the aid of computers.

Although these calculations do permit evaluation of dose in uniformly radioactive media of dimensions smaller than the β-ray range, they are not of great help in describing dose distributions in tissue wherein the isotope is distributed non-uniformly. This case is likely to be the most probable finding in isotope therapy such as practiced with ^{131}I (SINCLAIR et al. 1956) and ^{32}P (LAMERTON et al. 1954; PHILLIPS et al. 1957). Due to the irregular shapes and dimensions, the variance parameter of the dose fluctuations may be insufficient to describe the dose distribution in some cases; in others it may be irrelevant if spotty distributions are wanted to irradiate neoplastic foci: the situation has been discussed, among others, by MARINELLI (1954), MAYNEORD and SINCLAIR (1953), and LOEVINGER, JAPHA and BROWNELL (1956). In these instances the method of autoradiographic dosimetry is considered the experimental method of choice because of the great advantage of giving dosimetric information in two dimensions. Contrasted to its dubious use in γ-ray dosimetry, where its high atomic number interferes with the comparison of dose in soft tissues, photographic emulsion dosimetry of β-rays can be relatively accurate and should gain wider recognition and find wider application. The reasons for this have been discussed at length by MARINELLI (1954) and by DUDLEY (1956). Since the appearance of these reviews the experimental contributions of TOCHILIN (1956), PODDAR (1959) and CHHABRA (1962, 1963) have confirmed the usefulness of various emulsions (Ilford C_2, NTB, NTA nuclear emulsions and Kodak stripping film) in β-ray dosimetry on the basis of excellent proportionality between energy loss and developable grain production down to electron energies of a few tens of kilovolts.

At the present time no information is available on the microdosimetric suitability of very fine AgBr crystals, such as those present in nuclear research emulsions L-4 (Ilford Ltd., England) and NUC 307 (Gevaert, Belgium), although they have been used frequently in high resolution autoradiography (CARO 1964). Similarly, it has not been possible to evaluate with confidence the use and limitations of the LiF thermoluminescent powders that has been adopted so successfully in γ- and roentgen-ray dosimetry (CAMERON 1961) and which, of course, should prove convenient in the case of dosimetry of pure γ-ray emitters.

The dosimetry of uneven β-ray distributions will present almost always logistic difficulties, especially in the extraction and conveyance of the enormous information contained in photographic emulsion; fortunately, special apparatus based on scanning, registration of optical density and storage in a computer memory have been devised to facilitate the task (BUTLER 1965). Finally, note must be taken of the possibility of measuring the *average* β-ray dose in anatomical entities from which β-ray may escape: in essence, the method depends in assessing the amount of escaped energy by immersing the specimen in a liquid or solid scintillator (PARMLEY, JENSEN and MAYS 1962).

δ) *α-radiations*

Point sources. Due to negligible effect of scattering, the calculation of the point-source dose function $J_\alpha(x)$ in α-ray dosimetry proceeds directly from the inverse square law and the fundamental laws of energy loss. Thus at any point at a distance x from the source the dose is proportional to $\frac{N_0 \mu(x)}{4\pi x^2}$, where N_0 is the number of particles emitted and $\mu(x)$ is a real coefficient of absorption, namely energy loss by the particles at the point x which is adequately described by the Bragg-curve; moreover, they are emitted in discrete sets of energies and, for a given energy, their range is rather well defined. These advantages, however, are partly illusory because $\mu(x)$, although measured with excellent accuracy in air (NAIDU 1934), has not (to our knowledge) been expressed in analytical form. Moreover, the values of $J_\alpha(x)$ in tissue, although readily calculable from these experimental data, have not been published as function of α-ray energy, probably because in addition to this difficulty, they also have not been found useful as such in radiobiology. The reader interested in the dosimetry of single cells exposed to α-radiation is referred to a lucid article by ZIRKLE (1940) where use is made of the Bragg-curve from a source a few millimeters in diameter.

Extended sources. Alpha-ray active volumes of linear dimensions greater than their range would be expected to be a frequent finding in many mammalian tissues since their range in tissues is of the order of a few microns. In these cases the formulae (7) and (9) apply with $\overline{E} = \overline{E}_\alpha$, where $\overline{E}_\alpha$ is the average α-energy per disintegration and given by:

$$\overline{E}_\alpha = \sum_i p_i E_{\alpha,i}$$

in which p_i is the fraction of α-ray of energy $E_{\alpha,i}$ emitted per disintegration. Whenever decay proceeds by both α- and β-decay the value of p_i must refer of course to the *total* disintegration rate and not to the rate of the α-branch alone. Of particular interest in α-ray dosimetry is the determination of the concentration c in tissue which may involve a volume large relative to the range but too small to be used conveniently in dosimetric measurements involving ionization chambers and scintillation counters. In these cases the concentration can be determined by autoradiographic count of the α-ray tracks on a photographic emulsion placed in contact with the specimen. It can be shown (Hoecker et al. 1951) that, in homogenous distributions, the number n of particles registered per unit area of plate is equivalent to $\frac{1}{4}$ the number of α-particles emitted in a specimen volume of unit area cross-section and of depth equal to the range R_0 of the particle in the specimen. From this it follows that:

$$N_0 = \frac{4n}{(1 - e^{-\lambda t}) R_0}$$

where N_0 is the initial disintegration-rate per unit volume and t is the exposure time. Formulae derived from this basic relationship have been applied extensively by several authors (Hoecker and Roofe 1951; Spiers 1953; Kononenko 1957; Rowland and Marshall 1959) to α-ray dosimetry of skeletal specimen involving radium poisoning.

Moreover, the very interest developed in the pathological effects produced by α-ray bone seekers (^{239}Pu, ^{228}Th, ^{228}Ra, etc.) has led to more refined α-radiation dosimetry of cells buried in bone cavities and of periosteal and endosteal cells located at skeletal surfaces. The literature on the subject is too vast to be treated here; we shall limit ourselves to mention a few of the most recent papers: Horwarth (1965b), Kononenko (1963), Dousset and Le Grand (1965), Mays (1958, 1960), Mays and Sears (1962), and Charlton and Cormack (1962a).

A special, and very intriguing problem in α-ray dosimetry is encountered in tissues taking up initially only the first member of a radioactive chain, such as ThO_2, in liver and spleen following injection of Thorotrast. In this case, build up of the daughters does not proceed undisturbed because they are partially eliminated from the site. Hence in this case dosimetry requires the determination of the equilibrium in the chain at the various sites of deposition. This task has been attacked by autoradiographic techniques by Rotblat and Ward (1956) by inspection of the lengths of the tracks in autoradiograms.

A similarly interesting case is encountered when the radioelement is the parent of a radioactive chain and the deposition of the activity takes place through dust inhalation. The problems posed by the radiation dosimetry in the various section of the respiratory tract are in general complicated and are amenable only to approximate solutions, which, however, are sufficient for the purposes of radiation protection (Altshuler et al. 1964; Jacobi 1964).

c) General nature of dosimetric problems in clinical practice

α) Influence of gross metabolism on internal dose

At a given point in tissue a population N of radioactive atoms may change because of the metabolic properties of the medium in addition to the constant probability λ due to radioactive decay. In general one writes that at any one time:

$$dN = -\lambda N dt + \left(\frac{dN}{dt}\right)_b dt \tag{15}$$

where the second term $(dN/dt)_b$ denotes the rate of change in N due to metabolic activity; its value is either positive or negative according to whether a *net* uptake or removal takes place. The behavior of $(dN/dt)_b$ with time is usually not only a function of the tissue at the point in question but also of the pathway followed by the radioisotope in the body from the moment of administration; hence it depends on its chemical form, physiological state of the body, as well as to the route of administration. In radiological practice all these factors should be scrutinized from the standpoint of radiation protection, especially in diagnostic procedures. An example of this was given by MARINELLI and HILL (1950) and SEIDLIN, YALOW and SIEGEL (1952, 1954) in their studies aimed at estimating the "blood" dose in ^{131}I therapy. Their graphical procedure of estimating dose is of general application whenever the concentration of the radioisotope in a tissue is known as a function of time, but cannot be described in simple mathematical terms. In this case the measured concentrations (corrected for radioactive decay to the time of sampling) are plotted as ordinates in linear graph-paper against times as abscissae. The dose for any particular interval of time t_2—t_1 will then be represented by the area delineated by the abscissae and the concentration curve within the times in question. Since the unit area represented by the parallelogram having height of one unit concentration and one unit of time will represent the number of rads given by the appropriate dose-rate (Equation 7), it follows that the dose in the interval of interest will be given by this number multiplied by the area between t_2 and t_1 and divided by the area delimited by unit of time and unit concentration. In most applications the time during which a radioisotope is accumulated in the tissue to be treated or investigated is relatively short as compared to the time in which elimination takes place and therefore it can be ignored. Moreover, the elimination rate can also be described sometimes by an exponential expression similar to that of radioactive decay. In this case Eq. (15) can be written as:

$$dN = -\lambda N dt - \lambda_b N dt$$

where λ_b is the biological decay rate. This equation is easily integratable to

$$N = N_0 \, e^{-(\lambda+\lambda b)t}$$

where:

$$\lambda + \lambda_b = \lambda_{\text{eff}} \quad \text{(effective decay rate).}$$

From these the effective half life T_{eff} and effective average life τ_{eff} can be derived as

$$T_{\text{eff}} = 0.693\, \lambda_{\text{eff}}^{-1}$$

and

$$\tau_{\text{eff}} = \lambda_{\text{eff}}^{-1}.$$

Dosimetry in more complex cases of metabolic turnover have been derived, or are amenable to graphical treatment by taking advantage of the extensive data available from the intermediary metabolism of various radioisotopes. Some of these cases have been considered by LOEVINGER, HOLT and HINE (1956).

β) *The cumulative dose*

It is obvious from what has been said before that the radioactivity of tissues containing internally administered isotopes will change because of decay and elimination. Since the dose is proportional to the number of disintegrations it is obvious that the parameters governing this number are T_{eff} and τ_{eff} which can be defined also as

$$T_{\text{eff}} = \frac{T \times T_b}{T + T_b} \qquad \tau_{\text{eff}} = \frac{\tau \times \tau_b}{\tau + \tau_b}$$

where T and T_b are the half life of radioactive decay and elimination respectively and τ and τ_b the corresponding average lives. The analogy between λ_{eff} and λ and the corresponding half and average times immediately suggest that the dose delivered $D(o, t)$ within a time t will be

$$D(o, t) = D_{\text{eff}}(1 - e^{-\lambda_{\text{eff}} t})$$

in this expression D_{eff} refers to the doses given up to the complete disappearance of the radioisotope (total dose) and, from (9) they should be computed by considering T_{eff} instead of T, namely

$$D'_{\text{eff}} \begin{Bmatrix} 0.79\,\bar{E}\,T_{\text{eff}}\,C \text{ rads } (T_{\text{eff}} \text{ in seconds}) \\ 52.1\,\bar{E}\,T_{\text{eff}}\,C \text{ rads } (T_{\text{eff}} \text{ in minutes}) \\ 3000\,\bar{E}\,T_{\text{eff}}\,C \text{ rads } (T_{\text{eff}} \text{ in hours}) \\ 73\,800\,\bar{E}\,T_{\text{eff}}\,C \text{ rads } (T_{\text{eff}} \text{ in days}) \end{Bmatrix} \text{per mCi } g^{-1}. \tag{16}$$

Whenever the change of radioactivity in situ with time cannot be represented by an exponential curve, the cumulative dose can be obtained by graphical integration as stated in section c)(α). A special simple case for total dose can be written down if the concentration $C(t)$ in a tissue can be described as a sum of exponentials, namely as

$$C(t) = c_i\, e^{-\lambda_1 t} + c_2\, e^{-\lambda_2 t} + \cdots = \sum_i c_i\, e^{-\lambda_i t}$$

where c_i is the concentration in the compartment in which the isotope has an effective decay rate equal to λ_i; in this case it can be shown that

$$D' = 0.79\,\bar{E} \sum_i c_i\, T_i \qquad \text{etc. as in (16)}$$

where T_i is the effective half life of the ith component.

γ) *The integral dose*

The concept of integral dose has proved of interest as an index of stress to the whole body following the application of radiotherapeutic and radiodiagnostic procedures entailing either external or internal sources of radiation. A critical review of the subject has been given recently by MAYNEORD (1958) who has remarked, in essence, that the future role of the present concept of integral dose remains in doubt and that modification of the concept itself may be needed as our radiobiological knowledge increases. Although quantitative correlation between clinically significant phenomena and integral dose have been difficult to assess in the most general sense, useful orientation in radioisotope therapy and diagnosis can be obtained from experience with conventional roentgen- or curie-therapy through relatively simplified calculations of integral dose[1].

In the case of beta ray emitters distributed uniformly throughout the body, the dose rate at every point is constant and given by (7), namely:

$$d'_\beta = 51.2\,\bar{E}_\beta\, C \qquad \text{rad } d^{-1}$$

if C given in μCig^{-1}. Obviously for a man weighing W kg, the integral dose $\sum_\beta$ is obtained from (16) and integration throughout the body, namely:

$$\sum_\beta = 51.2 \times 10^{-3}\, W\, \bar{E}_\beta\, C\, T_{\text{eff}} = 73.8 \times 10^{-3}\, \bar{E}_\beta\, T_{\text{eff}}\, A_0 \qquad \text{megagram-rad}$$

if the effective half-life (in days) is the same throughout the body and A_0 denotes the total amount of mCis in the body at time zero.

As an example, if ^{32}P were used ($\bar{E}_\beta \cong 0.7$ MeV and $T_{\text{eff}} \cong 10$ days) at 1 mCi kg^{-1}, namely 70 mCi in a 70 kg man

$$\sum_\beta = 73.8 \times 10^{-3} \times 0.7 \times 70 \times 10 \cong 36 \qquad \text{megagram-rads.}$$

---

1 It is of historical interest that the first therapeutic massive doses of ^{131}I in treatment of metastatic thyroid carcinoma were limited by general consideration of this sort (MARINELLI et al. 1948) and guidance for ^{32}P administration was sought (MARINELLI 1942) by utilizing the early work of MAYNEORD (1940).

Hence 70 mCi of ^{32}P retained in the body would be expected to produce rather profund changes on the blood count if delivered in a single dose, since these changes are known to occur in the range of 10—30 megagram-rads delivered in 40 days by roentgen therapy. Actual clinical experience with ^{32}P therapy is consistent with these calculations (OSGOOD 1956).

In practice, difficulty is experienced in assessing the concentration throughout the body without accumulating data from measurements of surgical or autopsy specimen; efforts, however, are being made to gain some knowledge of activity distribution in vivo by scanning (IAEA 1959).

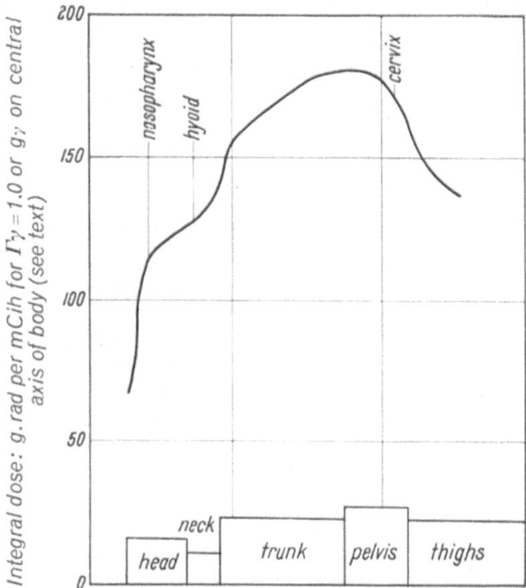

Fig. 5. Values of g_γ at various positions on central axis of human body containing uniform concentration of activity; also integral dose in g-rad for point source of $\Gamma_\gamma = 1.0$ cm²-rad per mCih located at various points on central axis. (Adapted from BUSH 1946)

In the case of ^{131}I and ^{32}P a good deal of data exist: LAWRENCE et al. (1939), ERF (1941, 1942), ERF and FRIEDLANDER (1941), ERF and LAWRENCE (1941), KENNEY et al. (1941), MYANT et al. (1950), MYANT and POCHIN (1950), TRUNNELL et al. (1950), FORSSBERG (1946), LOW-BEER (1952), PHILLIPS and SAUNDERS (1957), WEIJER, DUGGAN and SCOTT (1962).

Whenever γ-ray emitters are used, the estimation of integral dose becomes more complicated, yet, because of its importance in well established radiotherapeutic procedures such as interstitial radium treatment in various parts of the body, it has been treated rather extensively. For our purpose it is sufficient to refer to the results of BUSH (1946, 1949) for point sources placed at various positions on the central axis of the human body since they are relevant to radioisotopes which are highly concentrated either by metabolic processes or therapeutic art. In general, if the volume to be treated does not absorb an appreciable amount of the total energy emitted, the expression for a given point $P(x, y, z)$ of the body is

$$D'_\gamma(x, y, z) = \Gamma_\gamma \int_{\text{volume of source}} T_{\text{eff}}\, C\, x^{-2}\, dv \qquad \text{rads}\ \mu\text{Ci}\, d^{-1}$$

in general. If T_{eff} and C are constant throughout the source, and $C \cdot V \cdot = A_0$ (total activity of source at time $t = o$.)

$$D'_\gamma(x, y, z) = \Gamma_\gamma\, T_{\text{eff}}\, A_0 \int_{\text{volume of source}} x^{-2}\, dv = \Gamma_\gamma\, A_0\, T_{\text{eff}}\, g_\gamma(x, y, z)$$

x being the distance between the point at which the dose is calculated to all points within the source. The integral dose due to entire disappearance of the isotope is by definition:

$$\sum_{\beta} = \int_{\text{whole body}} D'_{\gamma}(x, y, z)\, dV = \Gamma_{\gamma} A_0 T_{\text{eff}} \int_{\text{whole body}} g_{\gamma}(x, y, z)\, dV.$$

Values of the integral in this expressions, as calculated by BUSH (1946) and modified by MAYNEORD and SINCLAIR (1953) for $\Gamma_{\gamma} = 1.0$ rads-cm² mCih⁻¹ ($A\ T_{\text{eff}} = 1$) for various positions of the source are shown in Fig. 5. To obtain values corresponding to an isotope for which the specific dose-rate is Γ'_{γ} the values of the ordinate should be multiplied by this number. The values of the graph are also identical to the geometrical factor g_{γ} for points along the axis of a human body containing a uniform distribution of γ-ray emitter and hence, could be used in conjunction with equation (12) when one wishes to estimate roughly the dose in centrally located organs in cases of radioisotopes which distribute themselves evenly throughout the body, such as those of the alkali metals (Na, K, Cs, Rb, etc.).

References

ALLEN, R. A.: The standardization of electron-capture isotopes. Int. J. appl. Radiat. **1**, 289—298 (1957).

AGLINTSEV, K. K., and V. P. KASATKIN: Dosimetry method for β-radiation based on investigations of the electron spectra in the fields of β-emitters. Atomnaya Energiya **7**, 138—143 (1959).

ALTSHULER, B., N. NELSON and M. KUSCHNER: Estimation of lung tissue dose from the inhalation of radon and daughters. Hlth Phys. **10**, 1137—1161 (1964).

ANDERSON, E. C.: Low level counting: from archeological artifacts to nuclear reactors. Estratto degli Atti del Congresso Scientifico-Sezione Nucleare, V. Rassegna Int. Electronica Nuclear, Roma, p. 279—306, 1958.

ARDASHNIKOV, S. N., and N. S. CHETVERIKOV: Methods and apparatus — The dosimetry of ionizing radiations of finite range. Biofizika **3**, 494—515 (1958).

BERGER, M. J., and S. M. SELTZER: Results of some recent transport calculations for electrons and Bremsstrahlung. National Bureau of Standards Report 8509, 1964.

BERTINCHAMPS, A. J., and G. C. COTZIAS: Dosimetry of radioisotopes. Science **128**, 988—990 (1958).

BUSH, F.: Energy absorption in radium therapy. Brit. J. Radiol. **19**, 14—21 (1946).

— The integral dose received from a uniformly distributed radioactive isotope. Brit. J. Radiol. **22**, 96—105 (1949).

BUTLER, J. W.: Automation of experimental science. J. Data Management **3**, 32—39 (1965).

CAMERON, J. R., F. DANIELS, N. JOHNSON and G. KENNEY: Radiation dosimetry utilizing the thermoluminescence of lithium fluoride. Science **134**, 333—334 (1961).

CAMPION, P. J.: The standardization of radioisotopes by the beta-gamma coincidence method using high efficiency detectors. Int. J. appl. Radiat. **4**, 232—248 (1959).

CARO, L. G.: Considerations on high resolution autoradiography. J. roy. micr. Soc. **83**, 127—133 (1964).

CHARLTON, D. E., and D. V. CORMACK: A method for calculating the alpha-ray dosage to soft tissue-filled cavities in bone. Brit. J. Radiol. **35**, 473—477 (1962a).

— — Energy dissipation in finite cavities. Radiat. Res. **17**, 34—49 (1962b).

CHHABRA, A. S.: ^{90}Sr—^{90}Y beta-ray (and Bremsstrahlung) depth-dose measurements in Lucite. Radiology **79**, 1001—1007 (1962).

— Effect of silver halide content on the film dosimetry of a ^{90}Sr—^{90}Y applicator. Argonne National Laboratory Radiological Physics Division Semiannual Report, ANL-6646, 68—75 (1963).

CLARK, R. K., S. S. BRAR and L. D. MARINELLI: Ionization of air by beta rays from point sources. Radiology **64**, 94—103 (1955).

DOUSSET, M., and J. LE GRAND: Etude theorique de la dose delivrée à un tissu superficiellement contamine par un emetteur-α. Hlth Phys. **11**, 171—178 (1965).

DUDLEY, R. A.: Photographic film dosimetry. In: Radiation dosimetry, edit. Hine and Brownell, chapt. 7, p. 300—355. New York: Academic Press 1956.

DUTREIX, P.: Dosimetrie beta dans les applications interstitielles. J. de Radiol. **41**, 731—745 (1960).

EMERY, E. W.: Personal communication, Sept. 1954. Quoted by Loevinger, Radiology **66** (1956).

ERF, L. A.: Retention of radiophosphorus in whole and aliquot portions of tissues of patient dead of leukemia. Proc. Soc. exp. Biol. (N.Y.) **47**, 287—289 (1941).

— Clinical studies with the aid of radiophosphorus. II. The retention of radiophosphorus by tissues of patients dead of leukemia. Amer. J. med. Sci. **203**, 529—535 (1942).

—, and G. FRIEDLANDER: Phosphorus exchange in tissues of patients with lymphoid leukemia. Proc. Soc. exp. Biol. (N.Y.) **47**, 134—136 (1941).

—, and J. H. LAWRENCE: Phosphorus metabolism in neoplastic tissue. Proc. Soc. exp. Biol. (N.Y.) **46**, 694—695 (1941).

EVANS, R. D.: Radioactive-series decay. In: The Atomic nucleus, chapt. 15, p. 470—510. New York: McGraw-Hill (1955a).
— Passage of heavy charged particles through matter. In: The Atomic nucleus, chapt. 22, p. 632—668. New York: McGraw-Hill (1955b).
FAILLA, P., and G. FAILLA: Measurement of the dose in small tissue volumes surrounding "point" sources of radioisotopes. Radiat. Res. **13**, 61—91 (1960).
FORSSBERG, A.: A study of the distribution of radioactive phosphorus in three cases of cancer. Acta radiol. (Stockh.) **27**, 88—92 (1946).
GOODHEART, C. R.: Radiation dose calculation in cells containing intra-nuclear tritium. Radiat. Res. **15**, 767—773 (1961).
GUNN, S. R.: Radiometric calorimetry: A review. Nucl. Instr. Methods **29**, 1—24 (1964).
HALE, J.: The use of interstitial radium dose rate tables for other radioactive isotopes. Amer. J. Roentgenol. **79**, 49—53 (1958).
HARPER, P. V., and K. LATHROP: Implant radiation therapy for carcinoma of the pancreas. A.M.A. Arch. Surg. **77**, 613—620 (1958).
— R. D. MOSELEY jr., W. A. KELLY, W. FENGE and W. DE VOS: Experiences with yttrium^{90} hypophysectomy. Suppl. Strahlentherapie **38**, 270—278 (1958).
HAYES, F. N.: Liquid scintillators: Attributes and applications. Int. J. appl. Radiat. **1**, 46—56 (1956).
HINE, G. J.: Scattering of secondary electrons produced by gamma rays in materials of various atomic numbers. Physical. Rev. **82**, 755—757 (1951).
— Secondary electron emission and effective atomic numbers. Nucleonics **10** (1), 9—15 (1952).
— B. A. BURROWS, L. APT, M. POLLYCOVE, J. F. ROSS and L. A. SARKES: Scintillation counting for multiple-tracer studies. Nucleonics **13** (2), 23—25 (1955).
HOECKER, F. E., and P. G. ROOFE: Studies of radium in human bone. Radiology **56**, 89—98 (1951).
HOWARTH, J. L.: Calculation of the absorbed dose in soft-tissue cavities in bone irradiated by X-rays. Radiat. Res. **24**, 158—183 (1965a).
— Calculation of the alpha-ray absorbed dose to soft tissue cavities in bone. Brit. J. Radiol. **38**, 51—56 (1965b).
International Atomic Energy Agency: Medical radioisotope scanning. Vienna: IAEA 1959.
— Metrology of radionuclides. Vienna: IAEA 1960.
— Whole-body counting. Vienna: IAEA 1962.
— Assessment of radioactivity in man. Vienna: IAEA 1964.
International Commission on Radiological Protection, and International Commission on Radiological Units and Measurements: Report of the RBE committee to the ICRP and ICRU. Hlth Phys. **9**, 357—386 (1963).
International Commission on Radiological Units and Measurements (ICRU): National Bureau of Standards Handbook, 18, 1961
International Commission on Radiological Units and Measuremeuts: Report 10a, Radiation quantities and units. National Bureau of Standards, Handbook 84, 1962.
— Radioactivity. National Bureau of Standards, Handbook 86, 1963.
International Committee on Radiological Protection: Report of Committee II on permissible dose for internal radiation (1959) with bibliography for biological, mathematical and physical data. Health Physics **3**, 1—380 (1960).
JACOBI, W.: The dose to the human respiratory tract by inhalation of short-lived ^{222}Rn- and ^{220}Rn-decay products. Hlth Phys. **10**, 1163—1174 (1964).
JOHNS, H. E., and J. S. LAUGHLIN: Interaction of radiation with matter. In: Radiation dosimetry, edit. Hine and Brownell, chapt. 2, p. 116—117 and 121. New York: Academic Press 1956.
KELLERSHOHN, C.: Sulla possibilita d'utilizare le radiazioni di frenaggio (Bremsstrahlung) per la rivelazione esterna del radiofosforo ^{32}P fissato nei tessuti. Minerva nucleare (Torino) **1**, 130—135 (1957).
— B. HERZBERG et J. MARTIN: Possibilité et interêt de la détection externe par Bremsstrahlung de radiophosphore ^{32}P dans l'organisme. Strahlentherapie **38**, 331—347 (1958).
KENNY, J. M., L. D. MARINELLI and H. Q. WOODARD: Tracer studies with radioactive phosphorus in malignant neoplastic disease. Radiology **37**, 683—687 (1941).
KONONENKO, A. M.: Calculation of the intensity of the alpha-radiation dose arising from a radioactive substance distributed inside the organism. Biophysics **2**, 98—117 (1957).
— Taking consideration of the inhomogeneity of to specific energy loss in calculating the average dose of alpha-radiation. Radiobiologiia **3**, 915—919 (1963).
—, and V. A. PETROV: Method and Apparatus — Certain aspects of the dosimetry of distributed sources of β-radiation. Biofizika **5**, 217—224 (1960).
KRAUSHAAR, J. J., E. D. WILSON and K. T. BAINBRIDGE: Comparison of the values of the disintegration constant of ^{7}Be in Be, BeO, and BeF. Physical. Rev. **90**, 610—614 (1953).
LAMERTON, L. F., and E. B. HARRISS: Resolution and sensitivity considerations in autoradiography. J. Photographic Sci. **2**, 135—144 (1954).
LAWRENCE, J. H., K. G. SCOTT and L. W. TUTTLE: Studies on leukemia with the aid of radioactive phosphorus, p. 33—58. In New Internat. Clinics III, Ser. 2. New York: J. B. Lippincott 1939.
LIDEN, K.: The determination of ^{90}Sr and other γ-emitters in human beings from external measurements of the Bremsstrahlung, 2nd U.N. Int. Conf. on the Peaceful Uses of Atomic Energy, Geneva 1958, A/Conf. 15/P 171, Sweden.
LOEVINGER, R.: Distribution of absorbed energy around a point source of β-particles. Science **112**, 530—531 (1950).

LOEVINGER, R.: The dosimetry of beta radiations. Radiology **62**, 74—82 (1954).
— The dosimetry of beta sources in tissue. The point function. Radiology **66**, 55—62 (1956).
— Average energy of allowed beta-particle spectra. Phys. in Med. Biol. **1**, 330—339 (1957).
—, and S. FEITELBERG: Using Bremsstrahlung detection by a scintillator for simplified beta counting. Nucleonics **13** (4), 42—45 (1955).
— J. G. HOLT and G. J. HINE: Internally administered radioisotopes. In: Radiation dosimetry, edit. Hine and BROWNELL, chapt. 17 p. 803—873. New York: Academic Press 1956.
— E. M. JAPHA and G. L. BROWNELL: Discrete radioisotope sources. In: Radiation dosimetry, edit. Hine and Brownell, chapt. 16, p. 693—799. New York: Academic Press 1956.
LOW-BEER, B. V. A.: Estimation of dosage for intravenously administered ^{32}P calculation based on two compartment distribution of the isotope. Amer. J. Roentgenol. **67**, 28—41 (1952).
MARINELLI, L. D.: Dosage determination with radioactive isotopes. Amer. J. Roentgenol. **47**, 210—216 (1942).
— Radiation dosimetry of internally administered beta-ray emitters-status and prospects. Radiology **63**, 656—661 (1954).
—, and B. GOLDSCHMIDT: Concentration of P^{32} in some superficial tissues of living patients. Radiology **39**, 454—463 (1942).
—, and R. F. HILL: Radiation dosimetry in the treatment of functional thyroid carcinoma with ^{131}I. Radiology **55**, 494—502 (1950).
— E. H. QUIMBY and G. J. HINE: Dosage determination with radioactive isotopes. II. Practical considerations in therapy and protection. Amer. J. Roentgenol. **59**, 260—281 (1948).
— J. B. TRUNNELL, R. F. HILL and F. W. FOOTE: Factors involved in the experimental therapy of metastatic thyroid carcinoma with I^{131}. A preliminary report. Radiology **51**, 553—557 (1948).
MARSHALL, J. H.: How to figure shapes of beta-ray spectra. Nucleonics **13** (8), 34—38 (1955).
MAYNEORD, W. V.: Energy absorption. Brit. J. Radiol. **13**, 235—247 (1940).
— Some applications of nuclear physics to medicine. Brit. J. Radiol. Suppl. **2** (1950).
— The concept and estimation of integral absorbed dose. In: Quantities, units and measuring methods of ionizing radiation, p. 134—148. Milano: Ulrico Hoepli 1958.
—, and W. K. SINCLAIR: The dosimetry of artificial radioactive isotopes. Advanc. biol. med. Phys. **3**, 1—63 (1953).
MAYS, C. W.: Determination of localized alpha dose I with particular emphasis on plutonium. Univ. of Utah, Radiobiology Report COO-217, 161—180 (1958).
— Determination of localized dose II from alpha-emitters buried in mineralized bone. Univ. of Utah, Radiobiology Report COO-220, 200—206 (1960).
—, and K. A. SEARS: Determination of localized alpha dose III from surface and volume deposits of ^{239}Pu, ^{228}Th, and ^{226}Ra. Univ. of Utah, Radiobiology Report COO-226, 78—85 (1962).
MEHL, H. G.: The distribution of a pure beta-emitter in the human body. Problems and preliminary results of Bremsstrahlung measurements in vivo. In: Medical radioisotope scanning, p. 125—139. Vienna: IAEA 1959.
MEYER, S., and E. SCHWEIDLER: Radioaktivität. Berlin: B. G. Teubner 1927.
MICHEL, W. S., G. L. BROWNELL and J. MEALEY, jr.: Designing sensitive plastic well counters for beta rays. Nucleonics **14** (11), 96—100 (1956).
MYANT, N. B., B. D. CORBETT, A. J. HONOUR and E. E. POCHIN: Distribution of radioiodide in man. Clin. Sci. **9**, 405—419 (1950).
—, and E. E. POCHIN: The metabolism of radiothyroxine in man. Clin. Sci. **9**, 421—440 (1950).
NAIDU, R.: Etude des courbes d' ionisation des rayons α. Ann. Phys. **1**, 72—122 (1934).
National Bureau of Standards: Tables for the analysis of beta spectra. Applied math. series 13, Wash. D. C. 1952.
O'BRIEN, K., S. SAMSON, R. SANNA and J. E. MCLAUGHLIN: The application of "onegroup" transport theory to β-ray dosimetry. Nucl. Sci. Engng. **18**, 90—96 (1964).
ODEBLAD, E.: Approximate formulas describing transmission and absorption of beta rays. Acta radiol. (Stockh.) **43**, 310—312 (1955).
— Further approximate studies on beta ray absorption and transmission. Acta radiol. **48**, 289—306 (1957).
—, and E. AGREN: Some further studies on beta-ray transmission. Acta radiol. (Stockh.) **51**, 128—136 (1959).
OSGOOD, E. E.: Treatment of the leukemias and polycythemia vera with radioactive phosphorus. In: Therapeutic use of artificial radioisotopes, chapt. 7, p. 102—127. New York: John Wiley & Sons 1956.
PARMLEY, W. W., J. B. JENSEN and C. W. MAYS: Skeletal self-absorption of beta particle energy. In: Some aspects of internal irradiation, p. 437—453. New York: Pergamon Press 1962.
PATERSON, R., and H. M. PARKER: A dosage system for γ-ray therapy. Brit. J. Radiol. **7**, 592—632 (1934).
— — A dosage system for interstitial radium therapy. Brit. J. Radiol. **11**, 252—266, 313—340 (1938).
— — and F. W. SPIERS: A system of dosage for cylindrical distribution of radium. Brit. J. Radiol. **9**, 487—508 (1936).
PERRY, W. E.: Standardisierung der Radioaktivität in National Physical Laboratory. Strahlentherapie **102**, 370—378 (1957).
PHILLIPS, A. F., and R. D. SAUNDERS: Autoradiography and radioactivity measurements with human neoplasms containing radiophosphorus. Acta radiol. (Stockh.) **48**, 101—112 (1957).
POCHIN, E. E., D. M. MYANT and B. D. CORBETT: Leukaemia following radioiodine treatment of hyperthyroidism. Brit. J. Radiol. **39**, 31—35 (1956).

PODDAR, R. K.: Sensitivity of the photographic emulsions to beta spectra and its dependence on their average energy. Radiat. Res. **11**, 498—508 (1959).

QUIMBY, E. H.: Dosimetry of internally administered radioactive isotopes. In: A Manual of artificial radioisotope therapy, p. 46. New York: Academic Press 1951.

— Dosage calculations in radium therapy, chapt. 16, p. 339—372 in Physical foundations of radiology, 2nd edit. New York: P. B. Hoeber 1952.

— L. D. MARINELLI and J. V. BLADY: Secondary filters in radium therapy. Amer. J. Roentgenol. **41**, 804—816 (1939).

ROBERTSON, J. S., and W. L. HUGHES: Intranuclear irradiation with tritium-labeled thymidine. In: Proceedings of the First National Biophysics Conference (eds. Quastler and Morowitz), p. 278—283. New Haven: Yale University Press 1959.

ROESCH, W. C.: Beta ray dose calculations, HW—51318 Rev. 1957.

ROTBLAT, J., and G. WARD: Analysis of the radioactive content of tissues by α-track autoradiography. Physics. biol. Med. **1**, 57—70 (1956).

ROWLAND, R. E., and J. H. MARSHALL: Radium in human bone: The dose in microscopic volumes of bone. Radiat. Res. **11**, 299—313 (1959).

SCHWEBEL, A., H. S. ISBELL and J. V. KARABINOS: A rapid method for the measurement of carbon 14 in formamide solution. Science **113**, 465—466 (1951).

— — and J. D. MOYER: Determination of carbon-14 in solutions of ^{14}C-labeled materials by means of a proportional counter. J. Res. nat. Bur. Stand. **53**, 221—224 (1954).

SEIDLIN, S. M., A. A. YALOW and E. SIEGEL: Blood radioiodine concentration and blood radiation dosage during ^{131}I therapy for metastatic thyroid carcinoma. J. clin. Endocr. **12**, 1197—1204 (1952).

— — — Blood radiation dose during radioiodine therapy of metastatic thyroid carcinoma. Radiology **63**, 797—813 (1954).

SELIGER, H. H.: The applications of standards of radioactivity. Int. J. appl. Radiat. **1**, 215—232 (1956).

—, and A. SCHWEBEL: Standardization of beta-emitting nuclides. Nucleonics **12**(7), 54—63 (1954).

SIEVERT, R. M.: Die Intensitätsverteilung der primären γ-Strahlung in der Nähe medizinischer Radiumpräparate. Acta radiol. (Stockh.) **1**, 89—128 (1921).

— Die γ-Strahlung-Intensität an der Oberfläche und in der nächsten Umgebung von Radiumnadeln. Acta radiol. (Stockh.) **11**, 249—267 (1930).

SINCLAIR, W. K.: Standardization of x-ray beams and radioactive isotopes. In: Radiation dosimetry, edit. Hine and Brownell, chapt. 11, p. 505—529. New York: Academic Press 1956.

SINCLAIR, W. K., J. D. ABBATT, H. E. A. FARRAN, E. B. HARRISS and L. F. LAMERTON: A quantitative autoradiographic study of radioiodine distribution and dosage in human thyroid glands. Brit. J. Radiol. **29**, 36—41 (1956).

— N. G. TROTT, and E. H. BELCHER: The measurement of radioactive samples for clinical use. Brit. J. Radiol. **22**, 565—575 (1954).

SLACK, L., and WAY, K,: Radiations from radioactive atoms in frequentuse USAEC (1959) Washington, DC.

SOMMERMEYER, K.: Dosage measurement of the beta radiation of radioactive isotopes in homogenous substances. Z. Physik. **133**, 201—208 (1952).

— Die Dosimetrie der β-Strahlung radioaktiver Isotope in luftäquivalenten Substanzen. Strahlentherapie **95**, 302—311 (1954).

—, and H. OPITZ: Die Dosimetrie der β-Strahlen in Strahlenschutz. Sonderdruck aus Atomkernenergie **10**, 404—408 (1959).

—, and K. H. WAECHTER: Die Absorptionskoeffizienten der β-Energie radioaktiver Isotope für luftäquivalente Substanzen. Z. angew. Physik **5**, 242—248 (1953).

SPENCER, L. V.: Theory of electron penetration. Physical. Rev. **98**, 1597—1615 (1955).

— Energy dissipation by fast electrons. Nat. Bur. Standards Monograph 1, Sept. 10, 1959.

SPIERS, F. W.: The influence of energy absorption and electron range on dosage in irradiated bone. Brit. J. Radiol. **22**, 521—533 (1949).

— Dosage in irradiated soft tissue and bone. Brit. J. Radiol. **24**, 365—369 (1951).

— Alpha-ray dosage in bone containing radium. Brit. J. Radiol. **26**, 296—301 (1953).

TOCHILIN, E., B. W. SHUMWAY, and G. D. KOHLER: Response of photographic emulsions to charged particles and neutrons. Radiat. Res. **4**, 467—482 (1956).

TRUCCO, E.: Self-absorption in spheres and cylinders of radioactive material. Bull. Math. Biophys. **26**, 303—325 (1964).

TRUNNELL, J. B., B. J. DUFFY, J. T. GODWIN, W. PEACOCK, L. KIRSCHNER, and R. HILL: The distribution of radioactive iodine in human tissues: Necropsy study in nine patients. J. clin. Endocr. **10**, 1007—1021 (1950).

WEIJER, D. L., H. E. DUGGAN and D. B. SCOTT: Total body radiation and radiation to the blood from radioactive phosphorus. J. Canad. Ass. Radiol. **13**, 117—122 (1962).

WHITEHOUSE, W. J., and J. L. PUTMAN: Detection and measurement of the separate particles. In: Radioactive isotopes, chapt. 5, p. 153—225. Oxford: Clarendon Press 1953.

WILSON, C. W.: Radium therapy: Its physical aspects. London: Chapman & Hall 1945.

ZIRKLE, R. E.: The radiobiological importance of the energy distribution along ionization tracks. J. cell. comp. Physiol. **16**, 221—235 (1940).

— The radiobiological importance of linear energy transfer. In: Radiation biology, vol. 1, part I. New York: McGraw-Hill 1954.

2. Kontaktbestrahlung mit radioaktiven Stoffen

Von

K. E. Scheer

Mit 13 Abbildungen

a) Einleitung

Die räumliche Verteilung der Strahlendosis im Organismus wird wesentlich bestimmt von der geometrischen Anordnung der Strahlenquelle zum Bestrahlungsherd, von der Qualität der Strahlung und von den Absorptionseigenschaften des Gewebes. Bei einer energiereichen γ-Strahlung spielt die Schwächung der Strahlenintensität durch Absorption im Gewebe bis zu Entfernungen von einigen Zentimetern eine geringe Rolle. Hier ist im wesentlichen das Abstandsgesetz wirksam, nachdem die Strahlungsintensität quadratisch mit zunehmender Entfernung von der Strahlenquelle abnimmt.

Hieraus ergibt sich, daß die Größe des Bestrahlungsherdes und seine Tiefe unter der Körperoberfläche entscheidend sind für die Wahl der strahlentherapeutischen Methode, die zur Anwendung kommen soll. Für die eigentliche percutane Tiefentherapie wird daher eine möglichst große Entfernung der Strahlenquelle von der Körperoberfläche gewünscht, um den Intensitätsabfall der Strahlung aufgrund des Abstandsgesetzes nach der Körpertiefe hin möglichst gering zu halten. Das Extrem zu dieser Bestrahlungsmethode ist die interstitielle Implantationstherapie, bei der die Strahlenquelle in das Innere des Bestrahlungsherdes verlagert wird, so daß dieser allein aufgrund des Abstandsgesetzes eine höhere Strahlendosis erhält als die Umgebung des Herdes, der von der Strahlenquelle weiter entfernt ist.

Eine Zwischenstellung nimmt die *Kontaktbestrahlung* ein, bei der die Strahlenquelle in Kontakt mit dem Bestrahlungsherd gebracht wird. Voraussetzung hierfür ist, daß der Herd an der Körperoberfläche liegt oder an der Oberfläche einer von außen zugänglichen Körperhöhle. Dabei kann es sich sowohl um natürliche Körperhöhlen handeln, wie etwa die Vagina oder die Kavität des Uterus, oder aber um künstlich geschaffene Höhlungen, die nur vorübergehend vorhanden zu sein brauchen, um die Kontaktbestrahlung durchführen zu können, wie etwa im Falle der postoperativen Kontaktbestrahlung von Hirntumoren.

Allgemein lassen sich mit der Kontaktbestrahlung wirksame Tumordosen nur in einer Entfernung bis etwa 2,5 cm von der erreichbaren Oberfläche des Körpers oder der Körperhöhle applizieren. Innerhalb dieser Entfernung ist bei energiereichen γ-Strahlen die Schwächung der Strahlungsintensität durch Gewebeabsorption vernachlässigbar. Die Dosisverteilung wird hier im wesentlichen durch die Ausdehnung der Strahlenquelle bestimmt. Soll eine gewisse Tiefenwirkung erzielt werden, muß die Strahlenquelle möglichst groß sein.

Bei Herden sehr geringer Tiefenausdehnung ist es oft wünschenswert, die wirksame Strahlendosis auf diesen Herd zu beschränken. Dies kann geschehen, wenn eine nur β-Strahlung aussendende Strahlenquelle verwendet wird. In diesem Fall bestimmt dann die Gewebsabsorption die Dosisverteilung in sehr viel stärkerem Maße als das Abstandsgesetz. Mit β-Strahlen können daher vor allem solche Herde bestrahlt werden, bei denen es darauf ankommt, eine unerwünschte Strahlenwirkung nach der Tiefe des Gewebes hin zu vermeiden.

b) Kontaktbestrahlung mit β-Strahlern

Die Kontaktbestrahlung mit β-Strahlern eignet sich vor allem für die Behandlung oberflächlicher Herde am vorderen Teil des Bulbus oculi. Da die strahlenempfindliche Linse des Auges nur ca. 2,5 mm unter der Bulbusoberfläche liegt, kommt es auf einen steilen Dosisabfall nach der Tiefe hin an, um die Ausbildung einer Katarakt als Strahlenspätschaden zu vermeiden. Als festes Indikationsgebiet hat sich die Behandlung der beginnenden Vascularisation der Cornea nach Keratoplastik, Herpes oder Ulcus erwiesen sowie das Pterygium. Eine intrakavitäre β-Bestrahlung kommt beim Verschluß der Eustach'schen Tube durch Adenoide in Betracht sowie bei einigen Formen jugendlicher Hypoplasie des Endometriums, wenn eine Strahlenbelastung der Ovarien vermieden werden soll.

α) *Anwendung in der Ophthalmologie*

Nach grundlegenden Untersuchungen von Iliff über die Behandlung gutartiger Affektionen der Lider und der vorderen Augenabschnitte mit β-Strahlern haben Friedell

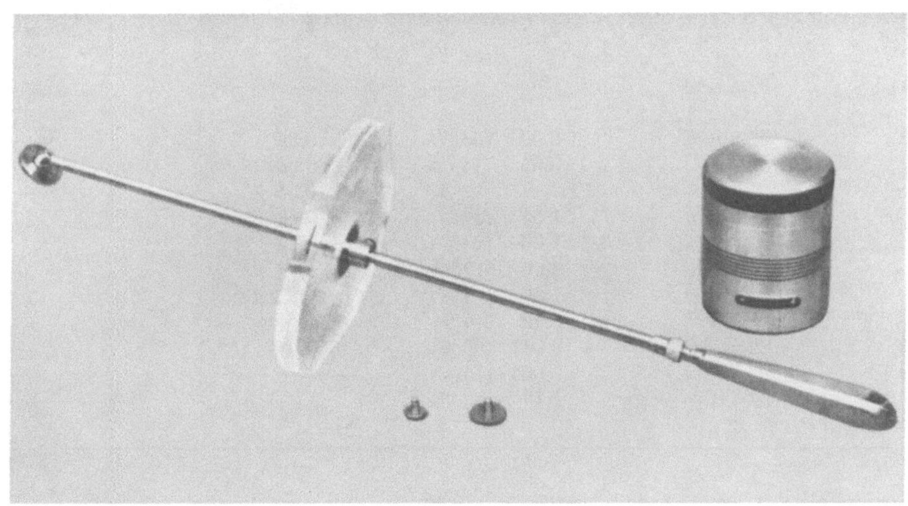

Abb. 1. ^{90}Sr-^{90}Y-Oberflächenapplikator für ophthalmologische und dermatologische Bestrahlungen

u. Mitarb. erste klinische Erfahrungen mit einem Applikator, der mit 100 mCi ^{90}Sr gefüllt war, gesammelt. Nach diesem Prinzip wurden später zahlreiche Applikatoren gebaut, denen gemeinsam ist, daß sie eine sehr starke Aktivität auf einer kleinen Fläche unterbringen. Dadurch ergeben sich hohe Dosisleistungen und kurze Bestrahlungszeiten, so daß die Applikatoren an entsprechend geformten Haltegriffen während der Bestrahlungszeit mit der Hand gehalten werden können. Dabei muß die Hand des Arztes zumindest gegen gestreute β-Strahlung durch einen geeigneten Absorber geschützt werden. Ein derartiger Applikator ist in Abb. 1 gezeigt. Bei einer Strahlfläche von 0,8 cm^2 und einer Ladung von 100 mCi ^{90}Sr beträgt die Dosisleistung an der Oberfläche etwa 4000 rad/min. Die β-Strahlung tritt bei dieser Form des Applikators nur an der Vorderseite aus, die mit einer dünnen Metallfolie abgeschlossen ist. Allerdings entsteht beim β-Zerfall selbst wie auch bei der Absorption von β-Partikeln in der β-undurchlässigen Rück- und Seitenwand des Applikators sowie im bestrahlten Gewebe selbst Bremsstrahlung.

Für die Oberflächen-β-Therapie eignen sich vor allem solche Nuklide, bei denen eine energiereiche β-Strahlung frei wird. Einen tabellarischen Überblick gibt Tabelle 1.

Die Reichweite der β-Strahlung im Gewebe kann etwa derjenigen im Wasser gleichgesetzt werden. Abb. 2 zeigt die Reichweite für β-Partikel in Wasser in Abhängigkeit

Tabelle 1. *Die therapeutisch wichtigsten natürlichen und künstlichen β-Strahler.* (*Nach* LEDERER)

Nuklid	HWZ	E_β MeV (max.)	E_γ MeV	E_α MeV
^{32}P	14,28 d	1,71	—	—
^{86}Rb	18,66 d	1,78	1,078 (8,8%)	—
^{80}Sr	52,7 d	1,463	0,91 (0,009%)	—
^{90}Sr	27,7 y	0,546	— —	—
↓				
^{90}Y	64,0 h	2,27	— —	—
^{91}Y	58,8 d	1,545 max	1,21 (0,3%)	—
^{106}Ru	368 d	0,039 max	—	—
↓				
^{106}Rb	30 sec	3,54 max	0,512 (21%)	—
			0,622 (11%)	
			1,05 (2,5%)	
^{144}Ce	284 d	0,31 max	0,134 (11%)	—
↓			0,08 (2%)	
^{144}Pr	17,27 m	2,99 max	0,695 (1,5%)	—
			1,487 (0,29%)	
^{222}Rn	3,825 d	—	—	5,48 (100%)
↓				
^{218}Po (RaA)	3,05 min	—	—	6,00 (100%)
↓				
^{214}Pb (RaB)	26,8 min	0,59 (56,0%)	0,24	—
↓		0,65 (44,0%)	0,30	
			0,35	—
^{214}Bi (RaC)	19,9 min	1,51 (40%)	0,61	5,50 (0,04%)
		1,00 (23%)	1,12	
		3,26 (19%)	1,76	
		1,88 (9%)	bis 2,43	
		0,40 (9%)		
^{210}Pb (RaD)	22 y	0,017 (85%)	0,047 (5%)	—
↓		0,063 (15%)		
^{210}Bi (RaE)	5,01 d	1,17 (100%)	—	5,06
				$(1,7 \times 10^{-4}\%)$

von der Energie. Es handelt sich hierbei um die maximale Reichweite, die der Bahnlänge im Wasser insgesamt entspricht.

Da β-Teilchen ihre Energie in zahlreichen einzelnen Ionisationsvorgängen abgeben, werden sie vor allem gegen Ende der Bahn mit abnehmender Energie in ihrer Richtung abgelenkt, so daß die effektive Reichweite erheblich geringer ist als die Gesamtreichweite. Im allgemeinen wird die Energie von β-Teilchen als Maximalenergie angegeben. Das Energiespektrum von β-Partikeln ist aber sehr breit und kann sehr unterschiedliche Formen haben, wie Abb. 3 zeigt. Es ist daher schwierig, im Einzelfall den Tiefendosisverlauf bei einer Oberflächenbestrahlung mit β-Strahlern anzugeben. Aus diesem Grunde werden standardisierte Applikatoren bevorzugt, bei denen der Tiefendosisverlauf berechnet oder ausgemessen ist. Für derartige Applikatoren können nur langlebige Nuklide verwendet werden, damit sich die Strahlungsintensität nicht innerhalb kurzer Zeiträume merklich verändert und damit die Applikatoren eine lange Verwendungsdauer haben.

Ganz überwiegend wird dabei die Zerfallsreihe ^{90}Sr-^{90}Y verwendet. Die β-Strahlung des ^{90}Sr ist mit einer maximalen Energie von 0,65 MeV verhältnismäßig weich. Das Zerfallsprodukt ^{90}Y hat dagegen eine harte β-Strahlung mit einer maximalen Energie von 2,23 MeV, die überwiegend den Tiefendosisverlauf bestimmt. Das langlebige ^{90}Sr (Halbwertszeit 27,7 Jahre) dient lediglich als Lieferant des kurzlebigen ^{90}Sr (Halbwertszeit 64 Std), das sich im radioaktiven Gleichgewicht mit ^{90}Sr befindet. Die Strahlungsintensität des ^{90}Y nimmt daher mit der Halbwertszeit des ^{90}Sr ab. Bei ^{90}Sr-^{90}Y-Applikatoren besteht zwar nicht die Gefahr, daß das radioaktive Gleichgewicht verloren geht, wenn eine kleine Undichtigkeit der Umhüllung auftritt, wie dies etwa bei Applikatoren mit Radium und seinen Folgeprodukten der Fall ist. Trotzdem müssen ^{90}Sr-^{90}Y-Applikatoren sehr sorgfältig hergestellt werden, um ein Undichtwerden im Gebrauch zu vermeiden, da das Nuklid ^{90}Sr bei Inkorporation mit hoher Selektivität im Knochen aufgenommen wird und dort eine lange Verweildauer hat. ^{90}Sr gehört in die Gruppe der Radionuklide mit hoher Toxicität. Applikatoren, die ^{90}Sr enthalten, müssen in regelmäßigen Abständen mit Hilfe sog. Wischtests und Klebestreifentests auf Dichtigkeit geprüft werden. Da wegen der geringen Reichweite von β-Strahlung an der Strahlenaustrittsseite nur dünne Metallfolien den Applikator verschließen können, muß besonders darauf geachtet werden, daß bei der Handhabung keine mechanischen Verletzungen dieser Folie eintreten.

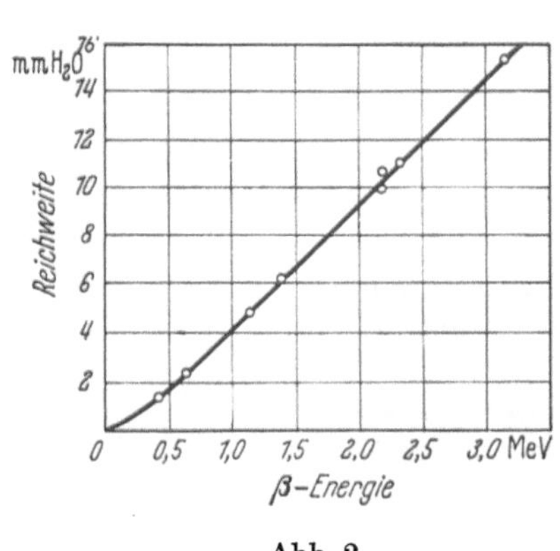

Abb. 2

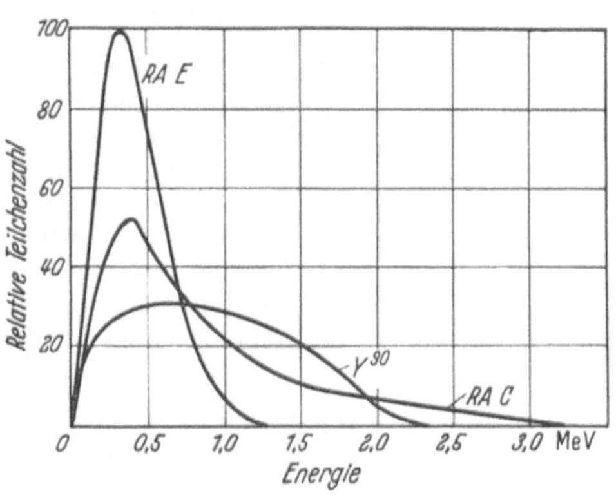

Abb. 3

Abb. 2. Maximale Reichweite von β-Teilchen in Wasser in Abhängigkeit von der Energie

Abb. 3. β-Energiespektrum verschiedener therapeutisch verwendeter β-Strahler

^{90}Sr-^{90}Y-Applikatoren haben die früher verwendeten Radiumapplikatoren für die Oberflächen-β-Therapie weitgehend verdrängt. Neben der noch höheren Radiotoxicität von Radium war es vor allem die in der Zerfallsreihe des Radiums auftretende γ-Strahlung, die derartige Applikatoren weniger zweckmäßig erscheinen ließ. Weiterhin können Radiumapplikatoren wegen der wesentlich längeren Halbwertszeit des ^{226}Ra nicht mit so hohen Flächenaktivitäten hergestellt werden wie ^{90}Sr-Applikatoren. Ein wesentlicher Vorteil der hohen Flächenaktivität besteht aber darin, daß die Bestrahlungszeiten zwischen einigen Sekunden und wenigen Minuten liegen, so daß die Applikatoren, mit speziellen strahlengeschützten Handgriffen versehen, während der Bestrahlungszeit mit der Hand gehalten werden können. Dadurch wird die Handhabung sehr viel einfacher, als wenn komplizierte und nie ganz zuverlässige Fixationseinrichtungen verwendet werden müssen.

Über die Dosierung bei den verschiedenen ophthalmologischen Indikationen halten sich die meisten Autoren an den Vorschlag von Friedell u. Mitarb., der in Tabelle 3 wiedergegeben ist.

Einige Autoren halten diese Dosen für zu hoch. Hirsch geht bis höchstens 6500 rad Gesamtdosis mit Ausnahme der tiefen Hornhautvascularisation, bei der ebenfalls Dosen bis 11000 rad verabreicht werden, um befriedigende Erfolge zu erzielen.

An der Heidelberger Strahlenklinik halten wir uns an das Dosierungsschema von Friedell und haben bei Vascularisationen ebenfalls Dosen bis 11000 rad verabreicht, ohne nachteilige Folgen zu sehen.

Voutilainen verwendet aufgrund der Erfahrungen der Augenklinik Helsinki etwa $^2/_3$ der oben angeführten Dosen.

Tabelle 2. *Indikation zur β-Therapie.* (*Nach* Hughes)

β-Strahlen als Behandlung der Wahl
Epitheliale Tumoren des Limbus und der Cornea
Frühjahrskatarrh, palpebrale oder bulbäre Form
Vascularisation nach Keratoplastik
Rosaceakeratitis
Primär vascularisierende Keratitiden
Rezidivierendes Pterygium nach der operativen Entfernung
Gute Ergebnisse mit β-Strahlen bei niedriger Dosis
Allergische und phlyktänulöse Keratitis
Papillome und Hämangiome der Conjunctiva
Nodulöse Episkleritis
Granulationsgewebe
Unsichere Ergebnisse mit β-Strahlen
Herpes corneae simplex (niedrige Dosis)
Basalzellencarcinom des Lidrandes
Chemische Verätzung (nicht frisch)
Tuberkulöse Sklerokeratitis
Interstitielle Keratitis
Trachom Stadium 4
Salzmannsche Hornhautdystrophie mit Vascularisation
Lipoiddystrophie der Hornhaut mit Vascularisation
Alte vascularisierte Hornhautnarben
β-Strahlen nicht indiziert, da kein Effekt, nicht vorauszusehende Folgen bzw. besseres Ergebnis mit anderer Behandlung
Primärbestrahlung des Pterygiums
Hornhautnarben ohne Vascularisation
Fuchs'sche Hornhautdystrophie
Epithelcysten der Vorderkammer
Akute chemische Verätzung
Große Dosen bei entzündlichen Erkrankungen
Naevi
Pingueculae
Tumoren des Lidrandes

Bei epibulbären Tumoren hat Lommatzsch Dosen von 15000—20000 rad bei täglichen Dosen von 1000 rad verwendet. Dabei wurden Applikatoren aus Silber angewendet, die entweder mit ^{90}Sr oder ^{106}Ru gefüllt waren und deren Form sich der Oberfläche des Bulbus anpaßte. Die Applikatoren waren mit Aktivitäten bis 0,5 mCi gefüllt und geben eine Dosisleistung von etwa 1000 rad/h. In einem Fall eines Glioblastoms in der Chorioidea ergab sich eine völlige Rückbildung eines Tumors nach einer β-Dosis von 30000 rad, die mit dem ^{106}Rutheniumapplikator verabreicht wurde. Es kam dabei zur Ausbildung einer kleinen Narbe. Auch ein 2. Fall einer Mammacarcinommetastase in der Chorioidea zeigte völlige Tumorrückbildung.

Um die verschiedenen Ausdehnungen und Lokalisationen der Herde optimal bestrahlen zu können, gab Vollmar einen Satz verschieden großer Plexiglaskapseln an, in die ein individuell zurecht geschnittenes Stück Bleiblech von 0,5 mm Stärke gelegt wurde, bevor der ^{90}Sr-Applikator aufgesetzt wird. Dadurch ist es möglich, auch bei hohen Strahlendosen die Linse besser zu schützen.

Ainslie u. Mitarb. verwenden einen Satz von 2 ^{90}Sr-Applikatoren für die Bestrahlung der Cornea, von denen einer der Größe der Cornea entspricht und sie insgesamt bestrahlt, während der andere eine strahlende Fläche von 7×4 mm hat, so daß nur ein Streifen der Cornea entsprechender Größe bestrahlt wird. Diese Applikatoren werden am Kopf des Patienten befestigt und der Cornea auf 2 mm genähert, so daß eine Anaesthesie

Tabelle 3. *Zusammenstellung der Dosierung für β-Bestrahlung.* (*Nach* FRIEDELL, THOMAS *und* KROHMER)

Art der Krankhaften Veränderungen	Einzeldosis in rep	Intervall	Gesamtdosis an der Oberfläche in rep
Vascularisation (oberflächlich)			
vor der Keratoplastik	1800	wöchentlich	7200
nach der Keratoplastik	1200—1800	2—3 Tage	4800—6000
tief	1800	wöchentlich	10800
gemischt	1800	wöchentlich	10800
Pterygien			
präoperativ	1800	wöchentlich	12000
postoperativ	600—1200	wöchentlich	4000—6000
Frühjahrskatarrh			
limbäre Form	1200	wöchentlich	4800—6000
palpebrale Form	1800	2—4wöchig	9000
Tumoren			
Papillome der Lider	1200	wöchentlich	6000
Papillome der Conjunctiva	1800	wöchentlich	7200—9000
Hämangiome	1200	monatlich	3600
Chalazion	1200	wöchentlich	3600
Infektionen			
tuberkulöse Sklerokeratitis	1800	wöchentlich	5400—7200

entbehrlich wird. Daneben wird auch noch der Applikator nach LEDERMANN verwendet, der ohne Halterung in das Auge eingesetzt wird und durch einen in der Lidspalte liegenden Steg gegen Verschieben auf dem Bulbus gesichert ist. Die ^{90}Sr-Strahlenquelle ist in eine Silberfolie eingebettet, die sich in dem aus Plexiglas gefertigten der Bulbusform angepaßten Applikator befindet.

IOLI-SPADA et al. berichten über ein Melanom der Chorioidea, bei dem eine chirurgische Entfernung des Tumors vorgenommen wurde und im Anschluß daran eine β-Nachbestrahlung erfolgte. Über 6 Patienten mit epibulbären Tumoren, davon 3 pigmentiert und 3 nicht pigmentiert, alle in der temporalen Hälfte gelegen, berichtet ANTON. Die Tumoren wurden chirurgisch abgetragen, und eine β-Nachbestrahlung mit Dosen zwischen 2090 und 4400 rad erfolgte anschließend.

Die schwerwiegendste Komplikation einer hochdosierten β-Therapie am Bulbus ist die Ausbildung einer Katarakt. HALMAN u. Mitarb. haben 104 Patienten zwischen 12 und 6 Jahren nach β-Therapie wegen Tumoren nachuntersucht und fanden dabei 14 Fälle von Strahlenkatarakt, unter denen 6 eine ernsthafte Beeinträchtigung des Sehvermögens zeigten. Die Strahlenkatarakt trat dabei zwischen 6 und 11 Jahren nach der Bestrahlung auf. Die Autoren kommen zu der Auffassung, daß eine Dosis von 4000 rad an der Mitte der Linse in allen Fällen zu einer, wenn auch leichten Katarakt führt, daß dagegen Strahlendosen unter 2000 rad an dieser Stelle in keinem Fall zur Kataraktbildung führen. MERRIAM berichtet über 8 Kataraktfälle nach β-Bestrahlung mit einem Radonapplikator, wobei Oberflächendosen zwischen 2300 und 22000 rad appliziert wurden.

Die meisten Autoren und auch wir sind der Auffassung, daß bei Oberflächendosen von weniger als 10000 rad keine Kataraktgefahr besteht. Bei einer Oberflächendosis von 10000 rad im Bereich des Limbus liegt die Dosis an der Peripherie der Linse sicher unter 2000 rad, die nach Auffassung HALNANs die kritische Schwelle bildet.

Eine höhere β-Dosis als 10000 rad an der Oberfläche ist, wie aus der oben angeführten Indikations- und Dosierungstabelle hervorgeht, ohnehin nur bei bösartigen Tumoren angezeigt. Hier muß das Risiko einer späteren Kataraktbildung getragen werden, zumal nach einem ausreichenden tumorfreien Intervall die Enucleation der getrübten Lines möglich ist.

ABOUTSINNA berichtet über Ergebnisse der Bestrahlung mit einem ^{90}Sr-Applikator an 183 Patienten in einer Zeitspanne von 7 Jahren. Besonders günstige Ergebnisse wurden bei Trachomkomplikationen gefunden.

THOMAS u. Mitarb. haben 186 Patienten nach ^{90}Sr-Bestrahlung nachuntersucht und in 38 Fällen Linsentrübungen unterschiedlicher Stärke und Ausdehnung gefunden. In keinem Fall kam es aber zu einer wesentlichen Beeinträchtigung des Sehvermögens.

In der überwiegenden Zahl wird es sich bei den Indikationen zur β-Therapie am Auge um gutartige Veränderungen handeln. Dabei nimmt das Pterygium eine besondere Stellung ein. Das unbehandelte Pterygium reagiert wegen seiner Dicke nur ungenügend auf die β-Bestrahlung. Es muß daher operativ abgetragen werden. Trotz Behandlung mit Antibioticis und Cortison sind Rezidive überaus häufig, so daß eine β-Bestrahlung zur Rezidivprophylaxe indiziert ist.

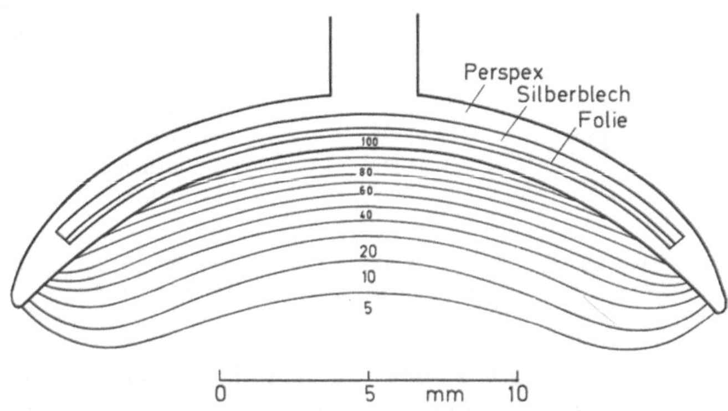

Abb. 4. Isodosenverteilung eines dem Bulbus angepaßten ^{90}Sr-^{90}Y-Applikators für ophthalmologische Bestrahlungen

ANTON hat bei 28 Patienten an 31 Augen die ^{90}Sr-Bestrahlung nach chirurgischer Entfernung von Pterygien durchgeführt und nur bei 2 Fällen Rezidive gesehen. Die Bestrahlung erfolgte in wöchentlichen Intervallen mit Einzeldosen von 1000—15000 rad, die 4—5mal wiederholt wurden, wobei die Bestrahlung jedes Mal einen Tag nach der Operation begann.

LENTINO et al. berichten über 256 Patienten, bei denen im Anschluß an die Excision zunächst mit einem Radon-Applikator, später mit einem ^{90}Sr-Applikator die Bestrahlung am Limbus mit einer Dosis von 2500 rad verabreicht wurde. 166 Patienten konnten weiter verfolgt werden; 160 von ihnen waren 6 Monate bis 5 Jahre nach der Behandlung rezidivfrei geblieben. In etwa der Hälfte der Fälle trat 2—5 Jahre eine Teleangiektasie der Conjunctiva auf. In einem Fall kam es zu einer Keratinisierung des Conjunctivalepithels. Als vorübergehende Reaktion wurde in einigen Fällen eine oberflächliche punktförmige Keratitis festgestellt, die nach einigen Wochen von selbst zurückging. In keinem Fall wurden schwerere Komplikationen, wie Katarakt oder Ulcera, beobachtet.

Sehr gute Ergebnisse zeigt die β-Therapie auch bei der Behandlung von Vascularisationen der Cornea, wie sie im Anschluß an Ulcerationen oder an operative Eingriffe, wie die Keratoplastik, auftreten. Entscheidend für den Erfolg dieser Therapie ist das frühzeitige Einsetzen.

McDONALD und WILSON berichten über 694 Patienten nach ^{90}Sr-Bestrahlung und fanden besonders gute Ergebnisse bei der Behandlung der Corneavascularisation, insbesondere nach Keratitis Rosacea.

Wir applizieren in der Regel Gesamtdosen von 6000 rad in Einzeldosen von 1500 rad und steigern die Gesamtdosis bis auf 10000 rad, wenn der Erfolg ungenügend geblieben ist.

Noch umstritten ist die Indikation einer prophylaktischen Nachbestrahlung nach Keratoplastik. FRIEDELL u. Mitarb. empfehlen, 24 h nach der Operation eine β-Bestrahlung des gesamten Limbus mit Einzeldosen von 500 rad bis zu einer Gesamtdosis von 2000—3000 rad. HIRSCH fand bei 15 Fällen, daß mit dieser Maßnahme eine Gefäßeinsprossung regelmäßig verhindert werden konnte, soweit es sich um eine lamelläre Keratoplastik handelte, während der Erfolg bei tiefen Keratoplastiken nicht sicher war.

β) Anwendung in der Dermatologie

Im Gegensatz zu den ophthalmologischen Indikationen zur β-Kontaktbestrahlung sind bei den dermatologischen Indikationen die zu bestrahlenden Herde meist sehr viel größer und variabler in der Form. Der Applikator muß daher entweder individuell angefertigt werden, wobei dann der gesamte Herd auf einmal bestrahlt werden kann, oder es wird ein standardisierter kleiner runder Applikator verwendet, mit dem nacheinander einzelne Felder bestrahlt werden.

Individuelle Applikatoren. Individuelle Applikatoren müssen an Ort und Stelle angefertigt werden. Da hierbei eine radioaktive Kontamination nicht ganz zu vermeiden ist und derartige Applikatoren auch nicht vollkommen dicht angefertigt werden können, kommen nur kurzlebige β-Strahler, wie ^{32}P oder ^{90}Y, als Strahlenquelle in Frage.

LOW-BEER verwendete schon 1941 individuelle Applikatoren zur Bestrahlung von oberflächlichen Basaliomen, Warzen und Hämangiomen. Dabei verwendete er normales Löschpapier, das entsprechend der Größe und Form des Herdes zugeschnitten wurde mit einem Überstand von 0,3—1 cm. Dieses Papier wurde mit einer Lösung von ^{32}P getränkt, dann getrocknet und der Überstand, in dem es durch die Capillarwirkung zu einer Erhöhung der Aktivität gekommen war, abgeschnitten. Dieses Papier wird dann einfach auf die zu bestrahlende Stelle aufgeklebt.

Da eine Dosierung in rad zunächst nicht gelang, wurde die Bestrahlung in $\mu Ci/cm^2 \cdot h$ angegeben und die Hautreaktionen auf normaler Haut beobachtet.

Die klinische Anwendung und die günstigste Dosierung ergeben sich aus Tabelle 5.

Tabelle 4. *Hautreaktion auf ^{32}P-Bestrahlung*

Grad der Reaktion	$\mu Ci/h/cm^2$
Schwellenerythem	34
Schwaches Erythem	etwa 620
Deutliches Erythem	etwa 1850
Leichte Dermatitis (trocken, schuppig)	etwa 2500
Ausgeprägte Dermatitis (trocken, blasig)	etwa 3200
Schwere Dermatitis (Epidermolyse)	etwa 4400

Tabelle 5. *Indikation für ^{32}P-Bestrahlung*

Art der Erkrankung	Dosierung in $\mu Ci/h/cm^2$	Breite des Sicherheitsrandes
Basaliom mit wulstigem Rand	5000	0,5 cm
Flaches Basaliom	3500—4500	1 cm
Flache Hyperkeratose	3500—4000	0,5 cm
Verruköse Hyperkeratose	3000—4000	0,3—0,5 cm
Verruca vulgaris	2500—4000	
Verruca plantaris	3000—4500	je nach Tiefe
Subunguale Warzen	4000—6000	
Hämangiom	300— 600	

Die Behandlung zeigte bei mehreren 100 Patienten gute Ergebnisse. Trotzdem will Low-Beer dieser Methode keinen besonderen Vorzug gegenüber den altbewährten Methoden der Niedervolt-Röntgenbestrahlung oder chirurgischen Maßnahmen geben. Kobori u. Mitarb. verwendeten die Low-Beer-Technik bei Haemangioma simplex und Haemangioma cavernosum und verabreichten 960 rad bei 1200 μCi/h/cm^2, wobei sie diese Dosis bis zu 5mal wiederholten. Sie berichten über gute kosmetische Ergebnisse. Als weitere Hautaffektionen haben sie mit gutem Ergebnis Naevus verrucosus systematicus, Angiokeratoma Mibelli, Porokeratosis, Clavus, seborrhoische Keratosis, Verruca vulgaris und frische Keloide behandelt. Schlechte Ergebnisse erzielten sie bei Morbus Pringle und Hyperhydrosis sowie bei älteren Keloiden.

Roth und Castle haben die Low-Beer-Methode unlängst technisch verbessert. Sie fanden heraus, daß die Verteilung der Aktivität auf dem Löschpapier gleichmäßiger wird, wenn man die radioaktive Phosphorlösung nicht auftropft, sondern von einer Ecke des ausgeschnittenen Papierblättchens aus durch die Capillarwirkung einfließen läßt. Dadurch wird die Präparation einfacher; sie geht schneller und wird mit einer geringeren Strahlenbelastung für den Hersteller verbunden. Die Autoren berichten über 12 Patienten mit multiplen Hautcarcinomen und Hyperkeratosen, die mit gutem Erfolg mit einer Dosis von etwa 4000 μCi/h/cm^2 behandelt wurden.

Narcissova u. Mitarb. verwenden ein Stück Stoff, das mit 10 μCi ^{32}P/cm^2 getränkt, getrocknet und in Cellophan verpackt ist. Bei Neurodermitiden und begrenzten Ekzemen wurden mit täglichen Einzeldosen von 300—400 rad bis zu einer Gesamtdosis von 1500 bis 2000 rad gute Erfolge erzielt. Bei Lupus wurden Einzeldosen von 200—300 rad täglich bis zu 3000 rad Gesamtdosis angewendet und teilweise Heilungen erreicht.

Aere Harwell, England, stellt eine radiophosphorhaltige Kunststoffolie zur Oberflächenbestrahlung her. Es handelt sich um ein Polyvinylchlorid mit einer Beimengung von 50% roten Phosphors. Diese Folie wird durch Neutronenbestrahlung im Reaktor aktiviert. Aus dieser Folie werden Stücke von der benötigten Größe und Form ausgeschnitten. Die Folie hat gegenüber der Löschblattmethode den Vorteil, daß die Aktivität mit Sicherheit gleichmäßig auf die gesamte Fläche verteilt ist und die Manipulation vereinfacht wird. Die Anwendung solcher radioaktiver Kunststoffolien wurde von Smithers (1951, 1952) beschrieben.

Sinclair und Blondal verwendeten diese ^{32}P-Plastikfolie mit gutem Erfolg bei Hautcarcinomen und Psoriasis.

Tubiana und Dutreix sowie Coliez u. Mitarb. nahmen anstelle von Plastikfolie eine ^{32}P-haltige Gelatinefolie, die sie selbst von Fall zu Fall herstellen.

Die Löschpapiermethode wird auch mit radioaktivem Yttrium ^{90}Y als Strahlenquelle angewendet. Das ^{90}Y, dessen Halbwertszeit 2,5 Tage beträgt, kann dabei durch chemische Abtrennung von ^{90}Sr gewonnen werden, so daß man für die Herstellung nicht an einen Reaktor gebunden ist.

Ilse (1955) berichtet über solche Präparate, die in einen Beutel aus Plastikfolie eingeschweißt sind, um eine Kontamination der Haut des Patienten zu vermeiden. Lössl und Jakob beschrieben die Anwendung dieser Applikatoren.

Neuerdings gibt es eine mit einem Plastiküberzug bedeckte gummierte Folie, die mit ^{90}Y imprägniert ist. Aus dieser wird die gewünschte Form des Strahlers wie bei der Low-Beer-Technik geschnitten. Dabei läßt sich eine geringfügige radioaktive Kontamination allerdings nicht vermeiden. Obwohl diese wegen der kurzen Halbwertszeit von ^{90}Y nicht schwerwiegend ist, bevorzugen wir (Becker und Scheer, 1958) die Zusammensetzung des Strahlers in der benötigten Größe auf der Haut des Patienten mit Hilfe kleiner Sechsecke aus ^{90}Y-haltiger Folie. Da die Sechsecke vom Hersteller applikationsfertig geliefert werden, ergibt sich keine Möglichkeit der Kontamination. Günsel und Liedtke verwenden für oberflächliche Kavernome einen ^{32}P-haltigen Lack, bei dem die Aktivität in Form von Zirkonphosphat vorliegt. Die Technik des Auftragens entspricht der des

Thorium-X-Lackes. Ein zugesetzter Farbstoff erleichtert das Auftragen in etwa gleicher Schichtdicke.

KOZLOWA führte bei 16 Patienten Behandlung bei Basaliomen und Präcancerosen der Haut und Schleimhaut mit einem ^{32}P-geladenen Applikator durch.

Standardisierte Applikatoren. Hier wird wegen der langen Halbwertszeit ^{90}Sr-^{90}Y bevorzugt. Die Applikatoren entsprechen denen, wie sie im Abschnitt der ophthalmologischen Anwendung beschrieben wurden. Es werden dabei hohe Flächenaktivitäten bis zu 100 mCi/cm² bevorzugt, um zu kurzen Bestrahlungszeiten für das einzelne Feld zu kommen.

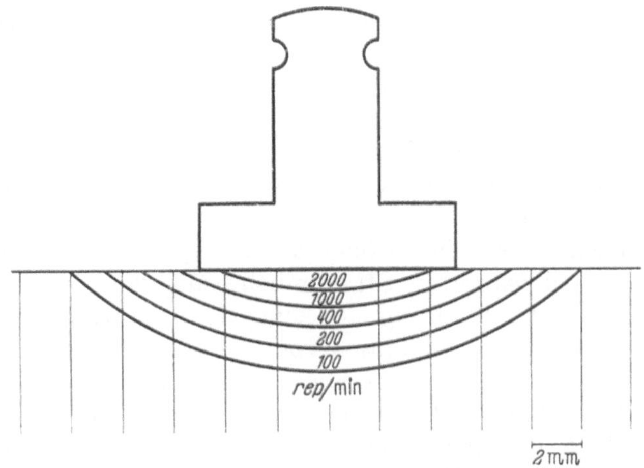

Abb. 5. Isodosenverteilung in wasseräquivalenten Gewebe eines ^{90}Sr-^{90}Y-Applikators in der Abb. 1

ENDRES und SCHEER sowie SKLAROFF beschreiben Hämangiom-Behandlungen mit ^{90}Sr-Applikatoren, wobei besonders auf die Zweckmäßigkeit der β-Therapie in der Nähe des Auges hingewiesen wird.

WITTEN u. Mitarb. (1954, 1956) untersuchten mit solchen Präparaten die Erythemschwelle des Menschen. Sie fanden im Mittel eine Dosis von 600 rad als Schwellendosis.

SCHREUS u. Mitarb. fanden die Erythemschwelle für ^{90}Sr-Applikatoren, bei 850 rad in 1 mm Tiefe gemessen.

YIANNAKOPOULOS und SCHEER vergleichen Hauterytheme, die mit 2 Präparaten extrem unterschiedlicher Dosisleistung erzeugt wurden. Im Bereich bis 3000 rad Gesamtdosis ist bei einer Dosisleistung von 180 rad/min eine um etwa 500 rad/min höhere Gesamtdosis zur Erzeugung des gleichen Erythemgrades erforderlich wie bei Anwendung einer Dosisleistung von 4400 rad/min, wenn die Bestrahlung einzeitig erfolgt. Bei fraktionierter Verabreichung ist dagegen kein Unterschied zwischen den Präparaten niedriger und hoher Dosisleistung hinsichtlich des zeitlichen Auftretens und der Stärke des Erythems feststellbar.

Indikationen. Die Kontaktbestrahlung mit β-Strahlern eignet sich vorzugsweise zur Behandlung von Hämangiomen und von flachen Basaliomen oder Präcancerosen. Wegen der einfacheren und sichereren Dosierung werden meist standardisierte Applikatoren bevorzugt.

SEVIN und LEHMANN berichten über ein Krankengut von 636 Patienten, die mit ^{90}Sr-^{90}Y-Präparaten bestrahlt wurden. Darunter waren 225 Basaliome, 28 Spinaliome, 27 Präcancerosen, 347 Hämangiome und 6 Naevi flammei.

Bei den Basaliomen wurden fraktionierte Oberflächendosen bis 10000 rad verabreicht, während die Hämangiome überwiegend mit Strahlendosen zwischen 2000 und 3000 rad behandelt wurden. Die Heilungsquote wird bei den Tumoren mit 97%, bei den Hämangiomen mit 90% angegeben. Über ähnliche Ergebnisse berichten FACCINI et al., POKORNA et al., OSTERLAND et al., PIERQUIN sowie TASAI.

γ) Intrakavitäre β-Bestrahlung

Die intrakavitäre β-Therapie beschränkt sich auf wenige typische Indikationen. Hierzu gehört die intratubale Bestrahlung der Eustach'schen Röhre bei chronischem Verschluß, wie er durch eine chronische Otitis, chronischem Mittelohrkatarrh oder Otosklerose hervorgerufen sein kann.

BECK u. Mitarb. berichten über Erfahrungen an 383 Patienten, von denen in 70% eine dauerhafte Öffnung der Tube erzielt wurde. Zur Bestrahlung wurde eine 15 mm lange, 1,7 mm starke Kapsel, die mit ^{90}Sr—^{90}Y gefüllt ist, eingeführt.

Die Bestrahlungsdosis an der Oberfläche betrug ursprünglich 2400 rad und wurde später auf 1600 rad reduziert, da sich gezeigt hatte, daß mit der niedrigeren Dosis gleichgute Ergebnisse erzielt werden.

Zur Behandlung von Metrorrhagien haben KEPP und CZECH zunächst Radiumpräparate mit dünner Silberfilterung verwendet, die einen hohen Anteil β-Strahlung austreten ließ. Da wegen der begleitenden γ-Strahlung eine Strahlenbelastung des Ovars bei dieser Methode unvermeidbar ist, hat CRAINZ Strahlenquellen aus ^{90}Sr-^{90}Y für diese Form der Behandlung verwendet. Dabei werden Oberflächendosen bis 180000 rad verabreicht. Dadurch wird ein kaustischer Effekt an der hypertrophen Schleimhaut erzielt, ohne daß es zu einer nennenswerten Strahlenbelastung der Ovarien käme. MCLAREN u. Mitarb. beschreiben einen Applikator aus einer Kunststoffröhre, die mit ^{32}P gefüllt wird. Auch sie applizieren Oberflächendosen von 180000—200000 rad.

Bei Leukoplakie der Mundhöhle wurde von SALIS-SAMADEN die β-Therapie mit einem Standardapplikator beschrieben. PERL verwendete einen mit ^{32}P gefüllten Plastikkatheter zur Behandlung der strikturierenden Leukoplakie der männlichen Urethra. Versuche zur β-Bestrahlung der Magenschleimhaut mittels eines luftgefüllten Gummiballons, in den eine ^{90}Sr-^{90}Y-Quelle eingeführt wurde, wurden von FRUIN u. Mitarb. beschrieben. Die Behandlung war bei einer hyperaziden Gastritis erfolgreich, bei chronisch peptischen Ulcera dagegen erfolglos.

c) Kontaktbestrahlung mit γ-Strahlern

α) Dermatologische Bestrahlungen

Für Krankheitsherde, deren Tiefenausdehnung größer ist als 3 mm, und dies ist bei den meisten bösartigen Geschwülsten der Haut der Fall, genügt die Eindringtiefe der β-Strahlen nicht, um eine ausreichende Tiefendosis zu erzielen. In diesen Fällen muß ein γ-strahlendes Isotop angewendet werden. Das wichtigste Isotop hierfür ist radioaktives Kobalt (^{60}Co), das eine energiereiche γ-Strahlung von 1,33 und 1,17 MeV aussendet. Bei diesen Energien ist der Unterschied der Absorption zwischen verschiedenen Gewebearten, besonders zwischen Weichteilen und Knochen wesentlich kleiner als bei konventionellen Röntgenstrahlen. Aus diesem Grund hat der Knochen für die γ-Strahlung von ^{60}Co eine höhere Toleranz als für Röntgenstrahlen.

Die β-Strahlung von ^{60}Co hat nur eine Energie von 0,31 MeV und damit eine mittlere Reichweite in Gewebe von 0,3 mm. Da die β-Strahlung außerdem zum größten Teil durch Selbstabsorption innerhalb des Präparates verloren geht, kann ihr Einfluß für die therapeutisch wirksame Dosis vernachlässigt werden. Die Dosisverteilung in der Umgebung eines ^{60}Co Präparates hängt in erster Linie von der Geometrie ab, da die Absorption im Gewebe bei der hohen Energie der γ-Strahlung innerhalb einiger Zentimeter vernachlässigt werden kann.

Für die Oberflächenbestrahlung mit γ-Strahlen haben BECKER und SCHEER (1951, 1952) eine formbare Moulagenmasse angegeben, die ^{60}Co enthält und unter der Bezeichnung „Plastobalt" im Handel ist. Aus dieser Masse lassen sich verhältnismäßig einfach Moulagen in den verschiedensten Formen anfertigen, wie sie sich auf Grund der Ausdehnung und Größe des Herdes als zweckmäßig erweisen. Durch Variieren der Dicke der Moulage läßt sich die Isodosenverteilung noch weiter ändern, so daß eine zweckmäßige Anpassung auch an Herde unterschiedlicher Tiefenausdehnung erzielt werden kann.

Ursprünglich bestand „Plastobalt“ aus einer formbaren Knetmasse, die pro cm^3 Volumen etwa 64 Kügelchen von 2 mm Durchmesser aus einem harten Kunstharz enthielt, in die ^{60}Co eingearbeitet war. Im Laufe der Zeit hat es sich dann gezeigt, daß bei der harten mechanischen Beanspruchung zuweilen derartige Kügelchen zersprengt werden, so daß Spuren von Radioaktivität in die Knetmasse gelangen und dann

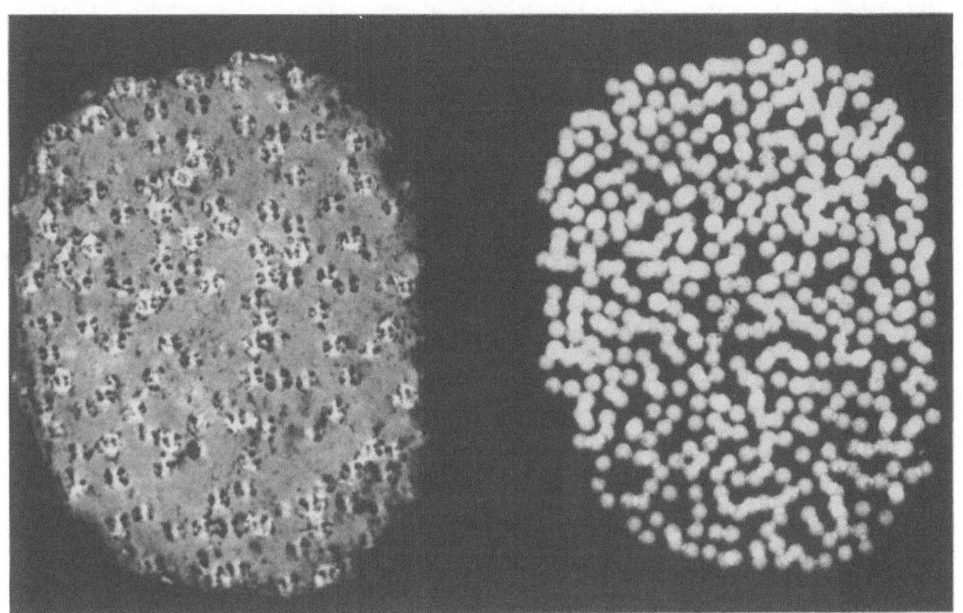

Abb. 6. Photographie (links) und Röntgenaufnahme (rechts) einer plastischen Verbindungsmasse mit metallischen ^{60}Co-Quellen. (Plastobalt Buchler & Co.)

eine geringfügige radioaktive Verseuchung der Instrumente, mit denen die Masse geformt wird, herbeiführen. Die Zusammensetzung der Kügelchen wurde daraufhin so geändert, daß sie jetzt aus metallischem Gold bestehen und im Zentrum eine sehr kleine Quelle von ^{60}Co tragen. In dieser Form sind die einzelnen Strahlenquellen dann auch den schwersten mechanischen Belastungen gewachsen, und selbst bei härtester Beanspruchung ist eine radioaktive Verseuchung der formbaren Knetmasse nicht mehr möglich.

Die Aufteilung der Aktivität in dem Präparat in zahlreiche einzelne Strahlenquellen führt zu einer homogenen Dosisverteilung in der Umgebung.

Zur Anfertigung einer Moulage wird „Plastobalt“ einige Minuten in warmem Wasser erwärmt und dann auf einer nassen Holzplatte mit Hilfe von langstieligen hölzernen Werkzeugen in die gewünschte Form gebracht. Diese Arbeiten erfolgen auf einem strahlengeschützten Tisch. Die fertige Moulage wird in angefeuchtetes Cellophan eingewickelt und dann ausgemessen. Da die Dosisleistung an der Oberfläche des Präparates wesentlich von der Form desselben abhängt, ist eine individuelle Ausmessung notwendig. Wir führen sie mit dem „Gammameter“ durch, das einen Cadmiumsulfitkristall als Strahlungsempfänger hat.

Alle malignen Tumoren der Haut sowie Herde der Mycosis fungoides im Infiltrations- und Tumorstadium können als Indikation für die Kontaktbestrahlung mit „Plastobalt“ angesehen werden, wenn ihre Tiefenausdehnung nicht über 1 cm hinausgeht. Eine besondere Indikation sehen wir bei solchen Herden, die unmittelbar über Knochen oder

Knorpelgewebe liegen, da hier auch bei hohen Tumordosen keine Nekrosen auftreten. Auf diesen Gesichtspunkt weist besonders auch WISKEMANN hin. Als besondere Indikation sieht ENDRES in Übereinstimmung mit unseren früheren Angaben, Herde an stark gewölbten Oberflächen, wie Schädel, Ohrmuschel, Nasenflügel, Lippe sowie in den Hautfurchen der Nasolabialfalte und im Gehörgang, an.

Die Moulagenbestrahlung mit Kobalt-60-Quellen kommt fernerhin für die Behandlung von Herden an der Mundschleimhaut in Frage. AICHINGER berichtet über gute Ergebnisse bei der Behandlung von Ulcus terebrans im Gesicht. LEHRNER und PSENNER berichten über gute Ergebnisse bei der Bestrahlung von Carcinomen an Ohrmuschel, Lippe und Penis mit „Plastobalt". BÖTTCHER beschreibt die Anwendung von Plastobaltmoulagen bei Carcinomen der Vulva.

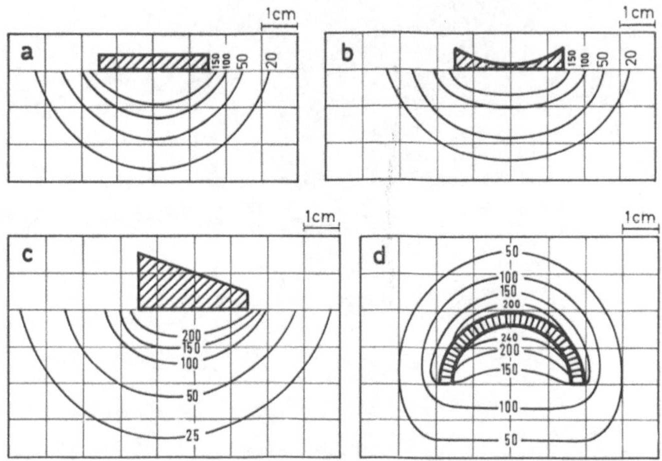

Abb. 7a—d. Isodosenverlauf typischer Konfigurationen von Plastobalt-Applikatoren

Die mit dieser Moulagentechnik zu verabreichende Strahlendosis hängt wesentlich von der Tiefenausdehnung des Tumors ab. Die Bestrahlung führen wir fast immer einzeitig durch, wobei die Oberflächendosis zwischen 3500 und 5000 rad liegt. Bei Plattenepithelcarcinomen verabreichen wir 5000—6000 rad, bei Melanomen 8000—12000 rad Oberflächendosis. Im Hinblick auf die Protrahierung, die sich aus der geringen Dosisleistung von etwa 2—3 rad pro Minute ergibt, wird die Einzeitbestrahlung bis zu Dosen von etwa 5000 rad gut vertragen. Nur bei noch höheren Gesamtdosen führen wir eine Fraktionierung in Abständen von einem bis mehreren Tagen durch.

Über ähnliche Beobachtungen berichtet LOVERA. Er sieht die wichtigste Indikation in der Behandlung von Epitheliomen im Bereich des Kopfes.

Bei Carcinom des Augenlides verwendete BREED Radium in Form von Standardapplikatoren, z.T. als reine γ-Strahler, z.T. als β-γ-Strahler. Bei 209 Patienten beobachtete er eine 3-Jahres-Heilung in 87%.

β) *Intrakavitäre Bestrahlungen*

Die intrakavitäre Bestrahlung mit geschlossenen Radionukliden ist die eigentliche Domäne der Kontaktbestrahlung. Während zur Bestrahlung der äußeren Körperoberfläche eine verfeinerte Technik der Herstellung von Röntgenbestrahlungsanlagen und die Entwicklung leistungsfähiger Betatrons für eine Elektronentherapie die Bestrahlungstechnik erleichtert und vor allem den Strahlenschutz erheblich vereinfacht haben, so daß in zunehmendem Maße auf die komplizierte Technik der Kontaktbestrahlung mit Radionukliden verzichtet wurde, ist in der intrakavitären Kontakttherapie der Vorteil, der sich aus der geometrischen Anordnung von Strahlenquelle und Strahlenherd ergibt, so groß, daß die Unbequemlichkeiten der Kontakttherapie, wie die individuelle Anpassung der

Strahlenquelle, die schwierige Dosisberechnung und die Schwierigkeiten des Strahlenschutzes, in Kauf genommen werden wegen der Vorteile der günstigen Strahlendosisverteilung.

Die gynäkologische Kontakttherapie. *Korpuscarcinom.* Bereits zu Beginn des Jahrhunderts wurde das natürliche Radionuklid Radium-226 mit großem Erfolg zur Behandlung des Korpus Carcinoms und des Collum Carcinoms verwendet. Die üblichen Präparate bestanden aus zylindrischen Tuben aus Platin, die pro cm Länge mit einer Aktivität von 10—20 mCi gefüllt waren. Das Platin erlaubt einen mechanisch sicheren hermetischen Einschluß, der nicht nur zur Aufrechterhaltung des radioaktiven Gleichgewichtes mit den Folgeprodukten erforderlich ist, sondern wegen der außerordentlich hohen Radiotoxicität des Radiums unbedingt gewährleistet sein muß.

Eine Fülle verschiedenartiger Applikatoren wurde in den vergangenen Jahrzehnten beschrieben und verwendet. Da die Kavität des Uterus sich nicht ohne weiteres einer zylindrischen Applikatorform anpaßt, haben sich speziell Tandemapplikatoren und Triangelapplikatoren eingeführt, mit denen der Fundus uteri besser ausgestrahlt werden kann.

Eine entscheidende Verbesserung erzielte HEYMANN mit der Packmethode. Hierzu werden kurze zylindrische Radiumapplikatoren in einer von der Größe des Cavum uteri abhängigen Zahl nacheinander durch den Cervicalkanal eingeführt, und die Kavität des Uterus wird mit ihnen „vollgepackt“. Da gerade in den ersten Millimetern Abstand von der Strahlenquelle die Dosisleistung steil abfällt, ist der zuverlässige Kontakt der ganzen Innenfläche der Kavität mit der Strahlenquelle eine wichtige Voraussetzung für eine günstige Dosisverteilung.

RIES verwendete für die „Packmethode“, die er als „Radiumtamponade“ bezeichnete, anstelle zylindrischer Radiumquellen eiförmige verhältnismäßig kurze Kapseln, in denen zylindrische Radiumquellen untergebracht waren. Die Oberfläche der eiförmigen Kapseln entspricht ungefähr dem Isodosenverlauf um eine zylindrische Strahlenquelle, so daß alle der Oberfläche dieses Applikators anliegenden Gewebsteile etwa die gleiche Strahlendosisleistung erhalten.

Bei jeder Form der Packmethode müssen die einzelnen Applikatoren in der umgekehrten Reihenfolge, in der sie gelegt wurden, wieder entfernt werden. Die Applikatoren sind zu diesem Zweck mit einem Faden versehen, der aus der Vagina heraushängt und entsprechende Nummern trägt.

Die günstigste Voraussetzung für die Packmethode zeigen jedoch kugelförmige Einzelstrahler von kleinem Durchmesser, die bei geringer Dilatation durch den Cervicalkanal eingeführt werden können und sich infolge ihrer Kugelgestalt besonders leicht zur Ausfüllung des Cavum uteri neben- und übereinander schieben lassen. Allerdings ist es technisch kaum möglich, solche Kugeln mit Radium als Strahler anzufertigen, so daß BECKER und SCHEER (1952) dafür ^{60}Co gewählt haben. Zur einfachen und sicheren Handhabung haben wir solche Kobaltkugeln mit einer zentralen Bohrung versehen, so daß sie wie Perlen auf einen Faden aufgereiht werden können.

Diese Perlen bestanden ursprünglich aus reinem metallischem Kobalt, das im Reaktor aktiviert wurde und dann mit einem galvanisch aufgebrachten Goldüberzug versehen war, der sowohl als Korrosionsschutz wie auch zur Abfilterung der β-Strahlung diente. Er hatte dazu eine Stärke von 50 μ. Es zeigte sich bei jahrelangem Gebrauch derartiger Perlen, daß der Goldüberzug trotz seiner Stärke keinen vollständigen Korrosionsschutz bietet, sondern ein Herauslösen von Spuren von Radioaktivität zuläßt (BROSER und WARMINSKY, 1950; FROST, 1957; BECKER, SCHEER und SCHICK, 1957).

Wir sind daher in letzter Zeit dazu übergegangen, Perlen aus massivem Gold zu verwenden, die einen Kern aus ^{60}Co enthalten. Diese haben sich im Gebrauch als absolut dicht erwiesen und erfüllen alle Anforderungen, die heute an ein geschlossenes radioaktives Präparat gestellt werden. Die Größe dieser Perlen beträgt 6 mm im Durchmesser. Die intrauterine Einführung geschieht nach folgender Technik.

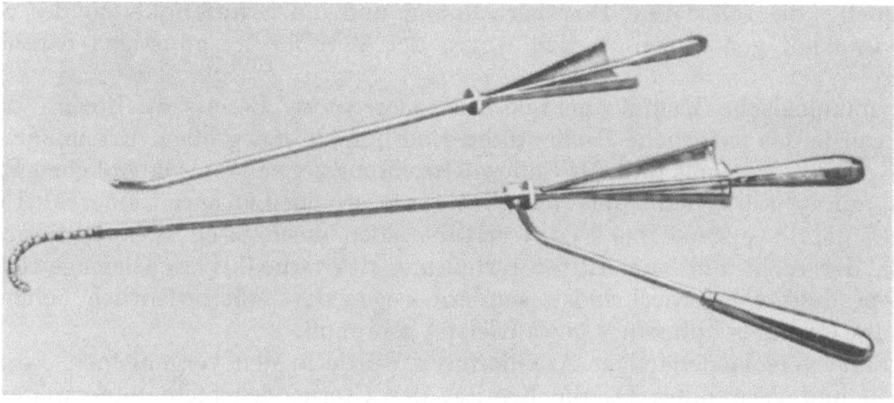

Abb. 8. Kette von Kobaltperlen mit Applikator für intrauterine Bestrahlung mit ^{60}Co-Perlen (Buchler & Co.)

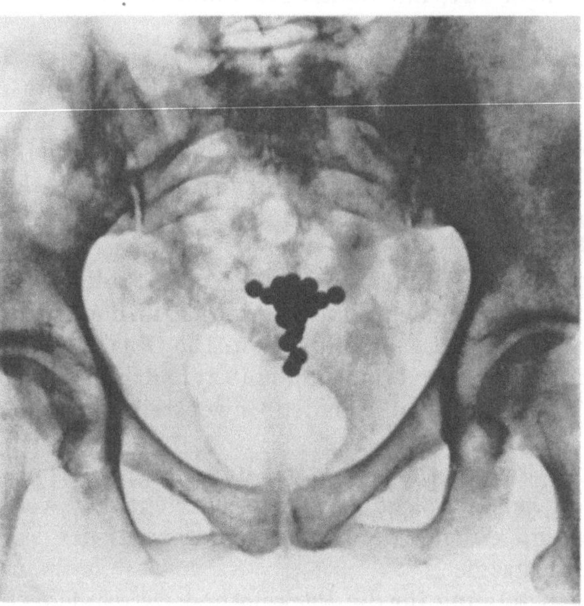

Abb. 9. Typische intrauterine Applikation von ^{60}Co-Perlen

Je nach Größe der Kavität werden 20—40 Perlen von 6 mm Durchmesser auf einen Faden hintereinander aufgereiht.

Dies erfolgt mit Hilfe einer langen Nadel, die in waagerechter Lage auf einem kleinen Gestell festgespannt ist. Die Perlen werden mit einer langstieligen Kreuzpinzette gefaßt und einzeln auf die Nadel, die mit einem Seidenfaden versehen ist, aufgezogen. Neuerdings wurde ein halbautomatisches Gerät für das Auffädeln der Perlen entwickelt. Die vorderste Perle wird durch einen Knoten fixiert, während alle folgenden Perlen locker auf dem Faden sitzen. Die Einführung erfolgt mittels eines Introduktors, der aus einer vernickelten Messingröhre von 7,5 mm Außen- und 6,5 mm Innendurchmesser besteht. Dieser Introduktor ist vorn zur Einführung durch einen Obturator konisch verschlossen. Nach dem Passieren des inneren Muttermundes wird der Obturator entfernt und die Kobaltperlenschnur über einen Führungsflügel in den Introduktor eingelassen. Die Länge des Introduktors ist ausreichend, um die ganze Perlenkette in sich aufzunehmen. Diese wird jetzt mit Hilfe einer Sonde in den Uterus eingeschoben.

Nach vollständiger Füllung wird der Introduktor herausgezogen, und Perlen, die noch nicht in den Cervicalkanal eingeführt sind, werden vom frei heraushängenden Fadenende wieder abgestreift. Da sich das Fassungsvermögen des Uterus trotz vorheriger Messung der Sondenlänge nicht sicher voraussagen läßt, werden einige Perlen mehr als vermutet auf den Faden aufgezogen und gegebenenfalls wieder weggenommen. Ist die Füllung mit einer Kette nicht vollständig erreicht, kann eine zweite Kette ohne Schwierigkeit nachgelegt werden. Dazu ist eine Markierung der freien Fadenenden erforderlich um die Entfernung in der richtigen Reihenfolge durchzuführen. Diese erfolgt ohne Instrumente durch leichten Zug am freien Fadenende. Für die Dauer der Applikation ist es empfehlenswert, die Patientin abwechselnd auf die rechte und linke Seite sowie Rücken und Bauch zu legen. Dadurch wird der gesamte Raum des kleinen Beckens in den Einfluß der Strahlung gebracht.

Wir verabreichen beim Corpuscarcinom eine Oberflächendosis von 10000 R in einer Sitzung und geben in einer zweiten Sitzung nach 3—4 Wochen Abstand noch einmal die gleiche Dosis.

Bickenbach u. Mitarb. beschreiben die Anwendung dieser Technik und betonen, daß sie gegenüber der klassischen Radiumpackmethode den Vorzug der leichteren technischen Ausführbarkeit hat und eine günstigere Dosisverteilung liefert. Von anderen Autoren werden ähnliche Gesichtspunkte angeführt (Heinrichs, 1956; Hendricks, Körbler, 1956; Zeitz und Zitzmann, 1956).

Kuhn et al. (1965), Ravasz (1964), Vádor (1965), Hess et al. fanden bei Stadium 1 und 2 eine absolute Heilungsziffer von 54,8% nach reiner Kobaltperlenbestrahlung.

Der Vorteil der Packmethode gegenüber der einfachen Stift- oder der Triangelmethode liegt in der gleichmäßigeren und günstigeren räumlichen Dosisverteilung. Ein Nachteil ist indessen darin zu sehen, daß die Dosisleistung an den einzelnen interessierenden Stellen wie Punkt A und B je nach Strahleranordnung verschieden sein kann. Es genügt daher nicht, einheitlich nach Zeit zu dosieren oder einmal ausgemessene Isodosenverteilungen, wie sie von Frischkorn für typische Radiumstiftanordnungen in Form eines Atlas angegeben wurden, zugrundezulegen. Es erscheint vielmehr notwendig, bei der Packmethode eine individuelle Dosisleistungsmessung zumindesten vom Rectum aus vorzunehmen. Hierfür stehen verschiedene Strahlungsmeßgeräte zur Verfügung, wie z.B. das Siemens-Gammameter mit einem Halbleiterdetektor an der Spitze einer biegsamen Sonde. Der Detektor kann leicht in das Rectum eingeführt werden und durch Austasten kann der Punkt der höchsten Strahlendosisleistung im Rectum ermittelt werden.

Das Collumcarcinom. Zur Kontakttherapie des Collumcarcinoms wird sowohl der Cervicalkanal als auch der hintere Teil der Vagina zur Aufnahme von Strahlenquellen benutzt. Die klassische Anordnung besteht aus einem Cervicalstift und einer Reihe senkrecht hierzu angeordneter zylindrischer Strahlenquellen, die vor der Portio liegen. Diese können in einer flachen Platte (Stockholmer Methode) untergebracht sein oder in einem in die Vagina geführten Kolpostaten (Paris-Manchester-Methode).

Entscheidend für das Auftreten von Komplikationen ist die Höhe der Strahlenbelastung an den Schleimhäuten von Rectum und Blase. Daher ist eine individuelle Dosismessung mit einem intrakavitär einführbaren Detektor in jedem Fall zu empfehlen.

Um die Strahlendosis im parametranen Gewebe zu erhöhen, wurden in zahlreichen Modifikationen „Spreizkolpostaten“ angegeben, bei denen die beiden seitlich der Portio gelegenen Strahlenquellen nach Einführung von der Mittelachse aus seitlich auseinandergeschoben werden, um hierdurch die Dosis im parametranen Abschnitt zu erhöhen und zugleich in der am meisten gefährdeten Mittellinie in Darm und Blase zu reduzieren.

Die Kontaktbestrahlung des Collumcarcinoms wird immer durch eine percutane Strahlentherapie ergänzt. In einigen Schulen wird die Kontaktbestrahlung als Vorbehandlung angesehen, der sich eine Totalexstirpation und eventuell eine percutane Strahlentherapie anschließen. Die Tabelle 6 gibt einen Vergleich, der mit den beiden Methoden an größeren Zahlen von Fällen erzielten 5-Jahres-Ergebnisse in Abhängigkeit von der histologischen Natur des Carcinoms.

In der Strahlenbehandlung des Collum- und Korpuscarcinoms zeigt die Kombination der percutanen Bestrahlung mit der Kontaktbestrahlung bessere Heilergebnisse als die alleinige percutane Strahlenbehandlung, da die Kontaktbestrahlung zu einer merklichen Erhöhung der applizierbaren Dosis im Bereich der unmittelbaren Umgebung der Geschwulst führt. Dabei wird die Kontakttherapie in ihrer Dosisverteilung immer stärkeren individuellen Schwankungen unterworfen sein als die percutane Therapie, so daß die individuelle Dosisbestimmung wie schon oben erwähnt zum wenigsten an einigen Punkten heute als eine unerläßliche Förderung angesehen werden muß.

Tabelle 6. *Ergebnisse Strahlenbehandlung des Collum Carcinoms*

Alleinige Bestrahlung			Bestrahlung und Operation	
Autoren	5 Jahre Überlebenszeit		Autoren	5 Jahre Überlebens-zeit Adeno-carcinom
	Adeno-carcinom	Stachelzell-carcinom		
KOTTMEIER	44%	42%	DÖDERLEIN	40%
TRUELSEN	29%	28%	BERGSJO	36%
DRESCHER	24%	29%	TREMBLAY et al.	35%
MARCUS and MARCUS	40%	40%	WARD	36%
HEPLER et al.	37%		FLETCHER et al.	47%
SALA et al.	39%	36%		

Die Kontakttherapie ist aber nicht nur im Vergleich zur percutanen Therapie mit einem größeren zeitlichen Aufwand verbunden, sondern sie bereitet auch im Hinblick auf den Strahlenschutz sehr viel größere Schwierigkeiten. Die in den meisten Ländern bestehenden Strahlenschutzvorschriften, die höchstzulässige Strahlenbelastungen für das Personal vorschreiben, haben erhebliche Auswirkungen auf die praktische Durchführung der Kontakttherapie der gynäkologischen Carcinome.

Zwar gelten die Strahlenschutzvorschriften für alle Formen der Anwendung von Radionukliden aber bei den gynäkologischen Carcinomen ist die Häufigkeit der therapeutischen Applikation am größten, so daß sich die Gefahr einer Überschreitung der zulässigen Höchstdosis des Personals vor allem aus der Zahl der Applikationen ergibt.

Für den Strahlenschutz des Personals sind daher spezielle Schutzeinrichtungen geschaffen worden, die bei einer Reihe von Manipulationen die Strahlenbelastung des Personals reduzieren. Hierzu gehören strahlengeschützte Arbeitstische für die Herrichtung der Applikatoren zur Einführung in den Patienten und strahlengeschützte Stühle, die einen großen Teil des Körpers des Arztes während der Einführung der Applikatoren abschirmen. Bewegliche Strahlenschutzwände dienen dazu, das Hilfspersonal, das sich während des Eingriffs am Patienten aufhalten muß, ebenfalls weitgehend vor einer Ganzkörperbelastung zu schützen. Neben derartigen passiven Strahlenschutzmaßnahmen kommt der Schnelligkeit, mit der die Applikation durchgeführt werden kann, eine besondere Bedeutung zu. Die technische Einzelheit des Eingriffes wie z.B. die Verwendung von Kobaltperlenketten zur Packmethode anstelle einzelner Applikatoren wirkt sich hier in einer Reduktion der Strahlenbelastung des Personals günstig aus.

Trotz dieser Hilfsmaßnahmen sind die Strahlenschutzbedingungen bei der gynäkologischen Kontakttherapie nicht in einer voll befriedigenden Weise einzuhalten. Eine entscheidende Verbesserung konnte hier von HENSCHKE u. Mitarb. mit der Nachladetechnik erzielt werden.

Nachladetechnik. Das Prinzip der Nachladetechnik besteht darin, daß die Applikatoren zunächst nicht mit einer Strahlenquelle beladen sind. Sie werden in diesem Zustand in die richtige anatomische Lage im Körperinneren eingeführt und fixiert. Auch andere notwendige Maßnahmen wie z.B. die Tamponade des vorderen und hinteren Scheidengewölbes, um Rectum und Blase zu distanzieren, erfolgen bei ungeladenem Applikator und somit ohne jede Strahlenexposition.

Neben einem intrauterinen Applikator können auch nach dem Prinzip der Manchester-Methode 2 seitliche Applikatoren in ungeladenem Zustand intravaginal fixiert werden zur Erhöhung der Strahlendosis im Bereich der Parametrien. In diesem ungeladenen Zustand können ohne Zeitdruck Kontrollen der richtigen Lage der Applikatoren vorge-

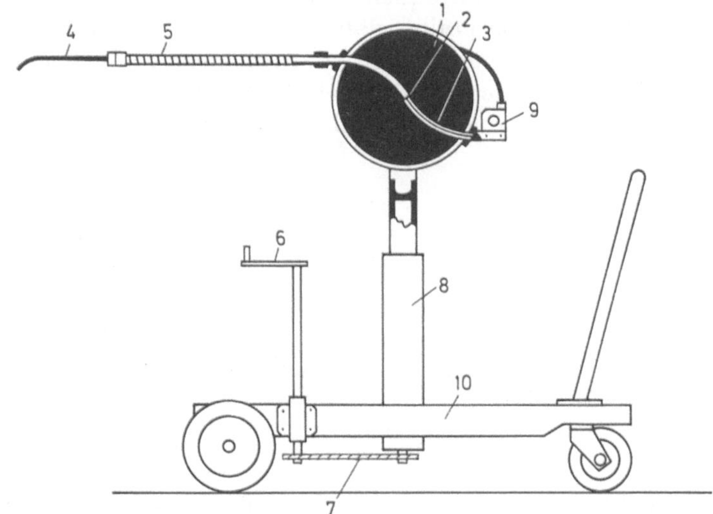

Abb. 10. Radioaktive Quelle für die Afterloadingtechnik. *1* Abschirmung; *2* Quelle in Ruhelage; *3* Quellenhalterung in Ruhelage; *4* Quelle mit Halterung im ausgefahrenen Zustand; *5* flexibles Verbindungsrohr; *6—8* Teleskopantrieb zum Heben und Senken des Abschirmbehälters; *9* fernbedienter Antrieb zum Ausfahren der Quelle; *10* fahrbarer Untersatz

nommen und bei Bedarf Korrekturen der Lage ausgeführt werden. Wenn dies geschehen ist, werden die Applikatoren an ein besonderes Gerät angeschlossen, das die benötigten Strahlenquellen im Inneren eines Strahlenschutzbehälters enthält. Von dann ab ist keine unmittelbare räumliche Nähe des Personals zum Patienten mehr notwendig. Die Einführung der Strahlenquellen aus dem Strahlenschutzbehälter in die bis dahin leeren Applikatoren erfolgt mit einem Fernbedienungssystem, so daß ein optimaler Strahlenschutz des Personals gewährleistet ist. Nach Beendigung der Bestrahlung werden die Strahlenquellen ebenfalls wieder mit Fernbedienung in die Strahlenschutzbehälter zurückgefahren, so daß die Entfernung der Applikatoren ebenfalls wieder ohne Strahlenbelastung des Personals möglich ist.

Nach diesem von HENSCHKE u. Mitarb. inaugurierten Prinzip wurden von zahlreichen Autoren Techniken und Geräte entwickelt und beschrieben, die miteinander alle viel Ähnlichkeit aufweisen (O'CONNELL et al., LIVERSAGE et al., HENSCHKE et al., CUCCIA et al., DELOUCHE et al., MARZECKI et al., HORWITZ et al.).

Als Strahlenquelle werden überwiegend die Nuklide ^{60}Co und ^{137}Cs verwendet. ^{226}Ra ist für diese Technik nicht verwendbar, da durchweg höhere Aktivitäten verwendet werden als in der klassischen Kontakttherapie. Dabei ergibt sich die Notwendigkeit zur Verwendung hoher Aktivitäten ebenfalls aus dem Gesichtspunkt des Strahlenschutzes.

Bei der klassischen Kontakttherapie kann aus Gründen des Strahlenschutzes des Personals die Aktivität nicht sehr hoch gewählt werden, so daß sich Liegezeiten von 24—48 h ergeben. Bei einer solchen Bestrahlungszeit sind pflegerische Maßnahmen am

Patienten notwendig, die auch wieder zu einer unvermeidbaren Strahlenbelastung des Pflegepersonals führen. Um den Strahlenschutz lückenlos zu sichern, muß die Bestrahlungszeit bei Anwendung der Nachladetechnik so kurz gehalten werden, daß pflegerische Maßnahmen während der Bestrahlungszeit entbehrlich werden. Die Strahlenquellen für die Nachladetechnik haben daher eine 10—20mal höhere Aktivität als bei der klassischen Kontakttherapie.

Der Patient liegt während der Bestrahlung in einem besonderen, voll strahlengeschützten Raum. Er kann während der gesamten Bestrahlungszeit beobachtet werden, während zugleich wichtige Daten zur Beurteilung der Körperfunktion, wie Messung von Pulsfrequenz, Blutdruck und Atemfrequenz aus der Entfernung vorgenommen werden können. Falls diese Überwachung ergibt, daß ein direkter Eingriff am Patienten unumgänglich wird, so werden die Strahlenquellen mit Hilfe der Fernbedienung vorübergehend wieder aus den Applikatoren in den Strahlenschutzbehälter zurückgefahren und der Eingriff am Patienten kann dann ohne Strahlenbelastung vorgenommen werden.

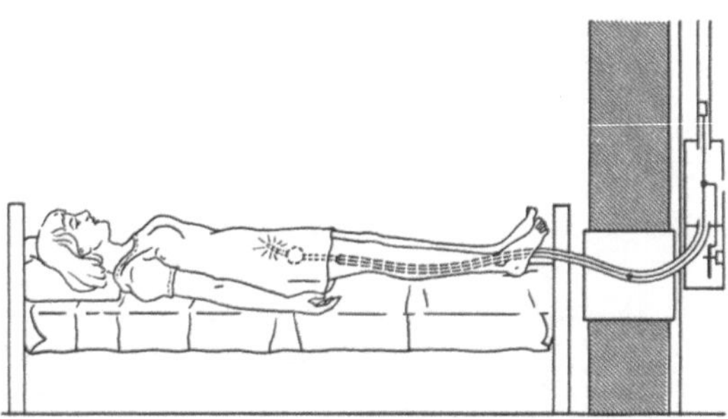

Abb. 11. Schematische Anordnung der Nachladetechnik zur Bestrahlung eines Coloncarcinoms. (Nach HENSCHKE)

Der große Vorteil der Nachladetechnik liegt im vollständigen Strahlenschutz des Personals; demgegenüber muß der Nachteil in Kauf genommen werden, daß sich die Nachladetechnik weniger gut den individuellen Gegebenheiten anpassen läßt und daß mit einer verhältnismäßig hohen Dosisleistung bestrahlt werden muß, so daß der strahlenbiologische Vorteil der protrahierten Bestrahlung verloren geht. Während in der percutanen Therapie der Verzicht auf eine protrahierte Bestrahlung weitgehend durch eine entsprechende Fraktionierung ausgeglichen werden kann, erlaubt die Nachladetechnik wegen des doch recht komplizierten Verfahrens der Einführung und Fixierung der Applikatoren und der unvermeidlichen Belästigung des Patienten keine Fraktionierung, die von strahlenbiologischer Bedeutung wäre.

Trotz dieser Einschränkung ist der Vorteil des lückenlosen Strahlenschutzes bei der Nachladetechnik so überzeugend und bedeutungsvoll, daß erwartet werden kann, daß diese Technik die klassische Form der Kontakttherapie mit γ-Strahlern ablösen wird.

Nichtgynäkologische intrakavitäre Kontaktbestrahlung. Die intrakavitäre Kontakttherapie wurde von BECKER und SCHEER (1952) bei Blasencarcinomen als zusätzliche Strahlentherapie neben der percutanen Bestrahlung angewendet. Die Technik der Einführung von Kobaltperlen, wie sie beim Korpuscarcinom eingehend beschrieben wurde, läßt sich transurethral, auch bei männlichen Patienten, durchführen. Im Hinblick auf eine erwünschte Vergrößerung des Volumens der Strahlenquelle wird dabei so verfahren, daß beim Aufziehen der Perlenkette jeweils eine inaktive röntgenstrahlentransparente Perle zwischen zwei radioaktiven Perlen liegt. Mit einem speziellen urethralen Applikator wird eine solche Perlenkette in die Blase eingeführt. Dabei wird eine Strahlendosis von 7000—8000 rad an der Oberfläche der Schleimhaut appliziert. Bei 369 derartigen Fällen konnten wir in 18% eine Überlebensdauer von mehr als $3^1/_2$ Jahren erreichen. BONO u. Mitarb. berichten über die gleiche Technik bei 43 Patienten, von denen 17 eine einfache

Papillomatose, 9 eine maligne Papillomatose und 17 Carcinome der Blase zeigten. Bei einer Oberflächendosis von 4000—5000 rad, die im Anschluß an einen chirurgischen Eingriff durchgeführt wurde, betrug die 3-Jahres-Überlebensrate bei den Carcinomen 40%.

Weitere Indikationen, bei denen sich die intrakavitäre Bestrahlung mit ^{60}Co Perlen bewährt hat, sind das Carcinom des Epipharynx und das der Nebenhöhlen (BECKER u. SCHEER, 1954). Es wird dabei so vorgegangen, daß der Tumor chirurgisch soweit als möglich entfernt wird. Damit wird einerseits Platz geschaffen, um die Strahlenquelle in die Höhle einzubringen und andererseits wird die Gewebszone, die bestrahlt werden muß,

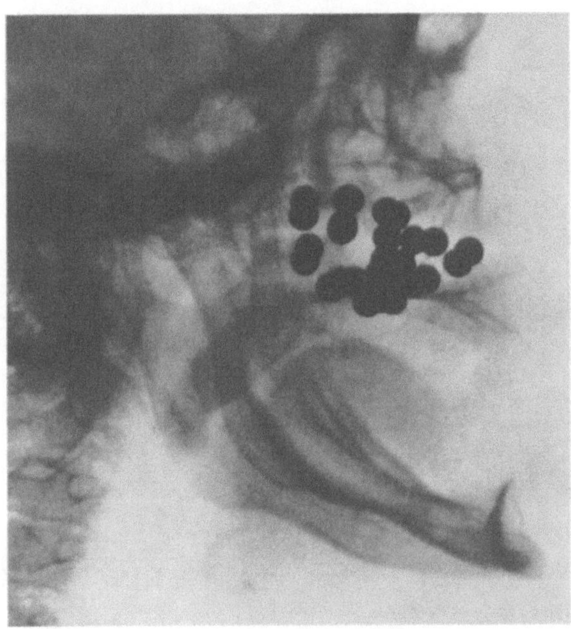

Abb. 12. Applikation von ^{60}Co-Perlen mit inaktiven Plexiglasperlen alternierend aufgereiht bei einem Oberkiefercarcinom nach postoperativer Tumorentfernung

dünner. Da bei den Nebenhöhlen die Wand zum großen Teil aus Knochen besteht, erscheint es besonders günstig, ^{60}Co als Strahlenquelle zu verwenden, da die energiereiche γ-Strahlung dieses Nuklids in der Knochensubstanz kaum stärker absorbiert wird als in den Weichteilen.

SCHWAB u. Mitarb. beschreiben die Technik im einzelnen.

CHEN u. Mitarb. verwenden eine etwas andere operative Technik, bei der die operative Tumorentfernung durch ein Fenster im knöchernen Gaumen erfolgt. Nach Einführung der ^{60}Co-Perlen wird dieses Fenster vorübergehend durch eine Kunststoffplatte geschlossen, um die Perlen zu fixieren.

Auch bei diesen Methoden ist die Kontakttherapie nur ein Teil der Strahlentherapie zur Erhöhung der Strahlendosis in einem örtlich begrenzten tumornahen Bereich. Eine ergänzende percutane Bestrahlung findet in jedem Fall statt.

KOTAS u. Mitarb. sowie BUBLITZ u. Mitarb. beschreiben Versuche einer endobronchialen Kontaktbestrahlung mit ^{60}Co bei Bronchialcarcinomen. Die Schwierigkeiten liegen hier in einer zuverlässigen Fixierung der Strahlenquelle im Bronchialraum, so daß diese Methode bisher keine weitere Verbreitung gefunden hat.

Zur Methode der intrakavitären Kontaktbestrahlung ist auch die Bestrahlung von künstlich geschaffenen Körperhöhlen zu rechnen. Hierzu gehört die Kontaktbestrahlung nach operativer Entfernung von Hirntumoren, wie sie von KLAR (1959) beschrieben worden ist. Nach operativer Entfernung des Tumors wird insbesondere bei Glioblastoma multiforme das durch eine sehr hohe Rezidivneigung ausgezeichnet ist, eine mit Flüssigkeit gefüllter Gummiballon anstelle des ausgeschälten Tumors zurückgelassen, dessen Öffnung durch einen Schlitz in der Dura und eine spezielle Trepanation in dem aufgeklappten Kalottenstück durch Galea und Epidermis nach außen geführt ist. Erst nach völliger Beendigung der Operation wird durch diese Öffnung eine ^{60}Co-Perlenkette in den Gummiballon eingeführt, so daß eine lokale Dosisüberhöhung im Bereich des dem Tumor unmittelbar anliegenden Hirngewebes erzielt werden kann. Zur Entfernung der ^{60}Co-Perlen wie auch des Gummiballons ist keine erneute Eröffnung von Nähten erforderlich, so daß das Operationsrisiko durch diese Form der Kontaktbestrahlung nicht erhöht

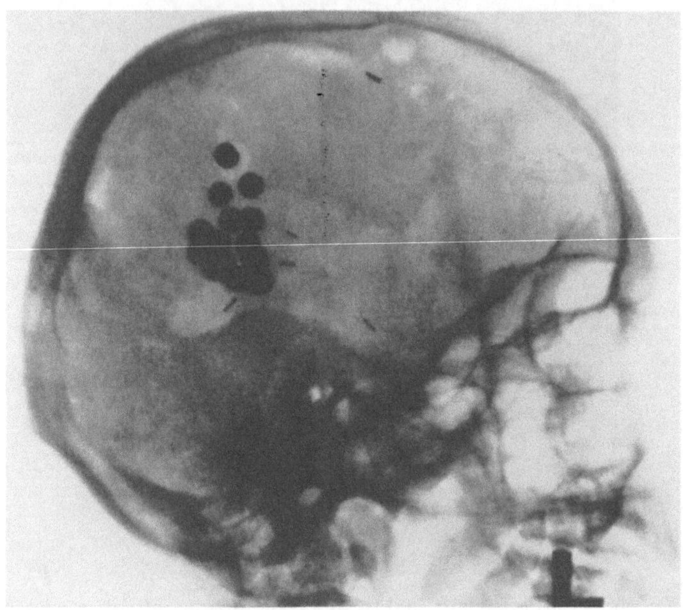

Abb. 13. Postoperative intracerebrale Einlage von ^{60}Co-Perlen nach Entfernung eines Glioblastoma multiforma

wird. KLAR (1959) konnte mit dieser zusätzlichen Kontaktbestrahlung eine signifikant erhöhte Überlebensdauer gegenüber einer nur percutan nachbestrahlten Vergleichsgruppe von Patienten erzielen.

DRAKE u. Mitarb. verwendeten einen Plastikapplikator, der anstelle des entfernten Hirntumors eingesetzt wurde und nach Abschluß der Operation mit ^{192}Ir oder ^{137}Cs geladen werden konnte. Dieser Applikator muß allerdings nach Beendigung der Bestrahlung wieder auf operativem Wege entfernt werden. Von 9 Patienten mit Glioblastoma multiforme konnte allerdings nur in einem Fall eine deutliche Lebensverlängerung erzielt werden. Wesentlich günstiger liegen die Ergebnisse von KLAR (1959). Bei 68 operierten und mit ^{60}Co-Perlen bestrahlten Glioblastomen betrug die mittlere Überlebenszeit 437 Tage, bei 40 nur operierten Glioblastomen dagegen nur 144 Tage.

Literatur

ABOUT SINNA, I. A.: Medical application of strontium-90 in ophthalmology. J. nucl. Med. **4**, 184 (1963).

AICHINGER, F.: Ulcus terebrans — Behandlung mit radioaktivem Kobalt. Derm. Wschr. **127**, 49 (1953).

AINSLIE, D., SNELLING, M. D., ELLIS, R. E.: Treatment of corneal vascularization by strontium-90 beta plaque. Clin. Radiol. **13**, 29 (1962).

ANTON, M.: Clinical experiences with the use of strontium beta applicators in the treatment of pterygium. Čs. Oftal. **21**, 318—323 (1965).

ANTON, M.: Treatment of epibulbar tumors. Čs. Oftal. 21, 298—304 (1965).

ARIEL, I. M.: A vaginal cobalt 60 applicator for intravaginal irradiation. Amer. J. Roentgenol. 96, 570—573 (1966).

BECK, C.: Bedeutung der intratubalen Betabestrahlung nach THULLEN für die hörverbessernden Operationen. Arch. Ohr.-, Nas.- u. Kehlk.-Heilk. 171, 131 (1958).

BECK, CHL., LAU, H. H.: Ten years of intratubal irradiation. Z. Laryng. Rhinol. 40, 957—964 (1961).

BECKER, J., SCHEER, K. E.: Strahlentherapie 90, 546 (1953).

BÖTTCHER, H.: Zur Therapie des Melano-malignoms am Genitale der Frau. Zugleich ein Beitrag zur direkten und subkutanen Kontaktbestrahlung mit radioaktivem Kobalt. Geburtsh. u. Frauenheilk. 17, 716 (1957).

BONO, F., CELLA, C., MAYER, A., MORSELLI, V.: La radioterapia endocavitaria con perle a ^{60}Co nel trattamento delle neoplasie vescicali. Radiobiol. Radioter. Fis. med. 22, 388—407 (1967).

BREED, J. E.: Radium therapy in cancer of the eyelid. Illinois med. J. 125, 237—241 (1964).

BROSER, J., ORSER, H., WARMINSKY, R.: Über das Leitvermögen von Kadmiumsulfidkristallen bei Bewegung durch harte und mittelharte Röntgenstrahlen. Z. Naturforsch. 5a, 214 (1950).

— WARMINSKY, B.: Zur Theorie der Lumineszenz und der elektrischen Leitfähigkeit von Kadmiumsulfidkristallen. Ann. Physik 7, 289 (1950).

BUBLITZ, G., LABITZKE, R.: Ergebnisse endobronchialer Kontaktbestrahlung des Bronchuskarzinoms mit Co^{60}-Perlen. Strahlentherapie 134, 332—338 (1967).

CARAZZONE, P. F.: I. Raffronto tra alcuni isotopi. Minerva ginec. 18, 790—795 (1966).

— II. Rilievi scintigrafici in corso di trattamento con ^{32}P endoperitoneale. Minerva ginec. 18, 795—804 (1966).

CHEN, S. C., LOFSTROM, J. E., CHEPEY, J. J.: Intracavitary cobalt 60 beads in treatment of carcinoma of maxillary antrum. Amer. J. Roentgenol. 92, 55—58 (1964).

COLIEZ, R. T., DUTREIX, J. M., TUBIANA, M., LARMIGNAT, A.: Utilisation des isotopes radioactifs en betathérapie externe. J. Radiol. Électrol. 38, 1134 (1957).

CRAINZ, F.: L'applicazione endouterina di un isotopo radioactivo dell'ittrio (^{90}Y) per la betaterapia pura delle metroragie del climaterio. Riv. Ostet. Ginec. 8, 822 (1953).

CUCCIA, C. A., BLOEDORN, F. G., ONAL, M.: Treatment of primary adenocarcinoma of the cervix. Amer. J. Roentgenol. 99, 371—375 (1967).

CZECH, H.: Die intrauterine Radiumbestrahlung des Gebärmutterkörperkarzinoms an der Universitäts-Frauenklinik Göttingen. Strahlentherapie 84, 524 (1951).

DELOUCHE, G., MILHAUD, F., GEST, J.: La curiethérapie gynécologique endocavitaire par césium 137. Appareillage à préparation non radio-active. J. Radiol. Électrol. 48, 229—242 (1967).

DIETEL, F. G.: Strahlentherapie 46, 201 (1933).

— Strahlentherapie 63, 614 (1938).

DRAKE, C. G., PFALZNER, P. M., LINELL, E. A.: Intracavitary irradiation of malignant brain tumours. J. Neurosurg. 20, 428—434 (1963).

ENDRES, H. J.: Radioaktives Kobalt bei Hauttumoren mit Hinweis auf Verwendung des strahlenden Fadens bei Kavernomen in Augennähe. Derm. Wschr. 131, 145 (1955).

— SCHEER, K. E.: Die Strahlenbehandlung der Hämangiome in Augennähe. Hautarzt 11, 268—269 (1960).

FACCINI, M., MORESCHI, N.: Long-term results in the treatment of cutaneous angiomas using external β-therapy with ^{90}S-^{90}Y. Minerva Radiol. Fisiother. Radiobiol. 10, 570—574 (1965).

DIEBELKORN, H. J.: Geburtsh. u. Frauenheilk. 14, 435 (1954).

FRIEDELL, H. L., THOMAS, C. L., KROHMER, J. S.: An evaluation of the clinical use of a strontium 90 beta-ray applicator with a review of the underlying principles. Amer. J. Roentgenol. 71, 25 (1954).

FRISCHKORN, R.: Der Radium-Isodosenatlas der Universitäts-Frauenklinik Göttingen. Strahlentherapie 125, 39—50 (1964).

FROST, D.: Über die Dichtigkeit von Radiokobaltperlen. Strahlentherapie 103, 139 (1957).

FRUIN, R. C., LITTMANN, M. S., LITTMANN, A.: (TID-17727) Intragastric irradiation with Ru-Rh^{106}: Results in patients with peptic ulcerative disease and with gastric neoplasms. Contract AT 11-1, 1079 (1961).

— — — Intragastric irradiation with Ru-Rh^{106}. Results with fractional dosage in patients with peptic ulcerative disease and with gastric neoplasms. J. nucl. Med. 4, 187 (1963).

GÜNSEL, E., LIEDTKE, K. H.: Radiophosphor-Lack zur Strahlenbehandlung von Hautkrankheiten. Strahlentherapie 103, 511 (1957).

HALMAN, K. E., BRITTEN, M. J. A., MERIDITH, W. J.: Radiation cataract: New evidence on radiation dosage to the lens. Brit. J. Radiol. 39, 612—617 (1966).

HEINRICHS, O.: Möglichkeiten für die Verwendung radioaktiver Kobaltperlen (^{60}Co) in der gynäkologischen Strahlentherapie. Zbl. Gynäk. 78, 49 (1956).

HELD, H. J. v.: Z. Geburtsh. 134, 125 (1951).

HENDRICKS, O., GALLENDINE, G. W., MORTON, J. L.: A bead packing technique for the application of uniform doses of irradiation to the endometrial cavity. Amer. J. Obstet. Gynec. 59, 1039—1054 (1955).

HENSCHKE, U. K., HILARIS, B. S., MAHAN, G. D.: Intracavitary radiation therapy of cancer of the uterine cervix by remote afterloading with cycling sources. Amer. J. Roentgenol. 96, 45—51 (1966).

— — — Afterloading in interstitial and intracavitary radiation therapy. Amer. J. Roentgenol. 90/2, 386—395 (1963).

— — — Remote afterloading with intracavitary applicators. Radiology 83, 344—345 (1964).

HESS, P., ROSENDAHL, J.: Erfahrungen mit der Radiokobaltperlenbehandlung beim Korpuskarzinom des Uterus. Strahlentherapie 128, 334—339 (1965).

HEYMANN, J., RENTERVALL, C., BRENNER, S.: Radiumhemmet experiences with radiotherapy in cancer of corpus of uterus; classification, method of treatment and results. Acta radiol. (Stockh.) **22**, 11 (1941).

HIRSCH, P.: Zur Anwendung von β-Strahlen in der Augenheilkunde. Z. Augenheilk. **131**, 776 (1957).

HORWITZ, H., KEREIAKES, J. G., BAHR, G. K., CLUXTON, S. E., BARRETT, C. M.: An afterloading system utilizing caesium 137 for the treatment of carcinoma of the cervix. Amer. J. Roentgenol. **91**, 176—191 (1964).

HUGHES, W. F., JR.: Beta radiation therapy in ophthalmology. Trans. Amer. ophthal. Soc. **50**, 469 (1953).

ILIFF, CH. E.: Beta ray radium applicator for ocular use. Arch. Ophthal. **38**, 827 (1947).

ILSE, W.: Über die medizinisch-therapeutische Verwendung des kurzlebigen Yttrium 90 als starker Betastrahler. Atomprax. **1**, 17 (1955).

IOLI-SPADA, G., STIRPE, M.: Radiotherapy of epibulbar melanoma. Boll. Oculist. **43**, 865—875 (1964).

KÁRPÁTI, G., SZABÓ, I., GOMBOSI, J., NÉMETH, G.: Die Anwendung des Radiogolddrahtes in der Geschwulsttherapie. II. Klinische Erfahrungen. Magy. Radiol. **18**, 161—165 (1966).

KEPP, R.: Die Therapie mit Radiogold in der Gynäkologie. Geburtsh. u. Frauenheilk. **18**, 10 (1958).

— HARTL, H., MÜLLER, K.: Die Bedeutung von Radiogold 198 für die gynäkologische Strahlentherapie. Dtsch. med. Wschr. **80**, 19—21 (1955).

KLAR, E.: Zur Technik der kombinierten chirurgisch radiologischen Behandlung beim Glioblastoma multiforme. Acta neurochir. (Wien), Suppl. **6**, 165—170 (1959).

KOBORI, T., NONAMI, E., TACHIHARA, Y., ITO, O., FURUTA, A.: Therapeutic effects of external use of radiophosphorus to some skin disease. Jap. derm. J. **65**, 641 (1955).

— — — — — Therapeutic effects of external application of radiophosphorus to skin diseases. III. Effects on pigmented nevi and some other skin diseases. Jap. J. Derm. **67**, 287 (1957).

KÖRBLER, J.: On the treatment of gynaecological carcinoma with radioactive cobalt. Čs. Gynek. **21**, 35, 170 (1956).

KOTAS, J., CAHA, A.: Endobronchial Co^{60} applicator for the treatment of bronchogenic cancer. Čs. Radiol. **21**, 403—406 (1967).

KOZLOWA, A. V., ISCENKO, Z. G.: Die Anwendung von radioaktivem Phosphor bei der Behandlung bösartiger Neubildungen und präcanceröser Zustände der Haut und Schleimhäute. Vestn. Rentgenol. Radiol. **5**, 10 (1954).

KUHN, E.: Wert der präoperativen Strahlenbehandlung des Carcinoma corporis uteri auf Grund unserer bisherigen Erfahrungen. Zbl. Gynäk. **87**, 1260—1267 (1965).

— KELLER, G., MÉHES, K.: Experiences with the radiocobalt sphere treatment of the cancer of the corpus uteri. Magy. Onkol. **9**, 17—20 (1965).

LEDERER, C. M., HOLLANDER, J. M., PERLMAN, I.: Table of isotopes (sixth edit.). New York: Wiley & Sons Inc. 1967.

LEDERMANN, M.: Zit. nach D. W. SMITHERS, Acta radiol. (Stockh.) **35**, 49 (1951). Some varied applications of radioactive isotopes to the localisation and treatment of tumours.

— Some applications of radioactive isotopes in ophthalmology. Brit. J. Radiol. **29**, 1 (1956).

—, SINCLAIR, W. K.: In: P. F. HAHN, Therapeutic use of artificial radioisotopes. Radioactive isotopes for β- and γ-ray applicators. New York: J. Wiley & Sons, Inc. 1956.

LEHRNER, U., PSENNER, L.: Erfahrungen bei der Verwendung von ^{60}Co als Plastobalt in der Strahlenbehandlung maligner Geschwülste. Wien. klin. Wschr. **67**, 373—374 (1955).

LENTINO, W. M., ZARET, M., ROSSIGNOL, B., RUBENFELD, S.: Treatment of pterygium by surgery followed by beta radiation. An analysis of 256 cases. Amer. J. Roentgenol. **81**, 93 (1959).

LIVERSAGE, W. E., MARTIN-SMITH, P., RAMSEY, N.: The treatment of uterine carcinoma using the cathetron. II. Physical measurements. Brit. J. Radiol. **40**, 887—894 (1967).

LÖSSL, H. J., JAKOB, ALF.: Behandlung des kindlichen Hämangioms und des Naevus flammeus mit Strontium 90 und Yttrium 90. Strahlentherapie **104**, 90 (1957).

LOMMATZSCH, P.: Possibilities of beta therapy of tumors of the eye. Ber. dtsch. ophthal. Ges. **66**, 404 (1964).

— VOLLMAR, R.: Some results of beta therapy of epibulbar tumors. Klin. Mbl. Augenheilk. **144**, 856—871 (1964).

LOVERA, G., MIDANA, A.: On the use of plastobalt in dermatological therapy. Five years' experience. Bull. Soc. franç. Derm. Syph. **70**, 715—717 (1963).

LOW-BEER, B. V. A.: The external and internal use of radioactive phosphorus. Acta radiol. (Stockh.) **116**, 309 (1954).

MARZECKI, Z.: The application of the radioactive cobalt (Co^{60}) for the treatment of the uterine cervix cancer using the afterloading application technique. Pol. Przegl. radiol. **32**, 113—120 (1968).

— LACKORZYNSKI, W., WATORSKA, K.: Behandlung des Kollumkarzinoms mit radioaktivem Kobalt und Nachladung. Radiobiol. Radiother. (Berl.) **9**, 263—277 (1968).

MCDONALD, J. E., WILSON, F. M.: Ocular therapy with beta particles. Trans. Amer. Acad. Ophthal. Otolaryng. **63**, 468—485 (1959).

MCLAREN, H. C., HEATH, J. C., QUINTON, A.: Radioactive phosphorus (^{32}P) in treatment of menorrhagia. Brit. med. J. **1953 I**, 358—363.

MERRIAM, G. R., JR.: Late effects of beta radiation on the eye. Arch. Ophthal. **53**, 708—717 (1955).

MINNIGERODE, B., GROHMANN, R.: Neue Gesichtspunkte zur Isodosengestaltung bei der Kontaktbestrahlung des Stimmband-Carcinoms mit radioaktiven Substanzen. Arch. Ohr.-, Nas.- u. Kehlk.-Heilk. **186**, 365—372 (1966).

NARCISSOVA, K. P.: Behandlungsversuch umschriebener Formen von chronischem Ekzem und Neurodermitis mit radioaktivem Phosphor. Vestn. Rentgenol. Radiol. **2**, 64—67 (1954) [Russisch].

OSTERLAND, G., SCHONDORF, K.-W., GERSTENBERG, E.: On the treatment of hemangioma of the skin. Med. Klin. **60**, 772—774 (1965).

O'CONNELL, D., HOWARD, N., JOSLIN, C. A. F., RAMSEY, N. W., LIVERSAGE, W. E.: New remotely controlled unit for treatment of uterine carcinoma. Lancet **1965 II**, 570—571.

— JOSLIN, C. A., HOWARD, N., RAMSEY, N. W., LIVERSAGE, W. E.: The treatment of uterine carcinoma using the cathetron. I. Technique. Brit. J. Radiol. **40**, 882—887 (1967).

PERL, J. I.: Intraluminal beta irradiation in leukoplakia constricting the male urethra. J. Urol. (Baltimore) **91**, 76—78 (1964).

PIERQUIN, B.: Beta therapy of hemangiomas with artificial radioisotopes. Ann. Chir. Plast. Sem. Hop. **9**, 285—289 (1964).

— CHASSAGNE, D., BEYER, H.: L'endocuriethérapie des cancers étendus de la peau par l'iridium 192. Ann. Derm. Syph. (Paris) **93**, 389—397 (1966).

POKORNA, I., KUNSTADT, E.: Personal experience with beta-applicators in non-tumorous affections. Unsere Erfahrungen mit Beta-Applikatoren bei nicht-tumorösen Erkrankungen. Magy. Radiol. **16**, 178 (1964).

RAVASZ, L.: Kobaltkugel-Applicator. Orv. Hetil. **105**, 645—646 (1964).

RIES, J.: Die Ergebnisse der Strahlenbehandlung des Collumkarzinoms an der I. Universitäts-Frauenklinik München. Berichtsjahr 1944.

ROTH, M., CASTLE, J. N.: Topical beta ray therapy for superficial skin carcinoma and keratosis. Amer. J. Roentgenol. **79**, 927 (1958).

SALIS-SAMADEN, R. v.: Radiotherapy of leukoplakia of the mouth. Beitrag zur Strahlentherapie der oralen Leukoplakie. Strahlentherapie **125**, 426—430 (1964).

SCHICK, R. E.: Die Nachbehandlung der Tumorblasen im Anschluß an die endovesicale Kontaktbestrahlung mit Radiokobalt (Co 60). Strahlentherapie **99**, 510—519 (1956).

SCHREUS, TH., GAHLEN, W., SAUERWEIN, K.: Radioaktive Isotope als β-Strahlenquelle in der Dermatologie. Arch. Derm. Syph. (Berl.) **200**, 158—165 (1955).

SCHWAB, W.: Verbesserungen in der Therapie maligner Tumoren im Hals-Nasen-Ohrenbereich durch kombinierte chirurgische und radiologische Maßnahmen. Arch. Oht.-, Nas.- u. Kehlk.-Heilk. **164**, 547—566 (1954).

SEVIN, W., LEHMANN, A.: Die Anwendung von Beta-Strahlen (Strontium^{90}-Yttrium^{90}) in der Dermatologie. Z. Haut- u. Geschl.-Kr. **29**, 114—139 (1965).

SINCLAIR, W. K., BLONDAL, H.: P 32 beta sources for superficial therapy. Brit. J. Radiol. **25**, 360 (1952).

SKLAROFF, D. D.: Treatment of hemangiomas with the strontium 90 beta-ray applicator. Radiologie **68**, 87—89 (1957).

SMITHERS, D. W.: Some varied applications of radioactive isotopes to the localisation and treatment of tumours. Acta radiol. (Stockh.) **35**, 417 (1952).

— Some varied applications of radioactive isotopes to the localisation and treatment of tumours. Acta radiol. (Stockh.) **35**, 49 (1951).

TASAI, KIMIO: A study of radiation therapy in various skin diseases. I. Overservations on clinical response. Hirosaki Igaku **15**, 503—511 (1963).

THOMAS, CH. I., STORAASLI, J. P., FRIEDELL, H. L.: Lenticular changes associated with beta radiation of the eye and their significance. Radiology **79**, 588—597 (1962).

TUBIANA, M., DUTREIX, J. M.: Traitement des angiomes cutanis par applications externes de phosphore 32. Ann. Radiol. **1**, 103 (1958).

VÁDOR, F.: Clinical experiences with the cobalt-sphere therapy of the carcinoma of the corpus. Magy. Onkol. **9**, 12—16 (1965).

VOLLMAR, R.: Possibilities of shielding of sensitive portions of the eye during beta irradiation (Sr^{90}). Radiobiol. Radiother. (Berl.) **3**, 133—142 (1962).

— LOMMATZSCH, P., HEGEWALD, H.: Advantages of beta therapy in ophthalmological radiology. Radiobiol. Radiother. (Kbh.) **5**, 575—583 (1964).

VOUTILAINEN, A.: Radioactive strontium in ophthalmic treatment. Acta ophthal. (Kbh.) **37**, 180 (1959).

WISKEMANN, A.: Plastobaltbehandlung von Hautkrebsen. Arch. Derm. Syph. (Berl.) **200**, 165—170 (1955).

WITTEN, V. H., BRAUER, E. W., HOLMSTROM, V., LOEVINGER, R.: Erythema effects of a pure beta emitter (strontium 90) on human skin. J. invest. Derm. **23**, 271—285 (1954).

— LOEVINGER, R., HOLMSTROM, V.: Studies of radioactive phosphorus (P 32) applied to human skin. I. Erythema and autoradiographic findings following applications in various forms. J. invest. Derm. **26**, 437—447 (1956).

YIANNAKOPOULOS, A., SCHEER, K. E.: Der Einfluß von Protrahierung und Fraktionierung auf das Hauterythem bei Bestrahlung mit Sr 90. Strahlentherapie **100**, 165 (1956).

ZEITZ, H., ZITZMANN, H.: Vergleichende Isodosenmessungen an Radium und Kobalt 60. Strahlentherapie **101**, 405—415 (1956).

3. Interstitielle Implantation

Von

U. K. Henschke, B. S. Hilaris und D. G. Mahan

Mit 10 Abbildungen

a) Nomenklatur

Interstitielle Strahlentherapie kann durch Implantation von eingekapselten Radioisotopen (z.B. Radiumnadeln) oder durch Injektion von radioaktiven Flüssigkeiten (z.B. radioaktivem kolloidalem Gold) ausgeführt werden. Dieses Kapitel befaßt sich nur mit der „interstitiellen Implantation" von eingekapselten Gammastrahlen-emittierenden Radioisotopen. Die „interstitielle Injektion" wird im folgenden Kapitel behandelt.

In unserem Kapitel benutzen wir nur den Ausdruck „interstitielle Implantation" oder abgekürzt „Implantation", da der in der deutschen Literatur gebrauchte Ausdruck „Spickung" uns zu sehr an die kulinarischen Genüsse eines gespickten Rehrückens erinnert. „Implantation" erscheint uns auch deshalb empfehlenswert, weil das gleiche Wort in der gleichen Schreibweise und im gleichen Sinn im Englischen benutzt wird. Ebenfalls im Interesse einer besseren internationalen Verständigung benutzen wir für kleine eingekapselte Strahlenquellen den englischen Ausdruck „Seed", anstelle der deutschen Ausdrücke „Korn", „Saatkorn" oder „Körnchen" auf die Gefahr hin, als „Deutschverderber" angeprangert zu werden.

b) Vorteile

Der ausschlaggebende Vorteil der interstitiellen Implantation ist die Bestrahlung eines Tumors mit höheren Dosen, als sie mit der Röntgentiefentherapie verabfolgt werden können.

Die Ursachen für die Verträglichkeit höherer Dosen mit interstitieller Therapie sind: 1. Das bestrahlte Volumen ist mit interstitieller Implantation viel kleiner als mit der Röntgentiefentherapie, und 2. kleinere Volumina vertragen höhere Dosen.

Abb. 1 erläutert den ersten Punkt, nämlich das bei der interstitiellen Implantation kleinere bestrahlte Volumen für die Strahlenbehandlung eines primären Lungenkrebses mit Lymphdrüsenmetastasen. Auf der linken Seite der Abb. 1 ist die Dosisverteilung eingezeichnet, die sich bei Rotationsbestrahlung mit einer 2-Millionen-Volt-Röntgenapparatur oder Kobalt-60-Anlage ergibt. Mit einer Tumordosis von 6000 rad erhält bereits ein so großer Teil der rechten Lunge 4000 rad, daß eine ausgedehnte Lungenfibrose erwartet werden muß. 6000 rad ist daher im allgemeinen eine Dosis, die bei Bestrahlung von Lungentumoren mit Röntgentherapie nicht überschritten werden sollte.

Auf der rechten Seite der Abb. 1 ist in dem gleichen Körperquerschnitt die Dosisverteilung eingezeichnet, die wir mit einem interstitiellen Implantat für Lungenkrebse anstreben. Bei einem permanenten Implantat mit Radon-222 oder Gold-198-Seeds planen wir für einen Tumor dieser Größe 12000 rad und bei Iridium-192 oder Jod-125-Seeds 18000 rad. In Abb. 1 ist eine Tumordosis von 16000 rad angenommen. Im Gegensatz zur Röntgentiefenbestrahlung liegen hier die Isodosen für 8000, 4000 und 2000 rad so nahe zusammen, daß nur ein kleiner Teil der gesunden Lunge Strahlenmengen erhält, die zu einer Lungenfibrose führen. Wir haben bei mehr als 500 Lungenimplantaten klinisch symptomatische Lungenfibrosen nur in wenigen Fällen und nur bei sehr großen Implantaten beobachtet.

Bei dem Vergleich der Dosisangaben für Röntgentiefentherapie und interstitielle Implantation muß man weiter berücksichtigen, daß die Dosisangabe für Röntgentiefentherapie gewöhnlich die maximale Dosis im Zentrum, die Dosisangabe für interstitielle

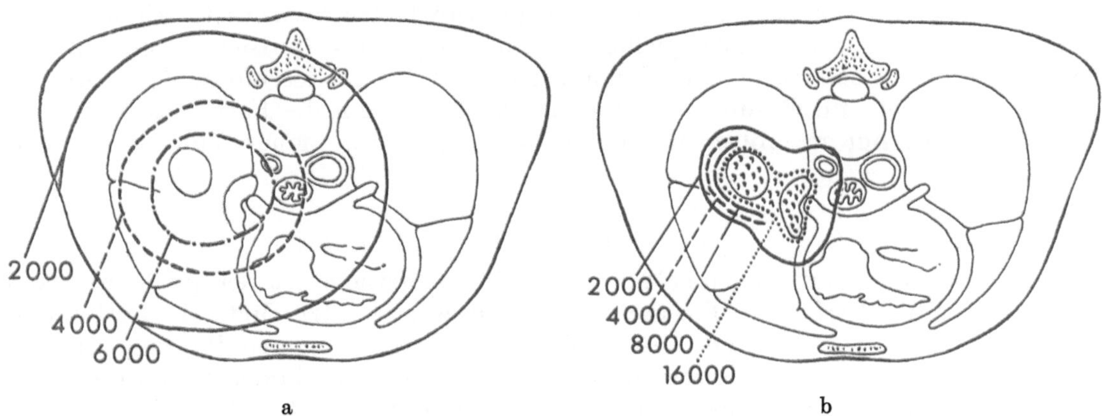

Abb. 1a u. b. Vergleich des Isodosenverlaufes bei (a) Röntgentiefentherapie (Rotationsbestrahlung) und (b) Interstitieller Implantation

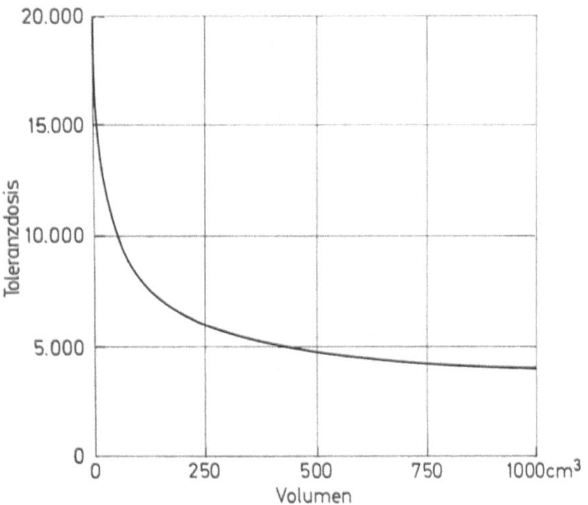

Abb. 2. Toleranzdosis in Abhängigkeit vom Volumen

Implantation (z.B. im Parker-Paterson-System) dagegen die minimale Dosis in der Peripherie darstellt. Die „Durchschnittsdosis" im ganzen Tumor, die man berechnen oder (mit Hilfe eines chemischen Dosimeters) messen kann, ist in der Röntgentiefentherapie kleiner, für ein interstitielles Implantat dagegen größer als die üblicherweise benutzten Dosiswerte.

Abb. 2 zeigt die Abhängigkeit der Toleranzdosis von dem implantierten Volumen auf der Basis unserer persönlichen Erfahrungen. Wird das Volumen kleiner als 100 cm^3, steigt die Toleranz rasch an und bei sehr kleinen Volumina werden Dosen vertragen, die man mit Röntgentiefentherapie nie geben könnte. Der Grund für diese gute Verträglichkeit so hoher Dosen in kleinen Volumina ist das Vorhandensein von ungeschädigtem Gewebe in der unmittelbaren Nähe, von dem die Regeneration ausgeht. Es ist dies das gleiche Phänomen, das die hohen Dosen bei der Chaoulschen Nahbestrahlung und bei der Siebbestrahlung erlaubt.

Neben dieser Möglichkeit, hohe Dosen ohne Spätschaden zu verabfolgen, hat die interstitielle Implantation den Vorteil der größeren „Treffsicherheit". Ein Grund hierfür ist, daß die mit der Röntgentiefentherapie nur allzu häufigen „topographischen Fehltreffer" (geographical miss) leichter zu vermeiden sind, da man den Tumor buchstäblich

„in der Hand“ hat. Ein zweiter Grund für die größere Treffsicherheit ist, daß mit gleichmäßiger Verteilung der Strahlenquellen in dem Tumor das Dosismaximum mit dem Tumorzentrum automatisch zusammenfällt und daß die Isodosenform der Form des Tumors entspricht. Mit Röntgentiefentherapie dagegen kann die Form des bestrahlten Volumens meist nur in grober Annäherung der Form des Tumorvolumens angepaßt werden.

c) Nachteile

Der ausschlaggebende Nachteil der interstitiellen Methode ist der große Aufwand, den sie in der Regel erfordert. Für die immer noch meistbenutzte Methode der Radiumnadelimplantation z.B. benötigt man idealerweise einen besonderen Radiumaufbewahrungsraum mit Tresor, einen Vorbereitungsraum und einen Radiumoperationsraum. Der Patient sollte während des Klinikaufenthaltes in einem abgeschirmten Einzelzimmer untergebracht werden, das spezielle Strahlenschutzgeräte für das Personal enthält. Trotz aller Vorsichtsmaßnahmen bleibt dabei die stete Sorge um die schweren Folgen eines Verlustes oder eines Bruches eines Präparates. Hinzu kommt die Schwierigkeit des Strahlenschutzes für Personal, für andere Patienten und für Besucher. Wenn man all dies mit der Einfachheit einer Röntgenbestrahlung vergleicht, ist es nicht verwunderlich, daß in der strahlentherapeutischen Praxis die Tendenz besteht, interstitielle Implantate mehr und mehr durch Röntgen- oder Tele-γ-Bestrahlung zu ersetzen.

d) Indikationen

Tabelle 1 zeigt schematisch die Stellung der interstitiellen Implantation in der Krebsbehandlung. Wenn man die Tumoren nach Ausdehnung, Wachstumsgeschwindigkeit und Strahlenempfindlichkeit ordnet, so steht auf der einen Seite die Chirurgie als Methode der Wahl für lokalisierte und langsam wachsende Tumoren von niedriger Strahlenempfindlichkeit. Am entgegengesetzten Ende steht die Chemotherapie. Zwischen diesen beiden Extremen liegen die radiotherapeutischen Methoden. Die interstitielle Implantation steht dabei der Chirurgie näher, während die Röntgentiefentherapie der Chemotherapie näher steht.

Tabelle 1. *Stellung der Interstitiellen Implantation in der Krebsbehandlung*

Behandlungsmethode	Tumorausdehnung	Wachstumsgeschwindigkeit	Strahlenempfindlichkeit
1. Chirurgie	lokalisiert	langsam	niedrig
2. Interstitielle Implantation	↑	↑	↑
3. Röntgentiefentherapie	↓	↓	↓
4. Chemotherapie	generalisiert	schnell	hoch

Die wichtigste Indikation für ein interstitielles Implantat sind relativ kleine Tumoren, die nicht oder nur mit erheblichem Funktionsausfall oder Risiko reseziert werden können, und die eine höhere Dosis erfordern als mit Röntgentiefentherapie ohne Spätschaden verabfolgt werden kann.

Da man das Ansprechen eines Tumors auf Röntgenbestrahlung nicht mit Sicherheit voraussagen kann, empfehlen wir als erste therapeutische Maßnahme Röntgentherapie bis zu einer Tumordosis von mindestens 2000 rad. Gewöhnlich geben wir jedoch 4000 rad und warten dann einige Wochen. Eine solche Wartezeit bringt neben einer klareren Einsicht in die Strahlenempfindlichkeit des Tumors auch den Vorteil, daß man anhand des allgemeinen Befindens des Patienten und der möglicherweise in der Zwischenzeit auftretenden Metastasen besser beurteilen kann, wie aggressiv die Behandlung in dem individuellen Falle sein sollte.

Wir machen jedoch zwei Ausnahmen von unserer Regel, die Tumorbehandlung mit Röntgentherapie zu beginnen: Erstens, wenn bei einem Patienten mit einem Tumor, dessen Strahlenempfindlichkeit ungefähr bekannt ist, ein oberflächliches Rezidiv oder eine oberflächliche Metastase auftritt. In diesem Falle kann man mit einem permanenten Implantat unter lokaler Anaesthesie mit einem einzigen Klinikbesuch das gleiche oder sogar ein besseres Resultat erreichen als mit einer Serie von Röntgenbestrahlungen. Dies ist von besonderem Wert für Patienten, die in größerer Entfernung vom Krankenhaus leben oder die anderweitig Schwierigkeiten haben, zu wiederholten Röntgenbestrahlungen zu kommen.

Die zweite Ausnahme machen wir bei Tumoren im Brust-, Bauch- und Kopfraum, wenn bei diesen entgegen der Hoffnung des Chirurgen eine Resektion nicht oder nur teilweise möglich ist. In solchen Fällen bietet ein interstitielles Implantat eine einmalige Chance, eine hohe Tumordosis genau lokalisiert und ohne zusätzliche Operation und Gefährdung zu verabfolgen. Hier glauben wir, daß es sich auch lohnt, in größere Tumormassen bei relativ weit fortgeschrittenen Fällen zu implantieren. Da jeder Tumor in erster Annäherung eine exponentielle Wachstumskurve besitzt, bereiten im weiteren Verlauf der Krebskrankheit die größeren Tumormassen dem Patienten die gewöhnlich schwersten Symptome. Ein Implantat in diesen größeren Tumormassen selbst mit einer relativ niedrigen Dosis hält weiteres Wachstum auf und ist daher eine der besten Palliativmaßnahmen. Wenn ein solches Implantat mit postoperativer Röntgentiefentherapie kombiniert wird, läßt sich mit einfachen Feldern eine Dosisverteilung erreichen, die sich der Tumorform weitgehend anpaßt und die mit Röntgentiefentherapie allein auch mit sehr komplizierten Felderanordnungen nicht erzielt werden kann.

e) Methoden

Die wichtigste Unterteilung der Methoden für interstitielle Implantation ist die in „temporäre Implantation“ und „permanente Implantation“. Temporäre Implantate, z. B. Radiumnadeln, müssen am Ende der geplanten Bestrahlungszeit wieder entfernt werden. Permanente Implantate, z. B. Radonseeds, werden dagegen im Gewebe belassen.

Tabelle 2 gibt einen Vergleich der Vorteile und der Indikationen der temporären und der permanenten Implantation.

Tabelle 2. *Vergleich von temporärer und permanenter Interstitieller Implantation*

Beispiel	Temporäre Implantation Radiumnadeln	Permanente Implantation Radonseeds
Vorteile	1. regelmäßigere Verteilung der Strahlenquellen 2. bessere Beeinflußbarkeit der Dosisverteilung und der Dosishöhe 3. kein Herausfallen der implantierten Strahlenquellen	1. einfachere Prozedur 2. bessere Erfassung der tiefen Tumorpartien partien 3. keine Komplikationen durch Nachblutung oder Infektion 4. Krankenhausaufnahme nicht erforderlich
Indikationen	1. oberflächliche Tumoren 2. ulcerierte Tumoren	1. Tumoren im Brust-, Bauch- und Kopfraum 2. Palliativbehandlung

Vorteile der temporären Implantation sind erstens eine regelmäßigere Verteilung der Strahlenquellen im Tumor und in der unmittelbaren Umgebung, besonders bei einfacheren Implantaten, wie z. B. oberflächlichen Hautkrebsen und oberflächlichen Hals- und Brustwandrezidiven. Zweitens kann die Dosisverteilung und die Dosishöhe besser geregelt werden, da man durch den Zeitpunkt des Herausnehmens des Implantates die Dosishöhe und durch früheres Herausnehmen eines Teiles des Implantats die Dosisverteilung bestimmen kann. Mit permanenter Implantation kann man dagegen Dosisverteilung und Dosishöhe nach erfolgter Implantation nicht mehr verändern, es sei denn, daß man ein zweites Implantat vornimmt. Ein dritter Vorteil der temporären Implantation ist, daß Strahlenquellen nicht herausfallen können, während dies besonders bei oberflächlich ulcerierten Tumoren mit permanenten Implantationen auch bei sorgfältiger Technik vorkommt.

Vorteile der permanenten Implantation sind erstens die einfachere Prozedur: Kleine permanente Implantate können in wenigen Minuten ausgeführt werden, und selbst große permanente Implantate benötigen selten mehr als eine halbe Stunde. Weder spezielle Beobachtung des Patienten während der Implantationsperiode noch eine zweite Prozedur für das Herausnehmen des Implantates sind notwendig. Zweitens erlaubt die permanente Implantation oft eine bessere Erfassung der tiefen Teile einiger wichtiger Tumoren, z.B. von Halsmetastasen, die hinter die Carotisgefäße gehen, von Blasenkrebsen in der Gegend der Urethra und der Uretermündungen und von fast allen Tumoren im Brust-, Bauch- und Kopfraum. Wenn man diese Tumoren mit temporären Implantaten behandeln will, so ist zumindest eine zeitraubende und schwierige Operation notwendig, um die tiefen Tumorpartien zu erfassen. Drittens sind mit permanenter Implantation keine Komplikationen, wie Nachblutung bei der Herausnahme des Implantates oder Infektion, zu befürchten, was wiederum im Brust-, Bauch- und Kopfraum von entscheidender Bedeutung ist. Viertens ist ein Krankenhausaufenthalt nicht erforderlich, während dies bei der temporären Implantation unumgänglich ist.

Die Indikationen für diese beiden Methoden der interstitiellen Implantation ergeben sich aus dieser Diskussion der Vor- und Nachteile: Temporäre Implantate eignen sich besonders für oberflächliche Tumoren, in denen genaue Dosisverteilung und Dosishöhe wichtig sind. Sie sind weiterhin notwendig, wenn der Tumor so ulceriert ist oder so zum Zerfall neigt, daß man mit permanenter Implantation ein Herausfallen der Seeds befürchten müßte. Dagegen sind permanente Implantate überlegen für alle Krebse innerhalb des Brust-, Bauch- und Kopfraumes. In anderen Tumoren, z.B. den intraoralen Krebsen sind oft beide Methoden geeignet und die Wahl hängt stark von den individuellen Verhältnissen ab. Permanente Implantate sind weiterhin für alle Palliativbehandlungen vorzuziehen, da sie den Patienten weniger belasten.

Es gibt jedoch keine scharfe Trennung der Indikationen für temporäre und permanente Implantation. Mit Übung und Erfahrung wie auch mit Hilfe von speziellen Instrumenten kann man den Hauptnachteil der permanenten Implantation, nämlich die schlechtere Beherrschung der Dosisverteilung und der Dosishöhe, überwinden. Wir haben ursprünglich vorwiegend temporäre Implantate benutzt, haben uns aber während der letzten 10 Jahre mehr und mehr auf die permanente Implantation verlegt und benutzen diese heute bei mehr als 95% aller Patienten. Es verbleibt jedoch eine kleine Anzahl, die besser mit temporären Implantaten behandelt wird, und ein größeres Krebszentrum muß temporäre Implantate verfügbar haben, wenn es allen Anforderungen gewachsen sein will.

Für unsere Diskussion der Methoden der interstitiellen Implantation haben wir eine weitere Unterteilung in Methoden der „direkten“ Implantation und Methoden mit „Nachladen“ vorgenommen.

„Nachladen“ (im englischen Sprachgebrauch Afterloading) wurde von uns im Jahre 1953 für temporäre Implantation mit Gold-198-Seeds beschrieben und ist seitdem für viele andere Radium- und Radioisotopenapplikationen angewandt worden. Für die intrakavitäre Strahlentherapie ist „Nachladen“ mit unserem 1964 beschriebenen „Fernnachlader“ (Remote Afterloader) heute soweit entwickelt, daß alle Strahlenbelastung des Personals und der Angehörigen völlig ausgeschaltet werden kann. Im Prinzip ließe sich das gleiche für temporäre Implantate erreichen, und wir haben mit Fernnachladen von temporären Implantaten mit dünnen radioaktiven Drähten und mit Flüssigkeiten experimentiert. Die Schwierigkeiten sind jedoch erheblich, und im Hinblick auf die größere Bedeutung, die wir heute den permanenten Implantaten zumessen, haben wir diese Entwicklung fallengelassen. Für die permanente Implantation bringt Nachladen jedoch nur eine teilweise Verbesserung des Strahlenschutzes. Eine befriedigende Lösung des Strahlenschutzproblems für die permanente Implantation erfordert daher zusätzlich die Verwendung von Radioisotopen mit sehr niedriger Gammaenergie.

„Nachladen" erscheint einfach, kann aber mit fehlerhafter Technik leichter zu schlechten Plazierungen der Strahlenquellen führen als die „direkte" Implantation. Nachladen muß daher sehr sorgfältig ausgeführt und kontrolliert werden, um sicher zu sein, daß sich die nachgeladenen Strahlenquellen in richtiger Position befinden.

α) Temporäre direkte Nadelimplantation

Radiumnadeln waren die ersten Strahlenquellen, die zur interstitiellen Implantation benutzt wurden. Bereits 1903 beschrieb STREBEL in der Münchener Medizinischen Wochenschrift ihr Prinzip und erste klinische Erfahrungen. Ihre Einführung in die Krebstherapie ist jedoch in erster Linie REGAUD in Paris und CADE in London zu verdanken. CADEs Buch „Radium Treatment of Cancer", veröffentlicht 1929, ist auch heute noch für jeden,

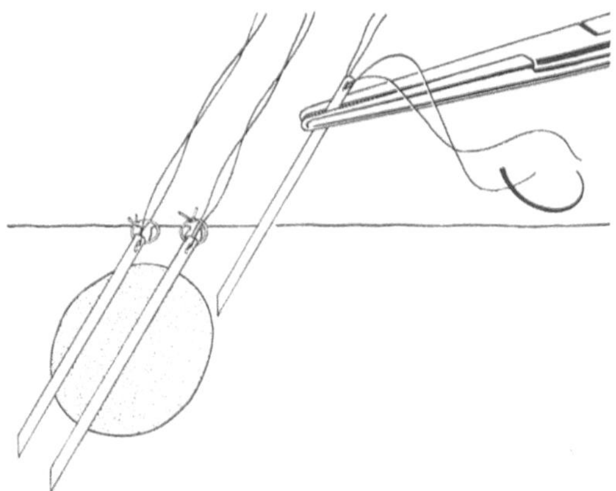

Abb. 3. Temporäre direkte Nadelimplantation

der interstitielle Implantation ausübt, von Wert. In Amerika wurde die Radiumnadelimplantation besonders von CH. L. MARTIN in Dallas, Texas, gefördert, und sein Buch „Low Intensity Radium Therapy" veröffentlicht gemeinsam mit seinem Sohn J. A. MARTIN 1959, ist ein guter Leitfaden für die direkte Implantation von Radiumnadeln.

Abb. 3 illustriert schematisch die direkte Implantation von Nadeln. Wenn die Implantation durch die Haut erfolgt, erleichtert eine Incision mit einem spitzen Skalpell die Einführung der Nadel. Es ist vorteilhaft, einen Nadelhalter zu benützen, der das Halten der Nadel unter verschiedenen Winkeln gestattet. Vor der Einführung wird jede Nadel mit zwei Seidenfäden versehen. Mit dem ersten Faden wird die Nadel in der Haut verankert, und dieser Stich sollte so angelegt werden, daß er gleichzeitig die Incision schließt. Der zweite Faden wird lang gelassen und dient zum Wiederfinden und Herausziehen der Nadel. Man kann auch mit einem Faden auskommen, jedoch ist dann die Gefahr größer, daß man beim Herausnehmen einer Nadel den verkehrten Faden durchschneidet und die Nadel im Gewebe verliert.

Die Implantation mit Radiumnadeln ist auch heute noch die am meisten verbreitete Methode der interstitiellen Implantation. Der Hauptgrund hierfür ist, daß nur eine einmalige Anschaffung von Präparaten notwendig ist, da die Radiumnadeln immer wieder benutzt werden können.

Die Implantation mit Nadeln hat jedoch eine Reihe von schwerwiegenden Nachteilen: Erstens ist es in vielen Tumoren schwierig, eine gute Verteilung der Nadeln zu erreichen.

Zweitens ist die Strahlenbelastung der Finger des implantierenden Arztes so hoch, daß Strahlenschäden zu erwarten sind, wenn er die Methode häufig anwendet. Drittens ist die Implantation, die mit Radiumnadeln gewöhnlich 5—8 Tage dauert, besonders bei intraoralen Applikationen für den Patienten recht lästig. Viertens ist die Gefahr eines Verlustes oder eines Bruches einer Radiumnadel ein stetes Damoklesschwert, und besondere Vorsichtsmaßnahmen sowie spezielles Personal sind erforderlich, um solche Zwischenfälle mit ihren weitreichenden Folgen zu vermeiden.

Einige dieser Nachteile können durch die Benutzung künstlich radioaktiver Isotope, besonders Caesium-137 oder Kobalt-60 vermieden werden. Wie wir jedoch in unserer Diskussion der Radioisotope sehen werden, bringen diese Isotope durch ihre kürzere Lebensdauer andere Nachteile.

β) Temporäre Nadelimplantation mit Nachladen

Abb. 4 illustriert schematisch eine „Nachladetechnik“ für die temporäre Nadelimplantation, die wir in geeigneten Fällen benutzen. Als erster Schritt werden hierbei Hohlnadeln

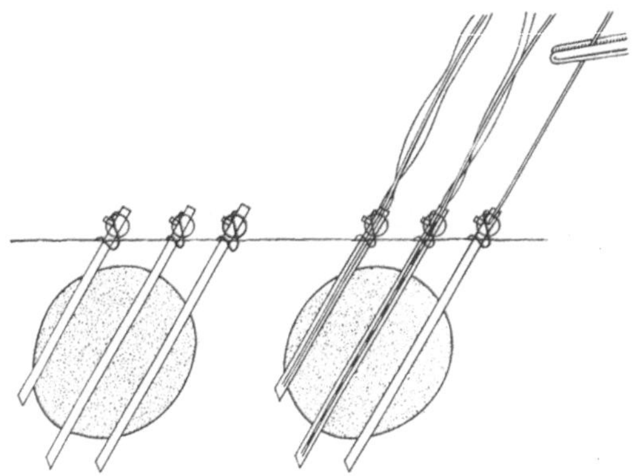

Abb. 4. Temporäre Nadelimplantation mit Nachladen

aus dünnem, nichtrostendem Stahl, die an dem einzuführenden Ende geschlossen sind, in den Tumor implantiert. Um sie an der Oberfläche zu verankern, benutzen wir Plastik- oder Aluminiumbälle von 5 mm Durchmesser, die mit einer Schraube nahe dem offenen Ende der Nadel befestigt werden. Mit Hilfe dieser Bälle werden dann die Nadeln an der Oberfläche angenäht. Als zweiter Schritt werden dann geeignete Radioisotope „nachgeladen“.

Der größte Vorteil dieser Technik ist, daß diese Nadeln ohne Strahlengefahr eingeführt und verankert werden können. Dies ist besonders wichtig, wenn die Implantation schwierig oder umfangreich ist, wenn der Arzt nicht allzuviel Erfahrung hat oder wenn die Methode anderen gelehrt werden soll. Ein weiterer Vorteil ist, daß das Nachladen im Zimmer des Patienten ausgeführt werden kann und daß dadurch jede Strahlenbelastung im Operationsraum, Aufwachraum und in der diagnostischen Röntgenabteilung vollkommen vermieden werden kann.

Das Nachladen von Nadeln eignet sich ebenfalls gut in Verbindung mit Stabilisatoren. Stabilisatoren sind Führungsstücke aus Metall oder Kunststoffen mit Bohrlöchern, durch die die Nadeln nach einem vorbestimmten Plan eingeführt werden. Stabilisatoren verhindern auch eine Verschiebung der Nadeln während der Bestrahlung. Solche stabilisierte Implantate sind von MORTON, BARNES, CALLENDINE und MYERS (1951) in Collumkrebsen, von MOWATT und von uns (GRABSTALD, HILARIS, WHITMORE und HENSCHKE, 1966) in Krebsen der weiblichen Harnröhre verwandt worden.

γ) Temporäre direkte Implantation mit Hohlfäden

Die Schwierigkeiten der Nadeleinführung und die Belästigung des Patienten während der Implantation führten zur Entwicklung von flexiblen Trägern. Als erster beschrieb HAMES 1937 einen Seidenhohlschlauch, in dem er Radonseeds in 1 cm Abstand einschloß. Eine ähnliche Technik wurde von GREEN und JENNINGS 1951 und von MOWATT und STEVENS 1956 veröffentlicht. MORTON, CALLENDINE und MYERS (1951) benutzen Kobalt-60-Seeds in Nylonhohlfäden. Diese Technik wurde dann von HENSCHKE, JAMES und MYERS

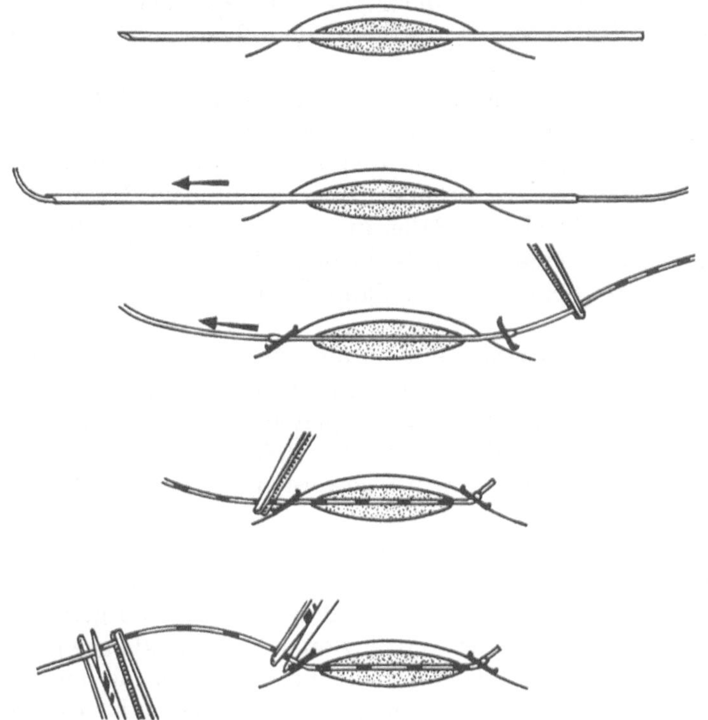

Abb. 5. Temporäre direkte Implantation mit Hohlfäden

1953 für Gold-198 und von HENSCHKE 1956 für Iridium-192 modifiziert. PIERQUIN und CHASSAGNE haben die Nachlademethode mit Iridium-192 zu einem wohlausgearbeiteten System entwickelt und ihre Erfahrungen am Institut Gustave Roussy in Paris in dem Buch „Précis du Curietherapie" (1963) niedergelegt. Durch ihre Initiative sind geeignete Iridium-192-Drähte zum Nachladen vom temporären Implantaten von der französischen Atomfabrik in Séclair erhältlich. In den USA stellt E. R. SQUIBB in Brunswick, New Jersey, Iridium-192-Seeds in Nylonröhrchen her in der Form, wie sie von uns entwickelt worden sind.

Abb. 5 zeigt schematisch die Implantation eines Nylonhohlfadens mit Iridium-192-Seeds. Der Nylonhohlfaden hat eine Länge von 1 m und einen Außendurchmesser von 1 mm. Das eine Ende des Fadens ist mit 12 Iridium-192-Seeds im Abstand von je 1 cm beladen. Sie werden in dieser Position durch die Elastizität des Nylonhohlfadens gehalten, wie auch durch Erhitzen und Zusammenpressen des Nylonhohlfadens zwischen den Iridium-192-Seeds. Der Vorteil dieser Fäden ist, daß jede gewünschte Anzahl Seeds abgeschnitten werden kann. Dadurch ist die Möglichkeit gegeben, standardisierte Nylonhohlfäden in einer Fließbandfabrikation herzustellen und sie während der Implantation auf die gewünschte aktive Länge zu bringen.

Zunächst werden 20 cm lange Hohlnadeln aus nichtrostendem Stahl implantiert. In Abb. 5 ist nur eine dieser Nadeln gezeigt. Bevor der nächste Schritt erfolgt, werden jedoch alle Hohlnadeln, die für das betreffende Implantat benötigt werden, implantiert. Dann werden alle ungeladenen Enden der Nylonhohlfäden durch die implantierten Nadeln eingefädelt. Bis zur Beendigung dieses Schrittes bleiben die geladenen Enden der Nylonhohlfäden in dem bleigeschützten Transportbehälter, und es besteht somit keine Strahlengefährdung. Dies erlaubt, diesen Teil der Implantation ohne Hast auszuführen und Änderungen vorzunehmen, wenn die Position oder die Verteilung der Nadeln nicht befriedigend ist.

Als dritter Schritt werden die Stahlnadeln herausgezogen und sodann die geladenen Enden der Nylonhohlfäden in den Tumor gezogen. Das geladene Ende des Nylonhohlfadens wird dabei mit Hilfe einer Pinzette aus dem Transportbehälter herausgenommen und zu der Implantatstelle geleitet.

Schließlich werden die Nylonfäden mit besonderen „Knöpfen" an der Oberfläche verankert. Zwei Arten können verwandt werden, nämlich erstens Knöpfe mit einem kleinen aufgelöteten Röhrchen, die, wie in Abb. 5 gezeigt, mit einer chirurgischen Zange zusammengequetscht werden, wodurch der Knopf auf dem Nylonhohlfaden verankert wird. Zweitens können die gleichen Bälle, die in Abb. 4 gezeigt sind, verwandt werden. Diese werden durch eine kleine Schraube in dem Ball auf dem Nylonhohlfaden fixiert.

Als fünfter und letzter Schritt werden dann die überflüssigen Seeds an der Außenseite abgeschnitten.

Der bleigeschützte Transportbehälter, in dem diese Nylonhohlfäden geliefert werden, hat in der Mitte ein zylindrisches Fach, in dem die abgeschnittenen Teile der Nylonhohlfäden wie auch die beim Patienten herausgenommenen Nylonhohlfäden aufbewahrt werden. Wenn die Nylonhohlfäden ganz oder teilweise aufgebraucht oder wenn die Aktivität der Iridium-192-Seeds zu niedrig geworden ist, wird der Transportbehälter zum Hersteller zurückgesandt.

Der Hauptvorteil der Implantation mit Nylonhohlfäden ist der Fortfall der Strahlenbelastung des Arztes und des Operationsraumpersonals in der ersten Phase der Implantation. Ein Nylonhohlfadenimplantat ist daher gewöhnlich genauer als ein Radiumnadelimplantat. Auch die Möglichkeit, mit Nylonhohlfäden jede gewünschte aktive Länge zu erhalten, ist oft von Wert. Die Gefahr einer Lageveränderung der implantierten Seeds oder eines Verlustes sind bei den Nylonhohlfäden geringer als bei Nadeln. Schließlich sind die Nylonhohlfäden auch für den Patienten angenehmer als die starren Nadeln.

Hauptnachteile der Nylonhohlfadenmethode sind die relativ hohen Kosten und die Notwendigkeit einer häufigen Bestellung und Schaffung neuer Fäden. Da Iridium-192-Seeds jedoch sehr einfach und billig hergestellt werden können, sind die Kosten nicht ausschlaggebend.

δ) Temporäre Implantation mit Nylonhohlfäden und Nachladen

In dem Bestreben, die Strahlenbelastung bei der Implantation weiter zu verringern, haben wir die temporäre Implantation mit Nylonhohlfäden so modifiziert, daß sie auch zum „Nachladen" verwendet werden kann (Henschke, James und Myers, 1953 und Henschke, Hilaris und Mahan, 1963).

Abb. 6 zeigt das Prinzip dieser Technik. Der erste Schritt wird im Operationsraum ausgeführt und besteht in der Implantation eines äußeren Nylonhohlfadens. Dieser wird mit den gleichen Knöpfen oder Bällen wie in Abb. 5 beschrieben, verankert. Der zweite Schritt ist die Einführung der radioaktiven Strahlenquellen. Geeignet sind hierfür die gleichen Iridium-192-Seeds in Nylonhohlfäden, die wir für die direkte Implantation vorher beschrieben haben.

Der Vorteil dieser Technik ist, daß jegliche Strahlenbelastung außerhalb des Patientenraumes völlig ausgeschaltet ist. Dies vermeidet unerfreuliche Strahlenschutzprobleme und ermöglicht, im Operationsraum Nylonhohlfäden bereit zu halten, die der Chirurg ohne Beisein eines Radiologen oder Physikers implantieren kann, wenn der Tumor vollkommen oder teilweise unresezierbar ist.

Ein Nachteil dieser Technik gegenüber der vorhergehenden der direkten Implantation ist der größere Durchmesser der implantierten Nylonhohlfäden. Hinzu kommt, daß der erforderliche Zeitaufwand größer ist. Jedoch ist für das Nachladen der radioaktiven Strahlenquellen ein Arzt nicht unbedingt erforderlich, wenn gut ausgebildetes Personal zur Verfügung steht.

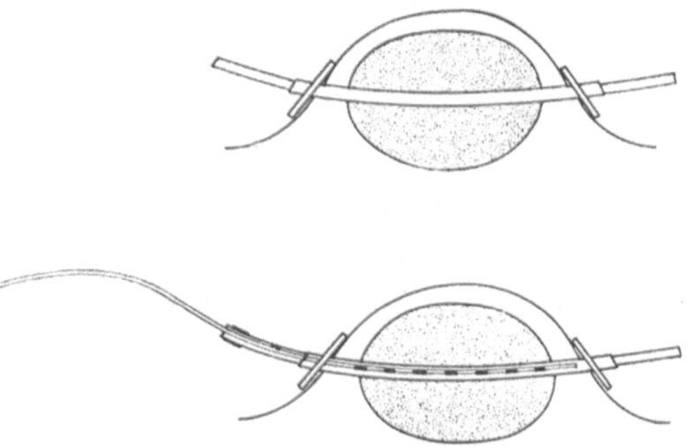

Abb. 6. Temporäre Implantation mit Hohlfäden und Nachladen

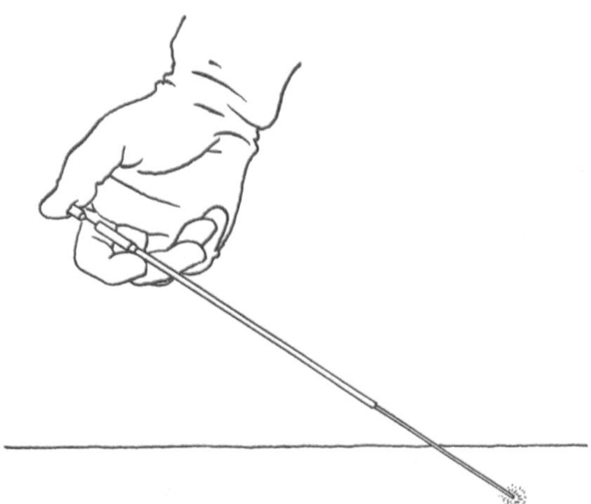

Abb. 7. Permanente Implantation mit Einzelträgern

ε) Permanente Implantation mit Einzelträgern

Die erste und auch heute noch meistbenutzte Methode der permanenten Implantation von radioaktiven Seeds ist die Benutzung von Einzelträgern, die in Abb. 7 erläutert ist. Die Einzelträger bestehen aus einer Hohlnadel, in deren angeschliffenes Ende das radioaktive Seed eingeführt und mit Vaseline gehalten wird. Mit einem Mandrin wird das Seed aus dem Einzelträger herausgestoßen, nachdem die richtige Position erreicht ist.

Die Einzelträger werden aus den standardisierten nichtrostenden sog. „hypodermic" Stahlröhrchen gefertigt, aus denen Spritzennadeln hergestellt werden. Für die Seeds mit größerem Durchmesser, wie z.B. Radon-Seeds, müssen „17 gauge"-Nadeln (Außendurchmesser 0,058 inch = 1,65 mm, Innendurchmesser 0,042 inch = 1,05 mm) verwandt werden. Wir ziehen jedoch die dünneren Nadeln „18 gauge" (Außendurchmesser 0,049 inch = 1,2 mm, Innendurchmesser 0,033 inch = 0,8 mm) vor, da sie das Gewebe weniger verletzen und stellen Iridium-192-, Gold-198- und Iodine-125-Seeds in so kleinem Durchmesser (0,028 inch = 0,7 mm maximum) her, daß sie durch diese „18 gauge"-Nadeln gehen.

Implantation mit Einzelträgern ist eine gute Methode für die Behandlung von kleinen Tumoren der Haut und Unterhaut, in denen die gewünschte Verteilung klar auf der Haut markiert werden kann. Auch bei kleinen intraoralen Tumoren und Rezidiven ist es häufig am besten, solche Einzelträger zu benutzen. Für diese Implantate ist es oft empfehlenswert, die Einzelträger nach der Ausstoßung des Seeds im Gewebe zu belassen. Dies gibt einen guten Anhalt für die wünschenswerte Lokalisation der noch zu implantierenden Einzelträger. Die Einzelträger sollten so leicht wie möglich sein und nur aus den Nadeln und dem Mandrin bestehen, da sie sonst so schwer werden, daß sie aus dem implantierten Gewebe herausfallen.

ζ) Permanente Implantation mit Einzelträgern und Nachladen

Abb. 8 illustriert ein Instrument, das wir für das „Nachladen" in der permanenten Implantation entwickelt haben und seit 1957 bei allen größeren Tumoren benützen. Es

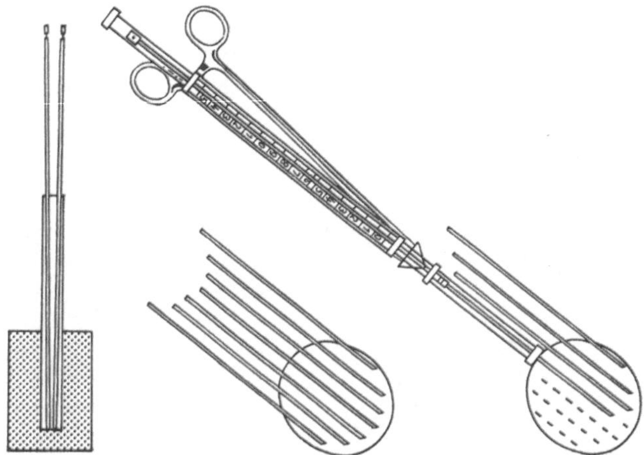

Abb. 8. Permanente Implantation mit Einzelträgern und Nachladen

erlaubt die Implantation einer beliebigen Anzahl von Seeds durch die gleiche Nadel in vorbestimmbarer Tiefe.

Bei dieser Technik werden zunächst 15 cm lange Hohlnadeln aus nichtrostendem Stahl in den Tumor implantiert. Diese Nadeln sind relativ stumpf und benötigen einen gewissen Druck, um in den Tumor und in das Gewebe einzudringen. Um sie durch die Haut einzuführen, ist es empfehlenswert, einen kleinen Einstich mit einem spitzen Skalpell vorzunehmen. Mit diesen Nadeln entwickelt man ein gutes Gefühl für die Ausdehnung des Tumors in die tieferen Gewebe, da der Tumor gewöhnlich eine andere Konsistenz hat als das umgebende normale Gewebe. Bei vielen unserer Implantationen haben wir nur auf diese Weise die Ausdehnung des Tumors bestimmen können und oft ein ganz anderes Bild erhalten, als wir dies aufrund der vorhergehenden klinischen und Röntgenuntersuchung erwartet hatten. Dieser „diagnostische" Gewinn eines Implantates ist von nicht zu unterschätzender Bedeutung.

Gewöhnlich implantieren wir zuerst die Nadeln in der Peripherie und verteilen dann die restlichen Nadeln innerhalb des peripheren Ringes. Alle Nadeln werden parallel zueinander angeordnet. Um mit möglichst wenig Nadeln auszukommen, werden diese vorzugsweise in der Richtung des größten Tumordurchmessers eingeführt. Am wichtigsten ist jedoch, die Nadeln in einer Richtung zu implantieren, die erlaubt, mit den Fingerspitzen die Position der Nadelspitzen zu fühlen. Wenn dies nicht möglich ist, so muß man sich für die Implantationstiefe allein auf das „Nadelgefühl" verlassen.

Nachdem alle Nadeln in dieser Weise implantiert sind, wird dann als zweiter Schritt ein Instrument mit der ersten Nadel verbunden, das aus einem langen Nadelhalter gefertigt ist. Es hat an der Spitze einen kurzen Trichter, der durch das Schließen des Nadelhaltermechanismus mit der vorher implantierten Nadel verbunden wird. In diesen Trichter wird ein Seed eingebracht mit Hilfe von Einzelträgern. Zwei solcher Einzelträger sind auf der linken Seite der Abb. 8 gezeigt. Sie bestehen aus einem Nylonröhrchen, in dessen Ende das Seed geladen und mit Vaseline gehalten wird. Jedes Nylonröhrchen ist mit einem Mandrin versehen, mit dem das Seed in den Trichter des Instruments gestoßen wird. Von dort wird das Seed durch einen anderen Mandrin, der mit dem Implantationsinstrument verbunden ist, in den Tumor gestoßen. Das Implantationsinstrument ist mit einem Tiefenmesser ausgerüstet, der die Implantation des Seeds in eine meßbare Tiefe gestattet. Dieser Tiefenmesser hat für jeden halben Zentimeter eine fühlbare Raste, die ohne Ablesen erlaubt, Seeds in Abständen von $^1/_2$ cm oder eines Vielfaches eines $^1/_2$ cm zu implantieren. Auf diese Weise können durch eine Nadel die gewünschte Anzahl von

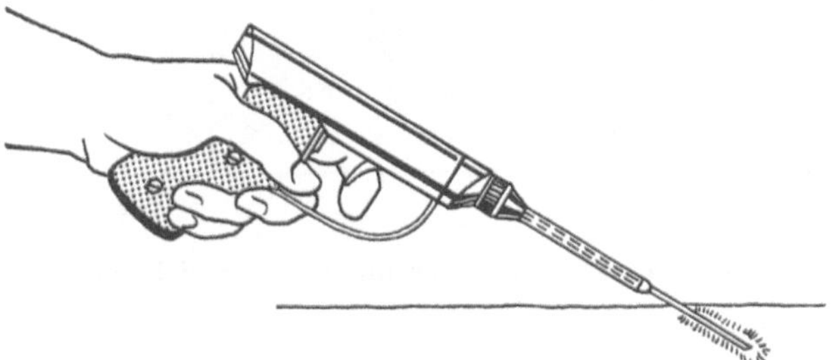

Abb. 9. Permanente Implantation mit Pistole und linearem Magazin

Seeds in jedem gewünschten Abstand implantiert werden, wie dies auf der rechten Seite der Abb. 8 schematisch gezeigt ist.

Vor der Überführung in den Trichter des Implantationsinstrumentes werden die Seeds in ihren Nylonröhrchen in dem Bleibehälter, der auf der linken Seite der Abb. 8 gezeigt ist, in Bereitschaft gehalten. In Abb. 8 sind nur 2 dieser Nylonröhrchen gezeigt, jedoch ist die gleiche Anzahl Nylonröhrchen erforderlich wie Seeds, die implantiert werden.

Diese Technik kann für alle Arten von Seeds verwandt werden und hat sich in mehr als 10 Jahren bewährt. Sie erfordert jedoch Geschick und Übung und sollte nicht ohne vorhergehende Übung am Patienten angewandt werden. Für Trainingszwecke ist ein durchsichtiger Gelatinepudding geeignet, da seine weiche Oberfläche zur sorgfältigen Handhabung des Instruments erzieht und da er die erreichte Genauigkeit sofort zu kontrollieren gestattet.

η) Permanente Implantation mit einer Pistole mit linearem Magazin

Abb. 9 illustriert eine Implantationspistole mit einem linearen Magazin, die von Hodt, Sinclair und Smithers vom Royal Cancer Institut in London 1952 beschrieben wurde. Sie kann nur mit zylindrischen Seeds von 2,5 mm Länge verwandt werden. Gewöhnlich wird diese Pistole für Gold-198-Seeds benutzt, und 15 dieser speziell für diese Pistole gefertigten Gold-198-Seeds werden in einem linearen Magazin geliefert. Für die Implantation werden zunächst diese 15 Seeds aus dem Magazin in die Nadelspitze der Pistole geladen. Erst dann wird die Nadel in den Tumor eingeführt. Durch Ziehen am Abdruck wird ein Stilett um jeweils 2,5 mm vorgeschoben und dadurch mit jedem Abdruck ein Seed aus der Nadel in das Gewebe gestoßen. Einen Tiefenmesser hat diese Pistole nicht, jedoch ist die Nadel an dem Instrument alle Zentimeter mit einer Markierung versehen, die eine Tiefenschätzung ermöglicht. Da alle Seeds sich in der Spitze der

Nadel befinden, ist eine „Nachladetechnik“ mit vorhergehender Implantation von ungeladenen Nadeln nicht möglich.

Der Vorteil dieses Instruments besteht darin, daß bis zu 15 Seeds rasch hintereinander implantiert werden können. Das Instrument hat jedoch eine Reihe schwerwiegender Nachteile: Erstens hat man für Tumoren, die nicht auf der Haut markiert werden können, wie z.B. intraorale, intrathorakale und intra-abdominale Tumoren, keinen Anhalt, wo man die Seeds implantiert hat. Zweitens ist es schwierig, die Nadelspitze dieser Pistole in einer bestimmten Gewebetiefe zu halten, so daß die Implantation auch in der Tiefendimension ungenau wird. Drittens wird die Gefahr einer Strahlenschädigung der Fingerspitzen erheblich erhöht gegenüber Einzelträgern, da sich in der Nadelspitze dieses Instrumentes nicht nur ein Seed, sondern bis zu 15 Seeds befinden.

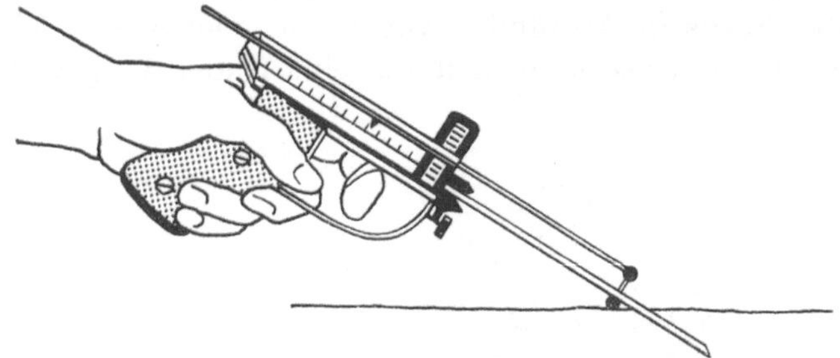

Abb. 10. Permanente Implantation mit Pistole und Trommelmagazin

ϑ) Permanente Implantation mit Pistole mit Trommelmagazin

Abb. 10 illustriert unser neuestes Instrument, das wir für die permanente Implantation von Jod-125-Seeds konstruiert haben. Es ist im Prinzip ähnlich wie das in Abb. 8 beschriebene Instrument und hat einen gleichartigen Tiefenmesser. Es erlaubt wie dieses als ersten Schritt die Implantation von ungeladenen Nadeln, mit denen das Instrument dann verbunden wird. Das Trommelmagazin, das mit 50 Jod-125-Seeds geladen werden kann, hat den gleichen Vorteil, wie das lineare Magazin der Royal Cancer Pistol, nämlich die schnelle Implantierung einer Anzahl von Seeds. Dank der starken Absorption der Jod-125-Strahlung in der Metallkapsel des Trommelmagazins ist jedoch ausreichender Strahlenschutz gewährleistet, solange die Seeds im Magazin sind. Diese Pistole besitzt somit alle Vorteile der vorher beschriebenen Instrumente ohne deren Nachteile zu haben.

Diese Pistole kann weiterhin zum Nachladen von temporären Implantaten verwandt werden. Da Jod-125-Seeds für temporäre Implantate eine etwa viermal höhere Aktivität pro Zentimeter haben müssen, als für ein permanentes Implantat, wird für temporäre Implantation eine geeignete Aktivität pro Zentimeter erreicht, wenn Jod-125-Seeds von der gleichen Aktivität, wie sie für die permanente Implantation benötigt werden, in einer vorher implantierten Hohlnadel oder einem Nylonhohlfaden liegen.

Diese Möglichkeit, das gleiche Instrument und die gleichen Seeds, die zur permanenten Implantation benutzt werden, auch für die temporäre Implantation zu verwenden, ist ein wichtiger Vorteil; die Benutzung verschiedener Instrumente und besonders verschiedener Isotope in einem Implantationsprogramm ist nämlich eine wesentliche Komplikation. Weiterhin bringt dies eine beträchtliche Kostenersparnis, da Seeds, die zum Nachladen von temporären Implantaten benutzt worden sind, wieder in das Trommelmagazin geladen und für permanente Implantierungen verwendet werden können.

f) Radioisotope für interstitielle Implantate

In Tabelle 3 sind die natürlichen und künstlichen Radioisotope zusammengestellt, die in der klinischen Praxis für interstitielle Implantate verwendet worden sind.

Die 1. Spalte enthält das Radioisotop und die 2. Spalte sein Symbol.

Tabelle 3. *Radioisotope für Interstitielle Implantation*

1	2	3	4	5	6	7	8
Isotop	Symbol	Halbwertszeit	α	β-maximale Energie in MeV	γ-Linien in MeV	Produktion[a]	Maximale praktische Aktivität in Curie/g
Radium-226	^{226}Ra	1620 Jahre	+	3,26	0,61—1,77	E	10^{0}
Caesium-137	^{137}Cs	26,6 Jahre	—	0,51	0,66	F+E	10^{1}
Kobalt-60	^{60}Co	5,4 Jahre	—	0,31	1,17 + 1,33	N	10^{3}
Tantal-182	^{182}Ta	115 Tage	—	0,51	0,07—1,22	N	10^{3}
Iridium-192	^{192}Ir	74 Tage	—	0,67	0,30—0,47	N	10^{3}
Jod-125	^{125}J	60 Tage	—	—	0,03	E	10^{3}
Radon-222	^{222}Rn	3,8 Tage	+	3,26	0,61—1,77	E	10^{4}
Gold-198	^{198}Au	2,7 Tage	—	0,96	0,41	N	10^{3}

[a] E = Chemische Extraktion; F = Kernspaltung; N = Neutroneneinfang.

(Nach Strominger, Hollander und Seaborg: "Table of Isotopes". Reviews of Modern Physics, Vol. 30, No. 2, Part 2, April 1958)

α) *Halbwertszeit*

Die 3. Spalte der Tabelle 3 enthält die Halbwertszeit. Da diese der wichtigste Faktor für die Wahl eines Radioisotops zur interstitiellen Implantation ist, sind in dieser Tabelle die Radioisotope nach ihrer Halbwertszeit geordnet, beginnend mit Radium, das mit 1620 Jahren die weitaus längste Lebensdauer hat.

Welche Halbwertszeit ist ideal für die interstitielle Implantation? Für temporäre Implantate lautet die Antwort: „Je länger die Halbwertszeit um so besser!". Mit einer genügend langen Halbwertszeit, wie sie z.B. das Radium mit über 1600 Jahren besitzt, ist es weder notwendig, das Radioisotop zu ersetzen, noch brauchen die Zeiten für die Applikationen geändert zu werden.

Für permanente Implantate kann die Frage nach der idealen Halbwertszeit zur Zeit nicht mit der wünschenswerten Genauigkeit beantwortet werden. Vom Standpunkt der selektiven therapeutischen Wirkung kann man wohl sagen, daß kürzere Halbwertszeiten als die des Radon-222 (3,8 Tage) nicht günstig sind. Unsere Erfahrungen bei der permanenten Implantation mit langlebigem Iridium-192-(74 Tage)-Seeds deuten darauf hin, daß die therapeutisch optimale Halbwertszeit für permanente Implantate in der Größenordnung von Halbwertszeiten von 10—100 Tagen liegt. Vom Standpunkt der Wirtschaftlichkeit und der Belieferung sind Radioisotope mit längeren Halbwertszeiten wesentlich günstiger, da sie über eine längere Zeitdauer eine zur permanenten Implantation geeignete Aktivität behalten. Mit längeren Halbwertszeiten verringert sich die Anzahl der bereitgestellten aber unbenutzten Seeds, und bei Halbwertszeiten von 2 Monaten wird es möglich, Seeds im voraus zu bestellen. Dank ihres geringen Aktivitätsverlustes können gewöhnlich alle Seeds verwendet werden. In unserer eigenen Praxis haben wir bei Iridium-192-Seeds (Halbwertszeit 74 Tage) und bei Jod-125-Seeds (60 Tage) regelmäßige monatliche Lieferungen genutzt. Dies spart nicht nur viel Schreibarbeit und Telefonanrufe, sondern senkt auch die Kosten beträchtlich. Bei Radon-222 (3,8 Tage) und Gold-198 (2,7 Tage) haben wir auch regelmäßige Vorausbestellungen versucht. Wir fanden jedoch, daß selbst bei unserer großen Patientenzahl so viele Seeds nicht benutzt werden konnten, so daß regelmäßige Lieferungen unwirtschaftlicher als einzeln getätigte Bestellungen für bestimmte Patienten waren.

β) α-Emission

In der 4. Spalte von Tabelle 3 sind diejenigen Radioisotope mit einem „+"-Zeichen vermerkt, die eine α-Emission besitzen. Eine starke α-Emission, wie bei Radium-226 und Radon-222 mit ihren Folgeprodukten, ist wertlos für den therapeutischen Effekt der interstitiellen Implantation, da die α-Strahlen in der Kapselwand vollkommen absorbiert werden. Wenn jedoch die Kapsel bricht und das Radioisotop eingeatmet oder inkorporiert wird, erhöht die α-Strahlung mit ihrer starken Ionisation den Strahlenschaden der Gewebe um mehrere Größenordnungen. Ein ideales Radioisotop sollte daher keine α-Emission besitzen.

γ) β-Emission

In der 5. Spalte von Tabelle 3 ist die maximale Energie der ausgesandten härtesten β-Strahlung angegeben. Die primären β-Strahlen haben ein sehr viel größeres Durchdringungsvermögen als α-Strahlen, und für die energiereicheren β-Strahlen, z. B. die des Radium-226 und Radon-222 sind zur Absorption Kapselwände von 0,5 mm Platin notwendig. Solche Wanddicken machen die Strahlenquellen für die interstitielle Implantation entweder unerwünscht dick (z. B. Radiumnadeln mit 1,7 mm Durchmesser), oder geben nur unvollkommene Absorption der primären β-Strahlung (z. B. Radonseeds mit 0,8 mm Durchmesser). Außerdem erhöhen die β-Strahlen auch die Strahlengefährdung im Falle eines Bruches der Kapsel erheblich. Idealerweise sollte daher ein Radioisotop für interstitielle Implantation auch keine β-Strahlung besitzen, vorausgesetzt, daß man nicht absichtlich einen kaustischen Effekt, wie z. B. für die Zerstörung der Hypophyse, wünscht.

δ) γ-Emission

In der 6. Spalte der Tabelle 3 ist die Energie der γ-Linien angegeben. γ-Linien, die weniger als 5 % der gesamten γ-Strahlung ausmachen, sind dabei nicht aufgeführt. Für die Isotope, die mehr als 2 γ-Linien aufweisen, sind nur die maximalen und minimalen Werte, verbunden durch einen Bindestrich, genannt.

Welche γ-Energie ist ideal für die interstitielle Implantation? Während man in der älteren Literatur oft die Meinung findet, daß hohe γ-Energien therapeutisch wertvoll sind, neigt man heute zu der Ansicht, daß ein therapeutischer Vorteil für die höheren γ-Strahlenenergien nicht besteht. Für niedrigere γ-Strahlenenergien steigt zwar die relative Absorption im Knochen an, jedoch erscheint dies ohne praktische Bedeutung für die interstitielle Implantation, da interstitielle Implantate direkt in den gesunden Knochen oder in seine unmittelbare Nähe nicht oder nur sehr selten vorgenommen werden. Der große Nachteil der harten γ-Strahlung ist die Schwierigkeit des Strahlenschutzes. Ideal erscheint uns eine γ-Energie, die unter der der charakteristischen Absorptionskante von Blei (88 keV) liegt, da in diesem Falle mit dünnen Bleifolien ausreichender Strahlenschutz zu erzielen ist.

ε) Herstellung

In der 7. Spalte der Tabelle 3 ist die Art der Produktion des Radioisotops angegeben. „Neutroneneinfang" (neutron capture) ist bei weitem die wirtschaftlichste Produktionsmethode und kann für Kobalt-60, Tantal-182, Iridium-192 und Gold-198 benutzt werden. Diese Radioisotope können weiterhin vor der Aktivierung eingekapselt werden. Mit geeigneten Methoden können inaktive Seeds dieser Isotope für wenige Pfennige pro Seed hergestellt werden und in einer Bestrahlungskapsel können gleichzeitig mehrere tausend Seeds aktiviert werden. Wenn dagegen eine chemische Trennung des radioaktiven Isotops und dann eine Einkapselung des radioaktiven Materials notwendig ist, erhöhen sich die Kosten um 1—2 Größenordnungen.

ζ) *Spezifische Aktivität*

In der 8. Spalte der Tabelle 3 ist die maximale spezifische Aktivität größenordnungsmäßig angeführt, die in der Praxis erreicht wird. Für Nadeln und Seeds, die direkt implantiert werden, genügen die relativ geringen spezifischen Aktivitäten, die sich mit Radium-226 und Caesium-137 erzielen lassen. Für Nachladetechniken sind dagegen höhere spezifische Aktivitäten wünschenswert.

Zusammenfassend sind wir der Meinung, daß ein ideales Radioisotop für interstitielle Implantation keine α- und keine β-Strahlen besitzen, daß seine γ-Strahlung unter 88 kV liegen und daß es durch einfachen Neutroneneinfang herstellbar sein sollte. Für temporäre Implantation sollte es eine sehr lange (über 1000 Jahre) Halbwertszeit haben, während es für permanente Implantation eine Halbwertszeit in der Größenordnung von 10—100 Tagen haben sollte.

Tabelle 3 zeigt, daß keines der bisher benutzten Radioisotope alle diese Forderungen erfüllt. Leider sind keine anderen Radionuklide bekannt, die geeigneter als die in der Tabelle angegebenen erscheinen. Die Wahl wird daher verschieden ausfallen, je nachdem, was dem Benutzer als besonders wichtig erscheint.

η) *Die gebräuchlichen Radioisotope*

Radium-226 hat mit 1620 Jahren eine so lange Halbwertszeit, daß es nur für temporäre Implantate verwendet werden kann. Hierfür ist die lange Halbwertszeit ideal und kein anderes Radioisotop ist dem Radium-226 in dieser Beziehung ebenbürtig. Das nächste Radioisotop in der Tabelle, Caesium-137, erfordert mit seiner Halbwertszeit von 26,6 Jahren bereits jährliche Korrektion der Dosiswerte. In jeder anderen Beziehung hat Radium-226 jedoch Nachteile gegenüber den anderen Radioisotopen. Wie zahlreiche Fälle zeigen, ist das Radium besonders gefährlich im Falle eines Bruches der Kapsel (TAFT, 1946; VILLFORTH, 1965). Die potentielle Strahlengefahr des Radium-226 muß so hoch eingeschätzt werden, daß wir nicht glauben, daß staatliche Stellen die medizinische Benutzung von Radium-226 genehmigen werden, wenn Radium-226 zusammen mit den anderen Radioisotopen entwickelt worden wäre. Für Neuanschaffungen sollte aber möglichst eine andere Wahl getroffen werden.

Caesium-137 scheint für die Verwendung in Nadeln der beste Ersatz für Radium zu sein. Sein einziger Nachteil, verglichen mit Radium, ist die Notwendigkeit einer jährlichen Dosiskorrektion. Ansonsten ist es weniger gefährlich und der Strahlenschutz ist dank der niedrigeren γ-Energie einfacher. Caesiumnadeln können in den gleichen Dimensionen und mit den gleichen Isodosenkurven wie Radiumnadeln hergestellt werden, und dies mag die beste Lösung für diejenigen Therapeuten sein, die viel praktische Erfahrung mit Radiumnadeln haben. Wir glauben jedoch, daß es besser wäre, die Caesium-137 Nadeln mit geringerem Durchmesser als die Radiumnadeln herzustellen (etwa 1,2 mm Durchmesser), um das mechanische Trauma bei der Implantation zu verringern.

Kobalt-60 ist weniger gefährlich als Radium-226 und auch als Caesium-137, da es im Gegensatz zu diesen beiden Radioisotopen in Form eines soliden Drahtes verwendet werden kann. Wenn hierfür eine geeignete Legierung benutzt wird, z.B. die Haynes-Nr. 25-Legierung, so ist selbst bei dem Bruch einer Kapsel die Strahlengefährdung gering. Die beiden Hauptnachteile des Kobalt-60 gegenüber Caesium-137 sind die härtere γ-Strahlung und die kürzere Halbwertszeit. Letztere zwingt zu häufigen Dosiskorrektionen, die so viele praktische Schwierigkeiten bereiten, daß sogar Institute mit großem Physikerstab, wie das MD Anderson Krebszentrum in Houston, Texas, Kobalt-60-Nadeln zugunsten von Radiumnadeln wieder aufgegeben haben. Die beste Anwendung findet unserer Erfahrung nach Kobalt-60 in der interstitiellen Implantation für Nachladetechniken, da Kobalt-60-Strahlenquellen mit kleinsten Durchmessern hergestellt werden können. Wir haben Kobalt-60 in Form von 15 cm langen Drähten, eingekapselt in „28 gauge"-hypodermic-Nadeln von 20 cm Länge (Außendurchmesser 0,014 inch =

0,35 mm) seit 1958 für die intravasculäre Implantation der Mammaria interna-Lymphknoten in der postoperativen Strahlenbehandlung des Brustkrebses benutzt.

Tantal-182 hat mit 118 Tagen eine Halbwertszeit, die es für die temporäre Implantation brauchbar macht. In bezug auf die Halbwertszeit ist es für diesen Zweck jedoch dem Kobalt-60 erheblich unterlegen. Gegenüber Iridium-192 hat Tantal-182 den Nachteil der härteren γ-Strahlung, die den Strahlenschutz wesentlich erschwert, und den weiteren Nachteil des kleineren Wirkungsquerschnittes für die Aktivierung durch Neutronen, die die Herstellung verteuert.

Für permanente Implantation ist Tantal-182 von COHEN verwendet worden, der jedoch zu dem Ergebnis kam, daß die Halbwertszeit von Tantal-182 hierfür zu lang ist und daß eine Halbwertszeit, wie die von Iridium-192, geeigneter ist. Für alle Anwendungen, die Tantal-182 in der interstitiellen Implantation gefunden hat, ist daher Iridium-192 vorzuziehen.

Iridium-192 wurde von uns für die interstitielle Implantation in den Jahren 1954—1956 entwickelt und hat weite Verbreitung gefunden. Seine niedrige γ-Energie vereinfacht den Strahlenschutz wesentlich im Vergleich zum Radium-226, Kobalt-60, Tantal-182 und Radon-222. Seine β-Energie ist relativ niedrig im Vergleich zu Radium-226, Radon-222 und Gold-198. Daher reichen dünne Kapselwände aus. Sein Wirkungsquerschnitt für die Aktivierung durch Neutronen ist der höchste unter den für die interstitiellen Implantationen geeigneten Radioisotopen. Die Produktion ist daher schnell und billig, und Iridium-192-Strahlenquellen können in den kleinsten Dimensionen hergestellt werden. Iridium-192 ist somit ein fast ideales Radioisotop für interstitielle Implantation. Aufgrund seiner vielen Vorzüge haben wir Iridium-192 von 1955—1965 für fast alle Implantationstechniken verwandt. In Form von Seeds mit 3 mm Länge und 0,7 mm Durchmesser haben wir es in Nylonhohlschläuchen für temporäre Implantation mit der direkten und auch mit der Nachladetechnik verwandt. Wir haben die gleichen Iridium-192-Seeds, nachdem ihre Aktivität auf etwa ein Fünftel zurückgegangen war, für permanente Implantate verwandt und damit in 355 permanenten Implantationen klinische Erfahrungen gesammelt, die uns überzeugten, daß die permanente Implantation von Seeds mit Halbwertszeiten in der Gegend von 50—80 Tagen eine äußerst praktische und wirkungsvolle Form der interstitiellen Implantation darstellt. Leider ist die Energie der γ-Strahlung für diesen Zweck jedoch noch zu hoch, und ein wirksamer Strahlenschutz gegen die γ-Strahlung der implantierten Iridium-192-Seeds ist nicht möglich. Einzig und allein aus diesem Grunde haben wir nach Radioisotopen mit ähnlicher Halbwertszeit, aber sehr geringer γ-Energie gesucht, und glauben nunmehr im Jod-125 ein von diesem Standpunkt ideales Radioisotop gefunden zu haben.

Wenn man sich auf die temporäre Implantation beschränkt, so ist jedoch Iridium-192 unseres Erachtens auch heute noch die beste Wahl. Wenn es für diesen Zweck allein verwandt wird, so ist es vorteilhafter, es in Form eines langen, mit einem β-Absorber umschlossenen Drahtes zu benutzen, den man in geeigneten Längen bereit halten oder an Ort und Stelle zurechtschneiden kann. PIERQUIN und CHASSAGNE (1963) haben eine solche Technik mit einem platinumhüllten Iridium-192-Draht entwickelt, der in einen Nylonschlauch eingeführt und in dieser Form zum Nachladen verwandt wird. Aktivierte Iridium-192-Drähte sind von dem französischen Reaktorenzentrum in Séclair erhältlich. ERJAVIC und CVEC (1966) in Ljubljana haben Iridium-192-Drähte in 28 gauge-(Außendurchmesser 0,014 inches = 0,35 mm) hypodermic-Nadeln in 4—12 cm Länge für den gleichen Zweck verwendet. Diese brauchen nicht erst in Nylonschläuche geladen zu werden, sondern können direkt in Nadeln oder in plastische Schläuche nachgeladen werden.

Für viele Länder erscheint die Verwendung von Iridium-192 auch deshalb geeignet, weil selbst Nuclearreaktoren von geringer Leistung die Herstellung von Iridium-192-Strahlenquellen dank des hohen Wirkungsquerschnittes für Neutronen erlauben. Unseres Wissens wird dies zur Zeit in den Philippinen, in der Türkei und in Südkorea ausgeführt.

Jod-125 verwenden wir seit 1965 für die interstitielle Implantation. Wie im Falle des Iridium-192 haben wir auch beim Jod-125 versucht, eine Strahlenquelle zu entwickeln, die sich sowohl für die temporäre als auch für die permanente Implantation eignet. Unsere Jod-125-Seeds sind 2,5 mm lang und 0,65 mm im Außendurchmesser. Für die permanente Implantation werden diese Jod-125-Seeds wie Radon-222-, Gold-198- und Iridium-192-Seeds implantiert. Für die temporäre Implantation werden die gleichen Jod-125-Seeds in Nadeln oder Hohlschläuchen benutzt. Der einzige Grund, der uns veranlaßte, von Iridium-192 zu Jod-125 überzugehen ist der bessere Strahlenschutz, der durch die sehr niedrige γ-Energie von nur 27 kV erreicht wird. Die Halbwertschicht in Blei ist nur 0,001 inch (= 0,025 mm) und eine dünne Bleifolie von nur 0,01 inch (0,25 mm) absorbiert 99,9% dieser Strahlung. Guter Strahlenschutz ist daher leicht erreichbar und auch für den Patienten möglich.

Für die γ-Energie des Jod-125 ist die Halbwertschicht im Gewebe 21 mm. Da Jod-125 keine β-Emission besitzt, ist die Dosisverteilung bis zu dieser Tiefe günstiger als bei Radonseeds, die einen Teil der sehr harten primären β-Strahlen durchlassen und auch günstiger als bei Gold-198-Seeds, die eine erhebliche sekundäre β-Emission der Kapsel besitzen (HENSCHKE und LAWRENCE, 1965). Für Tiefen über 21 mm fällt die γ-Strahlenenergie bei Jod-125 dann erheblich schneller ab als bei den anderen Isotopen. Dies ist ein wichtiger Vorteil der Jod-125-Strahlung, da dadurch die Bestrahlung weiter weg liegender Gewebe, vor allem des Knochenmarkes verringert und die aus dem Patienten heraustretende Strahlung wesentlich herabgesetzt wird. Eine Körperschicht von 10 cm z.B. schwächt die austretende Strahlung auf etwa 5% im Vergleich zu der beim Radiumimplantat austretenden γ-Strahlung.

Durch die erhöhte Gewebeabsorption ist der Dosisabfall von einem Jod-125-Implantat steiler als von einem Implantat mit einem Isotop mit höherer Energie. Dies ist jedoch unserer Ansicht nach kein Nachteil, da man im allgemeinen ein Implantat anwendet, weil ein steiler Dosisabfall gewünscht wird. Falls der Dosisabfall zu steil erscheint, kann man dies durch zusätzliche Röntgentiefentherapie leicht und in jedem gewünschten Grade korrigieren.

Als einziger, aber leider heute noch sehr hindernder Nachteil dieser Jod-125-Seeds bleibt, daß die Herstellung des Isotops sowie die Fabrikation der Seeds kompliziert und damit teuer sind. Mit verbesserter Technik und erhöhter Produktion sollte es möglich werden, die Kosten so weit zu senken, daß Jod-125-Seeds weite Verbreitung finden.

Radon-222 war, solange künstliche Radioisotope noch nicht zur Verfügung standen, zusammen mit Thorium X das einzige Radioisotop, das klinische Verwendung zur permanenten Implantation fand. Sein Hauptnachteil ist die harte γ-Strahlung, die den Strahlenschutz erschwert. Ein anderer Nachteil ist die unregelmäßige Form der Seeds mit ,,Fischschwänzen" an beiden Enden, die seine Verwendung in Magazinen erschwert.

Gold-198 steht bezüglich Halbwertszeit dem Radon-222 am nächsten. Da es einfach und billig durch Neutroneneinfang im eingekapselten Zustand aktiviert werden kann, hat es weite Verbreitung für die permanente Implantation gefunden. Der Strahlenschutz ist einfacher als bei Radon-222 infolge der niedrigeren γ-Energie. Wahrscheinlich ist jedoch die kürzere Halbwertszeit therapeutisch von Nachteil. Fraglos macht die kürzere Lebensdauer die Belieferung noch schwieriger als mit Radon-222. Die meistverwandten Goldseeds sind 2,5 mm lang und 0,8 mm im Außendurchmesser. Die Zylinder sind einander gleich, so daß sie sich gut in einem linearen Magazin verwenden lassen. In dieser Form sind die Gold-198-Seeds jedoch bereits in unaktiviertem Zustand recht teuer. Wir haben für eigenen Gebrauch viel billigere Gold-198-Seeds entweder durch Einschluß des aktivierten Gold-198-Drahtes in ein anderes inaktives Goldröhrchen (HENSCHKE, JAMES und MYERS, 1953) oder durch Einkapseln in nichtrostenden Stahl vor der Aktivierung hergestellt.

Die in Tabelle 3 angeführten Radioisotope haben wir auf diejenigen beschränkt, die in der klinischen Praxis Eingang gefunden haben. Es mag jedoch von Interesse sein, einige andere Isotope kurz zu erwähnen, die für die interstitielle Implantation erwogen worden sind. Wir können über persönliche Erfahrung in dieser Beziehung mit Chrom-51, Caesium-131 und Xenon-133 berichten.

Chrom-51 (Halbwertszeit 28 Tage, γ-Energie 310 kV) wurde von MYERS 1959 vorgeschlagen und von uns auf seine klinische Eignung geprüft. Obgleich es keine β-Strahlung liefert und in den Geweben genügend resistent ist, so daß man ohne Einkapselung auskommen kann, ist dies gegenüber dem Iridium-192, das vor der Aktivierung eingekapselt werden kann, kein ausschlaggebender Vorteil. Auch bezüglich des Strahlenschutzes hat Chrom-51 keinen Vorteil gegenüber Iridium-192, da die monochromatische γ-Strahlung des Chrom-51 mit 310 kV nur unwesentlich niedriger ist, als die Durchschnittsenergie der 12 γ-Linien des Iridium-192. Der Nachteil des Chrom-51 ist der relativ geringe Wirkungsquerschnitt, der die Chrom-51-Produktion erheblich erschwert und verteuert. Für temporäre Implantation ist Chrom-51 daher dem Iridium-192 und für permanente Implantation dem Jod-125 unterlegen. Chrom-51 würde nur Interesse gewinnen, wenn es sich herausstellen sollte, daß für die permanente Implantation eine Halbwertszeit von etwa 30 Tagen besonders vorteilhaft ist.

Caesium-131 (Halbwertszeit 9,8 Tage, γ-Energie 2966 keV), ähnelt dem Jod-125 bezüglich Strahlenqualität (keine β-Strahlung und sehr weiche γ-Strahlung), ist jedoch leider noch schwieriger herzustellen und etwa zehnmal teurer als Jod-125. Es ist außerdem auch durch seine kürzere Halbwertszeit unwirtschaftlicher als Jod-125. Es könnte daher nur Bedeutung gewinnen, wenn sich zeigen sollte, daß es vom therapeutischen Standpunkt besser ist, für die permanente Implantation ein Radioisotop mit einer Halbwertszeit von etwa 10 Tagen zu benutzen.

Xenon-133 (Halbwertszeit 5,3 Tage, γ-Energie 31 und 81 kV) wurde auf unseren Vorschlag in Form von Seeds von LEONARD PACKER in den United Aircraft Laboratories in Hartford, Connecticut produziert. Der Preis des Xenon-133 ist geringer als des Caesium-131 und des Jod-125, aber die kürzere Halbwertszeit macht diesen Vorteil illusorisch. Der Strahlenschutz ist nicht so einfach wie bei Jod-125 und Caesium-131, da eine der beiden γ-Linien des Xenon-133 erheblich energiereicher ist. Nur wenn sich eine Halbwertszeit von etwa 5 Tagen als optimal für permanente Implantation erweisen sollte, würde Xenon-133 Interesse gewinnen.

g) Zukunft der interstitiellen Implantation

In der Hoffnung, daß dieses Handbuch ein Wegweiser zum Fortschritt sein wird, wollen wir zum Abschluß unseres Beitrages die Zukunft der interstitiellen Implantation in der Krebsbehandlung erörtern.

Da wir uns bewußt sind, daß viele Kollegen mit unseren Prophezeiungen nicht übereinstimmen werden, haben wir unsere Ansichten über die Zukunft der interstitiellen Implantation in diesem letzten Abschnitt unseres Kapitels zusammengefaßt, um unsere persönlichen Folgerungen klar von den (wie wir hoffen, halbwegs objektiven) Tatsachen in den vorhergehenden Abschnitten abzugrenzen.

Um die Probleme herauszustellen, stellen wir folgende zwei Fragen:

1. Welche Rolle wird die Interstitielle Implantation in der Krebsbehandlung in der Zukunft spielen?

2. Welche Implantationsmethoden und welche Radioisotope sind am besten geeignet?

Zu der Frage „*Welche Rolle wird die Interstitielle Implantation in der Krebsbehandlung in der Zukunft spielen*" würde man, wenn man Krebssachverständige befragt, heute noch grundverschiedene Ansichten erhalten. Einige unserer Experten würden im Vertrauen auf die kommenden Entwicklungen der Chemotherapie, der Röntgenstrahlentherapie oder der Chirurgie eine maßgebende Rolle der interstitiellen Implantation in der Zukunft verneinen. Demgegenüber sind wir der Auffassung, daß keine Entwicklung aufgetaucht ist, die zu der Hoffnung berechtigt, daß die große Mehrzahl aller Krebse durch systematische Chemotherapie erfolgreich behandelt werden kann. Der Unterschied zwischen der normalen Zelle und der Krebszelle ist einfach zu gering, als daß sich darauf eine wirksame Chemo-Therapie aufbauen läßt. Alle Anstrengungen wie auch alles „wunschgesteuerte Denken" haben diese harte Wirklichkeit nicht erschüttern können. Wir glauben, daß die Zeit gekommen ist, klar auszusprechen, daß man sich selbst in der fernen Zukunft nicht mit der Hoffnung auf die „Wunderkur" des Krebses vertrösten kann, sondern daß eine entscheidende Verbesserung der Endresultate in der Krebsbehandlung nur von der weiteren Entwicklung der lokalen Behandlungsmethoden zu erwarten ist.

Unter den lokalen Behandlungsmethoden nimmt die Chirurgie mit Recht den ersten Platz ein, da die Resektion eines Krebses, wenn diese ohne Komplikationen und Funktionsausfall möglich ist, die Behandlung der Wahl darstellt. Lokale Strahlenbehandlung nimmt den zweiten Platz ein. Unter den lokalen Bestrahlungsmethoden verlassen sich jedoch viele Therapeuten zur Zeit zu sehr auf die Röntgentiefentherapie. Wenn der Tumor nicht sehr strahlenempfindlich ist, ist interstitielle Implantation wirksamer, da viel höhere Dosen verabfolgt werden können, und ist überdies erheblich „zielsicherer". Wir glauben daher, daß die Interstitielle Implantation eine vielbenutzte Methode werden würde, wenn es gelänge, sie technisch so weit zu verbessern, daß sie einfach und ohne wesentliche Strahlenschutzprobleme ausgeführt werden kann.

Zu der Frage „*Welche Implantationsmethode und welches Radioisotop sind am besten geeignet*" glauben wir, daß mit der Produktion von geeigneten Jod-125-Seeds die permanente Implantation mehr als bisher angewandt werden wird. Die wichtigste Technik wird jedoch die temporäre Implantation mit Iridium-192-Seeds bleiben.

h) Zusammenfassung

Die *Hauptvorteile* der interstitiellen Implantation sind die Bestrahlung eines Tumors mit höheren Dosen, als sie in der Röntgentiefentherapie angewendet werden können, und ihre größere Zielsicherheit.

Die *Hauptnachteile* sind der große Aufwand, den die meisten interstitiellen Implantationsmethoden erfordern, und die Schwierigkeit des Strahlenschutzes.

Die wichtigsten *Indikationen* sind relativ kleine Tumoren, die nicht oder nur mit erheblichem Funktionsausfall oder Risiko reseziert werden können und die nicht genügend auf Röntgenstrahlentherapie ansprechen, sowie unresezierbare Tumoren in der Bauch-, Brust- und Kopfhöhle.

Unter den *Methoden* für interstitielle Implantation ist heute noch die temporäre Implantation am verbreitetsten, da sie eine bessere Kontrolle der Dosisverteilung und der Dosishöhe gestattet. Die permanente Implantation ist jedoch mit geeigneter Technik ebenso wirksam und hat so viele praktische Vorzüge, daß sie unseres Erachtens vorzuziehen ist. Mit „Nachlademethoden" läßt sich der Strahlenschutz wesentlich verbessern.

Unter den *Radioisotopen* ist für die temporäre Implantation Iridium-192 am besten geeignet, während für die permanente Implantation unseres Erachtens Jod-125 am günstigsten ist. Wenn man jedoch viele permanente Implantationen mit Jod-125-Seeds ausführt, ist es am praktischsten, Jod-125-Seeds auch für temporäre Implantate mit Nachladen in Nadeln oder Nylonhohlfäden zu verwenden.

Literatur

BECKER, J., SCHEER, K. E.: Die lokalisierte Applikation künstlicher radioaktiver Radioisotope. In: SCHWIEGK und TURBA, Künstliche Radioaktive Isotope in Physiologie, Diagnostik und Therapie, 2. Aufl. S. 706—784. Berlin-Göttingen-Heidelberg: Springer 1961.

CADE, S.: Radium treatment of cancer. London 1929.

COHEN, L.: Personal communication, 1966.

GRABSTALD, H., HILARIS, B. S., WHITMORE, W. F., HENSCHKE, U. K.: Cancer of the female urethra. J. Amer. med. Ass. **197**, 835—842 (1966).

HENSCHKE, U. K.: Interstitial implantation with radioisotopes. In: HAHN, P. F., Therapeutic use of artificial radioisotopes, chap. 18, p. 375—397. New York: John Wiley & Sons, Inc. 1956.

— Artificial radioisotopes in nylon ribbons for implantation in neoplasms. In: Proceedings of the International Conference on the Peaceful Uses of Atomic Energy, vol. 10, Radioactive isotopes and nuclear radiations in medicine, p. 48—53. New York: United Nations 1956.

— A technic for permanent implantation of radioisotopes. Radiology **68**, 256 (1957).

— Interstitial implantation in the treatment of primary bronchogenic carcinoma. Amer. J. Roentgenol. **79**, 981—987 (1958).

— The treatment of cancer with small sources of radioactive iridium. In: PACK, G. T., ARIEL, I. M., The treatment of cancer and allied diseases, vol. I, 2nd ed., chap. 26, B, p. 431—434. New York: Paul B. Hoeber, Inc. 1958.

— Interstitial implantation of unresectable lung cancer. In: Abhandlungen IXth International Congress of Radiology, München, 1959, p. 580—586. Stuttgart: Georg Thieme und München: Urban & Schwarzenberg 1960.

— Nachladung bei intrakavitärer und interstitieller Bestrahlungstherapie. Röntgen-Bl. **18**, 502—510 (1965).

— Interstitial implantation with radioisotopes. In: ANDREWS, G. A., BRUCER, M., ANDERSON, E. B., Radioisotopes in medicine, chap. 47, p. 711—728. Oak Ridge, Tenn.: Oak Ridge Institute of Nuclear Studies, Inc. 1954.

— BRASFIELD, R. D.: Treatment of the internal mammary lymphnodes by implantation of radioisotopes into the internal mammary artery. Radiology **70**, 259 (1958).

— — Intravascular irradiation of the internal mammary lymph nodes in breast cancer. Amer. J. Roentgenol. **85**, 849—859 (1961).

— CLIFFTON, E. E., SELBY, H. H.: Treatment of cancer of the lung by interstitial implantation. Cancer (Philad.) **11**, 9—17 (1958).

— HILARIS, B. S.: Interstitial implantation and intracavitary application of encapsulated gamma ray sources. In: W. H. BLAHD, Nuclear medicine, p. 739—756. New York: McGraw-Hill Book Company 1965.

HENSCHKE, U. K., HILARIS, B. S.: Afterloading for interstitial gamma-ray implantation. In: FLETCHER, G. H., Textbook of radiotherapy, p. 39—44. Philadelphia: Lea & Febiger 1966.

— — Interstitial radioisotope implantation in head and neck cancer. In: CONKLIN, Cancer of the head and neck (International Workshop on Cancer of the Head and Neck, New York City, May 10—14, 1965), p. 593—599. Washington: Butterworths 1967.

— — MAHAN, G. D.: Afterloading in interstitial and intracavitary radiation therapy. Amer. J. Roentgenol. **90**, 386—395 (1963).

— — — Remote afterloading with intracavitary applicators. Radiology **83**, 344—345 (1964).

— — — Intracavitary radiationtherapy of cancer of the uterine cervix by remote afterloading with cycling sources. Amer. J. Roentgenol. **96**, 45—51 (1966).

— JAMES, A. G., MYERS, W. G.: The treatment of cancer with small sources of radioactive gold. In: PACK, G. T., ARIEL, I. M., The treatment of cancer and allied diseases, vol. I, 2nd ed., chap. 26 A, p. 427—430. New York: Paul B. Hoeber, Inc. 1958.

— LAWRENCE, D. C.: Caesium 131 seeds for permanent implants. Radiology **85**, 1117—1119 (1965).

— MYERS, W. G., JAMES, A. G.: Radiogold seeds for cancer therapy. Nucleonics **11**, 46—48 (1953).

HODT, H. J., SINCLAIR, W. K., SMITHERS, D. W.: A gun for interstitial implantation of radioactive gold grains. Brit. J. Radiol. **25**, 419 (1952).

International Atomic Energy Agency: Physical aspects of radioisotope brachytherapy. International Atomic Energy Agency Technical Reports Ser. No. 75, Vienna 1967. (Enthält detaillierte Bibliographie.)

MARTIN, CH. L., MARTIN, J. A.: Low intensity radium therapy. 1959.

MYERS, W. G.: Radioactive chromium 51 gamma ray sources. Amer. J. Roentgenol. **81**, 99—105 (1959).

— Applications of artificial radio-isotopes in therapy I. Cobalt 60. Amer. J. Roentgenol. **60**, 816 (1948).

PATERSON, R.: The treatment of malignant disease by radiotherapy, 2nd ed. London: Edward Arnold 1963.

PIERQUIN, B., CHASSAGNE, D., PEREZ, R.: Précis de Curiethérapie. Paris: Masson 1964.

TAFT, ROBERT: Radium lost and found. 1946.

US Department of Health, Education and Welfare, Public Health Service Publication No. 999 — RH-16. U.S. Government Printing Office, July 1965: Medical uses of radium and radium substitutes.

4. Irradiation with open (incorporated) radio-isotopes

By

P. F. Hahn

With 1 Figure

a) General part

In the early 1930's, the discovery of artificial radioactivity was universally greeted by a burst of enthusiasm as a possible solution to many therapeutic radiological problems. Even more realistically, especially from an economic viewpoint, the availability of the products of the chain reactor in the middle 1940's seemed to open up much wider vistas in the field of radiation therapy. Now one was offered an assortment of isotopes of practically all the existing elements as a means of combatting malignant disease by means of application of newly existent radioactive elements as well as nuclide containing compounds which could be tailor-made according to the desires of the investigator. However, real progress has been exasperatingly slow. Attempts to find the reason why by questioning of competent investigators in the field on two continents have failed to reveal a definitive answer. With such a large potential armamentarium available there should be suggested a question of lack of ingenuity and interest. In spite of the tremendous amounts of money which have been expended to develop chemotherapeutic agents for control of malignant processes the results have been very disappointing. Therefore, radiation alone and as an adjuvant to surgery still holds tremendous possibilities in the management of cancer until such a time as a major "break-through" in cancer therapy may be effected by other means. The situation is not dissimilar to that which existed fifteen years ago when the reactor products were first made available and there may well be another equal or longer period of time during which such nuclides could be advantageously used in the treatment of cancer.

The fields of selective, infiltrative and intracavitary therapy of carcinoma leave much to be exploited when one considers the advantages of internal radiation. Artificially produced radioisotopes should not be looked upon merely as substitutes for radium and radon. These latter, constituting naturally occurring isotopes and their daughter products, have enjoyed over sixty years use. They have undoubtedly contributed a considerable amount to the treatment of malignant disease in the past. Soon they should probably be withdrawn from use entirely. They are both exceedingly dangerous isotopes, especially radium, where the sarcomagenic dose is so small. It would be with considerable reservation that any licensing agency for their use, if such existed, would at the present date permit such widespread handling of these materials. The chief argument in continuence of their application to tumor therapy rests in the well established procedures and tables which have been set up to guide in their administration. This argument could be circumvented by the establishment of similar tables for the use of such agents as irridium, cobalt and gold metals by government subsidized contracts for that purpose with well established and reliable laboratories. Other approaches may supplant them entirely.

There is little doubt that artificial radioisotopes will eventually enjoy their deserved place in therapy. Progress is being made but it is slow. More intelligent use of these valuable materials should be made in their application to primary tumors and prevention of spread rather than accentuating use in palliation.

α) *Methods of administration*

The choice of method of administration of therapeutic isotopes is a highly individual one. There are only a few general points which might advantageously be mentioned.

In handling pure beta emitters shielding becomes relatively unimportant. Ordinary syringes are probably effective in protecting the operator for administration of such materials as ^{32}P. Some, however, prefer to employ additional lucite or other protective shields in addition. Most individuals, when employing gamma emitting isotopes, prefer to use lead or steel shielded syringes. For intravenous or intracavitary administration a separate syringe and needle are usually introduced into the vein or cavity and free flow of blood or fluid is obtained. At this juncture an assistant who has removed the material from the vial still resting in its inverted shipping container transfers the loaded syringe for substitution. An alternative frequently used in intravenous, intrapleural, intraperitoneal and intrathoracic injections consists in starting a saline drip following which the nuclide in its shipping container is, by means of disposable tubing and needles, placed in series for completion of the "wash-over technique". Such procedures have been described in detail by HAHN, SHERMAN, MULLER, and ANDREWS (HAHN 1956). In the case of prostatic interstitial injection of gold it is almost uniformly necessary to use a shielded syringe which is capable of being used under considerable pressure due to the frequently encountered stony-like consistency of such tumors. A typical syringe has been described by FLOCKS et al. (HAHN 1956). Common sense should guide one in dictating the handling of radioactive materials. Often too elaborate procedures result in more exposure than resort to speed of handling with relatively simple instrumentation. In general there is little reason for more than minimal exposures in the intravenous or intracavitary administration of isotopes. When, however, interstitial therapy is employed particularly in the case of suprapubic operative administration of radio gold in the prostate or interstitial administration in non-resectable lung tumors there may be the possibility of considerable exposure to the operators during closure of the operative sites. In such cases it is desirable to rotate the operative teams for closure where a considerable amount of therapy is being conducted or when done so at frequent intervals.

In the use of ^{131}I in the treatment of carcinoma of the thyroid relatively large amounts of mixed emitting isotopes are handled and a considerable amount of the nuclide is excreted. The handling of this problem has been effectively described by POCHIN (HAHN 1956). In the case of gold when used by any route with the exception of interstitial use in prostatic tumors there is no excretion problem with which to be contended.

After many years of their use we have concluded that the use of radiation badges does not provide any realistic advantages in the well controlled handling of therapeutic quantities of isotopes. They may, however, provide some psychological advantages when worn by technical personnel and nurses. Again, an exception might be noted in the case of prolonged closures following interstitial administration of isotopes into the prostate, bladder and lung tumors. In such cases, however, it would probably be indicated that multiple badges or ion chambers be used in order to judge exposure of various parts of the body.

A badge worn on the chest gives no indication of the exposure to the hands of the operators. Use of unfiltered dental films inserted into the back of the glove sometimes provides useful information as to such exposure. However, facilities for densitometric measurement of such film must then be available.

A shielded escrow chamber sufficient in size to hold several weeks supply of instruments, sponges, sheets, rubber gloves, etc., should be available in order that contaminated materials can be set aside until decay has rendered them suitable for disposal or cleaning and reuse. This may be conveniently constructed of lead, steel, concrete or brick and its open faces should not be directly above or below working areas on other floors.

Some sort of survey meter of the probe type is essential for spot checking. Experience with the use of such meters and recognition of their limitations is an important part of the training of anyone who is going to use therapeutic isotopes. For the detailed description of methods of handling and administration of isotopes as well as protective measures toward personnel it would be necessary for the reader to consult more comprehensive sources of information (HAHN 1951, 1956; QUIMBY et al. 1958; BEIERWALTES, JOHNSON and SOLARI 1957).

β) *Dosimetry*

The problem of dosimetry is entirely too extensive to be covered adequately in this short article. However, the basic formulae for calculating beta dosage are as follows:

$D_\beta = 88\,\overline{E}_\beta T$ = equivalent roentgens per microcurie per gram,

$D_\beta = K_\beta c$ = equivalent β roentgens during total decay,

where $\overline{E}_\beta$ is average energy in MeV — see Table 5,

K_β represents a constant for given isotope, c is concentration in mc/kgm,

T is half-life in days.

These of course are predicated upon the assumption of the uniform distribution of the nuclide in the tissue. Obviously such occurs only on certain instances and practically never under conditions of interstitial therapy. In the latter case it is necessary to employ somewhat larger doses to allow for a "safety factor". Furthermore, the calculation of gamma dosage is even still more complicated.

For more comprehensive discussions of units and standards the reader is referred to the expositions of R. D. EVANS (HAHN 1951) and C. W. SHEPPARD (HAHN 1956). For detailed information concerning dosimetry it is suggested that reference be made to articles by E. H. QUIMBY (1951) and A. A. YALOW (HAHN 1956).

Table 1. *Physical data pertaining to calculations of radiation dosage resulting from beta rays and for very soft roentgen radiation*

Element	Z	A	radiation	T half-life in days	$\overline{E}_\beta$ MeV	K_β er/μcd per gram	f_d fraction disintegr. per day	maximum range in water mm
P	15	32	β^-	14.5	0.695	885	0,047	8.0
Co	27	60	β^-, γ	1940	0.099	17000	3.6×10^{-4}	0.8
Cu	29	64	β^+, β^-, K	0.53	0.120	5.6	0.73	2.6
As	33	76	β^-, γ	1.12	1.170	115	0.46	15.7
I	53	131	β^-, γ	8.0	0.205	144	0.083	2.2
Y	39	90	β^-, γ	2.6	0.90	200	0.24	11
Au	79	198	β^-, γ	2.7	0.32	76	0.23	3.8

The values of K_β are based on uniform and biologically stable concentrations of radioelements distributed in tissues of linear dimension large as compared to the range of the beta particles.

$\overline{E}_\beta$ = the average energy per disintegration. $K_\beta = 88\,\overline{E}_\beta T$ is the radiation dose expressed in equivalent roentgens due to beta rays emitted during complete disintegration of 1μc of radioelement per gram of tissue. $f_d = (1 - e^{-0.693/T})$ is the fraction of the entire quantity of isotope which disintegrates in 24 hours.

Actually dosimetry with radioactive isotopes has been built up largely on a highly empirical basis. For example, after some years of study we found that the intravenous dosage of ^{198}Au colloid for the treatment of chronic leukemia appeared to be in the range of 0.8—1.2 mc/kgm. Under actual conditions we found that an average dose of 50 mc would usually result in a satisfactory remission lasting from 4 to 6 months with considerable individual variations. In one instance a patient was given twice this dose which was well tolerated and resulted in a $2^1/_2$ year remission. Thus, it is quite possible that consistently larger doses than usually employed might generally be advised but this can only be substantiated by further trial.

Most isotopes for therapeutic administration are carefully checked by the reputable primary or secondary supplier. For some years we made it a point to check shipments of gold from a secondary supplier by means of a Lauritsen Electroscope and found that we checked almost invariably within 3—5%. Such a procedure is probably advisable. In some instances isotopes are supplied precalibrated for time of administration. Otherwise, of course, necessary consideration of decay from original time of measurement to time of

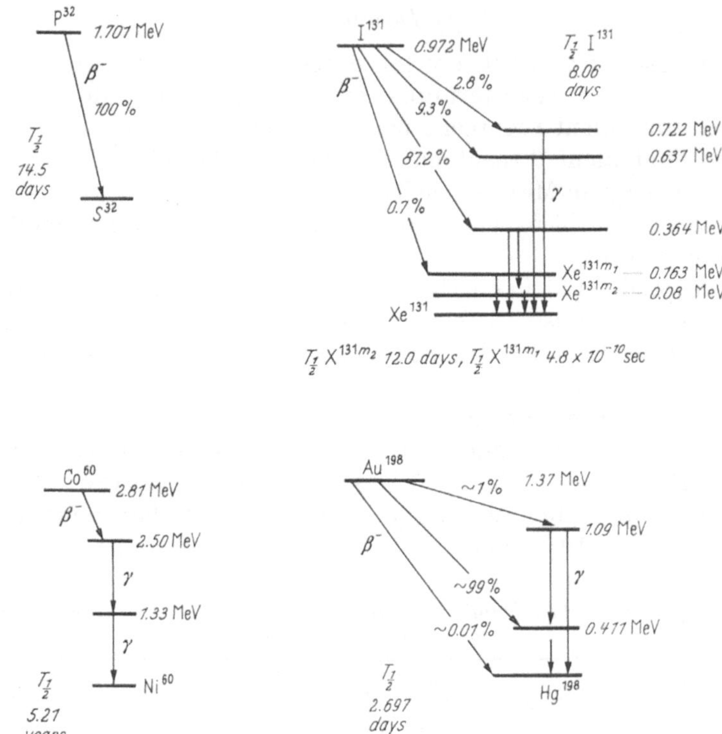

Fig. 1. Decay schemes of important radioisotopes

administration must be taken into consideration. It is suggested that the user be prepared to calibrate his own isotopes when new or unusual nuclides are to be administered. This would probably be the case in using all isotopes with the exceptions of ^{32}P, ^{131}I, ^{198}Au, and ^{60}Co, whose decay schemes are shown in Fig. 1.

The commonly employed dosage of the various isotopes in different conditions has been indicated under the various preceeding sub-headings. One must be alert to the possibilities of synergistic responses when other modalities of therapy complicate the picture (HAHN 1956).

Dose distribution of course depends on a number of variables such as the type of isotope employed; its route of administration; its predilection for certain tissues; its extent of excretion; its metabolic behavior as such of following breakdown in the body, etc. Such variables actually underly the chief principals under which artificial radioactive isotopes are employed in therapy since it becomes possible to "tailor make" the proper nuclide for a given disease process.

b) Selective therapy

α) *Radioiodine in hyperthyroidism*

Reduction in thyroid function and in some cases complete ablation of the thyroid by internal radiation with radioactive iodine has now been under study for well over eighteen years. Most of this work is based on the original observations of HERTZ and ROBERTS (1942) as well as those of HAMILTON, SOLEY and EICHHORN (1940) conducted in the late 1930's. The question of which patients should be subjected to radioisotope therapy as against surgical thyroidectomy remains a rather moot one due to the varied experiences of the many who have engaged in this field for many years. In fairly general agreement for acceptance of radioiodine therapy are those subjects who have had recurrent hyperthyroidism following surgery; elderly patients with hyperthyroidism and those patients who represent poor surgical risks or who refuse surgery. One generally agreed upon contraindication to the use of radioiodine in hyperthyroidism relates to its application in pregnancy and its use definitely not later than the first trimester.

The question constantly arises as to the possibility of carcinogenicity involved and obviously no group has a finite answer. In all likelihood the latent period for induction of neoplastic changes due to radiation in this condition is fairly long. It is probably too early to evaluate this matter although carefully conducted studies during the next five years referable to patients who were treated fifteen or more years ago might be well worth while in this respect. Pending an answer some investigators are inclined to limit treatment to patients over forty years of age (POCHIN, MYANT and CORBETT 1956; DUFFY 1957).

In spite of all the accumulated experience the problem of dosage is still an exceedingly difficult one. This is due partially to the lack of uniformity in distribution of the material within various types of glands, differing considerably in the nodular versus non-nodular hyperplastic conditions as well as in other types and sub-types. It must be kept in mind that decay by way of beta particle emission is of chief concern in utilization of ^{131}I, at present the commonly used isotope for such use.

In the matter of dosage earlier cases were treated on a quite conservative basis. By general agreement treatment falls into two categories: 1. Those cases in which a single administration of the nuclide is used in the expectation of causing reversion to the euthyroid state. 2. Multiple uses of smaller amounts of the therapeutic agent. In the former if one is conservative he may expect to have from 15—20% of his patients showing inadequate treatment as exhibited by a continuation of the symptoms of thyrotoxicosis. On the other hand if more provocative treatment is used an equal percentage of patients may subsequently show indication of chronic hypothyroidism and require maintenance treatment with dessicated thyroid or other substances. In other words the latitude of the therapeutic dose is not very great. This complicates matters further because of the highly individual variations in uptake; susceptibility of various parts of the gland to irradiation; differences in size of the gland, etc. Where earlier single doses of 5 millicuries were in general use the average today would perhaps approach 10—12 mc. However, certain types of nodular goiters often require considerably more irradiation before ultimate alleviation of symptoms are evident. With the second type of procedure, i.e., the divided dose method, one of the chief problems encountered is due to the long periods of time involved in therapy and the consequent inability to "titrate" the patients response. Using such more cautious type of therapy the subject is obviously more likely to be the victim of the sequelae of his disease during such a prolonged course of treatment.

In the earlier days of therapy the isotope ^{130}I was commonly used, being derived from cyclotron bombardment and having a half-life of twelve hours. Later the introduction of the uranium reactor allowed the production of considerable quantities of the eight day isotope ^{131}I and this for many years following became the agent of choice for a number of obvious reasons. However, as we have pointed out (HAHN 1951) the criteria for a given nuclide for therapy are subject to alteration with changing conditions as regards efficiency of production of radioisotopes; newer knowledge of biological behavior; recognition of more suitable characteristics, etc. As a result it is not surprising to find at the present time a tendency among some investigators to re-evaluate the possible preferential use of the shorter lived materials. The irradiation may be delivered over a shorter integrated period of time and therefore shorten the period of evaluation and treatment.

The whole problem of use of internal irradiation in hyperthyroidism must, as far as dosage is concerned and subsequent possible serious alterations in the metabolic behavior of the patient, be reconsidered in light of experience which has developed during recent years in treatment of carcinoma of the thyroid by radioiodine. The relatively massive amounts of material which have been shown to be tolerated will likely broaden the viewpoint of the investigator especially in those patients who have reached the age of forty or more.

Radioactive iodine, because of its propensity to concentrate in thyroid tissue in an order of several hundred to thousands of times that of other body tissues and also due to its early availability almost immediately following the development of the cyclotron, naturally intrigued many people. Hyperthyroidism, not being uncommon, has offered an obvious and fertile field for investigation in this direction.

There have been so many contributions to this field of radioiodine in hyperthyroidism during the past fifteen years that little could be gained by any attempt to set up all-inclusive limitations or suggestions as to extension of this form of therapy. The subject matter has been reviewed competently by a number of individuals in recent years notably by HURSH and KARR (1951), MYANT (1956), SILVER, QUIMBY, FEITELBERG and SILVER (1958), BEIERWALTES et al. (1957) and many others. The reader is referred to the above mentioned reviews and many others which have appeared in the recent literature for a more complete discussion of the pros and cons of what has become a fairly large and extended field of therapeutic endeavor. It is to be hoped that within a period of a relatively few years, upon a basis of the combined experience of a fairly considerable number of investigators studying several thousands of patients, some standard practices in handling of these individuals will be established.

β) Radioiodine in palliative treatment of angina pectoris

For the past thirty years BLUMGART and his associates have been interested in the therapeutic induction of hypothyroidism in euthyroid patients suffering from intractable angina pectoris as well as congestive heart failure. This was originally accomplished by surgical excision, later by anti-thyroid drugs and finally by ablation with the use of radioactive iodine. The last procedure has proven to be the most effective for this purpose. Where an uptake of 30 % or so is obtained, dosages of 20 mc are administered weekly for three weeks unless the patient is quite ill in which case the amount may be reduced. If no improvement has taken place within two months and by subsequent uptake studies ablation has not been shown to be accomplished the course of treatment may be repeated. Usually about 20,000 beta equivalent roentgens are required for such an ablation. A second course of treatment should not be made for two or three months following completion of the first course since there is a latent period of 1.5—2 months before the results of the first course can be properly evaluated. The results in angina pectoris according to BLUMGART have been considerably better than those in congestive failure. It is usually necessary to maintain the treated patient on thyroid extract to combat the effects of myxedema (FREEDBERG, KURLAND and BLUMBGART 1952).

Such treatment of euthyroid patients has also been attempted in cor pulmonale and in ectopic arrythmias but sufficient data in these diseases has not been compiled to evaluate the efficacy of such treatment (QUIMBY et al. 1958).

γ) Radioiodine in treatment of cancer of thyroid

The feasibility of treatment of carcinoma of the thyroid with radioiodine was suggested by the work of KESTON, BALL, FRANTZ and PALMER as well as that of SEIDLIN, MARINELLI and OSHRY in the early forties. However, it was soon found that only from 10—15 % of such patients showed satisfactory uptake by the metastatic lesions. Subsequently, RAWSON, MARINELLI, SKANSE, TRUNNELL and FLUHARTY demonstrated that total thyroidectomy preceeding administration of the radioiodine colloid, especially when an intervening time period was allowed to take place, resulted in the uptake of a higher percentage of iodine in a considerable number of metastases. Although there has been an occasional example of a dramatic improvement using radioiodine in carcinoma of the thyroid, most investigators feel that it is a procedure which adapts itself primarily to palliation. Entirely too much stress recently has been placed upon the study and treatment of this condition which, after all, constitutes less than 1% of the tumor population. However, the obvious rationale, the ready availability of iodine in large and inexpensive quantities and the lack of imagination in investigators for the use of isotopes toward treatment of more widely occurring and important primary tumors has resulted in many repetitive studies.

In any case it is generally accepted that prior to iodine therapy surgical ablation of the thyroid is indicated in every case where it is possible. This allows administration of the therapeutic agent immediately instead of waiting for many weeks if ^{131}I ablation is used. Furthermore, there is obviously considerably less damage to be anticipated as regarding the hematopoietic organs. When considering the relatively tremendous amount of material which must be administered, surgical ablation becomes an important factor in reducing irradiation to the patient. The order of magnitude of dosage ranges in the hands of various investigators between 100—150 mc per dose repeated at several months intervals with constant awareness as to the condition of the bone marrow. In some instances as much as total doses of 100 mc have been used in individual patients.

In view of the relative large amounts of radioactive material involved in the treatment of this disease and especially since large fractions of the administered isotope are excreted by various routes, patients under treatment should be monitored carefully. Disposal of the urine which will contain, in the first few days, a large percentage of the administered nuclide should be accomplished systematically (POCHIN 1956).

In general it might be said that radioiodine therapy in thyroid carcinoma is, at best, a second choice to surgical removal if the latter is possible. Undifferentiated types of tumor are not likely to respond favorably to radioiodine therapy and should therefore whenever possible be treated by surgery or conventional roentgen procedures.

Lucid and competent evaluation of the arguments for and against surgical radioiodine ablation, selection of patients for treatment, method of treatment, hematological follow-up and various complications have been described by RAWSON and TRUNNELL (1951) and by POCHIN (1956).

δ) Use of ^{32}P in treatment of polycythemia vera

Treatment of polycythemia vera has been accomplished by one of three methods: 1. Phlebotomy. 2. Administration of phenylhydrazine, its acetyl or other derivatives. 3. By ^{32}P.

The first procedure is the simplest and one capable of being used by any physician. It affords early relief to the patient and its use minimizes the thrombotic accidents to which these patients are prone.

If one is of the school of thought that polycythemia represents a benign condition he would hardly be likely to advocate the use of radioactive phosphorus in therapy. Phlebotomy, if applied properly, can effectively remove circulating hemoglobin iron and iron stores providing the procedure is applied vigorously. There is no reason whatsoever for dietary restriction of iron containing foods since one or two extra phlebotomies *per annum* are sufficient to compensate for absorbed iron in the diet especially in view of its low uptake in this disease. Only when an intolerable degree of microcytosis or hypochromia results is it necessary in the rare patient to discontinue such therapy and go to another form of therapy, probably ^{32}P. Lack of success in application of this method for control of polycythemia can usually be ascribed to lack of appreciation of the amount of hemoglobin which must be removed in order to properly deplete not only the circulating level due to the inaccurate judgment of total circulating red cells by hematocrit and ordinary blood volume methods but also by failure to recognize the necessity to remove the iron stores before stable conditions can exist (HAHN, WELLS and MENEELY 1950).

When phlebotomy is carried out it is probably inadvisable to attempt depletion of the red cell mass too abruptly. Probably bleeding should be limited to approximately $^1/_2$ liter at a time. Very large bleedings can be accompanied by the actual increase in clotting tendencies with possible resultant multiple cerebral thromboses. However, its successful application depends upon the physician removing enough blood to allow for the establishment of a normal hematocrit *after circulatory compensation* has occurred and not on a basis of falsely low values for circulating red cell mass based on simple calculations (RAWSON and TRUNNELL).

If, however, one is satisfied that polycythemia represents an analogy in the red cell series corresponding to leukemia he is completely justified in use of the ^{32}P isotope. It must be kept in mind, however, that several investigators have pointed out an increase in the incidence of leukemia as a results of ^{32}P therapy (DAMESHEK 1950; STROEBEL and HALL 1951).

The use of ^{32}P in the control of this disease was introduced by LAWRENCE et al. in 1939 (LAWRENCE et al. 1953; LAWRENCE 1955). Employed properly ^{32}P is capable of producing prolonged remissions. When we consider the life-span of the red cell as 120 days, however, it can be easily seen that depression of erythrocyte formation at the source indicates that considerable periods must elapse before the effect of the therapy will be recognizable. During this time the patient is a candidate for the not infrequent incidence of thrombosis and therefore it seems advisable to preface the radioisotope therapy by a series of phlebotomies. LAWRENCE, among others, advocates the use of phlebotomy as pre-isotope therapy.

Three to five millicuries of radio phosphorus are given intravenously and evaluation of the result is made after about three months. If it is indicated at that time another intravenous dose is administered. Oral use of the ^{32}P, although admittedly simpler, is not reliable inasmuch as there is a variable amount of phosphate unabsorbed in the individual.

OSGOOD (1956) and his associates favor the use of titrated, regularly spaced ^{32}P treatments in polycythemia beginning as soon as the diagnosis is established. They look with considerable disfavor upon the intermittent therapy of patients who have been allowed to undergo relapse. They do not believe that phlebotomy should be used with or without the ^{32}P. We can not agree with them in their statement that "bleeding produces a sudden reduction in blood volume which predisposes to slowing the blood current and that in turn to thromboses". In our experience under experimental conditions massive bleeding, i.e. approximately one third of the total blood volume predisposed to thrombosis but this is due to the liberation of some unknown agent which probably is reacting to an agonal situation in an attempt to prevent exsanguination. OSGOOD also states that "bleeding stimulates hematopoiesis, decreases sensitivity to ionizing radiation". Actually, we have found that bleeding acts synergistically with radiation (HAHN et al. 1953). Further, they state that "bleeding depletes the body of iron which is needed by all cells, not merely erythrocytes". We have shown that "parenchyma iron", other than contained in red cells and available storage, is not depleted by bleeding (HAHN and WHIPPLE 1936).

The use of hydrazine derivatives in the treatment of polycythemia has practically been abandoned. Here, one destroys practically all the red cells in the circulation over a period of several weeks but the iron relased from such destruction is still resident in the reticuloendothelial system and readily available for new hemoglobin and red cell formation. Thus, little is accomplished by this procedure and there is further danger involved due to the inherent toxicity of the drug and liberation in the blood stream of the erythrocyte breakdown products.

ε) ^{32}P in treatment of chronic leukemias

In 1939, LAWRENCE, SCOTT and TUTTLE first described the use of ^{32}P in the treatment of acute and chronic leukemias. As was the case of most other agents its efficacy in acute leukemias was shown to be negligible. With twenty years experience in treating chronic granulocytic leukemia they have been able to show that remissions comparable to those obtained with conventional roentgen ray therapy to the spleen are possible. LAWRENCE and associates claimed prolongation of life in patients treated with radio-phosphorus in contradistinction to most people using radioactive materials in leukemia therapy. Usually from time of onset of disease, which is not easy to determine in itself, the life-span of such patients runs from three to four years. The chief advantage in use of ^{32}P in this condition is inherent in the integration of the administered dose with subsequent minimal radiation sickness. Its chief disadvantage rests in the relatively long half-life of the nuclide which renders evaluation of the patient response rather slow and difficult. Complete dissipation of the radioactivity ($T/2 = 14.7$ days) requires several months.

Actually the rationale for use of ^{32}P in leukemia is not well justified due to the lack of specificity in the distribution of this material following either its oral or intravenous administration. The relatively small amount of preferential uptake by the bone marrow is largely offset by its distribution in practically every cell in the body. The use of ^{32}P in chronic lymphogenous leukemia has not proved as satisfactory as in the myelogenous form. This again is to be expected in view of its distribution of the radioactive material in the body tissues. As has been experienced with other agents the use of ^{32}P in monocytic anemia has not proven worthwhile.

In contradistinction to the intermittent use of ^{32}P in leukemia at such times when relapse occurs, OSGOOD has for some years advocated the regularly spaced dosage or "maintenance dose method" for handling such conditions (OSGOOD 1956). In general he claims an increase of approximately two times the usual time of survival as experienced by those using conventional roentgen-ray or radioactive gold (QUIMBY 1951; HAHN, CAROTHERS et al. 1956).

ζ) Intravenous colloids (^{198}Au) and suspensions ($Cr^{32}PO_4$) in treatment of diseases of the reticuloendothelial system

In 1943 we first used a colloid in the attempted treatment of a disease involving the reticuloendothelial system. An elemental ^{130}I iodine colloid was made with dextrin as a protective colloid and administered intravenously to a child with histoplasmosis. The hepatic and splenic distribution of the material suggested further use in diseases involving these organs. The next year HAHN and SHEPPARD began using $^{52}MnO_2$ colloid (cyclotron produced) in the treatment of acute and chronic leukemias and Hodgkin's disease. In 12 cases of acute leukemia there was a variable response but in 2 instances survival for nine and twelve months occurred. In the latter case the patient was symptom-free for nine months (HAHN 1951).

Excellent results were obtained in treatment of chronic myelogenous and lymphogenous leukemia. Remissions of four to six months were the rule and there were no adverse side effects found in using the $^{52}MnO_2$ in 10 cases during 1945—1946 (HAHN 1951).

In the treatment of 35 cases of Hodgkin's disease about 7 showed rather dramatic results but the use of the $^{52}MnO_2$ colloid and later ^{198}Au was discontinued in this disease because of the extravagant claims for HN_2 therapy at that time and it was not felt justified to continue this approach. If such attempts are renewed with these or other colloids it is suggested that careful grouping of patients to be therapeutically studied be considered as to their pathological classification into paragranulomas, granulomas and sarcomas inasmuch as the prognosis and expected responses are highly different in each instance.

A year later, in 1946, with the availability of reactor produced isotopes and consequently much more economical conduct of a therapeutic program the ^{198}Au isotope was first used as a substitute for the ^{52}Mn and easily reproducible and stable gold colloids were made for therapeutic administration by these investigators.

In the ensuing ten years about 80 cases of chronic leukemia were treated with intravenous ^{198}Au colloid with uniformly good results. Dosage was stabilized at about 0.8 to 1.2 mc/kgm with remissions lasting from four to seven months (QUIMBY 1951; HAHN, CAROTHERS et al. 1956; FELLINGER and VETTER 1955). A comparison was made of the use in individual patients of ^{198}Au colloids by vein and conventional roentgen-ray therapy to the spleen in a series of 18 cases (HAHN, LAREAU et al. 1958). The clinical results were almost exactly the same the chief advantage in using the intravenous colloid residing in the fact that there was no radiation sickness and that it constituted a single injection treatment to an ambulant patient, thus saving considerable patient, physician and hospital time. An interesting facet presented itself in the course of conduct of these latter studies in that by error one patient received twice (100 mc) the intended dose by vein. We were prepared to administer transfusions and other supportive therapy as a result. However, they were never necessary. The patient had a remission lasting two and one-half years (HAHN et al. 1958). This suggests that in all earlier attempts at control of the disease by this agent the patients had been grossly undertreated. We feel that this agent offers as good a means of control of the chronic leukemic process as is available at the present time. Certainly the ill-advised statement by the Council on Pharmacy and Chemistry of the American Medical Association to the effect that colloidal gold should not be used intravenously in the treatment of leukemia is to be questioned highly (A. M. A. Council on Pharmacy and Chemistry 1955).

CHEVALIER and BURG have used intravenous suspensions of $Cr^{32}PO_4$ in chronic leukemia and have obtained satisfactory responses.

Since about 90% of the gold colloid is located in the liver following its intravenous administration, the possibility of its use in treatment of primary or secondary carcinoma of this organ presents itself. In most instances the disease is too far advanced when diagnosed for any such successful application. Usually the tumor nodules are too large to lend themselves to radiation by nearby isotope residing in normal liver tissue. The tumor cells themselves do not have any phagocytic capacity. Thus, in effect, one is irradiating only the residual normal liver tissue. In very early cases of secondary metastatic spread involving micro-embolic implants however as encountered in "curative operative" pneumonectomies or lobectomies in bronchogenic carcinoma there is good reason to expect that cancericidal doses can be effected (see p. 196).

c) Infiltrative therapy. Use of insoluble colloids and suspensions

α) Prostatic cancer

We at first attempted to treat carcinoma of the prostate by the transurethral or rectal approaches in about 30 patients. The results were not very satisfactory due to the inability to obtain uniform distribution of the colloid (SHELLEY and HAHN, unpublished). FLOCKS, CULP, ELKINS and EVANS (1956), however, using supra-pubic exposure have employed such interstitial use of radioactive gold colloids in well over 500 cases with very satisfactory results. Using this approach it is possible to expose the prostate, the regional lymph nodes, the lymphatics near rectum, seminal vesicles and adjacent lymphatics so that either visualized or probable tumor can be competently infiltrated with radioactive material. Resectable tumor having been removed the adjacent area is thoroughly infiltrated. The surgical removal of as much involved tissue as possible prior to infiltration is absolutely essential. This allows the use of smaller doses and a greater concentration of the material in the non-excised tissue. Layers of fascia around the prostate and seminal vesicles with their vessels and their lymphatics form a fascial compartment aiding in retaining the sol in the desired location. Many of these tumors are exceedingly dense and hard and require using a syringe which can be manipulated under a high pressure. From

1.5—2.0 mc of radio gold per gram of estimated tissue is administered keeping the volume as low as possible. If the volume is too large the fascial compartments are disrupted and the material spreads beyond the desired area. In addition to the loss of the material from the desired site this increases the possibility of rectal damage. By following the Flocks procedure we have had considerably greater success in handling prostatic cancer than in our early attemps. In certain special cases perineal injections may be made as substitutes for or in addition to direct injection at retro-pubic exposure (Hahn 1958).

β) Cancer of the cervix

In our early attempts to treat carcinoma of the cervix and vagina by direct infiltration with radio colloidal gold the end results were disappointing probably due to the use of too small dosages (Hahn 1951). Other difficulties encountered were extreme vascularity (resulting effectively in an undesired intravenous dose) or tissues which would otherwise not retain sol because of their peculiar consistency. These represented lesions which did not lend themselves to treatment by this method.

Since that time Sherman and Allen and Kottmeier and Moberger (1955) have done considerable work with the use of gold colloids in carcinoma of the cervix. The infiltration is directed toward the lateral pelvis. The gold is injected into each of the parametria, 50 mc to each side. Such therapy is used primarily to combat lymphatic metastases. It is accompanied by conventional use of intracavitary radium and often followed by a Wertheim hysterectomy and lymphadenectomy several weeks later. The chief complaint in their and our patients to such a procedure has been pain in the pelvis, buttocks and upper thighs following a sciatic distribution. This may begin the forth or fifth day following treatment but usually is not existent by the end of the second week.

Sherman and Allen have found a decided increase in five year survivals following such treatment of cervical carcinomata. They have treated over 100 cases.

Inasmuch as lymphatic spread is being combatted we feel that silvercoated radio gold should be worth study in such parametrial therapy (see p. 194 and p. 196).

γ) Bladder tumors

It should be mentioned that perhaps the greatest degree of exposure to the operator is encountered in the treatment of either bladder of prostatic tumors by infiltrative or implantation techniques when using the supra-pubic operative approach. This is important from a number of standpoints. If transplantation of the ureters in cases, of bladder tumors, are to be undertaken these procedures should be accomplished before introduction of the radioactive material to avoid unnecessary exposure to the operative personnel. It is during closure, following administration, that the personnel receives the greatest sustained amount of irradiation. If a large number of such treatments are being carried out it is a good policy to rotate the closure teams.

Perhaps at this point it would be best to briefly mention the arguments for and against pure beta, pure gamma and mixed emitters. It is an argument well deserving attention in a symposium devoted entirely to this subject. We can not be too didactic when considering the wide variety of tumors under consideration and the different degrees of lymphogenous and hematogenous spread from them. In the prostatic tumors spread is largely by extension. Therefore in these cases we have been inclined to use ordinary radioactive gold colloids as also has Flocks and his group. It is quite possible that here one might profitably substitute chromic phosphate suspensions as pure beta particle emitters and thus lessen the exposure of the operative personnel. On the other hand in the bladder tumors where lymphatic metastases probably play a greater role we have employed silvercoated radioactive gold colloid which we have shown is much more rapidly taken up by the lymphatics (see p. 196).

Infiltrative use of silver-coated gold colloids in the management of 35 cases of bladder tumors has not given rise to as satisfactory results as gold in treatment of a similar number of cases of carcinoma of the prostate in our hands (SHELLEY and HAHN, unpublished).

δ) *Non-resectable lung tumor*

Infiltrative treatment has also been used by us in 8 lung cases which might be classified as the operable non-resectable types as well as the palliative resectable types. In neither of these groups is there any expectation of curative results and it is extremely difficult to determine at autopsy whether any good has been accomplished. NYLANDER et al. (1956) have briefly described treatment in 11 such cases. It would require a large series of randomized patients to determine whether such procedures are of palliative value or not. Furthermore, these are two conditions in which the radiologist has been concerned by adjuvant use of external irradiation and it seems likely that such an approach will prevail for sometime to come.

ε) *Carcinoma of breast*

Beginning in 1947, and for a few years thereafter, we studied a number of cases of advanced carcinoma of the breast by infiltrative procedures with radioactive gold colloid. There was no doubt that effective local irradiation was produced. In one instance on repeatedly increasing our dosage complete obliteration of the breast occurred in a far advanced tumor. We were impressed however with the failure in such advanced cases of the gold colloid to be found in the axillary or supra-calvicular nodes following its injection into the mammary tissue. Neither was there indication of contralateral uptake of this material. On a basis of the findings in intrathoracic drainage, however, it would seem to be profitable to investigate the use of the silver-coated gold colloid in the breast tumors (see p. 194 and p. 196). We have not had access to sufficient patient material to warrant such a study to be made in our laboratory.

ζ) *Miscellaneous carcinomas and sarcomas*

There have been numerous reports of the use of infiltrated colloids in the treatment of a scattered number of cases of carcinoma and sarcoma. We have reviewed briefly the results obtained in a few of our own early cases elswhere (HAHN 1956; HAHN, GOODELL et al. 1947). One of the more notable was a classical neurogenic sarcoma. As is quite typical this lesion had recurred several times following surgery. An attempt was made by using massive amounts of the gold colloid by infiltration to obliterate the tumor mass entirely. Over a period of seven weeks 210 mc were infiltrated peripherally at the base of the tumor mass with a resultant decrease in size and replacement by fibrous tissue. It was therefore decided to attempt complete obliteration of the lesion and 133 mc was infiltrated at one time throughout the mass. The estimated equivalent beta roentgen dose of this latter injection was 200,000. Later another 180 mc were injected. There was some depression of the bone marrow elements which responded readily to transfusions. Subsequently, the residual fibrotic lesion was subjected to radical surgery. Eight years later the patient was reported as alive and well and working in a distant city. Such massive amounts of isotopes used locally have seldom been given in humans. It is surprising how well they are tolerated without eliciting severe undesirable systemic reactions. As we stated many years ago once the overlying skin can be circumvented the underlying tissues are capable of withstanding a very considerable amount of internal irradiation. We have treated a wide variety of carcinomas and sarcomas interstitially with gold, totaling about 200 cases. In most instances good palliation resulted and apparent cures in some. Best final evaluation of such use of this material will be forthcoming from reports of such investigators as cited above (see p. 190 and p. 191) where large series of patient material in each category are available for study.

We feel very strongly that there has been, in general, far too much hesitancy to apply upper limits of internal irradiation by infiltrative procedures especially in some more common malignant growths. The experiences among the British using extremely large amounts of ^{131}I in treatment of carcinoma of the thyroid as well as our own experience using large amounts of ^{198}Au colloid in infiltrative therapy and also in using large amounts of colloids by the intravenous route have shown that the tolerance of the body is probably a great deal higher than formally supposed. A very few largely unsubstantiated reports concerning the high degree of sensitivity of certain tissues have appeared. Certainly the reticuloendothelial system is capable of absorbing safely many times the amount of irradiation it was formally thought capable of doing. Under certain conditions the hematopoietic system may, it is true, present a limiting factor in some internal irradiation procedures but it should be remembered that this system is also highly capable of recovery from a temporary insult if the proper supportive measures are used. Such temporary massive insults may be necessary in order to care for some malignant tumors adequately by radiation methods.

d) Intracavitary therapy

α) ^{198}Au colloids in management of peritoneal ascites and pleural effusions

In 1945 using zinc^{-63}, an exceedingly short-lived cyclotron produced isotope, MÜLLER (1956) was able to demonstrate the suppression of peritoneal ascites in a case of carcinoma of the ovary. In 1947 HAHN, GOODELL et al. demonstrated that when radioactive gold colloids were introduced into the peritoneal cavity they remained uniformly distributed there throughout the time of dissipation of radiation. Use of this material became more widerspread by 1949 and at the present time constitutes one of the most accepted methods of combatting peritoneal ascites and pleural effusions as sequelae to advanced carcinoma (MÜLLER 1945; KENT and MOSES 1951; WALTON et al. 1952; SIMON 1955; ANDREWS 1956; HAHN et al. 1958). It has been estimated that between 5000—10000 patients are treated annually in the United States for these conditions and perhaps a similar number on the continent and in the United Kingdom combined. The mechanism of action is entirely unknown. For that matter the mechanism of production of ascites itself is unknown. The gold is apparently picked up by the fixed macrophages of the serous surfaces in a relatively uniform manner and it is possible that its action is exerted upon the end-arteries, as suggested by the histological reactions when radioactive gold is administered to internal organs.

The commonly used dosage is from 75—100 mc in one side of the pleural space and from 125—150 mc in the peritoneal cavity. This therapy is effective in from 50—85% of the cases according to very widespread reports.

Table 2. *Frequency of thoracenteses of Pt.C.M.*

Date		Fluid removed (ml)
12-26-52		850
1-8-53		1250
1-17-53		1500
1-21-53		1000
1-22-53		1700
1-23-53		700
1-26-53		1200
1-29-53		1150
1-31-53		900
2-3-53		1000
		10450 (6 weeks)
2-3-53	72 mc ^{198}Au	1000 (4,5 weeks)
3-7-53		
3-16-53	Died	

There have been various kinds of apparatus for administration of gold colloids for peritoneal and pleural administration. In general the methods of injection can be divided between the use of "direct syringe" or the "wash-over" techniques. In treatment of either cavity it is essential that free-flow of fluid be established prior to injection. This is largely to avoid loculation. We feel that the advantage in using the syringe technique consists in the ability to establish, following administration of the material, that one is still in the desired space and not performing unwittingly a partial or whole interstitial injection. Furthermore, at various times during injection withdrawal of fluid can demonstrate the degree of dilution of the colloid with the effusion fluid and thus further reassure the operator. As one becomes experienced he can learn to check on his estimate of residual fluid in the cavity. The chief advantage in the wash-over technique lies in the lower degree of radiation exposure to the operator. In either of these procedures, due to the speed of administration, the exposure has been uniformly shown to be quite low in our experience in spite of the fairly large doses of isotope being handled.

The type of patients chiefly benefited by such intracavitary therapy has not been properly elucidated. In our relatively small series of 115 cases we have attempted to do so (HAHN, MENEELY et al. 1958). Although the intraperitoneal use is perhaps most frequently used in metastatic carcinoma of the ovary nevertheless some of our better results were obtained in a miscellaneous group of tumor conditions. Similarly, better results were also obtained in a number of miscellaneous conditions rather than in the intrapleural treatment for breast and lung tumor. A survey of the combined experience of a large number of users is indicated since it might allow a better prognostication of the results in palliation of effusions in general.

β) Silver-coated ^{198}Au colloids in treatment of pleural effusions

For purposes which will be pointed out in more detail below (p. 196) we developed silvercoated radioactive gold colloids in 1950 as a substitute for silver colloids which had been shown by us to be more readily taken up by the lymphatics than ordinary radioactive gold colloids.

These silver-coated gold colloids were studied in a series of cases of peritoneal ascites and pleural effusions (HAHN, MENEELY et al. 1958). Briefly there seems to be no appreciable difference between the two colloids in the peritoneal subjects. However, in the small series of cases studied, the silvercoated colloid resulted in effective control of 100% of the cases of pleural effusions treated in contrast to about 70% with the gold colloid. This suggests that the silver-coated gold colloid be given more widespread trial in the treatment of pleural effusions.

Table 3

Diagnosis (primary site)		Good	Poor	Too short survival	Insufficient follow-up	Per cent effectiveness[a]
Peritoneal Au total treatments	38					
Ovary		9	5	1		80%
Breast		3	1	1	2	
Uterus		3		1		
Lymphosarcoma				1	1	
Miscellaneous		5		1		
Unknown		4				
Peritoneal Ag-Au total treatments	13					
Ovary		2	2			62%
Breast		1				
Miscellaneous		1	1	2		
Unknown		1		2	1	
Total intraperitoneal	(51)	29	9	9	4	

[a] Good results/good+poor results.

Table 4

Diagnosis (primary site)		Good	Poor	Too short survival	Insufficient follow-up	Per cent effectiveness[a]
Pleural Au total treatments	57					
Ovary		2				70%
Breast		11	7	3	1	
Lung		7	4	2		
Lymphosarcoma		2		2	1	
Miscellaneous		6	2	1	1	
Unknown		4	1			
Pleural Ag-Au total treatments	11					
Breast		4		1		100%
Lung		2		1		
Miscellaneous		2		1		
Total pleural	(68)	40	14	11	3	

[a] Good results/good+poor results.

As stated above, the mechanism for production of ascites and effusions being unknown, we are not prepared to speculate concerning this suggested difference in action. It remains for a considerably larger series under statistically controlled conditions to be carried out to determine the relative efficacy of these two collateral materials.

γ) Prophylactic use of radiocolloids postoperatively to prevent seeding of cancer

Goldie and Hahn in 1950 found that in the cellular peritoneal exsudate of mice innoculated intraperitoneally with ^{37}S tumor cells, the latter were highly sensitive to small amounts of radiation well tolerated by the mice themselves while macrophages showed very high resistance to the same agent. It was possible using radioactive colloidal gold to obtain complete destruction of free tumor cells in the peritoneal cavity of such mice.

We and others have occasionally used radioactive colloidal gold postoperatively as a prophylactic agent to prevent seeding of cancer cells especially in cases of carcinoma of the ovary (Keetel and Elkins) where spillage is recognized to be quite common. In order to determine the efficacy of this approach it will obviously be necessary for a considerable group of patients to be studied with proper statistical randomization of controls.

Its application, in ovarian tumors in humans, may very well deserve extension to other operative procedures in which, by surgical manipulation, spread of free tumor cells may be anticipated in one of the larger body cavities. This type of procedure may ultimately constitute one of the more valuable contributions of isotope procedures as adjuvants to surgery in treatment of cancer.

δ) Radioactive chromic phosphate and ^{90}Y as substitutes for ^{198}Au colloids

Some uses of chromic phosphate have been reported as a substitute for gold in the control of ascites formation. It would not be anticipated that the substitution of such suspensions for the gold colloid would be as successful in intracavitary studies. The larger size particles seem to agglomerate readily and tend to settle affording non-uniformity in the distribution of the radiation. Their widespread use might also be limited by production facilities at the present time.

Its chief proponents include Jaffe (1955), Lange et al. (1956) and Jacobs (1958). All of these investigators reported about two-thirds satisfactory results obtained in pleural and peritoneal cases. For the most part, dosages averaged 5—7 mc in a pleural space and 10—12 mc in the peritoneum.

Interstitially as a substitute for gold treatment of inoperable carcinoma of the prostate RUSCHE and JAFFE (1955) have treated some 80 patients and find that about two-thirds show excellent to good clinical responses. The dosages were 0.3—0.5 mc per gram of prostatic tissue with the average total dose of 25 mc. As in the case of FLOCKS et al. using gold the material was administered at time of supra-public exposure. Treatment of carcinoma of the bladder as well as prostate with such suspensions has been also reported by MOORE and associates with apparently good results (1956).

It is extremely doubtful if there would be any lymphatic transport of such large particles as 1—2 micra using chromic phosphate in such disease conditions where lymphatic, spread is to be anticipated. In this regard we might mention that in cervical carcinoma, where lymphatic spread is being combatted, we used silver-coated colloids in 1955 in treating 5 patients (unpublished data) in which the material was well tolerated with the exception of the pain noted earlier. Depending upon the type of tumor one must be judicious in choosing the agent with which to attack it.

HENSCHKE, CARD and COLE used chromic phosphate prophylactically in 98 cases postoperatively for destruction of cells "spilled" during operation. They felt that the results showed promise (see p. 189). There have been some suggestions of the use of ^{90}Y also as a substitute for gold in intracavitary suppression of ascites. However, little or no clinical results have been forthcoming to date. This material is claimed to act as a colloid although it is introduced usually as a crystalloid. Further studies on its distribution following introduction into the large serous cavities should be carried out especially since it is a bone-seeker.

ε) Silver-coated radioactive gold colloids as adjuvants to pneumonectomy or lobectomy in treatment of bronchogenic carcinoma by lymph node irradiation

Bronchogenic carcinoma, an insidiously growing tumor, has been stated to have increased in incidence by a factor of six times during the past generation. It is now recognized as the commonest internal tumor in males in which sex it is predominant by a ratio of about 7:1. Of the diagnosed cases only about half are operable and of these only about 50% resectable. Of the "curative resectable" groups the five year salvage rate is only about 20%. Thus, the overall cure rate in this "silent tumor" is only about 5%. It is generally felt that metastasis is primarily by way of the thoracic lymphatics although it is also recognized that 40% of these patients have liver or adrenal metastases. In addition cerebral metastases are not infrequent. Thus the last three might very logically be assigned to hematogenous spread.

Ten years ago we began studies in which radioactive gold colloids were instilled into the bronchus in an effort to irradiate the draining lymphatics (MENEELY et al. 1953). Because, presumably of its inertness, the isotope was very slowly taken up by the lymphatics. Subsequently, silver colloids were found to move much more readily but ^{111}Ag was expensive and difficult to obtain. Therefore silver-coated radioactive gold colloids were developed by us (HAHN and CAROTHERS 1951) and were found to be promptly taken up by the lymphatics of prime interest namely the sternal and mediastinal nodes. Such therapy was felt to be applicable approximately two weeks preoperatively thus allowing time for decay of the isotope to avoid unnecessary exposure to the operative personnel.

Subsequently, we investigated the distribution of the silver-coated colloids when introduced into the empty hemi-thorax following pneumonectomy (MATUSKA et al. 1955, 1958; HAHN 1956). The distribution was again favorable and it was found that frequently from 100,000—200,000 beta equivalent roentgens could be delivered to lymph nodes. This procedure in humans has been in use by us now for seven years. More recently we have also employed it following lobectomy since we have found that approximately one- third of the resections in the USA are being done by this procedure. In this last case the material is injected into the last drainage tube before its removal. In a small series

Table 5. *50 mc silver-coated radio gold colloid into empty chest 72 hours after pneumonectomy, sacrificed 5 days after injection.* Dosages in β equivalent roentgens

	59—8 male	59—9 female	59—10 male	59—11 female	59—12 male	59—13 female
Inguinal No 1 .	8	4	15	11	4	3
Inguinal No 2 .	150	150	75	34	76	74
Liver	191	46	46	270	53	76
Spleen	190	27	65	34	87	65
R. upper lung	57	11	116	46	187	270
R. middle lung	76	16700	30	3000	460	15200
R. lower lung	156	365	76	34	270	365
Bifurcation . .	1100	12500	760	2300	1600	12500
L. tracheal . .	145	110	2300	95000	7600	2600
R. tracheal . .	36500	13700	212000	207000	11000	75000
R. bronchial . .	1450	460	1180	3720	6100	9100
L. mediastinal	25000	12100	20600	53300	91300	1500
R. mediastinal	25400	33500	85200	145000	62000	68000
L. sternal . . .	—	64000	136000	215000	81500	145000
R. sternal . . .	89000	45000	58000	148000	87500	127000
	2.22 %	2.72 %	4.64 %	8.26 %	2.07 %	1.75 %
	% uptake injected material, by nodes — average: *3.6* %					

of 8 patients in whom a "curative resection" has been carried out 4 are alive and well after three to six years. The dosage used is 150 mc of the silver-coated gold.

In order to contend with the hematogenous spread, some of which possibly occurred as a result of operative manipulation, we are presently in some instances also injecting *50—75 mc of ordinary radioactive gold colloid intravenously* two weeks following operation. Given in this manner the material undergoes 90 % phagocytosis by the liver and it is to be hoped adequate to care for micro-embolic implants.

It is essential that very close attention to patients be given following this intravenous application. We have had one fatal case of agranulocytosis and one of transient severe leukopenia with this additional course of therapy. However, in view of the seriousness of the metastatic implications we still feel it justified.

A nationwide statistically randomized study of several hundred such cases is underway in the USA and participation by interested institutions and investigators throughout the world is invited (Hahn 1960).

ζ) Intracystic use of ^{198}Au, ^{24}Na and ^{82}Br isotopes in bladder tumors

Many bladder tumors are characterized by the existence of multiple papillomata and such tumors have been the subject of a fairly considerable amount of therapeutic isotope therapy. Solid sources placed in the center of rubber bags have been used but generally discarded because of problems of changing geometry. Smithers, Wallace and Trott (1956) have used latex bags utilizing ^{24}Na and ^{82}Br. The reader is referred to an article by Walton and Sinclair (1952) for a discussion of the use of large and small balloons in this connection. Müller (1949) also used such ballons in conjunction with ^{60}Co for similar purposes but one must recognize the possibility of prolonged contamination in the event of a spill in using such an isotope for these purposes. Ellis and Oliver (1955) have more recently shown that the balloon can be dispensed with by using colloidal ^{198}Au introduced directly into the bladder. Adsorption to the bladder walls did not occur in their work even following instillation over periods of 2—3 hours. Using this method they permitted 300 mc of the material to be retained by means of a Foley catheter for 3 hour periods. Total retention of the colloid following such therapy was minimal. Dickon and Lang (1960) have recently reported on results using this latter method in papillomata.

References

A. M. A. Council on Pharmacy and Chemistry. New and non-official remedies. J. Amer. med. Ass. **159**, 1294 (1955).

ANDREWS, G. A.: Therapeutic use of artificial radioisotopes, edit. P. F. HAHN. New York: John Wiley & Sons 1956.

BEIERWALTES, W. H., P. C. JOHNSON and A. J. SOLARI: Clinical use of radioisotopes. Philadelphia: W. B. Saunders Company 1957.

CHEVALIER, A., and C. BURG: Personal communication to author.

DAMESHEK, W.: Physiopathology and course of polycythemia vera as related to therapy. J. Amer. med. Ass. **142**, 700—797 (1950).

DICKSON, R. J., and E. K. LANG: Treatment of papillomata of the bladder with radioactive colloidal gold Au 198. Amer. J. Roentgenol. **83**, 116—122 (1960).

DUFFY, B. J.: Can radiation cause thyroid cancer? J. clin. Endocr. **17**, 1383—1388 (1957).

ELLIS, F., and R. OLIVER: Treatment of papilloma of bladder with radioactive colloidal gold Au 198. Brit. med. J. **1955 I**, 136—139.

FELLINGER, K., u. H. VETTER: Radioaktive Isotope in Klinik und Forschung. Strahlentherapie Sonderbd. **33**, 175—182 (1955).

FLOCKS, R. H., D. A. CULP, H. B. ELKINS and T. C. EVANS: Therapeutic use of artificial radioisotopes, edit. P. F. HAHN. New York: John Wiley & Sons 1956.

FREEDBERG, A. S., G. S. KURLAND and H. L. BLUMGART: The pathologic effects of I 131 on the normal thyroid gland of man. J. clin. Endocr. **12**, 1315—1348 (1952).

GOLDIE, H., and P. F. HAHN: Effects of radioactive iodine on free sarcoma 37 cells in peritoneal fluid of mouse. Proc. Soc. exp. Biol. (N.Y.) **74**, 634—638 (1950).

HAHN, P. F.: Artificial radioisotope therapy. New York: Academic Press 1951.

— Therapeutic use of artificial radioisotopes, edit. P. F. HAHN. New York: John Wiley & Sons 1956.

— Treatment of cancer and allied diseases. I. Principals of treatment, edit. G. T. PACK and I. M. ARIEL. New York: Paul B. Hoeber 1958.

— The adjuvant therapy of bronchogenic carcinoma following pneumonectomy or lobectomy with the intrathroracic introduction of silver-coated radioactive colloidal gold. Stuttgart: F. K. Schattauer 1960.

—, and E. L. CAROTHERS: Radioactive metallic gold colloids coated with silver and their distribution in lung and its lymphatics following intra-pulmonary administration; therapeutic implications in primary lung and bronchogenic tumors. Brit. J. Cancer **5**, 400—404 (1951).

— — and H. BRUMMITT: Synergistic effect of internal irradiation and phlebotomy on production of cirrhosis and ascites in dogs. Amer. J. Physiol. **175**, 162—166 (1953).

HAHN, P. F., E. L. CAROTHERS, G. W. HILLIARD, L. BERNARD and M. A. JACKSON: Therapeutic use of artificial radioisotopes. New York: John Wiley & Sons 1956.

— J. P. B. GOODELL, C. W. SHEPPARD, R. O. CANNON and H. C. FRANCIS: Direct infiltration of radioactive isotopes as means of delivering ionizing radiation to discrete tissues. J. Lab. clin. Med. **32**, 1442—1453 (1947).

— D. G. LAREAU, B. L. FEASTER, E. L. CAROTHERS, F. GOLLAN, G. R. MENEELY and D. SHERMAN: Intravenous radioactive gold in the treatment of chronic leukemia. Comparison of results with conventional roentgen therapy to the splenic area. Acta radiol. (Stockh.) **50**, 565—572 (1958).

— G. R. MENEELY and E. L. CAROTHERS: The use of gold and silver-coated radioactive gold colloids in the palliation of ascites and pleural effusions. Brit. J. Radiol. **31**, 240—245 (1958).

— E. B. WELLS and G. R. MENEELY: Circulating red cell mass in polycythemia vera as determined by red blood cells tagged with radioactive isotope of iron. Sth. med. J. (Bgham, Ala.) **43**, 947—950 (1950).

—, and G. H. WHIPPLE: Iron metabolism; its absorption, storage utilization in experimental anemia. Amer. J. med. Sci. **191**, 24—42 (1936).

HAMILTON, J. G., M. H. SOLEY and K. B. EICHHORN: Deposition of radioactive iodine in human thyroid tissue. Univ. Calif. Publ Pharmacol. **1**, 339—367 (1940).

HERTZ, S., and A. ROBERTS: Radioactive iodine as indicator in thyroid physiology; use of radioactive iodine in differential diagnosis of 2 types of Grave's disease. J. clin. Invest. **21**, 31—32 (1942).

HURSH, J. B., and J. W. KARR: Manual of artificial radioisotope therapy. New York: Academic Press 1951.

JACOBS, M. L.: Radioactive colloidal chromic phosphate to control pleural effusion and ascites. J. Amer. med. Ass. **166**, 597—599 (1958).

JAFFE, H. L.: Treatment of malignant serous effusions with radioactive colloidal chromic phosphate. Amer. J. Roentgenol. **74**, 657—666 (1955).

KEETEL, W. C., and H. B. ELKINS: Experience with radioactive colloidal gold in treatment of ovarian carcinoma. Amer. J. Obstet. **71**, 553—568 (1956).

KENT, E. M., and C. J. MOSES: Radioactive isotopes in palliative management of carcinomatosis of pleura. J. thorac. Surg. **22**, 503—516 (1951).

KESTON, A. S., R.-P. BALL, Z. K. FRANTZ and W. W. PALMER: Storage of radioactive iodine in metastasis from thyroid carcinoma. Science **95**, 362—363 (1942).

KOTTMEIER, H. L., and G. MOBERGER: Experience with radioactive colloidal gold as additional treatment in radiotherapy of uterine cancer. Acta obstet. gynec. scand. **34**, 1—29 (1955).

LANGE, R. H., J. L. SHIELDS and H. M. ROZENDAAL: Colloidal radioactive chromic phosphate in control of malignant effusions. N.Y. St. J. Med. **56**, 1928—1931 (1956).

LAWRENCE, J. H.: Polycythemia. New York: Grune & Stratton 1955.

— N. I. BERLIN and R. L. HUFF: Nature and treatment of polycythemia; studies on 263 patients. Medicine (Baltimore) **32**, 323—388 (1953).

— K. G. SCOTT and J. W. TUTTLE: Studies on leukemia with aid of radioactive phosphorus. New int. Clin. **3**, 33—58 (1939).

MATUSKA, R. A., P. F. HAHN, R. I. CARLSON, S. H. AUERBACH and G. R. MENEELY: Lymphatic drainage of silvercoated radioactive gold colloid following intrathoracic administration to pneumonectomized dogs. J. thorac. Surg. **30**, 525—530 (1955).

— — — — — Further observations on the lymphatic pick-up of radioactive silvercoated gold colloid administered intrathoracically to dogs. J. thorac. Surg. **35**, 135—138 (1958).

MENEELY, G. R., S. H. AUERBACH, C. C. WOODCOCK, R. C. KORY and P. F. HAHN: Transbronchial instillation of radioactive gold colloid in the lung of the dog. Distribution studies, survival and pathology. Amer. J. med. Sci. **225**, 172 (1953).

MOORE, E. V., D. GAMBLE and R. L. LIBBY: Experiences with radioactive chromic phosphate in urological tumors. A.M.A. Arch. Surg. **72**, 464—468 (1956).

MÜLLER, J. H.: Über die Verwendung von künstlichen radioaktiven Isotopen zur Erzielung von lokalisierten biologischen Strahlenwirkungen. Experientia (Basel) **1**, 199—200 (1945).

— Über die multiplen Anwendungsmöglichkeiten eines langlebigen künstlichen radioaktiven Isotops (Co-60) in flüssiger Form für die Strahlentherapie maligner Tumoren. Schweiz. med. Wschr. **79**, 547—551 (1949).

— Therapeutic use of artificial radioisotopes, edit. P. F. HAHN. New York: John Wiley & Sons 1956.

MYANT, N. B.: Therapeutic use of artificial radioisotopes, edit. P. F. HAHN. New York: John Wiley & Sons 1956.

NYLANDER, P. E. A., E. LAUSTELA, T. M. SCHEININ and M. TURUNEN: Observations on the use of radioactive gold (Au 198) in the treatment of malignant tumours of the lungs and pleura. Ann. Med. exp. Fenn. **34**, 352—361 (1956).

OSGOOD, E. E.: Therapeutic use of artificial radioisotopes, edit. P. F. HAHN. New York: John Wiley & Sons 1956.

POCHIN, E. E.: Therapeutic use of artificial radioisotopes, edit. P. F. HAHN. New York: John Wiley & Sons 1956.

— N. B. MYANT and B. D. CORBETT: Leukaemia following radioiodine treatment of hyperthyroidism. Brit. J. Radiol. **29**, 31—35 (1956).

QUIMBY, E. B.: Artificial radioisotope therapy, edit. P. F. HAHN. New York: Academic Press 1951.

QUIMBY, E. H., S. FEITELBERG and S. SILVER: Radioactive isotopes in clinical practice. Philadelphia: Lea and Febiger 1958.

RAWSON, R. W., L. D. MARINELLI, B. N. SKANSE, J. B. TRUNNELL and R. G. FLUHARTY: Effect of total thyroidectomy on function of metastatic thyroid cancer. J. clin. Endocr. **8**, 826—841 (1948).

—, and J. B. TRUNNELL: Artificial radioisotope therapy, edit. P. F. HAHN. New York: Academic Press 1951.

RUSCHE, C., and H. L. JAFFE: Palliative treatment of prostatic cancer with radioactive colloidal chromic phosphate; 3 years experience and results. J. Urol. (Baltimore) **74**, 393—401 (1955).

SEIDLIN, S. M., L. D. MARINELLI and E. OSHRY: Radioactive iodine therapy: effect on functioning metastases of adenocarcinoma of thyroid. J. Amer. med. Ass. **132**, 838—847 (1946).

SHELLEY, H., and P. F. HAHN: Unpublished data.

SHERMAN, A. I.: Therapeutic use of artificial radioisotopes, edit. P. F. HAHN. New York: John Wiley & Sons 1956.

SIMON, N.: Radioactive gold treatment; results in 85 effusions due to cancer. J. Mt Sinai Hosp. **22**, 96—98 (1955).

SMITHERS, D. W., D. M. WALLACE and N. G. TROTT: Therapeutic use of artificial radioisotopes, edit. P. F. HAHN. New York: John Wiley & Sons 1956.

STROEBEL, C. S., and B. E. HALL: Artificial radioisotope therapy, edit. P. F. HAHN. New York: Academic Press 1951.

WALTON, R. J., and W. K. SINCLAIR: Intracavitary irradiation with radioactive colloidal gold in palliative treatment of malignant pleural and peritoneal effusions. Brit. med. Bull. **8**, 165—172 (1952).

5. Short-distance gamma beam therapy

By

O. Dahl, B. Mårtenson and R. Walstam

With 14 Figures

a) Introduction

As an extension of the surface application of radium, treatment by "radium at a distance" was introduced more than fifty years ago. By this method a larger percentage depth dose could be produced and more deeply seated lesions became accessible for irradiation by the hard gamma rays from radium.

Since 1917 when JANEWAY described his "radium-pack" there has been a continuous improvement of equipments and treatment methods at the various radiotherapy centres, especially in Britain and Sweden. In view of the fact that the beam properties were only suitable for relatively superficial regions, treatment methods were developed for various lymph node areas and tumours in the head and neck region. It was accepted at many centres that this type of treatment, often called "radium beam therapy", was the method of choice in the regions where the presence of bone and air cavities prevents homogeneous irradiation by conventional roentgenradiation (for example the oral region).

The same type of treatment is still in frequent use although the radium has been replaced as gamma-ray source by radioisotopes. The availability of these new radiation sources with their varying properties has resulted in a renewed interest in this field and a large number of new equipments and treatment methods have been developed in the last decade. At present the short-distance gamma beam therapy with radioisotopes is still considered to be of value for treatment of certain sites even in clinics where large modern supervoltage units are available.

The term short-distance will in the following description be used for treatment units or therapy methods using a source-skin distance (SSD) of less than 20 cm. The concept teletherapy is used to-day for gamma-therapy using short, medium, or long source-skin distance; here, however, the term teleradium therapy is used in its old sense (short-distance); radium beam therapy.

b) Treatment units

α) *Teleradium units*

The teleradium units were developed from the "*radium-packs*" in use at some clinics in the early 1920 s. At that time there were not sufficient quantities of radium available to allow construction of special sources for distant treatment. Radium needles and tubes designed for superficial or interstitial therapy were employed in these units. The radium was placed in a special container which was sometimes constructed to define a useful beam and which in some cases allowed a variable source-skin distance.

The radium-pack technique, however, had several disadvantages; the "radiation beam" was rather diffuse giving the surrounding healthy tissue an undesirable irradiation, sometimes resulting in troublesome local and general reactions in the patient; the extensive manipulation of great quantities of radium and the time-consuming setting up for treatment caused a heavy radiation exposure to the personnel.

When larger quantities of radium became available, *teleradium units* were constructed in order to reduce these drawbacks. In principle, such a unit consists of a radium source (a few grams) which by remote control can be moved from a radiation shielded "off" position to the "on"position in a treatment head provided with a beam defining aperture.

Two operating principles, both suggested by SIEVERT in 1937, have been used for the source transfer. One is the pneumatic system where the source is transfered to the treatment head from a storage safe situated some distance away from the unit through a tube by means of compressed air. In the other, the treatment head and a protective lead container are built together in one unit and the source is moved mechanically between the "on"- and "off"-positions (cf. Fig. 3). The former system offers better radiation protection when the source is in the "off" position while the latter system seems to admit of a more reliable solution of the transfer problem.

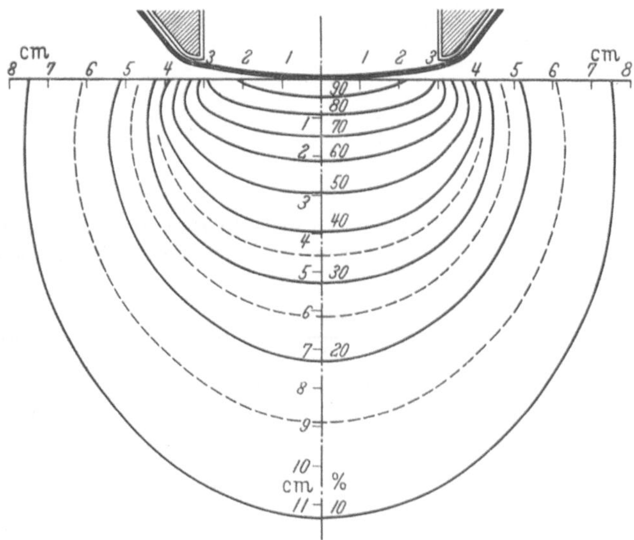

Fig. 1. The dose distribution of the 5 g Ra-unit in use at the Radiumhemmet until 1958. The relative depth dose is given as a percentage of the extrapolated surface dose

A general aim in the development of teleradium units has been to improve the protection for patients and personnel. This has been done by increasing the dimensions of the protective containers and by using heavier materials such as tungsten or uranium in the treatment head and beam nozzles. On the other hand a high degree of mobility is also essential to assure an accurate and prompt application to the patient thereby reducing the exposure time for the personnel.

Because of the low specific activity and the high self-absorption, radium sources have usually consisted of several small radium tubes distributed over a large area. This arrangement necessarily resulted in a very diffuse "radiation beam" exemplified by the isodose chart in Fig. 1. By using a "crossfire"-technique with a number of such "beams" applied at adequate distances a fairly homogeneous dose distribution could be obtained from the skin surface down to 4—6 cm depth. This technique was particularly advantageous in the convex areas in the head and neck regions where the presence of different kinds of tissue and air cavities also favours the use of gamma radiation. Two examples of treatments for such regions are given in Fig. 2.

β) Radioisotope units

Radiation sources. Although a number of different γ-emitting artificial isotopes have been suggested as radiation sources in short distance therapy, for instance by MITCHELL (1946) and BRUCER (1956), only three have been used in practice, namely ^{60}Co, ^{137}Cs and ^{192}Ir. The physical properties of these isotopes are summarized in Table 1 with those of radium given for comparison.

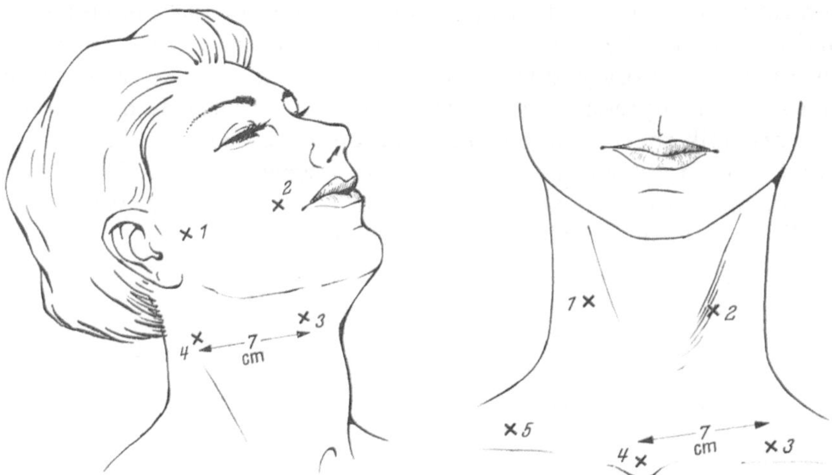

Fig. 2. Two examples of a multiple field technique with the 5g Ra-unit at the Radiumhemmet. The figures show possible positions of the field centres for irradiation of a carcinoma of the tongue and a thyroid carcinoma

Table 1

Isotope	γ-ray energy MeV	Approx. half-life	k factor[a]	Approx. specific activity available Ci/cm³
Radium-226[b] .	0.2 to 2.4	1600 yrs	8.3	5
Cobalt-60 . .	1.17 and 1.33	5 yrs	13	1000
Caesium-137 .	0.66	30 yrs	3.2	40
Iridium-192 .	0.14 to 0.65	74 days	2.4	500

[a] Gamma ray dose in rad/hour at 1 cm distance from a 1 mCi source.
[b] With primary filtration = 0,5 mm Pt

The short-lived isotope Iridium-192 can be used only in close cooperation with a nuclear reactor where reactivation of sources can be carried out through an exchange system. The fairly low mean energy (0.38 MeV) of its γ-radiation, however, requires less protective material and thus enables the construction of very handy units. MITCHELL (1960) has reported that the Iridium-unit at Cambridge has clinically proved to be suitable for treatment of tumours overlying and involving bone.

Caesium-137 has the advantage of quite a long half-life and requires less protection than ^{60}Co in the treatment unit and the surrounding protective barriers because of its lower energy. Its main disadvantages as γ-ray source in telegamma units are its low specific activity and low k-factor resulting in large source dimensions compared to a ^{60}Co source of the same strength. This involves an increased self-absorption in the source and increases the penumbra of the radiation beam. During the last few years, when ^{137}Cs-sources have been available, several new types of treatment unit have been constructed. Some of these have been intended to replace teleradium units (BAARLI 1959) while others have been made specifically for medium-distance fixed-field therapy in the head and neck region (HAYBITTLE et al. 1958), and still others, using larger SSD and supplied with movable diaphragm systems (BURNS et al. 1959, JOHNS et al. 1959, CLARKSON et al. 1959, WHEATLEY et al. 1960) might serve as efficient substitutes for orthovoltage machines.

The most common artificial radiation source in short-distance gamma beam units is ^{60}Co. This is because of its availability, its high specific activity, its useful half-life, and partly also because of the fact that the energies of its two γ-photons are very similar to the effective energy of radium. Thus it could be expected that the biological effect of ^{60}Co radiation would be very similar to that of radium.

Replacing radium with cobalt in existing units (LIDÉN 1952, Editorial Brit. J. Radiol. 1955) meant that a number of improvements could be made. By using higher activities, the treatment time could be reduced and by using greater treatment distance the depth doses could be increased. The higher specific activity also meant that the source dimensions could be reduced and this facilitated the production of well-defined beams and at the same time made possible better radiation protection.

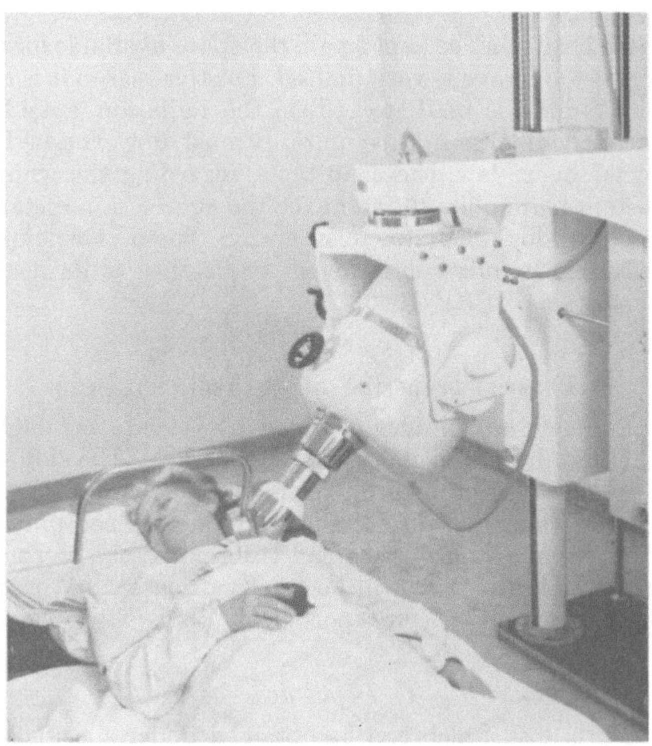

Fig. 3. General view of a short-distance ^{60}Co unit at the Radiumhemmet showing the lead protective container suspended in a wall stand. In the treatment head is inserted a beam nozzle with a "Back-pointer" for accurate setting up

Treatment units. In order to make use of artificial isotopes most advantageously, special treatment units have been constructed (LINDELL et al. 1956, ZDANSKY 1957, BAARLI 1959). One type, originally designed for ^{60}Co, is shown in Fig. 3.

A principal difference between short-distance gamma beam equipments and other teletherapie units is that the former have small treatment heads permitting positioning of the beam in confined regions (e.g. in the supraclavicular region).

Neither shutter systems, as used in connection with fixed sources, nor arrangements with the source in a moving wheel can be used in a small treatment head. This means that a source transfer is required in order to bring the source from a radiation protected "off" position to the "on" position in the treatment head. The mechanism in a short distance unit is therefore generally more complicated than that in a teletherapy unit for large treatment distances. For further details reference is made to the original papers (LINDELL et al. 1956, ZDANSKY 1957, BAARLI 1959).

Small dimensions of the treatment head and a high degree of mobility of the treatment unit are essential in order to make the application of the beam to the patient easy and to permit a very close approach even if the available space is limited. The unit shown in Fig. 3 is provided with a treatment head, which is made of tungsten alloy, and can be turned about its shaft. At different angles (45° and 90°) to the shaft two apertures are arranged to which beam nozzles can be attached. One aperture is used at a time, the other being closed by a tungsten alloy plug.

The beam nozzles define the source-skin distance, the field size and the shape of the edge of the beam. The nozzle requirements for the desired conditions may vary for different types of treatment. At the Radiumhemmet about 10 different beam nozzles have been developed for the unit shown in Fig. 3, in order to meet the clinical requirements. Examples of the construction, the properties of the beams and the clinical application are given in the following section.

Since the treatment head must be kept small, the space available for protective material for the "on" position of the source is very limited. For this reason it is not always possible, even if tungsten or uranium is used, to reduce the radiation outside the useful beam to the level recommended for large isotope units. It must, however, be borne in mind that, because of the inverse square law, the conditions, regarding the whole-body irradiation of the patient for instance, are quite different for the source-skin distances used in short-distance as compared with long-distance teletherapy. These viewpoints have been taken into account in the special requirements for short-distance units in some of the recent protection recommendations (ICRP 1960).

c) Physical properties of the radiation beam

Some of the well-known advantages attained by introducing high-energy radiation in radiotherapy are important also in short-distance therapy. The skin-sparing "build-up" effect, the reduced energy absorption in bone tissue and the low scatter component are of great significance. However, full use of these advantages can only be made by using suitable radiation sources and appropriate construction of the treatment unit. In this chapter the influence of these factors will be briefly discussed. A more detailed investigation regarding these factors has been reported by WALSTAM (1965).

α) Depth dose

The percentage depth dose which can be obtained under specified conditions at any point on the central axis of a beam is mainly dependent on the source skin distance (inverse square law) and the absorption and scattering of radiation in the tissue. The influence of the former is predominant in short-distance therapy with hard gamma rays. For point-sources, the relative depth doses along the central axes of the beam approximate as is illustrated in Fig. 4 to that given by the inverse square law (cf. GRIFFITH 1933). The percentage depth dose to be expected for a point-source when using a source-skin distance in the range 3—15 cm can be approximated from the dotted lines in Fig. 4 for the tissue depth concerned. The forward-directed scattering has a small influence on the depth dose curves. A large field, however, shows a slightly higher depth dose than a small field. The depth dose in Fig. 4 is given as a percentage of the *extrapolated surface dose*. This point of reference is also commonly used when plotting complete isodose contours for short-distance units because of the difficulty of measuring the real surface dose or the maximum dose. Although the absorption and scattering processes are of greater significance with lower energies, the inverse square law approximation for the depth dose distribution gives reasonable accuracy for ^{137}Cs and ^{192}Ir for the tissue depths with which short-distance therapy is concerned.

β) "Build-up" and skin-sparing effect

It is well known that a pure ^{60}Co or Ra gamma beam entering tissue shows a "build-up" effect due to the low backscatter component and the fact that the electronic equilibrium is first established at a depth of 3—5 mm in the tissue. For ^{137}Cs the equilibrium is established at 1—2 mm depth in the tissue because the lower energy results in shorter electron range (WHEATLEY et al. 1960).

In practice, the gamma beam is contaminated with electrons from the source holder and from the inner walls of the beam-defining system. This electron contamination can be reduced to a negligible level by an air gap of 15—20 cm for ^{60}Co and 8—12 cm for ^{137}Cs between the front of the diaphragm and the irradiated surface. The electron

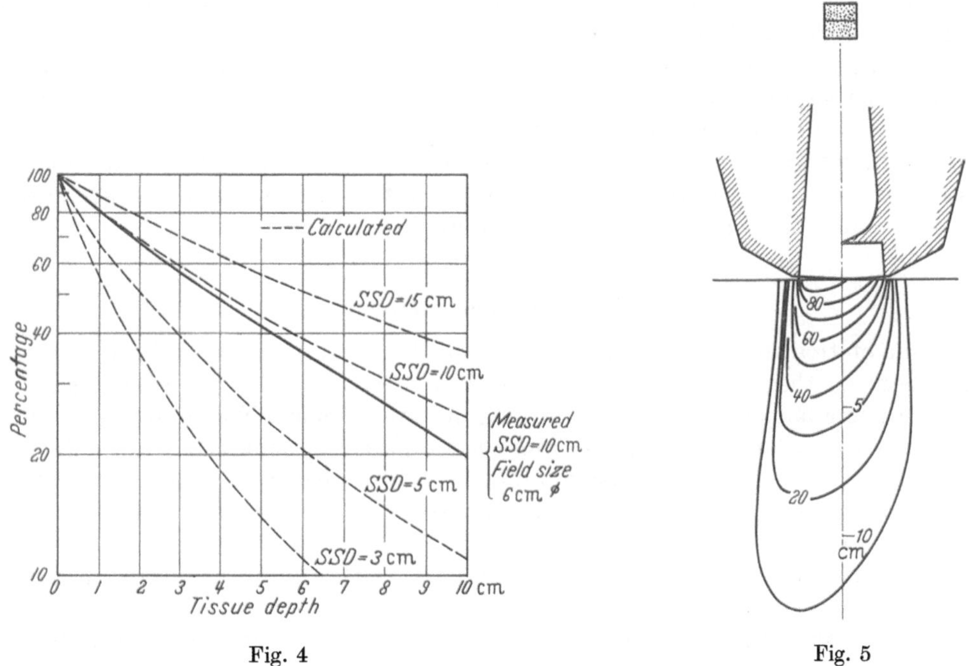

Fig. 4. Percentage depth dose curve for a ^{60}Co source 12 × 12 mm ⌀ at 10 cm SSD. Field size 6 cm ⌀. The broken lines represent the inverse square law curves for 3, 5, 10, and 15 cm SSD

Fig. 5. Isodose contours for a ^{60}Co beam nozzle with a lead wedge. The SSD is 10 cm and the nominal field size is 3.5 × 4 cm

contamination can also be reduced by electromagnetic filtration, by applying "electron-filters" (COLE et al. 1960) or to some extent by lining the inner walls of the beam-defining system with suitable materials.

In short-distance gamma beam therapy there is no air space available because the beam-defining system must be close to the skin in order to reduce the radiation outside the useful beam. However, by covering the end of the beam nozzle with a suitable thickness of material of medium atomic number a significant and clinically important reduction of the electron contamination can be obtained (HINE 1952).

Recent measurements on a ^{60}Co-unit with brass-covered beam nozzles indicate that the true dose-maximum lies at about 2 mm tissue depth and amounts to about 95 % of the extrapolated surface dose (WALSTAM 1965). A small "build-up" in the first two millimeters is possibly responsible for the marked skin-sparing effect observed in tele-radium-therapy and in the use of similar ^{60}Co-units.

When ^{137}Cs is used in such units the "build-up" effect is smaller, due to the shorter electron range. No reports are given so far regarding the possible clinical importance of any skin-sparing in short-distance therapy with ^{137}Cs.

γ) Isodose contours

In clinical practice, the most important property of the radiation beam is its three-dimensional dose distribution. This is generally provided by one or more than one isodose contour chart giving the dose distribution as measured in a homogeneous phantom.

Fig. 1 shows a typical isodose chart for a teleradium unit. Because of the large size of the source and appreciable radiation penetration of the relatively thin lips of the aperture, the edge of the beam is rather diffuse.

Modern units with small sources allow the construction of beam nozzles giving sharp-edged beams. This is demonstrated in Fig. 5 showing the dose distribution in one plane for a particular beam nozzle.

In general, measured isodose contours are valid only for the conditions prevailing during the measurements (phantom size, homogeneity of absorber, etc.). In clinical practice the beam is applied to inhomogeneous regions and in various parts of the body. In short-distance gamma beam therapy, however, corrections for such divergences are not as important as in orthovoltage therapy, since the depths concerned are sufficiently small as to make the inverse square law predominate.

d) Treatment methods

The aim of treatment planning is to select the most suitable radiation beams and arrange them so that a homogeneous dose is received by the diseased tissues with a minimum of irradiation to the surrounding normal tissue. The individual treatment planning has to be based on one or more appropriate anatomical planes through the centre of the lesion or three-dimensional models of the treatment zone. It is advisable in this work to use casts of the relevant skin contours in combination with measurements on suitable radiographs. Of particular importance in short-distance gamma-beam therapy is that the possibility of compressing soft tissues with the beam nozzles is taken into account. Even though the general problem is the same as in planning of orthovoltage or megavoltage therapy, the methods used in short-distance gamma-beam therapy are somewhat different. The main reason for this is that only relatively small fields are available and thus it is often necessary to use special multiple field techniques.

Using direct dose measurements within irradiated body cavities by means of ionisation chambers (SIEVERT 1932) is an excellent method to check the results from the dose calculations. By such measurements one can also make corrections for factors difficult to estimate such as the compression of soft tissues in various parts of the treatment zone.

It is not possible, within the scope of this paper, to go into details of the various treatment methods developed. Only a brief account of some of the principles can be given. For further information reference should be made to the original papers.

α) Coplanar fields

For treatment of small lesions (e.g. carcinomas of the larynx) and certain elongated superficial areas (e.g. malignant growths in lymph-nodes) it is often possible to use two or more radiation beams with the central axes in the same plane. The most suitable points of entry and directions of the beams can in such cases be deduced by placing transparent isodose contour charts on an anatomical cross-section of the patient.

A common application of this technique is the treatment of carcinoma of the larynx (DAHL et al. 1964). Fig. 6 shows the isodose contours for a two-field technique for treatment of a carcinoma of the vocal cords. The source-skin distance used is 10 cm, and the field size 3.5×4 cm; the beam nozzle used is provided with a built-in wedge filter. The dose distribution from this beam nozzle (cf. Fig. 5) makes it possible to get an even dose distribution within the region of the vocal cords without causing any hot spots in the anterior wall of the larynx.

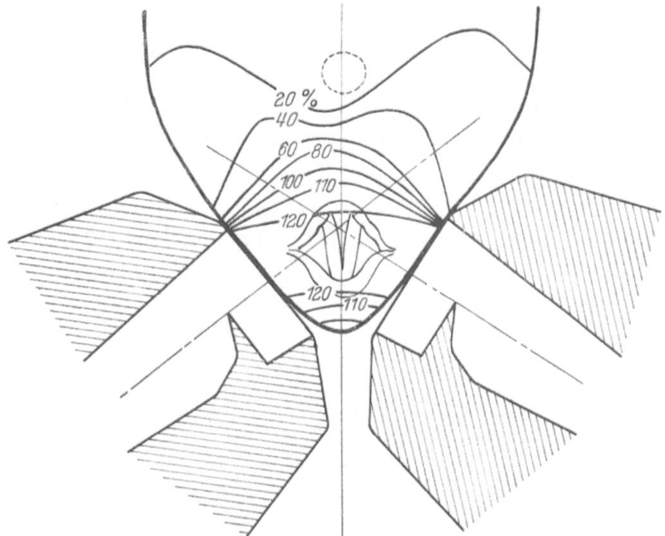

Fig. 6. Isodose contours for a treatment of a carcinoma of the vocal cords. The figure shows the position and orientation of the beam nozzles and the resulting dose distribution when the same dose (100%) is given to each of the two treatment fields

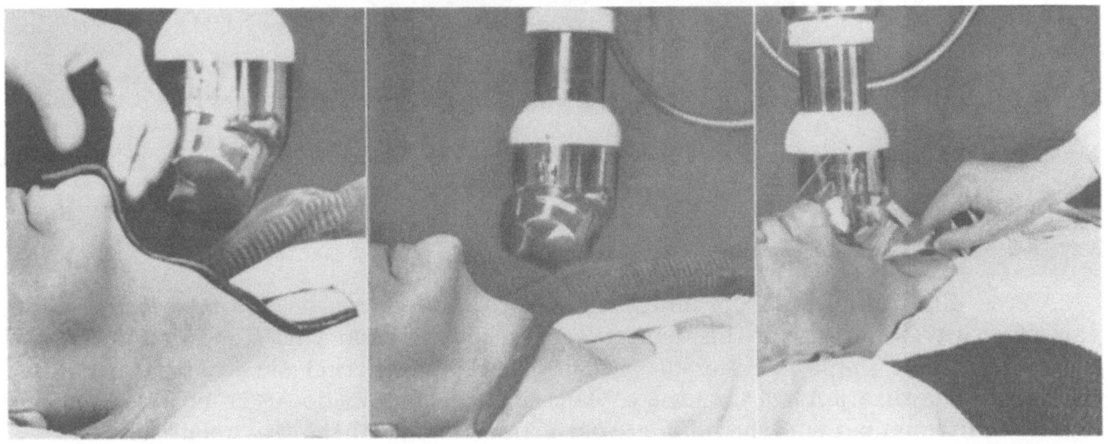

Fig. 7. The two photographs to the left show the method used at the Radiumhemmet for drawing anatomical outlines of the neck region in two sections, by means of Kerr dental compound, for planning of a two field treatment of a carcinoma of the vocal cords. The photograph to the right shows the setting up procedure when using a perspex device constructed from the anatomical outlines of the patient and provided with an indicator which fits on to the beam nozzle to obtain accurate positioning

The isodose contour diagram on Fig. 6 illustrates a frequent and very significant occurrence, namely that the dose-maximum does not come at the point of intersection of the central axes of the beams as one might possibly expect. The position of the maximum depends on the dose distribution of the radiation beams in use and their relative positions. This possibility is easily overlooked when arranging the beams according to the "anatomical" method. Careful physical planning of the treatment and great precision in setting up the patient are necessary for arriving at the desired dose distribution. For this purpose a special device of perspex may be constructed for each patient during the treatment planning, and used in the setting up procedure, as illustrated in Fig. 7.

Two-dimensional planning techniques can also be used when a large number of coplanar radiation beams are used. Examples of such calculations are given in the section "Overlapping field technique".

β) *Treatment jigs*

For some common types of treatment, the time consuming individual planning can be replaced by the use of a treatment jig (WILSON 1945). The same jig can be used for a large number of patients and is of a simple geometrical shape which approximates to the anatomical outline of the actual treatment region. The jig automatically indicates a pre-determined arrangement of the beams which gives a desired isodose distribution. Thus the general principle is to place the patient within a known dose distribution instead of calculating a particular dose distribution for every patient. The method is to a large extent independent of anatomical variations and has been successfully used for treatment of carcinoma of the larynx (WILSON 1945), external irradiation of the pelvic region (SPIERS 1960) and elsewhere. Such a jig and its application is demonstrated in Fig. 8.

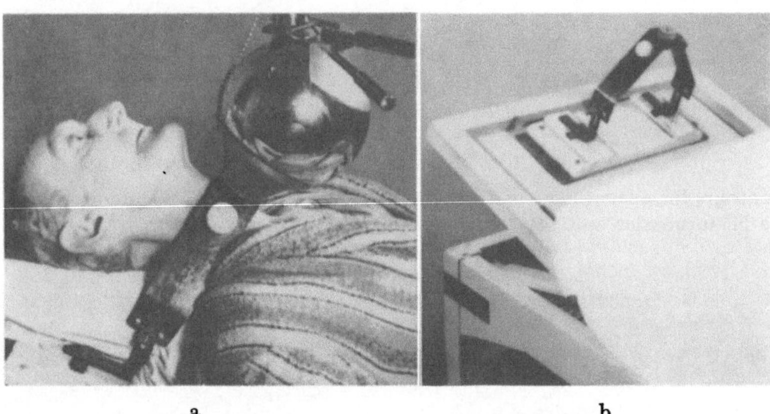

a b

Fig. 8. The treatment jig designed by WILSON for setting up a predetermined arrangement of three beams for irradiation of a carcinoma of the larynx

γ) *Three-dimensional planning*

A cross-fire irradiation from multiple fields can, of course, be arranged in an infinite variety of ways. Because of this, and on account of the great variation in tumour distribution and body shape in different patients, it is natural that such a treatment lends itself to standardization less than the coplanar-field technique does. To be able to choose, for the individual patient, the number and arrangements of the treatment fields, as well as the applicators for the different fields in the best way, it is obviously essential to perform an individual treatment planning.

This procedure must be based upon a study of the three-dimensional dose distribution for different arrangements of the beams. This study can be performed by calculating the isodose distribution in appropriate planes through the treatment zone. The contribution from the radiation beams which are coplanar to a particular section can easily be found by using the ordinary transparent isodose contour charts. The calculation of the contribution from other radiation beams, the principal axes of which do not lie in the plane in question, is more difficult. This generally requires a method to project the dose contours in any plane through the beam. MAYNEORD (1939) has devised a simple but ingenious apparatus, the "dose-contour projector", which enables this to be done for beams of circular cross section.

Alternative methods for the investigation of the three-dimensional dose distribution are the various forms of so-called "*dose-finding*". In these methods the treatment conditions are reproduced by the use of three-dimensional models of the treatment region and the arrangement of the radiation beams. Points in the patient of special interest in the dose calculations can be indicated by means of removable pointers attached to the model and the dose contribution from the beams at those points read off.

The use of one of the methods, designed primarily for teleradium treatments (WALSTAM 1955), is demonstrated in Figs. 9 to 12. The essential feature of this method is an individually constructed wire jig, shaped to conform closely to the skin surface in the treatment zone (Fig. 9), and, consequently, appropriate as a basis for a three-dimensional picture of this zone. The jig is provided with pins, which mark the centres of the fields

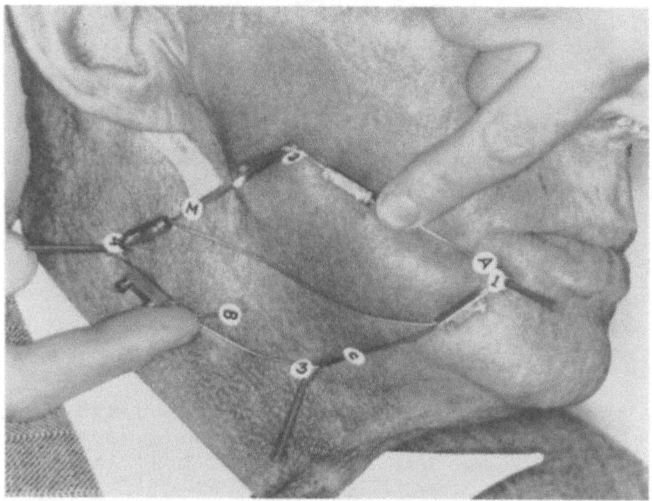

Fig. 9. The wire jig in position of the patient and provided with indicating points for dosage calculations

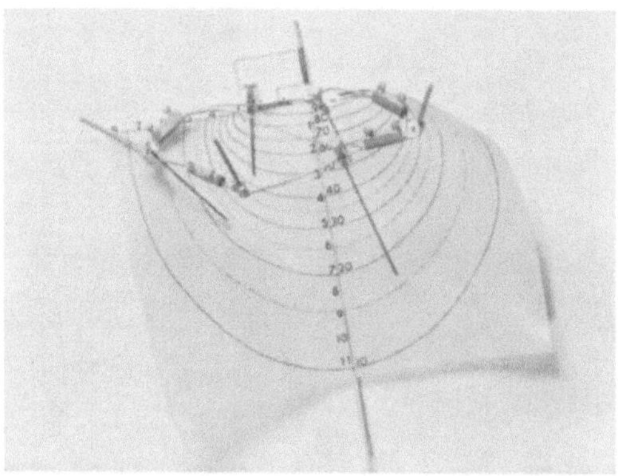

Fig. 10. Isodose contours, drawn on flexible transparent sheets and provided with a tubular guide to be placed over the central axes of the wire jig. In this way the dose contribution from any field can be read off at every point indicated by the removable pointers

and the orientations of the central axes of the beams. Removable pointers, attached to the jig, may be used to mark points which for clinical reasons are of special interest in the dose calculations. The jig may be used both for dose-finding at different points by aid of transparent flexible isodose diagrams, attached to and rotated about the pins (Fig. 10) and as a directional device for beam alignment (Fig. 11).

Although this method was originally designed for circular beams it has also proved to be suitable with some small modifications for reading off the dose contribution from radiation beams of rectangular shape.

An example of the application of the multiple field cross-fire technique in the treatment of a carcinoma of the right tonsil is given in Fig. 12. In Table 2 the data are given for the beam nozzles used, the dose to be given to each of the fields and the total dose at

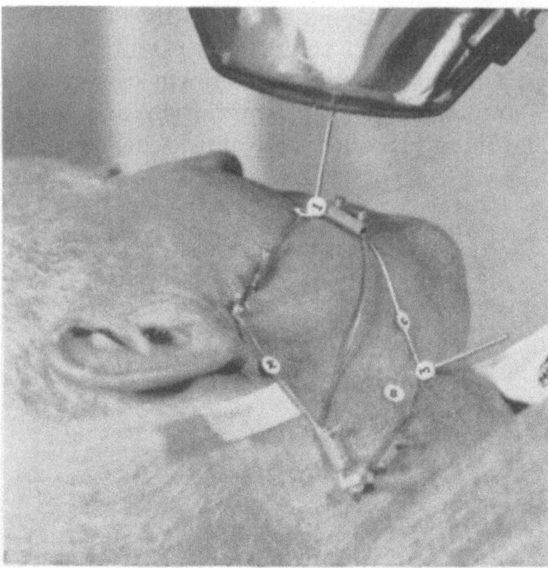

Fig. 11. The wire jig in use as a directional device for accurate alignment of the beam. Before the treatment starts, the wire jig is removed and the beam nozzle brought into contact with the skin of the patient

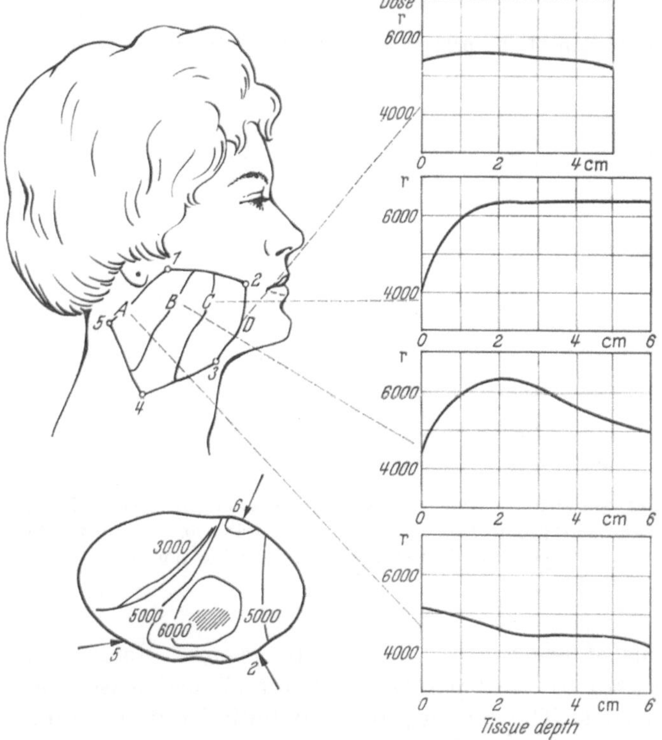

Fig. 12. Treatment plan for a six-field cross-fire irradiation of a tumour in the right tonsil. Details are given in Table 2 and in the text

each field centre including the dose contribution from the other fields. The dose distribution when this plan is followed is shown in the isodose curves on the section and in the diagrams where the dose is drawn as a function of tissue depth for the four points selected for dose calculations.

Table 2

Field number	Beam nozzle		Dose ordered rad	Skin-dose at field-center rad
	SSD	Field size [a]		
1	7.5	⌀ 6	3500	5300
2	7.5	⌀ 6	3500	5200
3	7.5	⌀ 6	3500	5300
4	7.5	⌀ 6	4500	6000
5	10	3.5 × 6 W	3500	5800
6	10	3.5 × 6 W	5000	6600

[a] W marks built-in wedge filter.

δ) *Overlapping-field technique*

When a malignant growth has an elongated form, one method of getting an even dose distribution throughout the tumour volume would be to make the radiation beam scan the treatment area continuously with a constant speed. Almost the same effect can be obtained by using discontinuous movement in short steps; that is by employing a large number of treatment fields, arranged along a line and separated by short distances.

This technique is especially useful for the irradiation of metastases in the parasternal chain of lymph nodes (Edsmyr et al. 1959), as well as of malignances in the nodes in the supraclavicular and inguinal regions. But the method can also be used advantageously for irradiation of certain primary tumours in the oral cavity.

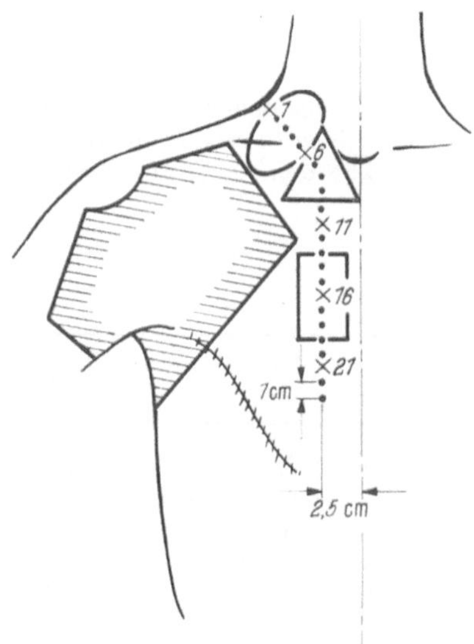

Fig. 13. The placing of the fields and choice of beam nozzles when using the overlapping-field technique for irradiation of supraclavicular and parasternal lymph nodes. The supraclavicular fields 1—6 are treated with 7.5 cm SSD using a circular field; fields 7—9 with a triangular field with a SSD of 7.5 cm and the parasternal fields 10—23 with a rectangular field 3.5 × 6 cm with a SSD of 6 cm

In regions where there is little variation from one patient to another in the anatomical outline and the suspected tumour location, the method may be standardized to a certain degree. The arrangement of the fields and the choice of the applicators in short-distance gamma-beam therapy to the parasternal and the supraclavicular lymph nodes according to the overlapping-field technique is illustrated in Fig. 13.

When the technique is used for other purposes, individual treatment planning has to be performed. The dose distribution study then has to be made on a suitable anatomical plane of the patient through the tumour. The number of treatment fields employed is, of course, always dependent upon the longitudinal extension of the malignant growth. The transverse extension of the tumour mass and its growth in depth determine the selection of field width and source-skin distance, i.e. of applicator. Fig. 14 gives an example of the use of the same method for the treatment of a carcinoma of the left mandibular gingiva.

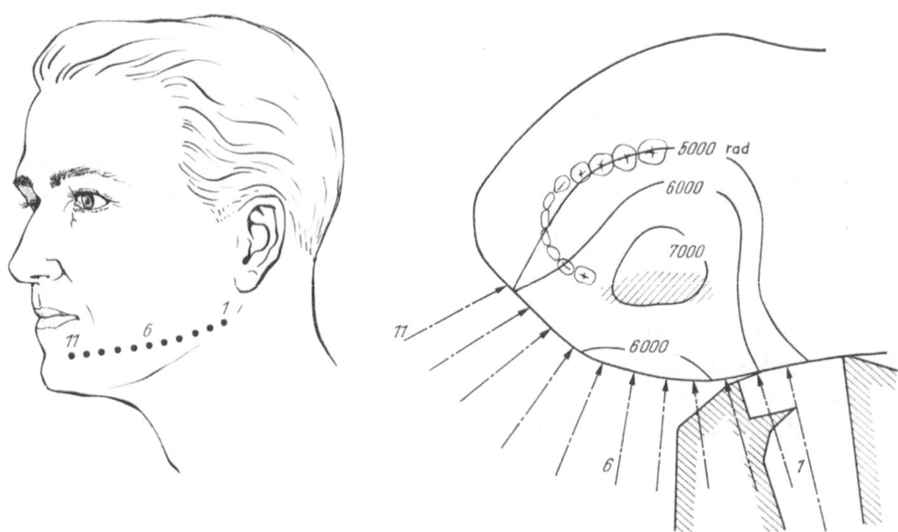

Fig. 14. Treatment plan for irradiation of a carcinoma of the left mandibular gingiva when using overlapping-field technique. In Table 3, the dose to be given to each of the fields and the orientation of the wedge filter are given. A beam nozzle with 10 cm SSD, 3,5 × 6 cm field size and with a built-in wedge filter is used throughout

Table 3

Field number	Wedge filter position	Dose ordered rad
1	forwards	2500
2	forwards	2500
3	forwards	1500
4	forwards	1500
5	forwards	1500
6	forwards	1500
7	forwards	1500
8	backwards	1500
9	backwards	750
10	backwards	2500
11	backwards	2500

ε) *Simplified treatment methods*

Since careful planning is necessary in order to obtain the most effective tumour dose possible, it is suggested that simplified techniques should only be used under exceptional circumstances.

However, some simplified arrangements are possible when diffuse radiation beams are used (cf. Fig. 1). The two treatment methods illustrated in Fig. 2 are examples of rule of thumb field arrangements worked out for the 5-gram Ra-unit at the Radiumhemmet. Similar simplified methods may be worked out for other therapy units giving an isodose distribution which is roughly hemispherical at the depth considered (2—5 cm). When radiation beams with such isodose distributions are separated by suitable distances, a fairly homogeneous dose is obtained in the region between the field centers. The dose and dose distribution are, in the region under consideration, almost independent of the angle between the central axes of such radiation beams (WALSTAM 1955).

e) General considerations

Consideration of the properties of the radiation beam from a short-distance gamma beam unit shows that the usefulness of such units is obviously limited to the treatment of lesions situated at small depth, 2—6 cm from the surface. Such lesions can of course be irradiated by other methods; orthovoltage or megavoltage roentgen treatment, long distance gamma beam therapy, electron beam irradiation or the use of mould or interstitial therapy. However, there are various factors which make short-distance gamma beam therapy preferable to these techniques in many cases.

Compared with orthovoltage roentgen rays, gamma beam therapy has the advantage of a skin-sparing "build-up" effect and of less bone absorption. By using a short source-skin distance and making a careful physical planning of the treatment it is possible to irradiate relatively superficial tumours almost homogeneously while sparing deeper tissue layers. In cases where interstitial or mould therapy would, from a clinical point of view be as suitable as short-distance gamma beam therapy, the latter has the advantage of allowing a much better radiation protection for the personnel than the former.

These viewpoints have been considered when using short-distance gamma beam therapy for treatment of relatively superficial malignancies including regional metastases in the head and neck regions (DAHL et al. 1956). At the Radiumhemmet the crossfire technique has been regarded as the treatment of choice for one-side distributed tumours in the oral cavity (HULTBERG et al. 1960), the mesopharynx (particularly the tonsillary region), the larynx (DAHL et al. 1964), the parotic region (cf. JACOBSSON in the present book, vol. XIX/1), the external acoustic duct and the thyroid gland. The technique also can be used advantageously for irradiation of lymph node metastases from such tumours.

Relatively small, superficial tumours or lymph node metastases in other body regions can also be irradiated advantageously with a short source-skin distance. By means of the "overlapping-field" technique elongated superficial areas can be irradiated thus exploiting the advantages mentioned earlier.

When compared to the teleradium technique, it is obvious that the introduction of artificial radioisotopes as radiation sources has made it possible to refine the equipment and treatment technique, thus allowing a much better adaptation of the treatment both to the tumour distribution and to the anatomical conditions in the individual patient, as well as allowing a considerably shorter treatment time (cf. HORNYKIEWYTSCH 1961).

The running costs for a short-distance ^{60}Co-unit will normally be less than the costs for a long-distance unit when calculated per patient treated. The treatment unit itself will not be much less expensive because of the complicated source-transfer mechanism needed, but the costs for the source and its replacement will be smaller.

In order to make full use of the high mobility of a short-distance unit, provision should be made so that any beam direction can be used. Among other things, this means that the treatment room should normally be built with full protection against primary radiation in any direction. The barrier thickness will in any case be smaller than that required as a primary beam barrier for a long-distance unit.

References

Baarli, J.: The properties of a new caesium-137 plesiotherapy unit shielded with tungsten alloy and uranium. Progr. Nuclear Energy **2**, 229—240 (1959).

Brucer, M.: Teletherapy devices with radioactive isotopes. Internat. Conf. peaceful uses atomic energy **10**, 68—74 (1956).

Burns, J. E., J. B. Perry, N. H. Pierce, R. E. Trotman and C. W. Wilson: A kilocurie caesium-137 beam unit at Westminster Hospital: Physical aspects. Brit. J. Radiol. **32**, 215—223 (1959).

Clarkson, J. R., H. J. Leech, A. G. C. Taylor and S. W. A. Mason: A moving-beam caesium-137 telecurie unit. Brit. J. Radiol. **32**, 798—804 (1959).

Cole, A., W. K. Sinclair, G. H. Fletcher and G. C. Johnson: Physical studies on a short-treatment-distance cesium-137 teletherapy unit. Radiology **74**, 731—742 (1960).

Dahl, O., F. Jacobsson and R. Walstam: Telegamma therapy of laryngeal carcinoma. Acta Uni. int. Cancer. **20**, 1735—1737 (1964).

— B. Lindell and R. Walstam: Der neue Telegammaapparat des Radiumhemmet. Strahlenforschung und Strahlenbehandlung. Sonderbd. Strahlentherapie **35**, 253—265 (1956).

— Editorial, Brit. J. Radiol. **28**, 1 (1955).

Edsmyr, F., and R. Walstam: A method for irradiation of parasternal lymph-node metastases. Acta radiol. (Stockh.) **51**, 308—320 (1959).

Griffith, H. D.: A test of some methods for calculating dosage in radium therapy. Acta radiol. (Stockh.) **14**, 608—614 (1933).

Haybittle, J. L., and J. Dallison: A caesium-137 gamma ray therapy unit. Acta radiol. (Stockh.) **50**, 321—332 (1958).

Hine, G. J.: Secondary electron emission and effective atomic numbers. Nucleonics **10**, 9—15 (1952).

Hornykiewytsch, T.: Hinweise zur Telekobaltbehandlung. Strahlentherapie **115**, 233—256 (1961).

Hultberg, S., O. Dahl, R. Thoraeus, K. J. Vikterlöf and R. Walstam: Kilocurie cobalt-60 therapy at the radiumhemmet. Acta radiol. (Stockh.) Suppl. **179** (1959).

—, and B. Mårtenson: Irradiation treatment of malignant tumours of the oral cavity. Transactions IX. Intern. Congr. Radiol., p. 604—609. Stuttgart: G. Thieme 1960.

ICRP, Committee III. Protection against x-rays up to energies of 3 MeV and Beta- and Gamma-rays from sealed sources. London: Pergamon Press 1960.

Johns, H. E., J. W. Hunt and L. D. Skarsgard: A caesium-137 teletherapy unit for use at a source-to-skin distance of 35 cm. Brit. J. Radiol. **32**, 224—232 (1959).

Lidén, K.: A 10-curie Co^{60} telegamma unit. Acta radiol. (Stockh.) **38**, 139—142 (1952).

Lindell, B., and R. Walstam: A new telegamma apparatus. Acta radiol. (Stockh.) **45**, 236—248 (1956).

Mayneord, M. V.: A dose contour projector and its application to three-dimensional radiation distributions. Brit. J. Radiol. **12**, 262—268 (1939).

Mitchell, J. S.: Appliactions of recent advances in nuclear physics to medicine. Brit. J. Radiol. **19**, 481—487 (1946)

— Studies in radiotherapeutics, p. 181—253. Oxford: Blackwell Scientific Publ. 1960.

NBS, Handbook 73. Protection against radiations from sealed gamma sources. U.S. Dept. of Commerce 1960.

Sievert, R. M.: Eine Methode zur Messung von Röntgen-, Radium- und Ultrastrahlung nebst einige Untersuchungen über die Anwendbarkeit derselben in der Physik und Medizin. Acta radiol. (Stockh.) Suppl. **14** (1932).

— Two arrangements for reducing irradiation dangers in teleradium treatment. Acta radiol. (Stockh.) **18**, 157—162 (1937).

Spiers, F. W.: Personal communications 1960.

Walstam, R.: A method for three-dimensional dose-finding in teleradium therapy. Acta radiol. (Stockh.) **43**, 477—486 (1955).

— Studies on therapeutic short-distance and intracavitary gamma beam techniques. Acta radiol. (Stockh.), Suppl. **236** (1965).

Wheatley, B. M., J. C. Jones and T. C. Sinclair: A caesium-137 beam therapy unit. Brit. J. Radiol. **33**, 251—257 (1960).

Wilson, C. W.: Radium teletherapy. In: Radium therapy, p. 159—195. London: Chapman and Hall 1945.

Zdansky, E.: Ein ^{60}Co-Gerät für Halbtiefen und Tiefentherapie. Strahlentherapie **102**, 422—424 (1957).

6. Teletherapy with artificial radioactive substances

By

T. A. Watson and S. O. Fedoruk

With 13 Figures

In recent years there has been increasing interest in the development of radioactive isotopes as teletherapy sources. This has been a logical development from the experience with radium beam units, which have been in operation for more than thirty years. The essential features of both types of units are the same. The radioactive material is encased in a thick shield, from which the gamma rays are allowed to escape only through one small adjustable opening. A means of occluding the beam, when not required, is provided either by a moveable diaphragm, or by the movement of the source away from the opening. This shielded isotope source can now be mounted on an apparatus which will allow for various movements. A collimating device is added as well as light delineation of field size, or cones, and usually beam directional apparatus. If now there is added to these basic simple ingredients a great deal of chrome streamlining, multi-colored paints and an impressive coined name, we have a commercial teletherapy apparatus.

The radium beam unit was originally developed because it was recognized that the high energy gamma rays of radium provided some practical physical advantages over the roentgen rays which were then available, in respect to their less differential absorption in bone and cartilage. There was also a widespread feeling that gamma rays in general were superior to roentgen rays in the treatment of cancer for some inherent biological reason. The latter impression probably arose as a result of a misconception. Radium previously only had been used, in the form of needles and tubes, as implants, intracavitary sources, or moulds. The type of lesion, therefore, which could be adequately treated in such ways depended very largely on the site of the tumour and its local extent. When a tumour is accessible to this type of treatment, then a high homogeneous dose can be administered to it and the immediate surrounding tissue, with a rapid fall-off in dose in the more remote normal tissues. Since it is difficult to duplicate these physical conditions with roentgen rays, the clinical results in such circumstances were superior when radium was used. Such arguments, however, do not prove that there is any inherent biological advantage in the use of gamma rays of radium compared with low or medium voltage roentgen rays.

The great disadvantages of the radium beam unit have been that radium has been very expensive and has been unobtainable in large amounts. Furthermore, the source, of such a strength as to give a reasonable output of gamma rays, must be very large, with resulting difficulties in shielding and collimation. Most radium beam units contain only 5 to 10 grams of radium and consequently the source-skin distance must be small (7—15 cm) so that a reasonable output on the skin is obtained. The small source-skin distance, and the large penumbra, inevitably mean that the depth dose will be small and the beam ill-defined.

Since the discovery of roentgen rays there has been a constant search for methods of producing higher and higher energy roentgen ray beams. From the point of view of radiotherapy the primary aims have been the production of more penetrating roentgen rays and less differential absorption in bone and cartilage. By 1933 a few very high energy roentgen ray machines were in use — Lauristsen's multi-section tube at Pasadena (1000 kV) and a Coolige cascade type tube of 700 kV at the New York Memorial Hospital.

In practice, however, these machines were found not to be mechanically reliable. Since that time other high energy roentgen ray machines have become available, although the number has never been large, partly because of the great cost and large amount of space required for the instrument. After the Second Great War some nuclear reactors became accessible for the production of radioactive isotopes for medical purposes. Immediately there was a widespread interest in the production of a small source of high specific activity and high total amount, which would produce gamma rays in the supervoltage range and which would have a high output so that a long source-skin distance could be used efficiently, with a consequent high percentage depth dose. Cobalt 60, producing a high energy gamma beam, seemed to fulfill most of the requirements and by the end of 1951 two machines each containing approximately 1000 curies of cobalt 60, had been constructed and were in use in Canada (JOHNS, BATES and WATSON 1952; GREEN and ERRINGTON 1952). Since that time many hundreds of similar units have been made and distributed over most of the world. There are a few other radioactive isotopes which have been incorporated in teletherapy apparatus and these will be discussed later. Since, however, from a practical point of view, the cobalt 60 teletherapy apparatus has received widespread acceptance, perhaps some further remarks concerning the use of such apparatus as a tool in radiotherapy are not out of place.

The construction of efficient supervoltage roentgen ray machines and the easy availability of cobalt 60 units, which essentially produce the same type of roentgen ray, has not changed fundamentally the basic principles of radiation therapy in the treatment of malignant disease but, from a technical point of view, they have diversified the methods available and increased the elegance of treatment in many respects. Since no new radiobiological concepts are involved, it is hardly to be expected that any dramatic improvement in the cure rate of cancer will be produced. It is highly probable, however, that the field of usefulness of radiotherapy in many types of cancer has been increased and a somewhat greater proportion of patients in these groups successfully treated. Supervoltage radiation, moreover, is frequently less traumatic to the patient as a whole, as compared with orthovoltage therapy, because skin reactions and constitutional upsets are diminished. Instead, therefore, of segregating this kind of therapy in our minds as a new entity, we should rather consider it as an improved technique for certain uses in much the same way as the physician would regard a novel antibiotic, or the housewife an automatic washer.

a) Types of source

When artificial radioactive materials first became available considerable interest was evinced in the possible application of gamma emitting substances as high energy sources of radiation for use at a long distance in therapy. Only two isotopes, *caesium 137* and *cobalt 60*, have found to be practicable for such purposes (JOHNS et al. 1952; GREEN and ERRINGTON; LANZL et al.; FRY et al.; SPIERS et al.; BURNS et al.; JOHNS et al. 1959; WHEATLEY et al.; COLE et al.; CLARKSON et al.; BRUCER; WHITMORE and JOHNS). In a diversified therapy program, it would appear that these sources do not compete with each other but rather they are complimentary. A careful study of the advantages and disadvantages of both ^{137}Cs and ^{60}Co reveals that ^{137}Cs teletherapy equipment is an adequate replacement for standard roentgen ray equipment operated from 200 kVp to 400 kVp, as well as the isotope to be used in short source-to-skin distance "head and neck units". ^{60}Co, however, is the isotope of choice for the large teletherapy units.

Table 1 lists the method of production, specific activity and several other physical characteristics of ^{137}Cs, ^{60}Co and ^{192}Ir. The latter isotope has also been included in this table as it has been used quite effectively as an alternative source in a teleradium unit by FREUNDLICH (FREUNDLICH et al. 1950 and 1953). However, because of its short half-life, necessitating frequent replacement of source, its usefulness is of secondary importance to that of ^{137}Cs and ^{60}Co.

Table 1

	^{137}Cs	^{60}Co	^{192}Ir
Method of production	Fission product — enormous quantities in waste products of nuclear reactor	Neutron activation of ^{59}Co in nuclear reactor	^{191}Ir irradiated in nuclear reactor
Preparation . .	Chemical separation of Cs from other waste materials — source is powdered caesium chloride	Pellets irradiated and mounted in standard capsule	Strips of iridium foilent into cylindrical form to fit into capsule
Specific activity	17 to 25 curies/g	50 to 200 Ci/g	10 Ci/g per 12 weeks in pile
Half life. . . .	30 years	5.2 years	74.4 days
Contaminants .	Presence of ^{134}Cs half-life of 2.3 years causing faster initial decay		^{194}Ir with initial material half life of 20 hours
Mean energy. .	662 keV	1.25 MeV	400 keV
"k" factor. . .	0.3 R/h at 1 meter/curie	1.29 R/h at 1 meter/curie	0.27 R/h at 1 meter/curie
Output	Standard capsule 3 cm diameter and 4.5 cm thickness of salt is 1500 curies — 50 R/min at SSD 30 cm	Standard capsule containing 3000 curies — 80 R/min at SSD 80 cm	16 R/min at SSD 8 cm (11 weeks irradiation)
Applicability .	Therapy units with short source to skin distances 15 to 40 cm	Larger therapy units SSD 50 to 100 cm	One reference (3, 4) used as replacement for radium

Because of the tremendous abundance in reactor waste products of the 30 year half-life of ^{137}Cs, it would appear at first glance that this isotope would be more useful and readily available than ^{60}Co, with a half-life of 5.2 years. However, in order to have a practical therapy source of reasonably small dimensions, the low specific activity of ^{137}Cs, coupled with a much smaller "k" factor[1] for ^{137}Cs than for ^{60}Co, limits the amount of useful radiation available for therapeutic purposes. Consideration of penumbra size limits the source diameter to about 3 cm, while self-absorption in the source itself limits the source thickness to less than 4.5 cm. For instance, a 4.5 cm thick standard capsule of ^{137}Cs containing 1500 curies delivers an output of 50 R/min at a SSD of 30 cm, while the output at 40 cm is 30 R/min (Eastwood 1960). Longer treatment distances yield outputs too low for practical purposes.

In comparison, sources of the same dimension, but loaded with 3000 curies of ^{60}Co, are able to deliver outputs of approximately 80 R/min at the longer treatment distances of 80 cm with a resultant increase in percentage depth dose. Thus, it would appear that ^{137}Cs is of use in units with short source-to-skin distances, of 15 to 35 cm, while ^{60}Co remains the optimum source for large telecurie units operated at source-to-skin distances of 50 to 100 cm.

b) Physical factors

α) Spectral distributions

The radiation from ^{60}Co consists of two gamma ray lines emitted in equal numbers with energies of 1.17 and 1.33 keV. ^{137}Cs emits a gamma ray with energy of 662 keV.

1 "k" factor-exposure dose rate in roentgens per hour at one meter per curie of activity.

However, included with the monochromatic primary radiation for both these sources is a certain amount of scattered radiation from the source and the collimating system.

For the Saskatoon cobalt unit an exposure of 100 R of primary radiation contributes a scatterede xposure of 28.7 R, of which 16.6 R is due to the scattering within the source itself and 12.1 R arises from the scattering in the collimating system (CLARKSON et al.). The amount of scattered radiation emitted from a caesium unit is quite similar to that mentioned above. JOHNS et al. (1959) reported that for an exposure of 100 R of primary radiation from their caesium unit, there is a dose of 26.5 R of scattered radiation.

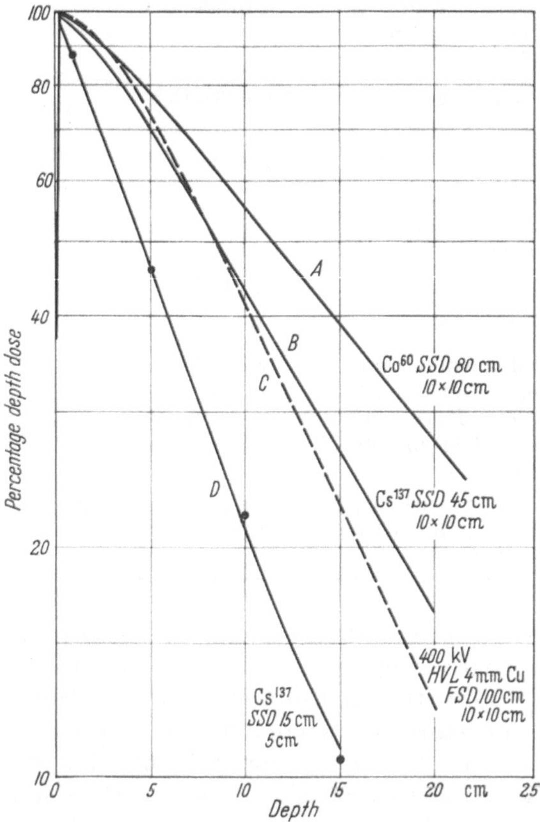

Fig. 1. Comparison of central axis depth dose

β) Depth dose

A comparison of the percentage depth dose plotted against depth for a caesium unit, a cobalt unit and a 400 kVp roentgen ray generator is shown in Fig. 1, using the usual source skin-distance in each case. Curves *A*, *B*, and *C* are the percentage depth dose graphs for 10×10 cm fields for ^{60}Co — SSD 80 cm (Central Axis Depth Dose Data 1953). ^{137}Cs — SSD 45 cm (BURNS et al.) and 400 kVp. HVL 4.0 mm Cu., and FSD 100 cm (Central Axis Depth Dose Data). It is readily seen that at a depth of 15 cm the depth dose obtained with the ^{60}Co unit is about 72% higher than that from the 400 kVp unit. The difference between ^{137}Cs and the 400 kVp is about 13%.

Although the ^{137}Cs unit in the example is being operated at a much smaller treatment distance than the roentgen ray equipment, the depth dose is higher. It is thus apparent that from the consideration of improved depth dose and constant output, a caesium unit operating at distances of 35 to 45 cm provides an adequate therapy replacement for standard 200 to 400 kVp equipment.

Curve D of Fig. 1 is the percentage depth dose for a 5 cm diameter field of ^{137}Cs radiation, SSD of 15 cm (WHITMORE et al.). For comparison, data reported by FRY, MILLER and ORTON (1955) for a ^{60}Co source at a treatment distance of 15.5 cm is recorded on the graph as dots at depths of 1, 5, 10 and 15 cm. There is no difference in depth dose between ^{137}Cs and ^{60}Co when used at these short source-to-skin distances. The main effect on depth dose in this instance is produced by inverse-square law rather than by absorption in the tissue. Thus, it appears that caesium offers some advantage over ^{60}Co as a source in these so-called "head and neck" units. Although both sources produce similar distributions, the ^{137}Cs can be made more compact, as it requires about one-half the thickness of source housing shielding.

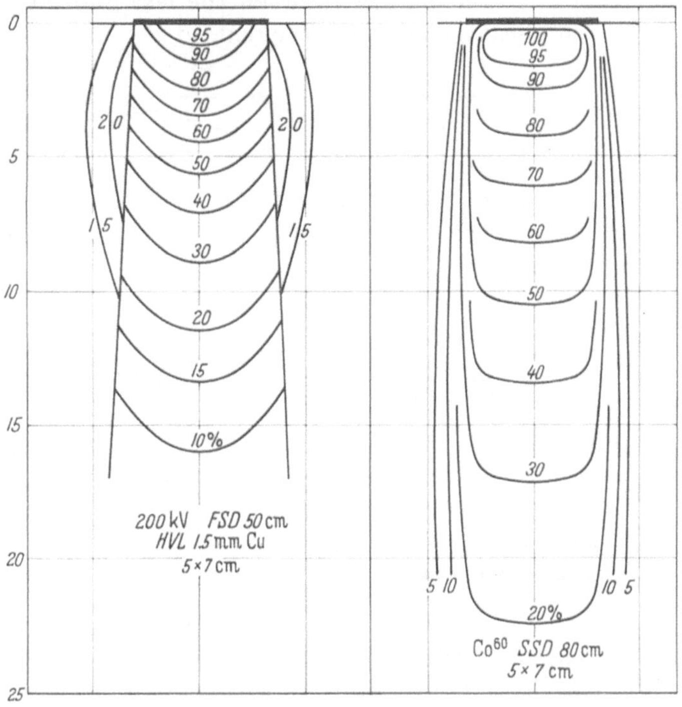

Fig. 2. Comparison of isodose curves

γ) *Isodose distributions*

Fig. 2 illustrates the difference in the isodose distributions for 5×7 cm field for an HVL of 1.5 mm Cu, 200 kVp and ^{60}Co. Because of the penumbra produced by the cobalt source, there is no sharp discontinuity at the geometrical edge of the beam. However, the scattered radiation from a cobalt source is predominantly in the forward direction and thus the isodose contours are flatter.

Isodose distribution for a variety of fields for both caesium and cobalt units can be found in the literature (GREEN et al.; FRY et al.; BURNS et al.; JOHNS et al. 1959; COLE et al.; FREUNDLICH et al. 1950; FEDORUK et al. 1953).

δ) *Surface dose*

When a collimated beam of high energy photons is incident on an air-tissue interface, electrons set in motion in the surface layers of the tissue travel appreciable distances in the tissue before coming to rest. The direction of travel of these electrons is predominantly in the forward direction. Thus energy extracted from the high energy beam by interaction in the surface layers will not be dissipated in these layers but in layers below the surface. At a depth below the tissue surface equal to the maximum range of the secondary electrons, equilibrium is achieved and the tissue receives a maximum dose at this point.

For ^{60}Co with the defining diaphragm at least 15 cm from the skin, the dose builds up from about 36% at the outer surface of the skin to a maximum of 100% at a depth of 4 mm (Fig. 3). However, secondary electrons from the source and collimating device can contaminate the incident beam and destroy this favourable "build up" ratio unless care is taken to maintain an adequate housing-to-skin distance. Burkell et al. (1954) have shown that skin reactions are dependent to a large extent on the dose delivered within the first millimetre of tissue. Consequently, to minimize skin reactions from cobalt sources, the "build up" ratio in the first few millimetres of tissue should be protected by eliminating any solid matter between the last limiting diaphragm and the skin. "Closed ends" to applicators must be avoided.

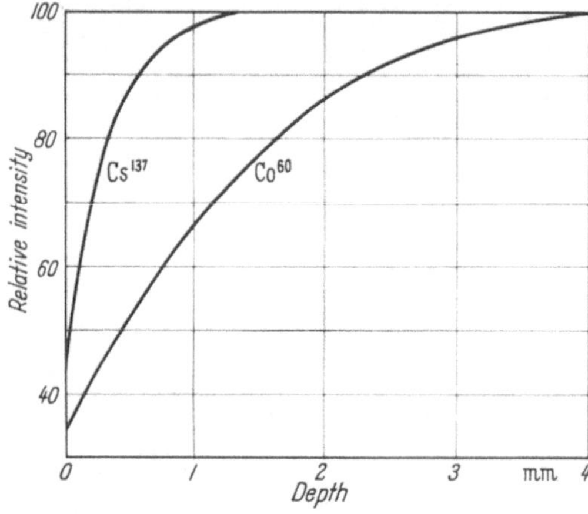

Fig. 3. Graph showing the relative intensity below the surface of the phantom for the first few millimetres of depth — ^{137}Cs unit (Wheatley et al. 1960) and ^{60}Co unit (Watson et al. 1954)

For a ^{137}Cs unit operated at an SSD of 40 cm and diaphragm-to-skin distance of 15.5 cm the dose for a 7×7 cm field rises from a value of 43% to a maximum of 100% at a depth of 1 mm (Wheatley et al.) (Fig. 3). The surface dose is not too unlike that for cobalt but the increase of dose with depth is, of course, much more rapid for ^{137}Cs. In the case of the shorter source-to-skin distance ^{137}Cs units, which are limited to very small diaphragm to skin distances, the "build up" of dose is completely destroyed unless some type of filter is placed between the source of electron contamination and the skin (Johns et al. 1959). Another method of removing this contamination is to use some sort of magnetic field filtration (Cole et al.).

ε) Integral dose

In many clinical techniques it is possible to obtain, for the same tumour dose, an integral dose for ^{60}Co approximately half that acquired at 250 kVp (Sinclair and Breazeale 1959; Watson et al. 1954). This is because the radiation from a ^{60}Co teletherapy apparatus produces less side scatter than that from a 250 kVp unit, resulting in a beam which is better confined within the geometrical edge. Of course, this holds true only if the source size is of reasonable dimensions, say less than 3 cm in diameter, and the distance of the collimating system to the skin surface is about 20 cm or less. Otherwise the penumbra region adds a considerable contribution to the integral dose (Haybittle 1954).

The integral dose for five different sized fields for the Saskatoon cobalt unit is shown in Fig. 4. It is expressed per unit area of the field per roentgen as against patient thickness.

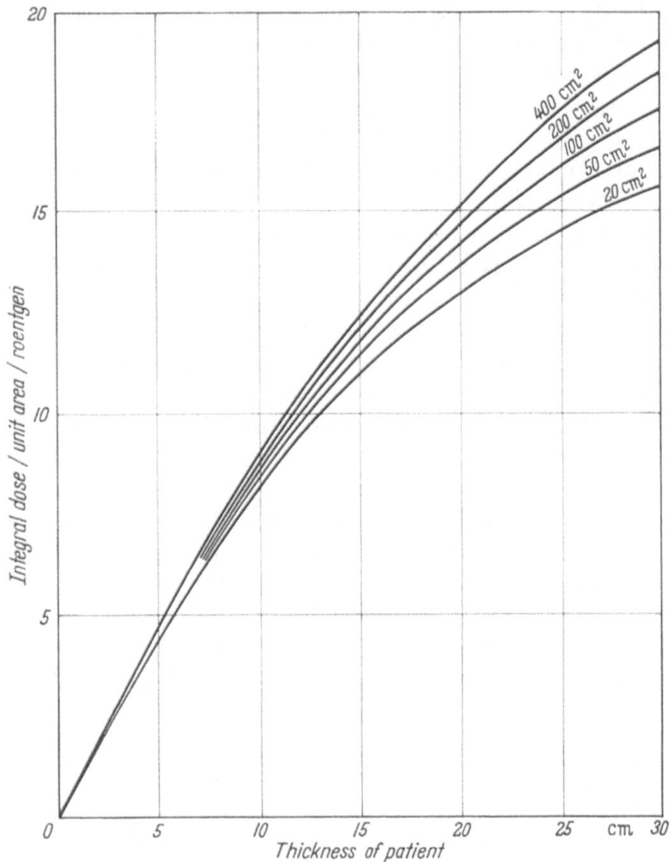

Fig. 4. Diagram illustrating the variation of integral dose with field size and patient thickness — Saskatoon cobalt unit (WATSON et al. 1954)

For example, with a patient 20 cm thick, the integral dose per unit area per unit dose at 0.5 cm depth is 14 gm rads for a field of 100 cm². The integral dose for this field for a dose of 1 R is, therefore, 1400 gm rads.

ζ) *Differential absorption*

From a clinical point of view, one of the reasons that high energy radiation is preferred is that absorption in bone is less than when lower energies are used, since photoelectric absorption is practically non-existent in the former. In the case of ^{60}Co and ^{137}Cs, however, when most of the electrons are set in motion by the Compton process, all materials absorb nearly the same amount of energy per gram.

It is perhaps worth pointing out in this connection that while the differential absorption in bone and cartilage compared with soft tissue is about the same per gram, there is still a great difference in the absorption per cubic centimeter, and it is the latter absorption (by volume) which determines biological effect (WATSON et al. 1954) (Table 2).

Table 2. *Energy absorption per roentgen in tissues*

		Energy absorption (ergs per g)	Energy absorption (ergs per cm³)
200 kV	Muscle	91	91
	Bone. .	300	555
^{60}Co	Muscle	95	95
	Bone .	84	155

We have found clinically, to our sorrow, that necrosis of bone and cartilage, in the absence of other tissue damage, can occur both with ^{60}Co telecurie therapy and with the roentgen rays of the 23 MeV betatron.

c) Unit of dose

The International Commission on Radiation Units and Measurements has made a clear distinction between the roentgen of gamma radiation to which the patient may be exposed and the energy absorbed from the radiation as this energy is made locally available in the patient. I.C.R.U. has recommended that the exposure be measured in roentgens, a unit of ionization in air, while the absorbed dose, which is determined by the type of radiation and by the object being irradiated, be expressed in rads (1 rad = 100 ergs/g).

One objective behind this proposed use of the rad is to define more clearly what has in the past been implied in the use of the roentgen. The conversion from roentgen to rad for soft tissue irradiated with ^{60}Co is not difficult. However, in practice, this conversion becomes most complex at lower incident energies for tissues such as bone, where absorption is not too well understood. In practice, the conversion of roentgens to rads has been made in many centres by merely correcting the "roentgen" figure by a fixed factor depending on the energy of the radiation. Such juggling achieves no tangible benefit except to confuse the radiotherapist who, in any case, bases his dosage empirically according to previous experience. The rad is only useful if absorption in each individual tissue through which the beam passes is considered. Table 3 (WILSON 1959) lists the

Table 3. *Rads equivalent to 1000 R for various types of radiation*

Radiation	Muscle	Fat	Compact bone	Average bone
250 kVp .	960—925	923—681	1520—3370	1280—2060
^{137}Cs . . .	975—972	1010—1000	865—1035	860—990
^{60}Co, radium	975	1010—1005	865—920	860—880

numbers of rads equivalent to 1000 roentgens for various sources of radiation. WILSON has listed these numbers as a range of values, allowing for the range of quality that the radiation reaching the treated tissue could have as a result of scatter within the tissue. Compact bone refers to the calcified bone tissue itself, while average bone refers to its soft tissue components.

The rad is used in this chapter, but, due to the fact that clinical experience had been accumulated in "roentgens", the figures stated are direct translations from "roentgens" to "rads".

d) Biological factors

It is obvious that, from a purely technical point of view, telecobalt therapy offers tangible physical advantages in the adequate and convenient irradiation of deep-seated tumours, and in tumours adjacent to bone or cartilage. Is there, however, any especially favourable biological factor involved? All radiobiological effects are produced by ionization in the tissues. Unfortunately all ions are the same however produced, but the distribution of ionization in the tissues varies with the energy of the exciting rays and it is from this factor that differences in biological effect with different types of irradiation might arise.

It is well known that the RBE (relative biological efficiency) varies widely with different types of radiation. For instance, the RBE of neutrons or alpha particles is many times that of 200 kV roentgen rays. It is thought that this great difference arises from the extreme difference in the spatial distribution of ions produced by the two types of radiation. This spatial distribution is usually described in terms of "L.E.T." (linear energy transfer), which is expressed in electron volts released in 1 micron of path of the relevant photon or particle. In general, with roentgen or gamma rays, the higher the energy the less the L.E.T. It must be remembered that in practice there is no such thing as monochromatic radiation. Even if there were, degradation of the beam commences as soon as matter is struck, and therefore any statement as to the L.E.T. of a particular beam of radiation must be represented as an average for the varying wave lengths interacting with the tissues. Table 4 lists the L.E.T. for various types of radiation (JOHNS 1956).

Table 4. *Linear energy transfer for various types of radiation*

Type of radiation	Mean L.E.T. (eV/μ)
Betatron 22 MeV	218
^{60}Co	270
3 MeV. generator	270
200 kVp	1800

It will be noted that the L.E.T. of the gamma rays of radium and ^{60}Co are similar and very close to the theoretical minimum, which actually occurs with very high energy x-rays, and that is significantly lower than the L.E.T. of conventional radiation in the 200—400 kVp range. It is conceivable that, at the cellular level, this more homogeneous distribution of ionization throughout the tissues may permit a more truly differential selective radiation effect as between cells of different sensitivities, in that, for instance, the nuclei of both malignant and normal cells are more likely to receive the same amount of ionization. By adjustment of the dose, therefore, the more sensitive nucleus will sustain irreparable damage, whereas the other nucleus, by virtue of its inherent relative resistance, will likely recover. On the other hand, when a high L.E.T. obtains, by chance alone, one nucleus may receive a much greater dose than the other with a consequent indiscriminate lethal effect. There is some reason to believe that just such an effect occurs with radiations of very high L.E.T. (e.g. neutrons) but whether the degree of difference in the respective L.E.T. of 200 kV x-rays and gamma rays of ^{60}Co is significant is not obvious. It is, however, clear that the RBE of the gamma rays of ^{60}Co is less than the RBE of 200 kV by a factor of about 10%.

A further source of possible difference in biological effect, even in the beams of the same quality, is the method of production, in time, of the radiation. For instance, many types of roentgen ray and particle acceleration apparatus produce many bursts of radiation each second, whereas radiation produced by an isotope is even and continuous. Whether this is a factor of any importance is at present unknown.

e) Practical application

α) *Fixed field therapy*

Single fields. The principles governing fixed field therapy are similar to those employed in orthovoltage therapy.

A single field may sometimes be used when it is desired to deliver a moderate dose to a spot not too deep to the surface, without undue reaction to the skin. This arrangement is feasible because of the skin-sparing effect of supervoltage radiation (see "Physical Factors"), and is often simple and useful, especially as a palliative measure — e.g. in the treatment of single regions in generalized lymphoma, or secondary deposits of carcinoma in lymph nodes, bone, and numerous other situations in which serious radical treatment is not contemplated or indicated. The disadvantage of a single field is that, owing to the high depth dose, normal tissues deep to the tumors are exposed unnecessarily and also the level of dose to the overlying skin remains a minor limiting factor.

In certain situations, even in superficial lesions, these disadvantages do not apply, and the ^{60}Co unit can be used. It is found that an adequate and extremely simple method of treating primary carcinoma of the skin of the pinna of the ear, or of the cartilagenous part of the nose, is to use a single field (cobalt 60 unit), the beam being directed tangentially to the face or scalp, so that only the pinna or nose is exposed and the rest of the head escapes completely. The field is reduced in size to cover the lesion, with a 1 cm margin of normal skin, and a single exposure of 2100 rads is given. Lesions which approach the scalp or cheek to a distance less than 1 cm are unsuitable, since an adequate margin to the tangential field cannot be obtained. Care must be taken to place a small sheet of lucite, 3 mm in thickness, between the end of the cone and the skin, so that the incident dose on the skin is raised to the 100% level. In these situations the advantage of ^{60}Co, besides simplicity, is that owing to the minimal differential absorption between bone and cartilage as compared with soft tissue, the likelihood of late radiation necrosis is minimized.

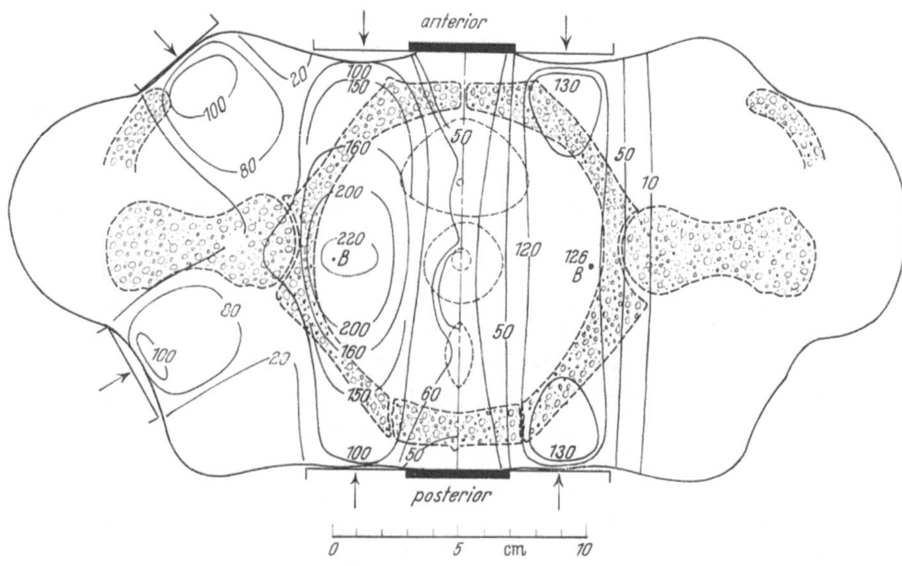

Fig. 5. The right hand side shows the distribution of radiation produced by two opposing split fields (each field 4×10) of cobalt 60 radiation at SSD of 80 cm. The left hand side shows the same distribution with four extra oblique fields added. These distributions, are, of course, symmetrical about the line so that only one-half of each has been given

Parallel opposing fields. Often parallel opposing fields offer a convenient method of raising the intervening tissue to a homogeneous dose level. This is feasible for quite a large range of separations, and is useful in the treatment of the axilla and supraclavicular regions in cases of cancer of the breast after radical mastectomy, of the neck when there are multiple nodes secondary to a primary in the mouth or pharynx, malignant tumours of the nasopharynx (where the shielding effect of masses of bone are minimized by the high energy rays), and many other situations. Although the intervening tissue can be raised to a high level, the skin effect is still relatively slight, due to the low surface dose of the incident beam on the actual surface of the skin. From a practical point of view supervoltage radiation often permits simplification of treatment plans which can be employed with more efficiency than the complicated set-ups which are necessary to achieve the same result with orthovoltage equipment. An example of the latter is afforded in Fig. 5, which depicts two plans of external irradiation of the lateral parts of the pelvis following radium treatment for cancer of the cervix (WATSON et al. 1954). In the left half of the diagram four fields, each of 4×10 cm are directed to the lateral aspects of the pelvis, such as is indicated in the 200—400 kV range. The distribution for two parallel opposing fields is given in the right half of the diagram. It will be seen that the distribution of the latter is superior, in that there is a lower dose near the midline. The larger skin dose is of no practical importance.

Because of the marked skin sparing effect of these rays, often large doses to deep targets can be delivered, even through single fields, with minimal erythema of the skin. For instance, in the postoperative treatment of cancer of the breast, two large parallel opposing fields of 15×10 cm or 20×10 cm can be directed to the axilla and supraclavicular regions to a central dose of 4300 rads in 3 weeks without producing more than a faint erythema. Usually bolus material should not be used in such a situation, because the skin-sparing effect is lost, and because it is not desirable from the point of view of distribution. The smaller thickness of the neck and shoulder is compensated below by the large interior air space of the apex of the lung. Bolus, in fact, should seldom be used.

Multiple fields. When a small or moderate sized tumour is situated at some depth in the body some more complex plan of irradiation technique must be employed, if only the tumour and its immediate surroundings are to be raised to a high dose. A single field is not satisfactory because the overlying tissues will receive a higher dose than the tumour itself and there will also still be a considerable dose delivered to normal tissues distal to the tumour. Therefore, either multiple cross firing fields, or rotation therapy should be used.

When a deep tumour of moderate radiosensitivity is being treated it is important that the volume to be irradiated to a high dose should be as small as possible and confined to the tumour, with a surrounding small margin of normal tissue. In this way the highest possible dose can be delivered to the tumour and, incidentally, constitutional reactions to the patient are minimized. In order to accomplish these ends, some form of beam direction is mandatory. This implies the accurate localization of the tumour, the construction of individual plaster casts or plastic moulds and the provision of beam directional apparatus, such as back pointers, pin-and-arcs, etc. A detailed description of these techniques does not fall within the scope of this chapter but may be found elsewhere (Paterson 1949).

Wedge fields. It has been mentioned above that sometimes a single field may be satisfactorily employed in the treatment of tumours near the surface. Disadvantages of a single field, however, have been pointed out — mainly that the tissues deep to the tumour still receive a high dose and the tumour itself receives a lower dose than the tissue at the 100% level (i.e. about 4 mm deep to the surface of the skin). These disadvantages can be rather neatly obviated by the use of wedge fields. Wedge filters are constructed so as to reduce considerably the intensity of radiation at one side of a field. It is obvious that an infinite variety of types of wedge fields could be prepared. It is, however, rather convenient to construct wedge fields which produce isodose curves which subtend roughly an angle of 45°, with the vertical at a predetermined depth, e.g. 6 cm. Two different types of wedges are needed, even with this simple requirement, because if two wedge fields are used at right angles to one another on a flat surface there will be a considerable air gap between the medial sides of the field and the skin (e.g. in the treatment of secondary deposits in the spine). Thus, the type of filter needed for these fields at 90° to one another will be different from the filter needed when there is no air gap (e.g. in the treatment of cancer of the antrum) (Fig. 6) (Burkell et al. 1956). When this field is now paired with a similar one placed at right angles to it then the individual isodose lines at a depth will tend to be parallel and, therefore, a rather homogeneous irradiation can be arranged for almost any volume of tissue, providing it is not too deep. In this way also the skin need receive no higher dose than the depths of the tumour. In practice the use of wedge fields is found to be most valuable and convenient for a variety of purposes. We have found, for instance, that two wedge fields at right angles are most satisfactory in the treatment of intrinsic carcinoma of the larynx and

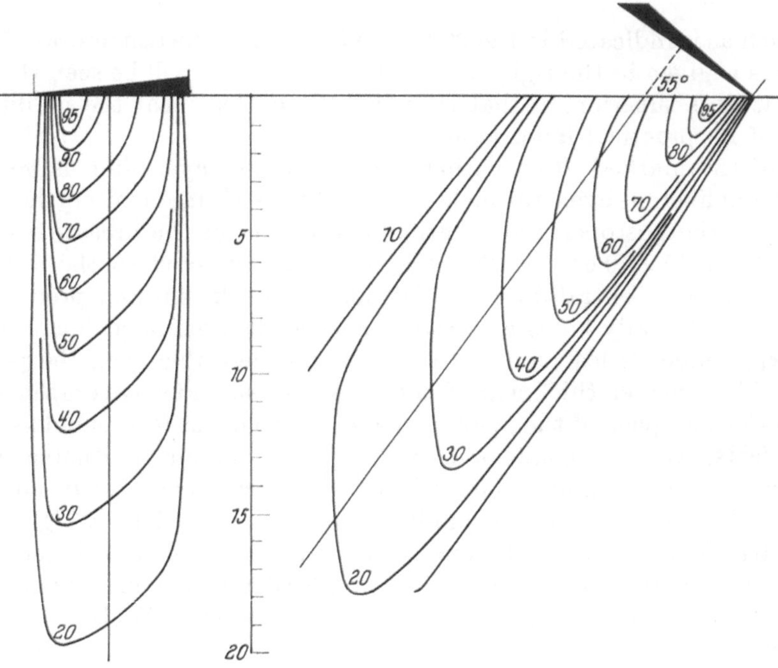

Fig. 6. Isodose curves obtained with ^{60}Co using wedge filters. Left hand distribution-wedges with no air gap. Right hand distribution-wedge with 55° air gap

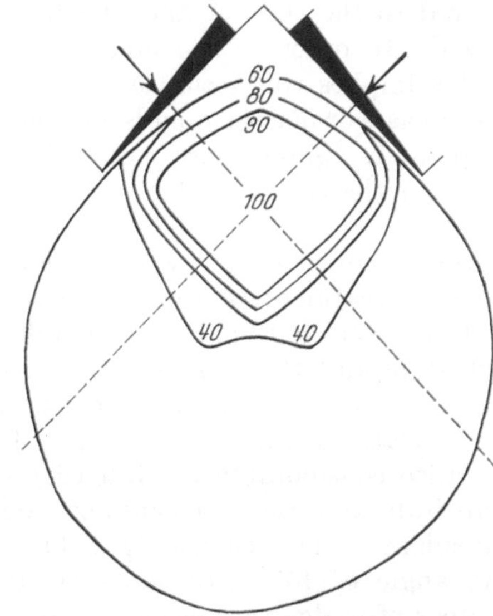

Fig. 7. Isodose distribution using two wedge fields at right angles (^{60}Co) in carcinoma of the larynx (BURKELL et al. 1956)

have used this technique since 1952. Fig. 7 presents the isodose distribution of two wedge fields at right angles in the treatment of cancer of the larynx (BURKELL et al. 1956). In this example several advantageous factors are apparent. Because the wedges are situated 15 cm from the skin surface, the fields are "open" and the skin reaction is, therefore, negligible, because electron contamination from the last limiting diaphragm is eliminated. The high dose volume is confined almost to the larynx, and the spinal cord is spared. The high energy rays spare the cartilage to a maximum degree. Tumours of the maxillary antrum and secondary deposits in the spine are two other examples of situations in which wedge fields may be of value.

It should be emphasized that great accuracy in the placement of fields is necessary when wedge filters are used because of the sharply changing dose from one side of the field to another. It is, therefore, highly desirable in many situations to employ an accurate form of beam direction, which usually means that an individual plaster cast should be constructed and an accurate contour of the part to be treated drawn, so that a careful isodose distribution for the volume to be irradiated can be made.

Every department should have a large variety of wedge filters, constructed for various sized fields. In some types of apparatus it is possible to insert master wedge filters near the source, so that any size field can be used. The construction, however, of individual wedge filters for each field is somewhat superior, in that the output in the centre of the smaller fields is not reduced as much as it would be with a master wedge filter.

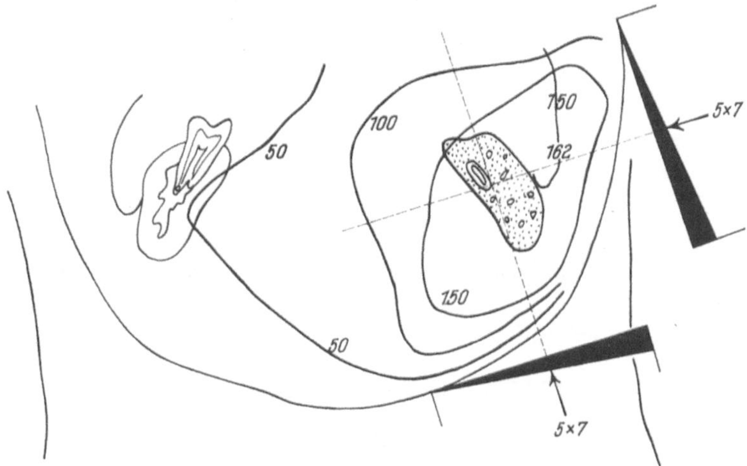

Fig. 8. Isodose distribution using two wedge fields at right angles in a case of carcinoma of the lower alveolus (^{60}Co), showing the rapid fall off in dose toward the contralateral side of the mouth

Irregular fields and shielding. One disadvantage of supervoltage compared with orthovoltage therapy is the difficulty in shielding parts which it is desired to avoid, e.g. the eye. Great thicknesses of lead are required and these, by reason of their weight, must be supported either by some accessory clamps or on the applicator itself, since the weight would be too great for the patient. For this purpose a thickness of approximately 5 cm of lead is required. In some types of apparatus a platform attached to the unit itself is provided, in which lead blocks can be placed so as to produce irregular shaped fields. Usually, however, this platform can only be used when the field is pointing vertically downwards, for obvious reasons. Often, however, fields can be arranged so that there is protection of desired parts. For instance, Fig. 8 depicts a treatment of carcinoma of the alveolus with two wedge fields at right angles, the contralateral side of the mouth receiving only a low dose.

When it is essential that the eye be included in the field, it is best to have the patient open his eye during treatment and actually look toward the source. In this way advantage will be taken of the dose on the immediate surface of the eye and conjunctivitis and keratitis will be minimized. Similarly, if the region of the natal cleft is being irradiated the buttocks should be separated by a broken orange stick or match, so that advantage is taken of the low surface dose.

β) Rotation therapy

Rotational therapy is useful in the treatment of lesions in many different sites. It is not proposed to attempt to describe the numerous and diverse methods of rotation, arc therapy, etc. Several different types of cobalt 60 units have been constructed com-

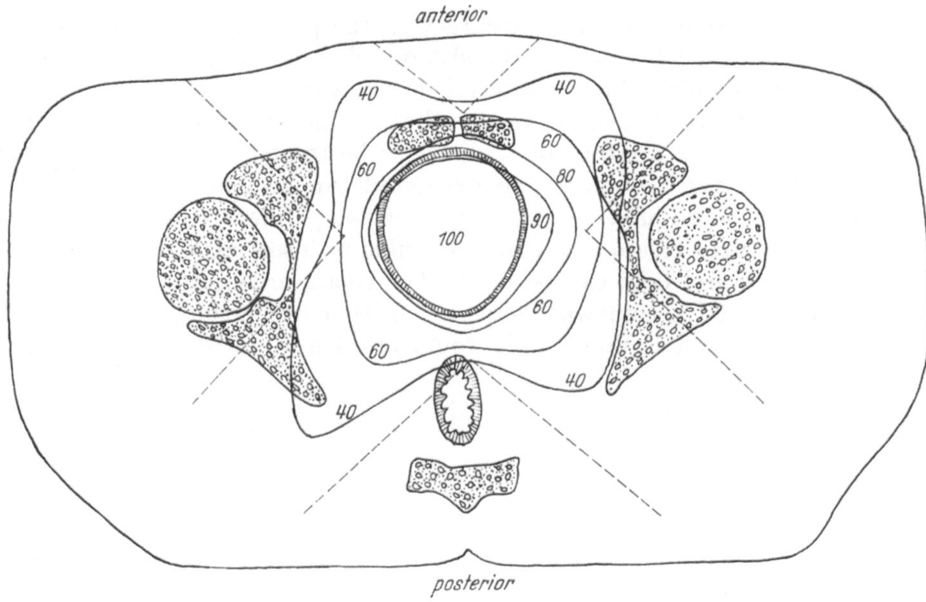

Fig. 9. Isodose distribution for cancer of the bladder using conical rotation from front and back (^{60}Co unit) (WATSON 1954). High homogeneous dose in small volume. Low skin dose

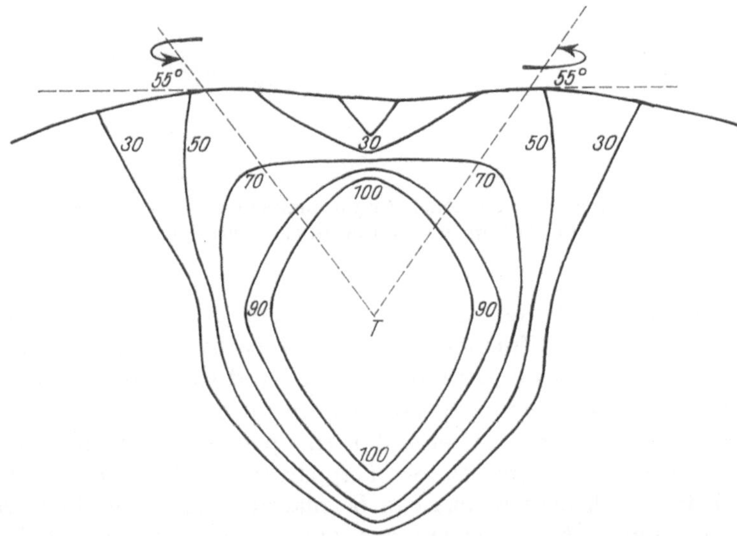

Fig. 10. Isodose distribution for treatment of vertebra using rotation with 55° wedge filter, 6×8 cm field at tumour. ^{60}Co. Source-tumour distance 80 cm

mercially as rotational units. Since the whole unit moves around the body, this type of apparatus is most suitable and convenient for long axis rotation. In some other installations arrangements are made to have a rotating floor or table, so that the patient can rotate, the machine remaining stationary. This type of movement lends itself very easily and simply to conical rotation.

Rotational therapy is just as important at high voltages as at lower ones, and frequently the advantages of supervoltage radiation can be considerably enhanced thereby (WATSON 1954) (Fig. 9). Rotational therapy, moreover, once the original plan has been made, consumes less treatment time than multiple field therapy. It is simpler to set up daily and more restful to the patient and staff.

Sometimes it is convenient, when the lesion is rather near the surface, to use a wedge field, in conjunction with conical rotation from the affected side only (Fig. 10). Situations in which such an arrangement might be indicated are glomus jugulare tumour and carcinoma of the bladder which is infiltrating the skin of the anterior abdominal wall.

Before embarking upon rotation therapy, it is necessary to draw up a complete isodose distribution, in volume, for the individual patient. Subsequently, when a similar type of layout is used in another patient, it may not be necessary to repeat the complete isodose distribution if the dimensions are somewhat similar. It is, however, mandatory to adopt some method of calculation of dosage in each individual patient. For this calculation, use has been made of the concept of tissue-air ratio. The tissue-air ratio (TAR) is defined as the ratio of the dose at a point in tissue to the dose at the same

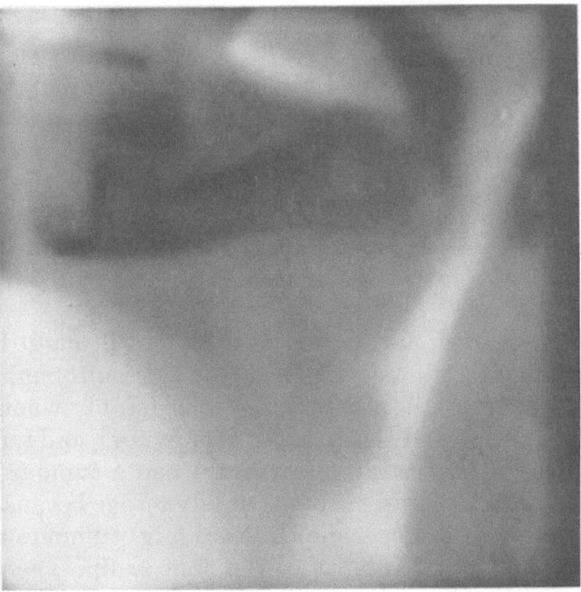

Fig. 11. Placement film taken with ^{60}Co unit

point in air. The TAR is a function of the quality of radiation used, the area of the field at the centre of rotation, the depth of tissue between skin and centre of rotation during the complete rotation and the varying source to skin distance.

Tables of TAR for ^{60}Co (Johns et al. 1956) have been prepared as a function of depth of tissue traversed during rotation and field size at the centre of rotation. For a particular rotational set up on the cobalt unit, the field size at the centre of rotation remains fixed during the complete rotation. It is necessary then to merely measure the skin-to-centre of rotation distance for several arcs of the rotation, find the corresponding TAR from the table for each of these distances, and average these to arrive at a TAR for the complete rotation. The dose rate at the centre of rotation is thus given by multiplying the known dose rate in air at the centre of rotation by the calculated average TAR.

γ) *Placement films*

Whenever serious radical treatment is being attempted, and even when the most precise beam directional equipment or casts are used, it is almost always advisable to take placement films of the fields to be treated, showing the actual relation of the treatment fields to the target area. Such pictures can be made satisfactorily in almost any situation, in spite of the large focal spot of the cobalt 60 unit. Air spaces provide an excellent contrast medium and usually bone is recognizable. Type "M" industrial film with thin lead screens in front and behind the film are used, an exposure of 1 to 5 seconds being made. The lateral film of an actual treatment field, showing the tongue, epiglottis, oropharynx, etc., is shown in Fig. 11. The use of an ordinary diagnostic roentgen ray machine for such purposes is not reliable, since the necessary beam directional appliances to mimic treatment are not available. Some radiotherapists do use a "mock" treatment machine, which is a duplicate of the actual treatment machine, except that a small roentgen ray tube is placed in the position of the focal spot. In this way the actual planned treatment fields can be duplicated on this machine and better quality placement films taken. This scheme also conserves the time of the main treatment apparatus. In our opinion, however, the most reliable method of testing field alignment and direction is to use the actual conditions under which the treatment is to be conducted — that is, to use the cobalt 60 unit itself.

f) General considerations

It should be emphasized that no new principles of radiotherapy are involved in the use of supervoltage, compared with orthovoltage radiation, nor are there any new or unexpected hazards. The final biologically active factor — ionization — is the same however produced, and only its distribution is altered. Thus the physical properties of 200—400 kV radiation are similar to those of 1—70 MeV radiation, except in degree. We should not, therefore, consider supervoltage radiation, which includes ^{60}Co telecurietherapy, as a new tool, but rather as a useful extension of old and well established principles.

When very large field or regional therapy is indicated it might be thought tat conventional "deep therapy" might still be suitable. However, although the high depth dose advantage of supervoltage irradiation diminishes considerably when large fields are used, the skin-sparing and lesser integral dose are still major factors, and lymphomas are therefore better treated with supervoltage therapy. Further, when a tumour close to the surface is being irradiated, lower voltage therapy is often of advantage because deeper structures are protected to some extent by the lower depth dose, (e.g. tumours of the salivary glands and thyroid). Large and deep carcinomas of the skin or lip, when unsuitable for either superficial roentgen ray or radium therapy, are preferably treated by medium voltage roentgen ray because, again, an unnecessarily high dose is not given to deeper structures, and sometimes (e.g. in carcinoma of the lip) suitable moulds containing thin sheets of lead for protection can be employed. If bone or cartilage is involved, however, supervoltage therapy has obvious advantages. Some of these contra-indications are no doubt obviated to a large extent by short distance telecurietherapy.

Supervoltage therapy, in our experience, has not supplanted to any extent the use of radium or ^{198}Au grains, which can be used in many situations to provide a high dose to a restricted volume, with a rapidly falling dose in neighboring structures, nor has it made any inroads in the field of usefulness of superficial roentgen ray therapy. The great bulk of the patients treated are those who would formerly have been exposed to 250 kV or 400 kV roentgen ray therapy. All of the latter group are now treated in our clinic by ^{60}Co telecurietherapy or by the 23 MeV betatron. Because of difficulties of access to the betatron the great majority of our "supervoltage" patients have been treated on the ^{60}Co unit. The relative proportions of patients suffering from malignant disease, and treated by radiotherapy, excluding parenteral radioactive isotopes, are shown graphically in Fig. 12. These percentages are drawn from the experience of the Saskatoon Cancer Clinic during the years 1959—1964.

The type of malignant disease chosen for supervoltage therapy is generally deep seated, and of moderate sensitivity, where the high percentage depth dose, low integral dose, and skin sparing effect can be used to advantage. Thus tumours of the lung, bladder and esophagus would preferably be treated by this method, as is irradiating the lateral parts of the pelvis following radium treatment of carcinoma of the cervix. Post-operative irradiation of the axilla and supraclavicular regions following surgical treatment of cancer of the breast provides another large group of patients where the skin sparing and lack of great increase in bone absorption are important. Many tumors of the head and neck (e.g. carcinoma of the nasopharynx) are preferably treated by supervoltage irradiation because the shielding effect of surrounding masses of bone is less marked. Tumours in bone, whether primary or secondary, receive more satisfactory radiation because of the lesser absorption in bone. These tumours are comprised of "soft" tissue, separated from bone by distances greater than the paths of the secondary electrons, which are produced, in bone, in greater number by similar doses from medium voltage roentgen rays (SPIERS 1949). Hence, because of the shielding of overlying bone, the central parts of these tumours will actually receive smaller tissue doses from 200—400 kV roentgen rays, in spite of "their increased absorption in bone".

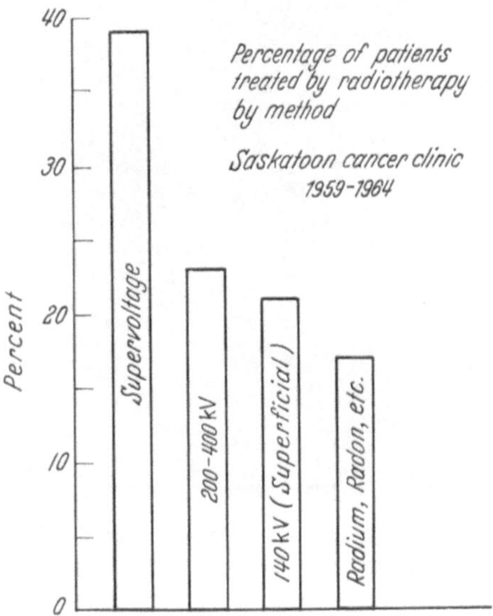

Fig. 12. Percentage of patients treated by radiotherapy by method. Saskatoon Cancer Clinic 1959—1964

Since we started using ^{60}Co telecurietherapy in 1951 we have persisted in the use of the "roentgen" as a measure of dose. This unit has been determined by a Victoreen chamber, surrounded by 3 mm of lucite to bring the reading to a maximum. "Given" doses have always been stated as at the 100% level rather than the actual considerably lower surface dose. At that time, from a consideration of the published literature on supervoltage radiation, we thought that tumour doses, for the same biological effect, should be about 10% higher than those we were in the habit of prescribing with 200—400 kV radiation.

Most of our patients are treated daily, five times a week, over a five week period, the daily doses being equal. Dosage levels for individual patients are not fixed, but may be changed slightly, both as to amount and overall time, according to response or reactions. In general, tumour doses of 6200—6700 rads in 5 weeks are prescribed for deep tumours of limited extent, e.g. carcinoma of the esophagus and bladder. Carcinoma of the lung is only carried to a dose of about 5250 rads in 5 weeks, depending on the size of fields.

When tumours within large air containing cavities are irradiated, (e.g. lung, esophagus) careful measurements of the transmitted radiation must be made so that overdose, due to lack of absorption in air, is avoided (FEDORUK et al. 1957). This correction may be as high as 40%, with disastrous effects if proper allowance is not made. On the other hand, errors in estimating changes in dosage due to the radiation traversing bone are

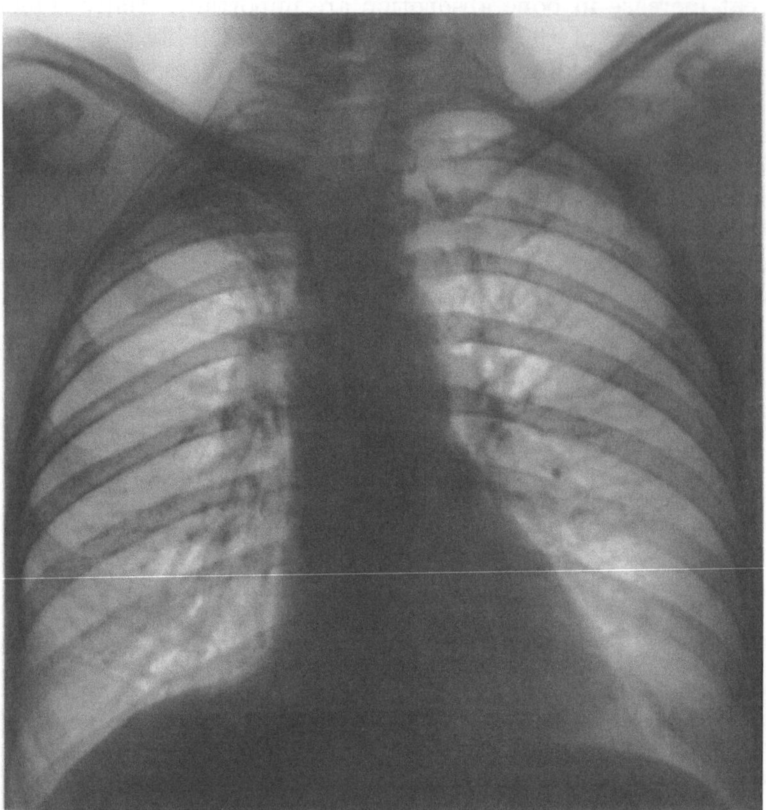

Fig. 13. Fibrosis in apex of right lung following post-operative irradiation of the axilla and supraclavicular regions in carcinoma of the breast

not nearly as important as with 250 kV, where an error up to 25% can be made (WOOTEN and CANTRIL 1959).

Carcinoma of the larynx is treated with two wedge fields at right angles (field size of 5×5 cm or 5×7 cm) to a tumour dose of 5750 rads in five weeks. When larger fields are used (e.g. the postoperative irradiation of the whole pelvis in carcinoma of the ovary) a central dose of 3350 to 4300 rads is attempted, over a three week period. Post-operative irradiation of the axillary and supraclavicular regions is also given over a three week period, using parallel opposing fields of between 15×10 cm and 20×10 cm. Here a central dose of 4000 rads is delivered with little or no skin reaction, although symptomless fibrosis of the apex of the lung occurs in about 50% of cases (Fig. 13) (BURKELL et al. 1956).

References

BRUCER, M.: An automatic pattern caesium 137 teletherapy machine. Amer. J. Roentgenol. **75**, 49 (1956).

BURKELL, C. C., and T. A. WATSON: Some observations on the clinical effects of cobalt-60 telecurie therapy. Amer. J. Roentgenol. **76**, 895 (1956).

— — H. E. JOHNS and R. J. HORSLEY: Skin effects of cobalt 60 telecurie therapy. Brit. J. Radiol. **27**, 171 (1954).

BURNS, J. E., B. J. PERRY, N. H. PIERCE, R. E. TROTMAN and C. W. WILSON: A kilocurie caesium 137 beam unit at Westminster Hospital. Brit. J. Radiol. **32**, 215 (1959).

Central axis depth dose data. Brit. J. Radiol. Suppl. 5, 1953.

CLARKSON, J. R., H. J. LEECH, A. G. C. TAYLOR and S. W. A. MASON: A moving-beam caesium 137 telecurie unit. Brit. J. Radiol. **32**, 798 (1959).

COLE, A., W. K. SINCLAIR, G. H. FLETCHER and G. C. JOHNSON: Physical studies on a short-treatment distance caesium 137 teletherapy unit. Radiology **74**, 731 (1960).

CORMACK, D. V., and H. E. JOHNS: Spectral distributions of scattered radiation from a kilocurie cobalt 60 unit. Brit. J. Radiol. **31**, 497 (1958).

EASTWOOD, W. S.: The design of caesium sources for teletherapy. Brit. J. Radiol. **33**, 243 (1960).

FEDORUK, S. O., and H. E. JOHNS: Transmission dose measurements for cobalt 60 radiation with special reference to rotation therapy. Brit. J. Radiol. **30**, 190 (1957).

— — and T. A. WATSON: Isodose distributions for a 1100 curie cobalt 60 unit. Radiology **60**, 348 (1953).

FREUNDLICH, H. F., and J. L. HAYBITTLE: An improved iridium-192 teletherapy unit. Acta radiol. (Stockh.) **39**, 231 (1953).

— — and R. S. QUICK: Radio-iridium teletherapy. Acta radiol. (Stockh.) **34**, 115 (1950).

FRY, W. H., H. MILLER and K. F. ORTON: A 50 curie cobalt 60 teletherapy unit. Brit. J. Radiol. **28**, 8 (1955).

GREEN, D. T., and R. F. ERRINGTON: Design of a cobalt 60 beam therapy unit. Brit. J. Radiol. **25**, 309 (1952).

HAYBITTLE, J. L.: The effect of source size on integral dose in teletherapy units. Acta radiol. (Stockh.) **42**, 65 (1954).

JOHNS, H. E.: X-rays and teleisotope x-rays. Radiation dosimetry. Academic Press, p. 592, 1956.

— L. M. BATES and T. A. WATSON: The Saskatchewan cobalt 60 unit. Brit. J. Radiol. **25**, 296 (1952).

— J. W. HUNT and L. D. SKARSGARD: A caesium 137 teletherapy unit for use at a source-to-skin distance of 35 cm. Brit. J. Radiol. **32**, 224 (1959).

JOHNS, H. E., M. T. MORRISON and G. F. WHITMORE: Dosage calculations for rotation therapy with special reference to ^{60}Co. Amer. J. Roentgenol. **75**, 1105 (1956).

LANZL, L. H., D. D. DAVISON and W. J. RAINE: Kilocurie revolving ^{60}Co unit for radiation therapy. Amer. J. Roentgenol. **74**, 898 (1955).

PATERSON, R.: Treatment of malignant disease by radium and x-rays. London: Arnold Press 1949.

SINCLAIR, W. K., and W. V. BREAZEALE: Integral dose and source size in cobalt 60 teletherapy. Radiation Biology and Cancer, p. 163. Houston: University of Texas Press 1959.

SPIERS, F. W.: The influence of energy absorption and electron range on dosage in irradiated bone. Brit. J. Radiol. **22**, 521 (1949).

—, and M. T. MORRISON: A cobalt 60 beam unit with source-skin distance of 20 cm. Brit. J. Radiol. **28**, 2 (1955).

WATSON, T. A.: Comparison of conventional and supervoltage radiation in carcinoma of the bladder. Radiology **62**, 165 (1954).

— H. E. JOHNS and C. C. BURKELL: The Saskatchewan 1000-curie cobalt 60 unit. Radiology **62**, 165 (1954).

WHEATLEY, B. M., J. C. JONES and T. C. SINCLAIR: A caesium 137 beam therapy unit. Brit. J. Radiol. **33**, 251 (1960).

WHITMORE, G. F., and H. E. JOHNS: A 250-curie Cs^{137} unit with a 15 cm Source-to-skin-distance. Brit. J. Radiol. **32**, 533 (1959).

WILSON, C. W.: The use of the rad in clinical practice. Brit. J. Radiol. **32**, 584 (1959).

WOOTEN, P., and S. T. CANTRIL: Comparison of the use of standard depth dose data at 250 kVp and 2 MeV. Radiology **72**, 726 (1959).

7. Strahlenschutz beim Umgang mit radioaktiven Stoffen

Von

A. Perussia*

a) Schutzmaßnahmen bei der Verwendung radioaktiver Stoffe in der Medizin

α) *Einführung*

Die Verwendung natürlich oder künstlich radioaktiver Stoffe in der Medizin erfordert besondere Schutzmaßnahmen, um zu vermeiden, daß die von radioaktiven Substanzen ausgehende Strahlung am menschlichen Organismus Schäden hervorruft. Neben der Erfordernis eines geeigneten Schutzes vor einer äußeren Bestrahlung, die von offenen und umschlossenen Präparaten ausgehen kann, gilt es, durch geeignete Maßnahmen die stets vorhandene Gefahr der Beschädigung radioaktiver Präparate zu vermeiden oder doch zumindest auf ein Minimum zu beschränken. Diese Beschädigung ist die hauptsächlichste Ursache für radioaktive Kontaminationen. Betroffen von einer solchen Kontamination sind Räume, Einrichtungen, Instrumente, Kleidungsstücke und Personen selbst. Als Folge ist die Gefahr einer Inkorporation radioaktiver Substanzen in den Organismus (durch Inhalation, durch Ingestion und durch Absorption durch intakte oder verletzte Haut) und damit die Gefahr einer Bestrahlung von innen gegeben. Es darf nicht vergessen werden, daß die Abschirmung äußerer Strahlung und die Kontrolle auf radioaktive Kontamination — abgesehen davon, daß sie ganz bestimmten Schutzforderungen gerecht werden müssen — auch eine unerläßliche Bedingung für eine präzise Anwendung radioaktiver Nuklide in der Medizin und die Voraussetzung zur einwandfreien Durchführung von Messungen der Dosis und der Aktivität ist.

Die Aufgaben des Strahlenschutzes bei der Verwendung radioaktiver Substanzen in der Medizin sind umfangreich und schwierig. Dies ist bedingt durch die verschiedenen Anwendungsmethoden, durch den Transport der offenen oder umschlossenen Strahlenquellen von einem Raum zum anderen und durch die Verabreichung von umschlossenen oder offenen Isotopen an Patienten. Letztere werden dabei selbst zum Ausgangspunkt ionisierender Strahlung und eventuell zur Ursache radioaktiver Kontamination. Dabei können auch Teile des Krankenhauses, die außerhalb der für den Umgang mit Radionukliden vorgesehenen — und daher besser kontrollierten — Räumlichkeiten liegen, radioaktiv kontaminiert werden.

Schließlich fallen bei allen diesen Arbeiten radioaktive Abfälle an (sei es in Form von Gasen, Staub, gelösten oder ungelösten Stoffen in Flüssigkeiten oder in fester Form); verschiedenartig ist auch die Herkunft der Abfälle und ihre Gefährlichkeit (Abfälle aus Laboratorien, Exkremente von Patienten, kontaminierte Medikamente und Gegenstände, Reste von Dekontaminationen, operativ entfernte Teile, Versuchstiere usw.). Die Beseitigung solcher Abfälle sowie die Entfernung von Leichen aus dem Krankenhaus oder auch schon allein die Entlassung der mit Isotopen behandelten Patienten kann eine Kontamination außerhalb des Krankenhauses hervorrufen. Den Gefahren einer solchen unkontrollierten Kontamination muß bei der Ausarbeitung von Regeln und Vorschriften Rechnung getragen werden. An diese Vorschriften hat sich der behandelnde Arzt bei der

---

* Das Kapitel wurde überarbeitet und ergänzt von S. Kallert, Erlangen und Dr. K.-J. Godt, München.

Verwendung von radioaktiven Substanzen zu halten, da die Verantwortung bei einer Kontamination auf das Krankenhaus zurückfällt.

Unsere Aufgabe in dem vorliegenden Kapitel ist es, die Gedankengänge aufzuzeigen, auf denen die Vorbeugungsmaßnahmen gegenüber dem Strahlenrisiko unter den oben erwähnten Aspekten beruhen. Dies gilt für die Anwendung von radioaktiven Substanzen, seien es natürliche oder künstliche, umschlossene oder offene, in einer Krankenhausabteilung, die besonders für diesen Zweck eingerichtet und organisiert ist. Nicht befassen werden wir uns mit der Möglichkeit der Verwendung radioaktiver Stoffe in den allgemeinen Abteilungen der Inneren Medizin, der Chirurgie oder gar außerhalb der Krankenhäuser, die schon in Anbetracht der erforderlichen Schutzmaßnahmen als nicht angängig erachtet werden muß.

Wir werden hier hauptsächlich die Schutzmaßnahmen beim therapeutischen Gebrauch der radioaktiven Substanzen behandeln, jedoch dabei auch auf die Verwendung von Radioisotopen zu diagnostischen oder Forschungszwecken hinweisen. Es ist oft eine unerläßliche Ergänzung der therapeutischen Anwendung, daß in Abteilungen, die für den Umgang mit radioaktiven Substanzen eingerichtet sind, auch diagnostische oder Forschungsarbeiten durchgeführt werden.

Ferner wollen wir darauf hinweisen, daß diese Darlegungen vorwiegend der Praxis entnommen sind und darauf verzichten, systematisch die grundsätzlichen oder allgemeinen technischen Fragen des Schutzes vor ionisierenden Strahlen zu behandeln. Auch sehen wir häufig von einer ausdrücklichen Begründung einzelner von uns gemachter Vorschläge ab, da diese in anderen Teilen dieses Handbuches[1] behandelt werden. Die von uns empfohlenen Vorschläge sind also nur als Beispiele dafür anzusehen, wie das Problem des Strahlenschutzes auf dem speziellem Gebiet, mit dem wir uns hier auseinandersetzen wollen, in seinen verschiedenen Aspekten anzugehen ist. Dabei soll die Möglichkeit nicht ausgeschlossen sein, daß andere Wege bei besonderen Bedingungen hinsichtlich Umgebung und Arbeitsmethode ebenso richtig oder sogar besser sein können. Dementsprechend beziehen wir uns in manchen Punkten auf allgemeine und international anerkannte Schriften. Dagegen werden wir bei manchen Fragen nur versuchen, die allgemein vorherrschende Ansicht wiederzugeben oder auch nur unsere persönliche Meinung zum Ausdruck zu bringen. Die einschlägigen offiziellen Normen der einzelnen Länder bleiben dabei unberücksichtigt. Es liegt auf der Hand, daß es die Aufgabe jedes Krankenhauses sein muß, seine Arbeitsweise mit den im eigenen Land geltenden Gesetzen und Vorschriften in Einklang zu bringen.

β) Aufgaben des Strahlenschutzes, I.C.R.P.-Empfehlungen

Zweck der Schutzmaßnahmen ist, beruflich strahlenexponierte Personen vor höheren als den gesetzlich als zulässig festgelegten Dosen zu bewahren. Bekanntlich gibt es über den Wert der als maximal zulässig erachteten Dosis innerhalb gewisser Grenzen verschiedene Ansichten. Wir beziehen uns in unseren Ausführungen auf die Angaben der Empfehlungen der International Commission on Radiological Protection (I.C.R.P.). Diese Empfehlungen gelten international als maßgebend auf diesem Gebiet und bilden auch die Basis für die Ausarbeitung entsprechender Normen und Vorschriften in fast allen Ländern.

Zusammenfassend seien die Hauptregeln für die von uns hier behandelten Probleme, so wie sie von der I.C.R.P. vorgeschlagen sind, zum besseren Verständnis aufgezählt. Empfohlen sei jedoch, zur Vermeidung falscher Auslegungen, den Originaltext der I.C.R.P. nachzulesen.

---

1 „Physik und Technik des Strahlenschutzes"; „Isotopenlaboratorien" (Band I); „Aufgaben und Methoden des Strahlenschutzes" (Band II).

Die I.C.R.P.[1] unterscheidet zwischen folgenden Gruppen:

A. Beruflich strahlenexponierte Personen.

B. Teile der Bevölkerung.

C. Gesamtbevölkerung.

Für die Gruppe A (berufliche Strahlenbelastung nach Vollendung des 18. Lebensjahres) wird die höchstzulässige Dosis durch die Formel

$$D = 5\ (N\text{-}18)$$

errechnet. Dabei bedeutet die Dosis D die im Bereich des Knochenmarks und der Keimdrüsen tatsächlich aufgenommene Dosis in rem und N das Alter in Jahren.

Die I.C.R.P. schreibt ferner vor, daß die während eines Zeitraumes von 13 aufeinanderfolgenden Wochen kumulierte Dosis 3 rem nicht überschreiten darf.

Dieselben Grenzen gelten auch für eine Ganzkörperbestrahlung und für eine innere Bestrahlung infolge einer Inkorporation von Radionukliden.

Höhere Maximalwerte als oben angegeben, sind dagegen zulässig bei einer Teilbestrahlung einzelner Organe (Tabelle 1).

Tabelle 1. *Höchstzulässige Dosen für Teilbestrahlung von Körperteilen oder Organen außer Knochenmark und Keimdrüsen bei beruflich strahlenexponierten Personen*

Organ	Höchstzulässige Dosis (rem)	
	in 13 Wochen	in 1 Jahr
Haut Schilddrüse Knochen	15	30
Hände und Vorderarme Füße und Knöchel	38	75
Andere innere Organe	8	15

Diese Maximalwerte sind als eine obere Grenze aufzufassen, die von der Summe aller im Verlauf der beruflichen Tätigkeit empfangenen Bestrahlungsdosen, sei es durch äußere oder innere Exposition, nicht überschritten werden darf. Als Grundregel gilt jedoch, jede nicht notwendige Strahlenbelastung zu vermeiden!

Die Abschätzung der äußeren Strahlenbelastung basiert auf der direkten Messung der Strahlung bzw. der Strahlungsfelder in den Räumen und an Stellen, an denen sich Personen in Ausübung beruflicher Tätigkeit aufhalten. Unter Berücksichtigung der Aufenthaltsdauer ist es dann möglich, die Dosisbelastung vorauszuberechnen und mit den oben angegebenen Maximalwerten zu vergleichen.

Einer inneren Bestrahlung muß durch die Kontrolle von Luft, Wasser usw., die die Ursache der Aufnahme radioaktiver Substanzen in den Körper sind, vorgebeugt werden.

In der Praxis wird es notwendig sein, für jedes Radionuklid oder für eine Mischung verschiedener Radionuklide die Menge festzulegen, die vom Körper maximal aufgenommen werden darf, bzw. die maximal zulässige Konzentration besonders in Wasser und Luft festzulegen.

Diese Werte können als Maß bei der Überwachung auf eine Kontamination dienen. Dabei muß daran gedacht werden, daß diese festgelegten Werte nicht voll ausgenutzt werden können, da auch noch die äußere Strahlung berücksichtigt werden muß. Auch bei einer Inkorporation verschiedener Radionuklide (durch Luft, Wasser usw.) muß die

1 "Recommendations of the International Commission on Radiological Protection" (adopted September 17, 1965). I.C.R.P. Publication 9. London: Pergamon Press 1966. — Report of Commitee II on permissible dose for internal radiation (1959). I.C.R.P. Publication 2. London: Pergamon Press 1960.

maximal zulässige Dosis getrennt festgestellt werden. Als Beispiel sind in der Tabelle 2 die für beruflich strahlenexponierte Personen maximal zulässigen Konzentrationen in Luft und Wasser für die 40 und 168 Std-Woche und für eine begrenzte Anzahl Radionuklide wiedergegeben. Diese Werte sind den Empfehlungen der I.C.R.P. entnommen; dort sind noch weitere ausführliche Daten zu diesem Thema zu finden.

Für die Gruppe B (Teile der Bevölkerung, d. s. einzelne Personen oder Personengruppen, die nicht zur Gruppe A zählen) wird von der I.C.R.P. $^1/_{10}$ der für die Gruppe A als höchstzulässige Dosis festgelegten Werte als Dosisgrenze empfohlen.

Für den Strahlenschutz der Gesamtbevölkerung (Gruppe C) gelten andere Gesichtspunkte. Das Risiko des einzelnen, praktisch hier vernachlässigbar, tritt zurück gegenüber dem Schutz der Gesamtbevölkerung vor genetischen Schäden. Die I.C.R.P. empfiehlt hier, die genetisch signifikante Dosis so gering wie möglich zu halten und sie jedenfalls bis zum 30. Lebensjahr nicht 5 rem erreichen zu lassen. Hierbei bleibt die natürliche Strahlenbelastung (etwa 100 mrem pro Jahr) und die Strahlenbelastung durch die Medizin (z. Z. in verschiedenen Ländern unterschiedlich etwa 20—60 mrem pro Jahr) unberücksichtigt.

Zum Schutz der Gesamtbevölkerung müssen entsprechende Vorbehalte bei der Anwendung der in Tabelle 2 für beruflich strahlenexponierte Personen maximal zulässigen Konzentration in Wasser und Luft gemacht werden. Die I.C.R.P. legt hier fest, daß die Kontamination von Luft und Wasser außerhalb von überwachten Bereichen $^1/_{30}$ der für die 168 Std-Woche zulässigen Werte nicht überschreiten darf.

Besonders aufmerksam muß darauf gemacht werden, daß die Empfehlungen der I.C.R.P. in bezug auf die Belastung von Teilen der Bevölkerung nicht einheitlich ausgelegt werden. Insbesondere trifft man immer wieder auf verschiedene Einteilungen bei dem hier interessierenden Fall der Anwendung radioaktiver Substanzen in der Medizin.

Zuerst ist die Frage der Zuordnung zu den obigen Gruppen zu klären. Damit ist die Frage der für den einzelnen maximal zulässigen Dosis entschieden. Aufgrund eingehender Überlegungen erscheint die folgende Einteilung am vernünftigsten:

1. Personal, das für die Handhabung der radioaktiven Substanzen zuständig ist, Pflegepersonal und Dienstpersonal, das in diesen Abteilungen beschäftigt wird. Diese Personen sind sicher der Gruppe A zuzuordnen und unterliegen damit einer besonderen Überwachung.

2. Personal, das zwar zu diesen Abteilungen gehört, jedoch nicht direkt mit der Handhabung radioaktiver Substanzen betraut ist (z. B. Verwaltungspersonal, Sekretärinnen usw.), und Personen, die aus dienstlichen Gründen gelegentlich diese Abteilungen betreten (Reparatur usw.). Diese Personen sind sicher der Gruppe B zuzuordnen.

3. Ambulante oder stationäre Patienten, die gelegentlich diese Abteilungen betreten, jedoch nicht zum Zwecke der Behandlung mit radioaktiven Substanzen, sowie deren Verwandte oder eventuell Besucher. Diese Personen können ebenfalls der Gruppe B zugeteilt werden.

4. Stationäre Patienten, die mit radioaktiven Substanzen behandelt werden. Bei diesen Personen kann die Dosisbelastung aufgrund der therapeutischen Behandlung selbstverständlich unter keine Schutzvorschrift fallen. Es muß jedoch darauf geachtet werden, daß diese Patienten möglichst keiner zusätzlichen Strahlenbelastung durch eine Kontamination oder durch andere Patienten, die Träger radioaktiver Substanzen sind, ausgesetzt sind. Diese zusätzliche Belastung muß auf ein Minimum beschränkt werden. Zumindest muß erreicht werden, daß diese zusätzlichen Dosen sehr klein sind, im Vergleich zu den therapeutisch angewandten. Es wäre wünschenswert, die zusätzliche Patientenbelastung möglichst in den engen Grenzen zu halten, die für die Gruppe A, d. h. für beruflich strahlenexponierte Personen, gelten. Eine Ausnahme nach oben kann jedoch zulässig sein, da es sich ja, im Gegensatz zur beruflichen Strahlenbelastung, in jedem Fall nur um eine kurze einmalige Bestrahlung handelt.

Tabelle 2. *Höchstzulässige Körperbelastung und höchstzulässige Konzentration in Luft und Wasser bei beruflicher Strahlenbelastung (Auswahl)*

Radionuklid und Art des Zerfalls		Kritisches Organ	Höchstzulässige Körperbelastung (μCi)	Höchstzulässige Konzentration (μCi cm^{-3})			
				für die 40 Std-Woche		für die 168 Std-Woche	
				in Wasser	in Luft	in Wasser	in Luft
^{3}H β^-	als Tritiumwasser	Körpergewebe	10^{-3}	0,1	5×10^{-6}	0,03	2×10^{-6}
	als Gas (Immersion)	Haut			2×10^{-3}		4×10^{-4}
^{14}C β^-	als CO_2 löslich	Fettgewebe	300	0,02	4×10^{-6}	8×10^{-3}	10^{-6}
	Immersion	ganzer Körper			5×10^{-5}		10^{-5}
^{24}Na β^-, γ	löslich	Verdauungstrakt		6×10^{-3}	10^{-6}	2×10^{-3}	4×10^{-7}
^{32}P β^-	löslich	Knochen	6	5×10^{-4}	7×10^{-8}	2×10^{-4}	2×10^{-8}
	unlöslich	Lunge			8×10^{-8}		3×10^{-8}
		Verdauungstrakt		7×10^{-4}	10^{-7}	2×10^{-4}	4×10^{-8}
^{59}Fe β^-, γ	löslich	Verdauungstrakt	20	2×10^{-3}	4×10^{-7}	6×10^{-4}	10^{-7}
		Milz		4×10^{-3}	10^{-7}	10^{-3}	5×10^{-8}
	unlöslich	Lunge			5×10^{-8}		2×10^{-8}
		Verdauungstrakt		2×10^{-3}	3×10^{-7}	5×10^{-4}	9×10^{-8}
^{60}Co β^-, γ	löslich	ganzer Körper	10	4×10^{-3}	4×10^{-7}	10^{-3}	10^{-7}
	unlöslich	Verdauungstrakt		10^{-3}	2×10^{-7}	3×10^{-4}	6×10^{-8}
^{89}Sr β^-	löslich	Knochen	4	3×10^{-4}	3×10^{-8}	10^{-4}	10^{-8}
^{90}Sr β^-	löslich	Knochen	2	10^{-5}	10^{-9}	4×10^{-6}	4×10^{-10}
		ganzer Körper	3	2×10^{-5}	2×10^{-9}	7×10^{-6}	7×10^{-10}
	unlöslich	Lunge			5×10^{-9}		2×10^{-9}
		Verdauungstrakt		10^{-3}		4×10^{-4}	
^{132}I β^-, γ	löslich	Schilddrüse	0,3	2×10^{-3}	2×10^{-7}	6×10^{-4}	8×10^{-8}
	unlöslich	Verdauungstrakt		5×10^{-3}	9×10^{-7}	2×10^{-3}	3×10^{-7}
^{137}Cs β^-, γ	löslich	ganzer Körper	30	4×10^{-4}	6×10^{-8}	2×10^{-4}	2×10^{-8}
^{198}Au β^-, γ	löslich	Verdauungstrakt		2×10^{-3}	3×10^{-7}	5×10^{-4}	10^{-7}
	unlöslich	Verdauungstrakt		10^{-3}	2×10^{-7}	5×10^{-4}	8×10^{-8}
^{210}Po α	löslich	ganzer Körper	4	4×10^{-6}	10^{-9}	10^{-6}	4×10^{-10}
	unlöslich	Lunge			2×10^{-10}		7×10^{-11}
^{226}Ra α, β^-, γ	löslich	Knochen	0,1	4×10^{-7}	3×10^{-11}	10^{-7}	10^{-11}
	unlöslich	Verdauungstrakt		9×10^{-4}	2×10^{-7}	3×10^{-4}	6×10^{-8}

γ) *Die hauptsächlichsten Gefahrenquellen*

Bei der medizinischen und speziell bei der therapeutischen Anwendung radioaktiver Substanzen müssen immer zwei Gefahren beachtet werden: Einmal die äußere Bestrahlung durch Präparate und sonstige Quellen, die β- und γ-Strahlen emittieren, zum anderen die innere Bestrahlung als Folge einer Inkorporation, bei der auch die α-Strahlung zu beachten ist. Beide Gefahren sind in ihrer Bedeutung und Auswirkung verschieden, und zwar in Abhängigkeit von der Beschaffenheit und besonders von den physikalischen Eigenschaften der radioaktiven Strahler.

Unter den angeführten Gesichtspunkten sind 4 Fälle zu unterscheiden:

1. Feststehende, umschlossene Quellen für Tele-Therapie mit Radionukliden.

Unter normalen Betriebsbedingungen bestehen bei diesen nur Gefahren durch äußere Bestrahlung, die jedoch gut im voraus abgeschätzt werden können. Durch geeignete feste Schutzvorrichtungen, die zur Gesamtanlage gehören, läßt sich hier ein weitgehender Strahlenschutz erreichen.

Wichtig sind jedoch Dosiskontrollmessungen, die vor der ersten Inbetriebnahme durchgeführt und in periodischen Zeitabständen wiederholt werden müssen, um die Wirksamkeit der Abschirmung zu kontrollieren. Eine größere und dabei schlecht abzuschätzende Gefahr tritt lediglich auf, wenn die Quelle ausgewechselt wird. Dieser Vorgang muß daher mit besonderer Sorgfalt vorbereitet und unter dauernder Dosiskontrolle durchgeführt werden. Die Gefahr innerer Bestrahlung besteht hier nur in Katastrophenfällen, nämlich dann, wenn die Anlage zerstört wird (Feuer, Erdbeben, Einsturz usw.).

2. Umschlossene Präparate (z. B. Radium-Präparate für interstitiellen und intrakavitären Gebrauch: Nadeln, Zellen, Röhrchen usw.). Auch hier besteht normalerweise nur die Gefahr einer äußeren Strahlenbelastung. Diese Gefahr ist jedoch weit weniger im voraus abzuschätzen. Da die Quellen gelagert, transportiert und beim Kranken eingeführt werden, stellen sie hinsichtlich des Schutzes des Personals und anderer Patienten ein Strahlenschutzproblem dar, das nicht immer leicht zu lösen ist. Beim Gebrauch von umschlossenen Präparaten wird man sogar mit einem Verlust rechnen müssen und mit der Möglichkeit einer Beschädigung oder Zerstörung, und damit einer Kontamination der Umgebung. Die Möglichkeit einer Beschädigung oder Abnützung des Präparates besteht jedoch auch beim vorgesehenen Gebrauch. Eine laufende Prüfung des Bestandes an Präparaten sowie deren Dichtheit ist daher unbedingt erforderlich.

3. Offene radioaktive Präparate für die äußerliche Anwendung; damit sind solche Präparate gemeint, die nicht vom Patienten inkorporiert, sondern nur äußerlich appliziert werden (z. B. Radiokolloide zur Verwendung in mit Schleimhäuten ausgekleideten Körperhöhlen).

4. Offene radioaktive Präparate, die oral verabreicht oder injiziert werden und vom Patienten mit in den Stoffwechsel einbezogen werden.

Im Fall 3 wird der Patient selbst zur Strahlenquelle, jedoch meist ohne eine Gefahr für eine Kontamination der Umgebung darzustellen, wie es beim Fall 4 oft der Fall ist. Im Fall 4 müssen noch weitere Gefahrenquellen, wie die der radioaktiven Kontamination von Exkrementen, Wäsche sowie der vom Kranken benützten Gegenstände berücksichtigt werden.

In beiden Fällen sind jedoch noch weitere Anlässe zu einer Verstreuung und lokalen Kontamination gegeben, und zwar in allen Phasen der Anwendung. Die Gefahr einer Kontamination ist dabei nicht nur auf die Isotopenlaboratorien und Krankensäle beschränkt, sondern kann sich auf andere Abteilungen und über Luft und Abwässer oder durch Verschleppung durch Personen auf die Umwelt ausbreiten.

b) Grundsätze des Strahlenschutzes bei medizinischer Anwendung radioaktiver Substanzen

α) Allgemeines

Wie schon angedeutet, ist es der Zweck der Schutzmaßnahmen, jede unnötige Bestrahlung zu vermeiden, und die unvermeidbare auf ein Minimum zu beschränken, oder jedenfalls innerhalb der maximal zulässigen Grenzen zu halten, wie sie für die verschiedenen Personengruppen vorgesehen sind. Angesichts der Vielseitigkeit der Anwendungen und der verschiedenen Gefahrenquellen kann dies nur durch sorgfältige Planung und durch gewissenhafte Einhaltung von Vorsichtsmaßnahmen erreicht werden.

Die Hauptpunkte der Schutzmaßnahmen kann man folgendermaßen zusammenfassen:

1. Errichtung bzw. Beschaffung geeigneter Anlagen, Räume, Einrichtungen, Apparaturen und Instrumente.
2. Anwendung geeigneter Arbeitsmethoden.
3. Direkte und indirekte Kontrolle anhand physikalischer Messungen.

Vorbedingungen für einen wirksamen Schutz sind Arbeitsorganisation und Disziplin des Personals. Jede Krankenhausabteilung, die radioaktive Substanzen zu therapeutischen Zwecken einsetzt, muß eine verantwortliche Person mit entsprechender Kompetenz und Autorität für die Anordnung, Überwachung und Durchführung der Strahlenschutzmaßnahmen einsetzen. Diese Aufgabe kann vom Abteilungsleiter selbst oder von einem seiner Assistenten wahrgenommen werden. Der Strahlenschutzverantwortliche kann selbstverständlich von Mitarbeitern unterstützt werden, die für einzelne Handhabungen besondere Erfahrungen besitzen, wie z. B. von Technikern, die Dosismessungen durchführen. Bei entsprechendem Umfang der Abteilung ist die Mitarbeit eines Strahlenphysikers geboten, der dann auch den Strahlenschutz übernimmt.

Die wichtigsten allgemeinen Regeln des Strahlenschutzes sowie die internen Arbeitsrichtlinien müssen dabei allen betroffenen Personen zur Kenntnis gebracht und regelmäßig wiederholt werden. Auch ist es nötig, die Daten aufzuzeichnen, die für Schutzmaßnahmen von Bedeutung sind: Führung von Eingangs- und Ausgangslisten der in den Abteilungen vorhandenen bzw. abgegebenen radioaktiven Substanzen und Aufzeichnungen der Ergebnisse der Kontrollmessungen, Überwachung der strahlenexponierten Personen, Aufbewahrung von Plänen und Installationsskizzen (einschließlich der Ventilations- und Abwasseranlagen, Art und Stärke der Schutzmauern usw.), auf denen jede nachträgliche Änderung einzutragen ist, Aufbewahrung von Prüfprotokollen, Führung von Inventaren für Strahlenschutzinstrumente usw.

Es ist schließlich erforderlich, Katastrophenpläne auszuarbeiten, die alle Fälle, von der versehentlichen Verschüttung radioaktiver Substanzen bis zum Brand umfassen, und das Personal mit ihnen vertraut zu machen. Hilfsinstrumente und Werkzeuge für solche Fälle sind an geeigneten Orten zur Verfügung und betriebsbereit zu halten.

Besondere Bedeutung kommt jedoch der Bauplanung zu, bei der eine geeignete Trennung der Räume einzuplanen ist, die verschiedenen Zwecken dienen. Es ist dabei notwendig, eine Einteilung für die Räume bzw. für die in ihnen vorkommenden Arbeiten vorzunehmen. Üblicherweise teilt man ein in den Kontrollbereich und den daran anschließenden Überwachungsbereich. Zum Kontrollbereich gehören alle Räume, in denen infolge des Umganges mit radioaktiven Stoffen die Möglichkeit besteht, daß Personen durch Bestrahlung von außen oder durch Inkorporation eine höhere Dosis als 1,5 rem pro Jahr erhalten können. Unter Zugrundelegung einer 40stündigen wöchentlichen Aufenthaltsdauer entspricht das einer mittleren Dosisleistung von etwa 0,7 mrem h^{-1}, falls keine Strahlenbelastung durch inkorporierte radioaktive Stoffe hinzukommt. Die Abgrenzung eines Kontrollbereiches wird auch dann erforderlich sein, wenn die Konzentration radioaktiver Stoffe in der Atemluft $^1/_{10}$ der in der Tabelle 2 genannten Werte übersteigt.

Üblicherweise wird man in den Kontrollbereich auch die für Lagerung, Präparierung und therapeutische Anwendung vorgesehenen Räume mit einbeziehen. Dasselbe gilt für die Krankensäle, die mit Patienten belegt sind, die mit offenen oder umschlossenen radioaktiven Präparaten behandelt worden sind. Nur das als beruflich strahlenexponiert eingestufte Personal darf freien Zugang zu den Kontrollbereichen haben. Die Überwachung der Ortsdosis ist auch auf die anliegenden Räumlichkeiten oder noch besser auf alle Räume der Abteilung auszudehnen, um sicherzustellen, daß in keinem Raum eine höhere als die zugelassene Dosisleistung herrscht. Der Kontrollbereich ist durch geeignete Beschriftungen, Warntafeln oder Symbole zu kennzeichnen.

β) Unterschiedliche Gefahrenklassen für die verschiedenen Radionuklide

Die biologischen und physikalischen Eigenschaften jedes einzelnen Radionuklids bestimmen seine Gefährlichkeit. Von Bedeutung ist auch, ob das Radionuklid in fester Form, in Lösung oder z.B. als Pulver vorliegt. Für eine Einteilung in Gefahrenklassen sind die beiden Möglichkeiten, nämlich äußere und innere Bestrahlung, getrennt zu betrachten.

Zur Orientierung sind hier für die am häufigsten verwendeten Radionuklide einige Angaben gemacht:

Bei äußerer Bestrahlung beruht die Hauptgefahr auf den γ-Strahlen. Diese Gefahr liegt sowohl bei offenen als auch umschlossenen Strahlern vor. Allgemein kann gesagt werden, daß die Gefährlichkeit eines Radionuklids, bezogen auf gleiche Aktivität, mit der Energie der γ-Quanten und der Anzahl der γ-Quanten pro Zerfall zunimmt. Als Beispiel sind in der Tabelle 3 für einige Radionuklide die Dosisleistungskonstante, die Halbwertszeit und die Energie der γ-Quanten angegeben.

Tabelle 3. *Einige für die Medizin wichtige Radionuklide, ihre Halbwertszeit, Energie und Dosiskonstante*

Nuklid	Halbwertszeit	Quantenenergie in MeV und Häufigkeit des betreffenden Überganges in % der Gesamtzerfälle	Dosiskonstante für γ-Strahlung R m^2 h^{-1} Ci^{-1}
^{22}Na	2,6 a	1,28 (100%), 0,51 (180%)	1,19
^{24}Na	15,0 h	1,37 (100%), 2,75 (100%)	1,83
^{42}K	12,4 h	1,52 (18%)	0,14
^{51}Cr	27,8 d	0,32 (8%)	0,015
^{52}Mn	5,7 d	0,51 (67%), 0,74 (82%), 0,94 (84%), 1,43 (100%)	1,70
^{54}Mn	297 d	0,84 (100%)	0,47
^{59}Fe	45 d	0,19 (2,5%), 1,10 (56%), 1,29 (44%)	0,63
^{58}Co	71 d	0,51 (30%), 0,81 (99%), 0,87 (1,4%), 1,67 (0,6%)	0,55
^{60}Co	5,23 a	1,17 (100%), 1,33 (100%)	1,30
^{65}Zn	246 d	0,51 (3,4%), 1,11 (49%)	0,30
^{76}As	26,4 h	0,56 (43%) und andere bis 2,1	0,21
^{82}Br	36 h	mehrere von 0,55 bis 1,48	1,41
^{131}I	8,07 d	0,36 (82%) und andere von 0,08 bis 0,72	0,21
^{132}I	2,35 h	mehrere von 0,24 bis 2,00	1,3
^{137}Cs	30 a	0,66 (86%)	0,32
^{170}Tm	129 d	0,084 (3%)	0,0013
^{182}Ta	115 d	mehrere von 0,07 bis 1,23	0,59
^{192}Ir	74,3 d	mehrere von 0,30 bis 0,61	0,44
^{198}Au	2,7 d	0,41 (95%)	0,23
Ra (B + C)	1608 a	mit 0,5 mm Pt gefiltert	0,825

Geringer ist im allgemeinen die Strahlenbelastung bei reinen β-Strahlern. Meistens werden die Elektronen schon von der Umhüllung des Präparates oder des Behälters absorbiert. Völlig außer acht gelassen werden darf die β-Strahlung jedoch nicht, besonders dann nicht, wenn es sich um β-Strahlen hoher Energie konzentrierter radioaktiver Lösungen handelt. In diesem Fall können auch die Wände eines normalen Laborgefäßes durchdrungen werden. Auch die Dosisleistung an der Oberfläche von Präparaten wird häufig unterschätzt und ist nicht ohne weiteres zu messen. Zur Charakterisierung der Gefährlichkeit dient die Maximalenergie des β-Strahlers. In Tabelle 4 sind für einige Strahler die Maximalreichweiten in mg cm^{-2} angegeben und auf Plexiglas und Wasser umgerechnet.

Tabelle 4. *Reichweite der β-Teilchen verschiedener Energie in mg cm^{-2} und in Plexiglas bzw. Wasser in mm*

Radionuklid	β-Grenzenergie MeV	Reichweite		
		mg cm^{-2}	mm Plexiglas	mm Wasser
^{14}C	0,155	30	0,1	0,3
^{64}Cu	0,57	200	1,0	2,0
^{32}P	1,7	850	4,0	8,5
^{42}K	3,6	1800	8,0	18,0

Eine Inkorporation von radioaktiven Substanzen wird vor allem durch Inhalation und Ingestion radioaktiver Gase, Dämpfe und Stäube und kontaminierter Nahrungsmittel verursacht, ferner auch durch Aufnahme über die intakte oder verletzte Haut. Die unterschiedliche Gefährlichkeit verschiedener Radionuklide kann aus dem Wert der maximal zulässigen Konzentration (Tabelle 2) abgelesen werden. Anhand dieser Tabelle wird auch die Gefährlichkeit verschiedener Radionuklide untereinander verglichen. In Tabelle 5 sind die gebräuchlichsten Radionuklide in 4 Gefahrenklassen eingeteilt. Für die Klassifizierung waren die oben erwähnten Überlegungen maßgebend. Es soll hier nochmals wiederholt werden, daß die Klassifizierung (wie auch die der Radiotoxicität), wie sie in den letzten Jahren üblich geworden ist, keineswegs vollkommen ist. Es mußten zur Vereinfachung verschiedene Faktoren unberücksichtigt bleiben, wie z. B. die physikalische oder chemische Form, in der das Präparat vorliegt. Diese Einteilung in Gefahrenklassen kann also nur eine Abschätzung der Gefährlichkeit (bei gleichen Aktivitätsmengen) bei der Handhabung der einzelnen Radionuklide unter üblichen Arbeitsbedingungen geben.

Tabelle 5. *Gefahrenklassen. Für die Einteilung der radioaktiven Nuklide nach ihrer relativen Radiotoxicität werden folgende Gruppen gebildet*

Klasse	Radionuklide (Auswahl)
I äußerst gefährlich	^{210}Pb, ^{210}Po, ^{226}Ra, ^{228}Ra, ^{227}Ac, ^{228}Th, ^{239}Pu und der größte Teil der Transuran-Nuklide
II sehr gefährlich	^{22}Na, ^{45}Ca, ^{46}Sc, ^{54}Mn, ^{60}Co, ^{89}Sr, ^{90}Sr, ^{91}Y, ^{95}Zr, ^{106}Ru, ^{110m}Ag ^{124}Sb, ^{131}I, ^{134}Cs, ^{137}Cs, ^{140}Ba, ^{144}Ce, ^{170}Tm, ^{182}Ta, ^{192}Ir, ^{211}At, ^{224}Ra
III ziemlich gefährlich	^{7}Be, ^{14}C, ^{24}Na, ^{32}P, ^{35}S, ^{36}Cl, ^{42}K, ^{47}Ca, ^{48}V, ^{51}Cr, ^{52}Mn, ^{55}Fe, ^{59}Fe, ^{57}Co, ^{58}Co, ^{64}Cu, ^{65}Zn, ^{69m}Zn, ^{74}As, ^{76}As, ^{82}Br, ^{85}Sr, ^{86}Rb, ^{90}Y, ^{95}Nb, ^{99}Mo, ^{132}Te, ^{132}I, ^{147}Pm, ^{198}Au, ^{203}Hg, ^{222}Rn
IV wenig gefährlich	^{3}H, ^{59}Ni, ^{69}Zn, ^{85}Kr, ^{133}Xe, Natur-Uran und angereichertes Uran sowie Natur-Thorium

γ) *Einteilung der Radioisotopenlaboratorien*

Die Raumanordnung und die Einrichtung für ein Laboratorium, in dem mit offenen radioaktiven Substanzen gearbeitet wird, richtet sich nach den unterschiedlichen Gefahrenklassen der Radionuklide und den zu handhabenden Aktivitätsmengen. Es lassen sich drei Typen von Laboratorien unterscheiden[1]: Typ A für hohe Aktivitäten, Typ B für mittlere Aktivitäten und Typ C für niedrige Aktivitäten. Weiter unten werden die Charakteristiken der verschiedenen Laboratoriumstypen näher behandelt. Hier sei jedoch schon darauf hingewiesen, daß für die Krankenhausabteilung, die mit offenen radioaktiven Isotopen arbeitet, im allgemeinen der Typ B in Frage kommt.

1 "Recommendations of the International Commission on Radiological Protection: Handling and Disposal of Radioactive Materials in Hospitals and Medical Research Establishments (1964)" — I.C.R.P. Publication 5. London: Pergamon Press 1965.

Tabelle 6. *Unterteilung der Laboratoriumstypen nach Menge und Verwendung offener Radionuklide*

Gefahrenklasse der Radionuklide	Laboratoriumstyp erforderlich für die angegebenen Mengen an Radioaktivität		
	C	B	A
I äußerst gefährlich	< 10 µCi	10 µCi bis 1 mCi	> 1 mCi
II sehr gefährlich	< 1 mCi	1 mCi bis 100 mCi	> 100 mCi
III ziemlich gefährlich	<100 mCi	100 mCi bis 10 Ci	> 10 Ci
IV wenig gefährlich	< 10 Ci	10 Ci bis 1000 Ci	>1000 Ci

Art des Umgangs	Multiplikations-Faktor
Einfache Lagerung (Original-Lösungen)	100
Umgang sehr einfacher Art mit Lösungen (z. B.: Vorbereitung von Verdünnungen von Original-Lösungen)	10
Einfache chemische Operationen (z. B. Analysen, einfache chemische Präparationen)	1
Komplizierte Handhabung mit Lösungen (mit Risiko, Flüssigkeit zu verschütten), Einfache Operationen mit trockenen Präparaten (z. B. Handhabung von pulverförmigen Substanzen) und Umgang mit flüchtigen Produkten	0,1 [a]
Trockene Handhabung unter Staubentwicklung	0,01 [a]

[a] Bei der Verwendung von Handschuhkästen können diese Werte um eine oder mehrere Größenordnungen überschritten werden.

In der Regel wird die therapeutische Anwendung geschlossener radioaktiver Präparate in anderen als den Laboratoriumszwecken dienenden Räumen vorgenommen. Für die Prüfung der erforderlichen Schutzmaßnahmen für das Laboratorium wird man also die therapeutische Anwendung ebenso wie die Lagerbestände an umschlossenen Präparaten (z. B. Radiumpräparate) außer acht lassen. In Tabelle 6 ist deshalb angegeben, welche der drei Typen von Laboratorien vom Gesichtspunkt der Schutzmaßnahmen aus für die Durchführung von Versuchen mit offenen radioaktiven Substanzen geeignet sind. Bei der Einteilung werden die Gefahrenklassen der einzelnen Radionuklide (Tabelle 5), die Menge der verarbeiteten Aktivität sowie Art und Umfang des Umganges berücksichtigt. Letzteres geschieht durch einen Faktor, mit dem die in Tabelle 5 aufgeführten Aktivitätsmengen zu multiplizieren sind. Selbstverständlich muß die Summe aller in einem Laboratorium vorhandenen Aktivitätsmengen, und zwar je nach ihrer Gefährlichkeit, berücksichtigt werden.

c) Laboratoriumseinrichtungen für das Arbeiten mit offenen radioaktiven Präparaten

α) *Einführung*

Im Hinblick auf die im vorhergehenden Abschnitt gemachte Einteilung der Radioisotopenlaboratorien kann man feststellen, daß Laboratorien der Klasse C nur für die Anwendung radioaktiver Isotope als Indicatoren bei kleinen Versuchstieren geeignet sind. Die therapeutische und die diagnostische Anwendung von Radionukliden verlangt ein Laboratorium der Stufe B. Laboratorien der Klasse A kommen in einem Krankenhaus kaum vor. Sie sind auf Industrie und Forschungsstätten beschränkt.

Im hier gestellten Rahmen wird uns daher auch nur die Ausstattung der Laboratorien der Klasse B interessieren.

Zu den Laboratorien der Stufe C sei lediglich ausgeführt, daß jedes moderne chemische Labor, das mit Kunststoff oder einem anderen fugenlosen, nicht absorbierenden Boden-belag ausgelegt ist, für Arbeiten im oben angegebenen Rahmen hergerichtet werden kann. Es ist völlig ausreichend, wenn die Oberflächen der Arbeitstische mit einem glatten, nicht absorbierenden Material überzogen werden. Für diese und auch für die Abzüge muß gefordert werden, daß sie stabil sind, um eventuell erforderliche Bleiabschirmungen zu tragen. Ein guter Abzug sollte ebenfalls vorhanden sein. Für die einwandfreie Sammlung der Abfälle, insbesondere aber aller Abwässer ist Vorsorge zu treffen.

β) Anordnung und Ausstattung der Laboratorien der Klasse B

Ein Laboratorium der Klasse B mit seinen verschiedenen Räumlichkeiten muß von den allgemeinen Krankenhausabteilungen durch eine Schleuse getrennt sein. In dieser sind die Spezialschutzausrüstungen, die im Laboratorium zu tragen sind, Monitorinstrumente, Reinigungsmaterial sowie Waschbecken und eventuell eine Dusche unterzubringen.

Das eigentliche Laboratorium besteht aus folgenden getrennten Räumen: Ein Raum für die Lagerung der Radionuklide, einer für die sog. heißen Versuche, einer für die chemischen Untersuchungen mit mittlerer Radioaktivität, einer für die Sammlung der radioaktiven Abfälle, sowie schließlich einer für die therapeutische Anwendung, bei der mit einer erheblichen Verseuchung zu rechnen ist. Mit diesen „aktiven Zonen" in Verbindung, jedoch räumlich getrennt, sind die Laboratorien für die Messung der Radioaktivität in vitro und in vivo, sowie die für spezielle Aufgaben, wie z. B. für die Autoradiographie, vorzusehen. Räume für die Untersuchung der Patienten und Büroräume für das Personal sowie für die Aufbewahrung des Archivmaterials sind ebenfalls in die Planung mit einzubeziehen.

Die aktive Zone muß mit einem Belüftungssystem ausgelegt sein, das gegenüber den anderen Räumen einen geringen Unterdruck herstellt. So kommt eine leichte Luftströmung von den weniger radioaktiven Räumen zu den heißen Laboratorien zustande.

Dieses Ventilationssystem muß völlig unabhängig von den anderen Klimaanlagen sein. Der Austritt des Abzuges ins Freie muß mindestens 3—4 m über der höchsten Stelle der übrigen Gebäude liegen.

Ein Filtersystem soll leicht zugänglich für Monitormessungen und Filterwechsel angebracht werden.

Der Boden heißer Laboratorien muß mit wasserundurchlässigem, nahtlosem Material belegt werden, wie z. B. Kunststoffolien oder ähnlichem. Auch sollte dieser Belag an den Wänden etwa 5 cm hochgezogen werden. Die Wände selbst sind mit nicht poröser, abwaschbarer Farbe zu streichen oder mit abziehbaren Folien zu versehen.

Die Abflüsse der Waschbecken und Arbeitstische werden in einem Becken gesammelt, das leicht zugänglich ist, und in dem auch eine Verdünnung vorgenommen werden kann. Eine weitere Verdünnung wird dadurch erreicht, daß die gesamten Abwässer aus dem Krankenhaus mit denen aus den Sammelbecken vermischt werden und erst dann in die öffentliche Kanalisation gelangen.

Die Versuche mit offenen radioaktiven Isotopen sollen vorzugsweise unter einer Schutzhaube oder im Handschuhkasten vorgenommen werden, an dessen Außenseite alle Schalter für Gas, Luft, Wasser, elektrischen Strom und Beleuchtung angebracht sind.

Schutzkammern, in denen mit größeren Aktivitäten umgegangen wird, sollten mit Fernbedienungswerkzeugen ausgerüstet sein, die den verschiedenen Operationen angepaßt sind. In den Fällen, in denen γ-Strahlung höherer Dosisleistung auftreten kann, sind die Wände so auszubilden, daß sich eine ausreichende Schwächung der Strahlung ergibt, oder es sind außen zusätzliche Bleiabschirmungen erforderlich. Diese müssen alle Seiten und den Boden umschließen.

γ) Besondere Einrichtungen

Besondere Schutzeinrichtungen sind dann zu fordern, wenn mit relativ hohen Aktivitäten umgegangen wird. So ist z. B. bei starken γ-Quellen eine Fernbedienung mit Sichtkontrolle (eventuell mit indirekter durch ein Periskop oder eine Fernseheinrichtung) vorzusehen. Für Arbeiten mit pulverförmigen Substanzen wird man Lüftungsanlagen mit Filtereinrichtungen vorsehen.

Für viele Arbeiten genügt es, eine bescheidenere Ausrüstung zu verwenden, also Pipetten für den Handbetrieb, Bleiziegel für die Abschirmung der γ-Strahlen, Pinzetten, Greiferscheren, fernbetätigte Spritzen.

Außerdem sind geeignete Behälter für die anfallenden festen und flüssigen Abfälle vorzusehen, sofern letztere nicht direkt in eine Abwasseranlage fließen.

Für die Lagerung des aktiven Materials benötigt man einen Tresor mit ausreichender Abschirmung, deren Umfang von der Aktivität und der Art des radioaktiven Materials abhängt. Der Vorratsbehälter wird am zweckmäßigsten in einzeln abgeschirmte Fächer unterteilt. Die Dosis, die bei der Entnahme einzelner Präparate auftritt, läßt sich hierdurch wesentlich reduzieren.

Die Ausstattung der heißen Laboratorien soll auf ein Minimum beschränkt bleiben, wobei Einrichtungsgegenstände einfachster Art aus leicht abwaschbarem Material vorzuziehen sind. Insbesondere muß darauf hingewiesen werden, daß kontaminierte Meßinstrumente unbrauchbar sind und eine ausreichende Dekontamination nicht immer möglich ist.

d) Vorsichtsmaßnahmen bei der Handhabung radioaktiver Substanzen

α) Umschlossene Quellen

Wie schon in Abschnitt a) γ), S. 239 angedeutet, besteht bei den therapeutisch verwendeten umschlossenen Quellen eigentlich nur die Gefahr einer äußeren Bestrahlung. Eine Inkorporation kann nur stattfinden nach einer Zerstörung oder Verletzung der Schutzhülle der Präparate. Die notwendigen Schutzmaßnahmen werden sich daher hauptsächlich auf die Abschirmung beschränken. Einer inneren Bestrahlung wird durch vorsichtige Handhabung vorgebeugt. Bei der äußeren endokavitären und interstitiellen Therapie mit β-Strahlern verwendet man im allgemeinen starke, jedoch kleine Quellen, die frei von γ-Strahlen sind. Als Beispiel sei Radiostrontium + Radioyttrium oder Radioyttrium in körniger Form genannt.

Angesichts der geringen Reichweite der β-Strahlen (s. Tabelle 4) ist ein wirksamer Schutz bereits durch einige Millimeter Kunststoff zu erreichen. Prinzipiell ist jedes Material ausreichender Dicke zur Abschirmung geeignet. Vorzugsweise wird jedoch ein Material mit niedriger Ordnungszahl verwendet, um die Entstehung von Röntgenbremsstrahlung möglichst niedrig zu halten. In der Regel wird die Strahlung in der Nähe der Quelle abgeschirmt. Bei einigen bestimmten Bestrahlungen ist es ratsam, auch die Personen abzuschirmen. Es ist dabei besonders daran zu denken, daß die Augen mit einer Schutzbrille und die Hände durch Handschuhe ausreichender Dicke geschützt werden.

Bei umschlossenen γ-Strahlen wird es nicht immer möglich sein, eine ausreichende Schutzwirkung allein durch Abschirmung zu erreichen. Zusätzlich wird man also versuchen, die Dosis durch großen Abstand und durch kurze Aufenthaltsdauer im Bereich der Strahlung klein zu halten.

Die Kombination dieser drei Möglichkeiten richtet sich nach der Art der auszuführenden Versuche und der Art der Strahlenquelle. In der Regel wird man bei den Hochcurie-Quellen, wie sie für die Fernbestrahlung benützt werden, eine festeingebaute Abschirmung vorsehen, die für sich allein genügt. Bei den relativ kleinen, beweglichen Quellen wird die Abschirmung so eingerichtet, daß die Handhabung möglichst wenig erschwert wird. In diesem Fall wird man die oben angeführten Einflüsse von Entfernung und Zeit benützen und berücksichtigen.

Eine eingehende Abhandlung über Abschirmung von γ-Strahlen findet sich im Band I, Teil 1, S. 553, dieses Handbuchs. Zur Orientierung sind lediglich in Tabelle 7 einige Halbwertsschichtdicken für verschiedene Materialien angegeben. Zu beachten ist dabei, daß bei den in der Tabelle wiedergegebenen Daten die Sekundärstrahlung nicht berücksichtigt ist. Diese Sekundärstrahlung wird jedoch erst bei relativ starken Schutzschichten

Tabelle 7. *Halbwertsschichtdicke in Wasser, Beton, Eisen und Blei für verschiedene γ-Energien*

Energie der γ-Strahlung MeV	Halbwertsschicht des Materials (cm)			
	Wasser ($\varrho = 1$ g cm^{-3})	Beton ($\varrho = 2,3$ g cm^{-3})	Eisen ($\varrho = 7,85$ g cm^{-3})	Blei ($\varrho = 11,3$ g cm^{-3})
0,3	6,0	3,0	0,9	0,2
0,4	6,5	3,2	1,0	0,3
0,5	7,0	3,5	1,1	0,4
0,6	8,0	3,8	1,2	0,5
0,8	9,0	4,3	1,3	0,6
1,0	10,0	4,8	1,5	0,8
1,2	11,0	5,3	1,7	1,0
1,5	12,0	5,9	1,9	1,2
2,0	13,0	6,6	2,1	1,4
2,5	15,0	7,5	2,3	1,5
3,0	17,0	8,5	2,5	1,6

bedeutend. Um ihr Rechnung zu tragen, muß man etwas größere Dicken als die in der Tabelle errechneten Werte benützen.

Bei der Konstruktion der Apparate und vor allem beim Bau der Räume und der Gebäude muß auch an eventuelle Katastrophen gedacht werden. Die Räume müssen also z. B. feuersicher sein. Auch muß einer Überschwemmung durch entsprechende Maßnahmen vorgebeugt werden.

Andere Gesichtspunkte gelten für die umschlossenen beweglichen radioaktiven Präparate, insbesondere die mit langer Halbwertszeit. Jedes Präparat muß gekennzeichnet und inventarisiert sein. Die Herstellerfirma, die Konstruktionscharakteristiken sowie Art und Aktivität müssen vermerkt sein. Die Präparate müssen nicht nur während ihres Gebrauches hinreichend abgeschirmt sein, sondern auch beim Transport und bei den Vorbereitungsarbeiten. Die Zeitspanne, in der ohne Abschirmung gearbeitet wird (z. B. bei unmittelbarer Verabreichung an den Kranken), muß möglichst kurz gehalten werden. Auch sollten in diesem Fall nur unbedingt benötigte Personen anwesend sein. Die Präparate dürfen nur mit geeigneten Pinzetten gehandhabt werden. Wenn einmal auf die Abschirmung der Hände verzichtet wird, so muß zumindest darauf geachtet werden, daß die anderen Körperteile geschützt sind.

Die sorgfältige Beachtung aller Schutzmaßnahmen muß gewährleisten, daß die höchstzulässigen Strahlendosen nicht überschritten werden. Als äußerste Notmaßnahme kann man die strahlenexponierten Personen turnusgemäß auswechseln, um so eine Verteilung der Dosis zu erreichen. Grundsätzlich wird man eine gewisse Standardisierung der Anwendungsmethoden anstreben, um die wahrscheinliche Belastung im voraus abschätzen zu können. Trotzdem kann nicht auf eine individuelle Messung der Personendosis verzichtet werden, die in der Regel auch gesetzlich vorgeschrieben ist. Die Präparate sind vorsichtig zu behandeln, um eine Beschädigung zu vermeiden. Die Gefahr einer Zerstörung ist bei den in metallischer Form vorliegenden Strahlern wie z. B. Radiogold und Radiokobalt, abgesehen von einer eventuellen Korrosion, jedoch geringer als bei den in Lösungen oder in Pulverform vorliegenden Präparaten.

Mit Radiumpräparaten muß besonders vorsichtig umgegangen werden: So dürfen die Präparate keiner übermäßigen mechanischen Belastung ausgesetzt werden. Bei der Sterilisierung wird man statt Hitze andere Mittel vorziehen. Allenfalls käme hier Auskochen in Frage, wobei aber sorgfältig darauf zu achten ist, daß das Wasser nicht verkocht und das Präparat unzulässig erwärmt wird. Die Dichtheit der Präparate ist in regelmäßigen Zeitabständen zu überprüfen, die Anzahl der Präparate ist laufend auf Vollständigkeit zu überwachen.

Die Dichtheitsprüfung geschieht am besten dadurch, daß man das Präparat in eine geeignete Flüssigkeit legt. Ein Teil der Flüssigkeit wird nach einer angemessenen Zeit eingedampft. Der so präparierte Auszug wird mit einem geeigneten Instrument gemessen. Bei Radiumpräparaten wird man die Quelle auch mit absorbierendem Material (Kohle) einige Stunden lang einschließen und kann dann die aus dem Präparat entwichene Radiumemanation und deren Folgeprodukte feststellen.

Wird festgestellt, daß ein Präparat beschädigt ist, so ist von einer Reparatur der Umhüllung abzusehen. Vielmehr wird man das Präparat in zweckmäßiger und ausreichender Verpackung an die Herstellerfirma zur Reparatur einschicken.

β) Offene Radionuklide

Bei den offenen Strahlern, die zu diagnostischen und vor allem therapeutischen Zwecken verwendet werden, sind außer den oben angeführten Maßnahmen noch weitere zu beachten. Hier kann das Risiko einer Inkorporation nicht mehr vernachlässigt werden. Diese Gefahr soll man schon an der Wurzel bekämpfen, d.h., es ist tunlichst jede Kontamination zu vermeiden.

Man muß vor allem darauf achten, die zu handhabenden Mengen klein zu halten, und sich solcher Arbeitsmethoden zu bedienen, die eine Kontamination auf ein Minimum herabsetzen. Vor allem muß vermieden werden, daß Flüssigkeiten oder pulverförmige Substanzen verschüttet werden und radioaktive Dämpfe bei einer Reaktion frei werden. Beim Umgang mit flüssigen Präparaten sind Schalen mit erhöhten Rändern zu verwenden; jeder zerbrechliche Behälter muß seinerseits wieder in einen unzerbrechlichen hineingestellt werden. Versuche, bei denen mit Wärme- oder Gasentwicklung zu rechnen ist, sind unter einem Abzug vorzunehmen, solche, bei denen Stoffe in Pulverform auftreten, sollten nur in Handschuhkästen ausgeführt werden.

Bei komplizierten Untersuchungen und solchen, bei denen mit hochaktiven Substanzen gearbeitet werden muß, wird man vorher einen sog. Blindversuch durchführen. Um ein Kumulieren von radioaktiven Substanzen zu vermeiden, sind aufgetretene Kontaminationen jeweils gleich zu entfernen. Äußerste Sauberkeit der Arbeitstische und Geräte und der Einrichtungsgegenstände, der Wände und des Fußbodens sind unerläßlich. Nach Beendigung jeden Versuches ist es daher erforderlich, Arbeitsplatz und verwendete Instrumente sofort zu säubern.

Kontaminierte Gegenstände werden, je nachdem ob eine weitere Verwendung möglich ist, dekontaminiert oder zum radioaktiven Abfall gegeben.

Die Säuberung der Räume soll von besonders eingewiesenem Personal vorgenommen werden. Die Putzwerkzeuge dürfen ausschließlich für diese Räume verwendet werden und müssen in periodischen Abständen auf Kontamination geprüft werden. Trockenreinigung wie Kehren oder Staubwischen ist tunlichst zu vermeiden, um das Aufwirbeln von Staub zu verhindern. Statt dessen wird man möglichst Staubsauger mit guten Filtern verwenden.

Erst recht müssen die strahlenexponierten Personen darauf achten, daß sie sich nicht selbst kontaminieren. Sie werden also Schutzanzüge, -schürzen und Gummihandschuhe tragen, die sie beim Verlassen der Labors ablegen. In manchen Fällen wird es zweckmäßig sein, ein heißes Laboratorium nur mit Überschuhen zu betreten.

Das Pipettieren mit dem Mund ist bei radioaktiven Substanzen unbedingt zu unterlassen. Es sind daher nur Pipetten mit einem Balg zu verwenden.

Besonders hervorgehoben werden muß auch das Verbot der Nahrungsaufnahme und des Rauchens im Kontrollbereich. Auch der Gebrauch mitgeführter Taschentücher, von Handtaschen, Lippenstiften und anderen kosmetischen Erzeugnissen ist zu untersagen.

Große Sorgfalt ist bei der Verwendung und Kontrolle von Gummihandschuhen angebracht, damit diese nicht selbst zu einer Gefahrenquelle werden.

Unverletzte Haut ist eine wirksame Barriere gegen Absorption radioaktiver Substanzen. Es ist daher besonders darauf zu achten, daß Verletzungen oder Hautabschürfungen während der Arbeit mit offenen radioaktiven Strahlern vermieden werden. Um dies zu erreichen, wird man keine angeschlagenen Gläser oder sonstigen scharfkantigen Gegenstände verwenden. Auch sollte ein Arbeitsverbot für diejenigen Personen bestehen, die an unbedeckten Körperteilen rissige Hautstellen aufweisen.

Ähnliche Regeln wie für die Laborarbeit gelten auch bei der Betreuung der Patienten, die mit offenen Radionukliden behandelt werden. Diese Kranken selbst und besonders ihre Ausscheidungen stellen immer eine mögliche Quelle für radioaktive Kontamination dar. Aus diesem Grunde sind die Verbandmaterialien, die Papierbettwäsche und alle von diesen Kranken benutzten Gegenstände als potentiell kontaminiert anzusehen. Je nach Menge, Art und Ausscheidungsgrad der radioaktiven Substanzen wird man diese, sofern ihre Aktivität und Konzentration nicht zu groß sind, in die öffentliche Kanalisation einleiten oder sie in einer besonderen Anlage für radioaktive Abwässer sammeln. Immer wird man versuchen, eventuell nach Messungen und Analysen, diese radioaktiven Ausscheidungen auf dem schnellsten und direktesten Weg zu beseitigen. Als Regel für die Ableitung radioaktiver Abwässer gilt in etwa, daß diese unmittelbar der Kanalisation zugeführt werden können, wenn im täglichen Mittel ihre Konzentration die Werte für die höchstzulässigen Konzentrationen für die 168 Std-Woche (s. Tabelle 2) nicht überschreitet. Im Einzelfall schreiben die Genehmigungsbehörden Regelungen für die täglich, monatlich oder jährlich abzugebende Aktivitätsmenge vor.

Prinzipiell sind Patienten, solange sie noch unzulässig viel radioaktive Isotope ausscheiden, im Krankenhaus zu behalten. Besondere Sorgfalt muß bei der Behandlung von Leichen, denen kurz vor dem Tod radioaktive Substanzen appliziert wurden, angewendet werden.

Erinnert sei auch daran, daß selbst bei normalen Arbeitsbedingungen mit einer gewissen Anreicherung von Radionukliden entlang den Abzugsrohren für Wasser und Luft zu rechnen ist. Bei allen Kontrollen und Reparaturen an diesen Anlagen sollte man daher Monitore verwenden und Schutzkleidung tragen.

e) Besondere Probleme

α) Verwendung von Überwachungsgeräten zur Kontrolle der radioaktiven Kontamination

Grundsätzlich sind an allen Personen, die mit offenen oder geschlossenen radioaktiven Präparaten umgehen, die Strahlendosen zu messen. Zu diesem Zweck sind Dosimeter zu tragen (Filmdosimeter oder Taschendosimeter oder beide gleichzeitig). Die Ergebnisse der Dosismessungen sind zu registrieren und aufzubewahren. Die Häufigkeit der Ablesung richtet sich nach den Arbeitsbedingungen, d.h., wenn aller Voraussicht nach die Strahlenbelastung weit unter dem maximal zulässigen Wert bleiben wird und die Art der Arbeit bedeutende Abweichungen der Tagesdosis unwahrscheinlich macht, können die Ablesungen in verhältnismäßig langen Zeitabständen erfolgen. Gedacht ist dabei an Abstände von 3—4 Wochen, keinesfalls jedoch länger als 13 Wochen[1].

Ist dagegen zu erwarten, daß die Dosisbelastung nahe an der zugelassenen Höchstgrenze liegt, so müssen die Ablesungen in kürzeren Zeitabständen erfolgen, und zwar jede Woche oder auch Tag für Tag. In diesem Falle wird man auch zwei Dosimeter verwenden.

In der Regel ist es auch ratsam, neben der Personendosis die Ortsdosis zu messen. Vervollständigt wird dieses Kontrollsystem durch eine akustische Signalanlage, die dann in Tätigkeit tritt, wenn ein vorher eingestellter Dosispegel überschritten wird. Wenn die Arbeitsbedingungen keine so strenge Kontrolle erfordern, sollte man jedenfalls in periodi-

---

[1] Einen Ermessungsspielraum für die Ablesung sieht die in Deutschland gültige 1. Strahlenschutzverordnung nicht vor. In Paragraph 36 der 1. StrSchV wird eine Messung an allen Personen, die einen sog. genehmigungspflichtigen Umgang mit radioaktiven Stoffen ausführen, verlangt. Auch wird prinzipiell das Tragen zweier voneinander unabhängiger Dosimeter gefordert. Dabei gilt für das in Deutschland eingeführte Filmdosimeter grundsätzlich eine Auswertungsspanne von 4 Wochen. Für das Stabdosimeter ist sogar eine tägliche Ablesung vorgeschrieben.

schen Abständen die Dosisleistung an den Arbeitsplätzen überprüfen. Erst recht gilt dies bei jedem Wechsel der Strahlenquellen und bei Änderungen an den Abschirmungen.

Ähnliche Vorsichtsmaßnahmen sind auch in Krankensälen anzuwenden, in denen Patienten liegen, die Träger offener oder geschlossener Strahler sind. In den an den Kontrollbereich angrenzenden Räumen, dem sog. Überwachungsbereich, genügt es dagegen, gelegentlich die Dosis auszumessen, um die Belastung abschätzen zu können, s. Abschnitt b) α).

Schließlich sind bei der Handhabung sehr großer Aktivitäten Monitorgeräte (eventuell mit akustischer Anzeige) mit Direktanzeige zu tragen. Diese gestatten eine fortwährende Kontrolle der auftretenden Dosisleistung während des Arbeitsvorganges.

Wesentlich andere Gesichtspunkte sind zu beachten, wenn es gilt, einer inneren Bestrahlung vorzubeugen. Vor allem müssen zu diesem Zweck Arbeitsplätze, -gegenstände und die Personen selbst ständig auf Kontamination überwacht werden. Selbst bei gewissenhafter Beachtung aller Vorsichtsmaßregeln, wie sie schon in Abschnitt d) β) erwähnt wurden, wird eine geringe Kontamination beim Arbeiten mit offenen radioaktiven Substanzen unvermeidlich sein. Vergrößert wird diese Gefahr natürlich, wenn radioaktive Flüssigkeiten versehentlich verschüttet werden. Laufende Kontaminationskontrollen und gegebenenfalls sofortige Dekontamination sind daher unerläßlich. Die Kontrolle muß sich selbstverständlich auch auf Personen und besonders auf deren Hände erstrecken.

In der Praxis ist es angezeigt, einen maximal zulässigen Kontaminationsgrad festzulegen. Da es kein konstantes Verhältnis zwischen Kontamination und dadurch verursachter Strahlenbelastung gibt, wird auch die maximal tolerierbare Grenze von Land zu Land und von Laboratorium zu Laboratorium abweichend festgelegt. Hier seien zur Orientierung die im englischen ,,Code of practice" genannten Grenzen und ihre Anwendung empfohlen.

Tabelle 8. *Maximal zulässige Kontamination (in μCi cm^{-2})* [a]

Gefährlichkeitsgrad des Radionuklids	Betroffene Stellen	
	Hände und andere Körperstellen, persönliche Kleidungsstücke, Bettzeug, inaktive Zonen (μCi cm^{-2})	Schutzkleidung, aktive Laboratorien, Glasbehälter, sonstige Arbeitsgeräte (μCi cm^{-2})
I äußerst gefährlich		
α-Strahlung	10^{-5}	10^{-4}
β-Strahlung	10^{-4}	10^{-3}
II sehr gefährlich III ziemlich gefährlich IV wenig gefährlich	10^{-4}	10^{-3}

[a] ,,Code of practice for the protection of persons exposed to ionizing radiations" — London: H. M. Stationary Office 1957

Eine Abschätzung ergibt, daß eine Aktivität von 10^{-4} μCi cm^{-2} bei β-Strahlern bei direktem Kontakt mit der kontaminierten Oberfläche an weiches Gewebe eine Dosisleistung von etwa 1 mrem h^{-1} abgibt.

Diesen maximal zulässigen Kontaminationsgrad wird man dann zulassen, wenn die Kontamination nicht einfach und bequem zu entfernen ist und damit nicht zu einer weiteren Verstreuung führen kann. Die Überwachung der Arbeitsplätze ist in festgelegten periodischen Abständen vorzunehmen. Diese Abstände sind dabei abhängig von Umfang und Art der Arbeiten. Bei Arbeiten mit Radionukliden der höchsten Gefahrenklasse

(s. Tabelle 6), bei Arbeiten mit sehr großen Aktivitäten oder bei Arbeiten mit Staubentwicklung sollte man auch die Aktivität der Luft überwachen. Es muß allen Mitarbeitern zur Pflicht gemacht werden, den Kontaminationsgrad ihrer Hände und Bekleidung sowie auch den aller von ihnen benutzten Gegenstände festzustellen, und zwar nach Beendigung jedes Arbeitsvorgangs und beim Verlassen des Laboratoriums.

Die Kontrolluntersuchungen sind deswegen so wichtig, weil es bei einer Inkorporation sehr schwierig, eventuell sogar unmöglich ist, die inkorporierten radioaktiven Substanzen zu messen. Nur bei Arbeiten mit Radiojod ist es leicht, durch äußere Messung die im Organismus angesammelte Aktivität festzustellen, und zwar durch einen besonders dafür geeichten Szintillationszähler und Messungen in Höhe der Schilddrüse. Diese Messungen sind gegebenenfalls auch bei den in Frage kommenden Personen vorzunehmen. Messungen anderer im gesamten Körper verteilter Aktivitäten erfordern meßtechnisch einen großen Aufwand und sind nur mit sog. Ganzkörperzählern durchzuführen, die nur in wenigen Laboratorien vorhanden sind. Einfacher ist die Erfassung der ausgeschiedenen Radionuklide. Über diese ist vielfach eine Abschätzung der im Organismus vorhandenen Aktivitäten möglich. Hierfür muß allerdings das betreffende Radionuklid ermittelt werden. Wenn eine Inkorporation stattgefunden hat, oder wenn auch nur der Verdacht darauf besteht, sollten solche Untersuchungen stets durchgeführt werden, obwohl die Zuverlässigkeit der so geschätzten Gesamtaktivität des Körpers gering ist. Bei versehentlichen Kontaminationen sind die verantwortlichen Personen verpflichtet, diese selbst zu beseitigen oder mindestens die Beseitigung zu überwachen. Die Wirksamkeit der Dekontamination ist durch laufende Messungen zu prüfen.

Bei geringer Kontamination werden die üblichen Reinigungsmethoden ausreichen, eine weitere Verstreuung zu vermeiden. Beim Verschütten radioaktiver Flüssigkeit ist diese sofort mit einem Filterpapier aufzusaugen. Handelt es sich dagegen um pulverförmige radioaktive Substanzen, so wird man, sofern nicht ein Staubsauger mit leistungsfähigem Filter zur Verfügung steht, Löschpapier oder nasse Lappen zum Aufnehmen verwenden. An diese ersten Maßnahmen schließen sich die üblichen Reinigungsmethoden an. Die Reinigung wird am zweckmäßigsten vom Rande der Kontamination nach dem Zentrum hin vorgenommen.

Genügen diese Reinigungsmaßnahmen nicht, die Kontamination ausreichend zu entfernen, so muß man zu drastischeren Maßnahmen greifen, d.h., es ist von Arbeitstischen und Fußböden der Belag zu entfernen oder es sind die betreffenden Stellen mit abwaschbarer Farbe zu überstreichen. Letzteres ist nur bei relativ geringen Kontaminationsgraden und Nukliden mit kurzen Halbwertszeiten angebracht. In jedem Falle muß die dekontaminierte und überstrichene Stelle sichtbar gekennzeichnet werden.

Für schwerwiegende Unfälle mit großen Aktivitäten muß in jedem Laboratorium ein Arbeitsplan ausgearbeitet sein. Der Plan muß die Räumung der kontaminierten Laborräume, die Dekontamination der in den Unfall verwickelten Personen und Maßnahmen gegen eine weitere Verschleppung der Kontamination usw. enthalten.

Für Kleidung und andere Gegenstände gelten die gleichen Regeln. Auch hier kann man, wenn es sich um Radionuklide mit kurzen Halbwertszeiten handelt, die Gegenstände so lange lagern, bis die Aktivitäten entsprechend abgeklungen sind.

Ein besonderes Problem stellt die in den mit offenen Radionukliden arbeitenden Laboratorien anfallende Wäsche dar. Sie darf nicht mit der allgemeinen Wäsche in Berührung kommen, sondern muß in einer separaten Wäscherei von besonders geschultem Personal und unter laufender Monitorkontrolle gereinigt werden.

Zuletzt sei die Dekontamination von Händen und Gesicht erwähnt. Es ist ratsam, sich auf solche Waschmethoden zu beschränken, die eine Verletzung der Hautoberfläche vermeiden. Eine verbleibende Kontamination der Hautoberfläche wird man einer Inkorporation durch bei zu starker Reinigung entstandenen Wunden in jedem Falle vorziehen. Beim Gesicht ist besonders darauf zu achten, daß keine radioaktiven Partikel durch Mund und Nase in den Körper gelangen.

Bei offenen Wunden und Abschürfungen muß sofort versucht werden, eine Absorption der radioaktiven Substanzen durch die Wunde soweit wie nur irgend möglich zu verhindern: z. B. wird man die Blutung einer Wunde forcieren und sie unter fließendem Wasser auswaschen.

β) *Lagerung und Transport radioaktiver Substanzen innerhalb des Krankenhauses*

Schließlich seien noch einige Bemerkungen über die Lagerung radioaktiver Substanzen gemacht. Im allgemeinen sollten zwei getrennte Räume für umschlossene und offene Präparate vorhanden sein. Hier interessiert vor allem die Lagerung der offenen radioaktiven Präparate, da bei diesen zu der Gefahr der äußeren Bestrahlung die einer Inkorporation hinzukommt. Für ihre Lagerung ist, wie angeführt, ein eigener Raum vorzusehen, der zwar klein sein kann, der aber von den anderen getrennt sein muß. Auch darf dieser Raum für keine anderen Zwecke benutzt werden. Er sollte möglichst neben dem heißen Laboratorium liegen und zu diesem einen direkten Zugang haben. Bei der Bauplanung und der Einrichtung sollte immer an die Gefahr eines Brandes und einer Überschwemmung gedacht werden. Der Raum ist unter Verschluß zu halten und darf nur befugten Personen zugänglich sein. Auf der Tür muß deutlich sichtbar der Hinweis „Radioaktiv" angebracht sein. Jeder Behälter mit radioaktiven Substanzen sollte für sich abgeschirmt sein. Für Betastrahler verwendet man zur Abschirmung Materialien niedrigen Atomgewichts und einer Dicke, die ausreichend ist, sämtliche Betateilchen zu absorbieren. Die offenen radioaktiven Substanzen müssen in hermetisch verschlossenen Behältern aufbewahrt werden. Eine Ausnahme bilden nur diejenigen Präparate oder Lösungen, bei denen sich — sei es durch chemische Prozesse oder durch Strahleneinwirkung — Gase bilden. Dies würde innerhalb des hermetisch verschlossenen Behälters zu einer Druckerhöhung führen. Man wird solche Präparate offen aufbewahren, und zwar in einer besonderen Schutzhaube mit Abzug, aber unter entsprechender Abschirmung.

Verwendet man zur Aufbewahrung Glasbehälter, so müssen diese in einem zweiten unzerbrechlichen Behälter eingeschlossen sein. Die Dimension dieses zweiten Behälters muß so bemessen sein, daß notfalls bei Bruch das ganze radioaktive Material darin aufgefangen werden kann.

Selbstverständlich muß der Lagerraum für die offenen radioaktiven Substanzen regelmäßig auf Kontamination untersucht werden.

Über die in diesem Depot aufbewahrten radioaktiven Substanzen muß ein Ein- und Ausgangsbuch geführt werden. Um dies zu erleichtern, sind alle Behälter zu kennzeichnen. Auch der Transport in die einzelnen Räume stellt eine Gefahrenquelle hinsichtlich äußerer Bestrahlung und Kontamination dar. Der Gefahr der äußeren Bestrahlung wird man durch abgeschirmte Behälter, lange Greifer oder Transportwagen begegnen. Um einer Kontamination vorzubeugen, wird man die oben bei der Lagerung bereits beschriebenen Vorsichtsmaßregeln anwenden. Das Transportproblem wird jedoch wesentlich vereinfacht, wenn die Räume zweckmäßig angeordnet werden. Hierdurch kann erreicht werden, daß die Transportwege auf ein Minimum beschränkt bleiben.

γ) *Beseitigung radioaktiver Abfälle*

Oberster Grundsatz bei der Beseitigung radioaktiver Abfälle ist es, jede Kontamination der Luft, des Trinkwassers oder von Lebensmitteln außerhalb des Kontrollbereichs und des Krankenhauses zu vermeiden. Im allgemeinen wird dies durch entsprechende Verdünnung erreicht. Man muß sich jedoch vergewissern, daß nicht durch biologische Prozesse eine Anreicherung der radioaktiven Stoffe erfolgen kann. Radioaktive Abfälle, die nicht wie oben beschrieben beseitigt werden können, müssen in einer Art und Weise gesammelt werden, die ihre Unschädlichkeit garantiert. Die Aufbewahrungszeit wird bei Nukliden mit kurzer Halbwertszeit begrenzt sein. Bei Isotopen mit langer Halbwertszeit und damit besonderer Gefährlichkeit wird man versuchen, die Lösungen zu konzentrieren, um damit die Menge der aufzubewahrenden Materialien zu verringern.

Die maximal zulässige Menge und Konzentration, die jedes Isotopenzentrum bei der Abgabe von radioaktiven Abfällen zu beachten hat, ebenso wie die Bedingungen, unter denen diese Abgabe gestattet wird, setzt ein sorgfältiges Studium des weiteren Werdeganges dieser Abfälle voraus. Es müssen die geologischen, hydrologischen, meteorologischen und biologischen Gegebenheiten sowie die landwirtschaftliche Nutzung des Bodens beachtet werden. Glücklicherweise sind Menge und Gefährlichkeit der in Krankenhäusern anfallenden radioaktiven Abfallstoffe so gering, daß eine Abgabe meist ohne ausführliche Prüfung der oben erwähnten Faktoren möglich ist. In der Regel werden aufgrund besonderer lokaler Verhältnisse genauere und, falls erforderlich, einschränkende Vorschriften von den zuständen Behörden erlassen.

Die radioaktiven Abfälle werden in Lösung, als Suspension, Gas, Dampf, Staub oder in fester Form vorliegen. Die flüssigen Abfälle stammen zumeist aus den aktiven Laboratorien sowie aus den Krankensälen (Ausscheidungen). Werden alle Abfälle des Krankenhauses (also auch die sicher nicht radioaktiv kontaminierten) in einem Behälter gesammelt, und hat das Abflußsystem keine undichten Stellen, und ist auch die Gefahr eines Rückflusses ausgeschlossen, so ist es in der Regel zulässig, radioaktive Ausscheidungen und Abfälle direkt dem Abflußsystem zuzuführen. Vor der Einleitung in das öffentliche Abwassersystem sollte trotzdem eine Überwachung stattfinden[1].

Im Falle von Ausscheidungen (Urin) mit besonders hoher Aktivitätskonzentration wird eine vorherige Verdünnung oder zumindest ein zeitlich verzögerter oder fraktionierter Abfluß angebracht sein. Erreicht wird dies durch Verdünnung in einem Sammelbecken mit langsamem Abfluß. Auch Restbestände nicht mehr benötigter radioaktiver Lösungen können auf diese Art und Weise beseitigt werden, sofern nicht ein Abklingen der Aktivität abgewartet werden kann.

Gasförmige radioaktive Abfälle stammen nicht nur aus den Abzügen, sondern entstehen auch bei der Verbrennung fester Abfälle. Diese Möglichkeit besteht in den Krankenhauslaboratorien hauptsächlich bei Radiojod, Radiokohlenstoff und Tritium. Die medizinisch und biologisch verwendeten Mengen der beiden letztgenannten Stoffe sind im allgemeinen so gering, daß ihre Beseitigung auf diesem Wege unbedenklich ist. Bei Abgabe von Radiojod muß jedoch, besonders wenn in der Nähe Weideplätze liegen, besondere Sorgfalt angewandt werden. Im allgemeinen kann man in obenerwähnter Weise 1 mCi^{131} Jod pro Tag abgeben.

Im Falle der Veraschung radioaktiver brennbarer Abfälle ist die Verbreitung der Aktivität in der Luft durch nichtflüchtige Substanzen gering. Die täglich an die Atmosphäre abgegebene Menge Aktivität sollte trotzdem mit geeigneten Mitteln überwacht werden. Besondere Vorkehrungen brauchen bei Betastrahlern bis zu 1 mCi und bei Gammastrahlern bis zu 100 mCi nicht getroffen werden[2]. Bei höheren Werten jedoch wird man vor dem Austritt in die freie Atmosphäre die Luft filtern. Durch Filter werden radioaktive Partikel von einer bestimmten Größe aufwärts völlig zurückgehalten.

Die festen radioaktiven Abfälle werden in zwei Gruppen eingeteilt: Brennbare (Papier, Verbandmaterial, Versuchstiere) und nicht brennbare (Glasbehälter und andere kontaminierte Gegenstände). Erstere wird man, besonders wenn es sich um leicht faulende Abfälle handelt, verbrennen. Die nicht flüchtigen radioaktiven Substanzen verbleiben zum größten Teil in der Asche und können in Säuren gelöst werden. Sodann kann, wie bei den flüssigen Abfällen beschrieben, verfahren werden. Die anderen festen, nicht brennbaren Abfälle und die flüssigen Abfälle, deren Menge über das oben angegebene Maß hinausgeht, müssen zu einer zentralen Sammelstelle für radioaktive Abfälle gegeben werden.

---

1 In der 1. StrSchV der Bundesrepublik Deutschland wird für radioaktive Stoffe oder Gemische solcher Stoffe in Wasser, die nicht analysiert sind, eine Konzentration von nur 1×10^{-7} μCi cm^{-3} vorgeschrieben. Lediglich, sofern ^{131}J allein vorliegt, ist die maximal zulässige Konzentration auf 1×10^{-5} μCi cm^{-3} festgesetzt.

2 Eine solche mengenmäßige Beschränkung sieht die 1. StrSchrV der BRD nicht vor. Festgelegt sind vielmehr die Konzentrationen für die einzelnen Stoffe. Für ^{131}J gilt z. B. die maximal zulässige Konzentration von 2×10^{-10} μCi cm^{-3} (Anlage 2 der 1. StrSchV und Paragraph 34, Abs. 1 derselben). Bei Gemischen verschiedener Stoffe ist ferner die Summenformel anzuwenden.

Literatur

ALBERTI, W., ALBERTI, K.: Zur Frage des Strahlenschutzes für die Assistierenden bei der Radiumapplikation. Neoplasma (Bratisl.) 8, 323—329 (1961).

AURAND, K.: Überwachung von Abwässern auf radioaktive Stoffe. Bundesgesundheitsblatt 5, 94—97 (1962).

BECK, H. R.: Die Strahlenschutzverordnungen, 1. Bd. Berlin: Vahlen 1961.

—, DRESEL, H., MELCHING, H.-J.: Leitfaden des Strahlenschutzes für Naturwissenschaftler, Techniker und Mediziner. Stuttgart: Georg Thieme 1958.

Berufsgenossenschaft der chemischen Industrie. Richtlinie 19. Strahlenschutz. Richtlinien zum Schutze gegen ionisierende Strahler bei Verwendung und Lagerung offener radioaktiver Stoffe. Heidelberg. Weinheim (Bergstr.): Verlag Chemie 1957.

BÖRNER, W.: Die Strahlenbelastung in der Nuklearmedizin. Radiologe 6, 323—327 (1966).

BORN, W.: Die Gonadenbelastung in der dermatologischen Strahlentherapie. Radiol. clin. (Basel) 30, 298—300 (1961).

Bundesminister für Bildung und Wissenschaft: Zulässige Dosis bei Inkorporation von Radionukliden. Strahlenschutz Heft 27. München: Gersbach & Sohn 1966.

— Grundsätze für den Strahlenschutz bei Verwendung radioaktiver Stoffe im medizinischen Bereich. Strahlenschutz Heft 29. München: Gersbach & Sohn 1966.

DREIHELLER, H., GRAUL, E. H.: Verwendung abziehbarer Lacke zum Schutz gegen radioaktive Verseuchung. Atomprax. 4, 177—179 (1958).

EASLEY, C. W.: Basic radiation protection. New York-London-Paris: Gordon and Breach Science Publishers 1969.

EAVES, G.: Principles of radiation protection. London: Iliffe Books 1964.

Europäische Atomgemeinschaft: Grundnormen für den Gesundheitsschutz der Bevölkerung und der Arbeitskräfte gegen die Gefahren ionisierender Strahlungen. Einheitliche Fassung unter Berücksichtigung der Richtlinien, die der Rat am 27. 10. 1966 für die Mitgliedstaaten erlassen hat.

FISCHERHOF, H.: Deutsches Atomgesetz und Strahlenschutzrecht. Baden-Baden: Lutzeyer 1962.

— Deutsches Atomgesetz und Strahlenschutzrecht. Kommentar, unter Berücksichtigung des internationalen Rechts, Band II. Baden-Baden: Nomos 1966.

FITZGERALD, J. J.: Applied radiation protection and control, vol. 1 and 2. New York-London-Paris: Gordon and Breach Science Publishers 1969 and 1970.

FRANZEN, L. F.: Erfahrungen bei der Überprüfung von Radioisotopenanlagen in Krankenhäusern. Strahlenschutz Forsch. Prax. 2, 330—343 (1962).

FROST, D.: Über die Dichtigkeit von Radiokobalt-Perlen. Strahlentherapie 103, 139 (1957).

— Praktischer Strahlenschutz. Berlin: Walter de Gruyter & Co. 1960.

GRAUL, E. H., KUNI, H., HESS, F., STOCKHAUSEN, J.: Strahlenschutzfibel, Strahlenschutz bei der Anwendung von Röntgenstrahlen und anderen ionisierenden Strahlen. Köln: Deutscher Ärzte-Verlag 1968.

GUSSEW, N. G.: Leitfaden für Radioaktivität und Strahlenschutz. Berlin: VEB Verlag Technik 1957.

HENRY, H. F.: Fundamentals of radiation protection. New York-London-Sidney-Toronto: John Wiley & Sons 1969.

International Commission on Radiological Protection: Recommendations of the I.C.R.P.: Report of Committee II on Permissible Dose for Internal Radiation (1959). I.C.R.P. Publication 2. London: Pergamon Press 1960.

— Recommendations of the I.C.R.P.: Report of Committee III on Protection against X Rays up to Energies of 3 MeV and Beta and Gamma Rays from Sealed Sources. I.C.R.P. Publication 3. London: Pergamon Press 1960.

— Recommendations of the I.C.R.P.: Report of Committee IV (1953—9) on Protection against Electromagnetic Radiation above 3 MeV and Electrons, Neutrons and Protons. I.C.R.P. Publication 4. London: Pergamon Press 1964.

— Recommendations of the I.C.R.P.: Report of Committee V on the Handling and Disposal of Radioactive Materials in Hospitals and Medical Research Establishments. I.C.R.P. Publication 5. London: Pergamon Press 1965.

— Principles of Environmental Monitoring Related to the Handling of Radioactive Materials: A Report prepared by a Task Group of Committee 4. I.C.R.P. Publication 7. London: Pergamon Press 1966.

— Recommendations of the International Commission on Radiological Protection (adopted 17 September 1965). I.C.R.P. Publication 9. London: Pergamon Press 1966.

— General Principles of Monitoring for Radiation Protection of Workers: A Report by Committee 4 of the International Commission on Radiological Protection. I.C.R.P. Publication 12. London: Pergamon Press 1969.

— Protection of the Patient in X-ray Diagnosis: A Report prepared for Committee 3 of the International Commission on Radiological Protection. I.C.R.P. Publication 16. London: Pergamon Press 1970.

JAEGER, R. G.: Dosimetrie und Strahlenschutz. Stuttgart: Georg Thieme 1959.

JAEGER, T.: Grundzüge der Strahlenschutztechnik. Berlin-Göttingen-Heidelberg: Springer 1960.

JACOBI, W.: Strahlenschutzpraxis — Teil I — Grundlagen. München: Karl Thiemig 1962.

KIEFER, H., MAUSHART, R.: Überwachung der Radioaktivität in Abwasser und Abluft, 2. erg. Aufl. Stuttgart: B. G. Teubner 1967.

— — Strahlenschutzmeßtechnik. Karlsruhe: G. Braun 1964.

KROKOWSKI, E.: Augenbelastung und Augenschutz bei Strahlendiagnostik und -therapie. Radiographica (Hamburg) 1963, 152—160.

Kuhn, A.: Dekorporation von Radionukliden. Strahlentherapie, Sonderdruck 137/1, KFK 945. München: Urban & Schwarzenberg 1969.

Lorenz, W.: Physikalisch-technische Probleme des Strahlenschutzes in medizinischen Anlagen. Fortschr. Röntgenstr. 88, 251—276 (1958).

— Strahlenschutz in Klinik und ärztlicher Praxis. Stuttgart: Georg Thieme 1961.

Lüdicke, K.: Strahlenschutzmessungen bei gynäkologischen Radiumapplikationen. Radiobiol. Radiother. (Berl.) **1**, 41—47 (1961).

Lüthy, H.: Die Strahlenbelastung von Ärzten und Pflegepersonal bei der gynäkologischen Radiumtherapie. Ergebnisse einer Überwachungsperiode von 30 Monaten. Radiol. clin. (Basel) **29**, 368—375 (1960).

Marth, W.: Die Dosiskonstanten von Gammastrahlern. Atomprax. **12**, 392—398 (1966).

Möhrle, G.: Ärztliche Überlegungen und Richtlinien für die Personendekontamination und Dekorporierung. Atomprax. **14**, 201—204 (1968).

Morgan, K. Z., Turner, J. E.: Principles of radiation protection. New York-London-Sydney: John Wiley & Sons 1967.

Müller, R.-H.: Umgang mit radioaktiven Stoffen. München: Carl Hanser 1966.

Nachtigall, D.: Tabelle spezifischer Gammastrahlenkonstanten. München: Karl Thiemig 1969.

Oberhofer, M.: Strahlenschutzpraxis — Teil II — Meßtechnik. München: Karl Thiemig 1962.

— Strahlenschutzpraxis — Teil III — Umgang mit Strahlern. München: Karl Thiemig 1968.

Oeser, H., Schumacher, W., Ernst, H., Frost, D.: Atlas der Szintigraphie. Berlin: Walter de Gruyter & Co. 1970.

Ohlenschläger, L.: Beitrag zur chirurgischen Versorgung radioaktiv kontaminierter Wunden, Bd. 24 der Schriftenreihe „Arbeitsmedizin, Sozialmedizin, Arbeitshygiene". Stuttgart: Gentner 1968.

Polster, G., Vogt, K. J.: Grundsätze und Untersuchungen zur Beurteilung der Ausbreitung radioaktiver Abluft. Int. Ber. ZSt Nr. 86. Jülich: Kernforschungsanlage 1965.

Pychlau, H., Wachsmann, F.: Patientendosimetrie. Strahlenschutz Forsch. Prax. **7**, 21—29 (1967).

Rajwewsky, B.: Wissenschaftliche Grundlagen des Strahlenschutzes. Karlsruhe: Braun 1957.

Rakow, A.: Strahlenschutzmaßnahmen bei der Pflege von Patienten mit Radium- und Kobalteinlagen. Strahlentherapie **110**, 301—307 (1959).

Rees, D. J.: Health physics — principles of radiation protection. London: Butterworth & Co. 1967.

Sauermann, P. F., Graf, H.: Untersuchungen über den Ausbeutefaktor bei Kontaminationsmessungen nach dem Wischtestverfahren. Atomprax. Direct Information 8/67 (1967).

Sauter, E.: Grundlagen des Strahlenschutzes. Berlin-München: Siemens Aktiengesellschaft 1971.

Scheer, K. E. (Hrsg.): Kerntechnik in der Medizin. München: Karl Thiemig 1968.

Schumacher, W., Frost, D.: Strahlenschutzprobleme der Bettenstationen nuklearmedizinischer Abteilungen. Strahlentherapie **114**, 577—588 (1961).

Schwibach, J.: Erfahrungen bei erheblichen Einleitungen radioaktiver Abwässer. Atomenergie **14**, 65—68 (1969).

Seelentag, W., Schmier, H.: Die natürliche und künstliche Strahlenbelastung des Menschen. Radiologe **6**, 303—310 (1966).

— Seelentag-Lupp, E., Klotz, E.: Zur Frage der genetischen Belastung der Bevölkerung durch die Anwendung ionisierender Strahlen in der Medizin. V. Teil. Strahlentherapie **111**, 435—467 (1960).

Siewert, G., Schikora, T.: Die Reinigung radioaktiv verseuchter Berufskleidung. Zusammenfass. Bericht. Kernenergie **6**, 595—607 (1963).

Soergel, W.: Über die Strahlenbelastung der Krankenschwester bei der Radium- und Radiogoldtherapie des Genitalkarzinoms. Geburtsh. u. Frauenheilk. **20**, 142—155 (1960).

Stähler, F., Schenk, G.: Neue Strahlenschutzmaßnahmen in der Radiumtherapie. Geburtsh. u. Frauenheilk. **20**, 1235—1242 (1960).

Stegmann, H., Schikora, T.: Zur Berechnung der Aufenthaltsdauer von Patienten in Isotopenstationen. Radiobiol. Radiother. (Berl.) **5**, 185—199 (1964).

Stromberg, G. v.: Strahlenschutzfragen in Nuklearmedizinischen Abteilungen. Radiobiol. Radiother. (Berl.) **7**, 603—609 (1966).

Vereinigung Deutscher Strahlenschutzärzte: Strahlenschutz in Forschung und Praxis, Jahrbücher: Band I—IX. Freiburg: Rombach 1962—1969, Band X. Stuttgart: Georg Thieme 1970. (Die Jahrbücher enthalten zahlreiche Beiträge erfahrener Praktiker.)

Wachsmann, F.: Personendosismessung mit Filmen. Die Atomwirtschaft 8, 421—426 (1963).

— Die Überwachung der Personendosis. Radiologe **4**, 359—362 (1964).

— Technik und Ergebnisse der Personendosismessung mit Filmen. In: Atomstrahlung in Medizin und Technik. München: Karl Thiemig 1964.

— Betrachtungen über das Strahlenrisiko. Radiologe **10**, 345—353 (1970).

World Health Organization: Declaration of Helsinki-Recommendations Guiding Doctors in Clinical Research. WHO Chron. **19**, 31—32 (1965).

Zeitz, H., Zolg, H.: Möglichkeiten des Strahlenschutzes bei der therapeutischen Radiumbestrahlung in der Gynäkologie. Strahlentherapie **112**, 114—123 (1960).

Zuppinger, A.: Der Strahlenschutz des Patienten. Schweiz. med. Wschr. **91**, 1221—1226, 1250—1254 (1961).

C. Bewegungsbestrahlung

Von

H. Kuttig

Mit 129 Abbildungen

1. Die Entwicklung der Bewegungsbestrahlung

Bereits in der Frühzeit der Strahlentherapie sah man sich — vor allem bedingt durch die infolge der nur wenig durchdringenden Strahlung geringe relative Tiefendosis der zur Verfügung stehenden Röntgenstrahlen — gezwungen, nach Methoden zu suchen, das

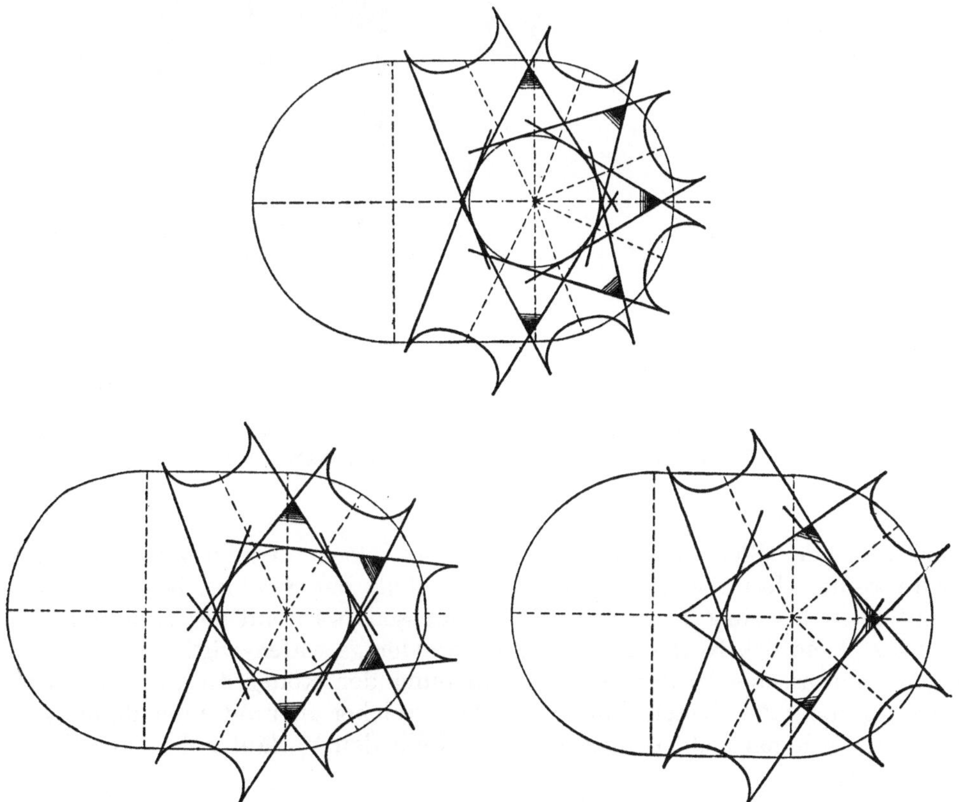

Abb. 1. Entstehung oberflächennaher Überschneidungszonen bei Kreuzfeuerbestrahlung. (Nach du Mesnil de Rochemont)

Verhältnis der Tiefendosis zur Oberflächendosis zu verbessern. So entstand die Methode der Kreuzfeuerbestrahlung, bei der die Strahleneintrittspforte auf mehrere Hautfelder verteilt wird unter gleichzeitiger Ausrichtung aller Nutzstrahlenbündel auf den Krankheitsherd. Diese Methode bietet aber eine Reihe von Nachteilen, von denen nur die vermehrte Einstellarbeit und die Gefahr von Überschneidungszonen im gesunden Gewebe außerhalb des Krankheitsherdes genannt seien (Abb. 1).

Eine Weiterentwicklung der Kreuzfeuermethode stellt der von WERNER in Zusammenarbeit mit KOHL 1907 entwickelte „Bestrahlungskonzentrator“ dar, welcher als Vorläufer der Bewegungsbestrahlung, d.h. der Bestrahlung mit bewegter Strahlenquelle oder bei im Strahlenbündel bewegtem Patienten, gelten kann. Der Gedanke von WERNER war, die Strahlenquelle derart zu verschieben, daß das Nutzstrahlenbündel stets den gleichen Punkt kreuzt (Abb. 2). „Dies ist nur denkbar, wenn die Röhre auf einer Kugeloberfläche wandert, ohne ihre Stellung zum Mittelpunkt des Systems, durch den der Zentralstrahl laufen muß, zu verändern. Dann wird der Erkrankungsherd, ist er einmal in den Mittelpunkt des Systems eingestellt, von jeder beliebigen benachbarten Hautstelle her mit Sicherheit getroffen, wie immer man auch die Röhre verschiebt ... Man verschiebt die Röhre nach einer beliebigen Richtung gerade nur so viel, daß eine unmittelbar anstoßende

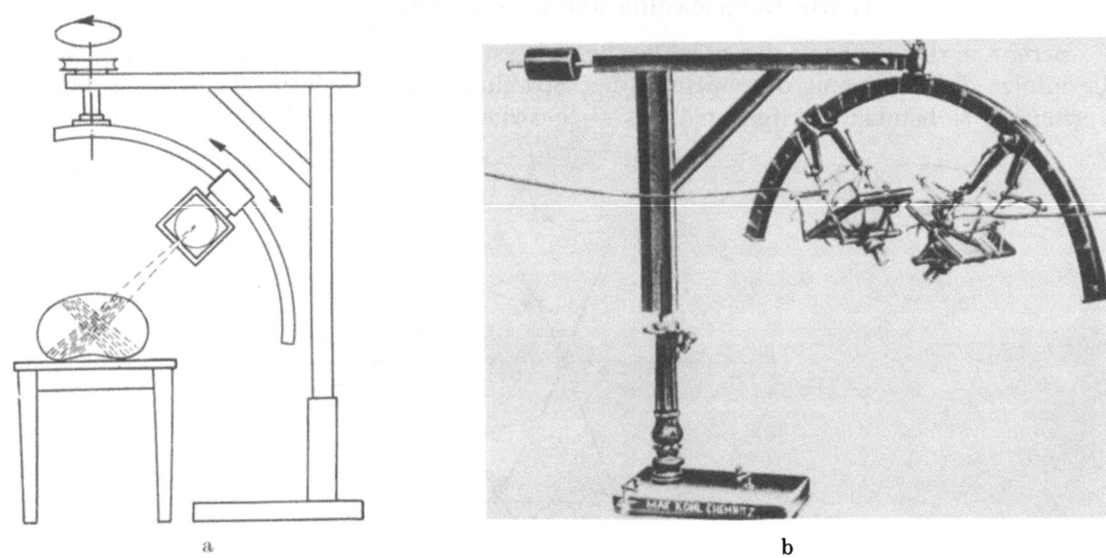

Abb. 2. a Schematische Darstellung des Bestrahlungskonzentrators nach R. WERNER u. KOHL, 1906. b Bestrahlungskonzentrator nach R. WERNER u. KOHL

Hautpartie von der Blendenöffnung bedeckt wird. So kann man ganz mechanisch eine große Strecke der Hautoberfläche für den Durchtritt der Strahlen benutzen, ohne einen Punkt mit mehr als einer Dosis belasten zu müssen, während der eingestellte Gewebsbezirk in der Tiefe des Körperinnern immer wieder getroffen wird“. Der von ihm vorgeschlagene motorische Antrieb mit Verschiebung der Röntgenröhre auf einem Kreisbogen und Drehung des Systems um eine Achse, welcher aber unter den damaligen technischen Voraussetzungen nicht realisierbar war, stellt den Vorläufer der Spiralkonvergenzbestrahlung dar.

Der entscheidende Schritt zur Bewegungsbestrahlung im eigentlichen Sinne wurde von MEYER in Zusammenarbeit mit POHL getan, die die sog. „schwingende Röhre“ entwickelten, über deren praktische Anwendung und Erfolge MEYER 1913 berichtete. In seiner Publikation hat MEYER das Prinzip der (Teil-)Rotations- oder Pendelbestrahlung in klassischer Weise dargestellt (Abb. 3). Im gleichen Jahre (1913) ließ sich OTTO eine „Vorrichtung zur Ausführung von Tiefenbestrahlung“ patentieren, mit der eine Bestrahlung über ein Bogenfeld durch eine Kippung des Patienten möglich war (Abb. 4).

Die Röntgenröhre war hierbei fixiert. Sowohl MEYER und POHL als auch OTTO legten den Tumor in die Rotationsachse, ohne, wie sich später aufgrund von Messungen der Dosisverteilungen (BENDER, 1942; BENDER und KOHLER, 1939 u.a.) ergeben sollte, eine notwendige Korrektur der Lage der Rotationsachse vorzunehmen. Aus dieser (Teil-)

Rotations- oder Pendelbestrahlung entwickelte POHL 1914 ein Gerät für eine (Voll-) Rotation. Diese Rotation führt zur Verteilung der einzustrahlenden Dosis auf ein volles Gürtelfeld (Abb. 5).

Einen anderen Weg beschritten REINIGER, GEBBERT u. SCHALL, die 1914 eine „Einrichtung zur Bestrahlung mittels Röntgen- oder ähnlicher Strahlen, insbesondere für die Strahlenbehandlung tiefliegender Krankheitsherde“ angaben. Über ein einem doppelten Storchschnabel ähnliches System, das über eine rotierende Scheibe bewegt wurde, konnte

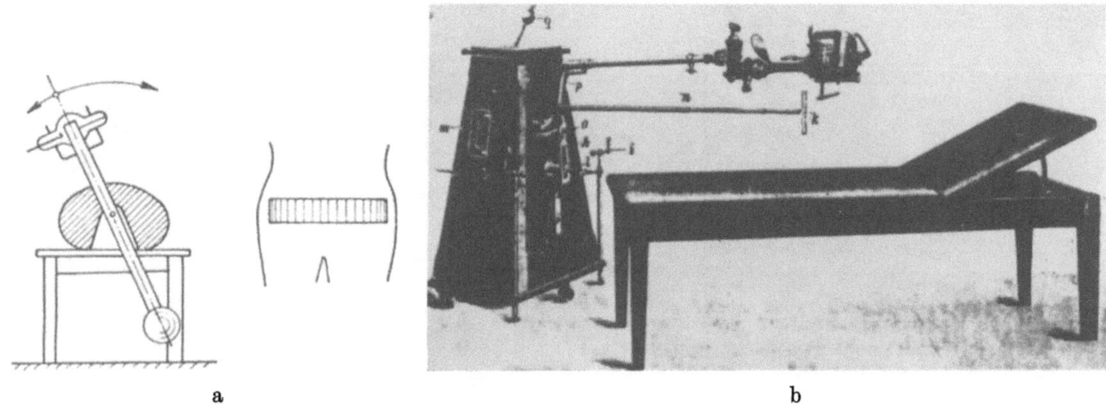

Abb. 3. a Schematische Darstellung der „schwingenden Röhre“ nach H. MEYER u. POHL, 1913. b „Schwingende Röhre“ nach H. MEYER u. POHL

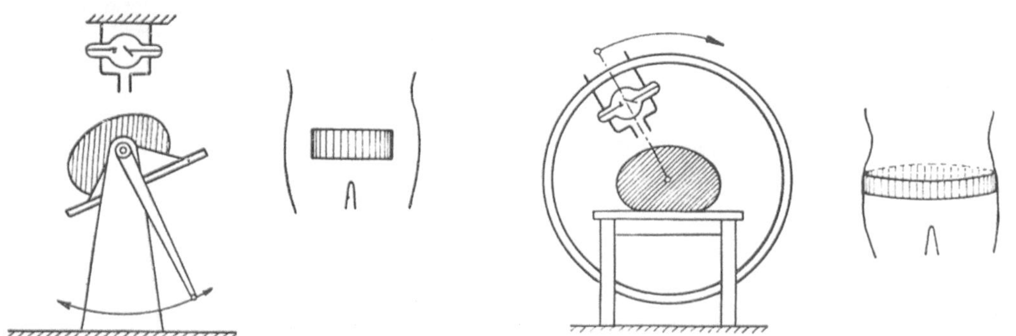

Abb. 4. Schematische Darstellung des Pendelgerätes nach OTTO, 1913

Abb. 5. Schematische Darstellung des Rotationsbestrahlungsgerätes nach POHL, 1914

ein Kreisfeld auf dem Körper des Patienten bestrahlt werden (Abb. 6). Die Form der Strahlenverteilung im Körper entspricht hierbei einem Kegel, so daß die Methode als Vorläufer der Kegelkonvergenzbestrahlung angesehen werden kann.

Nach langer Pause nach dem ersten Weltkrieg, bedingt durch die Erhöhung der Strahlenenergie, wodurch man auf die Bewegungsbestrahlung verzichten zu können glaubte, wurde 1937 von DESSAUER u. MUHTEREM eine Methode zur Rotationsbestrahlung angegeben, wobei bei feststehender Strahlenquelle der Patient in stehender oder sitzender Position im Strahlenkegel gedreht, und der gesamte Umfang des Kranken zur Einstrahlung ausgenutzt werden konnte (Abb. 7 und 8). REISS (1938) machte jedoch geltend, diese Möglichkeit bereits 1935 erwähnt zu haben. Klinisch wurde dieses Verfahren zuerst von NAKAIDZUMI eingesetzt, der 1937 seine erste Mitteilung hierüber machte. In Deutschland hat sich vor allem DU MESNIL DE ROCHEMONT eingehend mit dieser Form der Bewegungsbestrahlung befaßt; noch offene methodische und dosimetrische Fragen wurden von ihm sehr sorgfältig untersucht und gelöst. Als technische Verbesserung wurde von ihm ein Drehstuhl, der eine Verschiebung des Patienten im Strahlenkegel ermöglicht, eingeführt. Weitere Untersuchungen der Bedingungen der Rotationsbestrahlung erfolgten durch NEUMANN u. WACHSMANN (1942, 1944), welche ausführliche Untersuchungsergebnisse zu Fragen der Feldgröße, Dosimetrie usw. vorlegten.

Von HENSCHKE wurde 1938 eine Methode angegeben, welche auch heute noch bei schwerbeweglichen Strahlenquellen angewendet wird (HOWARD-FLANDERS u. NEWBERY,

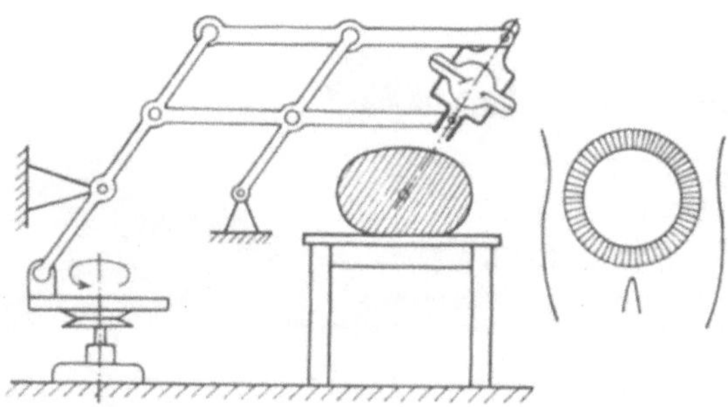

Abb. 6. Schematische Darstellung des Bewegungsbestrahlungsgerätes nach REINIGER, GEBBERT u. SCHALL, 1914

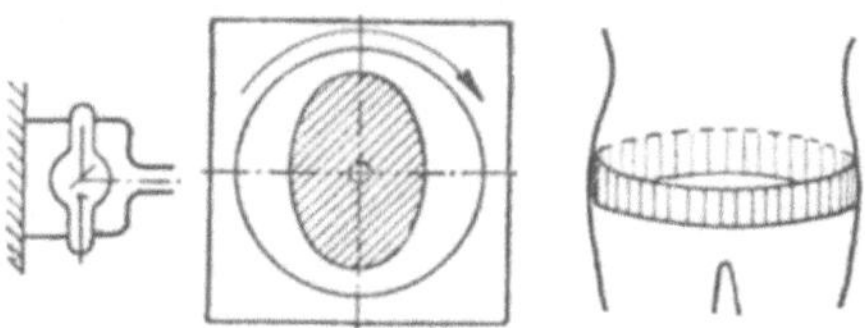

Abb. 7. Schematische Darstellung des Rotationsbestrahlungsgerätes nach DESSAUER, 1937

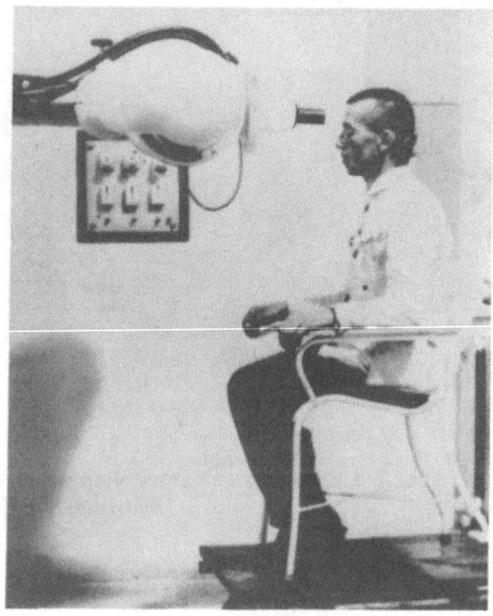

Abb. 8

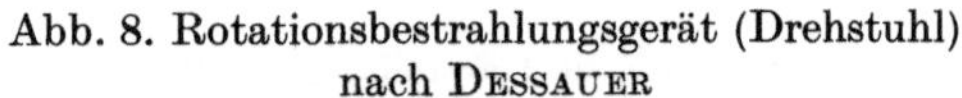

Abb. 8. Rotationsbestrahlungsgerät (Drehstuhl) nach DESSAUER

Abb. 9. Schematische Darstellung des Gerätes zur Durchführung von Bewegungsbestrahlungen nach HENSCHKE, 1938

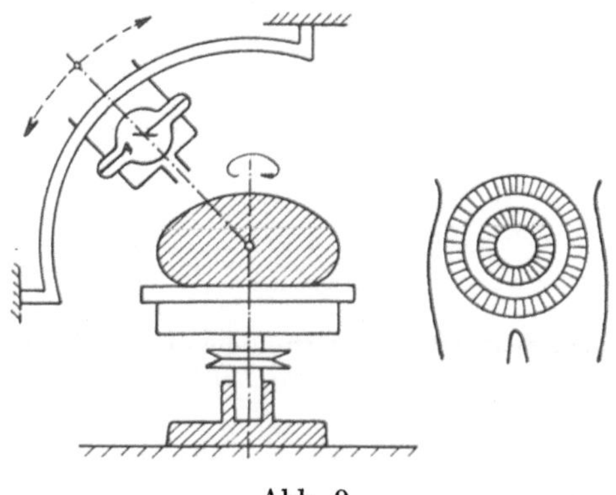

Abb. 9

1950; SMITHERS, 1953). Dabei wird der liegende Patient um eine vertikale Achse gedreht, während die Strahlenquelle täglich in einem anderen schrägen Winkel fixiert ist, so daß das Einstrahlungsfeld an der Hautoberfläche die Form konzentrischer Ringe hat (Abb. 9).

Konvergente Strahlenbündel, die aber nur z.T. mit Hilfe einer Röhrenbewegung gewonnen wurden, sind auch von anderen Autoren beschrieben und angewandt worden. NAKAIDZUMI (1937) ließ die Röhre sich über einem focusierten Raster auf einer Geraden bewegen. von WIESER (1913) und WITTE (1939) benutzten die Kombination einer großflächigen Anode bei stehender Röhre in Verbindung mit einem Konvergenzraster, um den gleichen Effekt zu erzielen. RAHM (1922) schaltete zwischen einer feststehenden Röhre mit Normalfocus und dem Konvergenzraster einen die Strahlen streuenden Körper ein. SIEVERT (1950) sowie LINDELL, SIEVERT und WAHLBERG (1950) erzielten den Konvergenzeffekt mittels einer konischen Anode in Verbindung mit einem konvergent focusierten Raster. Abgesehen von dem von NAKAIDZUMI (1937) beschriebenen Verfahren, handelt es sich hier aber um Anordnungen mit gegenüber dem Patienten nicht bewegter Röhre, also nicht um eine Bewegungsbestrahlung. Der Effekt ist allerdings der gleiche wie bei der Konvergenzbestrahlung.

KOHLER veröffentlichte 1938 seine Erfahrungen mit der sog. Pendelbestrahlung. Bei ihr führt die Strahlenquelle eine Teil-Rotationsbewegung aus und durchläuft einen bestimmten Winkel mehrmals. KOHLER und seine Mitarbeiter (BENDER; HIRSCHAUER; KELLER u.a.) haben in zahlreichen Arbeiten die methodischen und dosimetrischen Grundlagen der Pendelbestrahlung exakt erarbeitet.

1951 veröffentlichte VERSE einen Vorschlag zur weiteren Verbesserung des Oberflächen-Herddosis-Verhältnisses. Hierbei führt die Strahlenquelle eine Teilrotation durch unter gleichzeitiger Veränderung der Inklination des Nutzstrahlenbündels bis zu einem maximalen Winkel von 60° (Translation). Die Translationsbewegung ist um ein Vielfaches langsamer als die Rotationsbewegung. TESCHENDORF (1952) sowie BECKER, WERNER u. KUTTIG (1954) berichteten als erste über klinische Erfahrungen mit diesem Verfahren, der sog. „Pendelkonvergenz". Ausführliche Untersuchungen zur Dosimetrie, Dosisverteilung, zur günstigsten Strahlenqualität usw. wurden in den folgenden Jahren von WICHMANN sowie KUTTIG durchgeführt.

2. Methoden der Bewegungsbestrahlung

Die Bewegungsbestrahlung ist ein Verfahren, bei dem entweder der Patient bei feststehender Strahlenquelle im Nutzstrahlenbündel bewegt oder — wie heute bevorzugt — die Strahlenquelle über oder um den fest gelagerten Patienten geführt wird. Das Ziel dieses Verfahrens ist, die Dosisverteilung so zu gestalten, daß der Krankheitsherd gleichförmig mit einer hohen Dosis belastet wird, während das umliegende gesunde Gewebe sowie die als Strahleneintrittspforte dienende Haut nur eine wesentlich niedrigere Dosis erhält. Das Endziel ist eine volle Anpassung der Dosisverteilungsverhältnisse an Ausdehnung und Form des Herdgebietes. Abb. 10 zeigt schematisch verschiedene Herdlokalisationen und -formen mit Angaben der für ihre Bestrahlung geeignetsten Bewegungsbestrahlungsmethoden. Diese wurden in den letzten zwei Jahrzehnten entwickelt und geben — individuell angewendet — dem Radiologen die Möglichkeit, die gestellten Forderungen weitgehend zu erfüllen. Im Folgenden werden die einzelnen Bestrahlungsmethoden abgehandelt, wobei der Großteil für konventionelle Röntgenstrahlen (200—250 kV) entwickelt wurde, ebenso aber auch für die Megavolttherapie anwendbar ist.

Wenn man bedenkt, daß der Gedanke der Bewegungsbestrahlung vor nunmehr 50 Jahren auftauchte und dieser Tatsache die auch heute noch relativ geringe Anwendung der Bewegungsbestrahlung gegenüberstellt, so festigt sich die Meinung, daß es sich hierbei weniger um ein medizinisches als vielmehr um ein physikalisch-technisches Problem handelt, nämlich den von seiten der Medizin längst positiv bewerteten Gedanken der Bewegungsbestrahlung (WERNER) für eine routinemäßige Handhabung in der Praxis anwendbar zu machen.

Diese physikalisch-technischen Gegebenheiten der Bewegungsbestrahlung sind an und für sich recht einfacher Natur und im Verlaufe der letzten Jahrzehnte zunächst an vielfach behelfsmäßig konstruierten Geräten gewonnen worden. Es haben sich dabei bestimmte Methoden der Bewegungsbestrahlung, wie z.B. die Rotationsbestrahlung, die Pendelbestrahlung, die Konvergenzbestrahlung usw., ergeben, für welche die Anwendungsmöglichkeiten und Dosierungsgrundlagen erarbeitet und veröffentlicht worden sind.

Wie die Untersuchungsergebnisse zeigen, ist die Aufspaltung der Bewegungsbestrahlung in spezielle Methoden nicht rein zufällig oder historisch begründet, sondern resultiert zwangsläufig aus der Tatsache, daß bei der Vielseitigkeit der Lage und Größe der Krankheitsherde im Körper das Optimum der Dosisverteilung für jeden Krankheitsfall mit einer einzigen Methode nicht erzielt werden kann. Es läßt sich dies in einfacher Weise anhand des Prinzips der Bewegungsbestrahlung nachweisen und veranschaulichen.

In Abb. 11 ist ein Körperabschnitt schematisch als Zylinder dargestellt, in dessen Achse ein Krankheitsherd angenommen wird. Führt nun der Röhrenfocus und damit der Strahlenkegel eine Rotationsbewegung in der Weise durch, daß der Krankheitsherd dauernd von den Strahlen getroffen wird, so läuft das Oberflächenfeld des Röntgen-

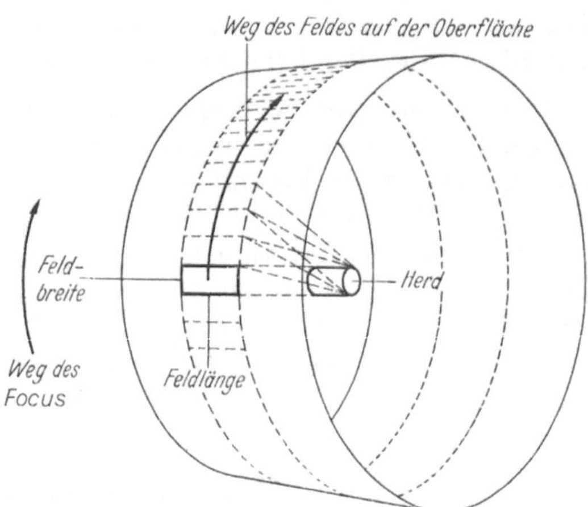

Abb. 11. Prinzip der Rotationsbestrahlung

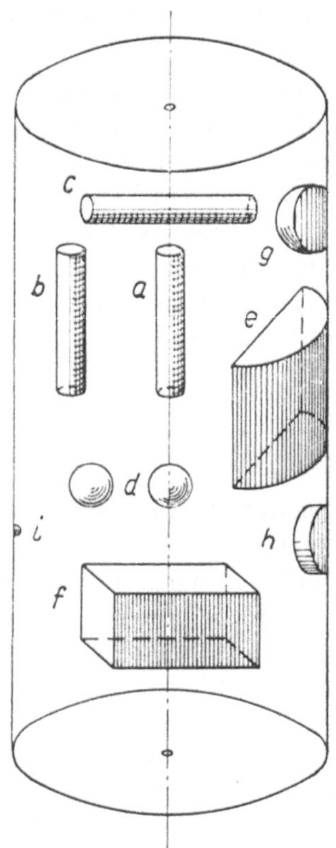

Abb. 10. Schematische Darstellung verschiedener Herdlokalisationen und -formen sowie der Methoden, mit denen diese am zweckmäßigsten behandelt werden können. Rotationsbestrahlung: *a* und *b*; Teilrotations- oder Pendelbestrahlung: *a, b, d*; Rotationsbestrahlung mit ultraharten Strahlen: *a, b, d, f*; Konvergenzbestrahlung: *g, h*; Pendeltranslationsbestrahlung: *a, f*; Schalenbestrahlung: *e*; für Bewegungsbestrahlung ungeeignet: *c*

strahlenkegels in der dargestellten Form auf einem Streifen um den Körper herum. Es handelt sich also gewissermaßen um eine automatisierte Vielfelderbestrahlung, einer Rotationsbestrahlung, mit dem Vorteil, daß sie mit einer einzigen Einstellung durchgeführt werden kann (WICHMANN, 1953).

a) Rotationsbestrahlung

Bei der Rotationsbestrahlung wandert der Strahlenkegel um eine im Patienten liegende Achse, entweder in der Weise, daß der Patient bei feststehender Strahlenquelle auf einem Drehpodest kontinuierlich bewegt wird, wie dies bei der Drehstuhlmethode der Fall ist (DESSAUER, LION u. MUHTEREM, DESSAUER u. MUHTEREM, 1937; DU MESNIL DE ROCHEMONT, 1937; NAKAIDZUMI, 1940), oder die Strahlenquelle rotiert um den auf einem Lagerungstisch unbeweglich liegenden Patienten (BENDER u. KOHLER, 1939), wie dies heute bei den meisten Rotationsbestrahlungsgeräten der Fall ist. Dabei ist es gleichgültig, ob der volle Umfang des Patienten zur Einstrahlung ausgenutzt (Vollrotation) oder nur ein mehr oder weniger großer Teilwinkel bestrahlt wird (Teilrotation). Die *Pendel-*

bestrahlung stellt eine technische Untergruppe der Rotationsbestrahlung dar. Die Bezeichnung Pendelbestrahlung wurde von BENDER u. KOHLER 1939 für eine Methode gewählt, bei der die Strahlenquelle den eingestellten Winkel mehrmals durchläuft, also am Endpunkt der Bewegung jeweils in die Gegenrichtung umschaltet, d.h. eine Pendelbewegung ausführt. Nach DIN 6814 stellt die Pendelbestrahlung nur eine Abart der Rotationsbestrahlung dar, der Begriff Rotation ist demnach nicht auf die Vollrotation beschränkt. Modernere Geräte gestatten heute darüber hinaus eine Variation der Winkelgeschwindigkeit der Rotationsbewegung, so daß diese so eingestellt werden kann, daß der Rotationswinkel nur einmal während der Bestrahlung durchlaufen wird.

Die Durchführung der Rotationsbestrahlung mit der *Drehstuhlmethode* stellt eine Reihe von Anforderungen hinsichtlich der Fixierung des Patienten, damit der Krankheitsherd

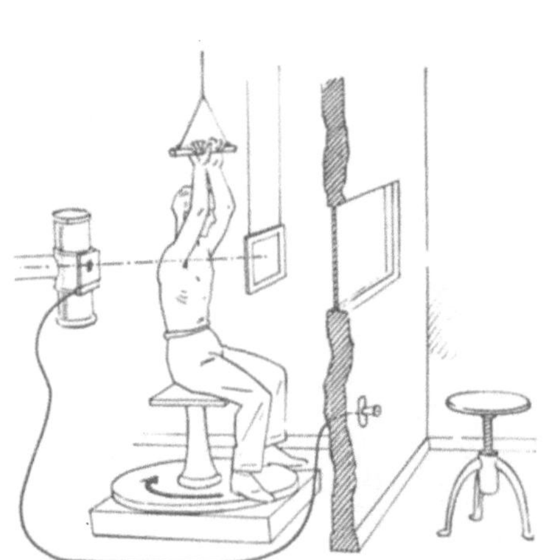

Abb. 12. Prinzip der Rotationsbestrahlung auf dem Drehstuhl mit Durchleuchtungskontrolle

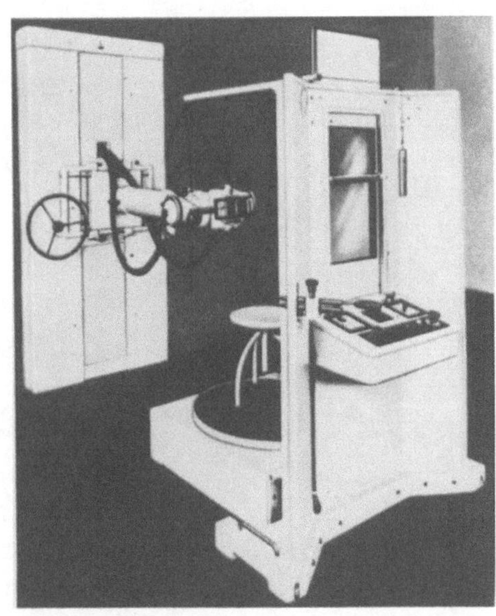

Abb. 13. Technische Ausführung eines Rotationsbestrahlungsgerätes mit Drehstuhl und Durchleuchtungskontrolle

während der Bestrahlung ständig im Strahlenkegel bleibt. Hierzu dient die ständige Durchleuchtungskontrolle (NAKAIDZUMI, 1940; ELLIS u. OLIVER, 1955), welche zusätzlich durch ein handgesteuertes Blendensystem ergänzt wurde (NIELSEN, 1944; NEUMANN u. WACHSMANN, 1948; BENNER, DAHL, HULTBERG, THORAEUS u. VIKTERLÖF, 1955). Die ständige Durchleuchtungskontrolle ergibt eine größere Einstellsicherheit auch für kleine Felder. Die Abb. 12 und 13 zeigen das Prinzip und die technische Ausführung eines Rotationsbestrahlungsgerätes mit Drehstuhl und Durchleuchtungskontrolle. Die Anlage kann durch zusätzliche Ausstattung der Röntgenröhre mit einem Diagnostikfocus für Kontrollaufnahmen noch vervollkommnet werden (DAHL u. VIKTERLÖF, 1958). Derartige Anlagen wurden vielfach von einzelnen Autoren selbst konstruiert (RÜTIKOFER, 1947; DU MESNIL, 1937; MUNSON, 1946; HERVE, 1954; BENNER u. Mitarb., 1950). Hinsichtlich der Möglichkeit der Fixierung des Patienten auf dem Drehstuhl wurden von DESSAUER (1937), DU MESNIL (1937), LOW-BEER (1951), LACHAPÈLE, LACOSTE u. TOUCHARD (1957), HERVE (1954) bestimmte Anforderungen gestellt.

Die Drehstuhlmethode ist beschränkt auf Patienten in relativ gutem Allgemeinzustand mit röntgenologisch darstellbaren, in der Mitte des Körperquerschnittes lokalisierten Tumoren, insbesondere das Oesophaguscarcinom, welche die Ausnutzung des vollen Körperumfanges zur Vermeidung der Auswanderung des Dosismaximums aus der Rotationsachse für die Einstrahlung gestatten. Heute findet sie kaum noch praktische Anwendung (WACHSMANN u. BARTH, 1959).

b) Teilrotations- oder Pendelbestrahlung

Ein Bestrahlungsgerät zur Durchführung von Teilrotationen, der Pendelbestrahlung, zeigt die Abb. 14, das Pendelgerät nach KOHLER. Es gestattet die Durchführung von Pendelbestrahlungen um eine horizontale Achse bis zu einem Maximalwinkel von 340° und die Variation des Pendelradius zwischen 40 und 67 cm. Nach diesem Prinzip sind die

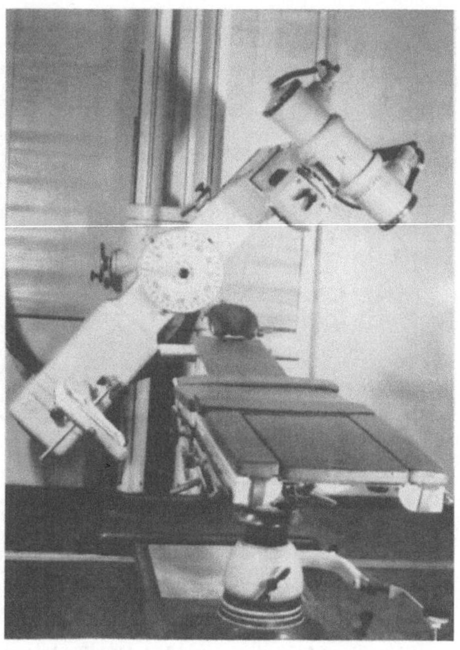

Abb. 14. Pendelbestrahlungsgerät nach KOHLER

meisten der heute verwendeten Rotationsbestrahlungsgeräte konstruiert. Diese besitzen aber vielfach einen konstanten Pendelradius.

Während bei Vollrotation um 360° das Dosismaximum mit der Rotationsachse zusammenfällt, ist dies bei Teilrotation nicht mehr der Fall. Das Dosismaximum wandert vielmehr in Abhängigkeit vom Rotationswinkel, von der Tiefenlage der Rotationsachse und der Feldbreite mehr oder weniger weit aus der Rotationsachse aus. Die Einflüsse, die zu einer Auswanderung des Dosismaximums führen, sind im Abschnitt 5, S. 314 beschrieben. Die Abb. 15 zeigt die Dosisverteilungsverhältnisse in einem homogenen Zylinderphantom mit 24 cm Durchmesser vom Übergang von der Stehfeldbestrahlung bis zur Vollrotation (200 kV, Feldbreite 5 cm, Radius 50 cm). Bei Stehfeldbestrahlung zeigt der Strahlenkegel einen Dosisabfall von einem Maximum von 100 % an der Oberfläche bis auf etwa 10 % in der Mitte des Zylinders. Zusätzlich ist der Streustrahlenmantel angegeben. Bei Bewegung der Strahlenquelle um einen Winkel von 90° um die Achse des Zylinders verteilt sich die Einfallsdosis auf ein Viertel der Zylinderoberfläche, während der Strahlenkegel ständig auf den Zylindermittelpunkt ausgerichtet bleibt. Dadurch entsteht eine Verminderung der Strahlenbelastung pro Flächeneinheit der Oberfläche und damit die Ausbildung eines relativen Maximums (100 %) innerhalb des Zylinders. Mit zunehmendem Winkel wirkt sich dieser Effekt immer stärker aus, das Dosismaximum

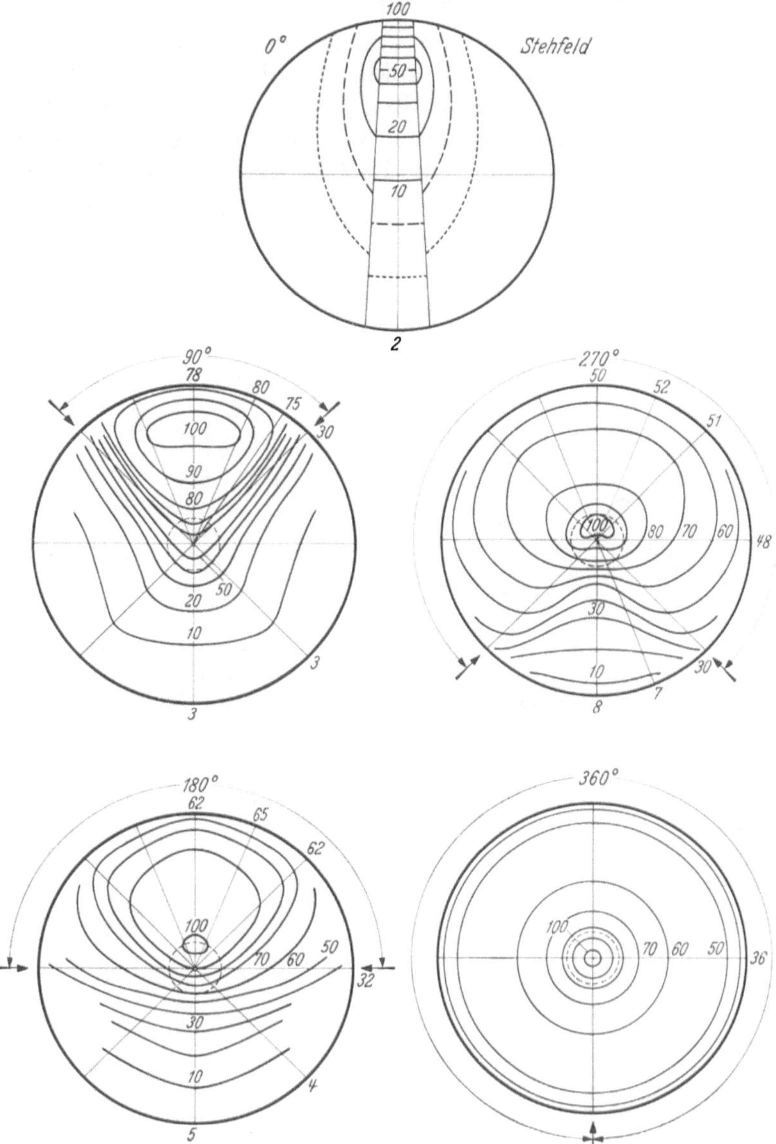

Abb. 15. Dosisverteilung im Zylinderphantom vom Übergang von der Stehfeldbestrahlung bis zur Vollrotation. (Nach H. NIELSEN)

rückt bei 180° bereits an den Mittelpunkt des Phantoms heran und fällt bei 270° fast bzw. bei 360° vollständig mit diesem zusammen. Die Oberflächendosis nimmt hierbei von 100% bei Stehfeldbestrahlung auf 78% bei 90°, 62% bei 180°, 50% bei 270° und auf 36% bei 360° ab. Gleichzeitig steigt die Dosis im Mittelpunkt des Phantoms von etwa 11% bei Stehfeldbestrahlung auf 55% bei 90°, etwa 90% bei 180° und bei 360° auf 100% an. Es kommt damit zu einer Umkehrung der relativen Tiefendosis von 11% bei Stehfeldbestrahlung zu 277% bei Vollrotation.

Da man bestrebt ist, die Dosisverteilungsverhältnisse so zu gestalten, daß bei Konzentrierung der Maximaldosis auf den Krankheitsherd möglichst wenig gesundes Gewebe durchstrahlt wird und strahlenempfindliche Organe geschont werden, wird heute fast ausschließlich die Teilrotation angewendet. Bei Berücksichtigung aller die Dosisverteilung beeinflussenden Faktoren kann diese in den meisten Fällen so durchgeführt werden, daß befriedigende Dosisverteilungen zustande kommen.

c) Schrägrotation

Zur weiteren Erhöhung der relativen Tiefendosis bei Bewegungsbestrahlung oder, wenn bestimmte Lageverhältnisse des Krankheitsherdes dies sinnvoll erscheinen lassen, ist es zweckmäßig, über ein oder mehrere Bogenfelder schräg auf den Drehpunkt einzustrahlen (Abb. 16). Dies führt bei Anwendung von nur einem schrägen Bogenfeld zu einer Verzerrung der Isodosen in Richtung auf die Oberfläche (Abb. 17) oder bei mehreren Feldern zu einer Erhöhung der relativen Tiefendosis gegenüber Bestrahlung über nur

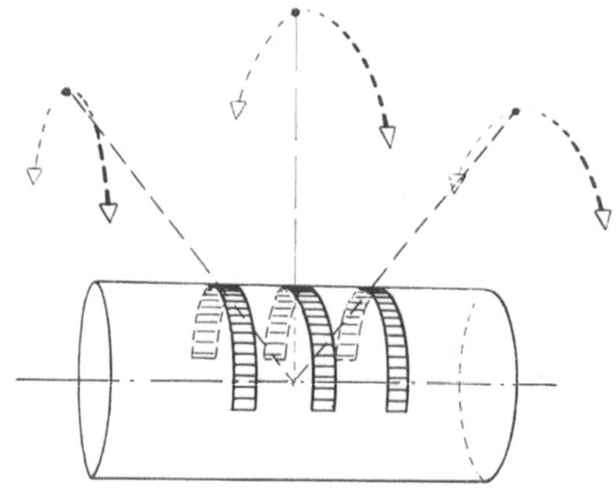

Abb. 16. Prinzip der Schrägrotation

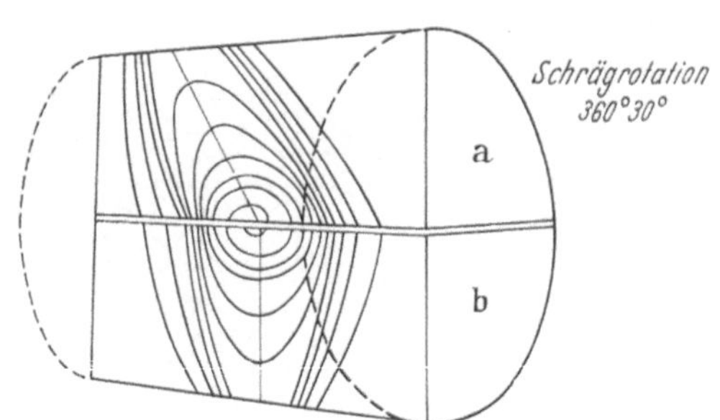

Abb. 17 Dosisverteilung bei Schrägrotation 360/30° (a) und Rotationsbestrahlung 360° (b) (Längsschnitt-Isodosen). (Nach WICHMANN u. HEINZEL)

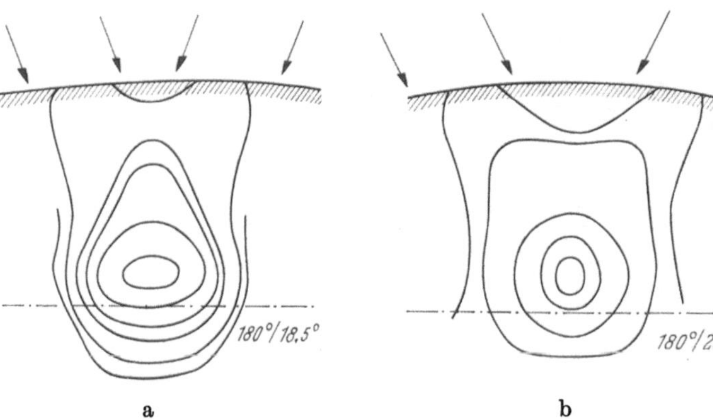

Abb. 18a u. b. Dosisverteilung bei Schrägrotation mit verschieden schrägem Einfallswinkel. (Nach A. JENSEN)

einen Bogen infolge Aufteilung der bestrahlten Oberfläche auf mehrere Bänder. Je nach dem Winkel zwischen den Zentralstrahlen der einzelnen Bogenfelder wird zusätzlich die Form der Isodosen und die Lage des Dosismaximums beeinflußt (Abb. 18). Wegen der bei schräger Einstrahlung größeren Herdabstände sollte ein Winkel von 30° beidseits gegenüber der Senkrechten nicht überschritten werden. Die Methode kann soweit vervollkommnet werden, daß bei den täglichen Einzelsitzungen jeweils eine gegenüber dem Vortag gering veränderte Winkelstellung vorgenommen wird, so daß sich die Felder kontinuierlich überlappen (halbautomatische Pendelkonvergenz) (BECKER, WERNER u. KUTTIG, 1954). Der Effekt hinsichtlich der relativen Tiefendosis und der Dosisverteilung entspricht etwa dem bei Pendelkonvergenz. Die Methode der Schrägrotation findet Anwendung insbesondere zur Bestrahlung der Parametrien bei gynäkologischen Tumoren (LEHMANN, 1956; KUTTIG, 1957).

Die Schrägrotation darf aber nicht verwechselt werden mit einer Rotationsbestrahlung um eine schräg im Körper liegende Achse, welche z. B. auf die Längsachse eines nicht oberflächenparallelen Krankheitsherdes ausgerichtet ist. Man erhält damit durchaus nicht eine Dosisverteilung, die dem Krankheitsherd angepaßt ist, sondern wegen der dünneren, im oberflächennahen Bereich der Achse zu durchstrahlenden Gewebeschicht ein dort liegendes Dosismaximum (Abb. 19a). Wesentlich bessere Dosisverteilungsverhältnisse erreicht man durch eine oberflächenparallele Lage der Rotationsachse etwa in der Diagonale des schräg liegenden Krankheitsherdes (Abb. 19b), wobei die Mitte des Krankheitsherdes 100% und die Seiten etwa 70% der Maximaldosis erhalten. Eine noch weitere Verbesserung kann durch ein Aneinandersetzen zweier Felder mit parallel verschobenen Rotationsachsen erzielt werden (Abb. 19c) (WICHMANN u. HEINZEL, 1959).

d) Konvergenzbestrahlung

Bei der Konvergenzbestrahlung handelt es sich um eine Bewegungsbestrahlungs-Methode, bei der konvergent aus mehreren Richtungen des Raumes auf einen im Körper des Patienten liegenden Punkt eingestrahlt wird. Dies kann entweder durch die Bewegung des Patienten oder der Strahlenquelle erfolgen. Je nach der Art der Durchführung, der Führung der Strahlenquelle zum Drehpunkt und des Weges des Zentralstrahls auf der Haut des Patienten werden verschiedene Arten der Konvergenzbestrahlung unterschieden.

α) Kegelkonvergenzbestrahlung

Bei dieser von HENSCHKE 1938 erstmals beschriebenen Methode, welche auch horizontale Rotationsbestrahlung genannt wird (engl. conical therapy), beschreibt der Röhrenfocus eine Kreisbahn außerhalb des Körpers, während der Zentralstrahl, auf den Krankheitsherd konvergierend, einen Kegelmantel durchläuft. Dadurch kommt eine ringförmige Strahleneintrittspforte an der Oberfläche zustande (Abb. 20). Sie findet in der Praxis Anwendung in der Weise, daß der Patient mit dem Lagerungstisch um eine vertikale Achse gedreht wird. Bei massiven, schwer beweglichen Strahlenquellen, z.B. beim Van de Graaff-Generator, ist dies praktisch die einzige Möglichkeit, eine Bewegungsbestrahlung durchzuführen. Das Nutzstrahlenbündel ist schräg gegen einen im Patienten liegenden Konvergenzpunkt ausgerichtet, dessen Tiefenlage zusammen mit der Feldgröße die Lage und Ausdehnung des Dosismaximums beeinflußt. Verständlicherweise ist die Effektivität dieser Methode nicht sehr groß, so daß man versuchte, diese durch Anlegung mehrerer konzentrischer Kreise zu verbessern. Auch fanden zum Dosisausgleich auf die Haut aufgesetzte Wachskegel Verwendung (GREEN, JENNINGS u. BUSH, 1949; STEED u. Mitarb., 1949; HOWARD-FLANDERS u. NEWBERY, 1950). Die Dosisverteilung für zwei verschiedene Konvergenzwinkel und Feldgrößen ist in Abb. 21 dargestellt.

β) Spiralkonvergenzbestrahlung

In der Weiterentwicklung der Kegelkonvergenz führte der Weg zur Spiralkonvergenz, bei der durch Bewegung des Röhrenfocus auf einer Spiralbahn alle Konvergenzwinkel von 0—70° während der Bestrahlung durchlaufen werden (Abb. 22). Man erhält damit eine kreisflächenförmige Strahleneintrittspforte mit gleichmäßiger Strahlenbelastung der Hautoberfläche (Abb. 23). Obgleich die Methode ein Optimum der Bewegungsmöglichkeiten darstellt, bietet sie jedoch noch keine gute Ausnutzung der zur Einstrahlung zur Verfügung stehenden Oberfläche.

Bei der Spiralkonvergenz wird die Röntgenröhre auf einer Kugelkalotte motorisch bewegt (BISCHOFF, 1950). Durch eine Herdfeldblenden-Abstandstubus-Kombination können unterschiedlich große und verschieden tiefliegende Dosismaxima erzielt werden, die jedoch nur sehr eng umschrieben sind (Abb. 24). Die Methode eignet sich deshalb nur zur Bestrahlung nicht zu tief gelegener, relativ kleiner Krankheitsherde, z.B. im Schädelbereich, für periphere Lungenherde, Harnblasen- und Mammatumoren usw. (JANKER u. ROSSMANN, 1956; BARTH u. SCHNEIDER, 1952; WACHSMANN u. BARTH, 1959). Für aus-

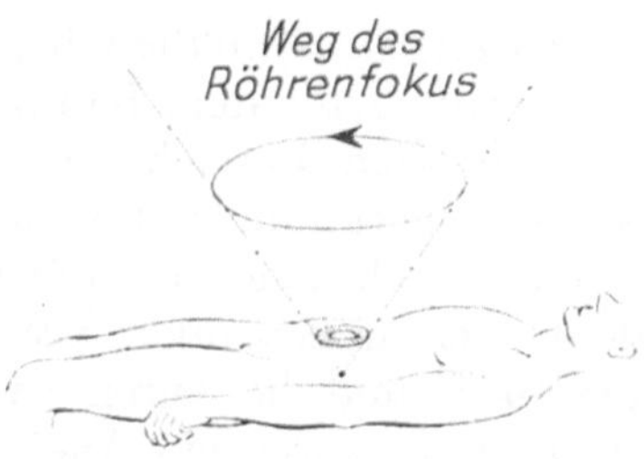

Abb. 20. Prinzip der Kegelkonvergenzbestrahlung

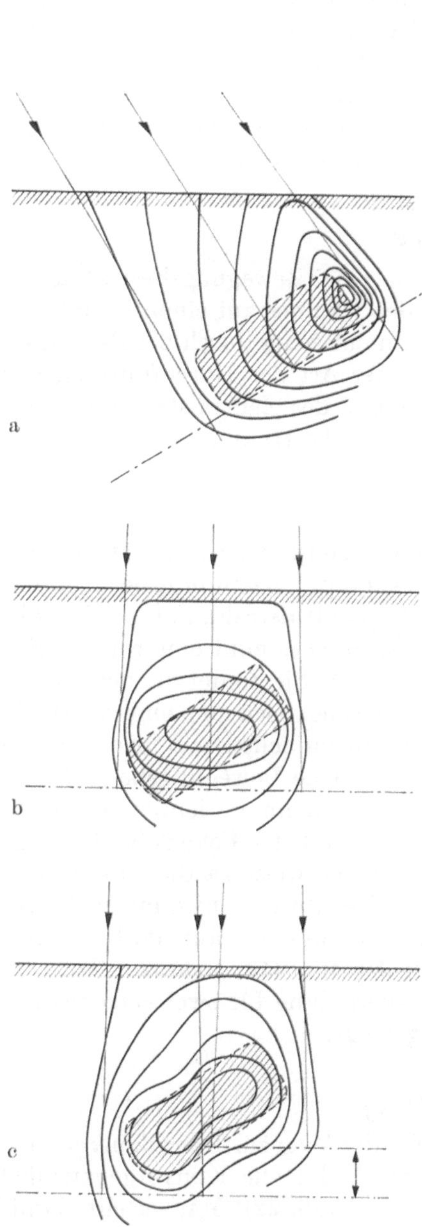

Abb. 19a—c. Längsschnitt-Isodosen bei schräg zur Oberfläche gelegenem Krankheitsherd. (Nach Wichmann u. Heinzel)

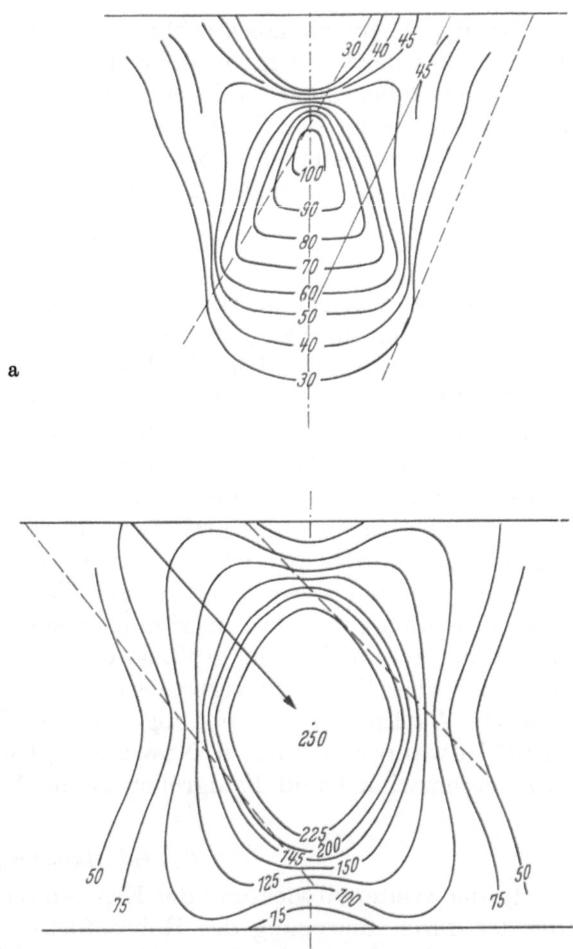

Abb. 21a u. b. Dosisverteilung bei Kegelkonvergenzbestrahlung mit 2MV-Röntgenstrahlen. a Kegelkonvergenz 50°, Feld 8 cm ∅; b Kegelkonvergenz 80°, Feld 10 cm ∅. (Nach Jennings, McCrea)

gedehntere Krankheitsherde kommt eventuell die Bestrahlung über mehrere Konvergenzfelder in Betracht (Dibbelt, 1954; Janker u. Rossmann, 1956) (Abb. 25).

Bei Einstrahlung über gekrümmte Oberflächen oder durch Knochenpartien muß die Verzerrung der Dosisverteilung berücksichtigt werden, welche eine Abweichung von den standardisierten Isodosen bewirkt (Abb. 26 und 27).

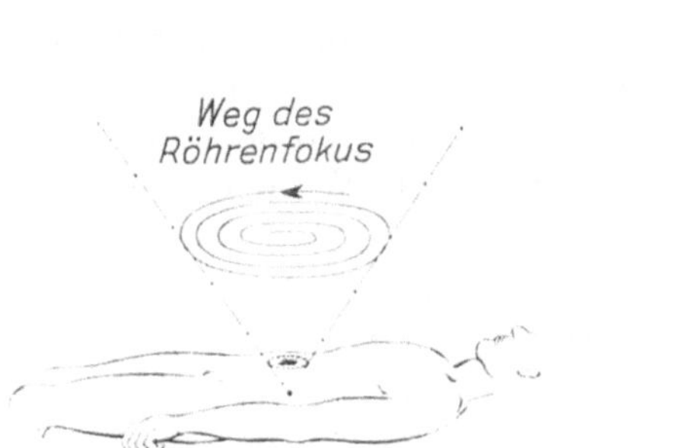

Abb. 22. Prinzip der Spiralkonvergenzbestrahlung

Abb. 23. Geometrische Form der Spiralkonvergenz (Kegelform; Herdfeld rund)

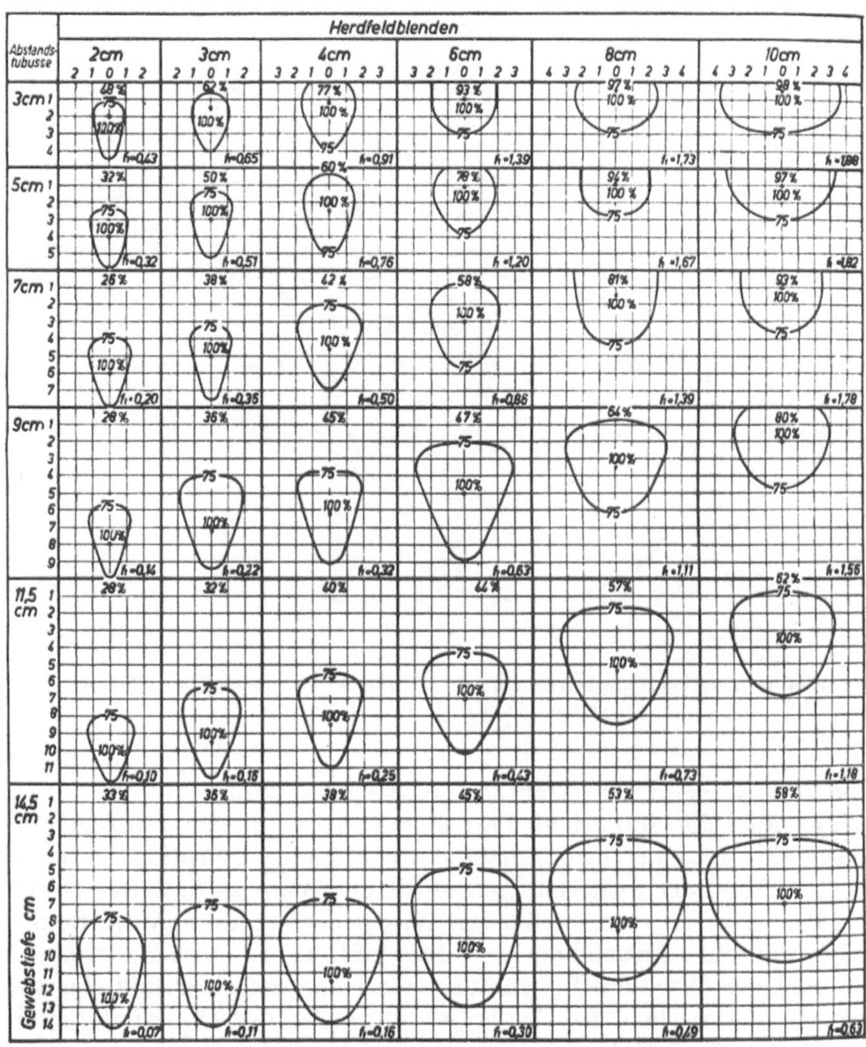

Abb. 24. Darstellung der mit den verschiedenen Herdfeldblenden-Abstandstubus-Kombinationen bei Spiralkonvergenz erzielbaren Isodosen. (Nach Wachsmann u. Rossmann)

γ) *Horizontal-Kegelkonvergenzbestrahlung*

Eine Abart der Schrägrotation stellt die Horizontal-Kegelkonvergenzbestrahlung dar. Sie wurde von KUTTIG 1955 zur Bestrahlung der mediastinalen Lymphabflußwege beim Bronchuscarcinom entwickelt, da diese bei Rotationsbestrahlung des Primärtumors nicht miterfaßt werden können. Durch Wahl eines sehr steilen schrägen Einfallswinkels und Ausgleich von Dosisinhomogenitäten durch Stufenfilter läßt sich ein annähernd kegelförmiges Dosismaximum erreichen. Die Rotationsachse liegt parallel zur Körperlängsachse. Die Röhre ist gegenüber der Senkrechten um einen Winkel von 60° gekippt

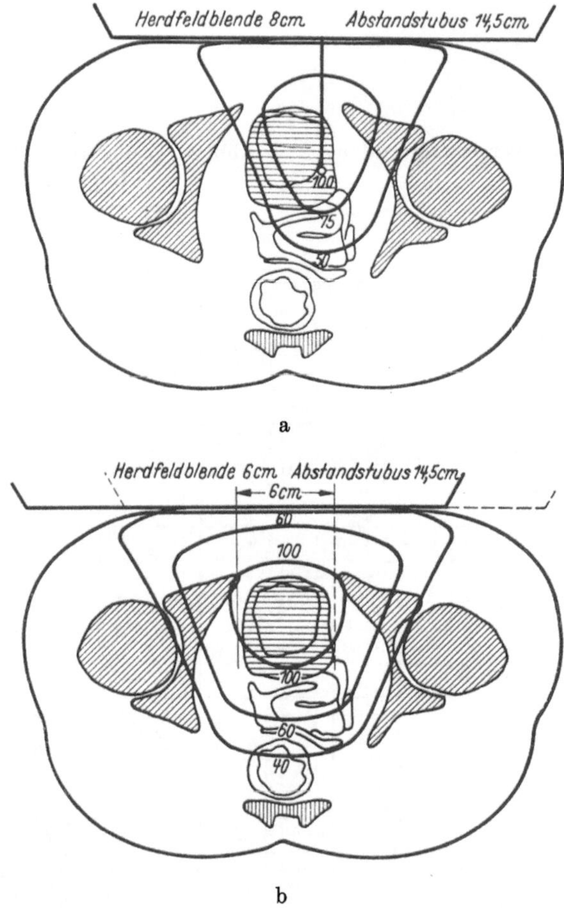

Abb. 25a u. b. Dosisverteilung bei Spiralkonvergenzbestrahlung der Harnblase über 1 Feld (a) und 2 Felder (b). (Nach JANKER u. ROSSMANN)

(Abb. 28) und pendelt bei der Bestrahlung so in einem Winkel von 200°, daß die Einstrahlung schräg über die Supraclavicularregion und das Sternum erfolgt. Der Pendelwinkel wurde auf 200° begrenzt, da durch die starke Strahlenabsorption durch die Schulterblätter keine Erhöhung der relativen Tiefendosis und Verbesserung der Dosisverteilung bei größerem Pendelwinkel zu erwarten ist. Wegen des schrägen Auftreffens des Nutzstrahlenbündels wurde die Anwendung eines Stufenfilters erforderlich, um eine Erhöhung der Dosis im cranialen Anteil des Bestrahlungsfeldes auszugleichen und eine weitgehende Homogenisierung zu erreichen. Die Dosisverteilungen in der Horizontal- und Sagittalebene zeigen die Abb. 29 und 30. Man erkennt die Ausbildung von Dosismaxima in der Hilusgegend und den Supraclavicularregionen. Das vordere Mediastinum wird voll ausgestrahlt.

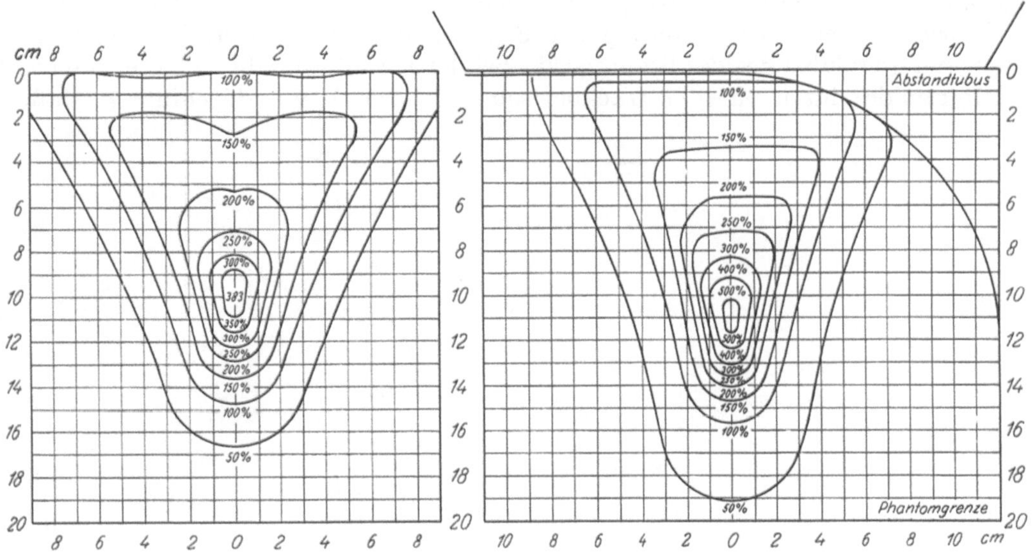

Abb. 26. Einfluß der Oberflächenkrümmung auf die Dosisverteilung bei Spiralkonvergenzbestrahlung

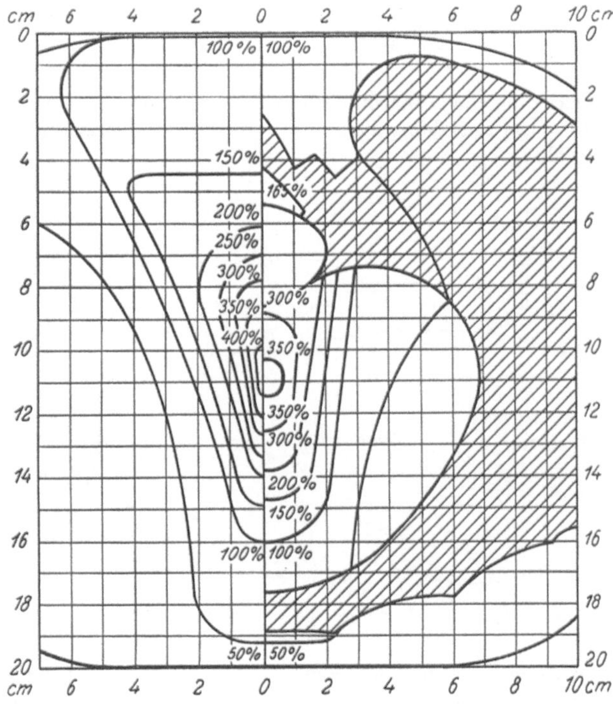

Abb. 27. Einfluß des Knochengewebes auf die Dosisverteilung bei Spiralkonvergenzbestrahlung

δ) Pendelkonvergenzbestrahlung

Die offensichtliche Begrenzung der Möglichkeiten der Konvergenzbestrahlungsmethode bei Anwendung der Kegel- und Spiralkonvergenz kann jedoch aufgehoben werden, indem man den Strahlenweg dadurch vergrößert, daß man anstelle der geometrischen Form des Kegels eine Pyramide mit beliebigem Seitenverhältnis wählt. Sie gestattet die Anwendung von zwei verschiedenen Winkeln, wodurch einerseits die gesamte als Eintrittsfeld in

Frage kommende gekrümmte Körperoberfläche ausgenutzt und zusätzlich in Richtung der Körperebene eine Verbreiterung der Strahleneintrittspforte erreicht werden kann. Anstelle des Spiralablaufes des Brennfleckes bei der Kegelform läßt sich die Ausstrahlung einer Pyramide durch eine Zickzackbewegung in der Weise durchführen, daß einer

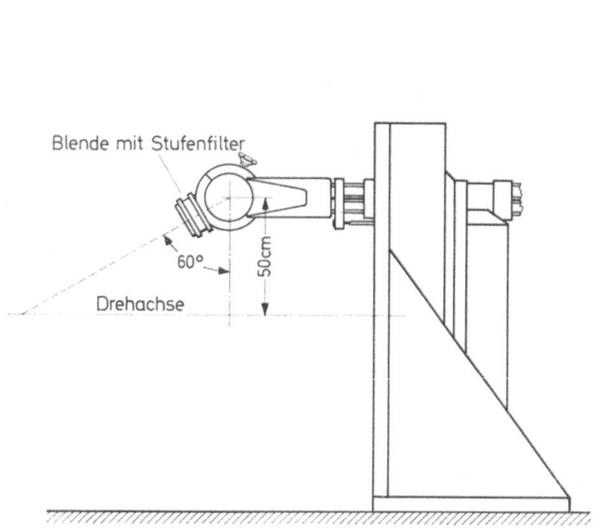

Abb. 28. Prinzip der Röhrenkippung und Anordnung des Stufenfilters für die Horizontal-Kegelkonvergenzbestrahlung

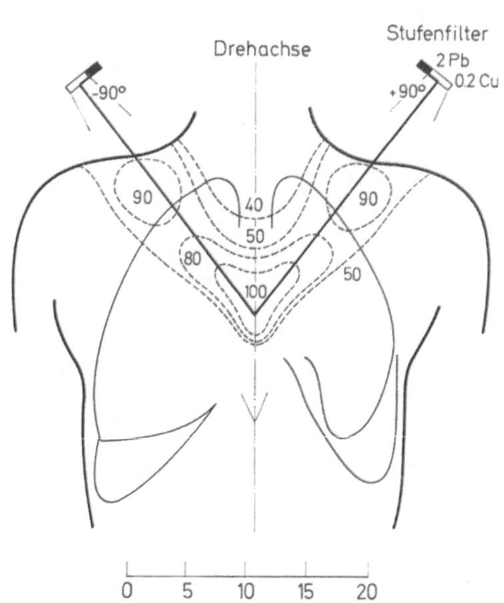

Abb. 29. Dosisverteilung in der Frontalebene bei Horizontal-Kegelkonvergenz

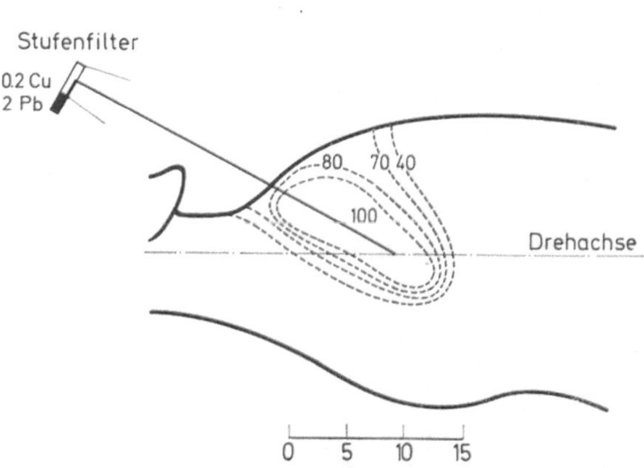

Abb. 30. Dosisverteilung in der Sagittalebene bei Horizontal-Kegelkonvergenzbestrahlung

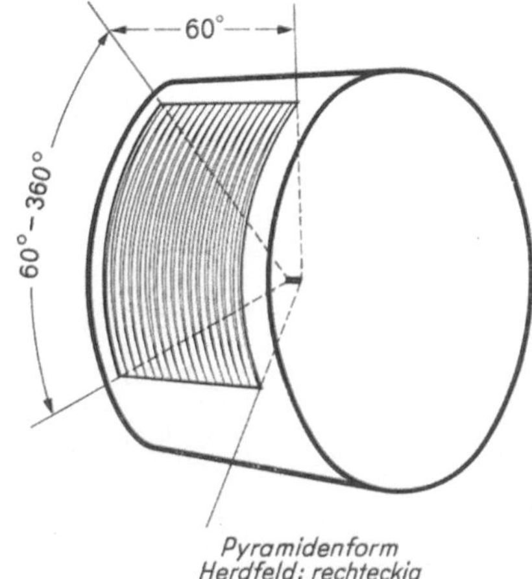

Abb. 31. Prinzip und geometrische Form der Pendelkonvergenz (Pyramidenform; Herdfeld rechteckig)

schnellen Pendelbewegung eine langsame translatorische Konvergenzbewegung des Zentralstrahles überlagert wird (Abb. 31). Bereits 1942 hatte du Mesnil den Wirkungsgrad der Rotationsbestrahlung mit auf einer Wendelbahn umlaufenden Röhre berechnet und war zu dem Ergebnis gekommen, daß sich dadurch die Oberflächenbelastung noch um das 2—3fache verkleinern ließe, allerdings um den Preis einer Verlängerung der Bestrahlungszeit und einer Vergrößerung der Integraldosis. Die Pendelkonvergenz genannte Bestrahlungsmethode wurde von Wichmann entwickelt, von diesem 1955 beschrieben und von Becker, Werner u. Kuttig 1954 sowie Kuttig 1956 in die Strahlentherapie eingeführt.

Das hierfür zur Verfügung stehende Bestrahlungsgerät ist das „Müller TU 1“, welches eine schnelle Rotationsbestrahlung bis zu einem Maximalwinkel von 330° und eine langsame zusätzliche Translationsbewegung der Röntgenröhre mit auf den Drehpunkt aus-

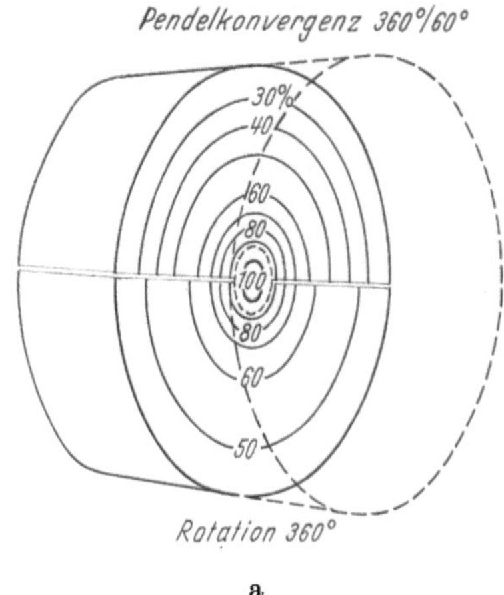

a

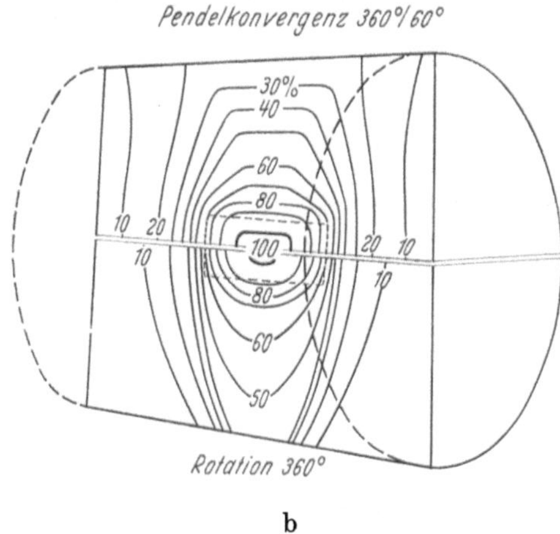

b

Abb. 32a u. b. Dosisverteilung bei Pendelkonvergenz- und Rotationsbestrahlung im Zylinderphantom. a Querschnitt-Isodosen; b Längsschnitt-Isodosen

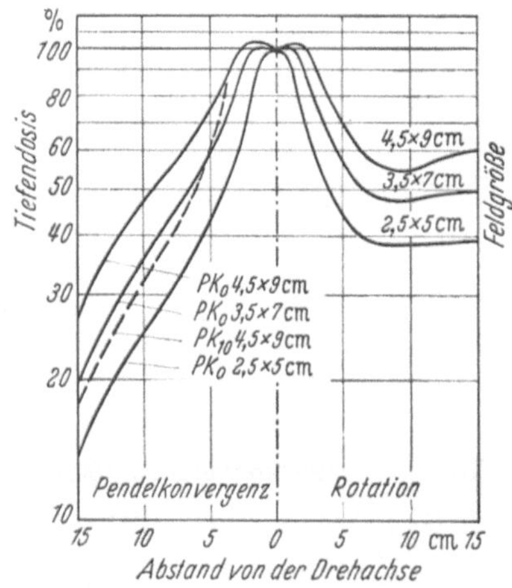

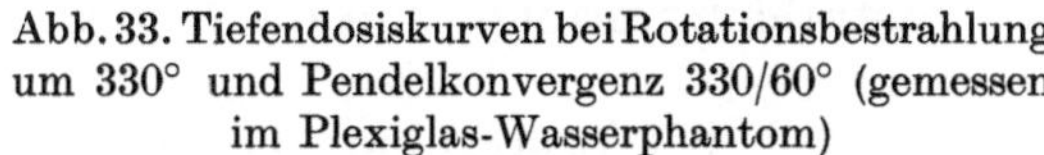

Abb. 33. Tiefendosiskurven bei Rotationsbestrahlung um 330° und Pendelkonvergenz 330/60° (gemessen im Plexiglas-Wasserphantom)

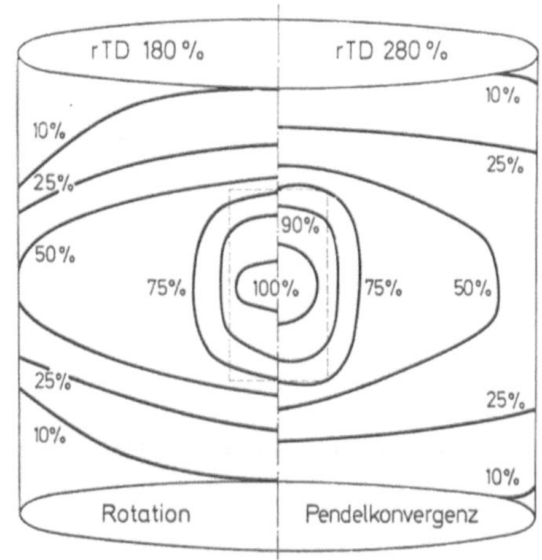

Abb. 34. Dosisverteilung bei Rotations- und Pendelkonvergenzbestrahlung im Zylinderphantom

gerichtetem Zentralstrahl in einem Winkel von 60° (±30°) ermöglicht. Die Ablaufgeschwindigkeit der Translationsbewegung beträgt 9 min für 60° gegenüber 30 sec für 180° Rotation.

Eine Gegenüberstellung der Isodosenbilder bei Rotations- und Pendelkonvergenzbestrahlung im Quer- und Längsschnitt eines Zylinderphantoms zeigt Abb. 32. Man erkennt, daß die inneren Isodosen bei beiden Bestrahlungsmethoden gleich sind. Sie haben im vorliegenden Beispiel bis herab zu 70% die gleiche Lage. Erst von der 60%-Isodose ab tritt der Unterschied durch den viel steileren Dosisabfall bei der Pendelkonvergenz bis unter 30% der Herddosis in Erscheinung.

Noch deutlicher wird der Unterschied bei Betrachtung der Tiefendosiskurven (Abb. 33). Man erkennt den wesentlich steileren Dosisabfall vom Dosismaximum im Bereich der Rotationsachse bei Pendelkonvergenz gegenüber Rotation für verschiedene Feldgrößen.

In Abb. 34 sind die Verhältnisse nochmals einander gegenübergestellt. Während bei Rotationsbestrahlung die relative Tiefendosis 180% beträgt, steigt sie bei Pendelkonvergenz auf 280% an. Zusätzlich erkennt man, daß im Bereich des gestrichelt eingezeichneten Herdfeldes der Dosisabfall in Richtung der Rotationsachse bei Pendel-

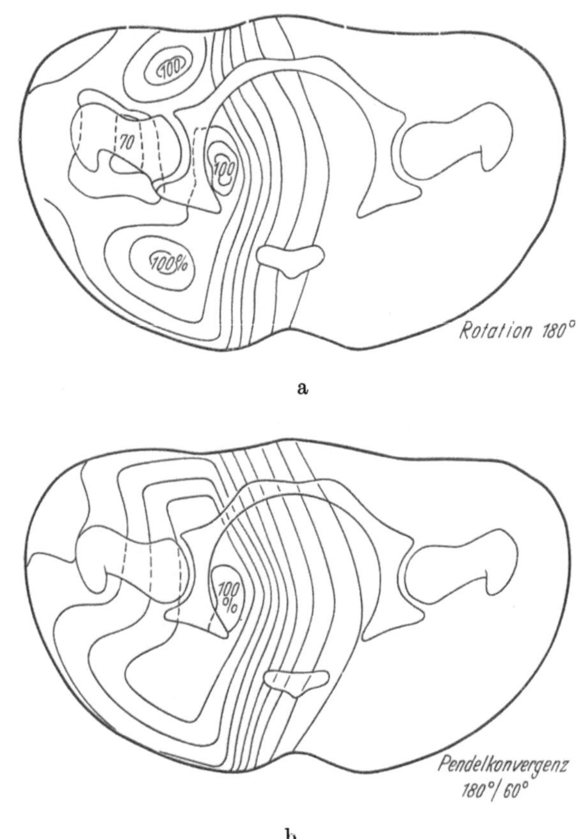

Abb. 35a u. b. Dosisverteilung im Becken-Phantom. a Rotation 180°; b Pendelkonvergenz 180/60°. (Nach SPECHTER)

konvergenz nicht ganz so schnell wie bei Rotationsbestrahlung erfolgt und die Isodosen besser der Form des Herdfeldes entsprechen.

Ein weiterer Vorteil der Pendelkonvergenz ergibt sich bei Bestrahlung im Bereich unterschiedlich stark strahlenabsorbierender Gewebe. Deren Einfluß auf die Dosisverteilung kann durch Vergrößerung des Einstrahlungsfeldes wesentlich vermindert werden, indem der aus einer Richtung durch stärkere Absorption verminderte Strahlenzufluß zum Herdgebiet leichter durch Einstrahlung aus anderen, weniger absorbierenden Gebieten ausgeglichen wird. Ein typisches Beispiel hierfür stellt der Beckenbereich dar. In Abb. 35 sind die Dosisverteilungsverhältnisse bei Rotationsbestrahlung und Pendelkonvergenz einander gegenüber gestellt. Charakteristisch für die Rotationsbestrahlung ist die Aufspaltung des Dosismaximums unter Einfluß des knöchernen Beckenringes in 3 Maxima. Bei Pendelkonvergenzbestrahlung sind die 3 Maxima durch die Wirksamkeit des Konvergenzeffektes — also der Einstrahlung in 2 Ebenen — zu einem langgestreckten Dosismaximum zusammengedrängt worden (SPECHTER, 1957).

ε) *Transaxiale Pendelkonvergenzbestrahlung*

Die offensichtlichen Vorteile der Bewegungsbestrahlung haben dann ihre Grenzen, wenn die Feldabmessungen so groß werden, daß sie sich den Abmessungen des während des Bewegungsvorganges durchstrahlten Teiles der Körperoberfläche annähern. Dies gilt bei der Rotationsbestrahlung für die Feldbreite, für die Pendelkonvergenzbestrahlung auch für die Feldlänge, in deren Richtung die Translationsbewegung erfolgt. Um eine noch weitergehende Verbesserung des Nutzeffektes der Pendelkonvergenzbestrahlung zu erreichen, wurde von WICHMANN 1958 der Konvergenzpunkt, der bei der üblichen axialen Pendelkonvergenzbestrahlung auf der Rotationsachse liegt, hinter diese, also transaxial verlegt.

Die hierbei auftretenden Verhältnisse zeigen schematisch die Abb. 36 und 37. In beiden Fällen sind die Endstellungen der Strahlenkegel eingezeichnet. Die Zentralstrahlen treffen sich im Konvergenzpunkt, der in Abb. 36 in der Rotationsachse, in Abb. 37 hinter dieser liegt. In beiden Endstellungen überschneiden sich die Nutzstrahlenbündel

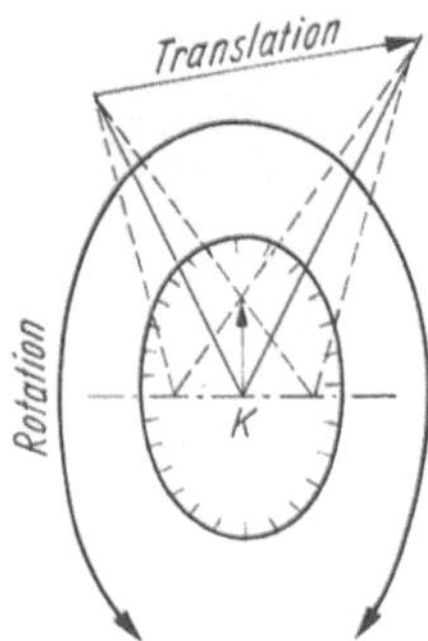

Abb. 36. Bewegungsgeometrie bei axialer Pendelkonvergenz

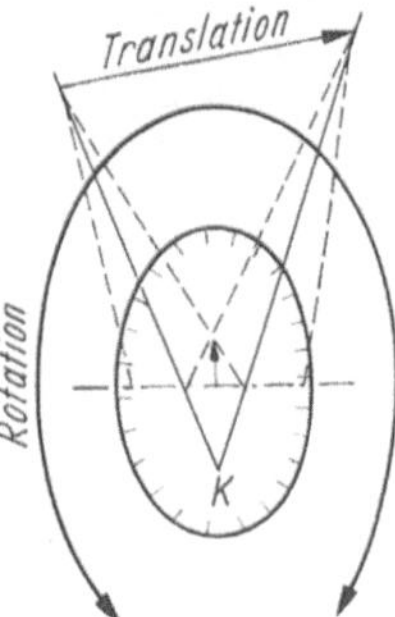

Abb. 37. Bewegungsgeometrie bei transaxialer Pendelkonvergenz

in einem Abstand von der Rotationsachse, der durch die Pfeilhöhe angegeben ist. Von diesem Schnittpunkt ab bis zur Oberfläche des Körpers tritt die beabsichtigte Verminderung der Dosis gegenüber der Rotationsbestrahlung ein. Der Beginn der Wirksamkeit des Konvergenzeffektes sollte nun möglichst weit von der Oberfläche in die Tiefe an den Rand des Dosismaximums verlagert werden, was bei transaxialer Pendelkonvergenzbestrahlung (Abb. 37) praktisch gelingt. Gegenüber der relativen Tiefendosis bei axialer Pendelkonvergenz erfährt diese eine noch weitergehende Verminderung. Bei einem um 10 cm transaxial verlagerten Konvergenzpunkt verläuft die Tiefendosiskurve vom Rand des Dosismaximums wesentlich steiler nach der Oberfläche zu und erreicht eine Verminderung der Oberflächendosis auf weniger als die Hälfte des Wertes bei Rotationsbestrahlung und auf $^3/_4$ bei Pendelkonvergenz.

In Abb. 38 sind die Dosisverteilungsverhältnisse als Längsschnittisodosen für Rotations-, axiale Pendelkonvergenz- und transaxiale Pendelkonvergenzbestrahlung für 2 verschieden große Achsenfelder einander gegenübergestellt. Man erkennt, daß die Form der Isodosen bei Rotationsbestrahlung nicht in Richtung der Feldlänge, sondern senkrecht dazu ausgerichtet ist. Durch die axiale Pendelkonvergenzbestrahlung wird sie merklich verbessert, vor allem im Bereich der ausgestrahlten Felder. Bei transaxialer Pendelkonvergenz ist der Unterschied zwischen der Ausbildung der Isodosen in Feldbreite und Feldlänge fast verschwunden. Die Isodosen sind mehr in Richtung der Feldlänge als in Richtung der Feldbreite ausgerichtet.

ζ) *Doppelfeld-Feldausblendung*

Der Vorteil der Anwendung kleiner Felder in der Bewegungsbestrahlung liegt darin, daß der Dosisabfall in Richtung der Feldlänge nicht so stark wie bei langen Feldern aus-

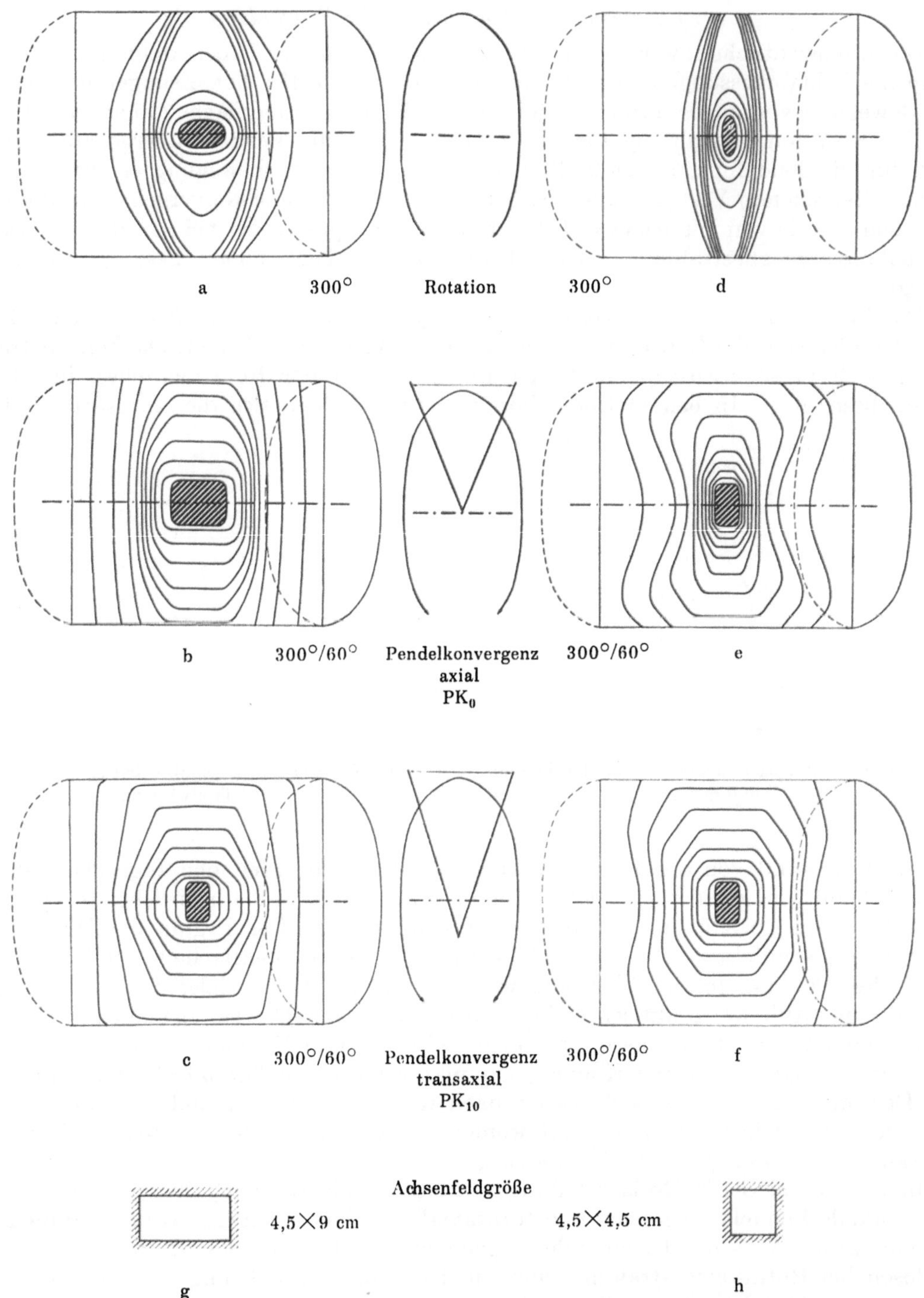

Abb. 38a—h. Dosisverteilung bei Rotations-, axialer Pendelkonvergenz und transaxialer Pendelkonvergenz im Zylinderphantom (24 cm ⌀). (Nach WICHMANN)

geprägt ist. Von WICHMANN (1958) wurde deshalb ein Achsenfeld von $4{,}5 \times 9$ cm durch einen 3 cm breiten Bleisteg in 2 Felder aufgeteilt, es erfolgt also eine Doppel-Feldausblendung. Die damit erzielbaren Dosisverteilungen bei Rotations-, axialer und transaxialer Pendelkonvergenzbestrahlung für Rotationswinkel von 180 und 360° wurden experimentell untersucht und in Abb. 39 als Längsschnittisodosen dargestellt. Bei Rota-

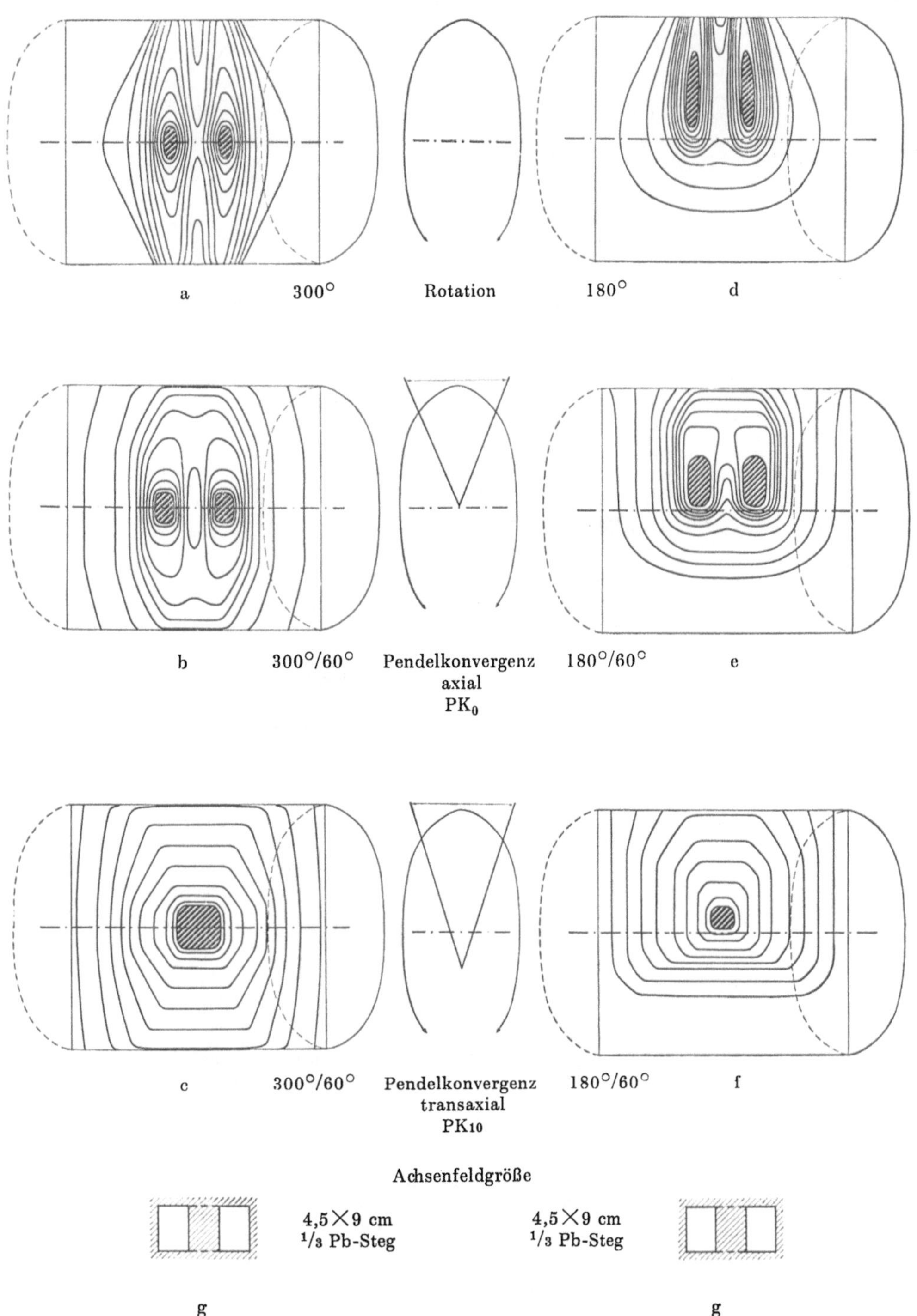

Abb. 39a—g. Dosisverteilung bei Rotations-, axialer Pendelkonvergenz- und transaxialer Pendelkonvergenzbestrahlung mit Doppelfeld-Feldausblendung im Zylinderphantom (24 cm ⌀). (Nach WICHMANN)

tionsbestrahlung erkennt man zwei durch ein Dosisminimum getrennte Dosismaxima, welche bei axialer Pendelkonvergenzbestrahlung stärker in Richtung der Rotationsachse verschoben sind, wobei außerdem die oberflächennahen Isodosen niedrigerer Dosis infolge des Konvergenzeffektes ineinander übergehen. Bei transaxialer Pendelkonvergenzbestrahlung bleibt der Konvergenzeffekt bis in den Bereich der Rotationsachse wirksam; die

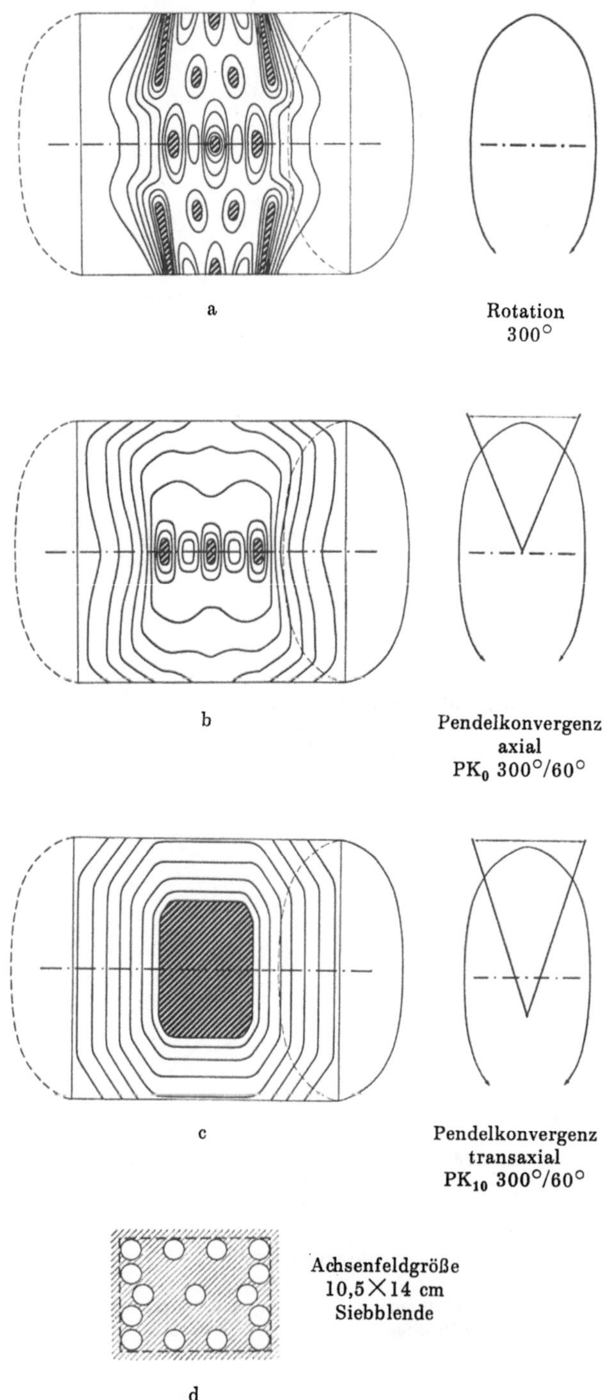

Abb. 40a—d. Dosisverteilung bei Rotations-, axialer Pendelkonvergenz- und transaxialer Pendelkonvergenzbestrahlung mit streustrahlenreziproker Feldausblendung im Zylinderphantom (24 cm ⌀). (Nach Wichmann)

Isodosen sind auch im Bereich des Dosismaximums miteinander verschmolzen. Experimentell wurde von Wichmann (1958) ermittelt, daß eine optimale Dosisverteilung bei transaxialer Pendelkonvergenz mit Doppelfeld-Feldausblendung dann erreicht wird, wenn der Abstand des Konvergenzpunktes vom Dosismaximum dem doppelten Abstand der Einzelfelder voneinander entspricht.

η) *Streustrahlenreziproke Feldausblendung*

Man könnte mit Recht erwarten, daß bei einer Doppelfeldausblendung die Homogenisierung der Dosisverteilung in Richtung der Feldlänge noch stärker zum Ausdruck kommt. Der wesentliche Grund dafür, daß dies nicht gelingt, ist der Einfluß der Streustrahlung, deren Anteil in der Mitte des bestrahlten Bereiches immer am größten ist. Es genügt also offensichtlich nicht, die Dosis an den Feldenden in dem fehlenden Maße zu erhöhen. Zur homogenen Ausstrahlung eines größeren Volumens wurde von WICHMANN (1958) der Einfluß der Streustrahlung in der Weise ausgeschaltet, daß in einem großen Feld kleine Felder von etwa 3 cm^2 Größe so angeordnet wurden, daß Anzahl und Abstand genau der Intensität der Streustrahlung im ausgestrahlten Gesamtfeld entgegengesetzt, also reziprok, sind. Die Abstände der Einzelfelder müssen zu diesem Zweck aber so groß gewählt werden, daß eine sehr inhomogene Feldverteilung mit starken Maxima und Minima entsteht, die auch in der Tiefe durch die Streustrahlung nicht mehr homogenisiert werden kann, wie es z.B. bei der Siebbestrahlung weitgehend der Fall ist. In Abb. 40 sind die Dosisverteilungen für Rotations-, axiale und transaxiale Pendelkonvergenzbestrahlung mit einem extrem großen Feld von $10{,}5 \times 14$ cm mit streustrahlenreziproker Anordnung der Einzelfelder von etwa 2 cm Durchmesser für einen Rotationswinkel von 300° wiedergegeben. Das Isodosenbild für die Rotationsbestrahlung zeigt erwartungsgemäß viele Maxima und Minima. Wegen der Häufung der Einzelfelder an den Enden der Längsausdehnung des Feldes reichen hier die Maxima bis an die Oberfläche. Bei der axialen Pendelkonvergenzbestrahlung sind durch den Konvergenzeffekt die peripheren Maxima und Minima bereits ausgeglichen, die Maxima im Bereich der Rotationsachse jedoch noch erhalten. Bei der transaxialen Pendelkonvergenz sind auch diese ausgeglichen und haben einem großen, homogen ausgestrahlten Bereich Platz gemacht. Die hohe relative Tiefendosis von etwa 200% wäre ohne die transaxiale Pendelkonvergenz in diesem Fall überhaupt nicht zu erreichen gewesen.

e) Translationsbestrahlung

Bei der Translationsbestrahlung handelt es sich um eine Bewegungsbestrahlungsmethode, bei der entweder das Bestrahlungsfeld kontinuierlich relativ zum Krankheitsherd motorisch durch Hin- und Herbewegung der Strahlenquelle oder des Bestrahlungstisches in seiner Längsrichtung oder Querrichtung verschoben wird (Horizontaltranslation; BOHNDORF und HARDER, 1962; BOHNDORF, 1967), ohne daß die Neigung des Nutzstrahlenbündels wie in der Pendelkonvergenz-Bestrahlung verändert wird. Diese Verschiebung kann zusätzlich mit einer Pendelbewegung der Strahlenquelle kombiniert werden (Pendeltranslation; BOHNDORF, 1967). Eine weitere Möglichkeit besteht darin, die Strahlenquelle in der Weise zu bewegen, daß diese eine Schaukelbewegung um eine durch sie hindurchgehende Achse in einem kleinen Winkel beschreibt (Translationspendelung; ALTH und HAWLICZEK, 1970).

α) *Horizontaltranslation*

In der Strahlentherapie ergibt sich nicht selten die Notwendigkeit, langgestreckte Krankheitsherde, z.B. beim Oesophaguscarcinom, mit relativ schmalen Feldern zu bestrahlen. Bei den angewendeten Focus-Haut-Abständen ist jedoch die Länge des Bestrahlungsfeldes aus geometrischen Gründen begrenzt, zumal bei γ-Therapie-Einheiten mit Strahlenfänger kein größerer Quelle-Haut-Abstand eingestellt werden kann. Außerdem ist auch in der Megavolttherapie mit einem relativ starken Randabfall innerhalb des Bestrahlungsfeldes zu rechnen. Bei dem deshalb erforderlich werdenden Aneinandersetzen von mehreren Feldern besteht aber die Gefahr der Unterdosierung oder des Auftretens von Dosisspitzen an den Nahtstellen der einzelnen Felder mit ihren Folgen.

Aus diesen Gründen wurde von BOHNDORF und HARDER (1962) die Methode der Horizontaltranslation entwickelt und von BOHNDORF (1967) eingehender auf ihre Dosisverteilungsverhältnisse untersucht. Der Patient wird bei dieser Methode mit dem Lagerungstisch durch einen Antriebsmotor (Abb. 41) in seiner Längsrichtung kontinuierlich hin- und herbewegt, eine Methode, auf deren Vorteile bereits 1961 von WICHMANN und HEINZEL hingewiesen worden war. Eine vergleichbare Methode war 1953 von TRUMP u. Mitarb. zur Bestrahlung ausgedehnter oberflächlicher Krankheitsherde mit schnellen Elektronen eines Van de Graaff-Generators beschrieben worden.

Der Patient wurde dabei auf einem Wagen unter der Strahlenquelle langsam verschoben.

Die Untersuchungen von BOHNDORF und HARDER (1961) ergaben, daß das Verhältnis der eingestellten Feldlänge F und der Translationslänge T für die Homogenität der Dosisverteilung entscheidend ist. Bei sehr kurz eingestellter Feldlänge, also für $F/T \ll 1$, ist die Homogenität optimal, geht bei $F/T \approx 1/2$ wegen der ungünstigen Überlappungs-

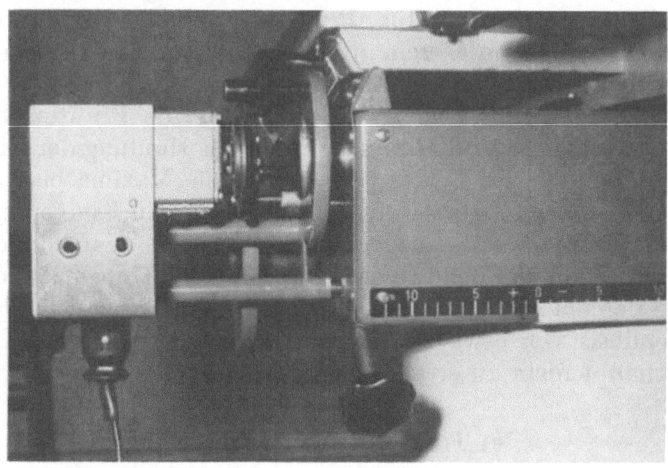

Abb. 41. Motor zur Bewegung des Lagerungstisches für die Translationsbestrahlung

verhältnisse durch ein Minimum, nimmt mit steigender eingestellter Feldlänge wieder zu und würde bei $F/T = 1$, also bei völlig reduzierter Translationsbewegung, wieder die Güte wie beim Stehfeld erreichen. Im Hinblick auf eine möglichst homogene Dosisverteilung wäre also die Bestrahlung mit möglichst kurzer eingestellter Feldlänge optimal, dem steht jedoch der Nachteil der damit verbundenen sehr geringen mittleren Dosisleistung gegenüber.

Eine Translationsbestrahlung und eine Stehfeldbestrahlung, die in der Tiefe gleiche Feldlängen besitzen, haben jedoch ander Oberfläche durchaus verschiedene Feldlängen, und zwar ist die Feldlänge im Falle der Translationsbestrahlung größer. Das bedeutet aber, daß bei Translationsbestrahlung die Oberflächenbelastung auf eine größere Fläche als bei entsprechender Stehfeldbestrahlung verteilt wird. Die Dosisverteilung bei Horizontaltranslation ist bei konstantem Focus-Herd-Abstand von der Herdtiefe nur wenig abhängig.

Auch bei Verwendung schneller Elektronen ändert sich die Dosisverteilung bei Horizontaltranslation qualitativ gegenüber derjenigen bei Kobalt-60 nur wenig. Sowohl die Längsausdehnung der 80%-Isodosen als auch die Flankensteilheit am Feldrand und außerhalb davon sind entsprechend. Die qualitativen Unterschiede sind ebenfalls relativ gering. Die Translationslängen müssen bei Elektronen etwas größer gewählt werden, um eine Verlängerung des Feldes in der gleichen Größenordnung wie bei Kobalt-60-Teletherapie zu erreichen (BOHNDORF, 1967).

β) *Pendeltranslation*

Bei der Pendeltranslation handelt es sich um die Kombination mehrerer Bewegungsvorgänge, einer Pendelbewegung der Strahlenquelle um den Patienten mit einer Translationsverschiebung der Pendelachse im Körper des Patienten, welche durch Bewegung des Lagerungstisches mit dem Patienten vorgenommen wird. Die Verschiebung der Achse kann entweder in Längsrichtung des Patienten (Abb. 42) oder in Querrichtung (Abb. 43)

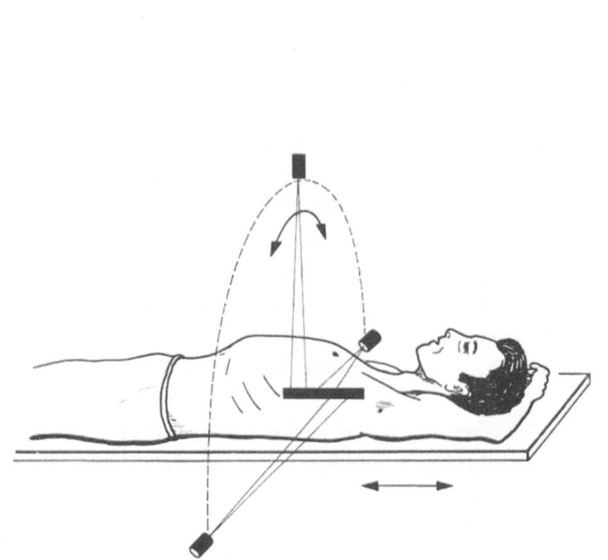

Abb. 42. Prinzip der Pendeltranslation mit Verschiebung der Achse in Längsrichtung des Patienten

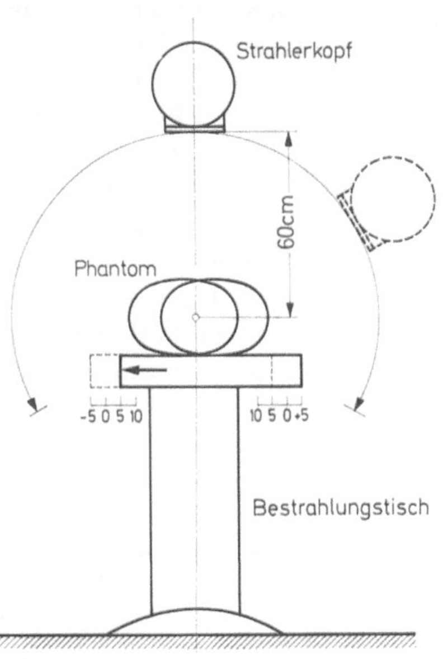

Abb. 43. Prinzip der Pendeltranslation mit Verschiebung der Achse in Transversalrichtung des Patienten

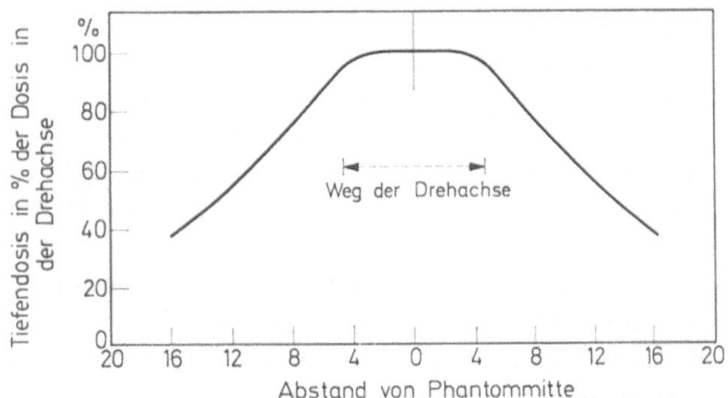

Abb. 44. Tiefendosiskurve bei Kombination der Pendelkonvergenz mit Transversalverschiebung der Drehachse (200 kV, HWD 1 mm Cu, Feldgröße 12×6 cm) im Plexiglas-Wasserphantom (Durchmesser 32 und 20 cm)

erfolgen. Bereits 1956 war die Kombination der Pendelkonvergenz mit einer Verschiebung der Drehachse senkrecht zur Körperlängsachse von KUTTIG für die sog. Großraumbewegungsbestrahlung mit konventionellen Röntgenstrahlen angegeben worden. Den Verlauf der Tiefendosiskurve in der Ebene der Drehachse zeigt die Abb. 44. Es wurde die Strecke von 9 cm in 9 min zweimal durchlaufen, entsprechend dem vollen Ablauf der Pendelkonvergenz. Damit gelingt die homogene Bestrahlung eines relativ großen Volumens unter weitgehender Schonung der Hautoberfläche. Diese Methode wurde 1957 für die Bestrahlung oberflächlicher gelegener Krankheitsherde erweitert (KUTTIG). Damit ist es möglich, das Dosismaximum gegenüber dem mit Spiral- oder Pendelkonvergenz Erzielbaren zu verbreitern.

Mit der Einführung der Kobalt-60-Teletherapie erhielt die Pendeltranslation erneut Bedeutung, einmal aus den bereits für die Horizontaltranslation geäußerten Gründen, wobei die Erhöhung der relativen Tiefendosis durch die Pendelbestrahlung eine weitere Rolle spielt, zum anderen, um die Dosisverteilungsverhältnisse der Ausdehnung des Krankheitsherdes besser anpassen zu können (KUTTIG und BECKER, 1968).

Von BOHNDORF (1967) wurde die Dosisverteilung bei Pendeltranslation unter Translationsbewegung in Richtung der Längsachse des Patienten eingehend experimentell untersucht. Es konnte dabei gezeigt werden, daß durch die Kombination der beiden Bewegungen die Vorteile der Pendelbestrahlung mit denen der Horizontaltranslation vereinigt werden können. Die Dosisverteilung in Richtung der Pendelachse und damit in Translationsrichtung entspricht der bei Horizontaltranslation, während die Dosisverteilung in Richtung der Feldbreite allein von der Pendelbewegung beeinflußt wird. Insbesondere wird die Dosismaximumauswanderung nicht verändert, d. h., das Dosismaximum erfährt eine Verlagerung entsprechend der Feldbreite, dem Pendelwinkel und der Achsentiefe. Dagegen verlaufen die Tiefendosiskurven vor und hinter dem Dosismaximum bei Pendeltranslation etwas flacher, und zwar etwa um den gleichen Betrag wie die Abnahme der Steilheit bei der reinen Translation gegenüber einem Stehfeld. Von KUTTIG und BEDUHN (1968) wurde die Methode zur Bestrahlung des gesamten Rückenmarkkanals beim Medulloblastom angewendet.

Für die Pendeltranslation in der Kobalt-60-Teletherapie mit Transversalverschiebung der Achse, also in Richtung senkrecht zur Pendelachse, wurden die einzelnen die Dosisverteilung beeinflussenden Faktoren von KUTTIG und BECKER (1968), KUTTIG und SCHILLER (1969) sowie von KUTTIG, FRÖLING und SCHNEIDER (1970) untersucht. Hierbei fand sowohl die Transversalverschiebung senkrecht zur Winkelhalbierenden als auch in ihrer Richtung Berücksichtigung. Variiert wurden die Feldbreite, die Strecke und die Geschwindigkeit der Transversalverschiebung, die Achsentiefe und der Pendelwinkel. Einige Beispiele der mit der Methode erzielbaren Dosisverteilungen sind in den Abb. 45—48 dargestellt. Die einzelnen Faktoren äußern sich in folgender Weise auf die Dosisverteilung:

Bei Transversalverschiebung senkrecht zur Pendelachse kommt es zu einer Verlagerung des Dosismaximums entsprechend der Feldbreite wie bei alleiniger Pendelbestrahlung. Weiterhin wird das Dosismaximum, das bei schmalem Feld sehr flach ist, größer.

Die Vergrößerung der Strecke der Transversalverschiebung der Achse bewirkt eine Verbreiterung der Isodosen, wobei das Dosismaximum, bedingt durch die beträchtlich differierenden Herdabstände bei den einzelnen Positionen der Pendelachse, unterschiedliche Form und Ausdehnung zeigt.

Während das Dosismaximum bei einer Achsentiefe von 8 cm etwa hantelförmig ist, erhält man bei 10 cm Achsentiefe ein eng umschriebenes Maximum. Bei einer Achsentiefe von 12 cm ergibt sich eine Aufspaltung in zwei Dosismaxima. Die Form der übrigen Isodosen ist dagegen etwa gleich mit dem Unterschied, daß diese mit zunehmender Achsentiefe weiter in den Körper hinein verschoben sind.

Ein größerer Pendelwinkel bewirkt neben einer zunehmenden Strahlenentlastung der Oberfläche eine Verbreiterung der Isodosen. Die Ursache hierfür kann in den kürzeren Herdabständen in den größeren Winkelabschnitten gesehen werden. Außer beim größten untersuchten Pendelwinkel von 260° ist stets die Hantelform des Dosismaximums erhalten. Auch läßt sich bei der 80%-Isodose und bei 240° bei der 60%-Isodose die Tendenz zur Hantelform erkennen. Der Winkel von 260° führt zu einem relativ umschriebenen kleinen Dosismaximum in einem breiten, von der 80%-Isodose begrenzten, genau der Strecke der Achsenverschiebung entsprechenden Bereich.

Die Vergrößerung der Geschwindigkeit der Transversalverschiebung von 2,69 cm/min auf 5,7 cm/min ergibt bei Transversalverschiebung der Pendelachse senkrecht zur Halbierenden des Pendelwinkels bei den schmäleren Feldern die Ausbildung von 2 voneinander getrennten symmetrischen Dosismaxima, wogegen bei einer langsamen Translationsbewegung unter vergleichbaren Bedingungen die dort angedeuteten beiden Dosismaxima ineinander übergehen. Die niedrigeren Isodosen gleichen sich dieser Anordnung an oder weisen eine Einziehung von ventral und dorsal auf mit Ausbildung einer Schmetterlingsform. Erst bei einer Feldbreite von 6 cm erhält man ein zusammenhängendes großes Dosismaximum, welches aber noch eine angedeutete Hantelform zeigt. Das wesentliche Merkmal einer Beschleunigung der Transversalverschiebung der Achse stellt demnach die

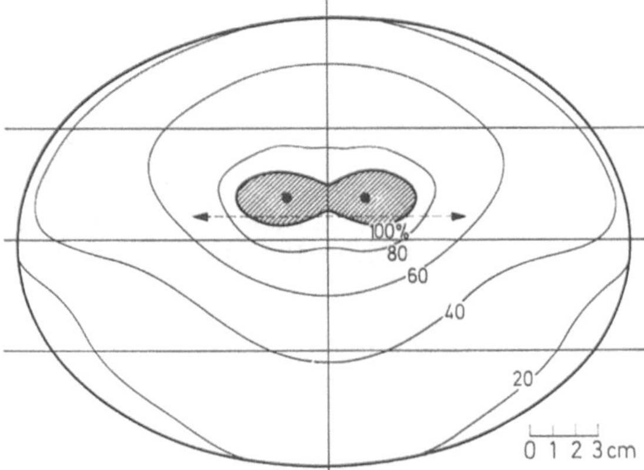

Abb. 45. Dosisverteilung bei Pendeltranslation mit Transversalverschiebung der Achse um 12 cm, Feldbreite 4 cm, Achsentiefe 9 cm, Pendelwinkel 200°, ^{60}Co

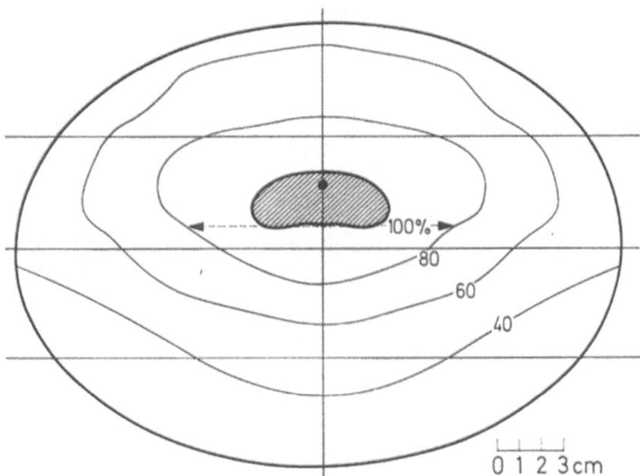

Abb. 46. Dosisverteilung bei Pendeltranslation mit Transversalverschiebung der Achse um 12 cm, Feldbreite 6 cm, Achsentiefe 9 cm, Pendelwinkel 200°, ^{60}Co

Aufspaltung des Dosismaximums dar. Dies wird auf die unterschiedlichen Drehpunktabstände in den verschiedenen Winkelabschnitten während der Pendeltranslation und auf die infolge der raschen Wanderung der Achse verminderte Möglichkeit einer gleichmäßigen Überlappung der Strahlenkegel in der Achsenebene bei kleinen Feldbreiten zurückgeführt.

Bei Transversalverschiebung der Achse in Richtung der Winkelhalbierenden bewirkt die Feldbreite, daß das Dosismaximum in seiner horizontalen und relativ stärker in seiner vertikalen Ausdehnung mit zunehmender Feldbreite größer wird. Die Auswanderung erfolgt in Richtung der Winkelhalbierenden bzw. der Strecke der Drehachsenverschiebung. Das Dosismaximum erstreckt sich über eine relativ große Strecke, ist jedoch länger als bei einfacher Pendelbestrahlung. Die Streckung des 100%-Bereiches kann durch eine

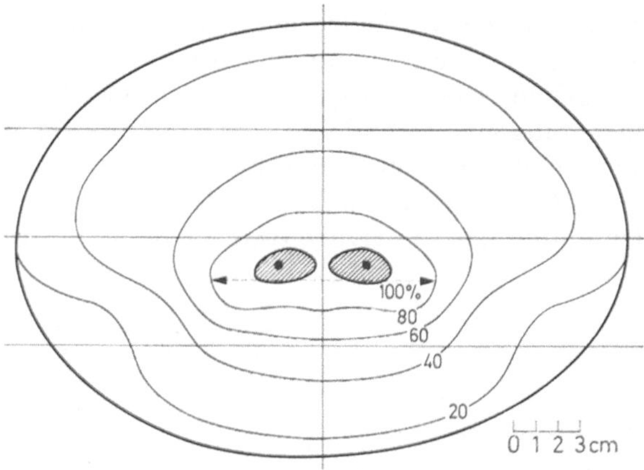

Abb. 47. Dosisverteilung bei Pendeltranslation mit Transversalverschiebung der Achse um 10 cm, Feldbreite 2 cm, Achsentiefe 12 cm, Pendelwinkel 180°, ^{60}Co

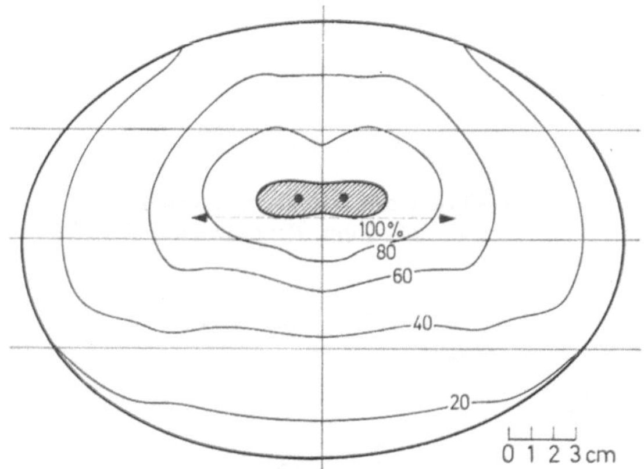

Abb. 48. Dosisverteilung bei Pendeltranslation mit Transversalverschiebung der Achse um 12 cm, Feldbreite 4 cm, Achsentiefe 9 cm, Pendelwinkel 240°, ^{60}Co

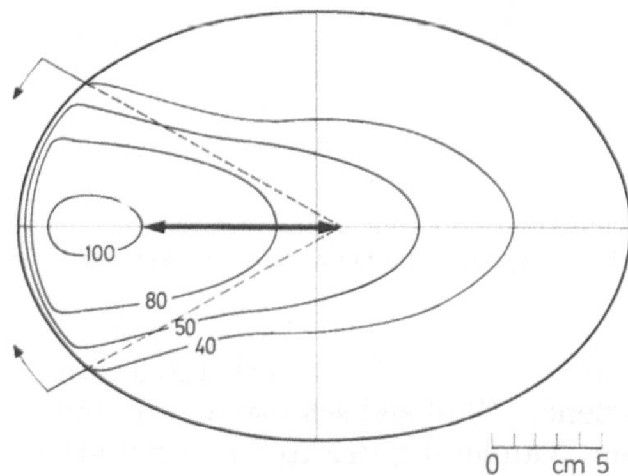

Abb. 49. Dosisverteilung bei Pendeltranslation mit Transversalverschiebung der Achse in Richtung der Winkelhalbierenden um 9 cm. Feldbreite 8 cm, Pendelwinkel 60° (—90°/—120°), ^{60}Co

Feldverbreiterung nur wenig, wirkungsvoller jedoch durch einen kleineren Pendelwinkel vergrößert werden. Die exzentrische Lage des Dosismaximums innerhalb des von der 80%-Isodose umschlossenen Bereiches wächst weniger mit zunehmender Feldbreite als mit kleinerem Pendelwinkel an.

Ein Beispiel der hierbei erzielbaren Dosisverteilung zeigt Abb. 49.

Eine schnellere Translationsbewegung bewirkt gegenüber einer langsamen Bewegung in allen Fällen ein in Richtung der Winkelhalbierenden stärker in die Länge gezogenes Dosismaximum. Doch konnte zwischen einer Translationsbewegung von 2,69 und 4,5 cm/min darüber hinaus keine wesentlich andere Dosisverteilung gefunden werden (KUTTIG, FRÖLING u. SCHNEIDER, 1970).

Die Anwendung der Methode zur Bestrahlung im Epipharynxbereich zeigt die Abb. 50 (BEDUHN u. Mitarb., 1968).

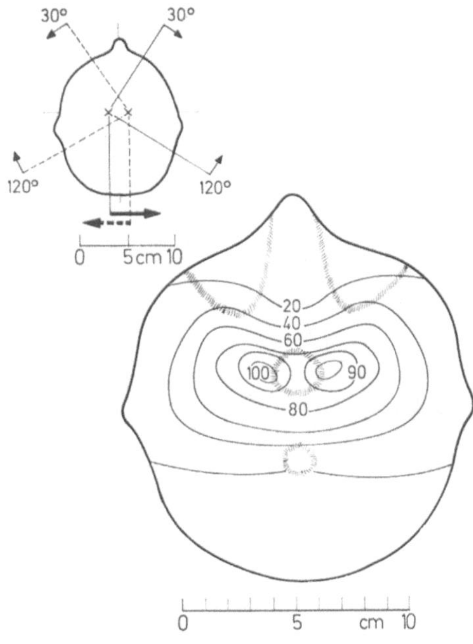

Abb. 50. Dosisverteilung bei Pendeltranslation mit Kobalt-60-γ-Strahlen im Epipharynxbereich. Pendelwinkel beidseits 90° (30°/120°), Pendelachsenverschiebung transversal um 3,9 cm, Feldgröße 8×4 cm, Pendelradius 60 cm

f) Stratitherapie

Die Stratitherapie nach PALMIERI (1954, 1955, 1956) (Syn. Schichtbestrahlung, Tomotherapie) kann zu den Konvergenzbestrahlungsmethoden gerechnet werden. Sie stellt eine Methode dar, mit der verschieden große Volumina in beliebiger Tiefe relativ homogen bestrahlt werden können. Das Prinzip besteht darin, daß die Strahlenquelle nur eine Kippung in einer oder 2 Richtungen durchführt und der Patient dabei relativ zur Strahlenquelle in seitlicher oder Längsrichtung oder in beiden Richtungen mit dem Lagerungstisch verschoben wird. Es entsteht dabei eine Bewegung, als wenn die Strahlenquelle allein über den fixierten Patienten bewegt würde (Abb. 51).

Durch Anwendung mehrerer Felder können dabei relativ große Volumina mit Einschluß des Primärtumors und seines Lymphabflußgebietes homogen in einer Sitzung bestrahlt werden (Abb. 52), eine Forderung, die von PALMIERI aus strahlenbiologischen Gründen erhoben wurde.

Abb. 53 zeigt das Prinzip der Stratitherapie zur Bestrahlung eines kegelförmigen, die Abb. 54 eines langgestreckten Krankheitsherdes. Der zickzackförmige Weg des Zentralstrahles auf der Oberfläche kommt allein durch die gesteuerte zweidimensionale Kippung der Röntgenröhre in Kombination mit der Verschiebung des Lagerungstisches zustande.

Die Methode der Stratitherapie fand außerdem in Kombination mit einem der Hautoberfläche aufliegendem Bleisieb Anwendung (Abb. 55). Die ermittelte Dosisverteilung

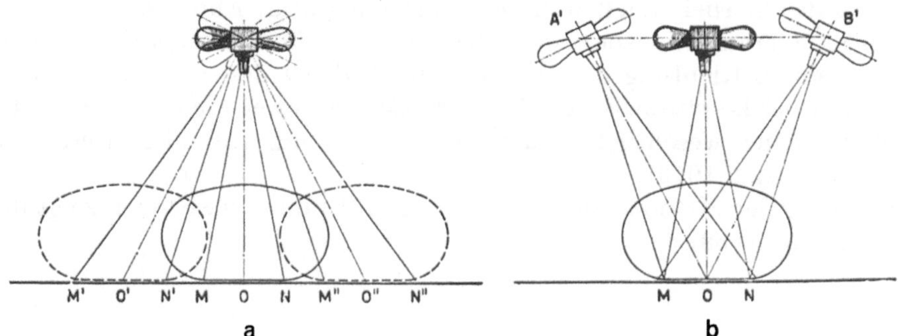

Abb. 51a u. b. Prinzip der Stratitherapie. (Nach PALMIERI)

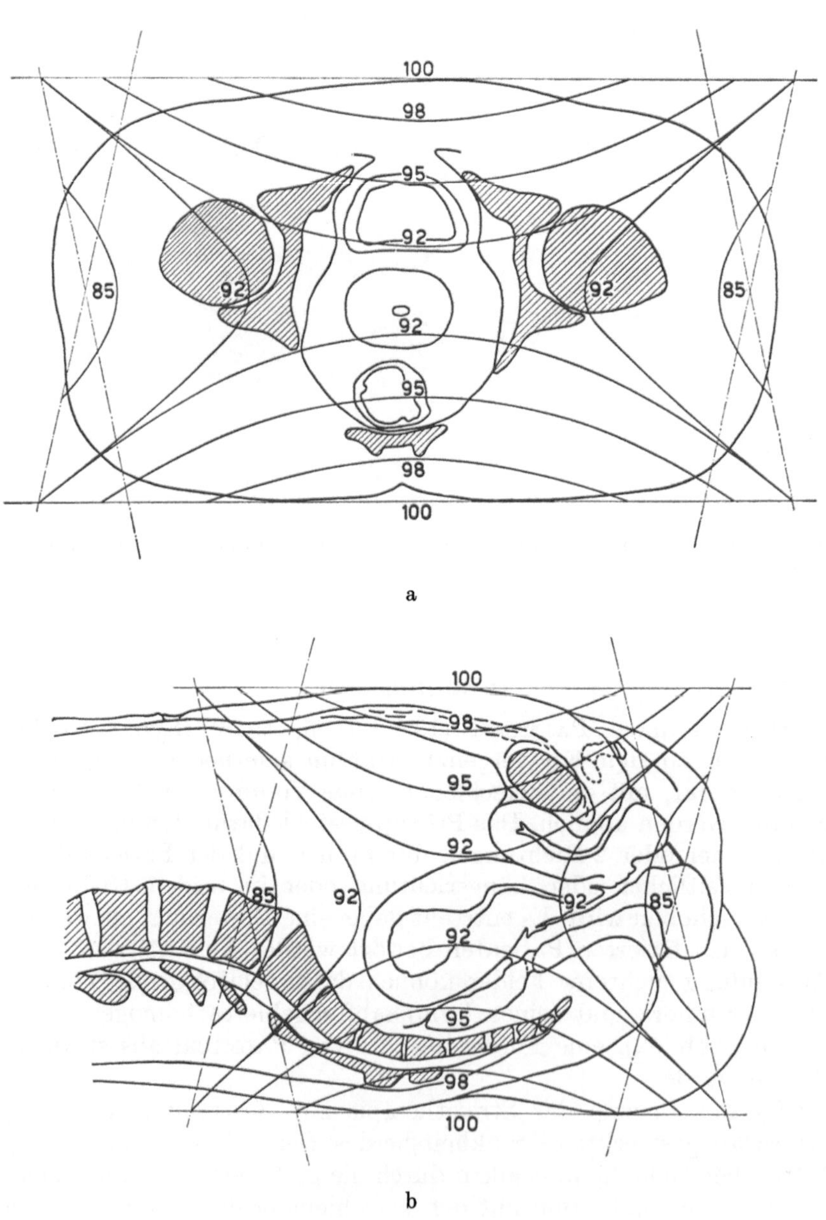

Abb. 52a u. b. Dosisverteilung bei Stratitherapie im Beckenbereich. a Querschnittisodosen, b Längsschnittisodosen. (Nach PALMIERI)

ergab einen deutlichen Siebeffekt an der Haut und im zwischen dieser und dem Krankheitsherd sowie dahinter liegendem gesunden Gewebe bei voller Homogenisierung der Dosis im Herdgebiet.

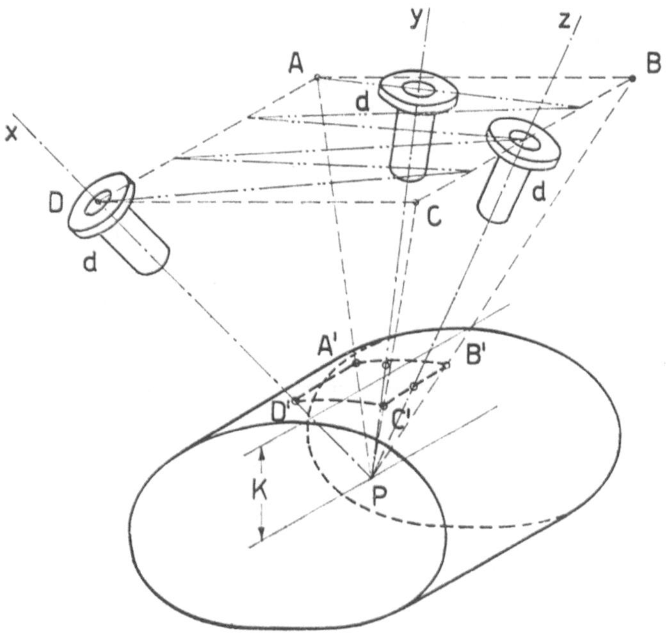

Abb. 53. Prinzip der Stratitherapie zur Bestrahlung eines kegelförmigen Krankheitsherdes. (Nach PALMIERI)

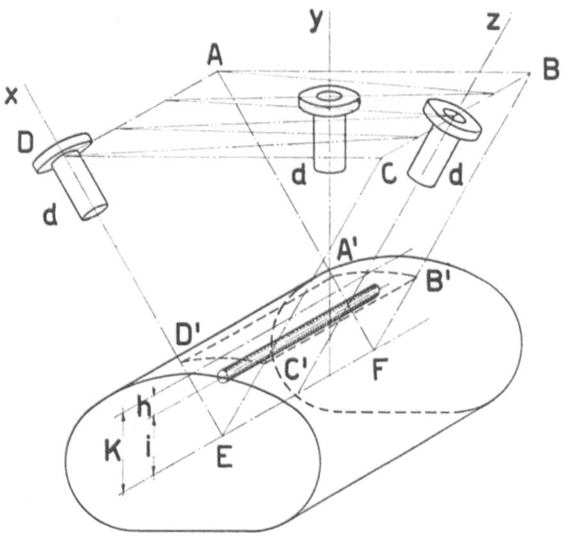

Abb. 54. Prinzip der Stratitherapie eines langgestreckten Krankheitsherdes. (Nach PALMIERI)

g) Pencil-beam-Therapie

Diese Methode wurde von SKAGGS, LANZL u. AVERY (1958) angegeben und findet Anwendung zur Bewegungsbestrahlung mit schnellen Elektronen an Beschleunigern, bei denen keine Aufstreuung des Elektronenstrahls durch Streufolien vorgenommen wird. Der bleistiftdicke Elektronenstrahl (Pencil beam) wird dabei entweder in der Weise über dem Patienten bewegt, daß bei senkrechter Einstrahlungsrichtung über eine Mäander-

Bahn ein beliebig großes Feld homogen bestrahlt werden kann (Abb. 56a), oder durch Kombination einer Pendelbewegung mit einer Translationsbewegung senkrecht zur Pendelrichtung (Abb. 56b). Es kommt damit ein Effekt zustande, wie er bei Rotationsbestrahlung zu beobachten ist.

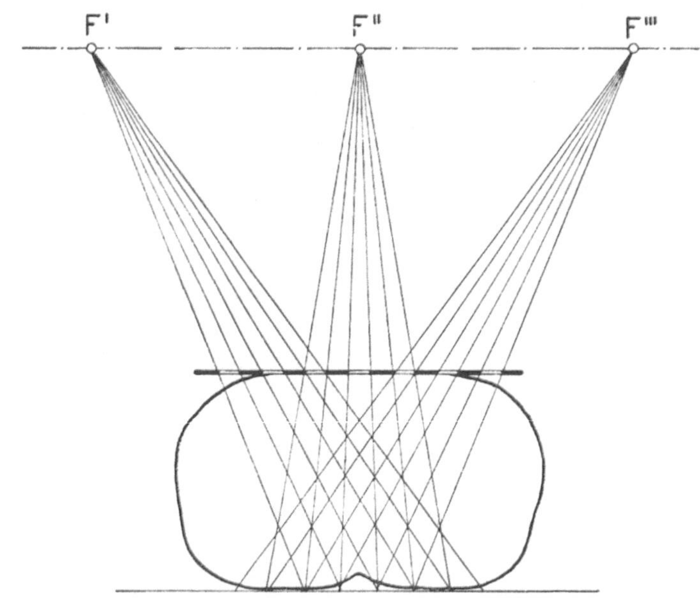

Abb. 55. Prinzip der Stratitherapie in Kombination mit einem Bleisieb. (Nach PALMIERI)

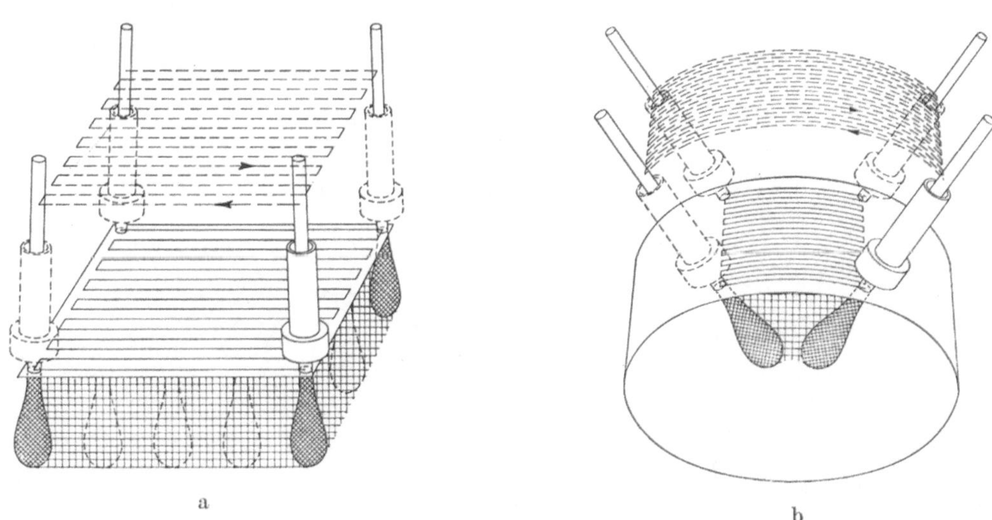

Abb. 56a u. b. Prinzip der Pencil-beam-Therapie. a Bestrahlung mit senkrechter Einstrahlungsrichtung zur Erzielung eines großen Feldes. b Bestrahlung einer gekrümmten Körperoberfläche mit Konvergenz der Nutzstrahlenbündel auf eine im Körper liegende Achse. (Nach SKAGGS, LANZL u. AVERY)

h) Konformationsbestrahlung

Da bei den meisten Methoden der Bewegungsbestrahlung der Bereich des Dosismaximums zylinderförmig ist, auch wenn der Krankheitsherd eine andere Form aufweist, wurde von TAKAHASHI u. Mitarb. (1960, 1961, 1965) sowie PROIMOS (1960, 1961) eine Methode entwickelt, die von MORITA u. TAKAHASHI (1970) Konformationsbestrahlung (conformation therapy) genannt wird. Sie bezweckt, die Dosisverteilung bei Bewegungsbestrahlung jeder Form des Krankheitsherdes anzupassen oder einen Teil des bestrahlten Volumens auszusparen, und basiert auf Erfahrungen mit der Transversal-Tomographie. Die Möglichkeit zur Bestrahlung eines Herdes von nichtzylindrischer Form zeigt die Abb. 57. Das homogen bestrahlte Volumen wird dabei durch eine entsprechend im Verhältnis der Abstände Focus-Blende zu Focus-Rotationsachse verkleinerte Blende der Form des Krankheitsherdes angepaßt.

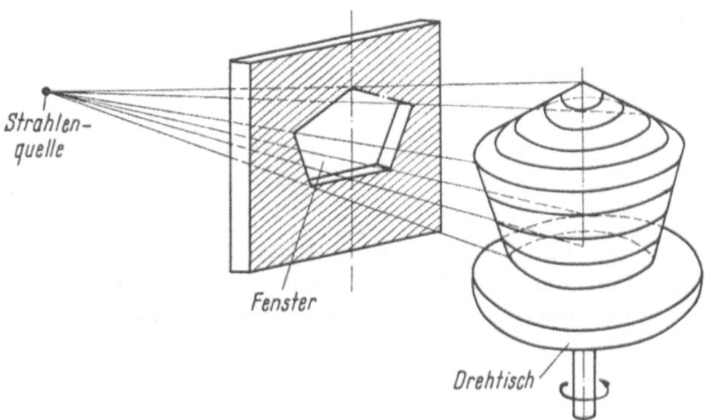

Abb. 57. Konformationsbestrahlung eines Herdes mit nichtzylindrischer Form. (Nach TAKAHASHI)

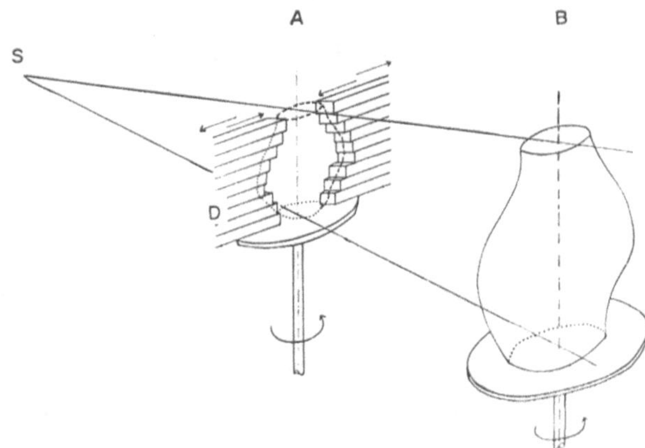

Abb. 58. Konformationsbestrahlung eines nichtrotationssymmetrischen Volumens. Rotation des Lagerungstisches und der Blende. (Nach TAKAHASHI)

Eine andere Möglichkeit, bei der sowohl das zum Offenhalten der Blende bestimmte, der Herdform nachgebildete transparente Modell als auch der zu bestrahlende Körper rotiert, zeigt Abb. 58.

Zur Aussparung eines Teiles des bestrahlten Volumens im Inneren des Herdgebietes, sei es zur Schonung eines empfindlichen Organs oder einer bereits hochbelasteten Zone, kann durch synchrone Rotation eines der Form des zu schonenden Gebietes angepaßten Körpers aus strahlenundurchlässigem Material eine Abschirmung erfolgen (Abb. 59). Die Größe des Abschirmkörpers ergibt sich aus den Dimensionen der zu schonenden Partie und dem Verhältnis der Abstände Focus-Achse des Drehtisches A zu Focus-Achse des Drehtisches B.

Handelt es sich um die Notwendigkeit der Bestrahlung eines unregelmäßig geformten Herdbereiches, kann die Anordnung der Abb. 60 gewählt werden. Auch hierbei sind zwei synchron rotierende Drehtische erforderlich. Auf dem Drehtisch A befindet sich ein

Modell des zu bestrahlenden Volumens aus strahlendurchlässigem Material, an das senkrecht zum Strahlengang ein Paar leichtbeweglicher Blenden angedrückt wird. Während der Drehung des Tisches A verschieben sich die beiden Blendenteile, so daß stets nur das

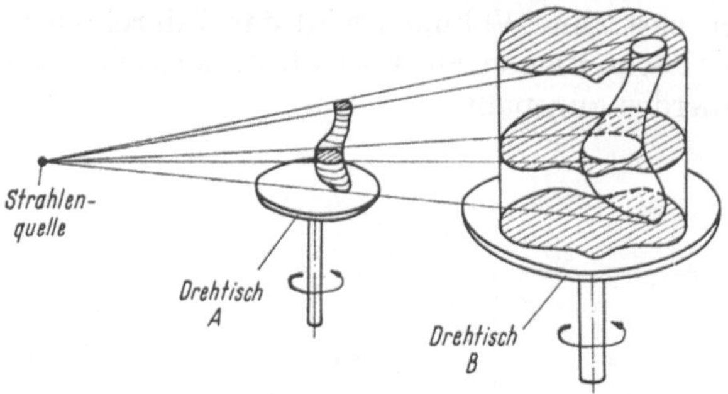

Abb. 59. Konformationsbestrahlung unter Aussparung eines Teiles des bestrahlten Volumens im Inneren des Herdgebietes. Synchrone Rotation eines der Form des zu schonenden Gebietes angepaßten Körpers aus strahlenundurchlässigem Material. (Nach Takahashi)

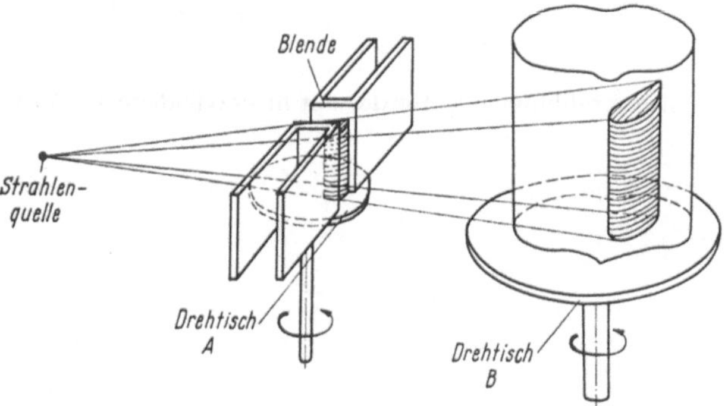

Abb. 60. Konformationsbestrahlung eines unregelmäßig geformten Herdbereiches. (Nach Takahashi)

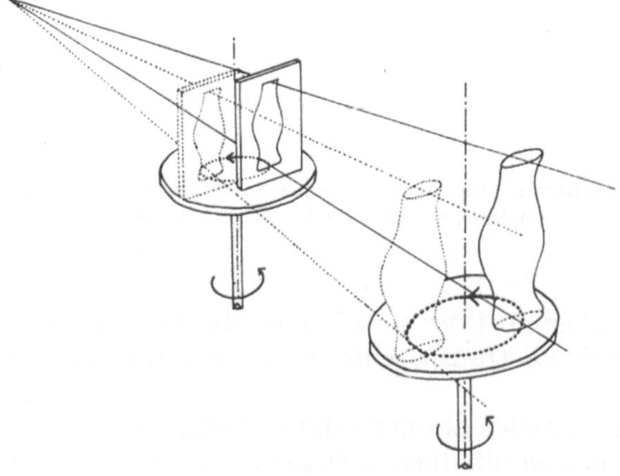

Abb. 61. Konformationsbestrahlung eines exzentrisch gelegenen irregulären Herdbereiches. (Nach Takahashi)

zu bestrahlende Volumen des auf Tisch B synchron rotierten Patienten von Strahlung getroffen wird (Takahashi u. Mitarb., 1961; Proimos u. Mitarb., 1960). Die Schablone zur Steuerung der Blende muß nicht durchgehend den gleichen Querschnitt haben. Es läßt sich durch eine horizontal unterteilte Lamellenblende bei unregelmäßig geformten Herden eine optimale Anpassung auch an nicht kreisförmige Körperquerschnitte erreichen.

Eine weitere technische Möglichkeit zur Anwendung der Konformationsbestrahlung für exzentrisch gelegene Herde ist in der Abb. 61 dargestellt.

Durch eine entsprechende Konstruktion mit Verwendung von zwei Blenden in verschieden großem Abstand am Strahlerkopf, einer Hauptblende und einer Nebenblende, ist die Methode der Konformationsbestrahlung auch am liegenden Patienten mit rotierender Strahlenquelle durchführbar. Sie wird von TAKAHASHI u. Mitarb. (1961, 1965) in der Kobalt-60-Teletherapie, insbesondere zur Bestrahlung des kleinen Beckens bei gynäkologischen Tumoren (TAKAHASHI u. MORITA, 1970) und von Hypophysentumoren, angewendet, wobei bei letzteren damit eine Schonung der Augen ermöglicht werden kann.

i) Tangentialrotation (Schalenbestrahlung)

Für Krankheitsherde, die eine flächenhafte oberflächliche oder in der Tiefe liegende Ausdehnung aufweisen, ist eine Bewegungsbestrahlung mit Ausrichtung des Nutzstrahlenbündels auf den Drehpunkt nicht möglich. Gegenüber der Stehfeldbestrahlung über flankierende Felder ist aber mit Bewegungsbestrahlung eine bessere und übersichtlichere Dosisverteilung zu erwarten, wenn keine schnellen Elektronen zur Verfügung stehen. Die Realisierung einer flächenhaften oberflächlichen oder tiefgelegenen Bestrahlung mit Bewegungsbestrahlung ist auf 3 verschiedene Arten möglich (Abb. 62):

1. Der Patient kann auf einem Drehstuhl in der Weise gedreht werden, daß das Nutzstrahlenbündel einer feststehenden Strahlenquelle seine Oberfläche tangential schneidet (Abb. 62a) (HARE, TRUMP u. WEBSTER, 1952).

2. Während der Rotation des Strahlers um den horizontal gelagerten Patienten ist die Strahlenquelle derart aus ihrer Zentrierung auf die Rotationsachse ausgelenkt, daß das Nutzstrahlenbündel die Oberfläche des Patienten tangential schneidet (Abb. 62b) (ROSSMANN, 1954, 1955).

3. Für Bestrahlungsgeräte, welche ein Auslenken des Nutzstrahlenbündels aus der Rotationsachse nicht gestatten, können durch eine exzentrische Blende die Randstrahlen auf einer Seite des Nutzstrahlenbündels zur tangentialen Bestrahlung ausgenutzt werden (Abb. 62c) (BECKER, WERNER u. KUTTIG, 1954).

Man erhält in jedem dieser Fälle eine gleichmäßige Dosisverteilung auf einem größeren Bereich eines Zylindermantels. Damit kann erreicht werden, daß z.B. bei Bestrahlung der Thoraxwand beim Mammacarcinom tiefer gelegene Lungenpartien nur mit einer relativ geringen Dosis belastet werden. Voraussetzung für die Anwendung ist eine annähernd zylindrische Form des zu bestrahlenden Körperteils. Irregularitäten der Oberflächenkontur führen in der Orthovolttherapie zu einer ungleichmäßigen Strahlenbelastung der Hautoberfläche (MAURER, ROOS u. WEDEMEYER, 1956). Aus diesem Grunde wurde von HOLTHUSEN u. Mitarb. (1956) sowie ARNAL u. Mitarb. (1956) eine Programmsteuerung der Dosisleistung entwickelt, welche nach Messung der Oberflächendosis im gesamten bestrahlten Bereich mit kleinen Kondensatorkammern berechnet wird. Diese Schwierigkeiten bestehen bei Tangentialrotation mit Kobalt-60-γ-Strahlen nicht (FRISCHBIER u. KUTTIG, 1963; FRISCHBIER, 1962).

Die Lage des Bestrahlungsfeldes bei Tangentialrotation nach der Methode von HARE, TRUMP u. WEBSTER (1952) zeigt die Abb. 63.

In Abb. 64 ist die Auslenkung des Nutzstrahlenbündels aus der Rotationsachse durch Kippung des Strahlers dargestellt. Der Auslenkwinkel beträgt bei einem Focus-Haut-Abstand von 50 cm etwa 10°, bei 60 cm 7—8° und wird bei der Einstellung in Winkelstellung des Strahlers von 150° in der Weise individuell ermittelt, daß das durch das Lichtvisier markierte Feld etwa in einer Breite von 2 cm über die Hautoberfläche hinwegreicht. Der für die Bestrahlung der Thoraxwand beim Mammacarcinom erforderliche Winkel beträgt in der Kobalt-60-Teletherapie 150° (190°/40°).

Die Feldblende zur Ausblendung des Randstrahlenbündels für die Ausführung der Tangentialrotation bei auf den Drehpunkt ausgerichtetem Zentralstrahl zeigt die Abb. 65.

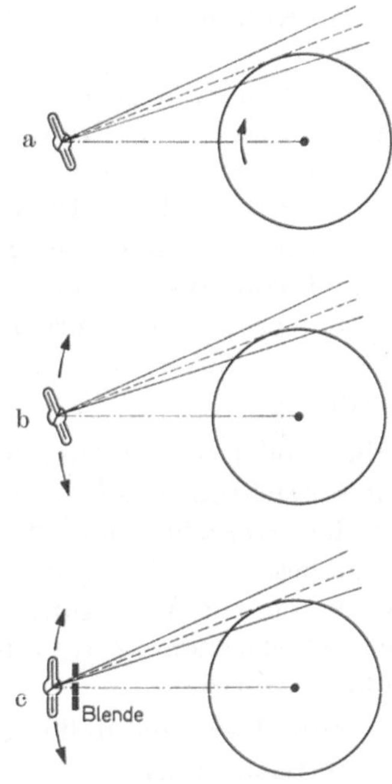

Abb. 62a—c. Möglichkeiten zur Durchführung der Tangentialrotation

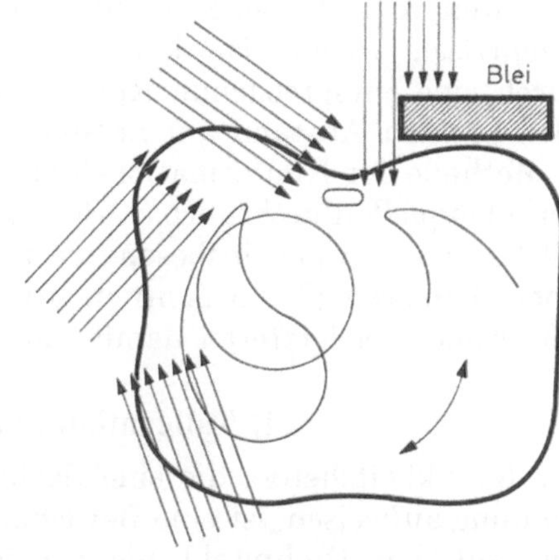

Abb. 63. Lage des Bestrahlungsfeldes bei Tangentialrotation der Thoraxwand mit Einschluß der Brustdrüse. (Nach HARE, TRUMP u. WEBSTER)

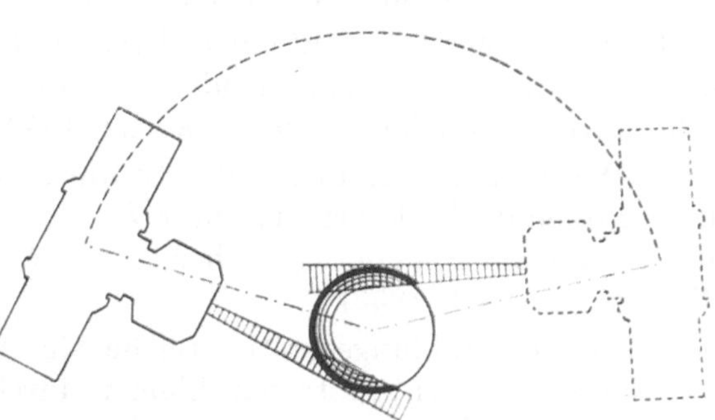

Abb. 64. Auslenkung des Nutzstrahlenbündels aus der Rotationsachse durch Kippung des Strahlers. (Nach ROSSMANN)

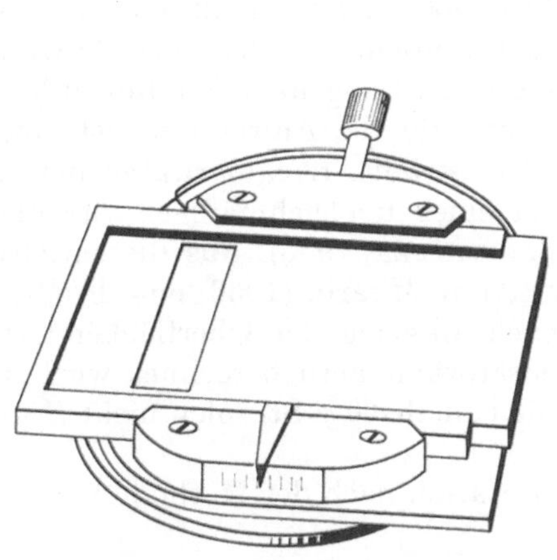

Abb. 65. Blende zur Ausblendung des Randstrahlenbündels zur Tangentialrotation bei auf den Drehpunkt ausgerichtetem Zentralstrahl

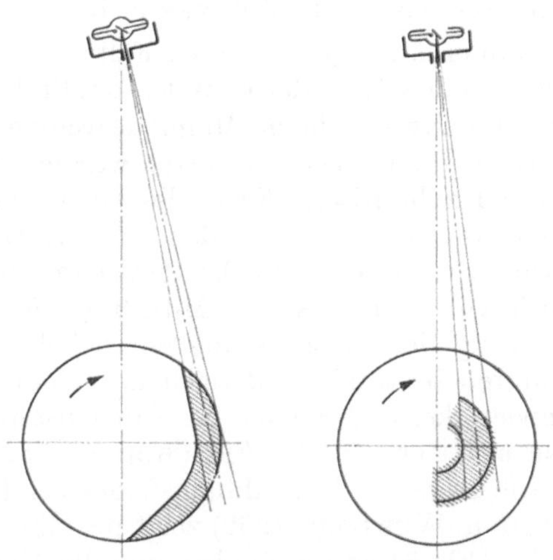

Abb. 66. Prinzip der Schalenbestrahlung tiefgelegener Krankheitsherde und der Körperoberfläche

Diese gestattet eine Verschiebung in einer Halterung zur Anpassung an verschiedene Krümmungsradien der Oberfläche.

Während die Tangentialrotation in der Orthovolttherapie sich wegen der starken Streustrahlung und damit schlechter Bündelung nur für oberflächliche Krankheitsherde eignet, kann sie in der Megavolttherapie auch für in der Tiefe gelegene Herde angewendet werden (Schalenbestrahlung) (Abb. 66). Untersuchungen über die Dosisverteilungsverhältnisse wurden von BECKER und WEITZEL (1956) mit 15 MV-Röntgenstrahlen des Betatrons (Abb. 67 und 68) und von BECKER u. KUTTIG (1959) mit Kobalt-60-γ-Strahlen (Abb. 69 und 70) vorgenommen. Je nach Tiefenlage der Rotationsachse, Auslenkwinkel,

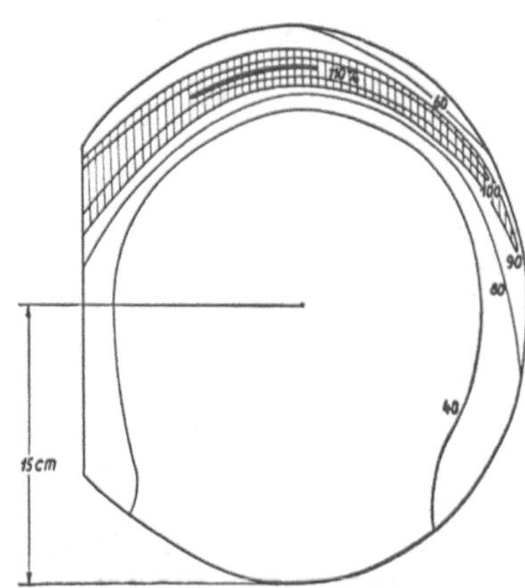

Abb. 67. Dosisverteilung bei Schalenbestrahlung der Oberfläche mit 15 MV-Röntgenstrahlen. (Nach BECKER u. WEITZEL)

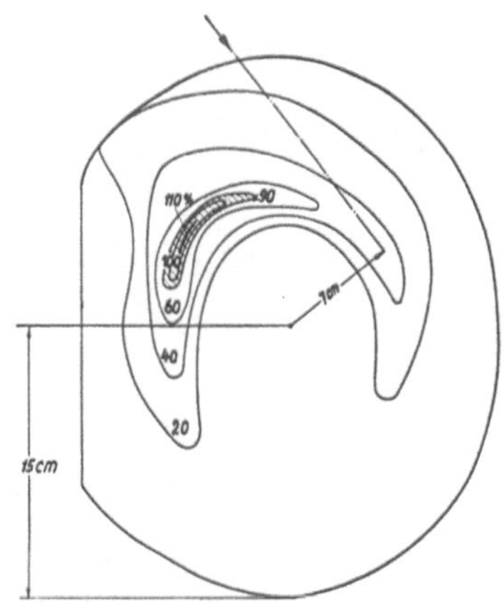

Abb. 68. Dosisverteilung bei Schalenbestrahlung eines tiefliegenden Krankheitsherdes mit 15 MV-Röntgenstrahlen. (Nach BECKER u. WEITZEL)

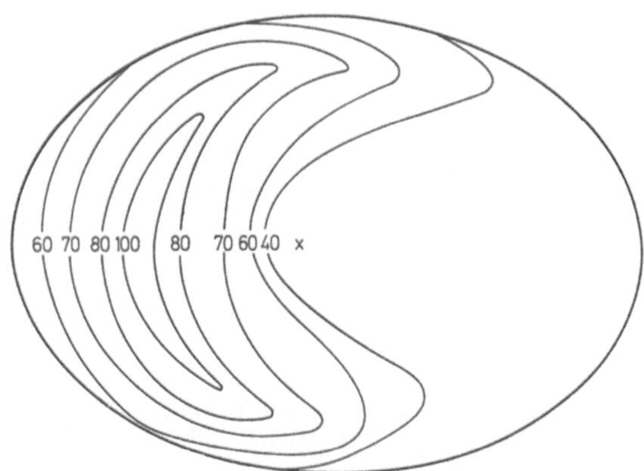

Abb. 69. Dosisverteilung bei Schalenbestrahlung mit Kobalt-60-γ-Strahlen

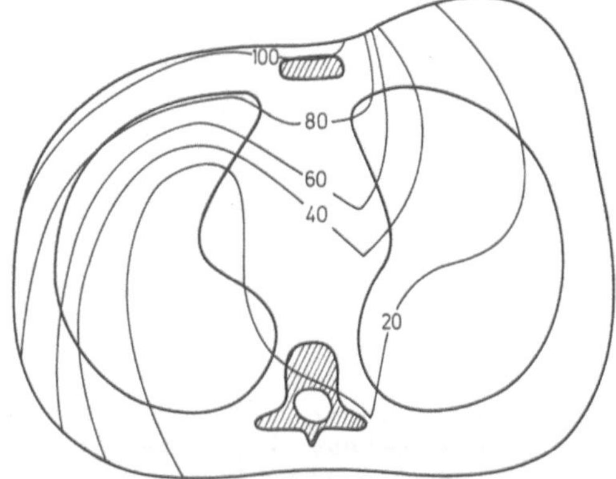

Abb. 70. Dosisverteilung bei Schalenbestrahlung der Thoraxwand mit Kobalt-60-γ-Strahlen

Feldbreite und Rotationswinkel lassen sich damit beliebig gekrümmte Dosismaxima, z.B. zur Bestrahlung von Pleuraendetheliomen oder der Parametrien unter Schonung der durch Radium vorbelasteten Beckenmitte, erreichen.

j) Bewegungsbestrahlung mit Ausgleichsfilter

Während es in der Bewegungsbestrahlung mit Orthovoltstrahlen bei Rotationswinkeln kleiner als 180° möglich ist, einen relativ steilen Dosisabfall hinter der Rotationsachse zu erhalten, erfolgt dieser in der Megavolttherapie infolge der größeren Tiefenreichweite der Strahlen weit flacher. Besonders wirkt sich dies bei kleinen Rotationswinkeln aus, da die Auswanderung des Dosismaximums aus der Rotationsachse nicht so weit erfolgt wie in der Orthovolttherapie. Aus diesem Grunde wurden Versuche unternommen, durch Anwendung von Ausgleichsfiltern eine größere Strahlenentlastung des hinter der Rota-

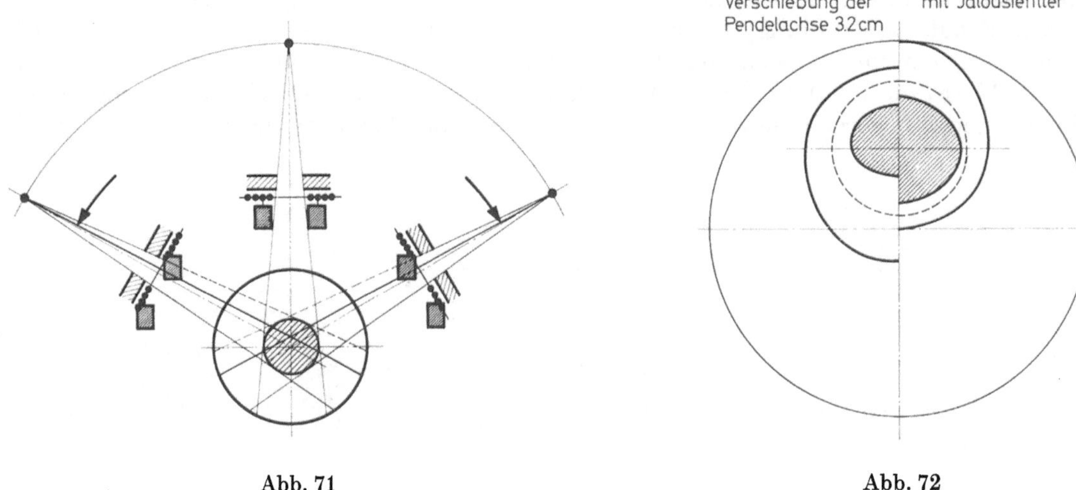

Abb. 71

Abb. 72

Abb. 71. Prinzip der Kobalt-60-Pendelbestrahlung mit progredienter Filterung (Jalousiefilter). (Nach ETTER)

Abb. 72. Dosisverteilung bei Pendelbestrahlung mit und ohne Jalousiefilter. (Nach ETTER. Feldgröße: punktierte Kreislinie. Zylindrisches Paraffinphantom, ∅ 28 cm. Focus-Drehpunkt-Abstand: 55 cm. Herd (exzentrisch): 6 cm; ∅ 10 cm

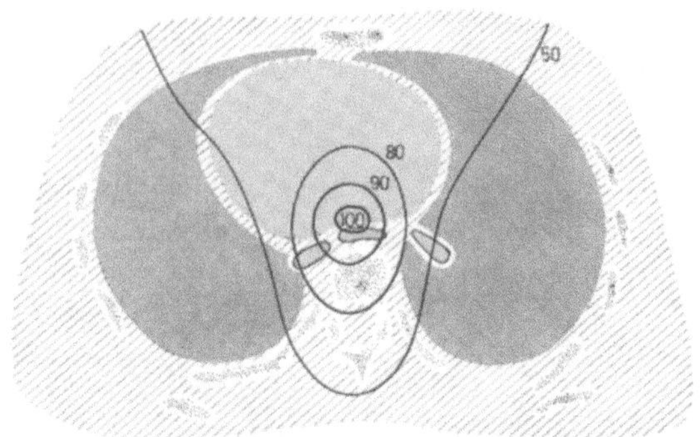

Abb. 73. Dosisverteilung bei Kobalt-60-Pendelbestrahlung ohne Keilfilter. Pendelwinkel 90°, Feldbreite 6 cm. (Nach WELKER)

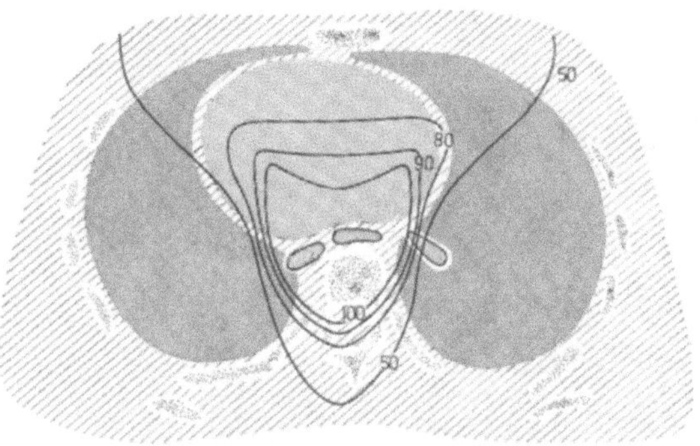

Abb. 74. Dosisverteilung bei Kobalt-60-Pendelbestrahlung mit Keilfilter. Pendelwinkel 90°, Keilwinkel 41°, Feldbreite 6 cm. (Nach WELKER)

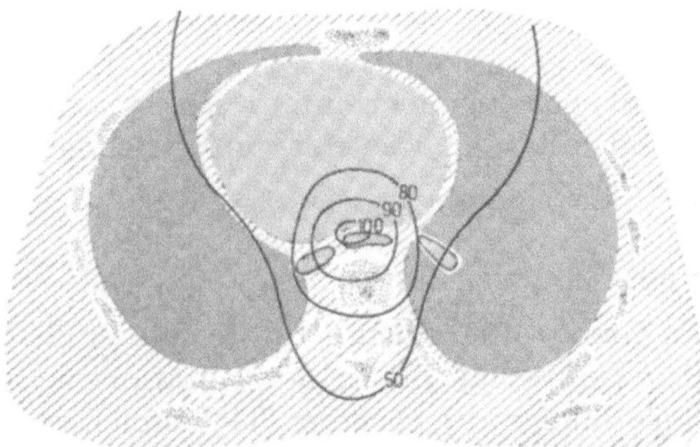

Abb. 75. Dosisverteilung bei Kobalt-60-Pendelbestrahlung ohne Keilfilter. Pendelwinkel 120°, Feldbreite 6 cm. (Nach WELKER)

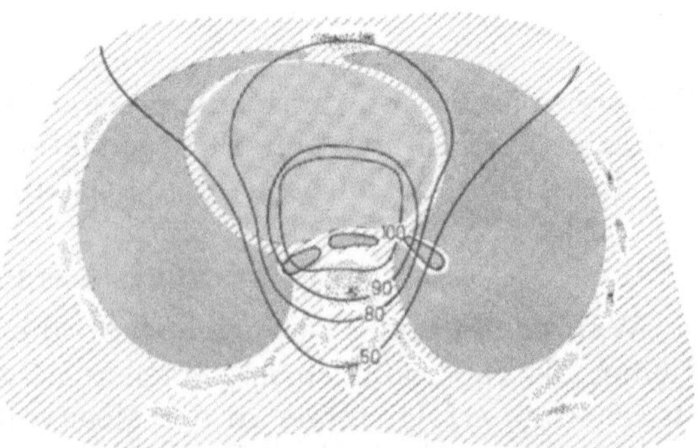

Abb. 76. Dosisverteilung bei Kobalt-60-Pendelbestrahlung mit Keilfilter. Pendelwinkel 120°, Keilwinkel 34°, Feldbreite 6 cm. (Nach WELKER)

tionsachse liegenden Gewebes und eine bessere Anpassung der Dosisverteilung an die anatomischen Gegebenheiten zu erhalten.

Von ETTER (1963) wurde eine Kobalt-60-Pendelbestrahlung mit progredienter Filterung durchgeführt, bei der sich zwei an der Blende beweglich befestigte 3 cm dicke Bleiplatten je nach Winkelstellung des Strahlerkopfes vor das Strahlenaustrittsfenster schieben (Jalousiefilter, Abb. 71).

Es werden damit unterschiedliche Anteile des Bestrahlungsfeldes abgedeckt. Man erhält damit nicht nur einen steileren Dosisabfall vom Dosismaximum nach der Tiefe, sondern zusätzlich ein größeres Dosismaximum (Abb. 72).

Die Methode eignet sich vor allem zur Bestrahlung oberflächlicher gelegener Krankheitsherde.

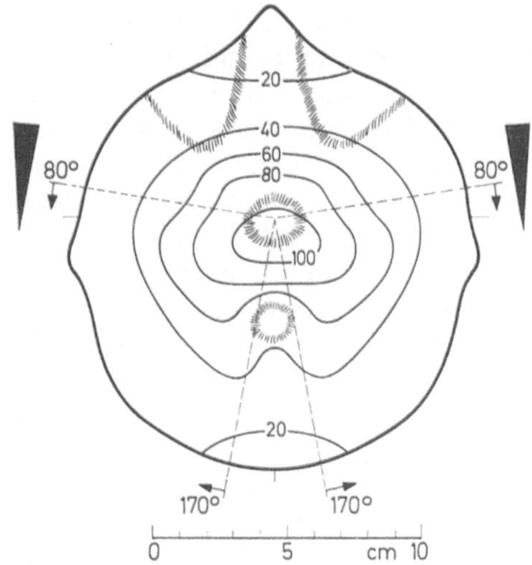

Abb. 77. Dosisverteilung bei Kobalt-60-Pendelbestrahlung mit 17,5°-Keilfilter beidseits im Winkel von 90° (70°/160°), Feldgröße 8×4 cm, Pendelradius 60 cm. (Nach BEDUHN u. Mitarb.)

Die Kombination der Kobalt-60-Pendelbestrahlung mit Keilfilteranwendung wurde von WELKER (1965) ausführlich beschrieben; außerdem wurden umfangreiche Berechnungen zur Ermittlung eines geeigneten Keilwinkels durchgeführt. Um ein kreisförmiges Dosismaximum zu erhalten, ergaben sich für unterschiedliche Pendelwinkel verschiedene Keilwinkel. Diese betragen für einen Rotationswinkel von 90° = 41°, für 120° = 34°, für 180° = 24° und für 240° = 19°, wenn ein Quelle-Keil-Abstand von 26,5 cm und ein Rotationsradius von 55 cm zugrunde gelegt werden. Weiterhin fand sich, daß die Konfiguration des Körperumfanges des Patienten keinen Einfluß auf die Größe des mittleren Keilwinkels ausübt. Ebenso ist die Tiefe der Rotationsachse zu vernachlässigen, auch ist der Einfluß der Feldbreite nur gering. Der Abstand Quelle-Keil wirkt sich in der Weise aus, daß eine Vergrößerung auf das Doppelte zu einer Verkleinerung des Tangens des Keilwinkels um die Hälfte führt, da bei größerem Abstand infolge der Divergenz des Strahlungsfeldes der Weg durch den Keil größer wird. Diese Vergrößerung des Weges kann ausgeglichen werden durch eine Verkleinerung des Keilwinkels. Mit wachsendem Rotationsradius vergrößert sich auch der Tangens des Keilwinkels, ebenfalls bedingt durch die stärkere Divergenz der Strahlung. Ein größerer Rotationsradius muß demnach durch einen ebenfalls größeren Keilwinkel ausgeglichen werden. Für die Praxis ist aber durchaus gerechtfertigt, für alle vorkommenden Fälle nur einen einzigen festen Keilwinkel zu verwenden, um die Bestrahlungsverhältnisse möglichst zu standardisieren. Auch sollte der Keilwinkel möglichst klein gehalten werden, um nicht eine zu starke Verminderung der Dosisleistung zu bewirken. Für einen Quelle-Keil-Abstand von 42 cm und einen Rotationsradius von 60—65 cm wurde von KUTTIG, BRENNER u. ZUNTER (1968) ein Keilwinkel von 17,5° als durchaus ausreichend angesehen.

Die Abb. 73—76 zeigen die Dosisverteilungen bei Rotationsbestrahlung mit und ohne Keilfilter. Abb. 77 demonstriert die Keilfilteranwendung bei Rotationsbestrahlung über 2 Segmente.

Aus dem Vorhergesagten ergibt sich, daß die Anwendung von Ausgleichsfiltern in der Rotationsbestrahlung mit Kobalt-60-γ-Strahlen durchaus ihre Berechtigung besitzt und in einigen Fällen zur besseren Anpassung der Dosisverteilung an die anatomischen Gegebenheiten notwendig ist.

k) Gitter- oder Sieb-Bewegungsbestrahlung

Bei der Gitter- oder Sieb-Bewegungsbestrahlung handelt es sich um die simultane Anwendung beider Methoden mit dem Ziel, den Vorteil der Bewegungsbestrahlung, der sich in einer höheren relativen Tiefendosis äußert, und der Siebbestrahlung mit ihrer Schonung der Haut und des zwischen dieser und dem Krankheitsherd liegenden gesunden Gewebes miteinander zu verbinden. Sie wurde von SCHOEN u. MAGNUS (1954) sowie HILTEMANN (1954) in die Strahlentherapie eingeführt. SCHOEN u. MAGNUS stellen sie als Kleinraum- der gebräuchlichen Großraum-Bewegungsbestrahlung mit homogenem Feld gegenüber. Bei ihrer Methode wird ein auf die Haut aufgelegtes Lochsieb verwendet. Dadurch wird das Drehzentrum kontinuierlich bestrahlt, während Haut und zwischenliegendes Gewebe über feststehende Einschußkanäle Röntgen-Lichtblitzen ausgesetzt sind, deren Dauer von der Herdfeldbreite, der Geschwindigkeit der Röhrenbewegung, vom Focus-Haut-Abstand und vom Durchmesser der Sieböffnungen abhängt. Wegen der Einschränkung der bestrahlbaren Hautoberfläche fällt die Dosisleistung nach der Tiefe zu stärker ab. Die verkleinerte Oberfläche bewirkt aber zusätzlich eine Verminderung der Streustrahlung. Die Dosismaximum-Auswanderung zur Oberfläche bleibt in der vom Rotationswinkel, der Achsentiefe und der Feldbreite beeinflußten Weise bestehen, doch ist die Dosisverteilung im Bereich des Dosismaximums inhomogen.

HILTEMANN (1954) verwendete ein auf die Haut aufgelegtes Raster und rotierte die Strahlenquelle in Richtung der Schlitze. Die Anordnung der Schlitze ist aber derart, daß sie nach der Hälfte des überstrichenen Hautfeldes gegeneinander versetzt sind, so daß bei inhomogener Dosisverteilung im Bereich außerhalb der Rotationsachse diese im Verlaufe der Rotations-Bewegung homogen bestrahlt wird. Bei Untersuchungen der Dosisverteilung fand HILTEMANN (1955), daß eine Drehpunktkorrektur infolge Dosismaximumauswanderung hierbei nicht erforderlich wird.

Die Anwendung der Raster-Bewegungsbestrahlung zur Halbtiefentherapie wurde von HILTEMANN (1956) beschrieben. Bei der benötigten Anordnung erfolgt die Rotation quer zu dem der Haut aufliegenden Raster in einem kleinen Winkel. Sowohl oberflächennah als auch in der Tiefe zeigt sich ein Siebeffekt, dagegen wird das Herdgebiet, dessen Tiefenlage durch die Feldbreite und den Rotationswinkel bestimmt werden kann, homogen bestrahlt.

Ebenfalls zur Bestrahlung oberflächlich gelegener Krankheitsherde wurde die Pendel- und Pendelkonvergenz-Bestrahlung mit transversaler Achsenverschiebung mit einem Lochsieb von KUTTIG (1957) kombiniert. SWART führte eine sog. Schichtbestrahlung durch ein Lochsieb durch. Durch Anwendung zweier Bogenfelder kann dabei die Tiefenlage des Dosismaximums beeinflußt werden.

Auch die Stratitherapie wurde mit einem Bleisieb kombiniert, „Stratiterapia pseudopendolare con grata" (PALMIERI, 1955).

Da bei der Doppelfeldausblendung in der transaxialen Pendelkonvergenz (WICHMANN, 1958) die Homogenisierung der Dosisverteilung in Richtung der Feldlänge infolge des Einflusses der Streustrahlung, deren Anteil in der Mitte des bestrahlten Bereiches immer am größten ist, nicht genügend stark ist, wurde von WICHMANN (1958) eine streustrahlenreziproke Feldausblendung angegeben, bei der am Strahlenaustrittsfenster eine Sieb-blende befestigt wird. Es handelt sich also ebenfalls um eine Bewegungsbestrahlung mit Sieb, nur mit dem Unterschied zu allen anderen Verfahren, daß dieses nicht der Oberfläche aufliegt, sondern bei oberflächenferner Ausblendung mit der Strahlenquelle bewegt wird. Dabei wird jedoch der biologische Siebeffekt zunichte gemacht.

l) Mehrfelder-Bewegungsbestrahlung

Aus bestimmten Gründen kann es zur Erzielung einer besseren Dosisverteilung erforderlich sein, eine Bewegungsbestrahlung um mehrere Achsen (zwei-, drei-, vieraxiale

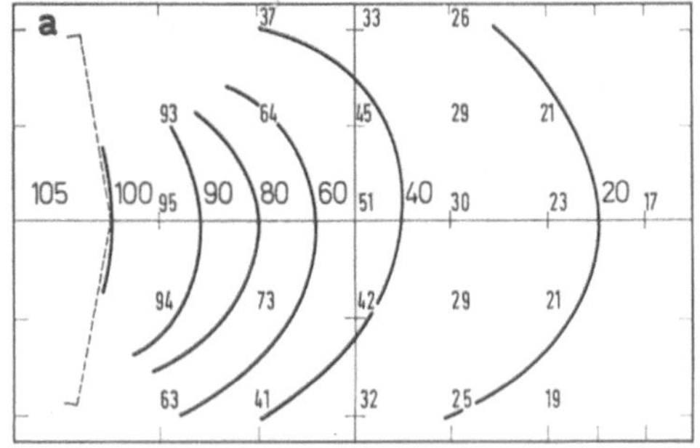

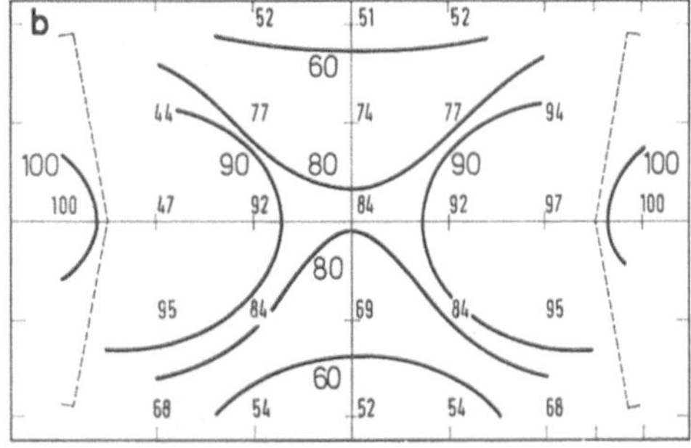

Abb. 78a u. b. Isodosen bei einseitiger Kobalt-60-Pendelbestrahlung im Winkel von 160° über eine Beckenhälfte mit 5 cm exzentrischer Lage der Pendelachse, Feldgröße 18 × 6 cm (a) und bei beidseitiger Bestrahlung (b). (Nach FRISCHBIER und HASSE)

Rotationsbestrahlung), oder über mehrere Segmente um die gleiche Rotationsachse (bisegmentale Rotationsbestrahlung) durchzuführen. Bezüglich der Ermittlung der Dosisverteilungsverhältnisse ergibt sich die Notwendigkeit, die Dosisverteilungen der verschiedenen Teilfelder zu addieren. Dies ist in der Praxis jedoch mit Schwierigkeiten verbunden und stellt einen zeitraubenden Vorgang dar, wenn man keine standardisierten Dosisverteilungen zur Verfügung hat. Erstmals wurde die Methode der zweiseitigen exzentrischen Pendelbestrahlung von WACHSMANN u. KELLER (1952) für die Bestrahlung der Parametrien als percutane Zusatzbestrahlung zur Radiumeinlage bei Uterustumoren angegeben. In der weiteren Folge fand sie durch SURMONT (1958) sowie durch KUTTIG, BRENNER u. ZUNTER (1969) in der Kobalt-60-Teletherapie sowie durch MELLOR (1960) zur alleinigen percutanen Bestrahlung des Collumcarcinoms Anwendung und wurde von FRISCHBIER u. HASSE (1967) für die verschiedenen gewünschten Lokalisationen und Geschwulstausdehnungen im Beckenbereich standardisiert (Abb. 78). MATSCHKE u. Mitarb. ermittelten die Dosisverteilungen für mehraxiale Pendelbestrahlung durch Berechnung mit digitalen Rechenautomaten, eine Methode, die bei den oft komplizierten Verhältnissen vorteilhaft ist.

3. Bewegungsbestrahlung mit ultraharten Photonen

Nach Einführung ultraharter Strahlungen in die Therapie erhob sich insbesondere bei Verwendung von Photonenstrahlen (Kobalt-60-γ-Strahlen, ultraharte Röntgenstrahlen) die Frage, wieweit mit diesen Strahlenqualitäten die Bewegungsbestrahlung noch ihre Berechtigung hat, bewirken sie doch durch ihre Energie mit einer wesentlich höheren relativen Tiefendosis als konventionelle Röntgenstrahlen und durch den Aufbaueffekt, der das Dosismaximum unter die strahlensensitive Hautschicht verlagert, eine bessere Schonung des gesunden Gewebes. Aus diesen Gründen äußerten sich Schinz u.

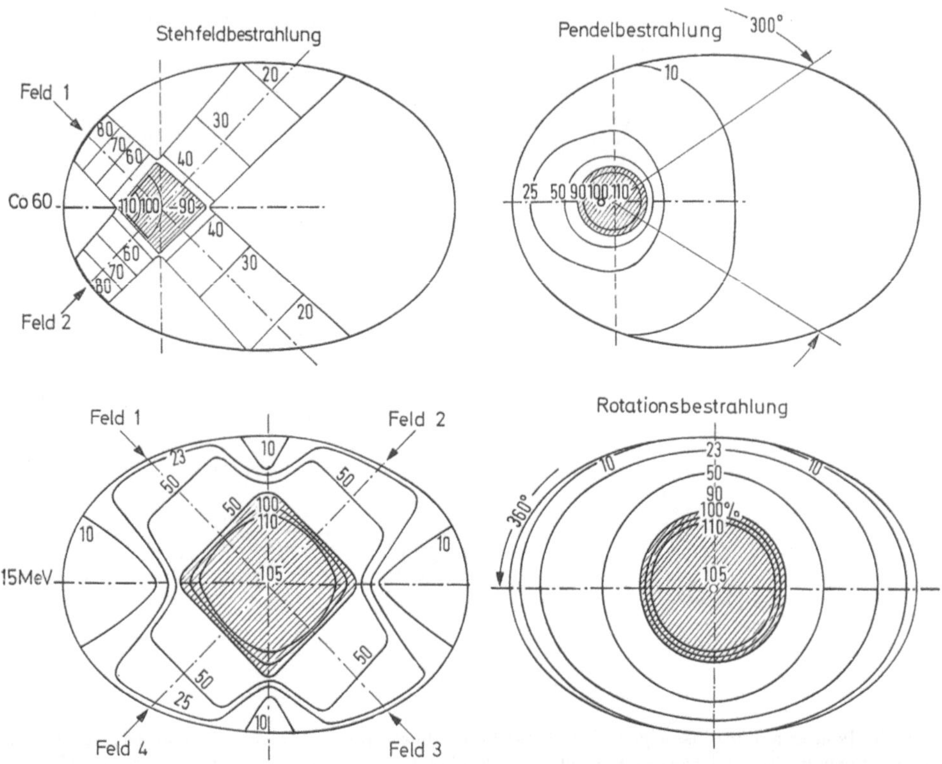

Abb. 79. Vergleich der Dosisverteilung für Kreuzfeuer- und Bewegungsbestrahlung mit ultraharten Photonen. Die Region der 100%-Dosis ist schraffiert. Oben: Kobalt-60, Feldbreite 4 cm; links: Stehfeldbestrahlung, zwei Felder, QHD 50 cm; rechts: Pendelbestrahlung, Pendelwinkel 300°, Pendelradius 60 cm. Unten: 15 MV-Röntgenstrahlen, Feldbreite 10 cm; links: Kreuzfeuerbestrahlung über 4 Felder, FHA 50 cm; rechts: Rotationsbestrahlung im Winkel von 360°, Rotationsradius 60 cm. (Nach Wachsmann u. Mitarb.)

Wideröe (1954) durchaus skeptisch über die Notwendigkeit der Bewegungsbestrahlung mit ultraharten Röntgenstrahlen. Durch die Untersuchungen von Becker, Blöch u. Wachsmann (1955) mit ultraharten Röntgenstrahlen eines 15 MeV-Betatrons konnte jedoch gezeigt werden, daß auch in diesem Energiebereich die Bewegungsbestrahlung durchaus noch Vorteile gegenüber der Kreuzfeuerbestrahlung bietet. Weiterhin zeigten die Erfahrungen der letzten Jahrzehnte, daß die Bewegungsbestrahlung in der Megavolttherapie in vielen Fällen eine Notwendigkeit darstellt, will man alle Möglichkeiten, die die heutige Strahlentherapie bietet, in der für den Patienten wirkungsvollsten Weise ausnutzen. Heute sind fast alle modernen Großgeräte zur Megavolttherapie mit Einrichtungen zur Durchführung von Bewegungsbestrahlungen ausgerüstet.

Für die Bewegungsbestrahlung mit ultraharten Röntgen- und γ-Strahlen gelten im Prinzip die Voraussetzungen wie für die Bewegungsbestrahlung mit Orthovoltstrahlen mit einigen Unterschieden, bedingt durch die höhere Energie und die ihnen eigene Dosisverteilung.

Abb. 79 zeigt den Vergleich der Kreuzfeuer- und Rotationsbestrahlung eines exzentrisch gelegenen Herdes mit Kobalt-60-γ-Strahlen und eines zentralen Tumors mit 15 MV-Röntgenstrahlen. Es ist daraus ersichtlich, daß außer einer besseren Konzentrierung der Dosis im Herdbereich das umliegende Gewebe und die Oberfläche bei Bewegungsbestrahlung eine deutlich geringere Dosis erhält.

Die Vorteile der Dosisverteilung bei Rotationsbestrahlung mit Kobalt-60-γ- und 15 MV-Röntgenstrahlen gegenüber der Orthovolttherapie sind aus Abb. 80 zu erkennen. Es handelt sich jeweils um vergleichbare Feldgrößen. Zunächst fällt auf, daß die Ober-

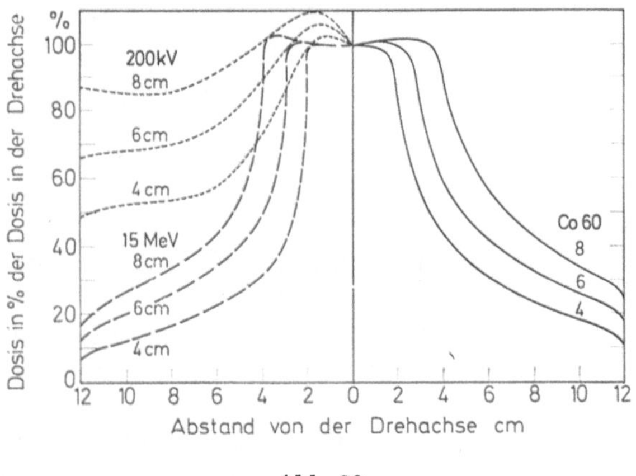

Abb. 80

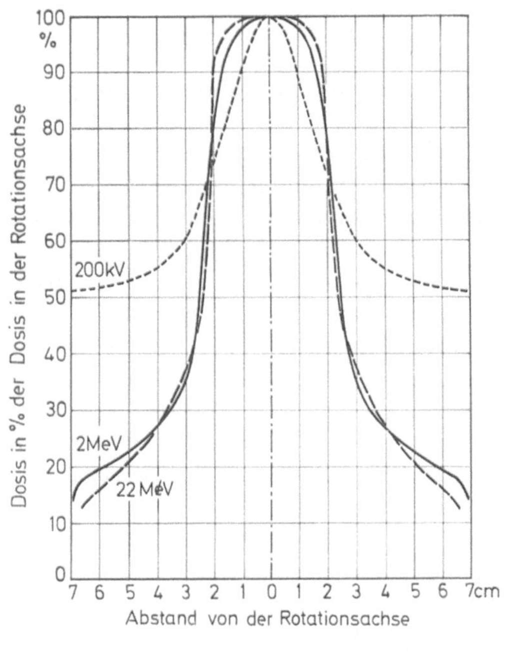

Abb. 81

Abb. 80. Tiefendosiskurven für Rotationsbestrahlung mit verschiedenen Energien in einem Zylinderphantom, Durchmesser 24 cm. Feldbreite 4—8 cm, Rotationsradius 60 cm. (Nach Barth u. Wachsmann)

Abb. 81. Tiefendosiskurven für Rotationsbestrahlung mit verschiedenen Energien in einem Zylinderphantom, Durchmesser 14 cm. Achsenfeldbreite 4 cm, Rotationsradius 60 cm. (Nach Dresner)

flächendosen bei Anwendung der Megavolttherapie wesentlich niedriger als bei Orthovolttherapie sind. Darüber hinaus erkennt man, daß der der Feldbreite entsprechende Bereich bei ultraharten Strahlen annähernd gleichmäßig ausgestrahlt ist, während bei Orthovolttherapie von der Rotationsachse zur Oberfläche zunächst ein Dosisanstieg erfolgt. Die Ursache liegt in der bei Megavoltstrahlen gerichteten Streuelektronen, während diese bei Orthovolttherapie diffus nach allen Seiten gestreut werden. Der Vorteil der gleichmäßigeren Ausstrahlung des Achsenfeldes besteht auch in Richtung der Feldlänge (Kuttig u. Frischbier, 1960). Auch bei langen Feldern tritt innerhalb der geometrischen Feldgröße kaum ein nennenswerter Dosisabfall vom Zentralstrahl ein. Aus diesem Grunde scheint es nicht erforderlich, die Feldlänge wesentlich größer zu wählen, als der Ausdehnung des Krankheitsherdes entspricht, wie es bei Rotationsbestrahlung mit Orthovoltstrahlen nötig ist.

Ultraharte Photonen weisen eine Dosisverteilung auf, die sich durch einen Dosisanstieg von der Oberfläche bis zu einem Dosismaximum in einer bestimmten Tiefe auszeichnet, welche durch die mittlere Reichweite der Sekundärelektronen gekennzeichnet ist (Aufbaueffekt). Von diesem Dosismaximum fällt die Dosis dann relativ flach nach der Tiefe zu ab. Dieser nur flache Dosisabfall bewirkt aber, daß die Austrittsdosis vor allem bei nur kleinen Körperquerschnitten sehr hoch sein und die Oberflächendosis an der

Strahleneintrittsseite übersteigen kann. Aus Abb. 81 ist zu entnehmen, daß aus diesem Grunde bei Vollrotation die Tiefendosiskurve für 22 MV nicht wesentlich anders als für 2 MV-Röntgenstrahlen verläuft.

Die starke Bündelung der ultraharten Photonen und die nur geringe Oberflächenbelastung gestatten die homogene Bestrahlung auch großer Krankheitsherde, erfordert aber bei kleinen Tumoren größere Feldbreiten, um auch die Tumorausläufer mit zu erfassen (Wachsmann u. Mitarb., 1962).

a) Kobalt-60-Teletherapie

Für die Bewegungsbestrahlung mit γ-Strahlung aussendenden Radionukliden spielt praktisch nur das Kobalt-60 eine Rolle. Caesium 137 wurde bisher nur von Thomas u. Brucer (1957) und von Clarkson u. Mitarb. (1959) angewendet, weist aber als Nachteil einen wesentlich größeren Halbschatten auf. Auch in der Kobalt-60-Teletherapie ist dieser nicht zu vernachlässigen. Aus diesem Grunde sollte mit einem möglichst kurzen Radius oder mit zusätzlicher oberflächennaher Feldausblendung bestrahlt werden.

Die Verbesserung der Tiefendosisverteilung durch den Bewegungsvorgang ist in Abb. 82 dargestellt (Wichmann u. Heinzel, 1961). In dieser ist die Bestrahlung über 2 gegenüberliegende Felder mit 200 kV und Kobalt-60 verglichen mit einer Dosisverteilung, die zustande kam allein dadurch, daß das eine Bestrahlungsfeld durch eine Pendelbewegung über einen Winkel von 90° ersetzt wurde. Bereits dadurch wurde die Oberflächendosis auf beiden Seiten signifikant vermindert.

Zum Vergleich der Dosisverteilungen bei Rotationsbestrahlung mit Kobalt-60-γ- und 200 kV-Röntgenstrahlen und zur Erläuterung der Überlegenheit der Bewegungsbestrahlung mit Megavoltstrahlen wurden von Wichmann u. Heinzel (1961) 2 besonders ungünstige Fälle herangezogen. In Abb. 83 wurde bei einem Rotationswinkel von 90° eine Drehpunkttiefe von 6 cm gewählt. Es zeigt sich, daß die Dosisverteilung bei Kobalt-60 einen günstigeren Verlauf aufweist mit geringerer Oberflächenbelastung und kürzerer Auswanderung des Dosismaximums aus der Rotationsachse. Die Ursache hierfür liegt in der bei Kobalt-60 gegenüber 200 kV bedeutend geringeren Streustrahlung, insbesondere der seitlichen Streuung, die bei 200 kV einen ausgeprägten Streustrahlenmantel um den Strahlenkegel herum aufbaut. Dadurch, daß sich das gesamte Strahlengebilde — primärer Strahlenkegel mit Streustrahlenmantel — bewegt, erklärt sich die in jeder Tiefe außerhalb des Strahlenkegels vorhandene Streustrahlenintensität zu der im Strahlenkegel herrschenden Strahlungsintensität. Der Streustrahlenmantel gewinnt so einen Einfluß auf die Dosisverteilung. Er ist bei 200 kV sehr deutlich, während er bei Kobalt-60 weit weniger in Erscheinung tritt. Dies wirkt sich sowohl in der Oberflächendosis als auch im Abstand zwischen Dosismaximum und Drehpunkt aus. Die Verminderung der Oberflächendosis bei Kobalt-60 setzt sich aus zwei Anteilen zusammen. Einmal besteht eine Verminderung der Streustrahlung beim Übergang zur härteren Strahlung wie auch bei der Stehfeldbestrahlung. Weiterhin tritt eine Verminderung der „effektiven Feldbreite" auf (Wichmann u. Heinzel, 1959), die bei Bewegungsbestrahlung für den eigentlichen Effekt der Verminderung der Oberflächendosis maßgebend ist.

Da für den Abstand des Dosismaximums vom Drehpunkt außer geometrischen Gründen auch noch der Einfluß der Streustrahlung maßgebend ist, wird das Kleinerwerden dieses Abstandes bei Kobalt-60 auf etwa $^2/_3$ des Wertes bei der 200 kV-Strahlung durchaus verständlich. Dies wird besonders deutlich aus Abb. 83b, in der beide Kurven auf gleiche Dosis „frei in Luft" im Drehpunkt bezogen sind. Das Dosismaximum erscheint dann bei 200 kV unter dem Einfluß der größeren Streustrahlung vom Drehpunkt aus in Richtung zur Oberfläche hin stärker angehoben und vorgeschoben.

In Abb. 84 ist das andere Extrem dargestellt, d.h., daß hier bei einem Rotationswinkel von 90° eine Drehpunkttiefe von 15 cm gewählt wurde. Bei 200 kV ist die prozentuale Tiefendosis bereits so gering, daß der Bewegungseffekt bei einem Winkel von 90° nicht mehr ausreicht, die hohe relative Tiefendosis im oberflächennahen Bereich so weit zu vermindern, um ein Dosismaximum in der Tiefe auszubilden. In 10 cm Tiefe, wo ein Maximum zu erwarten wäre, zeigt sich nur eine schwache Tendenz hierzu. Die günstigere Dosisverteilung bei Kobalt-60 kommt dadurch zustande, daß sich zu der Verminderung der Dosis im oberflächennahen Bereich die Erhöhung der relativen Tiefendosis in der Tiefe addiert. Dies wird wiederum am deutlichsten, wenn man von gleicher Dosis „frei in Luft" im Drehpunkt ausgeht (Abb. 84b).

In den Abb. 85 und 86 sind die Dosisverteilungen bei Rotationsbestrahlung im Winkel von 360, 240, 180 und 120° mit Kobalt-60-γ-Strahlen dargestellt. Sie zeigen, daß neben

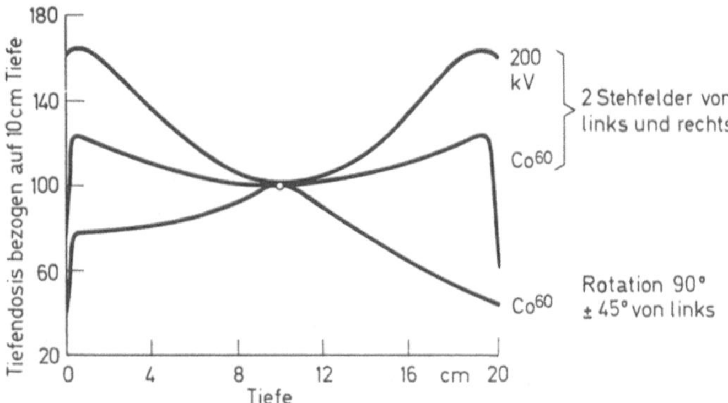

Abb. 82. Tiefendosiskurven für 2 Stehfelder und Rotation im Winkel von 90° bei 200 kV und Kobalt-60, bezogen auf gleiche Dosis (100) in 10 cm Tiefe, Feldgröße 10 × 10 cm, Phantomdicke 20 cm. (Nach WICHMANN u. HEINZEL)

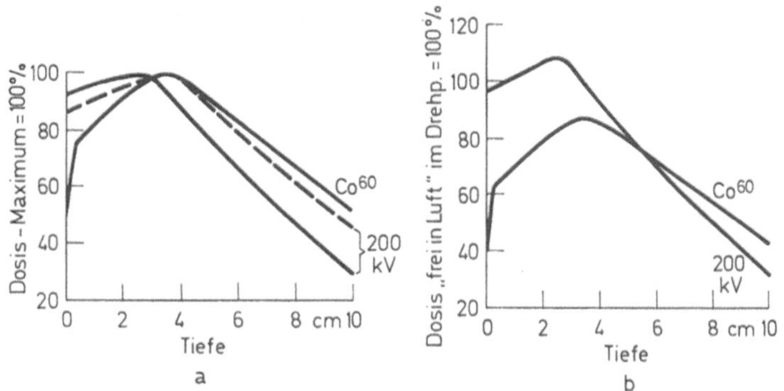

Abb. 83a u. b. Tiefendosiskurven für Kobalt-60 und 200 kV bei Rotation um 90°, Feldgröße 5,5 × 11 cm, Drehpunkttiefe 6 cm. a Bei gleichem Maximalwert; gestrichelte Kurve 200 kV mit Drehpunkttiefe 6 cm. b Bei gleicher Dosis „frei in Luft" im Drehpunkt. (Nach WICHMANN u. HEINZEL)

einer geringeren Dosismaximumauswanderung als bei Orthovoltstrahlen die Isodosen auch bei kleineren Rotationswinkeln eine noch stärkere Konzentrierung aufweisen. Die stärkere Tiefenwirkung der Bestrahlung macht sich in der bei 120° sehr auffälligen Ausweitung der Isodosen hinter dem Dosismaximum bemerkbar. Bei 270° führt dieser Effekt zum Verschwinden der bei 200 kV noch charakteristischen Einbuchtung der Isodosen im Bereich des vom Strahlenkegel nicht erfaßten „toten Winkels". Ferner ist bei 180° bereits die Tendenz zu kreisförmigen Isodosen im Herdbereich zu erkennen, ebenfalls ein typisches Kennzeichen ultraharter Strahlung.

Ein weiterer Vorteil ultraharter Photonen ist die geringere Strahlenschwächung im Knochengewebe. Dies ist darauf zurückzuführen, daß der Massenschwächungskoeffizient von Knochen für Kobalt-60-γ-Strahlen etwa dem in wasseräquivalentem Gewebe entspricht. Aufgrund dieser Eigenschaft wirken sich im Bestrahlungsbereich liegende Knochen-

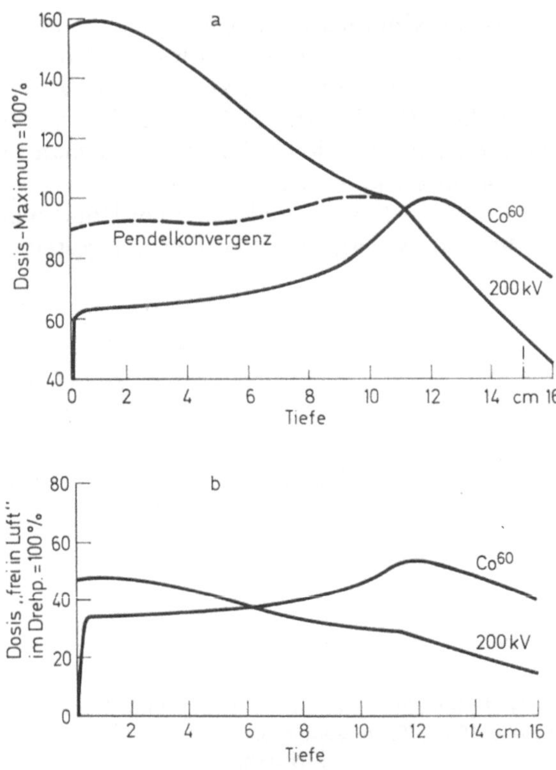

Abb. 84a u. b. Tiefendosiskurven für Kobalt-60 und 200 kV bei Rotation um 90°, Feldgröße 5,5×11 cm, Drehpunkttiefe 15 cm. a Bei gleichem Maximalwert; gestrichelte Kurve 200 kV mit Pendelkonvergenz. b Bei gleicher Dosis „frei in Luft" im Drehpunkt. (Nach Wichmann u. Heinzel)

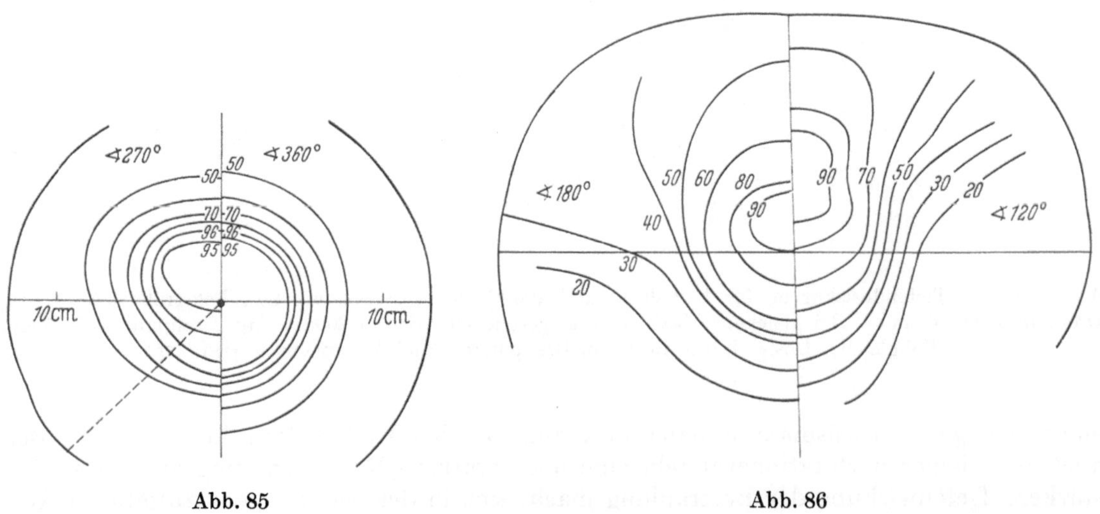

Abb. 85. Dosisverteilung bei Rotationsbestrahlung mit Kobalt-60 im Winkel von 360° (rechts) und 270° (links). (Nach Pfalzner u. Inch)

Abb. 86. Dosisverteilung bei Rotationsbestrahlung mit Kobalt-60 im Winkel von 180° (links) und 120° (rechts)

partien, insbesondere im kleinen Becken, nicht mehr nennenswert auf die Dosisverteilung aus; es kommt, wie Abb. 87 zeigt, nicht mehr wie bei 200 kV zu einer Verzerrung der Isodosen oder gar zu einer Aufspaltung des Dosismaximums. Aufgrund der stärkeren

Konzentrierung des Dosismaximums liegen Blase und Rectum zusätzlich nur noch im Bereich niedrigerer Isodosen.

Für die Rotationsbestrahlung mit Kobalt-60 im Bereich des kleinen Beckens zur Behandlung von gynäkologischen Tumoren wurden sehr viele Untersuchungen zur Verbesserung der Dosisverteilungsverhältnisse durchgeführt. So konnte die lokale Radiumdosis entweder eingeschränkt oder ganz auf sie verzichtet werden (KUTTIG u. BECKER, 1950; KOECK u. Mitarb., 1969; FRISCHBIER u. KUTTIG, 1962; FRISCHBIER u. HASSE, 1967). Weiterhin wurden Methoden angegeben, die eine bessere Dosisverteilung zur Bestrahlung der Parametrien ermöglichen (SURMONT, 1958; GOLDSCHNEIDER u. STERN, 1958; MATSCHKE u. Mitarb., 1963, 1968; KUTTIG, BRENNER u. ZUNTER, 1968). Es ist hierzu eine 2- oder 4-axiale Pendelbestrahlung mit oder ohne Anwendung von Keilfiltern erforderlich (Abb. 88).

Die harte γ-Strahlung erfordert in vielen Fällen die Anwendung von Ausgleichsfiltern, um die Dosisverteilung der Ausdehnung des Krankheitsherdes anzupassen und strahlen-

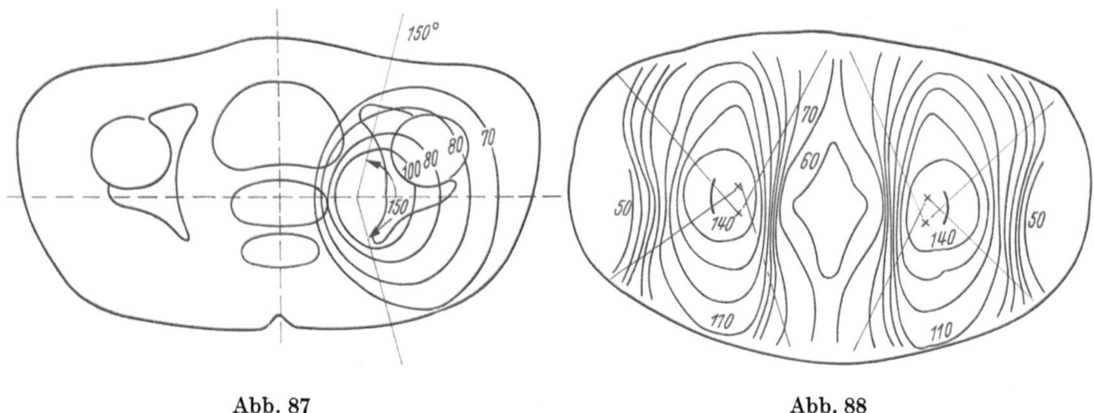

Abb. 87 Abb. 88

Abb. 87. Dosisverteilung bei Rotationsbestrahlung mit Kobalt-60 im Beckenbereich. (Nach DRESNER)

Abb. 88. Dosisverteilung bei Rotationsbestrahlung mit Kobalt-60 über jeweils 2 Achsen auf jeder Seite im Beckenbereich. (Nach GOLDSCHNEIDER u. STERN)

empfindliche Organe einer möglichst geringen Dosis auszusetzen. So wurden Methoden entwickelt, welche die Bewegungsbestrahlung mit Kobalt-60 im Bereiche des Halses (FRANKE, 1962), der paraaortalen Lymphknoten (KUTTIG, BEDUHN u. SUNARIC, 1968), der Wirbelsäule (KUTTIG u. SCHÄFER, 1968; KUTTIG, PINI u. SUNARIC, 1967) ermöglichen.

Die anderen Methoden der Bewegungsbestrahlung, die in den vorhergehenden Abschnitten beschrieben wurden, lassen sich ähnlich wie mit Orthovoltstrahlen, natürlich auch mit Kobalt-60-γ-Strahlen durchführen.

Untersuchungen über die Dosisverteilung bei der Bewegungsbestrahlung mit Kobalt-60-γ-Strahlen wurden unter anderen von BRAESTRUP u. MOONEY (1955, 1959), BULLO u. Mitarb. (1956), BURAGGI u. Mitarb. (1959, 1961), BUSBY (1955), CIAMBELLOTTI u. Mitarb. (1961), DESAIVE (1954), DESAIVE u. GARSOU (1956), DESAIVE, GARSOU u. GHYS (1957), DESAIVE u. Mitarb. (1954), HEINZEL (1961), HOWARTH u. WILSON (1961), HUBACHER (1957, 1958), JACOBSON u. Mitarb. (1961), KELLER (1962), LANZL (1958), LANZL u. Mitarb. (1955), MCDONALD (1961), SALVIONI u. SCHULZ (1959), SMITH u. Mitarb. (1958, 1964) durchgeführt. Diese Autoren befaßten sich auch mit methodischen Verbesserungen.

b) Ultraharte Röntgenstrahlen

Die Bewegungsbestrahlung mit ultraharten Röntgenstrahlen wird je nach den Möglichkeiten der verschiedenen Gerätetypen durchgeführt. Bei Geräten, die keine motorische Eigenbewegung gestatten, wie z.B. Resonanz-Transformatoren oder Van-de-Graaff-Generatoren, ist nur entweder eine Rotationsbestrahlung auf dem Drehstuhl oder eine Kegelkonvergenz-Bestrahlung möglich (WHEATLEY, HODT u. SAVAGE, 1953; WHAETLEY u. Mitarb., 1953; SMITHERS, 1953; BLOMFIELD, 1954; HARE u. Mitarb., 1954; FRIEDMAN, HINE u. DRESNER, 1955). Bei der Drehstuhlmethode muß aber für eine besonders gute Fixierung des Patienten gesorgt werden, da sich eine Durchleuchtungskontrolle hier aus Strahlenschutzgründen verbietet. Neuere Bestrahlungsgeräte wie Linearbeschleuniger und Betatrons sind jedoch so konstruiert, daß eine Bewegung des Strahlers um den Patienten durchgeführt werden kann.

Auf die Vorteile der Bewegungsbestrahlung mit ultraharten Röntgenstrahlen gegenüber der Orthovolttherapie wurde bereits eingegangen (S. 296). Die hohe Energie dieser Strahlungen erfordert in noch größerem Maße als bei Kobalt-60 eine möglichst exakte Bestrahlungsplanung mit Vorrichtungen zur Aussparung von besonders strahlenempfindlichen Organen. So wurde von HARE u. Mitarb. (1954) zur Rotationsbestrahlung des

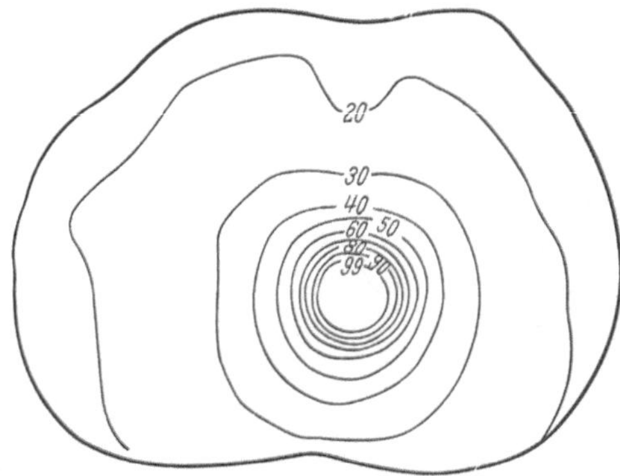

Abb. 89. Dosisverteilung bei Rotationsbestrahlung im Winkel von 360° mit 2 MV-Röntgenstrahlen. (Nach DRESNER)

Beckenraumes mit 2 MV- Röntgenstrahlen zur Dosisverminderug im Bereiche des Rectums eine dorsale Abdeckung mit einem 5,5 cm dicken Bleiabsorber vorgenommen mit einer Wirkung, wie sie auch durch Aussparung dieses Bereiches bei einer Teilrotation erzielt werden kann. WRIGHT, PROIMOS u. TRUMP (1959) lassen zur Schonung des Rückenmarkes bei Rotationsbestrahlung im Thoraxraum mit 2 MV-Röntgenstrahlen einen entsprechend geformten Schwermetallkörper synchron mitrotieren (Konformationsbestrahlung), wodurch die Dosis im Rückenmark auf die Hälfte herabgesetzt werden kann. Von diesen Autoren sowie von PROIMOS (1960) wurden auch weitere Möglichkeiten zur Ausblendung wärend der Rotationsbestrahlung mit ultraharten Röntgenstrahlen angegeben.

Die Abb. 89 zeigt die Dosisverteilung bei Rotationsbestrahlung im Bereiche des Körperstammes mit 2 MV-Röntgenstrahlen (DRESNER, 1954). Man erkennt eine weitgehend konzentrische Anordnung der Isodosen um die Rotationsachse. Der sehr steile Dosisabfall am Feldrand bei ultraharten Röntgenstrahlen erfordert eine sehr genaue Lokalisation und Einstellung bzw. Verwendung von breiteren Feldern.

Untersuchungen über die Dosisverteilung zur Ermittlung der Bestrahlungsparameter mit 2 MV-Röntgenstrahlen wurden von BAILEY u. YODER (1959) und besonders eingehend mit 15 MV-Röntgenstrahlen von HEINZLER u. Mitarb. (1960, 1961) durchgeführt. Es fanden verschiedene Rotationswinkel, Feldgrößen und Achsentiefen Berücksichtigung. Insbesondere wurde auch der Einfluß der Anordnung des jeweiligen Rotationswinkels zum bestrahlten Körper berücksichtigt, also Bestrahlung über die Breitseite oder Schmalseite des Patienten.

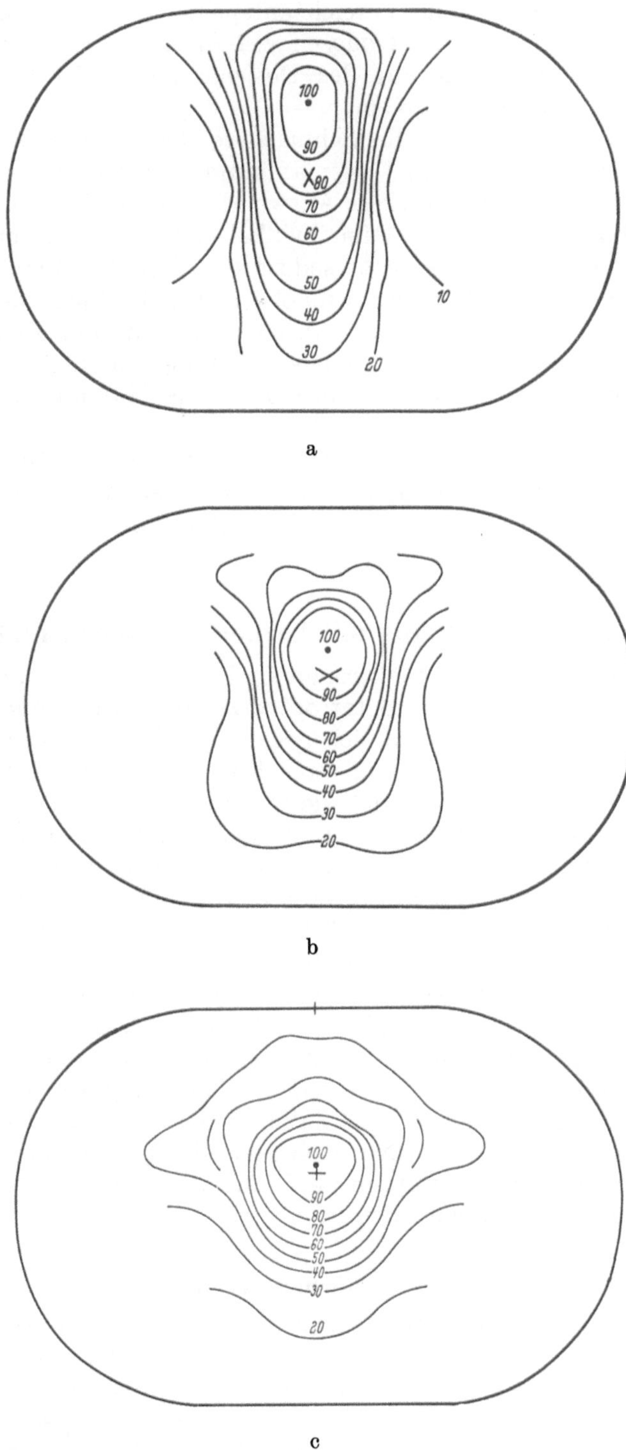

Abb. 90a—c. Dosisverteilung bei Rotationsbestrahlung mit 15 MV-Röntgenstrahlen. Rotationswinkel a 60°, b 120°, c 180° (Nach HEINZLER)

In den Abb. 90a—c ist die Dosisverteilung bei Rotationsbestrahlung im Winkel von 60, 120 und 180° dargestellt. Man erkennt, daß bei 180° die 90%-Isodose annähernd Herzform aufweist, während sie bei 120° fast rund und bei 60° gestreckt erscheint. Der von der 80%-Isodose umschlossene Bereich entspricht bei 120 und 180° etwa der gewählten Feldbreite. Die niedrigeren Isodosen weisen eine Ausziehung entsprechend der Phantomform auf. Die Auswanderung des Dosismaximums ist bei 180° minimal und beträgt bei 120° 2 cm und bei 60° 4,5 cm.

Bei Rotationsbestrahlung über die Schmalseite des Phantoms kommt es zu einer etwas geringeren Auswanderung des Dosismaximums. Eine größere Achsentiefe bewirkt wie in der Orthovolttherapie eine stärkere Auswanderung des Dosismaximums. Weiterhin wurde der Einfluß asymmetrischer Pendelwinkel auf die Dosisverteilung untersucht. Dabei zeigte sich, daß der von der 80%-Isodose umschlossene Bereich etwa gleich groß wie bei einem symmetrischen Rotationswinkel ist. Die Einflüsse des Rotationswinkels, des Ausgleichsfilters und der Feldgröße wurden ermittelt und Diagramme angegeben, aus denen für jede gewünschte Bestrahlungsanordnung die Lage des Dosismaximums, der Achsentiefe ersichtlich und die Berechnung der Dosis im Maximum möglich ist (HEINZLER u. Mitarb., 1961).

Hier muß noch darauf hingewiesen werden, daß die Dosisleistung beim Betatron im allgemeinen nicht konstant ist, so daß nicht nach einer errechneten Bestrahlungszeit, sondern nach der Zahl der Monitorsprünge bestrahlt werden muß, um die gewünschte Herddosis zu erhalten.

4. Bewegungsbestrahlung mit hochenergetischen Elektronen

Hochenergetische oder schnelle Elektronen sind Korpuscularstrahlen, die in Teilchenbeschleunigern (Linearbeschleuniger, Betatron) erzeugt werden und zur Therapie Anwendung finden können. Sie zeichnen sich gegenüber Photonenstrahlen (Röntgen- und γ-Strahlen) durch eine begrenzbare, von ihrer Energie abhängige Tiefenreichweite aus. Als Nachteil kann angesehen werden, daß sie in ihrer Schwächung und Richtungsverteilung stark von Geweben unterschiedlicher Dichte beeinflußt werden.

Zunächst standen nur Beschleuniger mit relativ geringer Energie zur Verfügung, die aber bereits zur Durchführung von Bewegungsbestrahlungen eingerichtet waren (15 bzw. 18 MeV-Betatron der Siemens AG). Die Elektronentherapie beschränkte sich dabei nur auf oberflächliche oder halbtief gelegene Krankheitsherde. Die Weiterentwicklung in Richtung auf höhere Energien bis zu über 40 MeV gestattet aber nunmehr auch die Durchführung einer Tumortiefentherapie mit schnellen Elektronen.

Bei der Verwendung von schnellen Elektronen in der Strahlentherapie kommt dem Problem der Strahlenbelastung der Haut erneut Bedeutung zu, da der auch bei ihnen vorhandene Aufbaueffekt kaum eine praktische Bedeutung hat. Dies gilt insbesondere für die Tiefentherapie, bei der zusätzlich noch gesundes Gewebe zwischen der Haut und dem Krankheitsherd durchstrahlt werden muß, das aber bei Stehfeldbestrahlung mit im Bereich der Maximaldosis der Elektronen liegt.

a) Oberflächentherapie

Die erstmalige Anwendung der Bewegungsbestrahlung in der Elektronentherapie erfolgte 1953 durch TRUMP u. Mitarb., die den Patienten auf einem unter der Strahlenquelle elektrisch durchgezogenen fahrbaren Lagerungstisch bewegten. Die Methode diente zur Bestrahlung großer Abschnitte der Körperoberfläche bei Systemerkrankungen, insbesondere bei der Mycosis fungoides. Das Bestrahlungsfeld war für diese Translationsbestrahlung durch eine schlitzförmige Blende auf 50 cm Breite und 5 mm Länge eingestellt.

Eine Pendelbestrahlung mit schnellen Elektronen wurde erstmals von BECKER u. WEITZEL (1956) durchgeführt. Sie kommt in erster Linie zur Behandlung von oberflächlichen ausgedehnten Herden an gekrümmten Körperoberflächen in Betracht, so zur postoperativen Bestrahlung der Thoraxwand beim Mammacarcinom, bei der Lymphangiosis cutis und im Schädelbereich. Entsprechende Dosisverteilungen mit 5 bzw. 15 MeV sind in Abb. 91 dargestellt. Die Dosisbestimmung ist relativ schwierig und erfolgte anfangs durch Mitmessen der Oberflächendosis während des Bewegungsvorganges mit kleinen Ionisationskammern. Von SCHMIDT-HERMES (1970) wurde eine rechnerische Methode angegeben, die eine genaue Bestimmung des Pendelwinkels, der Achsentiefe und der Dosis gestattet.

Eine weitere Möglichkeit der Bewegungsbestrahlung mit schnellen Elektronen stellt die Pencil-beam-Therapie dar (s. Abschn. 2.g). Abb. 92 zeigt die Dosisverteilung bei Anwendung dieser Technik zur Bestrahlung der Thoraxwand (5 MeV) und der Parasternalregion (15 MeV).

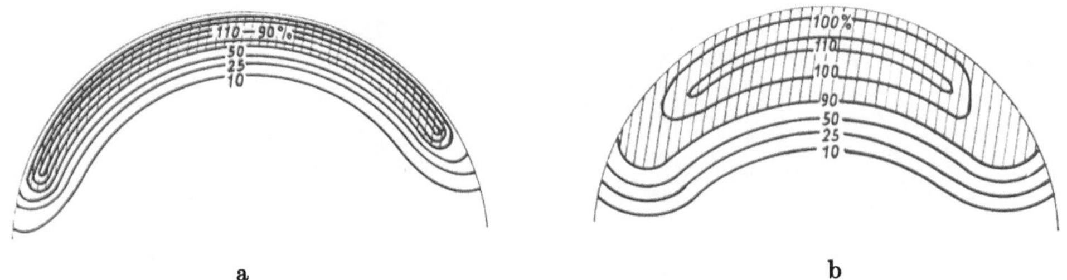

Abb. 91a u. b. Dosisverteilung bei Elektronen-Pendelbestrahlung zur Oberflächentherapie. a 5 MeV, b 15 MeV. (Nach WACHSMANN u. Mitarb.)

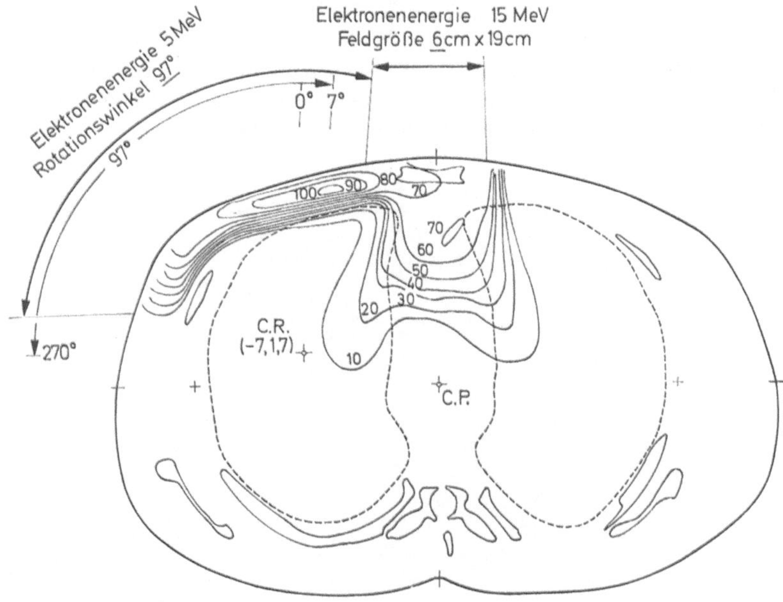

Abb. 92. Dosisverteilung bei Pencil-beam-Therapie mit schnellen Elektronen im Bereich des Thorax. Thoraxwand: 5 MeV, Sternalregion 15 MeV. (Nach SKAGGS u. Mitarb.)

b) Tiefentherapie

In der Bewegungsbestrahlung zur Tiefentherapie mit hochenergetischen Elektronen ergibt sich die Schwierigkeit, daß die zur Ausblendung der Elektronen bei der Stehfeldbestrahlung dienenden Tubusse ihrer Länge wegen nicht verwendbar sind. Während FEHRENTZ u. Mitarb. (1969) keinen nennenswerten Unterschied in der Dosisverteilung bei der Bewegungsbestrahlung ohne Tubus gegenüber Anwendung eines Elektronentubus sahen, fanden HEUSS u. HOEFFKEN (1960) zwar keine Bedeutung in Richtung der Feldbreite, dagegen in Richtung der Feldlänge ohne Tubus einen relativ flachen Dosisabfall. Aus diesem Grunde wurde von ihnen ein zusätzlicher Halbschattentrimmer aus 2 verschiebbaren Messingblöcken verwendet, der 15 cm unterhalb der Feldblende angebracht wird. RASSOW (1969) gibt hierfür einen Universal-Pendeltubus an, der eine kontinuierliche Feldgrößeneinstellung über 2 Seitenwände senkrecht zur Sollkreisebene ermöglicht. In Richtung parallel zur Sollkreisebene ist der Dosisabfall durch die Wolfram-Blende am Strahlerkopf genügend steil, so daß sich hier eine zusätzliche Feldbegrenzung erübrigt.

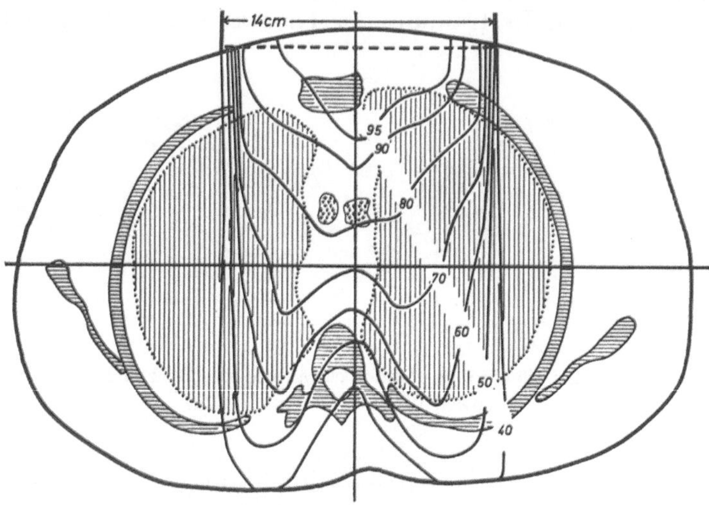

Abb. 93. Dosisverteilung bei Stehfeldbestrahlung im Thoraxbereich mit 43 MeV-Elektronen. Normaltubus T 10 × 14/120 cm (unterstrichene Kante senkrecht zur Sollkreisebene, 14 cm in der Zeichenebene). Streufolie 3 (0,6 mm Blei). (Nach RASSOW u. Mitarb.)

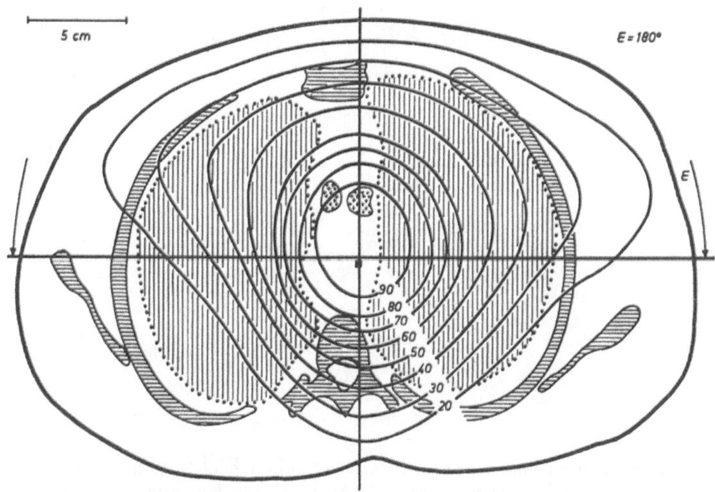

Abb. 94. Dosisverteilung bei Pendelbestrahlung mit 43 MeV-Elektronen im Thoraxbereich. Universal-Pendeltubus P × 12/120 cm,7 bezogen auf die Tiefe der Pendelachse im Achsenschnittpunkt, Streufolie 2 (0,25 mm Blei), Pendelwinkel 180°. (Nach RASSOW u. Mitarb.)

Durch RASSOW (1969) wurde der Einfluß der Streufolien auf die Dosisverteilung bei Bewegungsbestrahlung untersucht. Es fand sich bei Bestrahlung ohne oder mit nur einer dünnen Folie wegen der geringeren Elektronenaufstreuung eine erheblich bessere Annäherung der Isodosen an die angestrebte Rechteckform des Feldes als bei Verwendung einer dickeren Streufolie. Außerdem besteht ein geringerer Dosisabfall innerhalb des Nutzstrahlenbündels in der Sollkreisebene mit niedrigeren prozentualen Energiedosen seitlich des Nutzfeldes und jenseits der praktischen Elektronenreichweite.

Der Vergleich der Dosisverteilungen bei Rotationsbestrahlung mit ultraharten Röntgenstrahlen von 43 MV und Kobalt-60 sowie mit schnellen Elektronen durch HEUSS u. HOEFFKEN (1969) ergab bei Vollrotation mit Lage der Drehachse in Phantommitte keinen nennenswerten Unterschied zwischen Elektronen und ultraharten Röntgenstrahlen. Dies ist darauf zurückzuführen, daß letztere infolge des Aufbaueffektes eine sehr niedrige

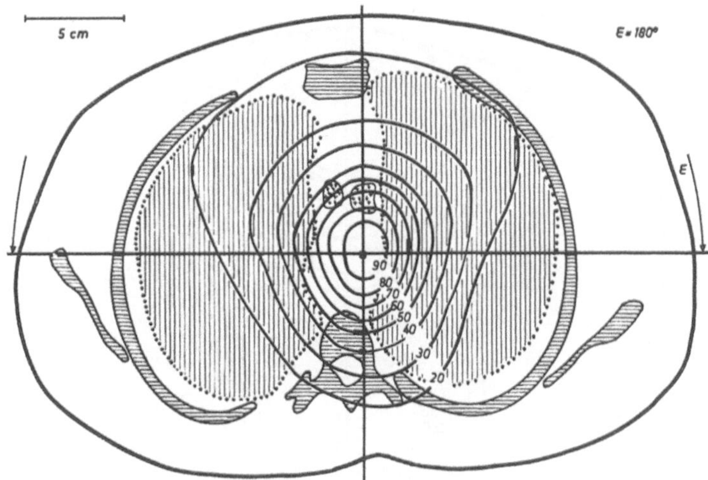

Abb. 95. Wie Abb. 93, jedoch Achsenfeldbreite 3 cm, Streufolie 1 (0,1 mm Blei). (Nach RASSOW u. Mitarb.)

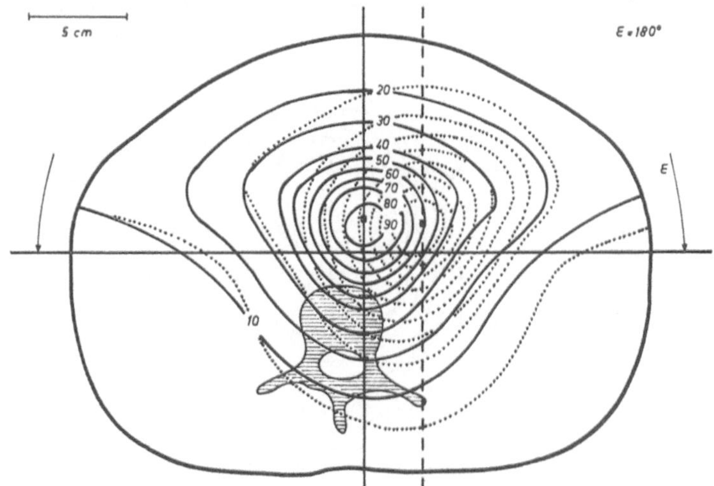

Abb. 96. Vergleich von Pendelisodosen mit 43 MeV-Elektronen im mittleren Abdomen mit 3 cm seitlich gegeneinander verschobener Pendelachsenlage. Ausgezogene Isodosen bezogen auf ausgezogene a—p-Achse, punktierte Isodosen bezogen auf gestrichelte a—p-Achse. Universal-Pendeltubus P 3 × 12/120 cm, bezogen auf die Tiefe der Pendelachsen in den Achsenschnittpunkten, Streufolie 1. (Nach RASSOW u. Mitarb.)

Oberflächendosis auf der Strahleneintrittsseite, aber eine hohe Austrittsdosis aufweisen. Bei Elektronen ist die Austrittsdosis praktisch gleich Null, die Oberflächendosis an der Strahleneintrittsseite jedoch nur wenig niedriger als die Maximaldosis. Die Überlagerung der Oberflächendosen an der Strahleneintrittsseite mit der Austrittsdosis ergibt in beiden Fällen ähnliche Werte. Die Isodosen bei ultraharten Röntgenstrahlen sind annähernd kreisförmig, bei Elektronen entsprechend dem Körperumriß elliptisch. Die Oberflächendosis der bestrahlten Körperhälfte ist für Elektronen niedriger als bei Kobalt-60 und etwas höher als bei ultraharten Röntgenstrahlen.

In den Abb. 93—95 sind die Dosisverteilungen von 42 MeV-Elektronen bei Stehfeldbestrahlung und Rotationsbestrahlung um 180° mit 7 und 3 cm breitem Feld einander gegenübergestellt (RASSOW u. Mitarb., 1969). Bei Stehfeldbestrahlung ist die Oberflächendosis größer als die Herddosis. Wirbelsäule und Lunge liegen im Bereich hoher Dosen. Außerdem zeigt sich der Einfluß des lufthaltigen Lungengewebes auf die Dosis-

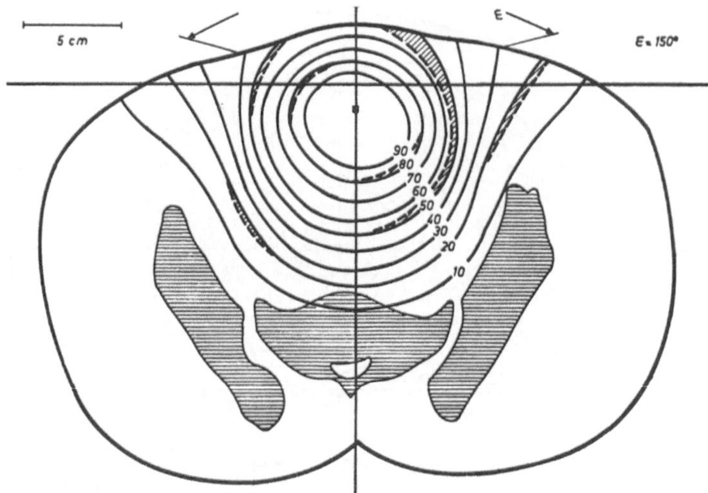

Abb. 97. Dosisverteilung für Pendelbestrahlung mit 30 MeV-Elektronen im Abdominalbereich. Universal-Pendel-Tubus P 7×7/120 cm, bezogen auf die Tiefe der Pendelachse im Achsenschnittpunkt, Streufolie 1, Pendelwinkel 150°. (Nach RASSOW u. Mitarb.)

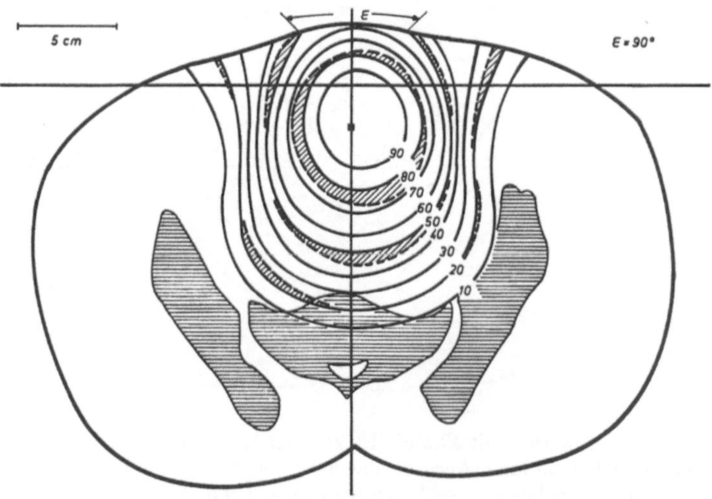

Abb. 98. Wie Abb. 96, jedoch Pendelwinkel 90°. (Nach RASSOW u. Mitarb.)

verteilung. Die Rotationsbestrahlung bewirkt etwa eine Kreisform der Isodosen bis zur 50%-Isodose. Danach nähern sich die Isodosen in ihrem Verlauf der Körperkontur an. Die 80%-Isodose entspricht etwa der Feldbreite; das Dosismaximum liegt in der Rotationsachse; die Oberflächendosis beträgt 20%. Die Lateralverschiebung der Rotationsachse um 3 cm (Abb. 96) bewirkt eine gleichsinnige Versetzung der Isodosen; ab der 50%-Isodose kommt es zur Verformung mit Ausbuchtung in Richtung der der Rotationsachse näheren Oberfläche.

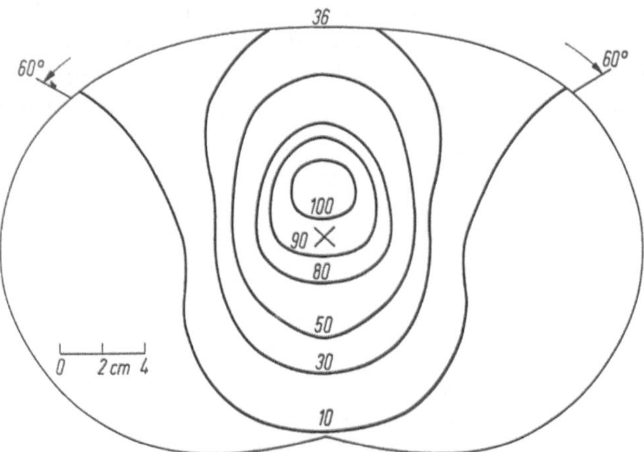

Abb. 99. Dosisverteilung bei Elektronen-Pendelbestrahlung (42 MeV) im Winkel von 120° im homogenen Phantom, Feldbreite 6 cm im Drehpunkt, Achsentiefe in Symmetrieebene 10 cm

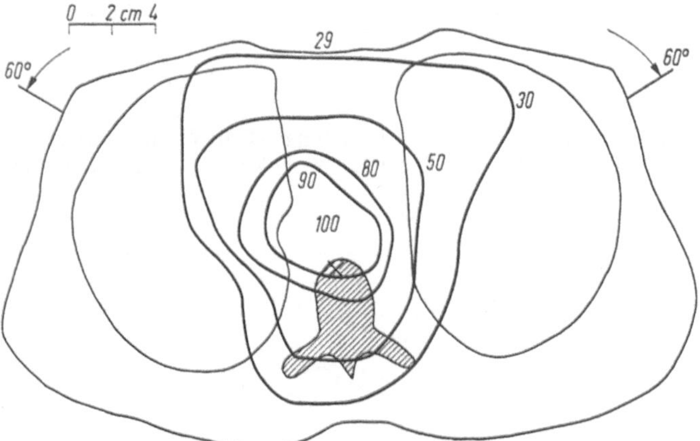

Abb. 100. Dosisverteilung bei Elektronen-Pendelbestrahlung (42 MeV) im Winkel von 120° im Thoraxbereich, Feldbreite 6 cm im Drehpunkt, Achsentiefe in Symmetrieebene 10 cm

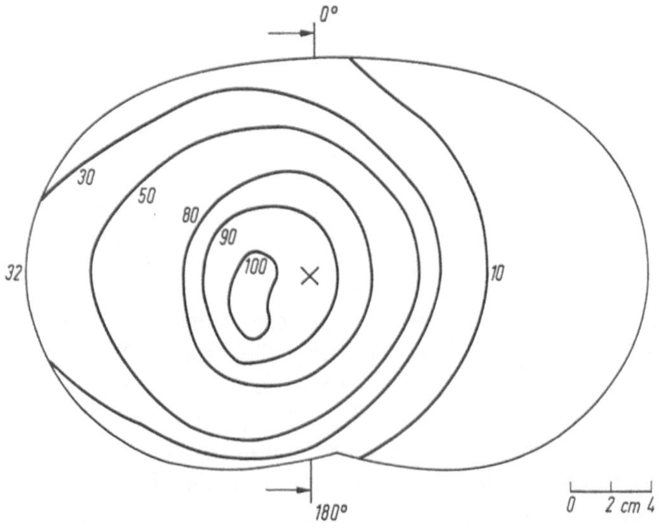

Abb. 101. Dosisverteilung bei Elektronen-Pendelbestrahlung im Winkel von 180° im homogenen Phantom (42 MeV), Achsentiefe in Symmetrieebene 14 cm, Feldbreite im Drehpunkt 8 cm

Die Rotationsbestrahlung eines Blasentumors um 150° (Abb. 97) zeigt eine gute Knochenschonung. Der Mittelpunkt des von der 80%-Isodose umschlossenen Bereiches ist 2 cm von der Rotationsachse nach dorsal verlagert. Der Winkel von 90° führt dagegen zu einer stärkeren Knochenbelastung dorsal vom Herdgebiet (Abb. 98).

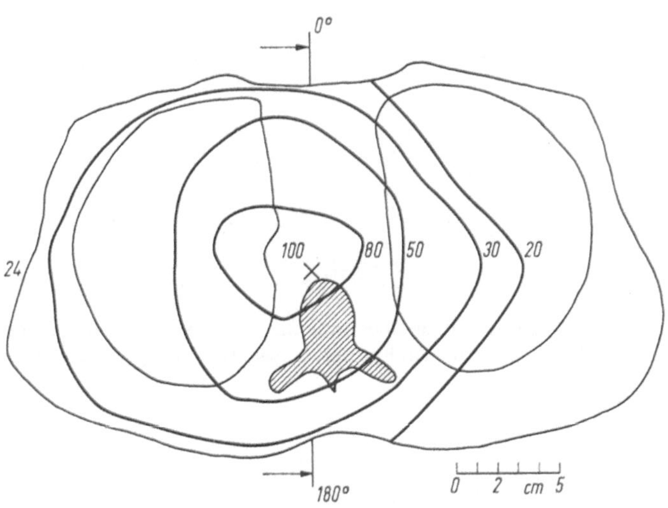

Abb. 102. Dosisverteilung bei Elektronen-Pendelbestrahlung (42 MeV) im Thoraxbereich im Winkel von 180° Achsentiefe in Symmetrieebene 14 cm, Feldbreite im Drehpunkt 8 cm

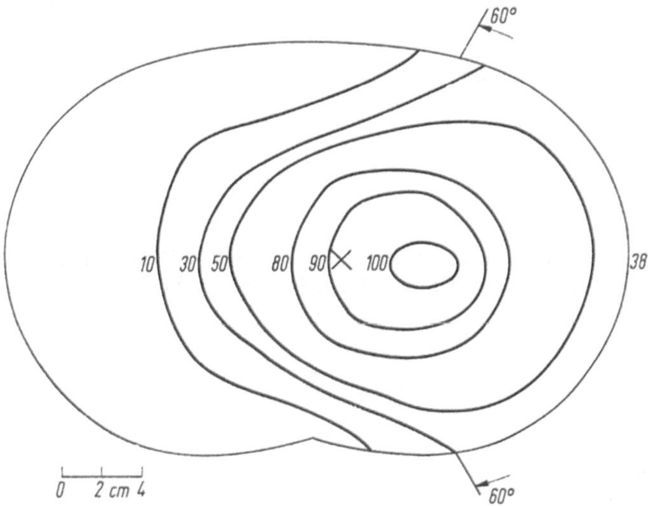

Abb. 103. Dosisverteilung bei Elektronen-Pendelbestrahlung (42 MeV) im Winkel von 120° im homogenen Phantom, Achsentiefe in Symmetrieebene 14 cm, Feldbreite 8 cm

Von Fehrentz u. Mitarb. (1969) wurde ein Vergleich der Dosisverteilungen bei Rotationsbestrahlung mit hochenergetischen Elektronen in homogenen und körperäquivalenten Phantomen durchgeführt. Er ergab eine wesentliche Verminderung der Einflüsse von Gewebeinhomogenitäten auf die Dosisverteilung. Im Lungengewebe kommt es durch die geringere Schwächung zu einer höheren Tiefendosis bei gleichzeitiger Verminderung der Oberflächendosis (Abb. 99 und 100). Die Rotationsbestrahlung über eine Seite um 180° ergibt fast konzentrische Isodosen (Abb. 101 und 102). Bei Rotationsbestrahlung um 120° seitlich im Beckenbereich zeigt sich der Einfluß des Knochengewebes durch eine Verminderung der Elektronenreichweite (Abb. 103 und 104). Die

Rotationsbestrahlung über zwei Achsen ergibt eine fast homogene Ausstrahlung des kleinen Beckens (Abb. 105). Eine Verminderung der Elektronenenergie von 42 auf 30 MeV hat nur einen geringen Einfluß auf Form und Lage des von der 80%-Isodose umschlossenen Bereiches.

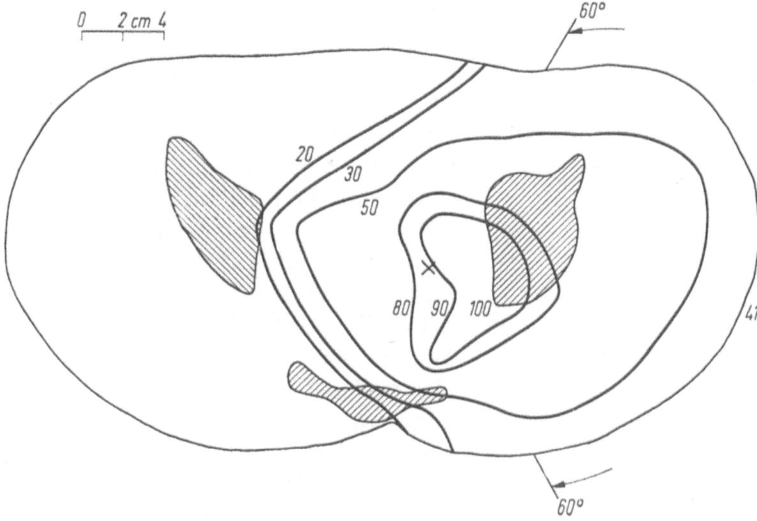

Abb. 104. Dosisverteilung bei Elektronen-Pendelbestrahlung (42 MeV) im Winkel von 120° im Beckenbereich, Achsentiefe in Symmetrieebene 16 cm, Feldbreite 8 cm

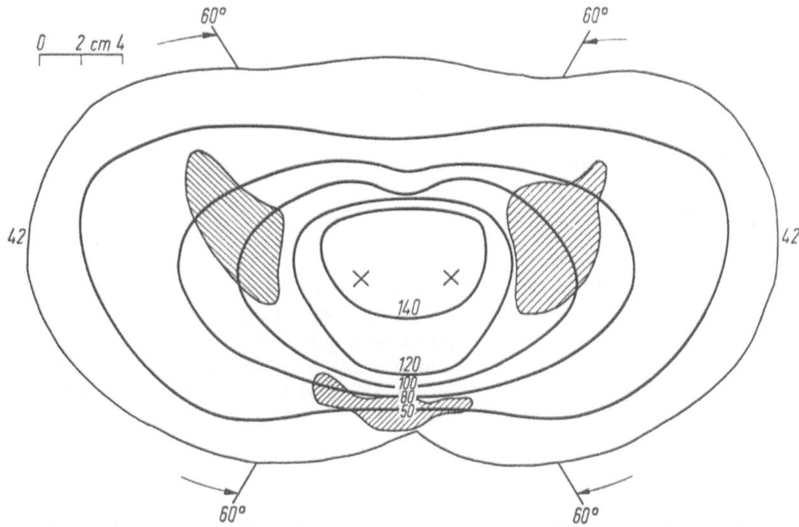

Abb. 105. Dosisverteilung bei biaxialer Elektronen-Pendelbestrahlung (42 MeV) im Winkel von beidseits 120° im Beckenbereich, Achsentiefe in Symmetrieebene 16 cm, Feldbreite 8 cm

In Diagrammen (Abb. 106) ist die Auswanderung des Dosismaximums (Mittelpunkt des von der 80%-Isodose umschlossenen Bereiches) in Abhängigkeit vom Rotationswinkel und der Feldbreite für 42 MeV-Elektronen dargestellt. Die Auswanderung des Dosismaximums ist geringer als bei Kobalt-60; kleine Feldbreiten bewirken eine kürzere Dosismaximum-Auswanderung als große. Bei kleinen Achsentiefen erfolgt die Auswanderung durch den Einfluß der Energie nach dorsal hinter die Rotationsachse, bei großen Achsentiefen dagegen nach ventral. Die Dosismaximum-Auswanderung wird außerdem von den Körperkonturen und der Gewebedichte beeinflußt.

Zur Berechnung der Dosisverteilung bei Rotationsbestrahlung mit hochenergetischen Elektronen wurde von Rassow (1969) ein Dosisintegrationsverfahren entwickelt, mit dem die zeitliche Dosisintegration bei Rotationsbestrahlung in eine planimetrisch durchführbare räumliche Integration transformiert wird. Sie liefert außer der relativen Dosisverteilung auch die Absolutdosis je Pendelhalbperiode für alle Punkte im bestrahlten Körper, normiert auf eine Standarddosisleistung von 100 rd/min.

Von Nachteil für die Bewegungsbestrahlung mit schnellen Elektronen sind die relativ hohe Dosisleistung der Generatoren, die oft nur den einmaligen Ablauf des Rotationswinkels gestattet, und die oft starken Dosisleistungsschwankungen. Deshalb empfiehlt sich die Bestrahlung mit stark reduzierter Dosisleistung und bei Nichterreichen des vollen Winkels der Wiederbeginn der Bestrahlung am nächsten Tag in der Winkelstellung, bei der am Vortage die Bestrahlung beendet wurde (Heuss u. Hoeffken). Eine andere Möglichkeit ist die Inkaufnahme unterschiedlicher täglicher Herddosen bei stets vollem Ablauf des Rotationswinkels.

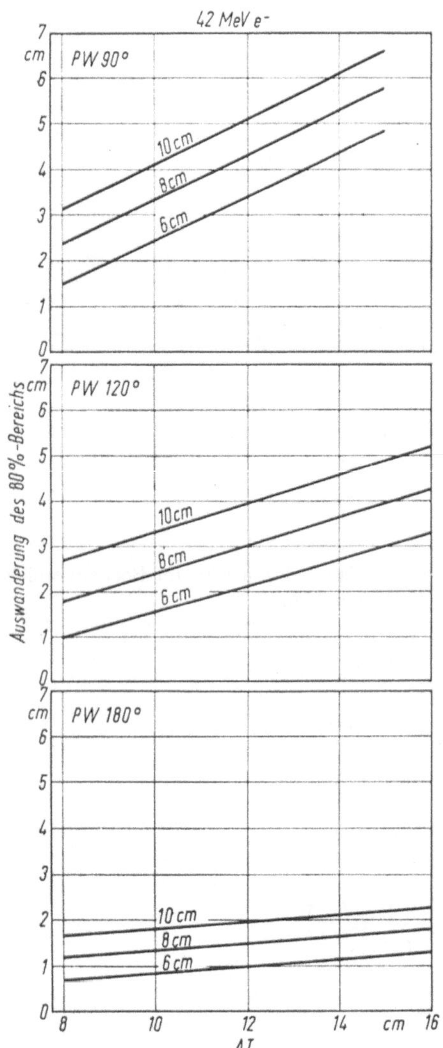

Abb. 106. Abhängigkeit der Auswanderung des Mittelpunktes des von der 80%-Isodose umschlossenen Bereiches in Abhängigkeit von der Achsentiefe auf der Winkelhalbierenden für Pendelbestrahlung mit 42 MeV-Elektronen bei Pendelwinkel von 90, 120 und 180° mit der Feldbreite in der Pendelachse als Parameter

5. Physikalische und geometrische Grundlagen der Bewegungsbestrahlung

a) Die Dosisverteilung beeinflussende Faktoren

α) Strahlenqualität

Da bei Bewegungsbestrahlung die erforderliche hohe Tiefendosis vor allem dadurch erreicht wird, daß die Einstrahlung durch eine Vielzahl aneinander gereihter Felder erfolgt, die Oberflächendosis also auf eine große Fläche verteilt wird, deren Flächeneinheiten nur eine relativ geringe, kurzzeitig verabfolgte Dosis erhalten, spielt die Strahlenqualität nicht die große Rolle wie bei Anwendung der Stehfeldmethode. Die Anwendung härterer Strahlen wirkt sich hinsichtlich der relativen Tiefendosis nur bei großen Körperquerschnitten und tiefgelegenen Krankheitsherden aus. Im Gegensatz würde bei einer Erhöhung der Halbwertschichtdicke in der Orthovolttherapie infolge der damit zunehmenden Rückstreuung auf die Oberfläche die sie belastende Dosis durch Streueinflüsse, die während des gesamten Bewegungsablaufes auf sie einwirken, noch vergrößert werden. Erst der Übergang auf ultraharte Strahlen ergibt einen weiteren Fortschritt für die Dosisverteilung bei Bewegungsbestrahlung. Es empfiehlt sich also bei Bewegungsbestrahlung in der Orthovolttherapie die Beschränkung der Halbwertschichtdicke auf maximal 1 mm Cu, zumal durch eine härtere Filterung die Bestrahlungszeit nicht unwesentlich verlängert würde (KELLER, 1959). Nur bei Bestrahlung im Beckenbereich bieten wegen der starken Knochenabsorption härtere Strahlen noch weitere Vorteile (QUIMBY u. COHEN, 1957).

β) Focus-Abstand

Der Focus-Haut-Abstand spielt in der Bewegungsbestrahlung für die relative Tiefendosis nicht die Rolle wie bei Stehfeldbestrahlung. Unter Zugrundelegung der gleichen Achsenfeldgröße wird im Gegenteil infolge der stärkeren Divergenz der Strahlung bei einem kürzeren Focus-Abstand die Oberfläche in eine größere Anzahl von kleinen Feldern aufgeteilt, was zur Strahlenentlastung der Oberfläche beiträgt (DU MESNIL, 1937; DRESNER, 1954). Es ist auch der Focus-Drehpunkt-Abstand, d.h. die Größe des Rotationsradius, in der Orthovolttherapie vor allem auch im Hinblick auf die Dosisleistung meist auf 50—60 cm begrenzt. Dagegen empfehlen HERVE (1955) 60—80 cm sowie QUIMBY u. COHEN (1957) 85 cm. In der Megavolttherapie finden Rotationsradien von 60—90 cm Anwendung.

γ) Feldgröße

In der Bewegungsbestrahlung wird die Angabe der Feldgröße im Gegensatz zur Stehfeldbestrahlung auf die Größe in der Bewegungsachse bezogen. Man spricht von der „Herdfeld- oder Achsenfeldgröße" im Gegensatz zur „Hautfeldgröße" bei Stehfeldbestrahlung. Die Begrenzung der Feldgröße erfolgt durch am Strahlenaustrittsfenster angebrachte Blenden, wodurch sich aber stärker als in der Stehfeldbestrahlung, bei der eine oberflächennahe Ausblendung durchgeführt wird, der Einfluß des Halbschattens bemerkbar macht (WACHSMANN u. BARTH, 1959). Um diesen möglichst klein zu halten, wurden von BRICHZY (1959) zusätzliche focusferne Blenden gefordert. Bei der Bewegungsbestrahlung ist die Feldgröße der Ausdehnung des Krankheitsherdes möglichst genau angepaßt, um das in der Umgebung liegende gesunde Gewebe nicht mit einer zu hohen Dosis zu belasten, was der Fall wäre, wenn dieses in den Bereich des hohen Dosismaximums gelangte. Bei kleineren Feldern ist aber der Dosisabfall vom Maximum nach der Umgebung wesentlich steiler als bei großem Feld. Weiterhin wird die relative Tiefendosis durch Verwendung möglichst kleiner Felder bei Bewegungsbestrahlung im Gegensatz zur Stehfeldbestrahlung höher, da die Oberfläche kontinuierlich zur Einstrahlung genutzt wird. Die Zahl der Einzelfelder ist bei kleiner Feldgröße bei gegebenem Strahleneintrittsfeld größer. Die Anzahl der auf einem Feld Platz findenden Einzelfelder wurde von WACHSMANN u. ROSSMANN (1952) „Gütefaktor" und von RAMIOUL (1956) „Faktor Z" genannt.

Bei Rotations- oder Pendelbestrahlung spielt für die Dosisverteilung fast ausschließlich die Feldbreite eine Rolle, bei Pendelkonvergenz jedoch zusätzlich auch die Feldlänge (WICHMANN), da diese beim Konvergenzeffekt mitwirkt.

Jedoch ist zu beachten, daß im Gegensatz zur Feldbreite, die möglichst klein gehalten werden sollte, die Feldlänge möglichst groß zu wählen ist, da der Dosisabfall vom Zentralstrahl in Richtung der Feldlänge relativ schnell erfolgt und die Feldenden damit unterdosiert werden könnten. Doch sollte in der Orthovolttherapie ein Verhältnis Feldbreite zu Feldlänge von 1:2 nicht überschritten werden. Dagegen wirkt sich der Dosisabfall bei Megavolttherapie infolge der besseren Bündelung der Strahlen nicht so stark aus (KUTTIG u. FRISCHBIER, 1960).

δ) Rotationswinkel

Der Einfluß des Rotationswinkels bei Teilrotation auf die Dosisverteilung wurde bereits besprochen. Nur bei annähernder Vollrotation (mindestens 300°) fällt das Dosis-

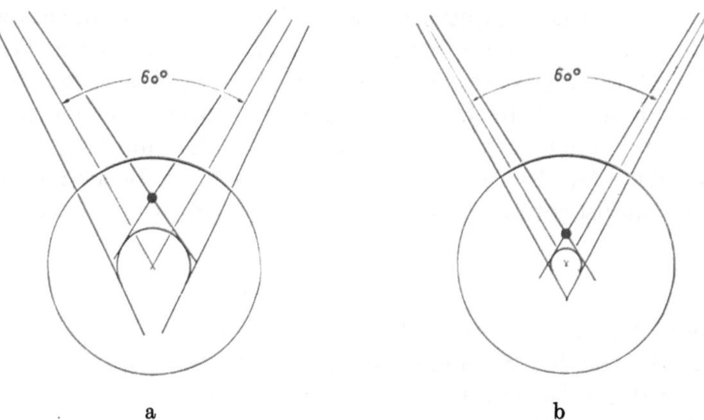

Abb. 107a u. b. Einfluß der Feldbreite auf die Lage des Dosismaximums

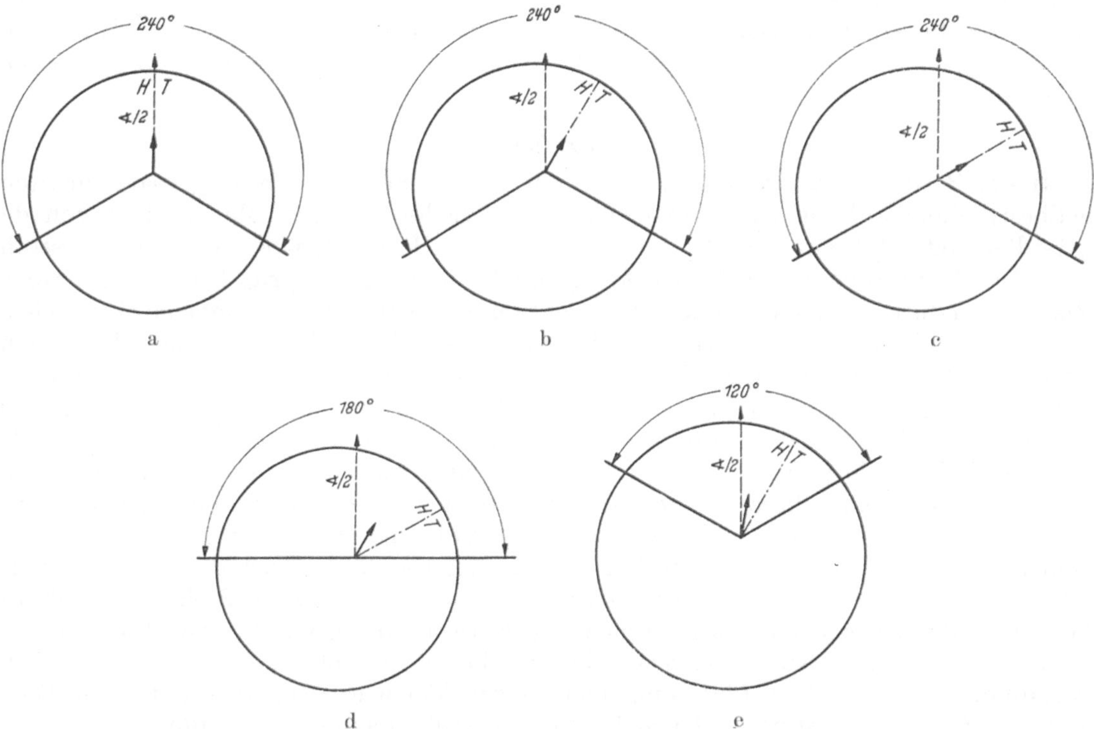

Abb. 108a—e. Beeinflussung der Richtung der Verschiebung des Dosismaximums in Abhängigkeit vom Rotationswinkel, der Winkelhalbierenden und des kürzesten Abstandes der Rotationsachse von der Oberfläche (HT). — — — Richtung der Winkelhalbierenden, —·— kürzester Abstand des Drehpunktes von der Oberfläche, → Richtung der Dosismaximumauswanderung

maximum mit der Rotationsachse zusammen (Abb. 15). Mit kleiner werdendem Rotationswinkel wandert es zunehmend aus der Rotationsachse heraus in Richtung auf die Oberfläche. Dies kommt dadurch zustande, daß sich die Nutzstrahlenbündel bei kleineren Rotationswinkeln oberflächennäher überschneiden, in einer Tiefe also, in der die Weglänge der Strahlung innerhalb des Körpers kürzer ist als der Weg des Zentralstrahls bis zum Drehpunkt. Damit hängt die Lage des Dosismaximums außer vom Rotationswinkel zusätzlich auch von der Feldbreite ab, die Auswanderung ist bei breitem Feld größer (Abb. 107).

Als weiterer Faktor spielt die Achsentiefe eine Rolle, d.h., bei großer Tiefenlage der Rotationsachse ist die Auswanderung infolge des zunehmenden Streustrahlenanteils größer als bei einer kleinen Achsentiefe. Als Anhaltswert für die Größe der Strecke, über die das Dosismaximum in der Orthovolttherapie auswandert, gilt bei einem Rotationswinkel von 180° etwa die halbe Feldbreite.

Die Richtung, in der das Dosismaximum auswandert, wird in erster Linie durch die Winkelhalbierende der Rotationsbewegung bestimmt, zusätzlich spielt jedoch die Richtung des kürzesten Abstandes des Drehpunktes von der Oberfläche, die Herdtiefe, eine Rolle (Kuttig, 1957). Die Verhältnisse sind in der Abb. 108a—e graphisch dargestellt. Man erkennt, wie sich beide Faktoren je nach Überwiegen ihres Einflusses auswirken, und daß das Dosismaximum in der Richtung der Diagonalen ihrer Vektoren auswandert.

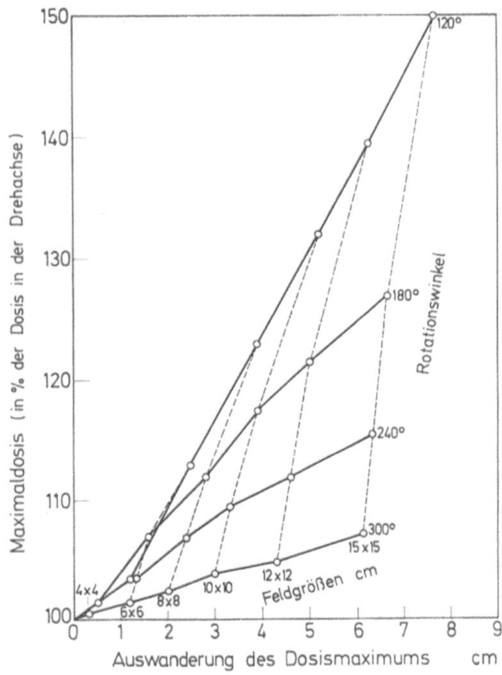

Abb. 109. Dosisüberhöhung im Dosismaximum gegenüber der Achsendosis und Strecke der Dosismaximumauswanderung in Abhängigkeit von der Feldgröße und dem Rotationswinkel. (Nach Tsien u. Mitarb.)

Hier sei noch auf den Begriff „Dosismaximum" in der Bewegungsbestrahlung hingewiesen. Die durch die Bewegung modifizierte Tiefendosiskurve besitzt einen Dosisgipfel, d.h. einen — in Sonderfällen zwei — Punkte höchster Dosis. Das Auftreten von 2 Dosisgipfeln ist vor allem bei Vollrotation in der Orthovolttherapie mit relativ breitem Achsenfeld zu beobachten. Sie kommen dadurch zustande, daß von der Rotationsachse entferntere, oberflächennähere Regionen entsprechend der Feldbreite ebenfalls wie die Rotationsachse ständig im Strahlenkegel gelegen sind, die dort wirkende Dosisleistung aber wegen der geringeren zu durchstrahlenden Gewebeschicht höher als in der Rotationsachse ist. Da in den meisten Fällen die Zone des Dosismaximums (100%) relativ klein ist und nicht der Ausdehnung des Krankheitsherdes entspricht, hat es sich als zweckmäßig erwiesen, den von der 80%-Isodose umschlossenen Bereich als Dosismaximum zu bezeichnen und die Bestrahlungsanordnung so zu wählen, daß der Krankheitsherd darin zu liegen kommt und voll umschlossen wird (Wichmann u. Heinzel, 1959). Legt man der Dosierung ebenfalls die 80%-Isodose zugrunde, so ist die Gewähr gegeben, daß zwar einzelne

Partien des Krankheitsherdes eine höhere Dosis erhalten, die Randgebiete jedoch nicht unterdosiert werden.

Als weiterer Einfluß des Rotationswinkels auf die Dosisverteilung zeigt sich eine Veränderung der Form der Isodosen. Während bei einem großen Rotationswinkel die Isodosen

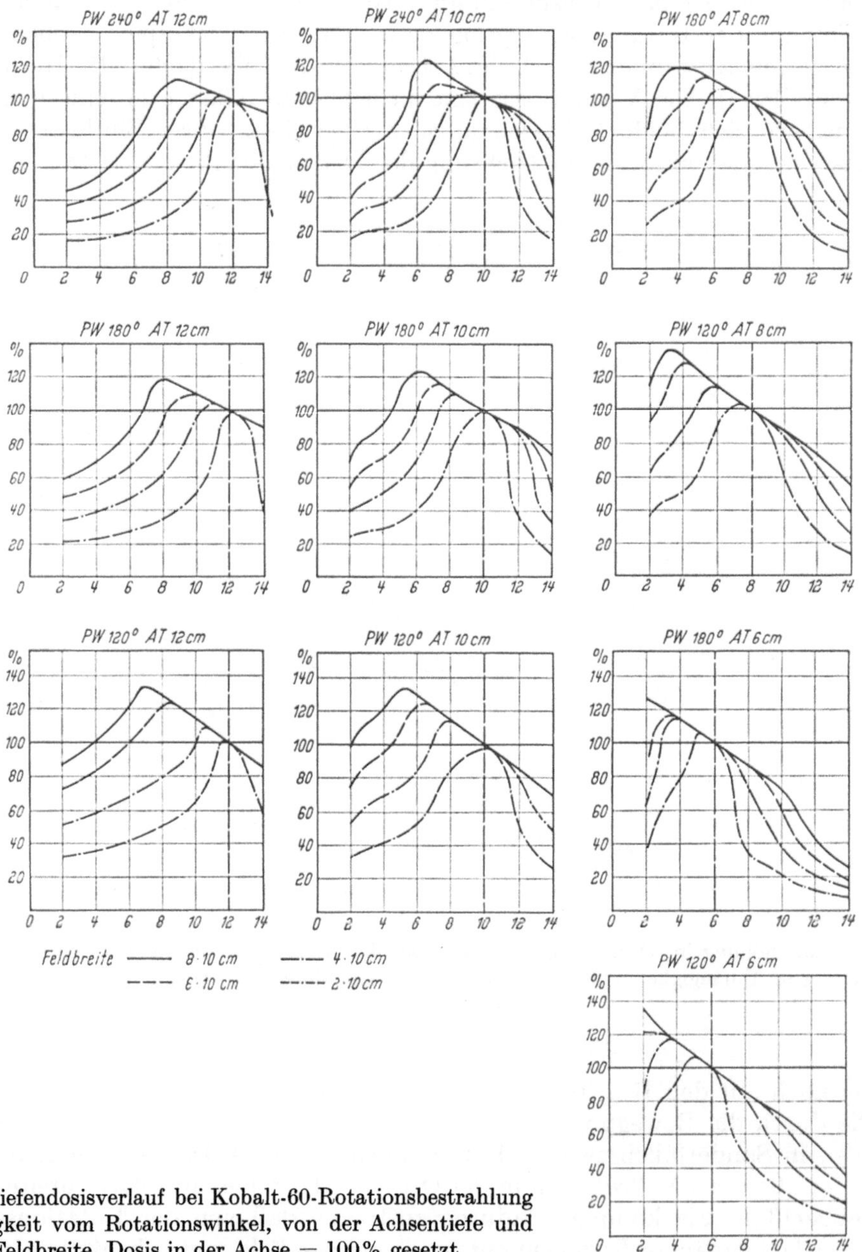

Abb. 110. Tiefendosisverlauf bei Kobalt-60-Rotationsbestrahlung in Abhängigkeit vom Rotationswinkel, von der Achsentiefe und der Feldbreite. Dosis in der Achse = 100% gesetzt

je nach Körperquerschnitt relativ rund oder oval verlaufen, nehmen sie bei kleineren Winkeln immer mehr eine Birnenform mit nach der Rotationsachse gerichteter Spitze an. Das Dosismaximum kann sogar nur noch relativ flach ausgeprägt sein (Abb. 15).

Eingehende Untersuchungen über Form und Lage des Dosismaximums wurden von WICHMANN u. HEINZEL (1959) sowie von KELLER (1964) durchgeführt und in Form von Kurven und Tabellen dargestellt.

In Abb. 109 (TSIEN u. Mitarb., 1967) sind die Dosisüberhöhungen im Dosismaximum gegenüber der Achsendosis und die Strecke der Dosismaximumauswanderung in Abhängigkeit von der Feldgröße und dem Rotationswinkel graphisch dargestellt. Für den selben Rotationswinkel steigt das Maximum mit Vergrößerung der Feldbreite prozentual an; das Maximum wandert stärker aus der Rotationsachse aus. Eine ähnliche Verlagerung erfolgt bei konstant bleibender Feldbreite, aber Verkleinerung des Rotationswinkels.

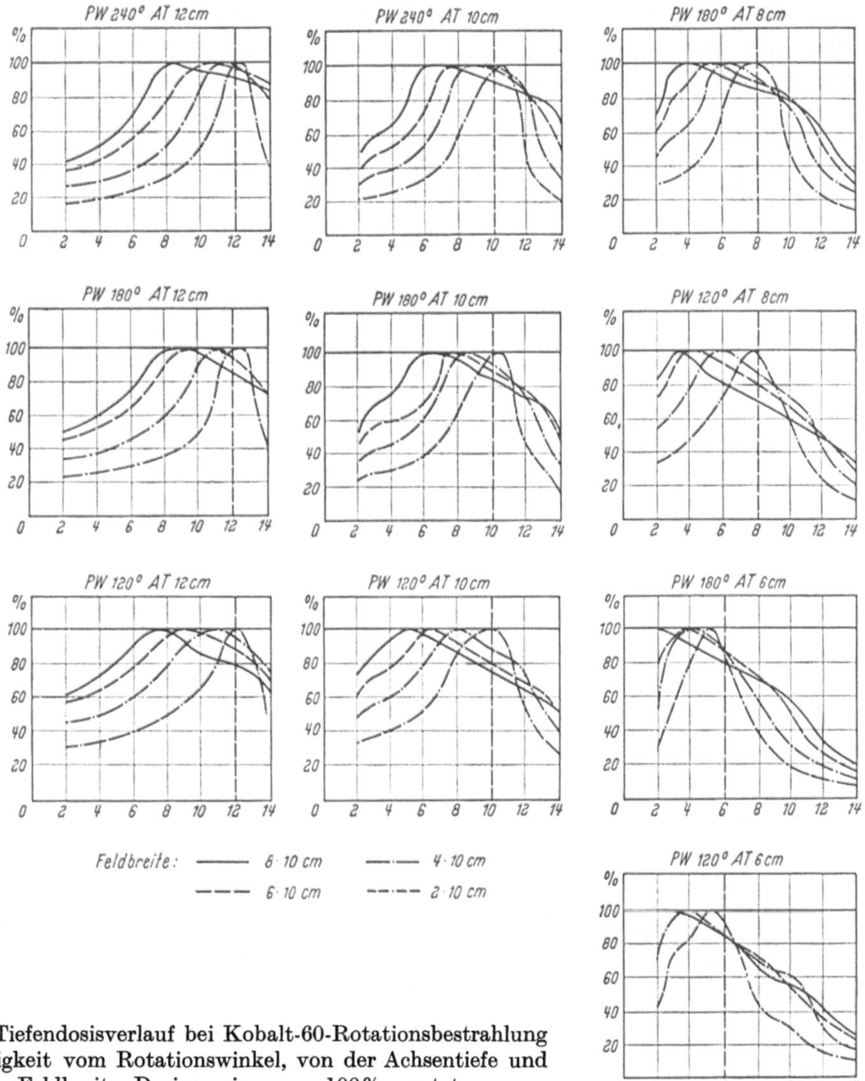

Abb. 111. Tiefendosisverlauf bei Kobalt-60-Rotationsbestrahlung in Abhängigkeit vom Rotationswinkel, von der Achsentiefe und der Feldbreite. Dosismaximum = 100% gesetzt

Interessant ist auch das Verhalten des Dosisprofils in der Winkelhalbierenden im Verlaufe der Symmetrieachse des Phantoms. Von KUTTIG u. FRISCHBIER (1960) wurden hierzu Untersuchungen bei Rotationsbestrahlung mit Kobalt-60-γ-Strahlen vorgenommen. Die Abb. 110 zeigt die dabei erhaltenen Tiefendosiskurven. Man erkennt eine geneigte Gerade im mittleren Anteil mit Dosisabfall nach der Oberfläche und der Tiefe zu. Bei einem festen Rotationswinkel verringert sich nur die Gerade, ihr Neigungswinkel, d.h. der Dosisgradient, bleibt unverändert. Dies gilt für alle Rotationswinkel. Dagegen ist bei kleinerem Rotationswinkel der Dosisgradient steiler, d.h., bei einem kleinen Rotationswinkel ist der Dosisabfall in der Winkelhalbierenden stärker.

In Abb. 111 sind die Tiefendosiskurven für Rotationsbestrahlung mit Kobalt-60-γ-Strahlen unter Zugrundelegung des Dosismaximums = 100% dargestellt, um die Größe der Dosismaximumauswanderung in Abhängigkeit vom Rotationswinkel, der Feldbreite und der Achsentiefe zu zeigen.

ε) Körperkonturen

Einen besonders wichtigen Einfluß auf die Dosisverteilungsverhältnisse üben bei Bewegungsbestrahlung die Konturen des zu bestrahlenden Körpers aus. Während bei Vorliegen eines zylindrischen Körperquerschnittes die Dosisverteilung durchaus überschaubar ist, wirken sich stärker ovale Körperquerschnitte, wie man sie am Körperstamm vorfindet, sowohl auf die Lage und die Ausbildung des Dosismaximums als auch vor

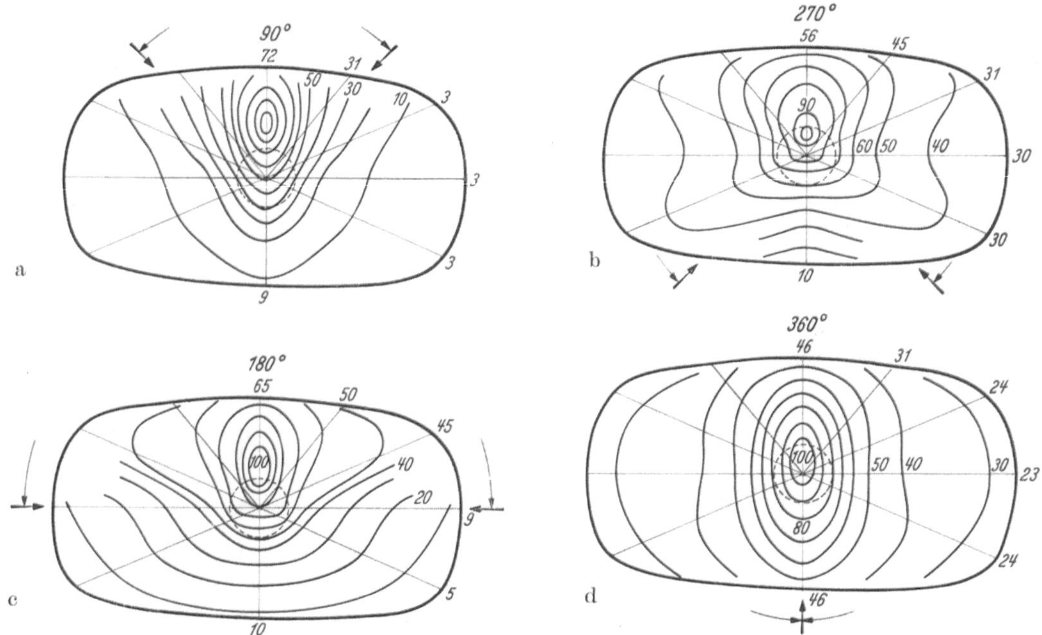

Abb. 112a—d. Dosisverteilung im Oval-Phantom bei verschiedenen Rotationswinkeln, Feldbreite 5 cm. (Nach H. NIELSEN)

allem auf die Form der niedrigeren Isodosen aus. Die verschiedenen Einflüsse wurden im großen Rahmen zuerst von H. NIELSEN (1944, 1948) eingehend untersucht, in neuerer Zeit wurden sie von HULTBERG u. Mitarb. (1959), DAHL u. VIKTERLÖF (1960), WICHMANN u. HEINZEL (1959) wesentlich ergänzt und auf die Kobalt-60-Teletherapie ausgedehnt.

Die Abb. 112 und 113 zeigen für einen homogenen Körper die Dosisverteilung bei verschiedenem Rotationswinkel und unterschiedlicher Lage der Achse. Bei zentraler Lage (Abb. 112) erkennt man, daß sich gegenüber der Anordnung der Isodosen im Zylinderphantom nicht nur die Form der Isodosen verändert hat, sondern zusätzlich auch das Dosismaximum weiter in Richtung der Winkelhalbierenden, also nach dem kürzesten Oberfläche-Achse-Abstand ausgewandert ist, bedingt durch den stärkeren Dosiszufluß aus dieser Richtung. Die Isodosen sind in Richtung der kürzeren Phantomachse ausgeweitet, weisen dagegen in der langen Achse eine Eindellung von außen auf. Bei breiterem Feld (Abb. 113a) kommt es sogar bei Vollrotation um 360° zu einer Aufspaltung des Dosismaximums in zwei getrennte Dosismaxima. Die exzentrische Lage der Rotationsachse bewirkt je nach ihrer Tiefe in den verschiedenen Winkelabschnitten eine allein von dieser beeinflußten Verzerrung der Isodosen. Diese Einflüsse sind für einen Erfahrenen durchaus abschätzbar, doch empfiehlt sich vielfach das eingehende Studium von Isodosen-

Atlanten und Tiefendosiskurven (Hultberg u. Mitarb., 1959; Dahl u. Vikterlöf, 1960; Keller, 1964; IAEA, 1967) oder die Durchführung eigener orientierender Messungen, da es nicht nur allein auf die Dosis im Herdgebiet, sondern im gleichen Maße auch auf die Dosisverteilung im gesamten Körperquerschnitt ankommt.

Von O'Connor (1954) und Wheatley (1965) wurden Verfahren angegeben, mit deren Hilfe man die Dosis in jedem beliebigen Punkt des durchstrahlten Gewebes ermitteln kann, doch stellen diese große Anforderungen. In den letzten Jahren hat sich immer mehr die Ermittlung von Dosisverteilungen mit digitalen Rechenautomaten durchgesetzt (Tsien, 1955; Schirrmeister u. Richter, 1964; Schoknecht, 1963—1970; Fehrentz,

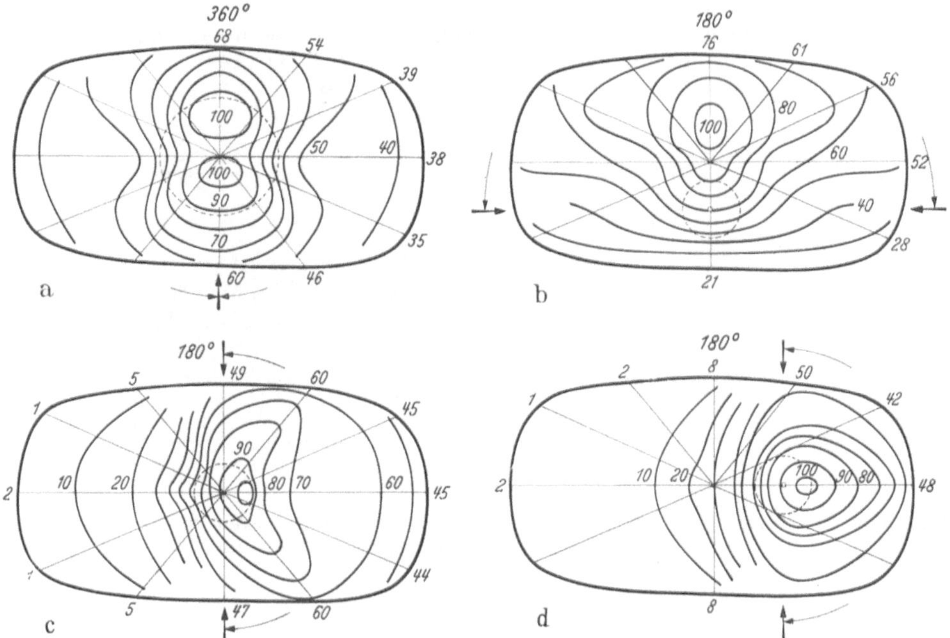

Abb. 113a—d. Dosisverteilung im Oval-Phantom. a Rotationswinkel 360°, Feldbreite 10 cm. b und c Rotationswinkel 180°, Feldbreite 5 cm. (Nach H. Nielsen)

Kuttig u. Braun, 1968, 1969), welche eine relativ genaue Ermittlung der Dosisverteilungen in mehreren Ebenen auch unter Berücksichtigung unterschiedlicher Absorptionsverhältnisse durch verschieden dichte Gewebe gestatten.

ζ) Gewebedichte

Ein weiterer Faktor, der sich auf die Dosisverteilung vor allem in der Bewegungsbestrahlung mit Orthovoltstrahlen, aber auch in der Megavolttherapie, insbesondere bei Bewegungsbestrahlung mit hochenergetischen Elektronen, auswirkt, sind Gewebe, welche in ihrer Dichte von wasseräquivalentem Gewebe abweichen. Hierauf haben ausführlich H. Nielsen (1948), Neumann u. Wachmann (1942), Jacobson u. Knauer (1956), Keller u. Je (1966), Dahl u. Vikterlöf (1960) hingewiesen und Faktoren zu ihrer Berücksichtigung angegeben.

Abb. 114 und 115 zeigen die Beeinflussung der Dosisverteilung im Vergleich zwischen einem homogenen und einem in seinem Aufbau dem Thorax mit lufthaltigem Lungengewebe sowie dem Beckenbereich mit Knocheneinschlüssen entsprechenden Körper (H. Nielsen, 1948). Man erkennt aus diesen Abbildungen, daß in der Orthovolttherapie das in seiner Dichte unter 1 liegende lufthaltige Lungengewebe eine Ausweitung, das eine Dichte von über 1 aufweisende Beckenskelet eine Zusammendrängung der Isodosen

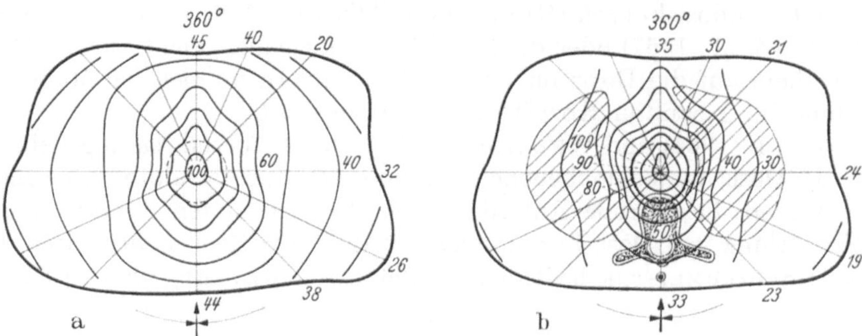

Abb. 114a u. b. Dosisverteilung bei Rotationsbestrahlung im homogenen (a) und inhomogenen Thorax-Phantom (b). Feldbreite 5 cm. (Nach H. Nielsen)

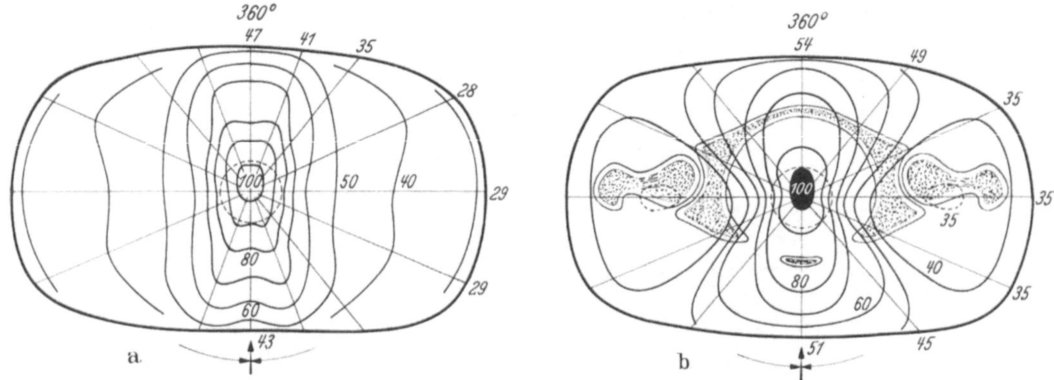

Abb. 115a u. b. Dosisverteilung im homogenen (a) und inhomogenen Becken-Phantom (b). Feldbreite 5 cm. (Nach H. Nielsen)

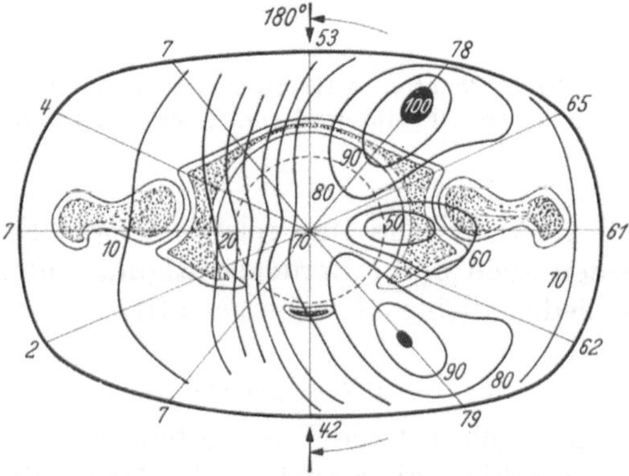

Abb. 116. Dosisverteilung bei Rotationsbestrahlung im Winkel von 180° über eine Beckenhälfte. Feldbreite 10 cm. (Nach H. Nielsen)

bewirkt. Noch stärker machen sich die Einflüsse des knöchernen Skelets auf die Dosisverteilung bei einer Teilrotation um eine Beckenhälfte bemerkbar (Abb. 116) (H. Nielsen, 1948; Spechter, 1956, 1957; Dahl u. Vikterlöf, 1960). Es kommt dadurch zu einer Aufspaltung des Dosismaximums in zwei exzentrisch liegende Dosismaxima außerhalb des kleinen Beckens. Wenn auch in der Megavolttherapie diese Einflüsse wegen des günstigen Massenschwächungskoeffizienten nicht mehr eine große Rolle spielen, so sollten sie doch vor allem bei der Durchstrahlung von lufthaltigen Geweben nicht vernachlässigt werden.

6. Ermittlung der Herddosis

In der Stehfeldbestrahlung erfolgt die Ermittlung der Herddosis meistens durch Anwendung von Tabellen aus der Einfalls- oder Oberflächendosis. Dieses Verfahren ist jedoch für die Bewegungsbestrahlung mit einer zu großen Fehlerbreite behaftet, da die Tiefendosiswerte meist für ein unendliches Phantom gewonnen wurden, für feste Focus-Haut-Abstände gelten und vorhandene Gewebeinhomogenitäten nicht berücksichtigt werden.

Bereits 1937 beschäftigte sich DU MESNIL mit den mathematischen Grundlagen der Herddosis- und Dosisverteilungsermittlung, welche an sich relativ einfach durch Summation der aus den verschiedenen Richtungen einfallenden Nutzstrahlenbündel aus Standard-

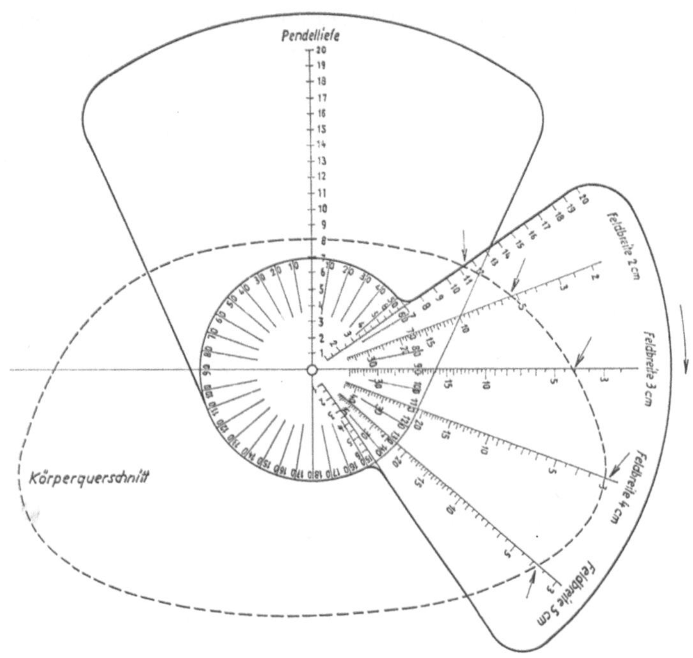

Abb. 117. Pendeldosimat. (Nach BÜCHNER)

Isodosen erfolgen kann (CASTRO, SOIFER u. QUIMBY, 1955). Für Partien außerhalb des bestrahlten Tumorvolumens wurde durch DU MESNIL (1941) die „Bestrahlungszeitdifferenz" eingeführt, d.h. die Zeit, während der die einzelnen Punkte des bestrahlten Volumens innerhalb des Nutzstrahlenbündels liegen, ausgedrückt in Prozent der Maximaldosis im Nutzstrahlenbündel. Die Dosis ist in erster Näherung proportional der Bestrahlungszeit mal der Dosisleistung.

In den letzten Jahren wurden die verschiedensten Methoden zur Dosisermittlung in der Bewegungsbestrahlung mit unterschiedlicher Genauigkeit angegeben.

a) Dosierung nach Schablonen und Ableselinealen

Von O'CONNOR (1954), BRAESTRUP u. MOONEY (1955), O'SHEA, CHANG u. HUTCHINSON (1957) wurden Strahlenfeld- und Ableselineale entwickelt, welche, auf den Körperquerschnitt mit eingezeichnetem Drehpunkt und Krankheitsherd aufgelegt, die Ablesung der prozentualen Dosisleistung im Drehpunkt gestatten. Nach ihrer Entnahme aus den einzelnen Einstrahlungsrichtungen wird die Mittelwertsbildung durchgeführt. Durch Multiplikation dieses Mittelwertes mit einem gemessenen Bezugswert erhält man die mittlere Dosisleistung im Drehpunkt.

Von BÜCHNER (1955) wurde ein sog. Pendel-Dosimat angegeben (Abb. 117). Dieser besteht aus einem System von Skalen, die jeweils für verschiedene Feldbreiten gelten und auf die verwendeten Focus-Haut- bzw. Focus-Drehachse-Abstände so eingestellt werden können, daß auf ihnen unmittelbar die aus verschiedenen Richtungen auf den Herd einwirkenden Dosisleistungen abgelesen werden können. Da bei dieser Vorrichtung der tatsächliche Dosisabfall berücksichtigt wird, sind die Ergebnisse genauer als bei der Berechnung mit einer mittleren Herdtiefe. Ähnliche Hilfsmittel werden neuerdings auch von anderen Autoren verwendet (z.B. O'SHEA, CHANG u. HUTCHINSON, 1957).

b) Rechnerische Methoden

Für alle rechnerischen Methoden muß ein Bezugswert herangezogen werden, welcher für eine genau definierte Anordnung von Strahlenquelle, Feldgröße und Meßpunkt gilt. Für die Bewegungsbestrahlung mit Orthovoltstrahlen bietet sich hierzu der sog. Röntgen-

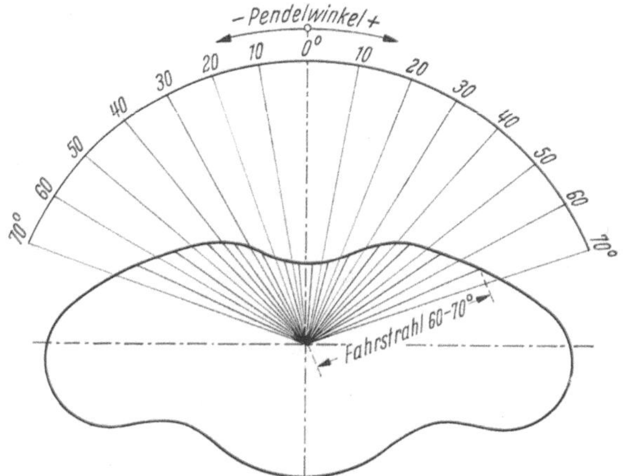

Abb. 118. Ermittlung des mittleren Fahrstrahls bei einem unregelmäßig geformten Körperquerschnitt. (Nach WACHSMANN u. BARTH)

wert, die Dosisleistung frei Luft im Abstand von 50 cm von der Strahlenquelle, an. Für die Megavolttherapie wurde als Bezugswert die Dosisleistung im Quelle-Drehpunkt-Abstand, gemessen im Elektronengleichgewicht, herangezogen. Bei den rechnerischen Methoden müssen stets die Feldgröße und die Strahlenqualität Berücksichtigung finden.

α) *Ermittlung der Herddosis aus dem „mittleren Fahrstrahl“* (KOHLER)

Die Berechnung basiert auf der Überlegung, daß die Rotationsbestrahlung ein automatisches Aneinanderreihen von einzelnen Stehfeldern darstellt, deren Zentralstrahlen auf den Drehpunkt ausgerichtet sind. Bei der Methode erfolgt die Einstellung in der sog. Einstellebene, meist die Senkrechte, für einen Focus-Haut-Abstand von 50 cm. Der Abstand Drehpunkt-Oberfläche in dieser Ebene wird hinzu addiert, die Summe stellt den am Gerät einzustellenden Pendelradius dar. Anhand eines maßstabgerechten Körperquerschnitts werden innerhalb des festgelegten Rotationswinkels in Winkelabschnitten von 10—30° die jeweiligen Drehpunkt-Haut-Abstände abgelesen (Abb. 118) und daraus der „mittlere Fahrstrahl“ errechnet. Aus einer Tabelle läßt sich für die entsprechende Feldgröße ein Faktor ablesen, der, mit dem Röntgenwert multipliziert, die Herddosisleistung, bezogen auf den Drehpunkt, ergibt.

β) *Ermittlung der Herddosis aus dem „mittleren Herdabstand“*

Hierbei wird von einem konstanten Rotationsradius ausgegangen. Nach Ermittlung der einzelnen Herdabstände (Drehpunkt-Haut-Abstände) und Mittelwertbildung kann aus einer Tabelle für die einzelnen Feldgrößen sofort die Dosisleistung in Prozent des Röntgenwertes entnommen werden. Von WICHMANN wurden hierzu Tabellen aufgestellt, aus denen für die verschiedenen Pendelwinkel und Herdfeldgrößen direkt die prozentuale Dosis im Dosismaximum abgelesen werden kann. Ähnliche Verfahren wurden von CASTRO, SOIFER u. QUIMBY (1955) sowie PLESCH (1959) angegeben.

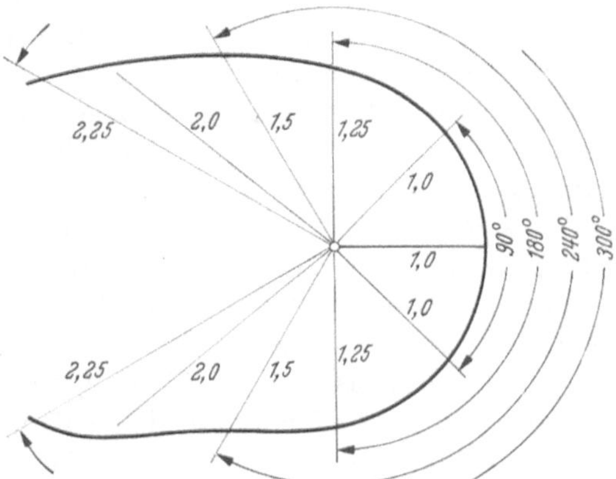

Abb. 119. Änderung des Herdabstandsverhältnisses mit dem Rotationswinkel. (Nach WICHMANN u. HEINZEL)

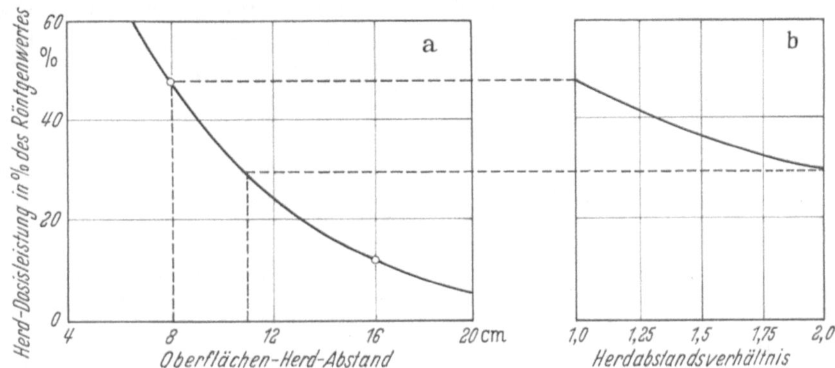

Abb. 120a u. b. Abhängigkeit der Herddosis vom Herdabstandsverhältnis. (Nach WICHMANN u. HEINZEL)

γ) Ermittlung der Herddosis aus dem „Mittelwert der Herddosisleistungen"

Hierbei wird für jeden Winkelabschnitt der Herdabstand bestimmt, für jeden dieser Herdabstände aus Tabellen oder Kurven die Herddosisleistung in Prozent des Röntgenwertes entnommen. Durch Bildung des Mittelwertes aus allen Dosisleistungswerten erhält man die mittlere Herddosisleistung.

δ) Ermittlung der Herddosis aus dem „Herdabstandsverhältnis"

Ein gleichbleibender Oberfläche-Herd-Abstand ist nur bei Achsenlage des Herdes im Zylinder anzutreffen. In der Praxis werden im Bestrahlungswinkelbereich immer unterschiedliche Abstände des Herdes von der Oberfläche auftreten. Wie stark sich dies auswirkt, läßt sich in einfacher Weise durch das sog. Herdabstandsverhältnis charakterisieren. Hierunter versteht man das Verhältnis zwischen dem längsten und dem kürzesten Herdabstand (Herdtiefe). Weist z.B. der längste Herdabstand den doppelten Wert des kürzesten auf, so beträgt das Herdabstandsverhältnis 2:1 oder in vereinfachter Schreibweise HAV 2. Die in einen solchen von der Kreisform abweichenden Körper eingestrahlte

Herddosis läßt sich am einfachsten durch das arithmetische Mittel der über den kürzesten und den längsten Herdabstand den Herd treffenden Herddosisleistungen festlegen. Dies stellt die einfachste Methode der Herddosisermittlung dar.

Exakt ist dieses Verfahren nur, wenn der Übergang vom kürzesten zum längsten Herdabstand im Patientquerschnitt dem Kurvenverlauf einer Ellipse entspricht.

Die Abb. 119 zeigt an einem ovalen Körperquerschnitt die Vergrößerung des Herdabstandverhältnisses mit zunehmender Größe des Rotationswinkels. Im allgemeinen sollte ein Herdabstandsverhältnis von 2 nicht überschritten werden, da der Zuwachs der Herddosis, wenn viel gesundes Gewebe durchstrahlt werden muß, nur gering ist.

Diese Verhältnisse sind in Abb. 120 für einen Körperquerschnitt näher erläutert, dessen kürzester Herdabstand, die Herdtiefe, 8 cm und dessen längster Herdabstand 16 cm beträgt, das Herdabstandsverhältnis errechnet sich daraus zu 2. Unter a) ist die Tiefendosiskurve in Prozent des Röntgenwertes dargestellt. Die starke Verminderung der Dosisleistung von 48 auf 12% durch die Abstandsvergrößerung von 8 auf 16 cm kommt deutlich zum Ausdruck. Unter b) ist die Verminderung der mittleren Herddosisleistung mit wachsendem Herdabstandsverhältnis gezeigt. Für HAV 2 ergibt sich eine mittlere Herddosisleistung, die, auf die Tiefendosiskurve a) übertragen, einem Herdabstand von 11 cm entsprechen würde und nicht etwa 12 cm, wie das arithmetische Mittel der Herdabstände. Die Ursache hierfür ist die Nichtlinearität der Tiefendosiskurve, die bei der Herddosisbestimmung mit Hilfe des Herdabstandverhältnisses in einfacher Weise berücksichtigt wird. Gehört zu der oben angenommenen Herdtiefe von 8 cm bei gleichem Rotationswinkel von 240° ein anderer längster Herdabstand, z.B. 12 cm, so ist unter b) für das entsprechende HAV 1,5 unmittelbar die mittlere Herddosisleistung abzulesen.

Die oben beschriebene Methode wurde von WICHMANN erarbeitet und in den „Tabellen zur Dosierung bei Bewegungsbestrahlung", Hamburg 1953, tabellarisch für alle in Frage

Tabelle 1. *Vergleich der Berechnung der Herddosisleistung aus dem mittleren Herdabstand, dem Mittelwert der Herddosisleistungen und dem Herdabstandsverhältnis*

	Aus mittlerem Herdabstand		Aus Mittelwert der Herddosisleistungen	
	cm	cm	R/min	R/min
120°	20	18	3,5	6
90°	16	15	8,5	10,25
60°	14	12,5	12	16,5
30°	11	10,5	21	23
0°	10	10,5	25	23
30°	11	12,5	21	16,5
60°	14	15	12	10,25
90°	16	18	8,5	6
120°	20		3,5	
	132:9	112:8	115:9	111,5:8
	14,5 cm	14 cm	13 R/min	14 R/min
	11 R/min	12 R/min		
	−21%	−14%	−7%	

Aus Herdabstandsverhältnis: Kürzester Herdabstand 10 cm; längster Herdabstand 20 cm. HAV 1:2, 14 R/min, 0%.

kommenden Rotationswinkel, Herdfeldgrößen und Herdabstandsverhältnisse aufgeführt, die durch Multiplikation mit dem Röntgenwert die Herddosisleistung im Bereich des Dosismaximums ergeben. Die Tabelle 1 zeigt einen Vergleich der 3 genannten Möglichkeiten für ein bestimmtes Beispiel. Für die Winkel von 30° zu 30° ist der Herdabstand bestimmt worden, variierend zwischen 10 cm (der Herdtiefe) und 20 cm (dem größten Herdabstand von der Oberfläche). Durch Summation und anschließende Division durch die Anzahl der Meßpunkte ergibt sich der „mittlere Herdabstand" und dafür anhand der entsprechenden Tabelle zur Ermittlung der Herddosis aus Winkelabschnitten die mittlere Herddosisleistung von 11 R/min bei einem Röntgenwert von 100 R/min. Genauer wird die Methode, wenn man jeweils den mittleren Abstand im Winkelbereich von 30 oder sogar 10° bei entsprechend größerem Arbeitsaufwand bestimmt. Es ergeben sich dann 14 statt 14,5 cm für den mittleren Herdabstand und eine etwas höhere Dosisleistung von 12 R/min.

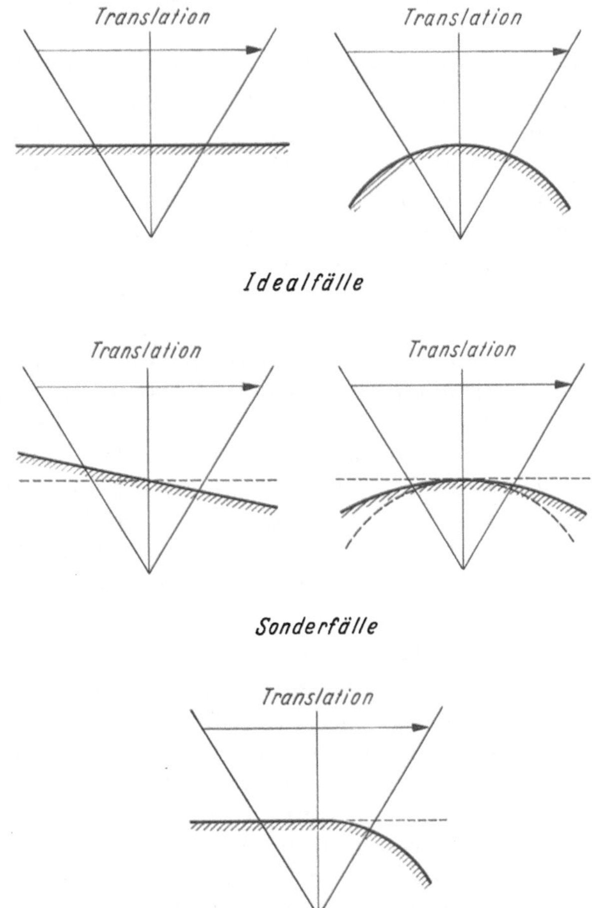

Abb. 121. Einstrahlung in Translationsebene bei unterschiedlicher Form der Oberfläche. (Nach WICHMANN u. HEINZEL)

Für die 2. Methode entnimmt man der genannten Tabelle zu jedem Herdabstand die Herddosisleistung und bildet den Mittelwert der Herddosisleistungen, in diesem Falle 13 R/min. Auch hier kann man mit größerem Arbeitsaufwand durch Bestimmung der mittleren Dosisleistungen im Winkelbereich von 30° oder kleiner eine weitere Genauigkeit erreichen, die im vorliegenden Falle zu 14 R/min führt.

Schließlich kann man sich auf die Bestimmung des kürzesten (10 cm) und längsten (20 cm) Herdabstandes beschränken und mit Hilfe des Herdabstandverhältnisses (1:2) unmittelbar die mittlere Herddosisleistung aus den Dosistabellen entnehmen. Sie beträgt im vorliegenden Falle 14 R/min.

Die Abweichungen von dem bestmöglich bestimmten Wert 14 R/min sind ebenfalls angegeben.

Die Methode der Herddosisbestimmung aus dem Herdabstandsverhältnis kann für die Pendelkonvergenzbestrahlung ebenfalls Anwendung finden. Die Verhältnisse hinsichtlich der Verlängerung des Focus-Drehpunkt-Abstandes und der Drehpunkt-Haut-Abstände beim Ablauf der Translationsbewegung sind für verschiedene Beispiele in Abb. 121 dargestellt. Die Korrekturfaktoren, die bei der Berechnung der Herddosisleistung berücksichtigt werden müssen, sind in den „Tabellen zur Dosierung bei Bewegungsbestrahlung" von WICHMANN sowie bei WICHMANN u. HEINZEL (1959) angegeben.

Weiterhin finden sich bei den genannten Autoren Faktoren zur Bestimmung der Herddosis bei Schrägrotation sowie für die Oberflächendosis in Abhängigkeit vom Pendelwinkel, der Feldgröße und den Dimensionen des Bestrahlungsfeldes.

ε) *Berücksichtigung der Strahlenschwächung durch unterschiedlich dichtes Gewebe*

Der menschliche Körper stellt ein geschichtetes Medium aus Geweben unterschiedlicher Dichte dar, welche eine voneinander abweichende Strahlenschwächung bewirken, was die Herddosisleistung nicht unwesentlich beeinflussen kann. Nur bei Weichteilgewebe kann etwa die Dichte 1 angenommen werden; in den anderen Körperregionen heben sich die Unterschiede teilweise gegenseitig auf, können jedoch bei der Berechnung der Herddosis bei Bewegungsbestrahlung nicht vernachlässigt werden, da sonst Fehler bis zu 50% auftreten können. Die Absorptionsunterschiede lassen sich völlig exakt nur durch direkte Messungen am Krankheitsherd mit kleinen Ionisationskammern erfassen, was aber nur vereinzelt möglich ist. Es bleibt also nur die Messung der Durchgangsdosis oder die Berücksichtigung von mittleren Korrekturfaktoren. Diese wurden experimentell von NEUMANN u. WACHSMANN (1942), NAHON u. NAIDORF (1952) sowie JACOBSON u. KNAUER (1956) bei einer Vielzahl von Patienten ermittelt. Die Korrekturfaktoren schwanken für Lungengewebe bei Bestrahlung im Thoraxbereich bei Orthovolttherapie zwischen 1 und 2 (Mittelwert 1,4), bei Kobalt-60 zwischen 1 und 1,5 (Mittelwert 1,15), für Knochengewebe im Bereich des Schädels und des Beckens bei Orthovolttherapie zwischen 0,65 und 0,95 (Mittelwert 0,8), bei Kobalt-60 liegt der Faktor etwa bei 1.

ζ) *Ermittlung der Herddosis aus dem Herd-Luftdosis-Verhältnis*

Diese Methode wird in der Kobalt-60-Bewegungsbestrahlung bevorzugt angewendet und beruht auf dem Verhältnis der Dosisleistung im Herdgebiet zur Dosisleistung an der gleichen Stelle, frei Luft gemessen [engl. Tumor-air-ratio (TAR)]. Bei Kobalt-60 muß die Messung im Elektronengleichgewicht erfolgen. Die TAR wurde von WHEATLEY (1955), WORTHLEY u. WHEATLEY (1952), JOHNS, WHITMORE, WATSON u. UMBERG (1953), KLIGERMAN, ROSEN u. QUIMBY (1954), JOHNS, MORRISON u. WHITMORE (1956), STERN (1956), ENNUYER u. GUENOT (1957), MICELI u. DE CASTRO (1957), SALVIONI u. SCHULZ (1959), KUTTIG u. FRISCHBIER (1960) für Orthovolttherapie bzw. für Kobalt-60-γ-Strahlen ausgearbeitet. Entsprechende Tabellen finden sich auch im Suppl. Nr. 10 des Brit. J. Radiol. 1960. Es handelt sich um Dosisleistungsfaktoren für verschiedene Feldgrößen und Herdabstände, die, mit dem Dosisleistungswert frei Luft an der gleichen Stelle multipliziert, die Dosisleistung an der gleichen Stelle im Körper des Patienten ergeben. In der Praxis wird meist das arithmetische Mittel der in Winkelabschnitten von 10—30° aus einem Körperquerschnitt entnommenen Herdabstände gebildet und dafür aus der Tabelle das Herd-Luftdosis-Verhältnis abgelesen. In Tabelle 2 sind für Kobalt-60 experimentell ermittelte Faktoren aufgeführt. Die Methode ist in der Kobalt-60-Teletherapie anwendbar für Rotationsradien zwischen 50 und 100 cm, obgleich nach SALVIONI u. SCHULZ (1959) der unterschiedliche Abstand doch eine Beeinflussung der Faktoren bewirkt.

η) *Indirekte Dosismessung am Patienten mit Hilfe der Durchgangsdosis*

Unter der Durchgangsdosis versteht man den nach Durchstrahlung des Objektes in einer bestimmten Entfernung noch vorhandenen Teil der Primärstrahlung. Sie wird mit

Tabelle 2. *Herddosis-Luftdosis-Verhältnis bei Kobalt-60-Pendelbestrahlung mit einem Pendelradius von 60 cm für verschiedene Feldgrößen*

Achsentiefe cm	4×4	4×6	4×8	4×10	6×6	6×8	6×10	6×16	8×8	8×10	8×16	10×10	10×14	10×16
2	0,970	0,975	0,981	0,979	0,981	0,991	0,992	0,996	0,994	0,996	1,000	1,005	1,011	1,013
2,5	0,946	0,954	0,962	0,959	0,961	0,972	0,972	0,979	0,976	0,978	0,984	0,987	0,995	0,998
3	0,922	0,934	0,943	0,940	0,941	0,953	0,953	0,962	0,958	0,961	0,968	0,969	0,979	0,983
3,5	0,898	0,914	0,924	0,922	0,922	0,934	0,935	0,946	0,941	0,945	0,953	0,952	0,964	0,968
4	0,874	0,893	0,905	0,902	0,902	0,915	0,915	0,929	0,923	0,927	0,937	0,934	0,948	0,953
4,5	0,855	0,873	0,885	0,883	0,885	0,896	0,898	0,912	0,906	0,913	0,921	0,920	0,932	0,937
5	0,837	0,855	0,866	0,865	0,868	0,878	0,881	0,895	0,890	0,899	0,907	0,907	0,917	0,921
5,5	0,819	0,836	0,847	0,847	0,851	0,860	0,864	0,878	0,874	0,885	0,892	0,894	0,902	0,905
6	0,800	0,816	0,827	0,828	0,834	0,841	0,847	0,861	0,857	0,871	0,876	0,880	0,886	0,889
6,5	0,776	0,794	0,805	0,807	0,811	0,821	0,827	0,839	0,835	0,849	0,856	0,858	0,867	0,870
7	0,753	0,773	0,784	0,787	0,790	0,802	0,807	0,819	0,815	0,827	0,837	0,837	0,849	0,851
7,5	0,730	0,751	0,763	0,767	0,768	0,782	0,787	0,798	0,794	0,805	0,817	0,815	0,830	0,832
8	0,706	0,729	0,741	0,746	0,745	0,762	0,767	0,776	0,772	0,783	0,797	0,793	0,811	0,813
8,5	0,682	0,706	0,719	0,723	0,723	0,739	0,745	0,755	0,751	0,762	0,777	0,773	0,792	0,796
9	0,660	0,684	0,698	0,700	0,703	0,716	0,724	0,737	0,731	0,742	0,758	0,753	0,773	0,779
9,5	0,637	0,662	0,676	0,677	0,682	0,693	0,703	0,716	0,711	0,721	0,738	0,733	0,754	0,762
10	0,613	0,639	0,654	0,654	0,660	0,670	0,681	0,695	0,690	0,700	0,718	0,713	0,735	0,745
10,5	0,599	0,622	0,636	0,638	0,642	0,654	0,664	0,679	0,672	0,684	0,701	0,698	0,719	0,728
11	0,587	0,606	0,619	0,622	0,626	0,639	0,648	0,663	0,656	0,669	0,685	0,683	0,703	0,712
11,5	0,574	0,590	0,602	0,606	0,609	0,623	0,631	0,647	0,639	0,654	0,669	0,668	0,687	0,695
12	0,560	0,573	0,584	0,590	0,591	0,607	0,614	0,631	0,621	0,638	0,652	0,653	0,671	0,678
12,5	0,543	0,555	0,568	0,573	0,574	0,589	0,596	0,614	0,604	0,619	0,636	0,635	0,654	0,661
13	0,528	0,539	0,552	0,557	0,558	0,573	0,580	0,598	0,587	0,602	0,621	0,618	0,638	0,644
13,5	0,512	0,522	0,536	0,540	0,541	0,556	0,563	0,581	0,570	0,584	0,604	0,601	0,621	0,627
14	0,495	0,504	0,520	0,523	0,524	0,538	0,545	0,564	0,553	0,565	0,589	0,583	0,604	0,610
14,5	0,480	0,490	0,505	0,509	0,509	0,523	0,530	0,549	0,538	0,550	0,573	0,567	0,588	0,594
15	0,465	0,478	0,491	0,496	0,495	0,509	0,417	0,535	0,523	0,536	0,558	0,553	0,574	0,580
15,5	0,450	0,465	0,477	0,482	0,480	0,495	0,503	0,521	0,508	0,521	0,544	0,538	0,559	0,565
16	0,435	0,451	0,462	0,468	0,465	0,480	0,488	0,506	0,493	0,506	0,528	0,522	0,543	0,549
16,5	0,423	0,437	0,449	0,454	0,452	0,466	0,474	0,492	0,479	0,492	0,514	0,508	0,529	0,534
17	0,411	0,425	0,436	0,441	0,439	0,451	0,461	0,479	0,467	0,479	0,501	0,495	0,516	0,521
17.5	0,399	0,412	0,423	0,427	0,426	0,440	0,448	0,466	0,454	0,466	0,488	0,481	0,503	0,507
18	0,387	0,398	0,410	0,413	0,413	0,426	0,434	0,452	0,440	0,452	0,474	0,467	0,489	0,492
18,5	0,374	0,385	0,397	0,401	0,400	0,413	0,421	0,439	0,427	0,439	0,460	0,453	0,475	0,478
19	0,361	0,374	0,386	0,390	0,388	0,402	0,408	0,427	0,416	0,427	0,447	0,441	0,463	0,467
19,5	0,348	0,362	0,374	0,378	0,375	0,390	0,395	0,414	0,404	0,415	0,434	0,428	0,450	0,455
20	0,335	0,349	0,361	0,366	0,362	0,377	0,382	0,401	0,391	0,402	0,420	0,414	0,436	0,441

einer empfindlichen Kammer hinter dem Objekt gemessen, die so angeordnet ist, daß sie weder von dem Objekt noch von sonstigen Gegenständen Streustrahlung empfangen kann (über 10 cm Abstand vom durchstrahlten Körper). Eine zusätzliche Abschirmung der Ionisationskammer gegen Störstrahlung aus dem Raum ist bei Orthovoltstrahlen nicht erforderlich, dagegen bei Anwendung der Methode in der Kobalt-60-Teletherapie. Hierzu wurde von PFALZNER (1956) eine Bleiabschirmung der Kammer mit auf die Strahlenquelle focussierten siebförmigen Bohrungen angegeben. Die Methode wurde von NEUMANN u. WACHSMANN (1942) entwickelt und von ROBBINS u. MESZAROS (1954), BECKER, WERNER u. KUTTIG (1954), FEDORUK u. JOHNS (1957), O'CONNOR (1954),

BRAESTRUP, HERTSCH u. MOONEY (1958), DAHL u. VIKTERLÖF (1956), BAILY u. BEYER (1958), PFALZNER (1956), 1958), PFALZNER u. INCH (1956), BULLEN u. INCH (1958), NAHON u. NAIDORF (1952), SCHULZ u. Mitarb. (1961) für die Dosimetrie angewendet. Das Prinzip des Meßvorganges zeigt die Abb. 122. Unter Zuhilfenahme eines Nomogramms (Abb. 123) nach NEUMANN u. WACHSMANN läßt sich die Herddosis bestimmen. Weiterhin kann man aus dem Durchmesser eines nichtwasseräquivalenten absorbierenden Körpers und der gemessenen Durchgangsdosis den Korrekturfaktor für die Gewebe-

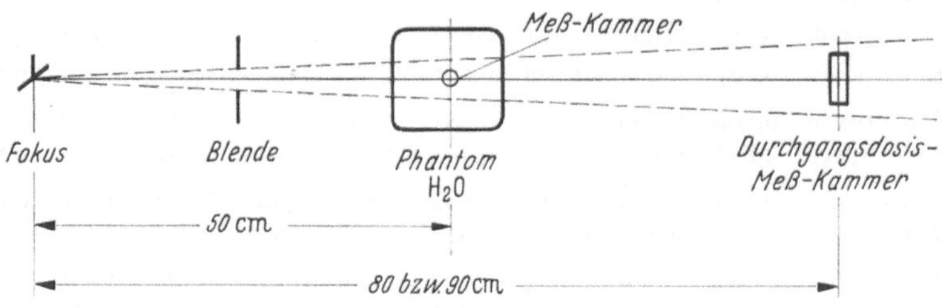

Abb. 122. Prinzip der Durchgangsdosismessung

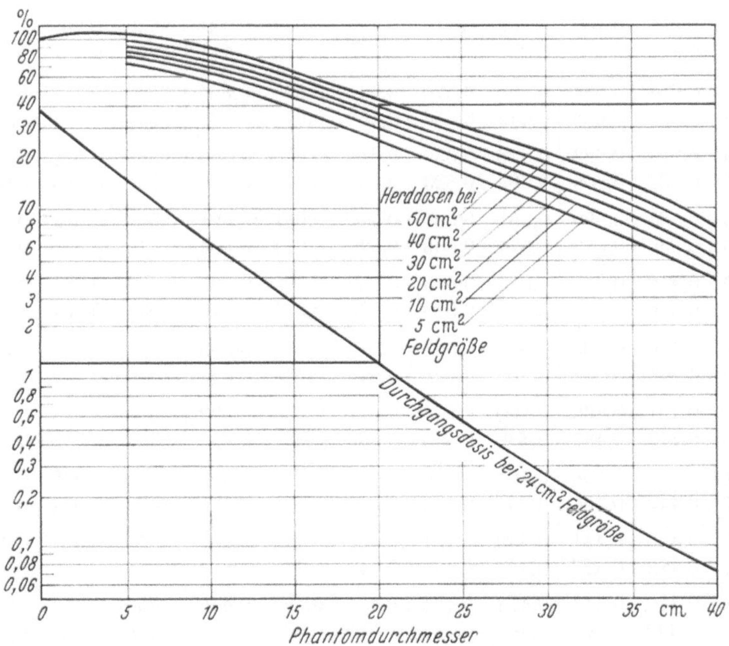

Abb. 123. Nomogramm zur Berechnung der Herddosisleistung aus der Durchgangsdosis. (Nach NEUMANN u. WACHSMANN)

absorption ermitteln und bei der Berechnung der Herddosis berücksichtigen. Die Methode ist nur anwendbar bei annähernder Vollrotation. Weiterhin ist sie bei einem sehr stark geschichteten Körper mit Anteilen unterschiedlicher Dichte mit einem relativ großen Fehler behaftet.

Technisch kann entweder so vorgegangen werden, daß in verschiedenen Winkelabschnitten jeweils bei feststehender Strahlenquelle die Durchgangsdosis gemessen wird, oder man mißt die Integral-Durchgangsdosis während des Bewegungsablaufes.

Von BERCY (1955) wurde ein kompliziertes Verfahren beschrieben, bei dem eine automatische Ermittlung der Herddosis auf mechanisch-elektrischem Wege möglich ist. Dabei wird die Körperkontur während der Rotation durch zwei Fühlhebel abgetastet, welche auf Potentiometer einwirken, die über ein elektrisches System bei entsprechender Eichung eine direkte Dosisanzeige gestatten.

Weitere Verfahren zur Ermittlung der Herddosis wurden von du Mesnil (1938, 1939, 1940), Maurer u. Mitarb. (1957), Maurer (1959), Trump u. Mitarb. (1954), Lamarque u. Mitarb. (1957) sowie von Hagemann u. du Mesnil (1964) angegeben.

ϑ) Ermittlung der Herddosis bei Schalen- und Tangentialrotationsbestrahlung

Auch bei Schalen- und Tangential-Bestrahlung folgt die Dosisverteilung einer klaren Gesetzmäßigkeit (Keller, 1964; Matschke u. Mitarb., 1962, 1963). Die Dosis steigt von der Oberfläche bis zum Maximum an. Die Stelle des Dosismaximums entspricht der achsenfernen Begrenzung des Strahlenbündels an dem Punkt der Rotationsbewegung, wo der Strahl senkrecht auf den betrachteten Bezugsdurchmesser einfällt. Vom Maximum fällt dann die Dosis entlang des Nutzstrahlenbündels bei konventionellen Röntgenstrahlen steiler, bei der ultraharten Strahlung flacher ab.

Von Keller (1964) wurden Dosisverteilungskurven für 200 kV-Röntgenstrahlung, Kobalt-60-γ-Strahlung und 17 MV-Röntgenstrahlung, bezogen auf den Röntgenwert und für einen Rotationswinkel von 180°, angegeben. Die für eine bestimmte Herddosis erforderliche Bestrahlungszeit errechnet sich durch Division der gewünschten Herddosis durch das Produkt aus dem Röntgenwert, dem aus den Kurven zu entnehmenden Tiefenfaktor und einem Korrekturfaktor für andere Rotationswinkel als 180°.

7. Ermittlung der Oberflächendosis

Die Bedeutung der Oberflächendosis tritt in der Bewegungsbestrahlung weit hinter der Bedeutung der Herddosis zurück, doch muß sie bei der Bestrahlungsplanung zur Einhaltung der Hauttoleranz berücksichtigt werden. Beim Rotationsvorgang bleibt die

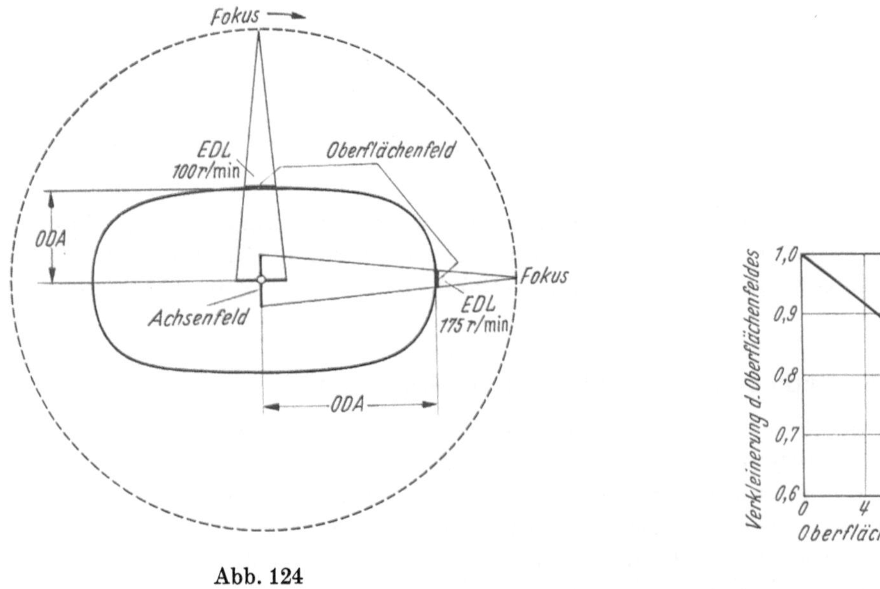

Abb. 124

Abb. 125

Abb. 124. Veränderung des Oberflächenfeldes am ovalen Körper bei Rotation. (Nach Wichmann u. Heinzel)

Abb. 125. Verkleinerung des Oberflächenfeldes mit zunehmendem Oberfläche-Drehpunkt-Abstand

Achsenfeldgröße unverändert, während sich die Oberflächen-Feldgröße mit zunehmendem Abstand der Oberfläche von der Rotationsachse verkleinert (Abb. 124). Die Verminderung der Oberflächendosis an drehachsenferneren Punkten wird also nicht nur durch eine

Verteilung auf einen größeren Umfang, sondern auch durch eine Verkleinerung der Feldbreite erreicht, und zwar trotz der mit Annäherung an den Focus steigenden Einfallsdosisleistung (EDL) (Abb. 125). Zum anderen werden bei gegebener Achsenfeldbreite wegen der konstanten Winkelgeschwindigkeit gleich große Kreisbögen entsprechend der Feldbreite um so länger der Strahlung ausgesetzt, je dichter sie an der Rotationsachse liegen (Abb. 126). Die Oberflächendosis ist demnach um so größer, je näher die Oberfläche dem Drehpunkt liegt, und um so niedriger, je weiter die Oberfläche vom Drehpunkt entfernt ist. Es ließe sich demnach für jede Drehtiefe durch die Division Umfang/Oberflächen-Feldbreite der Faktor ermitteln, um den sich die Oberflächendosis bei voller Rotation gegenüber dem Stehfeld vermindert. Doch würde dies zu einer zu kleinen Oberflächendosis führen, was durch Nichtberücksichtigung des Halbschattens zu erklären ist. Die wirksame Feldbreite muß demnach schon aus diesem Grunde größer als die geometrische Feldbreite sein. Darüber hinaus werden die umgebenden Oberflächengebiete noch von der Streustrahlung aus dem Bereich des Strahlenkegels getroffen.

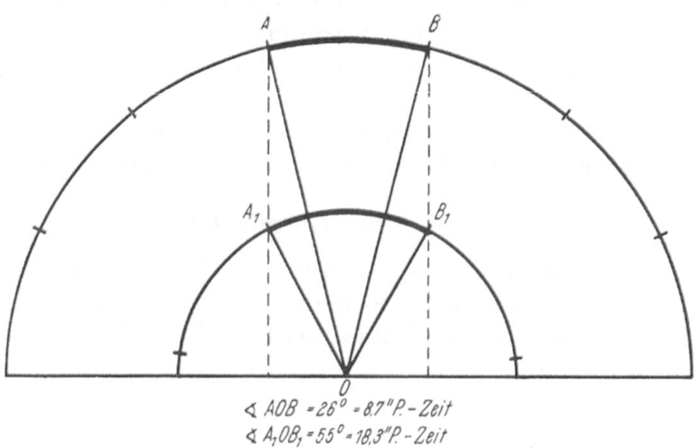

Abb. 126. Einfluß der Momentan-Achsentiefe auf die Oberflächendosis gleichbreiter Hautfelder. (Nach ROSSMANN)

Zur rechnerischen Ermittlung der Oberflächendosis wurden von verschiedenen Autoren Methoden angegeben, so von DU MESNIL (1941), DU MESNIL und FIEBELKORN (1954), ROSSMANN (1954), MARQUÉS, BRU u. DELPLA (1956), ROMBERG (1956, 1957), KELLER (1964).

8. Methoden zur Ermittlung der Dosisverteilung

Die Ermittlung der Dosisverteilung innerhalb des bestrahlten Körperquerschnitts ist relativ schwierig. Im allgemeinen wird aus Messungen im homogenen oder gewebeäquivalenten Phantom approximativ auf die individuellen Dosisverteilungsverhältnisse im Patienten geschlossen. Dies ist selbstverständlich ungenau, doch läßt es den Erfahrenen wertvolle Schlüsse auf die zu erwartende Strahlenbelastung im zu bestrahlenden Volumen und den Organen ziehen. Genauere, jedoch ebenfalls nur approximative Angaben über die Dosisverteilung erhält man durch Messungen an Phantomen, in denen Körpergewebe unterschiedlicher Dichte entsprechend ihrer topographischen Lage eingesetzt sind (z.B. Alderson-Rando-Phantom). Da bei der Bewegungsbestrahlung in erster Linie die Dosisverteilung in der Umgebung des Drehpunktes interessiert, lassen derartige Phantome annähernd auf die im Patienten vorzufindenden Verhältnissen schließen. Außerdem wirken sich Abweichungen von Patient zu Patient vor allem auf die peripheren Isodosen aus, während die Dosisverteilung im Herdbereich praktisch unverändert bleibt. Werden nach bekannten Verfahren die Herddosis und die Oberflächendosis bestimmt, so ist die absolute Dosis an jeder Stelle des bestrahlten Körperabschnittes bekannt (WICHMANN, 1957).

Da die ionometrische Bestimmung der Dosisverteilung im Phantom äußerst zeitraubend ist, findet meist die filmdensitometrische Methode Anwendung.

Von BIRKNER u. Mitarb. (1962) wurde dagegen ein automatischer Isodosenschreiber angegeben, mit dessen Hilfe unter ionometrischer Ermittlung der Dosisverteilung mit kleinen Kondensatorkammern eine wesentlich schnellere Dosisverteilungsmessung möglich ist, welche zusätzlich noch die Berücksichtigung der individuellen Körperkonturen des Patienten gestattet.

Zur rechnerischen Bestimmung der Dosisverteilung wurden erstmals von O'CONNOR (1954) und WHEATLEY (1955) rechnerisch-analytische Verfahren angegeben. Da die Berechnungen jedoch sehr zeitraubend sind, erfolgen meist verschiedene Vereinfachungen, z.B. die Annahme, daß die Einzelfeldisodosenkonturen flach auf die zu bestrahlende Oberfläche auftreffen, daß keine Divergenz der Strahlung besteht oder daß auf die Veränderung der relativen Tiefendosis mit dem Focus-Haut-Abstand verzichtet wird usw. In den letzten Jahren wurden die verschiedensten Berechnungsmethoden beschrieben, insbesondere zur Anwendung von digitalen Rechenautomaten (TSIEN, 1955; WEBSTER u. TSIEN, 1965; SCHOKNECHT, 1963—1969; SCHIRRMEISTER u. RICHTER, 1964; FEHRENTZ, KUTTIG u. BRAUN, 1968, 1969).

Im Prinzip kann die einfache Dosisverteilungsberechnung bei Rotationsbestrahlung auf zwei Arten erfolgen (TSIEN u. Mitarb., 1967):

a) unter Zugrundelegung der Bestrahlungsdauer an jedem Punkte des Körperquerschnitts,

b) unter Zusammensetzung der Rotationsbestrahlung aus vielen Einzelstehfeldern.

Bei der ersten Methode errechnet sich die Dosis an einem bestimmten Punkt relativ zur Dosis in der Rotationsachse aus der allgemeinen Gleichung (ROBBINS u. TSIEN, 1958)

$$D_P = \frac{\bar{R}_P}{\bar{R}_C} \cdot \frac{t}{T},$$

worin D_P die Dosis an Punkt P relativ zur Dosis in der Rotationsachse, R_P die mittlere Dosisleistung in Punkt D während der Zeit t, in der er vom Nutzstrahlenbündel überstrichen wird, $\bar{R}_C$ die mittlere Dosisleistung in der Rotationsachse während der vollen Bestrahlung über den eingestellten Rotationswinkel in der Zeit T sind. Der erste Faktor $(\bar{R}_P/\bar{R}_C)$ stellt den Dosisleistungsfaktor, der zweite Faktor (t/T) den Zeitfaktor dar. Da der Punkt P aber auch eine gewisse Dosis in der Zeit erhält, in der er nicht im Nutzstrahlenbündel liegt, muß die Gleichung erweitert werden in:

$$D_P = \frac{\bar{R}_{Pi}\, t_i + \bar{R}_{P0}\, t_0}{\bar{R}_C\, T},$$

worin P_i und P_0 für Punkte innerhalb bzw. außerhalb des Nutzstrahlungsbündels gelten. Die Zeiten t_i und t_0, in denen der Punkt innerhalb bzw. außerhalb des Nutzstrahlenbündels liegt, werden bestimmt durch die Feldgröße, den Rotationsradius und durch den Abstand des interessierenden Punktes von der Rotationsachse (DU MESNIL, 1937; JOHNS, MORRISON u. WHITMORE, 1956; CRAIG, 1965).

Trotz der theoretischen Berechtigung dieser Berechnungsmethode liegt die Schwierigkeit der Anwendung in der korrekten Bestimmung der mittleren Dosisleistung an den einzelnen Punkten innerhalb des Körperquerschnitts.

Die alternative Methode zur Berechnung der Dosisverteilung geht von der Zusammensetzung der Rotationsbestrahlung aus vielen Einzelstehfeldern aus, so daß die Dosis an jedem Punkt des Körperquerschnitts die Summe der Dosen aus jedem Einzelfeld ist (COHEN u. MARTIN, 1966). Je größer die Anzahl der Felder, um so genauer ist die Methode. Die Einzelfelder sollten sich dabei jeweils an der Oberfläche überlappen (SUMMERS u.

Mitarb., 1964). Berücksichtigt werden muß aber hierbei, daß bei Bewegungsbestrahlung sich die Focus-Haut-Abstände und die Dosisleistung in der Rotationsachse mit der Körperkontur ändern. Dagegen ist bei einem konstanten Rotationsradius die Dosisleistung frei Luft in der Rotationsachse stets gleich.

Eine weitere Berechnungsmethode basiert auf der Verwendung von Polarkoordinaten (TSIEN, 1955, 1958). Die Stehfeldisodosenwerte sind numerisch ausgedrückt in relativen Dosen. Hierzu ist häufig eine graphische Interpolation notwendig, doch wurden von PFALZNER u. MCDONALD (1965) sowie FITZGERALD, BRUNO u. MAUDERLI (1966) auch

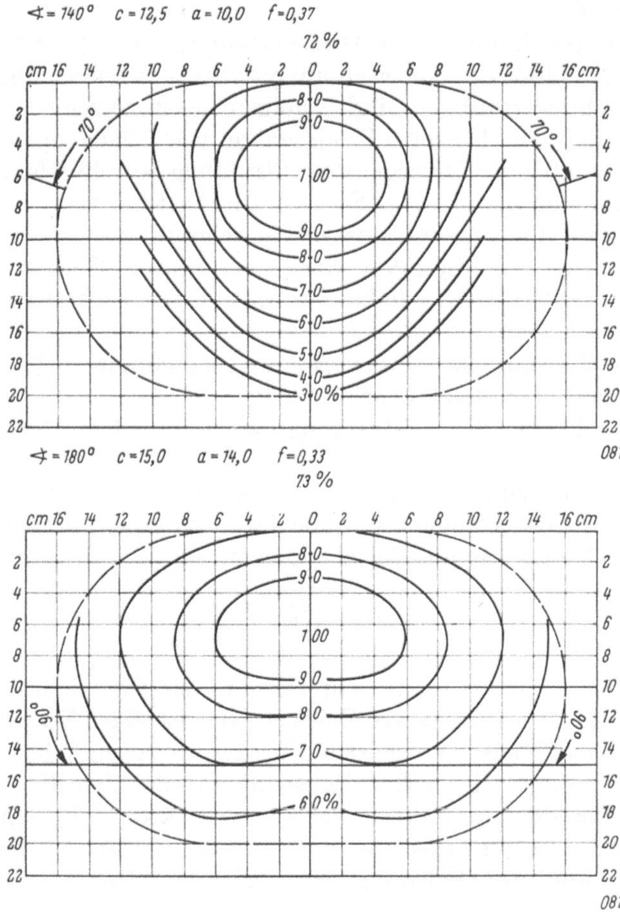

Abb. 127. Isodosen im ovalen Phantom bei Rotationsbestrahlung mit Kobalt-60-γ-Strahlen. (Nach HULTBERG u. Mitarb.)

direkte Messungen durchgeführt. Die Methode stellt heute meist die Grundlage zur Anwendung von digitalen Rechenautomaten in der Bestrahlungsplanung dar (TSIEN u. Mitarb., 1967). Die Dosis in der Rotationsachse für jede Feldgröße hängt jedoch von der Dicke des durchstrahlten Gewebes sowie von dem sich damit ändernden Focus-Haut-Abstand ab und ist direkt proportional dem Gewebe-Luftdosis-Verhältnis. Jede Dosisleistungsänderung in der Rotationsachse drückt sich auch in einer Dosisleistungsänderung an jedem anderen Punkt im Körperquerschnitt aus. Deshalb müssen die Körperkonturen in Rechnung gestellt werden, welche sich außerdem noch dadurch auswirken können, daß die Oberfläche während der Rotationsbestrahlung nicht senkrecht vom Nutzstrahlenbündel getroffen wird. So kommt auf der einen Seite des einzelnen Bestrahlungsfeldes ein „Gewebedefizit“, auf den anderen ein „Gewebeüberschuß“ zustande (TSIEN u. Mitarb.,

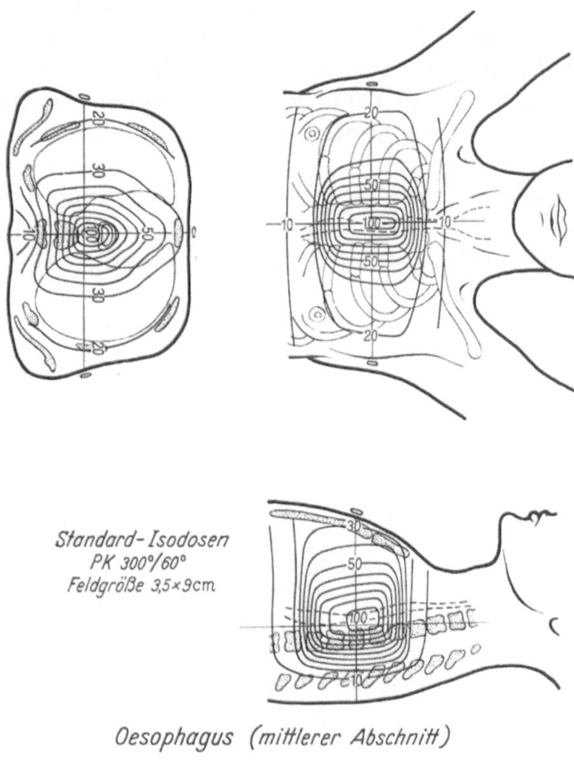

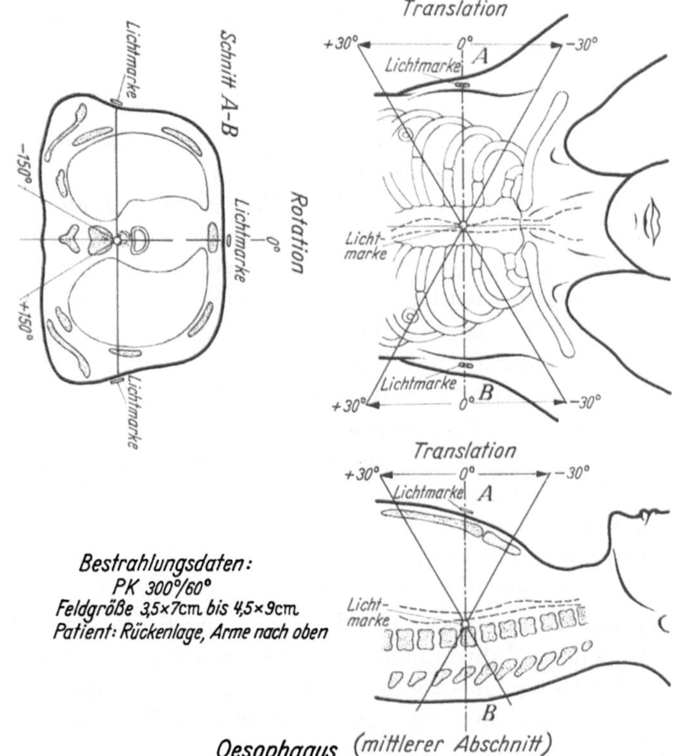

Abb. 128. Standardisodosen und Bestrahlungsdaten für Pendelkonvergenz im Bereich des Oesophagus. (Nach WICHMANN u. HEINZEL)

1967). Angenähert bedeutet dies bei Kobalt-60-γ-Strahlung für jeden Zentimeter ein Plus oder Minus von 5,5% zur lokalen Dosis (JOHNS, 1961). Alle diese Faktoren können bei der Computerberechnung von Dosisverteilungen in Rechnung gestellt werden.

Als Anhalt für die zu erwartende Dosisverteilung lassen sich aber auch Standard-Isodosen heranziehen, welche in verschiedenen Isodosen-Atlanten zur Verfügung stehen (H. NIELSEN, 1948; HULTBERG u. Mitarb., 1959; DAHL u. VIKTERLÖF, 1960; TSIEN u. Mitarb., 1967).

CZEMPIEL (1965) legte seiner Methode die von HULTBERG u. Mitarb. (1959) ermittelten umfangreichen Isodosen für Rotationsbestrahlung mit Kobalt-60-γ-Strahlen zugrunde, welche jede erforderlichen Feldgrößen und Rotationswinkel berücksichtigen (Abb. 127). Die

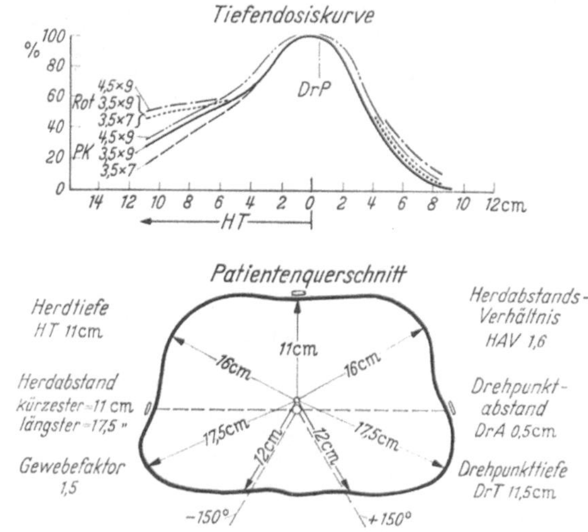

Abb. 129. Beispiel des Berechnungsvorganges anhand des Patientenquerschnitts für Pendelkonvergenz-bestrahlung. (Nach WICHMANN u. HEINZEL)

einzelnen Isodosenkarten enthalten einen Faktor, der es gestattet, die gewünschte Herddosis bzw. die dafür erforderliche Bestrahlungszeit zu berechnen, allerdings für einen konstanten Quelle-Haut-Abstand in der Einstellebene (Methode KOHLER). Für die heute gebräuchlichen Methoden mit konstantem Rotationsradius wurde von CZEMPIEL nach graphischer Analyse der gebräuchlichsten Isodosen eine Tabelle zusammengestellt, woraus die für die Bewegungsbestrahlung erforderlichen Werte wie Herdtiefe (Mitte der 80%-Isodose), Höhe und Breite der 80%-Isodose, Achsenfeld- und Einstellfeldbreite bei den verschiedenen Rotationsradien und Rotationswinkeln sowie der Faktor der Dosisüberhöhung im Maximum entnommen werden können.

Die Verwendung von Standard-Isodosen wurde weiterhin von CASTRO u. Mitarb. (1955) sowie von WICHMANN (1957) empfohlen. Die von WICHMANN ausgearbeiteten „Tabellen zur Dosierung bei Bewegungsbestrahlung" 1952 erlauben, die Herddosis und Oberflächendosis sowie den besonders wichtigen Abstand zwischen Rotationsachse und Dosismaximum nach verschiedenen Verfahren zu berechnen und abzulesen. Ferner liefern sie die Korrekturfaktoren für Schrägrotation und Pendelkonvergenz sowie die Werte für ein Verfahren, das die Gewebeabsorption durch Messung der Durchgangsdosis am Patienten selbst bestimmen läßt. In den folgenden Jahren wurde die Methode durch Schaffung von Standard-Isodosen in 2 und 3 Schnittebenen ausgebaut (Abb. 128) (WICHMANN, 1957; WICHMANN u. HEINZEL, 1959). Das Beispiel in Abb. 129 erläutert den Berechnungsvorgang anhand des Patienten-Querschnitts.

Für die Ermittlung der Dosisverteilung bei Spiralkonvergenz ergeben sich relativ einfache Verhältnisse, da hierfür ebenfalls Standard-Isodosen für die einzelnen in Frage kommenden Herdblenden-Abstandstubus-Kombinationen des Konvergenzstrahlers zur Verfügung stehen (Wachsmann u. Rossmann, 1952; Fetzer u. Keller, 1954).

Bezüglich der Dosisermittlung bei Bewegungsbestrahlung kann zusammengefaßt gesagt werden, daß jedenfalls kein Grund dafür besteht, aus Scheu vor hierbei auftretenden Schwierigkeiten auf die Vorteile der Bewegungsbestrahlung zu verzichten.

Literatur

Agati, G., Ponzana, C.: Sulla roentgenterapia ortocinetica, studio dosimetrico sperimentale. Minerva fisioter. **5**, 69 (1960).

Alderson, S. W., Lanzi, L. H., Rollins, M., Spira, J.: An instrumented phantom system for analog computation oft treatment plans. Amer. J. Roentgenol. **87**, 185 (1962).

Alth, G., Hawliczek, F.: Die Translationspendelung mit schnellen Elektronen beim Mammakarzinom. Strahlentherapie **139**, 397 (1970).

Archangelskij, B.: Über ein neues Prinzip in der Technik der Tiefentherapie und die dazu nötige Apparatur. Fortschr. Röntgenstr. **39**, 1129 (1929).

Arnal, M.-L., Gauwerky, F., Heinzel, F., Mohr, H.: Tangentialrotation zur postoperativen Strahlenbehandlung des Brustkrebses; automatische Steuerung der Röhrenstärke zur Dosisregulierung. Strahlentherapie **100**, 366 (1956).

Azuma, I., Barth, G., Wachsmann, F.: Einfluß der Abstände Strahlenquelle - Drehachse und Strahlenquelle - Blende auf die relative Tiefendosis bei der Rotationsbestrahlung mit Kobalt-60. Strahlentherapie **122**, 519 (1963).

Bachmann, C. H., Davis, H. W., Gelormini, O. J.: Convergent beam roentgen tube. Amer. J. Roentgenol. **73**, 103 (1955).

Baerwolff, G., Schumacher, W.: Methode zur genauen Herdeinstellung bei der Bewegungsbestrahlung. Strahlentherapie **99**, 55 (1956).

Baeumer, J.: Die Anwendung der Rotationsbestrahlung in der Gynäkologie. Strahlentherapie **87**, 290 (1952).

Baily, N. A., Beyer, N. S.: Surface and entrance dose for a 2-MVp X-ray beam. Radiology **69**, 533 (1957).

— — Exit dosage for 2-MVp X-rays. Radiology **70**, 395 (1958).

Banfi, A., Samaden, R.: Roentgenterapia convergente: schemi di trattamento e ritmi di irradiazione nelle neoplasie del faringe, del cavo orale e del laringe. Radiol. med. (Torino) **43**, 1110 (1957).

Barth, G.: Neue Möglichkeiten der Bewegungsbestrahlung. Radiol. Austriaca **4**, 27 (1951).

— Klinische Gesichtspunkte bei der Anwendung des Konvergenzstrahlers. Strahlentherapie **87**, 243 (1952).

— Praktische Erfahrungen mit der Rotationsbestrahlung. Strahlentherapie **87**, 233 (1952).

— Die Bewegungsbestrahlung. Ärztl. Prax. **6**, 4 (1954).

— Fundamental ideas of modern radiotherapy. Indian J. Radiol., Souvenir **1956**, 500.

— Methodik, Vergleiche und Ergebnisse der Bewegungs- und Siebbestrahlung. In: Strahlenbiologie, Strahlentherapie, Nuklearmedizin und Krebsforschung. Stuttgart: Georg Thieme 1959.

Barth, G., Brichzy, W., Jaxtheimer, H.: Ergebnisse der Strahlenbehandlung an der Medizinischen Universitätsklinik Erlangen (1946—1955). Strahlentherapie **106**, 523 (1958).

— — Pitas, V.: Ergebnisse der Strahlenbehandlung des Bronchialkarzinoms an der Medizinischen Universitätsklinik Erlangen. Strahlentherapie **104**, 355 (1957).

— Haussler, H., Spiegel, K. H.: Die Bewegungsbestrahlung. Dtsch. med. Wschr. **76**, 410 (1951).

— Hesse, R.: Eine einfache röntgenologische Funktionsprüfung und Markierung karzinomatöser Ösophagusstenosen. Ärztl. Wschr. **11**, 590 (1956).

— Römmert, F., Schneider, W.: Zur Methode der Rotationsbestrahlung des Magenkarzinoms. Strahlentherapie **95**, 66 (1954).

— Schneider, W.: Neue Möglichkeiten der Strahlentherapie des Mammakarzinoms mit dem Konvergenzstrahler. Strahlentherapie **87**, 77 (1952).

— Spiegel, K. H.: Durchführung und Anwendungsmöglichkeiten der Rotationsbestrahlung. Strahlentherapie **81**, 305 (1950).

Batho, H. F., Young, M. E. J.: Calculation of the distribution in circumaxial rotation therapy with 280 kV radiation. Radiology **77**, 458 (1961).

Beck, J., Barth, G.: Die Indikation zur Rotationsbestrahlung mit kleinen Feldern in der Hals-Nasen-Ohrenheilkunde. Arch. Ohr.-, Nas.- u. Kehlk.-Heilk. **156**, 503 (1949).

Becker, J.: Klinische Erfahrungen mit ultraharten Röntgenstrahlen und schnellen Elektronen. Strahlentherapie **106**, 85 (1958).

— Blöch, R., Wachsmann, F.: Dosisverteilung bei Kreuzfeuer- und Bewegungsbestrahlung beim Betatron. Strahlentherapie **98**, 298 (1955).

— Kuttig, H.: Die Einstelltechnik mit dem Pendelgerät nach Prof. Kohler. Strahlentherapie **100**, 30 (1956).

— — Die tangentiale und schalenförmige Pendelbestrahlung mit Gammastrahlung des Kobalt-60. Strahlentherapie **108**, 17 (1959).

— Schubert, G.: Die Supervolttherapie. Stuttgart: Georg Thieme 1961.

— Weitzel, G.: Neue Formen der Bewegungsbestrahlung beim 15 MeV-Betatron der Siemens-Reiniger-Werke. Strahlentherapie **101**, 180 (1956).

— Werner, K., Kuttig, H.: Unsere Erfahrungen mit dem Universalgerät für Bewegungsbestrahlung, „Müller TU 1." Strahlentherapie **95**, 178 (1954).

Beduhn, D., Kuttig, H., Zunter, F., Fornusek, A. H.: Bestrahlungsmethoden zur Behandlung von Epipharynxtumoren mit Kobalt-60-Gammastrahlen. Strahlentherapie, Sonderband **68**, 164 (1969).

BELLIS, N. DE: Roentgenirradiazone a movimento lineare con stretto fascio incidente. Atti Accad. sci. med. (Ferrara), S. 32 (1954/55).

BENCIANOVA, V. M., PERESLENI, N. A.: Versuch einer Rotations-Röntgentherapie maligner Lungentumoren. Vestn. Roentgenol. Radiol. **31**, 16 (1956).

BENDER, M.: Über einige Meßergebnisse an Phantomen bei Pendel- bzw. Rotationsbestrahlungen. Strahlentherapie **71**, 535 (1942).

— Beitrag zur Praxis der Pendeltherapie. Strahlentherapie **87**, 229 (1952).

— KOHLER, A.: Über Messungen bei der Pendelbestrahlung. Strahlentherapie **65**, 468 (1939).

— — Über Messungen bei der Pendelbestrahlung. Strahlentherapie **67**, 669 (1940).

— — Zur Pendelbestrahlung, Messungen an kreiszylindrischen Phantomen. Strahlentherapie **72**, 289 (1943).

— — Über den Einfluß der Feldform auf die Dosengröße bei stehender und bewegter Röhre. Strahlentherapie **76**, 493 (1947).

BENNER, D., DAHL, O., HULTBERG, S., THORAEUS, R., VIKTERLÖF, K. J.: Equipment and technique in precision rotation roentgen therapy. Acta radiol. (Stockh.) **43**, 64 (1955).

BERCY, A.: Considérations à propos de l'utilisation en cyclothérapie d'une méthode de mesure basée sur l'interpolation des doses d'entrée et de sortie. J. belge Radiol. **38**, 253 (1955).

— Une méthode de mesure en cyclothérapie par dosimétrie électrique interpolateur. J. Radiol. Électrol. **36**, 428 (1955).

— HERVE, A.: Introduction à une méthode des mesure en cyclothérapie. J. belge Radiol. **35**, 642 (1952).

BERKMAN, A., TEVFIK, HELLMANN, DESSAUER, F.: Vorläufige Mitteilung über erste Ergebnisse bei der Bestrahlung von Larynx- und Pharynxkarzinomen mit modifizierten Fraktionsmethoden, insbesondere Rotationsbestrahlung. Radiol. clin. (Basel) **8**, 3 (1939).

BERMAN, H. L.: Immobilization of the head during rotational X-ray therapy. Radiology **68**, 57 (1959).

BIBERGAL, A. V.: Vergleichende Beurteilung der Rotationsmethoden der Bestrahlung. Biofizika **I**, 147 (1956).

BIRKNER, R., BRADACZEK, H., KOSSEL, F., POHLE, G.: Ein Verfahren zur vollautomatischen Isodosenermittlung bei Bewegungsbestrahlung. Strahlentherapie **118**, 226 (1962).

BIRZLE, H.: Ein Zusatzgerät zur Pendelkonvergenzbestrahlung am Schädel mit dem „Müller-TU1." Röntgen-Bl. **13**, 148 (1960).

BISCHOFF, K.: Der Konvergenzstrahler, eine Röntgenstrahlenquelle mit extrem hohen prozentualen Tiefendosen. Strahlentherapie **81**, 365 (1950).

BISTOLFI, F.: Considerazioni comparative su roentgenterapia a fuochi crociati e roentgenterapia con grata nel trattamento dei tumori vescicali. Radiol. med. (Torino) **42**, 490 (1956).

BOHNDORF, W.: Zur Bestrahlung großer Herdfelder in der Therapie mit energiereicher Strahlung. I. Mitt.: Die Dosisverteilung beim Aneinandersetzen von Feldern und bei der Horizontaltranslation. Strahlentherapie **132**, 8 (1967).

BOHNDORF, W.: Zur Bestrahlung großer Herdfelder in der Therapie mit energiereicher Strahlung. II. Mitt.: Die Dosisverteilung bei der Pendeltranslation. Strahlentherapie **132**, 370 (1967).

— HARDER, D.: Die Dosisverteilung bei der Horizontal-Translation. Strahlentherapie **119**, 389 (1962).

BOMPIANI, C.: Die tangentiale Pendelbestrahlung in der postoperativen Röntgentherapie des Mamma-Karzinoms. Radiol. med. **43**, 580 (1957).

BONET-MAURY, P.: Dose determination in Co-60 rotation therapy. J. Radiol. Électrol. **40**, 137 (1959).

BONSE, G.: Beitrag zur Frage der Tiefenwirkung der Rotationsbestrahlung. Strahlentherapie **73**, 529 (1943).

BOSSI, R., zit. in LENZI, M., COLOMBO, G.: Tubo roentgen polianodica. Radiol. med. (Torino) **5**, 411 (1951).

BOTTLER, E., LÖHR, E.: Messungen des Isodosenverlaufes bei Kobalt-60-Pendelbestrahlung an einem Schädelphantom. Strahlentherapie **115**, 326 (1961).

BOZOKY, L.: Zur Ermittlung der Dosisverhältnisse bei der Rotationsbestrahlung. Ref. in Fortschr. Röntgenstr. **65**, 251 (1942).

BRADACZEK, H.: Theoretische Grundlagen zur Berechnung der Bestrahlungsdaten bei der Co-60-Pendelbestrahlung. Strahlentherapie **117**, 444 (1962).

BRAESTRUP, C. B., GREEN, D. T., SNARR, J. L.: Convergent beam irradiation. Radiology **61**, 614 (1953).

— HERTSCH, G., MOONEY, R. T.: Transit dose system for cobalt-60-rotating teletherapy equipment. Amer. J. Roentgenol. **79**, 400 (1958).

— MOONEY, R. T.: Physical aspects of rotation telecobalt equipment. Radiology **64**, 17 (1955).

— — Cobalt isodose patterns for moving beams. In: Roentgens, rads and Riddles. ed. by M. FRIEDMAN, M. BRUCER, E. ANDERSON, p. 471. Washington: U.S. Gov. print. office 1959.

BRANDL, W.: Die Dosisverteilung bei Pendelbestrahlung oberflächennaher Geschwülste. Strahlentherapie **87**, 224 (1952).

— Die Pendelbestrahlung des Magenkarzinoms. Strahlentherapie **87**, 185 (1952).

BRAZZODURA, V.: Calcul de la dose en profondeur dans la thérapeutique de mouvement. In: Betatron und Telekobalttherapie, Hrsg. J. BECKER, K. E. SCHEER, S. 199. Berlin-Göttingen-Heidelberg: Springer 1958.

BREIT, A.: Die Dosisverteilung bei der Pendelbestrahlung der Sellagegend. Strahlentherapie **98**, 398 (1955).

— Pendel- und Stehfeldbestrahlung am Hundehirn. Strahlentherapie **102**, 217 (1957).

— HIRSCHAUER, A.: Dosisverteilung bei der Pendelbestrahlung der hinteren Schädelgrube. Sonderband Strahlentherapie **35**, 31 (1956).

— — Meßergebnisse am Phantom bei der Pendelbestrahlung der vorderen Schädelgrube. Strahlentherapie **104**, 103 (1957).

BREIT, A.: KELLER, H. L.: Die Pendelbestrahlung der Parametrien und ihrer Lymphabflußgebiete. Strahlentherapie **110**, 83 (1959).

BRICHZY, W.: Eine Zusatzblende zum Pendelgerät zur Verringerung des Halbschatten bei kleinen Feldern. Röntgen-Bl. **14**, 117 (1961).

BROWNE, H. H., ODGEN, R. T.: Rotational cobalt-60-teletherapie of vesicle cancer. Amer. J. Roentgenol. **83**, 107 (1960).

BRUCER, M.: World production estimates. In: Roentgens, rads, and Riddles (A Symposium on Supervoltage Radiation Therapy), ed. by M. FRIEDMAN, M. BRUCER and E. ANDERSON, p. 155. U.S. Atomic Energy Commission 1956.

BÜCHNER, H.: Fehlermöglichkeiten bei der Einstellung zur Pendelbestrahlung. Strahlentherapie **98**, 291 (1955).

— Ein neuer Weg zur raschen und einfachen Dosisermittlung bei der Pendelbestrahlung. Strahlentherapie **98**, 441 (1955).

BÜTIKOFER, R.: Rotation irradiation of carcinoma of esophagus. Radiol. clin. (Basel) **16**, 7 (1947).

BULLEN, M. A., INCH, W. R.: Rotation therapy with an cobalt-60 unit. III. Integration of the transmitted beam as a means of estimating tumour dose. Acta radiol. (Stockh.) **50**, 395 (1958).

BULLO, E., BANFI, A.: Principi della roentgenterapia a campo migrante. Radiol. med. (Torino) **40**, 692 (1954).

— VACCHERI, M., TOSCA, L.: La telecobaltoterapia con particolare riguardo alla irridiazione cinetica delle neoplasie toraciche. Radiol. med. (Torino) **42**, 1161 (1956).

BURAGGI, G. L., CARNEVALI, G., FELCI, U., RONCORONI, L.: Telecobaltoterapia di movimento: presentazione di schemi di trattamente. Tumori **45**, 2 (1959).

BURAGGI, G. L., ROMANINI, A., RONCORONI, L.: Telecobaltoterapia pendolare: metodi di rapidocomputo della distribuzione profondo delle radiazioni. Minerva nucl. **5**, 37 (1961).

BURLIN, T. E.: The evaluation of the dose to the thorax in rotational cobalt-60-therapy. Brit. J. Radiol. **30**, 543 (1957).

BUSBY, S. M.: Cobalt bomb in treatment of bladder tumors preliminary report. Canad. med. Ass. J. **73**, 872 (1955).

BUSSE, W.: Einstellung und Dosisbestimmung bei der Pendelbestrahlung der Parametrien. Strahlentherapie **101**, 400 (1956).

CARMERINI, R.: Terapia rotatoria a campi ellittici e a moto combinato. Osservazioni sull'uso dei campi minimi e dei filtri leggeri im roentgenterapia profonda. Radioter. Radiobiol. Fis. med. **4**, 315 (1951).

CARPENDER, J. W. J.: Indications for moving-field therapy. In: Roentgens, rads and Riddles, ed. by FRIEDMAN, M., BRUCER, M., ANDERSON, E., p. 39. Washington: U.S. Gov. print. office 1959.

CASTRO, V., SOIFER, C., QUIMBY, E. H.: Calculation of dosage in vertical rotation therapy using standard isodose charts. Amer. J. Roentgenol. **73**, 815 (1955).

CASTRO, V., WHITCOMB, W. P.: Short axis rotation with cobalt 60 teletherapy unit, using copper wedge filters and square fields. Amer. J. Roentgenol. **89**, 108 (1963).

CATTON, G. E.: Localization of tumours for cobalt-60 circumaxial rotation. J. Canad. Ass. Radiol. **8**, 36 (1957).

CHANCE, O.: Five years-experience of arc therapy. Brit. J. Radiol. **31**, 293 (1958).

CHEVALIER, A., HERDLY, J.: Technique simple de détermination de dosis intrathoraciques recues par irradiation du cobalt 60. (Cyclothérapie et champs fixes opposé.) Ann. Radiol. **5**, 435 (1962).

CIAMBELLOTTI, E., CUGINI, A.: Telecobaltoterapia pendolare biassiale simmetrica parallela nel trattamento delle neoplasia della pelvi. Radiol. med. (Torino) **47**, 249 (1961).

CLARKSON, J. R., LEECH, H. J., TAYLER, A. G. C., MASON, S. W.: A moving beam cesium 137 telecurie unit. Brit. J. Radiol. **32**, 798 (1959).

CLEES, H.: Eine neue Methode zur Bestimmung des mittleren Fahrstrahles bei Pendelbestrahlung des weiblichen Beckens. Strahlentherapie **100**, 481 (1956).

COHEN, M., BURNS, J. E., SEAR, R.: Physical aspects of cobalt-60 teletherapy using wedge filters. Acta radiol. (Stockh.) **53**, 401 (1960).

— MARTIN, S. M.: Atlas of Radiation Dose Distribution. vol. II. Multiple-field isodose charts. Vienna: IAEA 1966.

COMAS, F., BRUCER, M.: First impressions of therapy with cesium 137. Radiology **69**, 231 (1957).

CORINALDESI, A., BONO, F.: L'impiego di schermi protettividi plombo nella terapia rotatoria con alte energie. Radiol. med. (Torino) **48**, 389 (1962).

CRAIG, D.: Determination of dose in arc therapy by numerical integration. Brit. J. Radiol. **38**, 285 (1965).

CZEMPIEL, H.: Zur Frage der Bestrahlungsplanung und Dosimetrie beim Einsatz der Megavolttherapie (Telekobalttherapie) in der radiologischen Praxis. Strahlentherapie **127**, 522 (1965).

DAHL, O., THORAEUS, R., VIKTERLÖF, K. J.: Erzielung der homogenen Dosisverteilung bei Rotationsbestrahlung. Strahlentherapie **99**, 196 (1956).

— VIKTERLÖF, K. J.: Dosierungsprobleme bei Rotationsbestrahlung des Oesophagus-Karzinoms. Physikalische und klinische Gesichtspunkte. Sonderband Strahlentherapie **35**, 39 (1956).

— — Dose Distributions in Arc Therapy in the 200 to 250 kV Range. Acta radiol. (Stockh.), Suppl. **171** (1958).

— — Eine Röntgentherapieröhre mit eingebautem Diagnostikfokus. Strahlentherapie **107**, 155 (1958).

— — Attainment and Value of Precision in Deep Radiotherapy. Acta radiol. (Stockh.), Suppl. **189** (1960).

— — Dose distributions in 250 kV perpendicular axial arc therapy. Acta radiol. (Stockh.) **53**, 57 (1960).

DENIER, A.: Cyclothérapie verticale. J. Radiol. Electrol. **32**, 660 (1951).

DESAIVE, P.: La télécuriethérapie de mouvement au radio cobalt-60. J. belge Radiol. **37**, 196 (1954).

Desaive, P., Garsou, J.: L'appareil à télecobaltthérapie rotatoire de l'Université de Liège. Essais physiques et biologiques. Rev. méd. Liège 11, 181 (1956).

— — Ghys, R.: Principes et modalités d'application d'un appareil de télécuriethérapie rotatoire au Co-60. J. belge Radiol. 40, 442 (1957).

— Lucas, P., de Lattre, D.: Description d'un appareil de télécuriethérapie rotatoire. Acta radiol. (Stockh.) 41, 466 (1954).

Dessauer, F., Lion, K., Muhterem, G.: Versuche mit der Rotationsbestrahlung. Strahlentherapie 60, 546 (1937).

— Muhterem, G.: Die Rotationsbestrahlung. Fortschr. Röntgenstr. 56, 218 (1937).

Deucher, W. G.: Hilfsgerät zur Feldeinstellung bei der Rotationsbestrahlung. Röntgenpraxis 15, 36 (1943).

Devois, A., Decker, R., Desanti, A.: Résultats dans la cyclothérapie du cancer oesophagien. J. Radiol. Électrol. 36, 438 (1955).

— Pichard, R.: Contribution à l'étude de la dosimétrie pratique en cyclothérapie verticale. J. Radiol. Électrol. 33, 544 (1952).

Dibbelt, L.: Die Bestrahlung gynäkologischer Karzinome mit dem Konvergenzstrahler. Strahlentherapie 95, 49 (1954).

— Die Technik und Dosimetrie bei der Konvergenzbestrahlung des gynäkologischen Karzinoms. Röntgen- u. Lab.-Prax. 12, 88 (1960).

— Rahm, G.: Untersuchungen über die Anwendung des Konvergenzstrahlers beim gynäkologischen Karzinom, 2. Mitt.: Der Einfluß einer teilweisen Oberflächenabdeckung auf die Isodosen des Konvergenzstrahlers. Strahlentherapie 110, 266 (1960).

— — 3. Mitt.: Meßergebnisse bei Bestrahlung eines Beckenphantoms. Strahlentherapie 111, 203 (1960).

— — 4. Mitt.: Die kranio-kaudale Ausdehnung des Herdraumes. Strahlentherapie 111, 202 (1960).

Dickson, R. J., Morgan, R. H.: 250 kV rotation therapy for carcinoma of the esophagus using the Johns Hopkins screen intensifier. Amer. J. Roentgenol. 85, 78 (1961).

Diethelm, L.: Zur Behandlung des Oesophaguskarzinoms. Strahlentherapie 109, 268 (1959).

Dimotsis, A.: Dosismessungen im Schädelphantom bei Rotationsbestrahlung. Strahlentherapie 98, 320 (1955).

Dmokhovsky, V. V., Peraslegin, I. A., Kornev, I. I., Rimman, A. F.: Optimal energy value in rotational radiotherapy. Med. Radiol. (Mosk.) 7, 14 (1962).

Dresner, J.: Optimum physical factors for rotation X-ray therapy. Brit. J. Radiol. 27, 340 (1954).

— A rapid method of positioning for rotation therapy. Amer. J. Roentgenol. 71, 867 (1954).

du Mesnil de Rochemont, R.: Dosierungsgrundlagen der Rotationsbestrahlung. Strahlentherapie 60, 648 (1937).

— Die Dosisbestimmung bei Rotationsbestrahlung. Strahlentherapie 63, 176 (1938).

— Tiefenwirkung, Dosisbestimmung und Einstelltechnik bei der Rotationsbestrahlung. Fortschr. Röntgenstr., Kongreßheft 32, 101 (1938).

du Mesnil de Rochemont, R.: Zur Dosenberechnung bei der Rotationsbestrahlung. Strahlentherapie 66, 583 (1939).

— Dosierungsgrundlagen der Rotationsbestrahlung. Strahlentherapie 68, 221 (1940).

— Über die Beeinflussung der Oberflächendosis durch den Streustrahlenmantel und durch die Ungleichmäßigkeit der Intensität im Strahlenkegelquerschnitt. Strahlentherapie 69, 407 (1941).

— Die Stellung der Bestrahlungsverfahren mit wanderndem Strahlenkegel im Rahmen der modernen Entwicklung der strahlentherapeutischen Methodik. Strahlentherapie 71, 512 (1942).

— Der Wirkungsgrad der Rotationsbestrahlung mit auf einer Wendelbahn umlaufender Röhre. Strahlentherapie 72, 121 (1943).

— Die Bedeutung der Form des Körperquerschnittes und der Lage des Drehpunktes in ihm für die absolute Größe der Herddosis. Strahlentherapie 75, 35 (1944).

— Die Entwicklung der strahlentherapeutischen Methodik bei tiefliegenden Krebserkrankungen. Strahlentherapie 77, 1 (1947).

— Die Bewegungsbestrahlung. In: Meyer-Matthes, Die Strahlentherapie. Stuttgart: Georg Thieme 1948.

— Fiebelkorn, H. J.: Zur Methodik der Rotationsbestrahlung. Strahlentherapie 88, 198 (1952).

— — Die Bestimmung der Oberflächenbelastung bei der Rotations- und Pendelbestrahlung. Strahlentherapie 95, 89 (1954).

— Methodische Grundlagen der Strahlenbehandlung. Strahlentherapie 98, 21 (1955).

— Allgemeine Betrachtungen zur Bewegungsbestrahlung. Sonderband Strahlentherapie 35, 1 (1956).

Du Sault, L. A.: Three dimensional dose distributions in cobalt rotation therapy. Radiology 78, 120 (1962).

Dutreix, J., Dutreix, A., Tubiana, M.: Corrections d'hétérogénéité dans les faisceaux du Co^{60}. J. Radiol. Électrol. 40, 243 (1959).

Eberl, J.: Zum Dosismaximum in der Bewegungsbestrahlung. Strahlentherapie 104, 94 (1957).

— Isodosen in der Bewegungsbestrahlung. Strahlentherapie 117, 301 (1962).

Edling, L.: Experiences with roentgen-rotation therapy. Acta radiol. (Stockh.) 25, 427 (1944).

Eichhorn, H.-J.: Über eine Schwerpunktsverlagerung in der Dosisverteilung bei der Röntgenbestrahlung des Mammakarzinoms und die Höhe der Herddosen im biologischen Maß. Strahlentherapie 89, 518 (1953).

— Richter, J.: Untersuchungen über die Abweichungen individueller Dosisverteilungen von Standarddosisverteilungen. I. Mitt.: 2- und 4-axiale Pendelbestrahlung des kleinen Beckens. Strahlentherapie 138, 560 (1969).

Ellis, F.: Contraindications to moving field therapy. In: Roentgens, rads and Riddles (A Symposium on Supervoltage Radiation Therapy), ed. by Friedman, M., Brucer, M., and Anderson, E., p. 180. U.S. Atomic Energy Commission 1959.

— Jackson, G. E., Lewin, G. L., Oliver, R.: A simple and inexpensive couch unit for static and rotation therapy. Brit. J. Radiol. 28, 384 (1955).

Ellis F., Oliver, R.: On the specification of moving beam therapy techniques. Brit. J. Radiol. **28**, 226 (1955).

Englaro, G., Vidal, B.: La roentgenterapia di movimento nelle neoplasie delle vie aero-digestive superiori. Radiol. med. (Torino) **64**, 126 (1958).

Ennuyer, A., Guénot, J.: La roentgenthérapie pendulaire et ses applications au traitment des tumeurs des voies aérodigestives supérieures. J. Radiol. Électrol. **38**, 25 (1957).

Etter, H.: Die Rotationsbestrahlung des Oesophaguskarzinoms. Vergleich der Tiefendosen mit 200 kV und 31 MV. Radiol. clin. (Basel) **23**, 41 (1954).

— Erfahrungen mit dem Kobalt-60-Pendelgerät Theratron Junior. Strahlentherapie **107**, 391 (1958).

Farmer, F. T.: Arc therapy with 250 kV X-rays: A Symposium. I. Basic physical problems. Brit. J. Radiol. **31**, 285 (1958).

— The 4 Mev. linear accelerator for X-ray therapy. In: Betatron und Telecobalttherapie, Hrsg. Becker, J., und Scheer, K. E., S. 11. Berlin-Göttingen-Heidelberg: Springer 1958.

Fedoruk, S. O., Johns, H. E.: Transmission dose measurement for cobalt-60 radiation with special reference to rotation therapy. Brit. J. Radiol. **30**, 190 (1957).

Fehrentz, D., Kuttig, H., Hymmen, U., Fornusek, A. H.: Bewegungsbestrahlung mit schnellen Elektronen zur Tiefentherapie. Strahlentherapie **137**, 509 (1969).

Fetzer, H.: Über die Wirkung eines abgeänderten Abstandstubus des Konvergenzstrahlers. Strahlentherapie **95**, 312 (1954).

— Keller, L.: Über das Prinzip der Konvergenzbestrahlung und über die Wirkung eines abgeänderten Abstandstubus. Strahlentherapie **94**, 586 (1954).

Fiebelkorn, H. J.: Die Oberflächenbelastung bei der Pendelkonvergenzbestrahlung. Strahlentherapie **97**, 272 (1955).

— Scherer, E.: Ein klinischer und methodischer Beitrag zur Strahlentherapie des Oesophaguskarzinoms. Strahlentherapie **92**, 383 (1953).

Fitzgerald, L. T., Bruno, F. P., Mauderli, W.: An automatic depth-dose acquisition system. Radiology **86**, 1107 (1966).

Flatman, G. E.: A report on the use of convergent beam X-ray therapy. Brit. J. Radiol. **29**, 139 (1956).

Flax, N.: A deep therapy table with a tube stand combined and revolting in arc about the table: Intensity distribution within paraffin pelvis for various portals of entry. Radiology **28**, 477 (1937).

Fleischer, H., Gebauer, A., Wachsmann, F.: Verwendung transversaler Schichtaufnahmen bei der Festlegung des Bestrahlungsplanes intrathorakaler Tumoren. Fortschr. Röntgenstr. **76**, 52 (1952).

Fletcher, G. H.: A clinical program to evaluate the practical significance of higher energy levels than the 1—3 MEV. Amer. J. Roentgenol. **76**, 866 (1956).

— Textbook of radiotherapy. Philadelphia: Lea & Febiger 1966.

Fowler, J. F.: The effect of some variables on arc therapy. Dosage distributions. Brit. J. Radiol. **31**, 290 (1958).

— Farmer, F. T.: Measured dose distributions in arc and rotation therapy: A critical comparison of moving and fixed field techniques. Brit. J. Radiol. **30**, 653 (1957).

Frangella, A.: Problemas des dosimetria en cicloterapia. Apar. del Bol Facultad de Ingenieria y Agrimensura **6**, 245 (1955).

Franke, H.: Ermittlung des mittleren Fahrstrahls bei Pendelbestrahlung. Strahlentherapie **95**, 71 (1954).

— Zur Tiefenmessung und Lokalisation bei Bewegungsbestrahlung. Strahlentherapie **97**, 124 (1955).

— Exakte Lokalisationsmethodik bei Pendel- und Konvergenzbestrahlung. Strahlentherapie **98**, 640 (1955).

— Krebstherapie mit Bewegungsbestrahlung. Fortschr. Röntgenstr. **74**, 139, 215 (1956).

— Die räumliche Dosisverteilung im Kehlkopfbereich bei Bewegungsbestrahlung. Strahlentherapie **102**, 617 (1957).

Freundlich, H. F., Haybittle, J. L.: An improved iridium 192 teletherapy unit. Acta radiol. (Stockh.) **39**, 231 (1953).

Friedman, M.: Normal tissue tolerance. Roentgens, rads, and Riddles. (A Symposium on Supervoltage Radiation therapy), ed. by Friedman, M., Brucer, M., and Anderson, E., p. 217. U.S. Atomic Energy Commission 1959.

— Ellet, W. H.: Supervoltage rotation dosage patterns for head and neck cancer. In: Roentgens, rads and Riddles, ed. by Friedman, M., Brucer, M., and Anderson, E., p. 478. Washington: U.S. Atomic Energy Comm. 1959.

— Hine, G. J., Dresner, J.: Principles of supervoltage (2 Million volts) rotation therapy. Radiology **64**, 1 (1955).

— Southard, M. E., Ellet, W.: Supervoltage (2 MeV) rotation irradiation of carcinoma of the head and neck. Amer. J. Roentgenol. **81**, 402 (1959).

Frimann-Dahl, J.: Rotation therapy in cancer of the esophagus. Acta chir. scand. **103**, 421 (1952).

Frischbier, H.-J.: Die Telekobalttherapie des Mammakarzinoms. Röntgen-Bl. **15**, 33 (1962).

— Hasse, J.: Die biaxiale Telekobalt-Pendelbestrahlung des Kollumkarzinoms. Strahlentherapie **126**, 481 (1965).

— Kuttig, H.: Klinische Erfahrungen in der Therapie mit ultraharten Strahlen. Radiologe **1**, 252 (1961).

— — Die Telekobalttherapie des Mammakarzinoms. Strahlentherapie **120**, 512 (1963).

Fuchs, G.: Die Feldkontrollaufnahme, ein Hilfsmittel der Röntgentiefentherapie. Röntgen-Bl. **6**, 32 (1953).

Funken, G.: Medizinisch-technische Hilfsmaßnahmen für die Röntgenbestrahlung. Strahlentherapie **93**, 154 (1954).

Garland, L. H., Sisson, M. A.: The results of radiotherapy of bronchial cancer. Radiology **67**, 48 (1956).

GAVALÀ, S.: Primi anni di applicazione della stratiterapia secondo Palmieri ai tumori maligni dell' ovaio. Radiol. med. (Torino) **49**, 3309 (1958).
— Considerazioni sulla roentgenterapia di movimento ad incidenza tangenziale nel trattamento postoperatori dei tumori maligni mammari. Fracastoro **52**, 66 (1959).
— Sistematizzazione della roentgenterapia dei tumori maligni in base alla nostra esperienza con l'irradiazione ad incidenza mobile a volteggio ordinario. Radiol. med. (Torino) **45**, 569 (1959).
GERNETH, J.: Machine for convergent irradiation. U.S. Patent **2**, 640, 159 (1953).
GILARDONI, A.: La terapia radianti con bomba cobalto, roentgenterapie cinetica e betatrone. Radioter. Radiobiol. Fis. med. **11**, 107 (1955).
GIL Y GIL, C.: Kinotelegammaterapie pluridireccional con Co-60. Acta ibér. radiol.-cancer. **4**, 359 (1955).
GOLDSCHNEIDER, G., STERN, B. E.: Rotational X-ray therapy planned to complement radium treatment of carcinoma of the cervix uteri. Brit. J. Radiol. **31**, 88 (1958).
GOMBERT, H.-J.: Methode zur Errechnung der mittleren Hauteinfallsdosis bei der Bewegungsbestrahlung. Strahlentherapie **101**, 542 (1956).
— Zur Berechnung der Hauteinfalls- und Hautoberflächendosis bei der Bewegungsbestrahlung. Fortschr. Röntgenstr. **86**, 630 (1957).
GOUGH, J. J.: The role of moving field techniques in treatment with high energy radiation. II. The use and extensions of onecentre, one-arc techniques. Brit. J. Radiol. **35**, 94 (1962).
GRANKE, R. C., WRIGHT, K. A., EVANS, W. W., NELSON, J. E., TRUMP, J. G.: The film method of tissue dose studies with 2.0 MEV roentgen-rays. Amer. J. Roentgenol. **72**, 302 (1954).
GREEN, A.: Nomenclature for mowing beam therapy. Brit. J. Radiol. **28**, 573 (1955).
— JENNINGS, W. A., BUSH, F.: Rotational roentgen therapy in the horizontal plane. Acta radiol. (Stockh.) **31**, 273 (1949).
GREEN, D. T., ERRINGTON, R. F.: 1000 curie cobalt units for radiation therapy. III. Design of a cobalt-60 beam therapy unit. Brit. J. Radiol. **25**, 309 (1952).
GREENE, D., STEWART, J. G.: Isodose curves in nonuniform phantoms. Brit. J. Radiol. **38**, 378 (1965).
GREGORY, C.: Dosage distribution in rotational cobalt-60 therapy. A simplified method of computation. Brit. J. Radiol. **30**, 538 (1957).
GROTE, J.: Beitrag zur Frage der Tiefenwirkung der Rotationsbestrahlung. Strahlentherapie **71**, 350 (1942).
GRUMBT, S.: Bewegungsbestrahlung oder Siebbestrahlung? Strahlentherapie **100**, 616 (1956).
GÜNSEL, E.: Über Dosisfragen in der Pendeltherapie. Strahlentherapie **65**, 639 (1939).
— Die Pendelbestrahlung bei wanderndem und bei stehendem Einfallsfeld. Strahlentherapie **67**, 286 (1940).
GUND, K., BERGER, H.: Die 15-MeV-Elektronenschleuder für medizinische Anwendung der Siemens-Reiniger-Werke. Strahlentherapie **92**, 489 (1953).
GUTTMANN, R. J.: Clinical experiences with a movingfield machine. In: Roentgens, rads, and Riddles, ed. by FRIEDMAN, M., BRUCER, M., and ANDERSON, E., p. 180. Washington: U.S. Atomic Energy Comm. 1959.
GYNNING, J.: Roentgen rotation therapy in cancer of the esophagus. Acta radiol. (Stockh.) **35**, 428 (1951).
— Roentgen rotation therapy in cancer of the hypopharynx. Acta radiol. (Stockh.) **35**, 443 (1951).
HAGEMANN, G., DU MESNIL DE ROCHEMONT, R.: Zur Achsendosisbestimmung bei der Co-60-Pendelbestrahlung. Strahlentherapie **124**, 16 (1964).
HALL, E. J., OLIVER, R.: The use of metal compensators to correct for tissue heterogeneity in radiotherapy with high energy radiation beams. Brit. J. Radiol. **35**, 852 (1962).
HARE, H. F., LIPPINCOTT, S. W., JR., SAWYER, D., TRUMP, J. G., WEBSTER, E. W., WRIGHT, K. A., EVANS, W. W., GRANKE, R. C.: Physical and clinical aspects of supervoltage rotational therapy. Radiology **57**, 157 (1951).
— SMEDAL, M. L., JOHNSTON, D., COTE, M., TRUMP, J. G., WRIGHT, K. A., GRANKE, R., BELQUE, R. A.: Observations on rotational therapy with two Million volt roentgen rays. J. Amer. med. Ass. **154**, 890 (1954).
— TRUMP, J. G., WEBSTER, E. W.: Rotational scanning of breast malignancies with supervoltage radiation. Amer. J. Roentgenol. **68**, 435 (1952).
HAWLEY, S. J.: A method of obtaining greater ratio of deep to surface dosage. Amer. J. Roentgenol. **42**, 760 (1939).
— Rotation therapy. Radiology **35**, 64 (1940).
HAYNES, R. H., FROESE, G.: Idealized body contures in rotation dosimetry. Acta radiol. (Stockh.) **48**, 209 (1957).
— — Averaged tumor-air ratios for 360 degrees cobalt-60 rotation therapy. Radiology **70**, 507 (1958).
HEILMANN, W., KELLER, L., VOGEL, G.: Die Pendelbestrahlung der Rachen- und Kehlkopfgeschwülste. Strahlentherapie **101**, 65 (1956).
HEILMEIER, S.: Untersuchungen betr. Verbesserung der Dosisverteilung am Konvergenzstrahler. Diss. Erlangen (1952).
HEINRICHS, O., WINDEMUTH, W.: Meßzirkel und Lichtvisierspiegel als Einstellhilfen bei der Bewegungsbestrahlung gynäkologischer Tumoren. Fortschr. Röntgenstr. **87**, 409 (1957).
HEINZEL, F.: Automatische Steuerung der Röhrenstromstärke bei Bewegungsbestrahlung. Strahlentherapie **106**, 313 (1958).
— Über die Notwendigkeit der Rotationsbestrahlung in der Telekobalttherapie. Strahlentherapie **116**, 180 (1961).
HEINZLER, F., HOHN, M., MOHR, H. L.: Untersuchungen mit Ionisationskammern zur Bestimmung der Isodosen bei der Pendelbestrahlung mit ultraharten Röntgenstrahlen einer 15 MeV-Elektronenschleuder-Betatron. Strahlentherapie **112**, 428 (1960).

HEINZLER F., MOHR, H. L.: Untersuchungen mit Ionisationskammern zur Bestimmung der Isodosen bei der Pendelbestrahlung mit ultraharten Röntgen strahlen einer 15 MeV-Elektronenschleuder-Betatron. II. Mitt. Untersuchungen am „seitlich hochgestellten“ Phantom. Strahlentherapie **113**, 619 (1960).

— — Untersuchungen mit Ionisationskammern.... III. Mitt.: Untersuchungen am „liegenden“ Phantom zur Erlangung eines größeren Bestrahlungsfeldes. Strahlentherapie **114**, 103 (1961).

— — Untersuchungen mit Ionisationskammern.... IV. Mitt. Zur Frage der Herddosis beliebiger symmetrischer Pendelwinkel. Strahlentherapie **114**, 281 (1961).

— — Untersuchungen mit Ionisationskammern.... V. Mitt.: Untersuchungen am „liegenden“ Phantom zur Anwendung asymmetrischer Pendelwinkel. Strahlentherapie **114**, 472 (1961).

HELLRIEGEL, W.: Zur Konvergenzbestrahlung der Bronchialkarzinome. Strahlentherapie **97**, 119 (1955).

— Eine neue Bestrahlungstechnik der Brustkrebse. Strahlentherapie **99**, 489 (1956).

— Zur Strahlentherapie der Hirntumoren. Strahlentherapie **102**, 21 (1957).

— Der Vorteil der gezielten Bewegungsbestrahlung beim Ösophaguskarzinom. Strahlentherapie **108**, 43 (1959).

— Tumorlokalisierung mit Bildverstärker und Television. Strahlentherapie **111**, 468 (1960).

HENSCHKE, U.: Über Rotationsbestrahlung. Fortschr. Röntgenstr. **58**, 456 (1938).

HERVE, A.: Radiothérapie rotatoire. J. Radiol. Électrol. **31**, 551 (1950).

— Contribution à l'étude de la radiothérapie de mouvement. Thèse d'Agrégation, Université de Liège 1954.

— Das Bewegungsbestrahlungsgerät des Krebsbekämpfungszentrums in Lüttich. Strahlentherapie **95**, 59 (1954).

— Étude des facteurs physiques et techniques en radiothérapie rotatoire. J. belge Radiol. **38**, 167 (1955).

— Méthode de dosimétrie en radiothérapie. J. Radiol. Électrol. **36**, 432 (1955).

HEUSS, K., HOEFFKEN, W.: Zur Anwendung der Pendelbestrahlung mit schnellen Elektronen in der Tiefentherapie. Strahlentherapie **138**, 40 (1969).

HILTEMANN, H.: Gitterbewegungsbestrahlung. Eine neue Röntgenbehandlungsmethode. Strahlentherapie **95**, 76 (1954).

— Gitterbewegungsbestrahlung. II. Mitt.: Strahlentherapie **97**, 426 (1955).

— Gitter-Bewegungsbestrahlung für Halbtiefentherapie. Strahlentherapie **100**, 613 (1956).

HIRSCHAUER, A.: Ergebnisse mit der Pendelbestrahlung bei Hirntumoren. Strahlentherapie **87**, 209 (1952).

HOHL, K.: Probleme und neue Wege in der Therapie tiefliegender Tumoren. Schweiz. med. Wschr. **81**, 1219 (1951).

HOLTHUSEN, H., GAUWERKY, F., HEINZEL, F.: Automatic control of the tube as a means of dose regulation in tangential rotation. Brit. J. Radiol. **29**, 274 (1956).

HOOVEN, B.: Cancer of the larynx. Lahey Clin. Bull. **7**, 208 (1952).

HORWITZ, H., HAYBITTLE, J. L.: Whole body superficial irradiation with strontium 90 beta-rays. Brit. J. Radiol. **33**, 440 (1960).

Hospital Physicists Assocation. Central axis depth dose data. Brit. J. Radiol., Suppl. No 10, London (1961).

HOWARD-FLANDERS, P., NEWBERY, G. R.: The gantra type of mounting for high voltage X-ray therapy equipment. Brit. J. Radiol. **23**, 355 (1950).

HOWARTH, J., WILSON, C. W.: Moving-beam therapy with cobalt-60: its adaptability to the lesion shape to the treated. Amer. J. Roentgenol. **85**, 53 (1961).

HUBACHER, O.: Zur Röntgenkonvergenzbestrahlung. Radiol. clin. (Basel) **22**, 478 (1953).

— Konvergenzbestrahlung. (Bisherige Behandlungsergebnisse und Weiterentwicklung der Methode.) Radiol. clin. (Basel) **23**, 365 (1954).

— Die Bewegungsbestrahlung mit Co-60 Teletherapie-Einheiten. Strahlentherapie **102**, 315 (1957).

— Erste Erfahrungen bei der Bewegungsbestrahlung mit der Kobaltbombe. Radiol. Austriaca **10**, 17 (1958).

— Klinische Aussichten der Bewegungsbestrahlung mit ultraharten Strahlungen. Röntgen-Bl. **12**, 234 (1959).

— Ergebnisse der Strahlentherapie mit Co 60. Vortrag gehalten anläßlich des Internationalen Radiologenkongresses in München (1959). Veröffentl. i. d. Abhandl., Hrsg. B. RAJEWSKY. Stuttgart: Georg Thieme 1960.

— Lecture at Austrian Roentgen Congress. Vienna (1961).

HULTBERG, S., DAHL, O., THORAEUS, R. R., VIKTERLÖF, K. J.: Das Kilocurie-Kobalt-Gerät des Radiumhemmet, genannt das Gammatron. Konstruktionsprinzipien, Behandlungsabteilung, Einstellungstechnik und Strahlendosismessungen. Betatron und Telekobalttherapie. Berlin-Göttingen-Heidelberg: Springer 1958.

— — — — WALSTAM, R.: Kilocurie cobalt-60 therapy at the radiumhemmet. Acta radiol. (Stockh.) Suppl. 179 (1959).

International Atomic Energy Agency. Therapeutic dose distributions with high energy radiation. Vienna: IAEA 1961.

— Single field isodose charts for high energy radiation. An international guide. Vienna 1962.

— Atlas of radiation dose distributions, vol. III: Moving field isodose charts. Wien: IAEA 1967.

JACOB, P.: Sur une nouvelle technique de radiothérapie superficielle, segmentaire ou totale (radiothérapie goniocinétique. J. Radiol. Électrol. **28**, 494 (1947).

JACOBSON, L. E., KNAUER, J. S.: Absorption in different tissues of cobalt 60 gamma radiation and roentgen rays with half-value layers from 1 mm Al to 5 mm Cu. Radiology **66**, 70 (1956).

JACOBSON, L. E., KNAUER, J. S.: Correction factors for tumor dose in the chest cavity due to diminished absorption and scatter in lung tissue. Radiology **76**, 863 (1956).

— KOECK, G. P., HILLSINGER, W. R., SCHWARZ, M. E.: Co-60 isodose curves for 240° rotation showing displacement of the center of dose from the center of rotation. Radiology **77**, 66 (1961).

JANKER, R.: Zur „Normierung" des Patienten für die Bewegungsbestrahlung. In: Grundlagen und Praxis der Bewegungsbestrahlung von H. LANGENDORFF, W. K. LELBACH, R. JANKER, K. ROSSMANN. Wuppertal-Elberfeld: Girardet 1955.

— ROSSMANN, K.: Zur Konvergenzbestrahlung der Blasentumoren. Strahlentherapie **101**, 35 (1956).

JELIFFE, A. M.: The role of moving field techniques in treatment with high energy radiation. IV. Critical examination of the value of supervoltage rotation therapy. Brit. J. Radiol. **35**, 104 (1962).

JENNINGS, W. A.: Percentage depth dose in moving field therapy. Radiology **68**, 698 (1957).

— MCCREA, A. L.: Dose distribution in clinical rotation therapy with a 2 MEV generator. Radiology **68**, 689 (1957).

JENSEN, A.: Dose measurements in roentgen irradiation of the female pelvis. Acta radiol. (Stockh.) **26**, 99 (1945).

JENSEN, SV. H., NIELSEN, J., THAYSSEN, V.: Evaluation of different factors in rotation therapy. Acta radiol. (Stockh.) **25**, 95 (1944).

JOHNS, E. H.: Physical aspects of rotation therapy. Amer. J. Roentgenol. **79**, 373 (1958).

— The physics of radiology. Springfield, Ill.: Thomas 1961.

— BATES, L. M., WATSON, T. A., EPP, E. R., CORMACK, D. V., FEDORUK, S. O.: 1000 Curie cobalt units for radiation therapy. I. The Saskatschewan cobalt-60 unit. Brit. J. Radiol. **25**, 296 (1952).

— CUNNINGHAM, J. R.: A precision cobalt-60 unit for fixed field and rotations therapy. Amer. J. Roentgenol. **81**, 4 (1959).

— MORRISON, M. T., WHITMORE, G. F.: Dosage calculations for rotation therapy. Amer. J. Roentgenol. **75**, 1105 (1956).

— WHITMORE, G. F., WATSON, T. A., UMBERG, F. H.: A system of dosimetry for rotation therapy with typical rotations distributions. J. Canad. Ass. Radiol. **4**, 1 (1953).

JONES, D. E. A., GREGORY, C., BIRCHALL, I.: Dosage distribution in rotational cobalt-60 therapy. Brit. J. Radiol. **29**, 196 (1956).

— JAMESON, D. G.: Arc therapy dose calculations. Brit. J. Radiol. **35**, 504 (1962).

JÜNGLING, O.: Röntgenbestrahlung chirurgischer Krankheiten. Leipzig: Hirzel 1924.

KÄRCHER, K. H.: Methoden der Elektronenbestrahlung. In: Die Supervolttherapie, Hrsg. J. BECKER, G. SCHUBERT, S. 227. Stuttgart: Thieme 1961.

KAHR, E.: Zur kleinfraktionierten Röntgentherapie des Bronchialkarzinoms und entzündlicher Lungenprozesse. Radiol. clin. (Basel) **26**, 216 (1957).

KAHR, F.: Zur Technik der Bewegungsbestrahlung der Ösophaguskarzinome. Strahlentherapie **103**, 249 (1957).

KALERT, H.-J.: Die Belastung von Haut, Vagina und Rektum bei der Pendelkonvergenzbestrahlung der Parametrien. Radiol. clin. (Basel) **26**, 38 (1957).

KAULFERSCH, F.: Phantommessungen zur Bewegungsbestrahlung im Halsgebiet unter besonderer Berücksichtigung des Larynx. Z. Laryng. Rhinol. **35**, 635 (1956).

KELLER, H. L.: Dosismessungen betr. die Rotationsbestrahlung gynäkologischer Tumoren. Diss. Erlangen, 1952.

— Kriterien der allgemeinen Strahlenbelastung bei verschiedenen Bestrahlungsmethoden, dargelegt am Beispiel verschiedener Bewegungsbestrahlungsmöglichkeiten des Parametriums. Strahlentherapie **108**, 539 (1959).

— Dosisverteilung bei der Pendelbestrahlung von Hirngeschwülsten bei Änderung von Pendelradius und Filterung. Strahlentherapie **109**, 67 (1959).

— Gleichmäßige Durchstrahlung des Herdes durch zweckmäßige Tiefenlage der Dreh- bzw. Pendelachse bei Bewegungsbestrahlung. Strahlentherapie **119**, 401 (1962).

— Die Pendelbestrahlung der Hypophyse mit ultraharten Strahlungen. Dtsch. med. Wschr. 87, 1110 (1962).

— Meßtechnische Unterlagen für ein neues Verfahren zur Ermittlung von Dosis und Dosisverteilung bei der Pendelbestrahlung im Energiebereich von 200 kV bis 17 MeV. Habil.-Schr. Erlangen 1962.

— Eine kritische Betrachtung zur Herddosisermittlung bei der Pendelbestrahlung exzentrisch liegender Herde. Strahlentherapie **123**, 366 (1964).

— Dosisverteilung und Dosisermittlung bei der Pendelbestrahlung (200 kV bis 17 MeV, Röntgenstrahlen und schnelle Elektronen. München u. Berlin: Urban & Schwarzenberg 1964.

KEMP, A. L., BURNS, J. E.: Physical measurements on the London hospital Picker C 3,000 cobalt unit. Acta radiol. (Stockh.) **49**, 471 (1958).

KEPP, R.: Die Bewegungsbestrahlung bei der Strahlenbehandlung des Collumcarcinoms. Med. Klin. **52**, 1187 (1957).

KEPP, R. K.: Erstergebnisse der Behandlung von Rezidiven des Kollum-Karzinoms mit der Pendelbestrahlung. Sonderband Strahlentherapie **35**, 81 (1956).

— BAEUMER, J.: Die Bestrahlung mit wanderndem Strahlenkegel bei der Behandlung bösartiger Tumoren des weiblichen Genitale. Strahlentherapie **90**, 108 (1953).

— — Die Anwendung der Bewegungsbestrahlung in der Gynäkologie. Med. Mschr. **10**, 649 (1954).

KIEFFER, J.: Spherical movement radiation method and apparatus. U.S. Patent **2**, 167, 116 (1939).

KING, J. K., FORSTER, E. W., WHEATLEY, B. M.: The two million volt Van de Graaff generator installation designed for rotation therapy at the Royal eancer Hospital. III. Engineering of the rotating floor. Brit. J. Radiol. **26**, 62 (1953).

KIRCHHOFF, H., KEPP, R. K.: Klinische Erfahrungen mit der Pendelbestrahlung in der gynäkologischen Strahlentherapie. Dtsch. med. Wschr. **81**, 1535 (1956).

KLEMM, T.: Zur Lokalisations- und Einstelltechnik bei der Bewegungsbestrahlung. SRW-Nachrichten Heft 1, 26 (1957).

KLIGERMAN, M. M., SCHAEFER, H. G.: A new rotation roentgen therapy unit. Amer. J. Roentgenol. **67**, 641 (1952).

— TAPLEY, N. DU V., JACOB, G.: Consideration of rotation therapy with the 22,5 MeV-betatron. Amer. J. Roentgenol. **79**, 378 (1958).

KNIPFER, A.: Der gegenwärtige Stand der Strahlentherapie mit wanderndem Strahlenkegel. Nunt. radiol. (Siena) **9**, 127 (1941).

KNOX, R., CITED IN HIRSCH, S., HOLZKNECHT, G.: Principles and practices of roentgen therapy. American X-Ray Publishing Company 1925.

— (1915) Quoted acc. to SMITHERS, D. W.: Die Zukunft der Bewegungsbestrahlung. Strahlentherapie **95**, 79 (1954).

KOHL, M.: Halte- und Stellvorrichtung für Röntgenröhren. DRP 192, 571 (1906).

KOHLER, A.: Chirurgisch wichtige Fortschritte in der Strahlenbehandlung tiefliegender Erkrankungen. Zbl. Chir. **65**, 2393 (1938).

— Die Pendelbestrahlung, ein Fortschritt in der Behandlung tiefgelegener Krebse des Verdauungstraktes. Nachr. Krebsbekämpfung **5**, 125 (1939).

— Der heutige Stand der Pendelbestrahlung tiefliegender Krebse. Zbl. Chir. **67**, 272 (1940).

— Klinische Erfahrungen mit der Pendelbestrahlung von Geschwülsten. Strahlentherapie **81**, 315 (1950).

— Über die Bestrahlung von Hirntumoren. Dtsch. Z. Nervenheilk. **162**, 383 (1950).

— Vergleiche zwischen Kreuzfeuer- und Pendelbestrahlung. Krebsarzt **7**, 353 (1952).

— Über Knochensarkome und ihre Strahlenreaktionen. Strahlentherapie **100**, 496 (1956).

— Aggressive Therapie des Malignoms mit ionisierenden Strahlen. Ärztl. Fortbild. **7**, 301 (1958).

— -HENKEL: Chirurgisch wichtige Fortschritte in der Strahlenbehandlung oberflächlich gelegener Erkrankungen. Zbl. Chir. **65**, 2391 (1938).

KOIZUMI, Y.: Problems on theoretical distribution of the dose of X-ray in rotatory irradiation in the treatment of carcinoma of the cervix uteri. J. Jap. obst. gynaec. Soc. **2**, 371 (1955).

KOK, G.: Irradiation of carcinom of the cervix uteri using a radium colpostat and pendulum therapy. J. belge. Radiol. **3**, 301 (1958).

KOPP, K.: Zur Herdbestimmung bei der Pendelbestrahlung gynäkologischer Tumoren. Strahlentherapie **105**, 315 (1958).

KORNELSON, R. O.: Predetermined dose distributions for cobalt 60 circumaxial rotation. J. Canad. Ass. Radiol. 8, 42 (1957).

KOTTMEISER, H. L.: Die Behandlungstechnik und Erfolge der Strahlentherapie des Collum-Carcinoms am Radiumhemmet in Stockholm. Arch. Gynäk. **183**, 430 (1953).

KRAUS, W.: Über die Berechtigung der Herdtiefenmittelung bei der Berechnung von Bewegungsbestrahlungen mit Telekobaltgeräten. Radiobiol. Radiother. **4**, 177 (1963).

KRAUTZUN, K.: Vorläufige Mitteilung über praktische Erfahrungen mit dem sogenannten Konvergenzstrahler. Strahlentherapie **93**, 84 (1954).

— Ergebnisse der Konvergenzbestrahlung bei Hirntumoren. Strahlentherapie **101**, 466 (1956).

KREBS, C., NIELSEN, H., ANDERSEN, P. E.: Rotation treatment of cancer of the esophagus. Acta radiol. (Stockh.) **32**, 304 (1949).

KUTTIG, H.: Die Horizontalkegelkonvergenzbestrahlung des Lymphabflußgebietes beim Bronchuskarzinom. Fortschr. Röntgenstr. **82**, 401 (1955).

— Dosisverteilung und Bestrahlungstechnik bei schräger und konvergenter Pendelung. Strahlentherapie **101**, 138 (1956).

— Der Einfluß der Strahlenqualität auf Tiefendosis und Dosisverteilung bei Stehfeld- und Bewegungsbestrahlung in homogenen und geschichteten Medien. Strahlentherapie **101**, 241 (1956).

— Grundlagen und Anwendung der Pendelkonvergenzbestrahlung. Radiol. Austriaca **9**, 151 (1956).

— Methoden zur besseren Anpassung des Dosisverteilung an die anatomischen Gegebenheiten bei der Bewegungsbestrahlung. Sonderband Strahlentherapie **35**, 52 (1956).

— Die Lage des Dosismaximums bei der Pendel- und Pendelkonvergenzbestrahlung. Strahlentherapie **102**, 613 (1957).

— Möglichkeiten der Bewegungsbestrahlung oberflächlich gelegener Krankheitsherde. Strahlentherapie **103**, 564 (1957).

— Methoden der Telegammatherapie. In: Die Supervolttherapie, S. 289, Hrsg. J. BECKER, G. SCHUBERT. Stuttgart: Thieme 1961.

— BECKER, H.: Die Pendeltranslation mit Transversalverschiebung der Achse in der Kobalt-60-Teletherapie. Untersuchungen der die Dosisverteilung beeinflussenden Faktoren. Strahlentherapie **135**, 528 (1968).

— BEDUHN, D.: Neue Bestrahlungsmethoden beim Medulloblastom. Deutscher Röntgenkongreß 1967, Teil B. Strahlentherapie, Sonderband **66**, 236 (1967).

— BRENNER, G., ZUNTER, F.: Verbesserung der Dosisverteilung bei kombinierter Radium-Kobalt-60-Teletherapie des Kollumkarzinoms durch biaxiale, bisegmentale Pendelbestrahlung der Parametrien. Strahlentherapie **136**, 131 (1968).

— FRISCHBIER, H.-J.: Zur Herddosisbestimmung und Dosisverteilung bei der Telekobalt-Pendelbestrahlung. Strahlentherapie **112**, 251 (1960).

— FRÖLING, M., SCHNEIDER, H.: Die Pendeltranslation mit Transversalverschiebung der Achse in der Kobalt-60-Teletherapie. III. Die Transversalverschiebung der Pendelachse unter schneller Translationsbewegung. Strahlentherapie **140**, 53 (1970).

— SCHILLER, G.: Die Pendeltranslation mit Transversalverschiebung der Achse in der Kobalt-60-Teletherapie. II. Die Transversalverschiebung der Pendelachse in Richtung der Winkelhalbierenden. Strahlentherapie **137**, 152 (1969).

— WEITZEL, G.: Die Bewegungsbestrahlung, Teil I. Die Bewegungsbestrahlung mit gebräuchlichen Strahlenqualitäten. Röntgen- u. Lab.-Prax. **9**, 97 (1956).

Kuttig H., Weitzel, G.: Die Bewegungsbestrahlung. Teil 2. Die Bewegungsbestrahlung mit ultraharten Röntgenstrahlen. Röntgen- u. Lab.-Prax. **9**, 149 (1956).

Lachapèle, A. P., Lacoste, G., Touchard, J.: Radiothérapie de mouvement et cancer bronchique. J. Radiol. Électrol. **38**, 500 (1957).

Lamarque, P., Marqués, P., Bru, A.: Limites physiques des techniques cycloradiothérapiques d'àprès leur étude doimétrique. J. Radiol. Électrol. **38**, 680 (1957).

— Pourquier, H., Leenhardt, P., Gary-Bobo, J., Gayarre, M. G.: Télécobalthérapie rotation. Methode de dosimétrie pratique. J. Radiol. Électrol. **38**, 737 (1957).

Lanzl, L. H.: Radiation characteristics of a kilocurie revolving cobalt-60 therapy unit. Amer. J. Roentgenol. **80**, 851 (1958).

— Atomic medicine, chap. 17, p. 378, ed. by Behrens, C. F. Baltimore: Williams & Wilkins Co. 1959.

— Davison, D. D., Raine, W. J.: Kilocurie revolving cobalt-60 unit for radiation therapy. Amer. J. Roentgenol. **74**, 898 (1955).

— Skaggs, L. S.: Kilocurie revolving cobalt-60 therapy unit. Proceedings of the International Conference on the Peaceful Use of Atomic Energy. vol. 70, 75. Publ. by United Nations, Geneva (1956).

Laughlin, J. S., Harvey, R. A., Hass, L. L., Lindsay, J. E., Beattie, J. W.: Physical aspects of rotation therapy with the betatron. Amer. J. Roentgenol. **65**, 947 (1951).

Lehmann, J.: Die Pendelbestrahlung der Parametrien mit schräger Einstrahlung über zwei Bogenfelder. Geburtsh. u. Frauenheilk. **16**, 378 (1956).

Lenzi, M., Brameri, C., Baracchi, F.: Tubo roentgen a catado rotante bifocale per la produzione di fasci di raggi convergenti. Radiol. med. (Torino) **44**, 663 (1958).

Lidén, K.: Depth dose measurements in the esophagus in roentgen rotation therapy. Acta radiol. (Stockh.) **30**, 64 (1948).

Lindell, B., Sievert, R., Wahlberg, T.: Verfahren zur Röntgenstrahlenkonzentrierung für Tiefentherapie. Acta radiol. (Stockh.) **33**, 344 (1950).

Lochman, D. J.: Dosage in tangential radiation therapy of the postoperative breast portal. Amer. J. Roentgenol. **73**, 803 (1955).

Loebell, M. A.: X-ray apparatus. U.S. Patent **2**, 139, 966 (1938).

Loevinger, R., Karzmark, C. J., Weissbluth, M., Zatz, L. M., von Essen, C. F., Kaplan, H. S.: Radiation therapy with high energy electrons. Radiology **77**, 906 and 928 (1961).

Lokkerbol, H.: Moving-beam irradiation with the TU-1 stand. Medica mundi **2**, 136 (1956).

Low-Beer, B. V. A.: Directed beam therapy. Amer. J. Roentgenol. **66**, 956 (1951).

MacDonald, J., C. F. A.: A tumour dose-rate and treatment time calculator. Brit. J. Radiol. **33**, 465 (1960).

Mallet, L., Proux, Ch.: La cycloradiothérapie. J. Radiol. Électrol. **25**, 237 (1942).

Malvoisin, J.: Évaluation de la dose profonde en cycloradiothérapie. J. Radiol. Électrol **30**, 581 (1949).

Maragliano, V.: Ein Verfahren zur Konzentration der Röntgenstrahlen in der Tiefe. Strahlentherapie **57**, 299 (1936).

Marqués, P., Bru, A.: Applications de la méthode du variateur de vitesse à la cyclothérapie. J. Radiol. Électrol. **41**, 440 (1960).

— — Delpla, M.: Méthode d'établissement des courbes isodoses en cycloradiothérapie. J. Radiol. Électrol. **37**, 329 (1956).

Marx, P.: Zur exakten Herdeinstellung bei der Bewegungsbestrahlung. Strahlentherapie **105**, 295 (1957).

Massey, J. B.: The role of moving field techniques in treatment with high energy radiation. I. Some physical considerations. Brit. J. Radiol. **35**, 90 (1962).

— Dose distribution problems in megavoltage therapy. I. The problem of air spaces. Brit. J. Radiol. **35**, 736 (1962).

Massey, J. R., Gourgh, J. W.: The role of moving field techniques in treatment with high energy radiation. Brit. J. Radiol. **36**, 90 (1962).

Massiot, J.: Présentation du polytome de thérapie convergente. J. Radiol. Électrol. **37**, 475 (1956).

Mathieu, R.: On the use of bi-axial rotation therapy with cobalt-60, physical basis and application in the treatment of carcinoma of the cervix. J. Canad. Radiol. **10**, 47 (1949).

Matschke, S., Nauber, G., Welker, K.: Die Dosisverteilung bei drei verschiedenen Methoden der tangentialen Mammabestrahlung. Radiobiol. Radiother. **3**, 565 (1962).

— Richter, J.: Vergleichende Untersuchung der Dosisverteilung bei verschiedenen Methoden der Ösophagusbestrahlung. Radiobiol. Radiother. **4**, 385 (1963).

— — Welker, K.: Physikalische und technische Grundlagen der Bestrahlungsplanung. Leipzig: Thieme 1968.

— Welker, K.: Die individuelle Isodosenanpassung bei der biaxialen Pendelbestrahlung gynäkologischer Tumoren. Radiobiol. Radiother. **4**, 401 (1963).

— — Nauber, G.: Tangentiale Mammabestrahlung. 2. Mitt.: Einfluß der Konfiguration der Mamma auf die Dosisverteilung. Radiobiol. Radiother. **4**, 411 (1963).

Maurer, H.-J.: Phantommessungen zur Bewegungsbestrahlung im Halsgebiet. Acta radiol. (Stockh.) **44**, 257 (1955).

— Zur Bewegungsbestrahlung gynäkologischer Tumoren im kleinen Becken. Klinische Erfahrungen mit der Pendelkonvergenzbestrahlung der Parametrien. Sonderband Strahlentherapie **35**, 68 (1956).

— Zur Frage der Gewebsabsorption und der Dosisverteilung bei der Bewegungsbestrahlung im kleinen Becken. Erwiderung auf die Arbeit Schumacher and Baerwolff, „Neuere Meßergebnisse am Organismus über die Dosis bei der Pendelbestrahlung im kleinen Becken". Strahlentherapie **99**, 63 (1956).

MAURER, H.-J.: Zur Frage der Herddosisbestimmung bei Bewegungsbestrahlung. Strahlentherapie **109**, 153 (1959).

— Überlegungen zur Methodik der Kreuzfeuer- und Bewegungsbestrahlung. Röntgenstrahlen, Geschichte und Gegenwart, S. 61. Hamburg: Müller 1959.

— ROOS, I., WEDEMEYER, U.: Zur tangentialen Pendelbestrahlung beim Mammakarzinom. I. Mitteilung. Strahlentherapie **100**, 324 (1956).

— TRADOWSKY, M.: Zur Frage der Herddosisbestimmung bei Bewegungsbestrahlung. Strahlentherapie **103**, 574 (1957).

MAURER, J.-H., MCCORMICK, N. A.: Three years clinical experience with rotation therapy with the theratron. Amer. J. Roentgenol. **70**, 382 (1958).

MAYER, K.: Konzentrierung der Strahlentiefendosis mittels rotierender Krankentrage-Vorrichtung. Zbl. ges. Radiol. **19**, 288 (1935).

MCDONALD, C. F.: Simplified technique in the employment of a rotational cobalt 60 beam therapy unit. Amer. J. Roentgenol. **86**, 730 (1961).

MELLOR, H. M.: Carcinoma of the cervix uteri: treatment by supervoltage irradiation only. A preliminary report. Brit. J. Radiol. **33**, 20 (1960).

MEYER, H.: Das Problem der „Kreuzfeuerwirkung“ in der gynäkologischen Röntgentherapie. Zbl. Gynäk. **37**, 1741 (1913).

— Aus der Geschichte der Bewegungsbestrahlung. Strahlentherapie **95**, 1 (1954).

MICELI, R., AVOLA, S.: Artifio per ottenere una rettifica dell' isodose in stratiterapie ortocinetica ed in altri methodi di terapia ad incidenza mobile. Atti del LVIII Raduno del gruppo dei Radiologi Emiliani e Marchigiani della S. L. R. M. (1957).

— DE CASTRO, E.: Le dosi in aria nella stratiterapia e negli altri metodi di terapia a movimento pseudopendolare. Radioter. Radibiol. Fis. med. **3**, 446 (1956).

— — La roentgenterapia ortocinetica. Radiol. med. (Torino) **43**, 255 (1957).

— MORELLO, F.: La radioterapia pseudopendolare di concentrazione nelle afferioni della regione sellare. Radioterap. **12**, 413 (1957).

— PALMIERI, G. G.: Stratiterapia pseudopendolare a distanza fuoco-asse elevata. Atti del LVIII Raduno del Gruppo dei Radiologi Emiliani e Marchigiani della S. I. R. M. (1957).

MINDER, W.: Die Dosisverteilung bei der Rotationsbestrahlung. Radiol. clin. (Basel) **14**, 41 (1945).

MINKOW, L., STRATEW, J.: Zentrierung des Krankheitsherdes bei Röntgen-Bewegungsbestrahlung. Strahlentherapie **122**, 179 (1963).

MOOS, W. S.: Roentgen therapy dose computing device, especially for rotation therapy with high energy (2 MEV). Amer. J. Roentgenol. **68**, 797 (1952).

— WEBSTER, E. W.: An automatic tissue dose computer for use in supervoltage rotational therapy. Radiology **59**, 729 (1952).

MORGAN, R. H., STURM, R. E., MILLER, L. S., TORRANCE, D. J.: Remote fluroscop control of radiation therapy by screen intensification. Amer. J. Roentgenol. **70**, 705 (1953).

MORITA, K., TAKAHASHI, S.: Über die Ergebnisse der Konformationsbestrahlung (Conformation radiotherapy) beim Kollumkarzinom. Strahlentherapie **140**, 8 (1970).

MORRISON, M. T., BEAN, H., KEWLEY, N.: Some measured rotation distributions for 250 kV-therapy. Brit. J. Radiol. **30**, 461 (1937).

MUNSON, R. J.: X-ray therapy with a continuously rotating beam. Brit. J. Radiol. **19**, 405 (1946).

MURPHY, W. T.: Radiation therapy. Philadelphia-London: W. B. Saunders Comp. 1959.

NADOLNY, G.: Ergebnisse der Pendelkonvergenzbestrahlung bei Hirntumoren. Allgemeines, Bestrahlungstechnik und Dosierung. Strahlentherapie **101**, 458 (1956).

NAHON, J. R., HAWKES, J. B.: Energy distribution in the thorax during multiple field and rotational therapy. Amer. J. Roentgenol. **72**, 819 (1954).

— NAIDORF, C. P.: Comparative study of x-ray transmission in thorax and abdomen in living subjects. Radiology **58**, 241 (1952).

NAKAIDZUMI, M.: Eine neue Methode zur Konvergierung der Röntgenstrahlen. Strahlentherapie **59**, 168 (1937).

— ADATI, T.: Über Erfolge der Röntgenkonvergenzbestrahlung des Magenkarzinoms. (3. Mitteilung.) J. Jap. Roentgen Soc. **6**, 361 (1938).

— — Über Erfolge der Konvergenzbestrahlung über das Rektumkarzinom. Strahlentherapie **17**, 196 (1940).

— — Über die Erfolge der Röntgenkonvergenzbestrahlung für das (operierte) Mammakarzinom. Nippon Acta radiol. **2**, 735 (1942).

— MIYAKAWA, T.: Über die räumliche Dosisverteilung der Röntgenstrahlen bei der Rotationsbestrahlung. Strahlentherapie **66**, 583 (1939).

— — Zur Rotationsbestrahlung mit Hilfe einer ständigen Durchleuchtungskontrolle. Strahlentherapie **68**, 254 (1940).

— MOTIDA, N.: Dosisverteilung der Röntgenstrahlen bei Konvergenzbestrahlungen. Strahlentherapie **60**, 307 (1937).

— TARUSAWA, S.: Über Erfolge der Röntgenkonvergenzbestrahlung des Magen-Karzinoms. J. Jap. Roentgen Soc. **15**, 327 (1937).

— — Über Erfolge der Röntgenkonvergenzbestrahlung des Magenkarzinoms. (2. Mitteilung.) J. Jap. Roentgen Soc. **16**, 352 (1938).

NEUMANN, W., WACHSMANN, F.: Ermittlung der Herddosis bei Rotationsbestrahlung unter Berücksichtigung der Absorptionsunterschiede im Gewebe. Strahlentherapie **71**, 438 (1942).

— — Über die Rotationsbestrahlung mit extrem kleinen Feldern. Strahlentherapie **74**, 340 (1944).

— — Klinische Erfahrungen bei Rotationsbestrahlung. Strahlentherapie **75**, 323 (1944).

NIELSEN, H.: Determination of the dose in circular phantoms under rotatory irradiation. Acta radiol. (Stockh.) **25**, 183 (1944).

— Erfaringer fra Rotationsbestraaling af cancer oesophagi. Nord. med. T. **24**, 1882 (1944).

— Clinical results with rotation therapy in cancer of the esophagus. Acta radiol. (Stockh.) **26**, 361 (1945).

NIELSEN, H.: Rotationsbestraaling. Aarhus: Universitetsforlaget 1948.
— Rotatory irradiation. Acta radiol. (Stockh.) **37**, 318 (1952).
— Indications for rotationtherapy. Acta radiol. (Stockh.) Suppl. **116**, 541 (1954).
— The clinical application of moving field radiotherapy. In: HOEBER, P. B., Treatment of cancer and allied diseases, 2nd ed., p. 330. New York: Harper & Bros. 1957.
— JENSEN, S. H.: Some experimental and clinical lights on the rotation therapy. Its basis and possibilities. Acta radiol. (Stockh.) **23**, 51 (1942).
— JORGSHOLM, B.: Indikation für Bewegungsbestrahlung. Strahlentherapie **95**, 41 (1954).
OBERHEUSER, F., SCHMERMUND, H.-J.: Die Anwendung des Betatrons bei der Behandlung gynäkologischer Karzinome. Strahlentherapie **106**, 127 (1958).
O'CONNOR, J. E.: A method of estimating doses in arc therapy. Brit. J. Radiol. 2o, 453 (1954).
— A transit dose technique for the determination of doses in inhomogeneous bodies. Brit. J. Radiol. 20, 663 (1956).
O'FOGHLUDHA, F.: Classical isodose curves for moving fields. In: Roentgens, rads and Riddles, ed. by FRIEDMAN, M., BRUCER, M., and ANDERSON, E., p. 39. U.S. Atomic Energy Comm., Washington 1959.
— Integral dose in moving-beam irradiation. Acta radiol. (Stockh.) **51**, 226 (1959).
ORTON, K. F.: Rotation therapy with a 2 MeV Van de Graaff generator. Brit. J. Radiol. **29**, 186 (1956).
O'SHEA, W. A., CHANG, C. H., HUTCHINSON, F.: A simplified ruler method for dosage calculation in rotational therapy in the intermediate voltage range. Radiology **69**, 88 (1957).
OTTO, W.: Vorrichtung zur Ausführung von Tiefenbestrahlung. DRP **289**, 075 (1913).
OVADIA, J., UHLMANN, E.: Isodose distribution and treatment planing with electrons of 20—35 MeV for deep-seated tumors. Amer. J. Roentgenol. 84, 754 (1960).
PALMIERI, G. G.: Radiothérapie en couche tomothérapie et autres modalités nouvelles de cinéthérapie. J. Radiol. Électrol. **35**, 705 (1954).
— Röntgen-Schicht-Therapie oder Tomotherapie und andere neue Varianten der Kinetherapie. Radiol. clin. (Basel) **24**, 1 (1955).
— Bewegungstherapie und Bestrahlung verhältnismäßig großer Volumina in der Tiefe. („Tomotherapie" oder „Schichtbestrahlung".) Strahlentherapie **96**, 30 (1955).
— Stratiterapia, 2nd ed. Bologna: Capelli 1955.
— Norme pratiche per la taratura di apparecchi per stratiterapia determinazione approssimativa della dose fisica. Radioterap., Ser. **3**, 11, 341 (1956).
— in Zus.arb. mit ZAFFAGNINI, E.: Fünfjährige Ergebnisse mit Schichtbestrahlung (Stratiterapie). 1. Mitteilung: Grundlagen der Methode. Gebärmutterhalskrebs. Strahlentherapie **110**, 491 (1959).
— ZAFFAGNINI, E., MAINOLDI, F.: Una nuova modalità tecnica di stratiterapia: La terapia rotatoria e eccentrica a movimento combinato "Ciclostratiterapia". Atti del LVIII Raduno del Gruppo dei Radiologia. Radiologia. Emiliani e Marchigiani della S. I. R. M. (1957).
PALUMBO, D., ZACCONE, G.: Prodedimenti e calcoli in telecobaltoterapia rotatoria e pendolare. Radiol. prat. (Palermo) **6**, 108 (1956).
PAPILLON, J., GOYON, M.: Le traitement radiothérapique du cancer de l'oesophage d'après 225 observations. Bull. Ass. franç. Cancer **43**, 331 (1956).
PATERSON, E. R.: The treatment of malignant disease by radium and x-rays. London: Eward Arnold Ltd. 1960.
PATERSON, R.: Principles underlying the therapeutic use of megavoltage radiation. Proceedings of the Second International Conference on Peaceful Uses of Atomic Energy (Geneva) **26**, 306 (1958).
— DALE, W. M., GREENE, D., BATERMAN, A. J.' PATERSON, E.: The relative biological efficiency of 20 MV and 4 MV radiations. Brit. J. Radiol. **33**, 271 (1960).
PETERSON, O. S., FOLEY, J. C., MOSHER, R. F.: Device for the control of radiation distribution in moving beam therapy. Radiology **64**, 412 (1955).
PFALZNER, P. M.: Rotation therapy with a cobalt-60 unit. II. Transit dose measurements as a means of correcting tumor dose for non-water-equivalent absorbing media. Acta radiol. (Stockh.) **45**, 62 (1956).
— Transit-dose measurements in cobalt-60 rotation therapy dosimetry. Radiology **70**, 503 (1958).
— Precalculated dose distributions in cobalt-60 fixed field and rotation therapy. Acta radiol. (Stockh.) **58**, 215 (1962).
— BROWN, J. G., INCH, W. R., BULLEN, M. A., HAYNES, R. H.: Investigation of rotation radiotherapy utilizing the cobalt beam therapy unit. Annual report. The Ontario Cancer Treatment and Research Foundation, Toronto, Canadá, 1952, p. 61; 1953, p. 65, 1954, p. 102; 1955, p. 106; 1956—1957.
— INCH, W. R.: Rotation therapy with a cobalt-60 unit. I. Physical aspects of circumaxial rotation. Acta radiol. (Stockh.) **45**, 52 (1956).
— — Rotation therapy with a cobalt-60 unit. II. Transit dose measurements as a means of equivalent absorbing media. Acta radiol. (Stockh.) **45**, 62 (1956).
— MACDONALD, J. C. F.: A new system for treatment prescription and planning in isocentric teletherapy. XIth International Congress of Radiology, Rome. Excerpta Medica Foundation, Amsterdam (1965). Abstr. 936, p. 441—442.
PICHARD, R., BUCHET, R., VIGNEAU, LE VAN HAP.: Radiothérapie pendulaire et cancer bronchopulmonaire. J. Radiol. Électrol. **38**, 498 (1957).
PLESCH, R.: Über die zweckmäßigste Bestimmung der Herddosis bei der Pendelbestrahlung. Sonderband Strahlentherapie **35**, 307 (1956).
— Zur Frage der Herddosisbestimmung bei Bewegungsbestrahlung. Strahlentherapie **109**, 150 (1959).
— Ein einfacher und allgemeiner Ausdruck für die Oberflächendosis. Strahlentherapie **112**, 443 (1960).

PÖSCHL, M.: Die Pendelbestrahlung des Speiseröhrenkrebses. Strahlentherapie **87**, 162 (1952).

POHL, E.: Vorrichtung zur Ausführung von Tiefenbestrahlung. DRP **296**, 657 (1913).

— Einrichtung zur Ausführung von Tiefenbestrahlung. DRP **342**, 357 (1914).

PROIMOS, B. S.: Synchronous field shaping in rotational megavolt therapy. Radiology **74**, 753 (1960)

— Synchronous protection and field shaping in cyclotherapy. Radiology **77**, 591 (1961).

QUIMBY, E.: Classification of radiological therapy. Report given at 38th annual meeting of Radiological Society of North America (1952).

QUIMBY, E. H., CASTRO, V., SOIFER, C.: Dosage determination for rotation therapy in the horizontal plane. Radiology **63**, 201 (1954).

— COHEN, B. S.: Effects of radiation quality, target-axis distance and field size on dose distribution in rotation therapy. Amer. J. Roentgenol. **78**, 819 (1957).

RAHM, H.: Die Konvergierung von Röntgenstrahlen. Klin. Wschr. **40**, 1998 (1922).

RAMIOUL, H.: Considerations sur les progrès de la technique roentgenthérapique. Rev. méd. Liège **6**, 290 (1951).

— Contributions à l'étude de la radiothérapie de convergence. J. belge Radiol. **39**, 742 (1956).

RASSOW, J.: Beitrag zur Elektronentiefentherapie mittels Pendelbestrahlung. I. Mitt.: Grundlegende Vorversuche an Stehfeldern mit 43-MeV-Elektronen. Strahlentherapie **138**, 267 (1969).

— Beitrag zur Elektronentiefentherapie mittels Pendelbestrahlung. III. Mitt.: Grundlage eines neuartigen Dosisintegrationsverfahren zur Berechnung von Dosisverteilungen bei Pendelbestrahlung. Strahlentherapie **139**, 117 (1970).

— STRÜTER, H.-D., BERNERT, J., KRABB, H.-J.: Beitrag zur Elektronentiefentherapie mittels Pendelbestrahlung. II. Mitt.: Einige charakteristische Merkmale der Dosisverteilung im Alderson-Phantom. Strahlentherapie **138**, 385 (1969).

RATZENHOFER, M.: Grundlagen der Generalisierung des Krebses. Arch. Geschwulstforsch. **2**, 396 (1950).

REBOUL, J., DUCHAMEL, J.: Cycloradiothérapie à très haut voltage et signification du roentgen. J. Radiol. Électrol. **33**, 481 (1952).

REINIGER, E. M., GEBBERT, M., SCHALL, K.: Einrichtung zur Bestrahlung mittels Röntgen- oder ähnlichen Strahlen, insbesondere für die Strahlenbehandlung tiefliegender Krankheitsherde. DRP **287**, 291 (1914).

REISS, A.: Versuche mit der Rotationsbestrahlung. Strahlentherapie **61**, 384 (1938).

RICHTER, J., SCHIRRMEISTER, D.: Die Berücksichtigung von Gewebeinhomogenitäten bei der Ermittlung von Dosisverteilungen mit digitalen Rechenautomaten. Strahlentherapie **127**, 550 (1965).

RIESSBECK, K. Z., GEIPEL, K.: Praktische Erfahrungen bei der Bewegungsbestrahlung gynäkologischer Karzinome. Zbl. Gynäk. **78**, 1946 (1956).

ROBBINS, R., MÉSZÁROS, J.: The calculation of rotation therapy tumor doses at 250 kV. by means of the transmitted dose rate. Radiology **63**, 381 (1954).

ROBERTS, J. E.: Limiting factors of moving-field dosimetry. In: Roentgens, rads and Riddles, ed. by FRIEDMAN, M., BRUCER, M., and ANDERSON, E., p. 29. Washington: U.S. Atomic Energy Comm. 1959.

ROBINS, R., MÉSZÁROS, J.: TSIEN, K. C.: Rotation therapy at 250 kV. Amer. J. Roentgenol. **79**, **394** (1958).

ROSSMANN, K.: Dosismessungen am Konvergenzstrahler. Diss. Erlangen, 1951.

— Die Herabsetzung der Dosis im Schenkelhals zur Vermeidung von Spontanfrakturen nach Pendelbestrahlung gynäkologischer Tumoren. Röntgen-Bl. **7**, 107 (1954).

— Die Dosisverteilung auf der Hautoberfläche und ihre Berechnung bei der Pendelbestrahlung. Fortschr. Röntgenstr. **81**, 659 (1954).

— Die tangentiale Pendelbestrahlung des Mammakarzinoms. Strahlentherapie **80**, 366 (1954).

— Die tangentiale Pendelbestrahlung als Sondermethode der Bewegungsbestrahlung. Strahlentherapie **82**, 625 (1955).

ROSWIT, B., MALSKY, S. J., REID, C., SPRECKELS, C.: The use of photocells for determination of patient movement during roentgen-therapy. Radiology **74**, 480 (1960).

ROUSSEL, J., SCHOUMACHER, P., PERNOT, MME.: Répartition de la dose dans un volume en cyclothérapie en fonction de la filtration. J. Radiol. Électrol. **37**, 411 (1956).

ROXO NOBRE, M. O.: Terminaro de la radioterapia, glossary of terms used in radiotherapy, glossaire des expressions employées en radiothérapie. Vocabulario de expresiones radioterapeuticas. São Paulo 1956.

RUDERMAN, A. L., SHAPSHNEEKOVA, N. E., KAREEBOV, U. I.: Rotation roentgen therapy of for-advanced cancer of the female genital organs. Vop. Onkol. **4**, 469 (1958).

SALVIONI, D., SCHULZ, R. J.: Some clinically useful data for fixed field and rotational telecobalt therapy. Amer. J. Roentgenol. **81**, 30 (1959).

SANQUIROCO, G.: Dispositivo per la roentgenterapia ad incidenza variabile. Radiologia (Roma) **9**, 711 (1953).

SCHÄFER, K.: Die Rotations-Strahlenbehandlung des Ösophaguskarzinoms. Oncologia (Basel) **7**, 16 (1954).

— Die Strahlenbehandlung des Ösophaguskarzinoms. Züricher Erfahrungen. Oncologia **8**, 211 (1955).

SCHINZ, H. R.: Erfahrungen mit dem 31 MeV Betatron und dessen weitere Entwicklung zum Asklepiton. Fortschr. Röntgenstr. **86**, 104 (1957).

— Die modernen Methoden der Krebstherapie und deren Kritik. Sonderband Strahlentherapie **37**, 134 (1957).

— WIDERÖE, R.: Ist die Bewegungsbestrahlung mit dem Betatron bei 15 bis 31 MeV Strahlenenergie von Vorteil? Strahlentherapie **95**, 33 (1954).

SCHMERMUND, H.-J., OBERHEUSER, F.: In: BECKER, J., u. SCHEER, K. E. (Hrsg.), Betatron und Telekobalttherapie, S. 56. Berlin: Springer 1958.

SCHMIDT-HERMES, H. J.: Methode zur postoperativen Pendelbestrahlung des Mammakarzinoms unter Anwendung verschiedener Elektronenenergien. Strahlentherapie **139**, 139 (1970).

Schoen, D., Magnus, H. E.: Bewegungsbestrahlung durch Bleisieb. Fortschr. Röntgenstr. **81**, 670 (1954).

Schoknecht, G.: Dosisberechnung für die Kobalt-60-Bewegungsbestrahlung mit konstantem Pendelradius. Strahlentherapie **120**, 525 (1963).

— Berechnung der Dosisverteilung bei der tangentialen Pendelbestrahlung mit Kobalt 60. Strahlentherapie **122**, 341 (1963).

Schulz, R. J., Cohen, G. A., Tsal, J. P., Evans, J. C.: Cobalt-60 depth-dose corrections as determined by transmission-dose measurements. Radiology **76**, 805 (1961).

Schumacher, W., Baerwolff, G.: Neuere Meßergebnisse am Organismus über die Dosis bei der Pendelbestrahlung im kleinen Becken. Strahlentherapie **99**, 63 (1956).

Schwarz, G. S.: The distance problem in rotation therapy with special reference to the construction of an optimal all-purpose cobalt bomb (with an analysis of the fundamental limit of rotation therapy). Fortschr. Röntgenstr. **85**, 474 (1956).

Seelentag, W.: Eine Winkelbussole zur Bestimmung der Einstellrichtung. Strahlentherapie **102**, 97 (1957).

Sempert, M.: New developments in high energy electron beam therapy with the 35 MeV Brown Boveri betatron. Radiology **74**, 61 (1960).

Seyss, R.: Zur Bewegungsbestrahlung des Rektumkarzinoms. Krebsarzt **10**, 266 (1955).

— Zur Raumdosis bei Bewegungsbestrahlung. Strahlentherapie **100**, 485 (1956).

— Dosismessung im Knochengewebe bei Bewegungsbestrahlung. Radiol. clin. (Basel) **25**, 258 (1956).

— Grundlagen der Schalenbestrahlung. Radiol. Austriaca **9**, 329 (1957).

— Zur Streustrahlendosis bei der Bewegungsbestrahlung. Röntgen-Bl. **10**, 225 (1957).

— Zur Theorie der Bewegungsbestrahlung. Radiol. clin. (Basel) **28**, 211 (1959).

— Die Frequenz der Oberflächenbelastung bei Bewegungsbestrahlung. Radiol. clin. (Basel) **31**, 122 (1962).

Sieckel, L.: Zur Dosierung der Konvergenzbestrahlung der Bronchialkarzinome. Strahlentherapie **98**, 447 (1955).

— Konvergenzbestrahlung des Bronchialkarzinoms. Dtsch. med. Wschr. **81**, 970 (1956).

Siegert, A.: Exakte Dosierung bei kombinierter Radium-Röntgen-Bestrahlung des Collum-Karzinoms. Strahlentherapie **91**, 291 (1953).

— Müller, P.: Ersatz der Kreuzfeuermethode durch Bewegungsbestrahlung bei der Behandlung des Kollum-Karzinoms. Strahlentherapie **93**, 447 (1954).

Sievert, R. M.: A roentgen apparatus for intense roentgen radiation of short duration intended for biophysical research work and for special treatment purpose. Acta radiol. (Stockh.) **33**, 328 (1950).

Simon, S., Henry, J., Johner, W.: La cyclothérapie des cancers de l'oesophage au Centre anticancéraux de l'Université de Bruxelles. Bull. Ass. franç. Cancer **38**, 302 (1951).

Simons, C. S., Lampe, I.: A study of the usefulness of cesium-137 as a teletherapy source. Report to Medical Branch, Division of Biology and Medicine, U. S. Atomic Energy Commission (December, 1958).

Sinclair, W. K., Breazeale, W. V.: Integral dose and source size in cobalt-60 therapy. Radiation biology and cancer, p. 163.: University of Texas Press 1959.

Skaggs, L. S., Almy, G. M., Kerst, D. W., Lanzl, L. H.: Development of the betatron for electron therapy. Radiology **50**, 167 (1948).

Smith, I. H., Mac Donald, J. C. F., Pfalzner, P. M., Ferguson, H. L. S.: Cobalt-60 beam therapy. Proceedings of the Second United Nations International Conference on the Peaceful Uses of Atomic Energy (Geneva) **26**, 295 (1958).

Smith, J. H., Fetterly, J. C. M., Lott, J. S., Mac Donald, J. C. F., Myers, L. M., Pfalzner, P. M., Thomson, D. H.: Cobalt-60 teletherapy. A handbook for the radiation therapist and physicist. New York-Evanston-London: Hoeber Med. Div. Harper & Row 1964.

Smithers, D. W.: The tow Million volt Van de Graaff-generator installation designed for rotation therapy at the Royal Cancer Hospital. Brit. J. Radiol. **26**, 57 (1953).

— Rotation therapy. J. Fac. Radiol. (Lond.) **5**, 73 (1954).

— Die Zukunft der Bewegungsbestrahlung. Rotationsbestrahlung bei Patienten mit tief gelegenen Tumoren. Strahlentherapie **95**, 79 (1954).

Snelling, M. D., Stern, B. B.: The treatment of carcinoma of the cervix by a combination of intra-cavitary radium and arc therapy. Brit. J. Radiol. **31**, 298 (1958).

Spechter, H.-J.: Das Dosismaximum bei der Pendelkonvergenzbestrahlung des kleinen Beckens. Sonderband Strahlentherapie **35**, 74 (1956).

— Experimentelle Studien über die Bewegungsbestrahlung im kleinen Becken bei gynäkologischen Tumoren. Strahlentherapie **102**, 229, 629 (1957).

— Das „Lokalisationsgerät" und „Tastzeichengerät" als Hilfsmittel zur Einstellung und Dosisberechnung bei der Bewegungsbestrahlung gynäkologischer Tumoren. Strahlentherapie **103**, 571 (1957).

Stapleton, J. E.: Treatment of advanced carcinoma of the bladder with two Million volt rotation therapy. J. Fac. Radiol. (Lond.) **4**, 207 (1953).

Steed, P. R.: Three-dimensional dose distribution with rotation techniques. Brit. J. Radiol. **26**, 65 (1953).

— O'Connor, A. D., Lamerton, L. F., Winternitz, J. W., Mayneord, W. V., Smithers, D. W.: Symposium on small field X-ray therapy for deep-seated tumours with special reference to rotation techniques. Brit. J. Radiol. **22**, 185 (1949).

Stern, B. E.: Dose calculation for moving field therapy. Brit. J. Radiol. **29**, 518 (1956).

Stuart, C.: Considerazioni critiche su 61 casi di canero esophageo irradiati con particolare agli effetti del trattamento ed alla loro radiogualribiliti. Radioterap. **9**, 191 (1954).

Stütz, G., Maurer, H.-J.: Die Bewegungsbestrahlung gynäkologischer Tumoren im kleinen Becken. III. Mitteilung: Konvergenz- und Pendelkonvergenzbestrahlung. Strahlentherapie **99**, 417 (1956).

Summers, R. E., Concannon, J. P., Leone, D. P.: Study of simplified methods for construction of complete isodose distribution in rotation cobalt teletherapy, trunk: horizontal 360° central rotation. Radiology **83**, 231 (1964).

Surmont, M.: Résultats de la télecobaltthérapie dans les affections OTR et gynécologiques. Idos. 1958, 219.

Sutherland, W. H.: Arc therapy wedge-filters beams of cobalt 60 radiation. Brit. J. Radiol. **35**, 478 (1962).

Swart, B.: Die Intensivbestrahlung großer oberflächennaher Tumoren mittels Sieb-Schichtbestrahlung. Strahlentherapie **102**, 468 (1957).

Takahashi, S.: Rinsho Hoshasen **5**, 653 (1960).

— Conformation radiotherapy. Rotation technique as applied to radiography and radiotherapy of cancer. Acta radiol. (Stockh.) Suppl. **242** (1965).

— Kitabatake, T., Morita, K., Okajima, S., Jida, H.: Methods for better adaption of the dose distribution to deep-seated tumor sites in moving field therapy. From a lecture at 20th Congress of the Northern Jap. Radiol. Soc., April 17, 1960.

— — — — — — Methoden zur besseren Anpassung der Dosisverteilung an tiefliegende Krankheitsherde bei der Bewegungsbestrahlung. Strahlentherapie **115**, 478 (1961).

— Matsuda, T.: Axial transverse laminagraphy applied to rotational therapy. Radiology **74**, 61 (1960).

Teschendorf, W.: Ein neues Gerät zur Rotationsbestrahlung. Fortschr. Röntgenstr., Beiheft **76**, 29 (1952).

— Über eine vereinfachte Methode der Röntgentiefentherapie mit bewegter Röhre (Rotations- oder Pendelmethode). Strahlentherapie **90**, 536 (1953).

Thomas, J.: Palliative rotatory irradiation in inoperable lung tumour. Nord. Med. **54**, 1559 (1959).

— Madsen, C. B., Nielsen, H.: Rotatory irradiation at 400 kV. Acta radiol. (Stockh.) **40**, 408 (1953).

Tischer, H.: Die Konvergenzbestrahlung als Kombinationstherapie gynäkologischer Karzinomrezidive. Wien. med. Wschr. **104**, 763 (1954).

Tori, G., Brusori, G., Miceli, R.: Terapia pseudopendolare a movimento undirezionale (Principi biologice e fisice, schemi dosimetrici e primi risultati clinici). Radiol. med. (Torino) **41**, 1057 (1955).

Trautmann, K., Maurer, H.-J.: Zur Bewegungsbestrahlung gynäkologischer Tumoren unter besonderer Berücksichtigung der Pendelbestrahlung. II. Mitteilung: Pendelbestrahlung gynäkologischer Tumoren. Strahlentherapie **99**, 400 (1956).

Trump, J. G., Beique, R., Granke, R., Giauq, G., Wright, K. A.: Axis dose determination in 2 MEV. X-ray and gamma-ray rotational therapy. High Voltage Research Laboratory, MIT, May, 1954 (60).

Trump, J. G., Moster, C. R., Cloud, R. W.: Efficient deep tumor irradiation with roentgen rays of several Million volts. Amer. J. Roentgenol. **57**, 703 (1947).

— Wright, K. A., Evans, W. W., Anson, J. H., Hare, H. F., Fromer, J. L., Jacque, G., Horne, K. W.: High energy electrons for the treatment of extensive superficial malignant lesions. Amer. J. Roentgenol **69**, 623 (1953).

— — Hare, H. F., Lippincott, S. W.: Two Million volt roentgen therapy using rotation. Amer. J. Roentgenol. **66**, 613 (1951).

— — Smedal, M. L., Salzman, F. A.: Synchronous field shapping and protection in 2-Million-volt rotational therapy. Radiology **76**, 275 (1961).

— van de Graaff, R. J., Cloud, R. W.: Cathode rays for rotation therapy. Amer. J. Roentgenol. **43**, 728 (1940).

Tsien, K. C.: The application of automatic computing. machines to radiation treatment planning. Brit. J. Radiol. **28**, 432 (1955).

— A study of basic external radiation treatment techniques with the aid of automatic computing machines. Brit. J. Radiol. **31**, 32 (1958).

— Cunningham, J. R., Wright, D. J., Jones, D. E. A., Pfalzner, P. M.: Atlas of radiation dose distributions, vol. III. Moving-field isodose charts. Vienna: International Atomic Energy Agency 1967.

— Robbins, R.: A comparison of a cobalt-60 teletherapy unit and a 2 MEV Van de Graaff X-ray generator on the basis of physical measurements. Radiology **70**, 486 (1958).

Tubiana, M.: Experience clinique avec le Betatron. In: Betatron und Telekobalttherapie, eds. Bekker, J. and Scheer, K. E., p. 74. Berlin: Springer 1958.

Turano, L., Biagini, C., Bompiani, C., Paleani-Vettori, P. G.: Radiobiologische, dosimetrische und klinische Grundlagen der Therapie mit schnellen Elektronen eines 15 MEV-Betatrons. Strahlentherapie **109**, 489 (1959).

Uhlmann, E. M.: Ein 45-Millionen-Volt-Linearbeschleuniger als Elektronenquelle für die Behandlung tiefliegender Karzinome. Strahlentherapie **106**, 319 (1958).

Umegaki, Y.: Lecture at 17th Japanese Congress, 1957.

— Sakomoto, Y., Arimizu, N., Tanaka, J., Iba, S., Wada, S., Kusagaya, H.: Studies on the moving field therapy. 1. Dosage table and correction factor for convergent arc. Therapy. Med. J. Shinshu Univ. **3**, 139 (1958).

Vallebona, A.: I nuovi orizzonti della stratigraphia nei vari campi della medicina. Estratto da l'informatore medicosez. Clin. Sci. **2** (1948).

Verbeeten, B.: Eine Co-60-Einheit zur Megavolt-Steh- und Bewegungsbestrahlung mit auswechselbarem Fokus und veränderlichem Abstand zwischen Fokus und Tubusende. Strahlentherapie, Sonderband **36**, 187 (1956).

Verse, H.: Einige gerätetechnische Überlegungen zur Röntgenbewegungsbestrahlung. Fortschr. Röntgenstr. **77**, 362 (1952).

VERSE, H.: Ein Universalgerät für Röntgen-Bewegungsbestrahlung. Philips-Techn. Rundsch. **15**, 205 (1954).
VOGEL, G.: Die Pendelbestrahlung des Rektum-Karzinoms. Strahlentherapie **87**, 195 (1952).
— Die Strahlenbehandlung bei 120 Kehlkopfkarzinomen. Krebsarzt **7**, 354 (1952).
VOUTILAINEN, A., VÂHÂTALO, D.: Experimental determination of the pulmonary tissue factor in cobalt 60 teletherapie. Amer. J. Roentgenol. **97**, 939 (1966).
VULPIAN, P. DE: Cyclothérapie statique. J. Radiol. Électrol. **35**, 248 (1954).
— Exposé schématique sur la cyclothérapie. J. Radiol. Électrol. **36**, 346 (1955).
WACHSMANN, F.: Neue Gesichtspunkte für die Ermittlung der Dosis bei der Bestrahlung tiefliegender Herde. Strahlentherapie **87**, 253—265 (1952).
— Verschiedene Formen der Bewegungsbestrahlung und ihre Möglichkeiten. Röntgen-Bl. **6**, 200—209 (1953).
— Die Bewegungsbestrahlung. Fortschr. Med. **72**, 185—186 (1954).
— Various forms of moving field therapy and its possibilities. Acta radiol. (Stockh.), Suppl. **116**, 524—531 (1954).
— Ist es bei der Therapie mit ultraharten Strahlungen noch erforderlich, Bewegungsbestrahlung anzuwenden? Ann. Med. intern. Fenn. **48**, 348—359 (1959).
— Alte energie nella terapia di movimento. Radioter. Radiobiol. Fis. med. **15**, 297—303 (1960).
— AZUMA, J.: Die Belastung der Oberfläche bei der Rotationsbestrahlung mit Strahlungen von 100kV bis 100 MeV. Strahlentherapie **119**, 405—418 (1962).
— BARTH, G.: Die Bewegungsbestrahlung. 2. Aufl. Stuttgart: Georg Thieme 1959.
— BUSE, H.: Pendelbestrahlung über 2 konvergente Bogenfelder. Strahlentherapie **109**, 257—267 (1959).
— DIMOTSIS, A.: Kurven und Tabellen für die Strahlentherapie. Stuttgart: S. Hirzel 1957.
— KELLER, L.: Untersuchungen über die Dosisverteilung bei der Rotationsbestrahlung gynäkologischer Tumoren. Strahlentherapie **87**, 278 (1952).
— ROSSMANN, K.: Dosismessungen am Konvergenzstrahler. Strahlentherapie **87**, 266—277 (1952).
WACHTLER, F.: Die Röntgentherapie des inoperablen Bronchuskarzinoms mit besonderer Berücksichtigung der Bewegungsbestrahlung. Wien. klin. Wschr. **66**, 752 (1954).
— Bewegungsbestrahlung des Oesophaguskarzinoms. Krebsarzt **10**, 193 (1955).
WALLMANN, H.: A television-roentgen system for pendulum therapy. Brit. J. Radiol. **31**, 576 (1958).
WATSON, T. A.: Supervoltage roentgen therapy in cancer of the lung. Amer. J. Roentgenol. **75**, 525 (1956).
WATSON, W.: Differential radiography. Radiography **5**, 81 (1939).
WEBSTER, E. W., TSIEN, K. C.: Atlas of radiation isodose distributions, vol. I. Single-field isodose charts. Vienna: IAEA 1963.
WEITZEL, G.: Erfahrungen in der Elektronentherapie oberflächlicher Tumoren. Betatron und Telekobalttherapie. Internationales Symposium der Universität Heidelberg 1957. Berlin-Göttingen-Heidelberg: Springer 1957.
— Ultraharte elektromagnetische Strahlen. Methoden der Bewegungsbestrahlung mit ultraharten Röntgenstrahlen. In: Die Supervolttherapie, Hrsg. J. BECKER, G. SCHUBERT, S. 245. Stuttgart: Thieme 1961.
WERNER, R.: Ein Bestrahlungskonzentrator für Röntgentherapie. Verh. dtsch. Röntgenges. **3**, 114 (1907).
WHEATLEY, B. M.: A method of dose calculation with applications to moving field therapy. Brit. J. Radiol. **28**, 566 (1955).
— HODT, H. J., SAVAGE, E. W.: Beam definition, beam direction, and protection problem. Brit. J. Radiol. **26**, 58 (1953).
— STEED, P. R., SAVAGE, E. W., KING, J. H., FORSTER, E. W., HODT, H. J., JONES, I. R., SMITHERS, D. W.: The two Million volt Van de Graaff generator installation designed for rotation therapy at the Royal Cancer Hospital. Brit. J. Radiol. **26**, 57 (1953).
WICHMANN, H.: Pendelkonvergenz (eine neue Methode der Bewegungsbestrahlung). Fortschr. Röntgenstr. **83**, 583 (1955).
— Rationelle Dosisbestimmung bei der Bewegungsbestrahlung. Strahlenforschung und Strahlenbehandlung. Sonderband Strahlentherapie **35**, 47 (1955).
— Maximale Herddosis und Oberflächendosis bei der Bewegungsbestrahlung. Fortschr. Röntgenstr. **85**. 616 (1956).
— Die Erweiterung der Bewegungsbestrahlung durch die Pendelkonvergenz mit transaxial verlagertem konvergenten Konvergenzpunkt (transaxiale Pendelkonvergenz). Strahlentherapie **105**, 260 (1958).
— Physikalisch-technische Bemerkungen zur Bewegungsbestrahlung. Röntgenstrahlen, Geschichte und Gegenwart **3**, 72 (1963).
— Zur Frage der Phantommessung und der Anwendung von Standard-Isodosen bei der Bewegungsbestrahlung. Strahlentherapie **104**, 287 (1967).
— HEINZEL, F.: Leitfaden der Bewegungsbestrahlung. 1. Teil, Physikalische und methodische Grundlagen. Berlin-Göttingen-Heidelberg: Springer 1959.
— — Physikalische und methodische Probleme bei der Anwendung der ^{60}Co-Stehfeld- und Bewegungsbestrahlung. Fortschr. Röntgenstr. **94**, 805 (1961).
WIESER, W. F. VON: Eine Methode zur Erzeugung paralleler und konvergenter Röntgenstrahlen. Verh. dtsch. Röntgenges. **10**, 124 (1913).
WIJKER, H.: Dosimetrie biy rotatiabestraling. 6 c Jaarbock van Kankeronderzoek an Kankerbestrijding in Nederland, 1956, p. 105.
— HARDER, N. C.: The determination of the scatter correction factor in a case of rotational irradiation of an esophagus tumor. J. belge Radiol. **42**, 190 (1959).

WISSENBERG, P.: The dose distribution in rotatory irradiation of eccentrically situated axial field. Acta radiol. (Stockh.) **25**, 105 (1944).
— Excentrisk Rotationsbestraaling. Nord. med. T. **28**, 2491 (1945).
WITCOFSKI, R. L., MESCHAN, J.: An analysis of isodose patterns obtained with 180° rotation of a telecobalt unit. Amer. J. Roentgenol. **85**, 919 (1961).
WITTE, E.: Ein neues Röntgenrohr zur Erzeugung konvergenter Strahlenbündel. Fortschr. Röntgenstr., Supplement zu Bd. **60**, 33, 62 (1939).
WOOD, R. G.: The computation of dose distributions in cobalt rotational therapy. Brit. J. Radiol. **35**, 482 (1962).
WOODLEY, R. G., E. L. BRONSTEIN, J., LAUGHLIN, S.: Exit dosimeter for effective patients thickness. Radiology **74**, 273 (1960).
WORTHLEY, B. W., WHEATLEY, B. M.: A generalised method of rapid dosage estimation with particular reference to 200 kV therapy. Brit. J. Radiol. **25**, 491 (1952).
WRIGHT, K. A., PROIMOS, B. S., TRUMP, J. G., SMEDAL, M. L., JOHNSON, D. O., SALZMANN, F. A.: Field shaping and seletive protection in megavolt rotation therapy. Radiology **72**, 101 (1959).
ZACCONE, G. A., LACONI, BARBERI, I.: Sul trattamento dei tumori vescicali con telecobaltoterapia. Radiol. prat. 8, 287 (1958).
ZIELER, E.: Zur Dosisbestimmung bei der Bewegungsbestrahlung. Fortschr. Röntgenstr., Beih. **77**, 58 (1952).
— Zur Dosisbestimmung bei der Bewegungsbestrahlung. Strahlentherapie **89**, 592 (1953).
— Neue Erkenntnisse über den Zusammenhang zwischen Tiefendosis und Strahlenqualität. Sonderband Strahlentherapie **35**, 3 (1956).
ZIMMER, K. G., PICKHAN, A.: Alte und neue Wege zu höheren Tiefendosen. Strahlentherapie **73**, 167 (1943).
ZUPPINGER, A.: Die heutige Indikationsstellung bei der Behandlung der Mundhöhlen-, Larynx- und Pharynx-Tumoren. Strahlentherapie **95**, 161 (1954).

D. Treatment planning

By

L. Sundbom and R. Walstam

With 16 Figures

1. Introduction

The development of treatment methods in radiotherapy was earlier mainly based on clinical observations of the positive and negative effects of treatments given to patients. For further improvement of these methods it was found to be of importance to try to find a correlation between this empirically collected experience and detailed knowledge about the radiation dose in organs and tissues of interest in the patient. It is therefore natural that radiotherapists, and later physicists, have given much effort to the clinical dosimetry. Any loose strength in these efforts is hardly to be expected in the nearest future. By using results from scientific experiments in radiobiology as a rational basis for successful clinical work the requirements for an adequate physical description of the absorption of radiation merely tends to increase rather than to decrease.

A careful physical dose planning is thus of fundamental importance for a successful study of various radiobiological variables, such as for instance the optimal tumour dose, the fractionation and the dose distribution in the tumour volume and adjacent organs and tissues. Only if the physical facts of the irradiation are known with sufficient accuracy an increased knowledge can be obtained about the radiobiological conditions in clinical practice.

The importance of individual dose planning has grown due to the increased use of high energy radiation. Earlier it was merely possible to avoid an over-exposure by clinical observations of the skin reaction of the patient. This clinical indication of the exposure level is no longer visible when high energetic photons are used, since the electronic build-up causes a skin-sparing effect. Therefore it exists a risk for subcutaneous over-exposure since this will not be indicated by any clinically early observable reactions on the patient. It is possible with modern techniques to administer also to deep seated organs and tissues much higher doses than was ever possible with the orthovoltage techniques earlier used. This fact has caused that the cure-rate and the survival time for patients with deep seated tumours has increased. However at the same time the importance of latent late radiation reactions must be looked upon even more carefully than earlier. Thus it is obvious that there is a great need for accurate precalculation of the doses to be given in the treatment.

The treatment technique to be used for each patient must be determined by considering medical as well as physical factors with the aim of choosing for instance the type of radiation, the beam directions, the dose and fractionation so that the most favourable conditions are obtained as regards the regress of the tumour as well as the sparing of normal tissues.

To that purpose it is necessary to determine, by a suitable planning method, the relevant details about the radiation absorption in the patient. The choice of methods for calculation of the dose distribution depends obviously on the level of accuracy that is needed. Generally it may be said that the higher the accuracy the more expensive is the dose planning. Different planning methods may therefore be recommended in different cases. No specific recommendation in this respect can be given here. The present section aims to give a general survey of the various methods for dose planning presented in the literature.

Often in retrospective studies one cannot find material enough for an adequate dose calculation; often this material is completely lacking or it is so inadequate that any calculation will be too approximate. It is therefore recommended that the planning method used is described and the information given in such a way that a future study of the patient material can be successfully made. Also in other aspects the knowledge of the dose distribution in a radiation treated patient is of importance, e.g. when supplementary irradiation is to be given and when surgical treatment within the irradiated volume is to be considered.

2. General considerations

a) The aim in treatment planning

The good results achieved with interstitial radiation therapy is considered, at least partly, to depend on the very high dose within the treatment region in small volumes and the relatively low dose between these volumes. It might therefore be inconsistent in external therapy to aim at as homogeneous a dose as possible in the treatment region. That the homogeneous dose should be advantageous is by no means self-evident. The cells in different parts of a tumour may well have different radiosensitivity. Radiobiologists have demonstrated that at least in vitro, anoxic and aerobic cells have different radiation sensitivity. Consideration of the difference in nutrition between periferial and central parts of a tumour might therefore indicate that a much higher dose should be given to the central anoxic parts of a tumour. Such conditions are present in the well-known intracavitary treatment of gynaecological tumours and sometimes also considered in other applications of modern radiotherapy. In general, however, at present the aim is to give to the "target volume" as homogeneous a dose as possible. The methods of dose planning given below are in general applicable also when inhomogeneous dose distributions are preferred.

Surprisingly few investigations have been undertaken in order to establish recommendations for the degree of accuracy required in dose determination in radiotherapy. This matter has been discussed for instance by Martin, Evans and Andersson (1960) and by Sundbom and Walstam (1964). The former authors have made estimates of the magnitude of errors involved in radiation treatment of patients, but the investigation was based on irradiation with orthovoltage roentgen-rays and is probably not in all respects directly applicable to high energy radiation. A detailed estimation of all types of errors, including for instance calibration of dosimeters and measurements of isodose charts is given by ICRU in "Clinical Dosimetry" (NBS Handbook *87*, 1963). A summary of the errors is given in the Table. It should be noted in this connexion that it is very difficult to estimate the dose at the edges of beams due to the penumbra. The relative errors in these regions are generally quite high while the dose to organs and tissues inside or outside this region may be determined quite accurately when using proper methods for the setting up of the patient.

In a recent discussion (ICR, Tokyo 1969) it was mentioned that an error in the dose determination of the order of 20% could probably be recognized on the individual patient. Due to the individual variations an error of the order of 10% would only be discovered in a statistical patient material. Considerations regarding the required accuracy in dose determination can also be based on established time-dose relationships—an example being presented in Fig. 1. If a dose, stated to be 6000 rad in 30 days, is in error with $\pm 10\%$ it is easy to find out from Fig. 1 that—for this particular situation—these limits of the errors corresponds to a time-interval from 20–45 days.

In accordance with these deliberations it is recommended that such treatment planning procedures are applied that the "tumour dose" can be determined with an error less than $\pm 10\%$. Interinstitutional comparisons on this level might at present be difficult

Table. *Sources of error in clinical dosimetry* [a]

A. Errors in connection with measurement of the radiation beam

B. Errors in dose determination

C. Errors in treatment planning
  1. Delineation of the target volume
  2. Measurement of the patient
     a) Inaccurate measuring instruments and poor graph-paper
     b) Lack of care in transferring the patient's contour to plotting paper
     c) Variations in patient thickness along the length of the treatment field
     d) Change of cross-section with position of patient
     e) Change of size during the course of treatment
  3. Beam direction
     a) Movement of skin markings with change in position of patient
     b) Movement of internal organs relative to skin markings
  4. Position of skin markings relative to treatment volume

D. Errors in treating the patient
  1. Improper adjustment or operation of auxiliary devices
  2. Errors in source-surface distance or in treatment position
  3. Incorrect type or arrangement of bolus
  4. Errors in sessional exposures
     a) Output variations
     b) Calculation errors
     c) Human errors in delivery of exposure
  5. Movement of patient during treatment

[a] A summary of Section IX in Clinical Dosimetry, ICRU (1963)

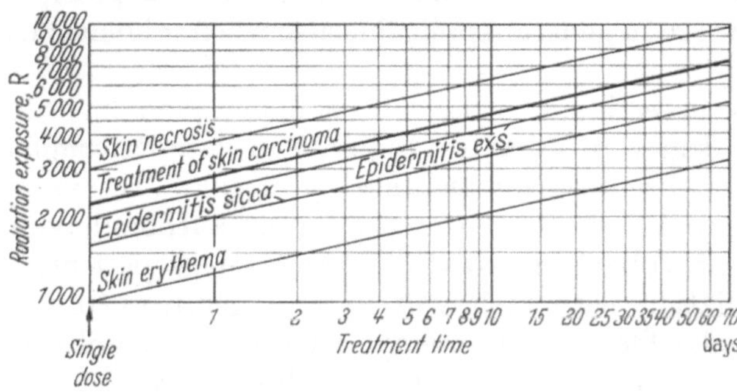

Fig. 1. Time-dose relationship for treatment of skin-carcinoma. (According to STRANDQVIST, 1944)

since their differences in the basic determination of absorbed dose and exposure might still be of the same order (PFALZNER and MALO ALVAREZ, 1968).

b) Definitions

Most of the terms used in this section to describe the treatment planning procedures are well known by radiotherapists and radiation physicists. For a detailed definition of the meanings of these terms the reader is referred to section III of "*Clinical Dosimetry*" (ICRU, 1963). One important term, commonly used in radiotherapy, but not defined by the ICRU is the concept "tumour dose". This concept has been discussed for instance by ELLIS and OLIVER (1961), SPIERS and MEREDITH (1962) and SUNDBOM and ÅSARD (1965). Throughout this section the term tumour dose will be used for the average dose in the "target volume" (see ICRU) as calculated from the dose distribution in a section through the centre of the tumour. For most statements about dosage in external beam radiation treatment it is advisable not only to state the tumour dose but also the maximum and the minimum dose in the target volume. For complicated target volumes, for instance in treatments of systemic diseases, it might be required to give a more detailed specification of the dose in various areas.

c) Presentation of dose distributions

A rough estimate of the tumour dose can be made by using depth dose data (WACHSMANN and DIMOTSIS, 1957; Br. J. Radiol. 1961). Such tables and curves give the relative dose along the central ray of the beam. They can be used to determine the relative dose contribution from each of a number of beams intersecting in the same point. However, in order to get the best dose distribution, the central rays of the beams should in many

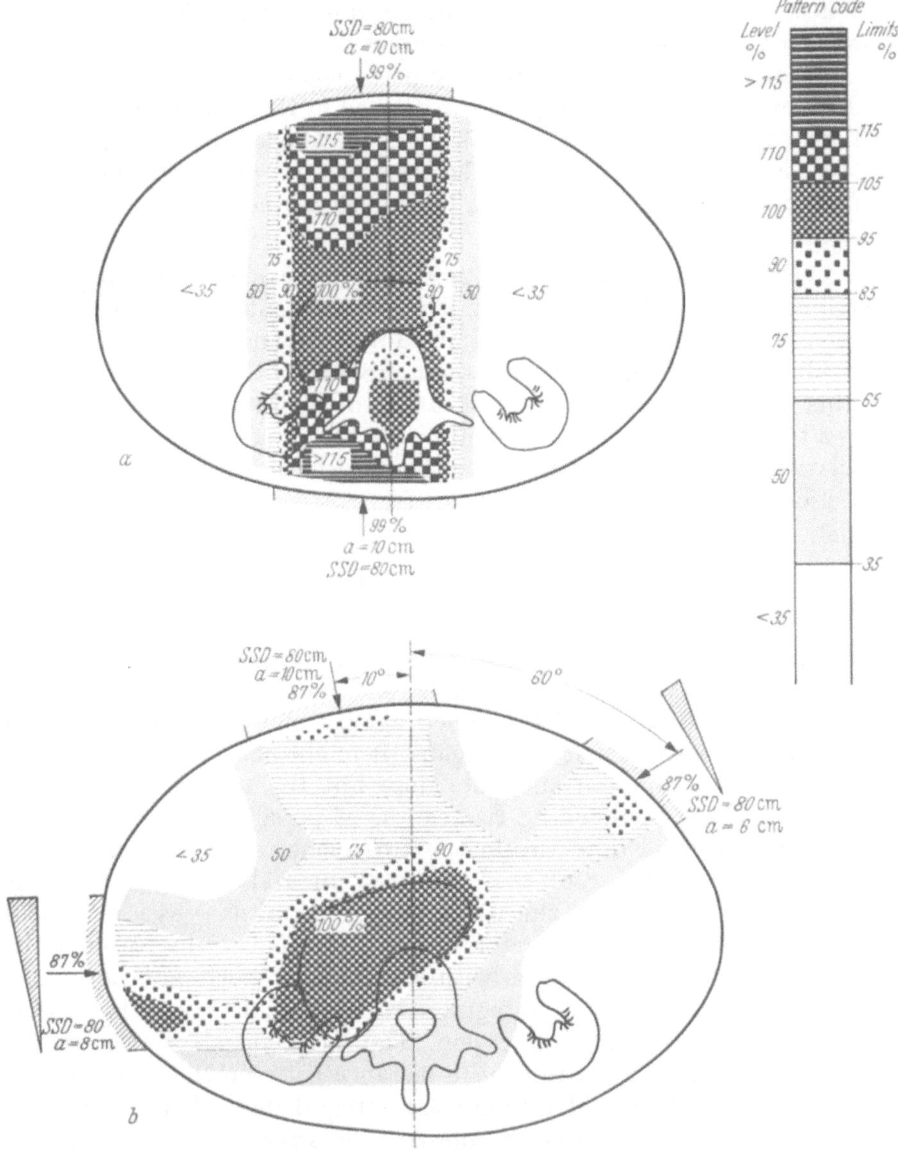

Fig. 2a and b. Presentation of dose distributions by using different patterns for different dose-levels. The dose-levels and their upper and lower limits are indicated on the pattern code. The upper dose-distribution is obtained by using a simple technique with two opposing beams; the lower by using a more advanced three-beam technique for treatment of a tumour mass in the peritoneal area. The target volume is indicated by a solid line (SUNDBOM and WALSTAM, 1964)

cases not intersect in the centre of the tumour (cf. Fig. 15). A simple estimation of the type described might therefore give erroneous results.

By using two-dimensional isodose diagrams (DAHL and VIKTERLÖF, 1958, 1959; IAEA, 1962) it is possible to obtain detailed information throughout one or several sections through the tumour area of the patient. The dose distribution is thereby in general indicated by isodose curves obtained by summing up the contributions from the various beams (cf. WACHSMANN and ADAM, 1964; Bd. XVI/1, p. 81). The procedure of simple geometrical addition of isodose curves is illustrated in Fig. 15 on p. 373. Most of the radiotherapeutic treatment techniques discussed in this volume are illustrated by this type of dose distribution presentation.

A comparison of different techniques is preferably made by means of such dose distribution diagrams. The comparison may be facilitated by normalizing each diagram to a certain dose level, for instance the tumour dose. This brings the relative doses, expressed as percentages for the different diagrams to the same level. The properties of each technique can further be emphasized by using colours or patterns as illustrated in Fig. 2. The dose levels chosen for the patterns applied in Fig. 2 make it easy to determine the areas where a risk exists for an overdosage, a so called "hot spot", the areas where the tumour dose is received and also dose levels which are of significance for the organs and tissues surrounding the target volume. The effect can be brought into stronger relief by using a colour code.

For other types of radiotherapy, other methods for calculation and presentation of the dose distribution might be more useful. The requirement for details about the three-dimensional dose distribution in interstitial, intracavitary and surface mould therapy has initiated procedures for dose calculations and presentations described in the relevant sections of this volume. The proper application of short-distance γ-beam-techniques often requires a three-dimensional determination of the dose distribution. Special methods for dose calculations and representation have therefore been worked out and are described in detail in section B, 5 (p. 200).

d) Optimization

The selection of the best treatment plan is in general a problem of optimization which can, at least partly, be referred back to the dose distribution. The optimization of the dose distribution must take into account the dose requirement within the treatment region which however, often must be weighed against the possibilities of avoiding too high doses to radiation sensitive and vital organs. It might be said that today it is a minor problem in giving the tumour an adequate dose but the task is to find out how to give at the same time the surrounding tissues lowest possible dose. This is emphasized by the fact that the integral dose within the treatment region at external irradiation often amounts only to 10–20 per cent of the total integral dose given to the patient. There are of course reasons to keep the whole body integral dose as low as possible, but this must be weighed against other factors. As an example of this it might be pointed out that the use of few radiation beams with the entrance ports as near to the tumour as possible will give a low whole body integral dose, but a high dose to the tissue between the entrance ports and the treatment region. The latter negative effect is avoided by using many beams, leading to a greater mean distance between the entrance ports of the beams and the tumour, which will increase the integral dose. Thus, here, as in many cases in treatment planning, one has to compare the advantages and disadvantages of different treatment techniques.

A very interesting approach to this problem of optimization is made by HOPE *et al.* (1965, 1967). They have defined the following criteria for comparison of different treatment plans, namely:

1. dose gradient across the tumour,
2. dose to tumour relative to maximum incident dose,
3. integral dose,
4. shape of treated area relative to chosen treatment area,
5. dose to particular vulnerable regions,
6. dose in regions of possible direct extension or lymphatic spread.

By comparing the optimal value for each of these criteria with the values obtained in dose planning they can calculate a figure of merit for each of these criteria. The figures of merit are then added and the sum is taken as a measure of the suitability of the treatment technique.

The main problem is of course how to choose the criteria and especially how to compare them. Much effort must certainly be spent in feeding back experience gained in the treatments through continued and improved follow up. Due to the possibility of late radiation effects this has always been done, at least to some extent, in radiotherapy. Various treatment techniques have been tried and the best has been chosen on an empirical basis from evaluation of the treatment results. After the establishment of a preferred technique for a given type of tumour, tumour size and localization, experienced physicists have worked out "near-optimal" plans.

In order to reduce the treatment planning work it is in some cases possible to choose a "near-optimal" treatment technique from a set of simple but approximate calculations of dose distributions, for instance by drawing plateau diagrams, by calculating the dose at a few points or by graphical addition without correcting for body contour and composition. The treatment planning can therefore sometimes be limited to the one specified technique for which the complete and accurate dose distribution is calculated under the conditions valid for the particular patient.

3. Topography in the treatment region

The basis for an individual dose planning must be a two or three dimensional outline of the anatomy of the patient through the treatment region. The outline of the patient in one or possibly several sections through the treatment region is generally obtained by fairly simple methods. For this purpose one can use plaster of Paris, moulding plasts (Dahl, Jacobsson and Walstam, 1964) flexible strings or specially designed mechanical arrangements for body contour determination as examplified in Fig. 3. In recent years more sofisticated semi-automatic devices have been constructed in order to facilitate the work and increase the accuracy in the body contour projection (Alderson, 1966; Heinzel and Wichmann, 1963; Setälä, 1965; Lanzl *et al.*, 1970). In most cases it is sufficient with one or a few parallel body sections, but sometimes it is necessary also to consider non-parallel body sections.

The location of the tumour and essential organs in a body section are determined by means of measurements on the patient and roentgenograms. Essential in this drawing is not only the tumour and its probable regional spread but also radiation sensitive organs and inhomogeneities in body composition, such as air cavities and bones. Such differencies in the body composition are of importance for the dose planning procedure to be described.

Various methods for the roentgenological examination and the correction of the measurements on the roentgenograms for beam divergence are described in the literature (Kuttig, 1961; Smith, 1964; Vidberg and Schütz, 1967; Surmont and Lalanne, 1957; Alderson, 1966). In order to examplify the technique, the Alderson method is illustrated in Fig. 4. An antero-posterior and a lateral view are made through the four-sided perspex frame seen in the figure. The frame panels are marked by lead balls in grids. The grids are related to the tube and patient. The largest practical FSD's and minimum patient-to-film distances are used to reduce magnification effects. Each radiograph will show the structures in a double-grid system, produced by different magnif-

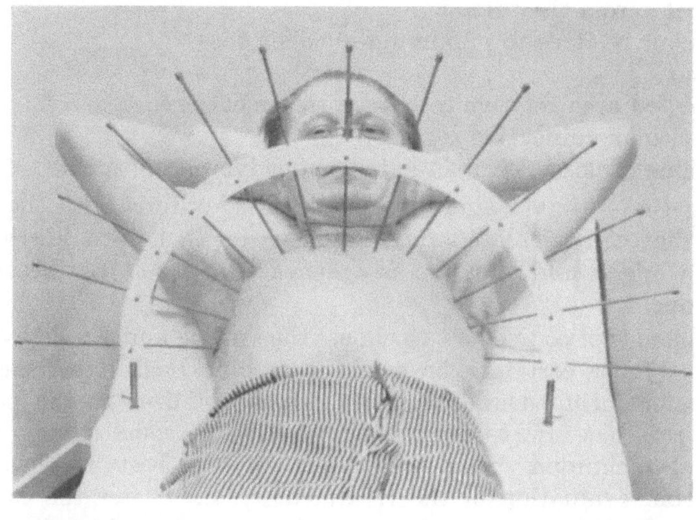

a

b

Fig. 3. A simple technique to obtain body-contours by means of a mechanical device and the transference of the contour to the plotting paper. (According to KUTTIG, 1961)

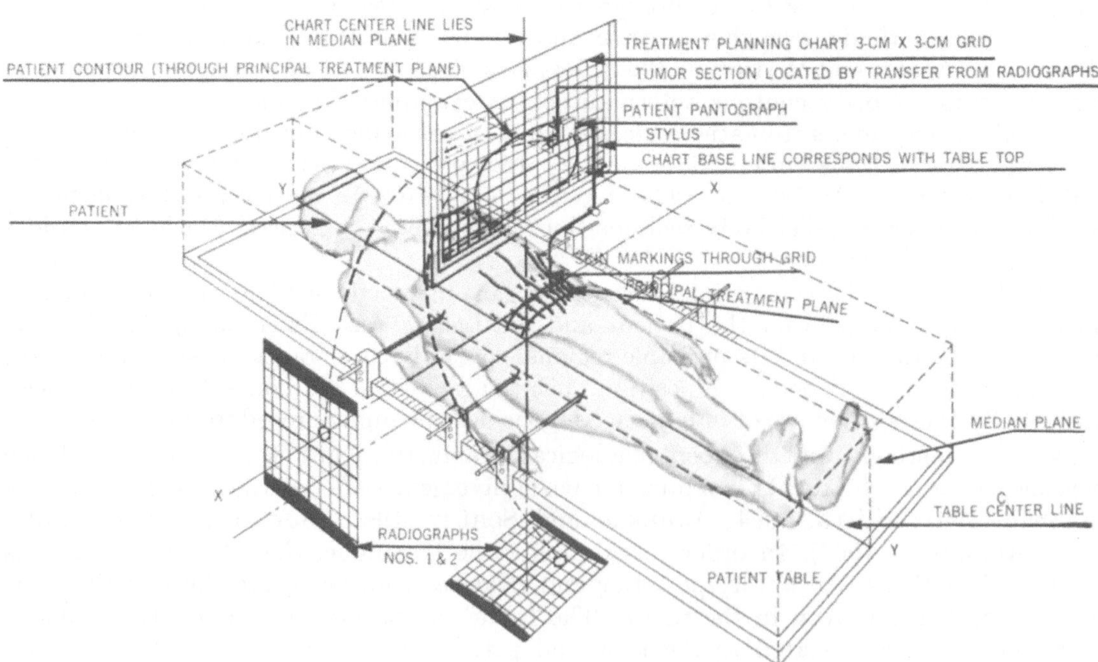

Fig. 4. The principle of the patient contouring device designed by ALDERSON (1966)

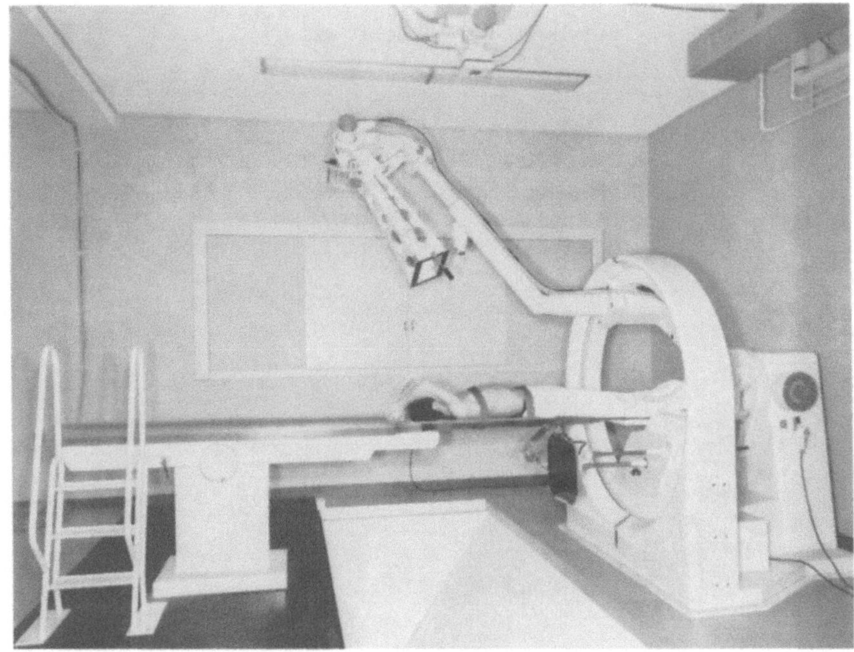

a

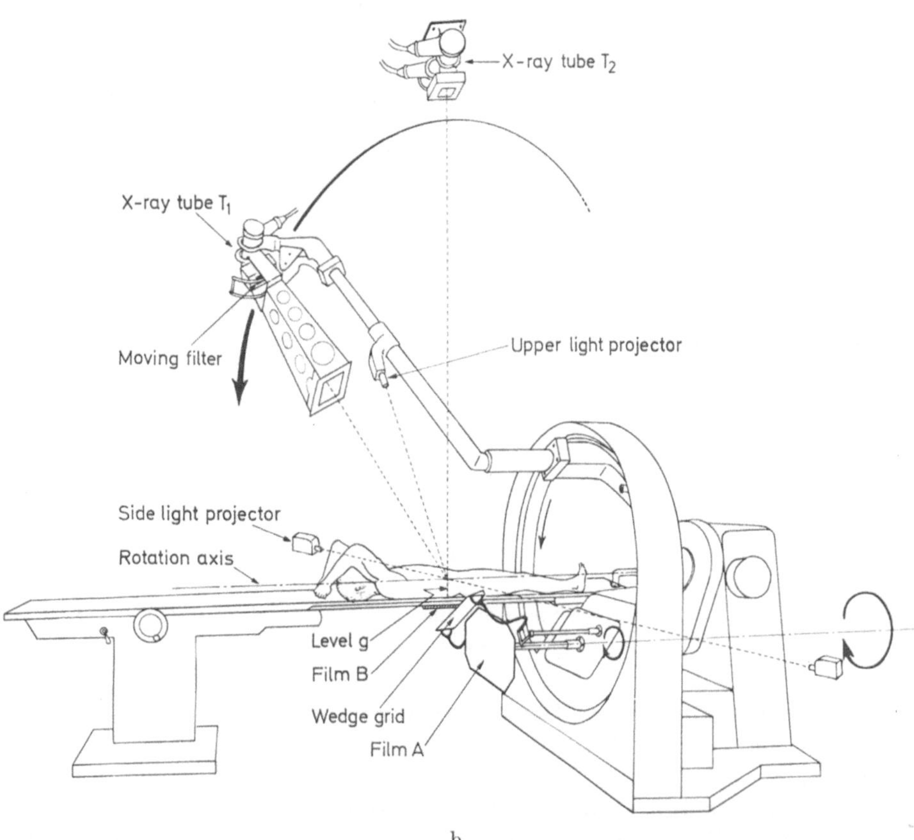

b

Fig. 5. Photograph and schematic drawing of axial transverse tomograph of horizontal type (Toshiba). (For details the reader is referred to TAKAHASHI, 1965)

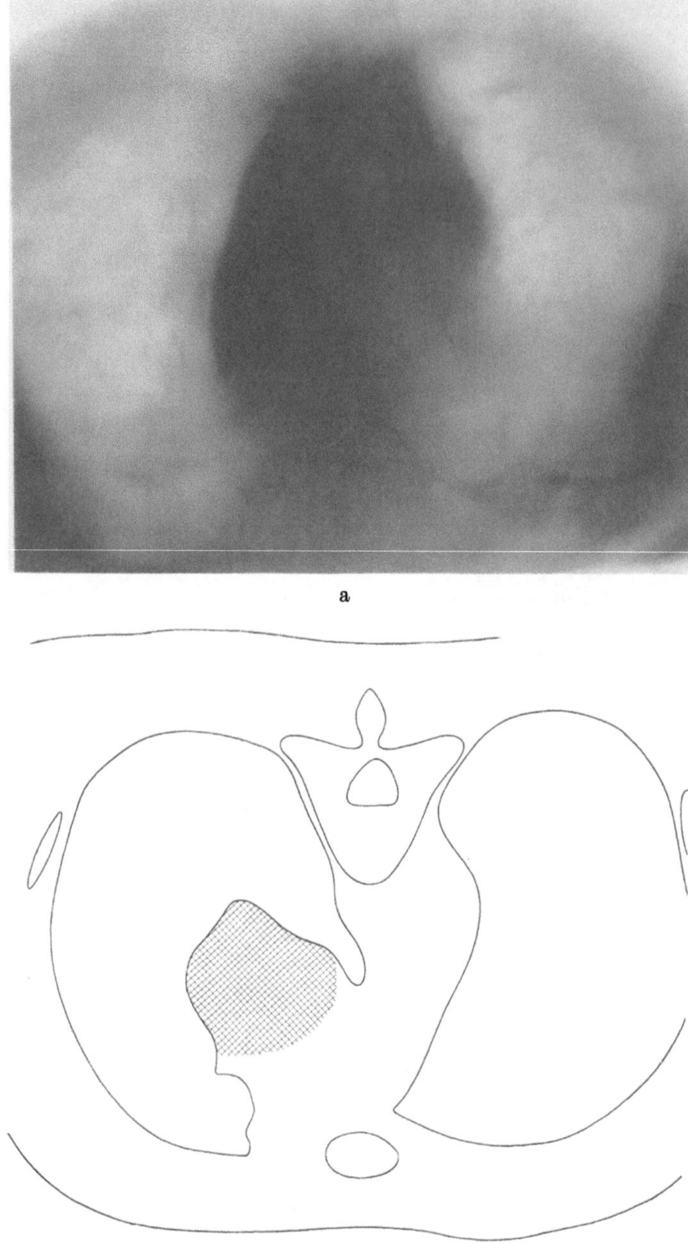

Fig. 6. Tomogram of a thorax region and schematic drawing of the same section. (C.f. WACHSMANN and VIETEN 1969)

ications of the opposing panels of the radiography frame. The true coordinates of the internal structure may be found readily by interpolation between the two sets of coordinates seen on the films.

In this connexion the axial transversal tomography, by means of which body sections can be reproduced on X-ray films, seems to be very valuable. This technique has been proposed by many authors, for instance VIETEN (1940), and recently improved considerably as shown by TAKAHASHI (1969). An example of an axial transversal tomograph for patients in ordinary treatment position is given in Fig. 5.

A stereogrammetric roentgen-technique for determination of the patients anatomy for dose planning has been applied by ROSENOW (ROSENOW and FRISCHKORN, 1967).

It must be emphasized that all the above described procedures must be performed with the patient in the actual treatment position. If a patient is treated partly in supine and partly in prone position, the body sections obtained with the patient in these two positions can often not be properly combined. The changes in the position of the patient involves considerable changes in the body contour, displacements of organs and changes in their shapes which obviously have to be considered in the dose planning.

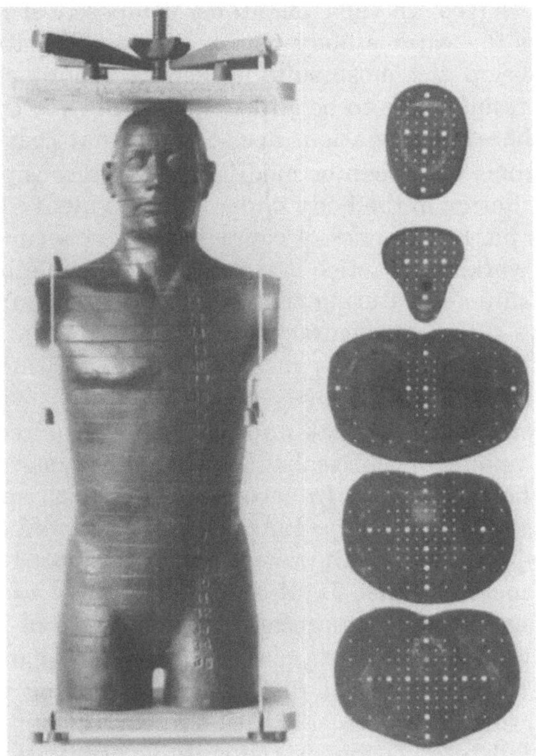

Fig. 7. Tissue equivalent anatomical phantom consisting of 2 cm thick slabs with build-in skeleton, lungs and air cavities. (ALDERSON, 1966)

It is possible with modern treatment techniques to obtain, when required, a high dose gradient between the area to be treated and a close, vital organ. This implies however that higher accuracy must be aimed at in the determination of such body structures. Accurate location of the tumour itself as well as of regional metastases and other important organs in the body are obviously of high importance. These factors are of course not so important in radiotherapy of radiation sensitive tumours but the importance is emphasized when fairly radiation resistant tumours surrounded by vital organs are to be treated. In many cases, the dose, required to destroy the tumour cells and the dose apprehended to cause radiation damage to the normal tissues are very close.

Anatomical atlases may be helpful in the procedures described in this section but they must be used with caution since they are often based on cadaver sections and may therefore in various details not be relevant for the true anatomy of the patient.

Due to the variations in the tumour size and location as well as the general topography from one patient to another it is often necessary to prepare individual dose plans. Exceptions from this principle may be those cases where very radiation sensitive lesions are to be treated. For some treatment techniques, however, which are quite common and where the topographical situation of the tumour and its probable spread are similar amongst many patients, standardization might be useful. Various such attempts to reduce the amount of dose planning work are mentioned in paragraph 4d. (p. 374)

The aim of the measures discussed above is mainly to adapt a certain treatment technique to the individual patient. In the development of the treatment techniques topographic considerations are also of importance.

In this procedure anatomical phantoms are of a great help. Such phantoms can be constructed in various ways (cf. DAHL and VIKTERLÖF, 1960; ALDERSON, 1966) and they may have dimensions close to the "standard patient" or, for some detail studies, have various sizes and shapes. In such phantoms composed of materials with the same absorption properties as the various body tissues it is possible to perform dose measurements and thus to develop the most suitable general approach for a certain tumour location. However the results have to be adjusted according to the individual dimensions of each patient. Sometimes the deviations are so small that they can be neglected.

There are also phantoms which can be modified to fit various patient outlines, allowing studies of the dose distribution in the body under the individual conditions for the patients (ALDERSON, 1966). This method implies of course increased accuracy in the dose planning but also requires more work. In practice it is generally possible by means of careful dose planning and dose measurements during treatment at the entrance and exit ports of the beams to bring about a sufficient accuracy in dose distribution. With such methods it is also possible from the measurements made during a treatment series to adjust the treatment conditions and thus to improve a dose distribution which seems less suitable.

A somewhat different topographical information is required for dose planning in surface and interstitial application of sealed sources as well as for many applications of short distance gamma beam therapy. In accordance herewith special methods for these treatment techniques have been developed. As these are in detail described in the sections B, 3 and B, 5 they will not be dealt with in this chapter. Axial transverse tomography, however, is a method which is also useful in these cases, particularly for the determination of the location of the sources in various types of implants.

It is sometimes a difference in the approach for the implant techniques and those previously discussed. This is due to the difficulty in arranging the ideal distribution of the sealed radiation sources. The dose calculation is carried out at the beginning of the irradiation and aims at determination of the suitable irradiation time for each of the sources. The determination of complicated three dimensional distributions of sources requires an extensive mathematical treatment; a procedure which can favourably be adapted to computers (cf. p. 375).

4. Teletherapy

It is sometimes accurate enough to use the early method of adding depth dose data in the estimation of the dose to the target volume. The dose contributions from each beam at the point, where the beam axes intersect are added with the aid of depth dose data, given in e.g. WACHSMANN and DIMOTSIS (1957) and *Brit. J. Radiol., Suppl. 10.* Those tables and curves give the dose as a function of the depth for various radiation qualities, source-skin distances and beam sizes, but only along central axis of the beam.

In many cases this information is not sufficient; for instance two adjacent beams might be overlapping subcutaneously so that a risk exists for an overdosage, a so called "hot spot". Today therefore two-dimensional dose distribution plans are often worked out in order to make it possible to choose a suitable treatment technique for a given patient. It would be even better to base this choice on three-dimensional dose calculations but this introduces complications both in calculation and presentation of the plans. These difficulties can hardly be overcome in manual preparation of the plans but as we will see later in this section they can be solved by using computers (VAN DE GEIJN, 1965).

Accurate dose planning is of great importance for a curative treatment when high tumour doses are to be given. At present these treatments are commonly given with high energy radiation. We have therefore, due to our limited space in this handbook, excluded dose determination for radiation energies below 500 keV. Low energy radiation has of course advantages e.g. for treatment of skin tumours and the dosage problem is than basically a problem of dose measurement rather than of geometrical dose planning.

It might, however, in this connexion be pointed out that when low or medium energy radiation is used to treat deep-seated tumours the dose planning is complicated due to the high contribution in the beam of scattered radiation and the great importance of the photo-effect. In an orthovoltage beam with a cross-section of 10×10 cm the dose due to the scatter may be of the order of 200–300 per cent of the dose due to the primary radiation at a depth of 10 cm. Under the same conditions in a cobalt-60 beam the scatter is only about 30 per cent.

The photo-effect increases with decreasing radiation energy and therefore also with the energy degradation due to multiple scattering. This brings about an increased absorbed dose in bone tissue, possibly resulting in overdosage, and a complicated dose distribution in the tissues behind irregular bones. As a rule one can say that the simplest and most reliable way to increase the accuracy in external beam radiotherapy is to use high energy radiation.

a) Dose distribution in standard phantoms

It is of course impossible to measure the dose distribution in anatomically correct phantoms for all occurring combinations of radiation energies, beam sizes, body shapes etc. In practice one must restrict the basic dose distributions to a number of isodoses measured under standardized conditions, which are modified to fit the requirements for the individual patient. To this end the International Commission on Radiation Units and Measurements (ICRU, 1963) has recommended that the basic measurements be made in a cubic water phantom with sides of at least 30 cm. The beam axis is usually directed perpendicular to the plane surface of the phantom.

α) Unmodified radiation beams

In order to facilitate manual addition of the dose contribution from various beams, it is convenient to present the dose distribution in the water phantom for the particular beam with an isodose chart as illustrated in Fig. 8. Isodose curves, preferably on transparent material, are the most useful aids in manual dose planning. As illustrated in Fig. 15 the isodoses for the beams can be added by a very simple geometrical procedure.

For other calculation procedures, for instance by computer, other dose distribution presentations, such as a number matrix (cf. Fig. 11) or a mathematical expression (van de Geijn, 1965) might be more suitable.

Several collections of isodose charts have been published. Private researchers and institutes (Dahl and Vikterlöf, 1959; Tsien and Cohen, 1962; IAEA, 1965) have published charts for various treatment units. Many manufacturers supply a complete set of isodose charts together with therapy equipment. The dose distribution for a particular type of radiotherapy equipment depends on various details which may vary slightly from one unit to another; such as source or target size, beam flattening filter, beam defining diaphragm, wedge filter design etc. It is therefore necessary to prove, by direct measurements, that a set of isodoses, produced at another centre, are representative for the radiation beams delivered from the actual unit.

β) *Modification of radiation beams*

αα) Standard filters

Various methods are used in order to control the dose distribution in the body. This can be achieved by modifying the intensity over the cross-section of the beam. The most common tool is the wedge filter, used to avoid hot spots and to make the dose distribution within the tumour homogeneous, COHEN *et al.* (1960). The effect on the dose distribution in the single beam is shown in Fig. 8b. Therapy units are often provided with several

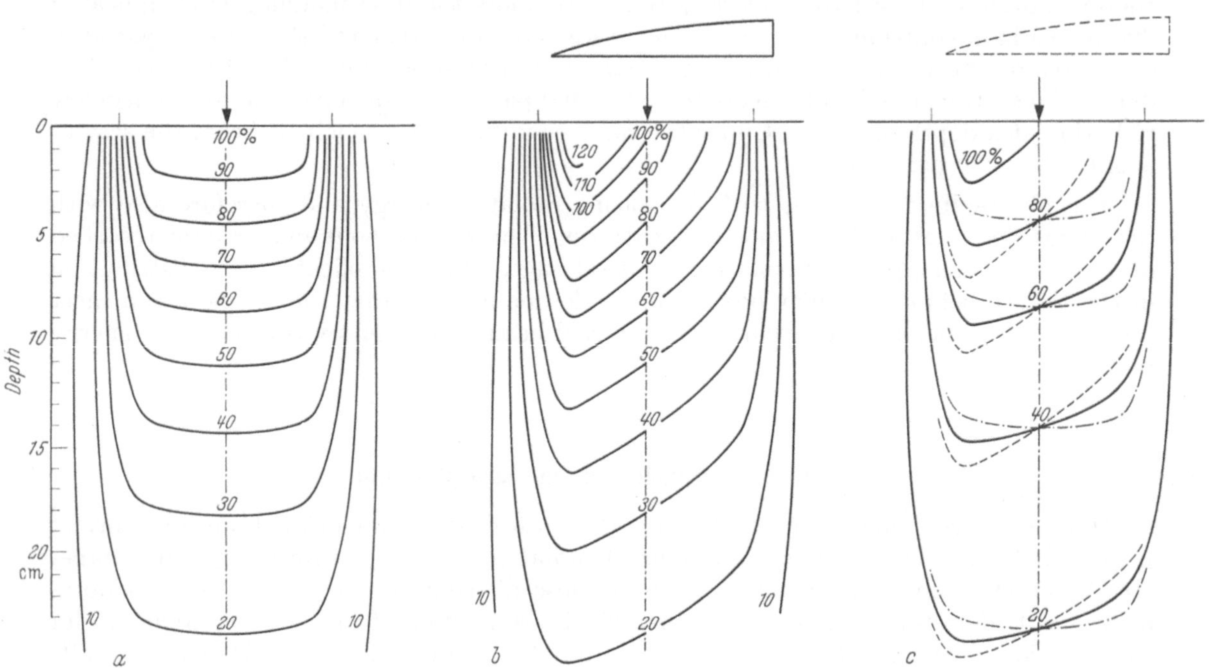

Fig. 8a—c. Examples of dose distributions from a cobalt-60 unit at 80 cm SSD and 10×10 cm beam size. a Illustrates the open, unmodified beam. b The same beam modified by a wedge filter giving an isodose angle of 45°. c Illustrates how a combination (here 50% + 50%) of a and b can be used to give isodose angles between 0° and 45°. (According to SUNDBOM and WALSTAM, 1964)

wedge filters, designed for various width of the beam and particular wedge isodose angles ("the complement of the angle which the isodose curve for 50 per cent of the peak absorbed dose in a wedge isodose chart, makes with the central ray, in the principal plane of the field"). By giving a treatment partly with and partly without the wedge filter in the beam the wedge isodose angle can be modified as shown in Fig. 8c. This "time wedging" reduces the number of wedge filters required for a variety of wedge isodose angles (SUNDBOM and WALSTAM, 1964).

As is obvious from Fig. 8, the isodoses are often slightly convex. This convex shape of the isodose surfaces can be smoothed out with beam flattening filters but as most of the treatment beams enter the body through a convex surface the isodoses are often automatically completely or partly flattened. Principles for designing wedge filters are given for instance by ELLIS and MILLER (1944) and COHEN (1959 and 1960).

It is sometimes desirable to protect tissue volumes enclosed within a region which is to be given a high dose. The reason may be that the tissue has previously been heavily irradiated or that it is a vital organ which must be protected, for instance a kidney. Protection against irradiation of such tissues can be achieved by inserting absorbers at suitable positions in the beam.

A method for protection has been described by TRANTER (1959) and by TAYLOR (1963), who used the method in the supplementary external radiation treatment of the parametria in cases in which the vagina and uterus had already been irradiated by intracavitary radium sources. LEDERMAN (1957) has reported on the protection of the lens of the eye in the radiation treatment of orbital tumours. Application of shielding filters in moving beam therapy has been described by TRUMP *et al.* (1961), TAKAHASHI *et al.* (1961), PROIMOS (1963) and by TAKAHASHI (1965).

It is of course possible to work out separate isodose charts for all the combinations of source-surface distances, beam sizes and absorbers and their position in the beam, that are expected to be used, but in practice this would involve an excessive amount of

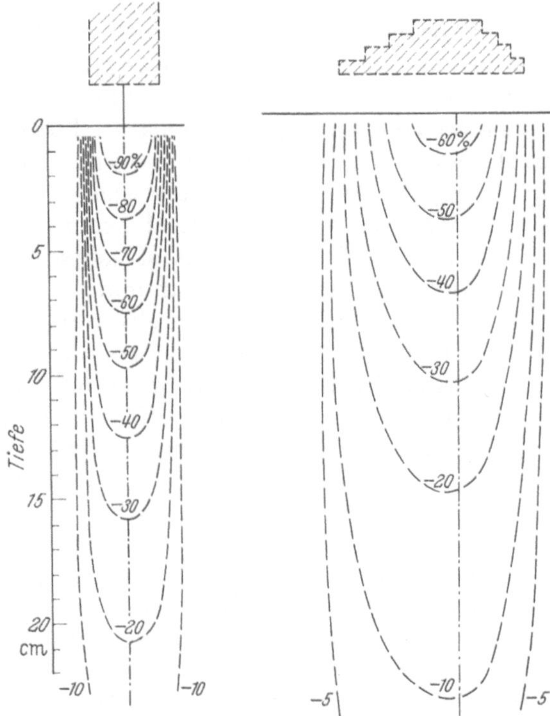

Fig. 9. Isodose curves to be subtracted from ordinary isodose curves to give the dose distribution when shields are applied inside a beam. (SUNDBOM, 1964a)

work. By representing the effect of an absorber with a "subtractive isodose chart" according to Fig. 9, only one measurement is required for a particular absorber in one optional beam at each source-surface distance. This "negative" isodose chart, standardized in a suitable way, can simply be subtracted from the standard isodose chart for any beam size. In this way the dose distribution with the shielding filter applied in the beam may be obtained with sufficient accuracy (SUNDBOM, 1964a). If a shielding block is to be used in a wedge filtered beam it might be necessary to work out a separate subtractive isodose diagram in order to achieve required accuracy.

$\beta\beta$) Individually designed filters

Individually designed filters are mainly used for body contour compensation, as described in section b) $\beta\beta$), but they can also be used to bring about a specified isodose shape. The method of body contour compensation has for decades been used in orthovoltage radiotherapy. Various "bolus"-materials for the application directly on the skin of the patient have been developed. This application of the filter is not suitable when using high energy photons because it would spoil the skin sparing effect brought about by the electronic build-up.

In order to preserve the advantageous skin sparing effect it is required that the filter is placed at a distance (for cobalt-60 at least 15 cm) from the skin of the patient. The filter can under these circumstances not completely replace the attenuation and scattering properties of the missing tissue, but quite good agreement can be obtained. The physical properties of the filter material have to be taken into account and the magnification problems due to the beam divergence must be considered. Various procedures have been worked out for the determination of the shape of the filter and its production. Details about some of these methods are given in section b), α), ββ) p. 369.

γγ) Field shaping arrangements

In general the adjustable beam defining diaphragms on radiotherapy equipments can only produce rectangular beams. Very frequently, however, irregular beams are required, a condition which could easily be arranged in orthovoltage radiotherapy by means of lead or lead rubber sheets placed on the skin of the patient. For the same reason discussed in the previous paragraph and also because of the material thickness required it is more difficult when using high energy photons. The irregular shape of the beam can be produced by the use of auxiliary diaphragms, or—for vertical beams—a tray above the patient where beam shaping blocks can be arranged. It is of course important, when applying the beam shaping devices that the electron contamination of the beam is taken into consideration (WALSTAM, 1962). The relatively high electron contamination from a solid perspex tray, which also attenuates the primary beam by a few per cent, can be reduced by using a metal net as described by FLETCHER *et al.* (1960). In practice it might sometimes be necessary to take into account the edge-effect of non-focussed beam shaping blocks which are arranged by means of the light beam localizer system.

From the dose planning point of view it is of course necessary to take into account the reduced depth doses in areas where a large beam has been diminished to a narrow possibly elongated section. Such situations occur frequently at the more complicated beam shapes arranged in the treatment of for instance Hodgkin's disease. Clinical dose measurements at the entrance and the exit ports of the beam might here be of great value for target dose determination (cf. LEGARÉ, 1964; SUNDBOM, 1965a).

b) Divergency from the standard conditions

When there are differences of radiophysical significance, between the standardized conditions mentioned above and those arising in the irradiation of a patient either the charts must be corrected or, in appropriate cases, compensation must be made for the differences.

Due to the lack of back-scattering material the dose near the exit surface will generally be lower in the patient than indicated by the standard isodose chart, measured in a large tank of water. For high energy radiation this effect is small, a loss of about 5%, because of the low back-scattering, but the effect can be rather great for orthovoltage roentgen-radiation (LEGARÉ, 1964).

α) Body contour

The port of entry of a beam into the patient is seldom flat and perpendicular to the central axis of the beam as in the set-up for measuring standard isodose charts. This fact has to be taken into account in the treatment planning. The divergence of the dose distribution in the patient, from the standard isodose chart, is quite simply related to the "missing" or "additional" tissue volume, for high energy photon beams. Because of the low influence of scattered radiation the divergence along a ray is determined by the distance along that ray between the "actual" and "nominal" entrance point. The divergence is approximately 4–6% per centimetre change in penetration distance. In some cases the distance can amount to 8 cm, very seldom longer. Thus a dose difference of up to 40% in a single beam might occur. Most often at least two or three beams are used, which means that the difference in dose in general is much less and only exceptionally more than 20 % within the high dose region. In the example given in Fig. 11 b the maximum difference in the dose between the corrected and uncorrected isodose distributions is 22 %. A planned dose of 6500 rad according to the 130 % isodose will in fact imply a maximum dose of 7900 rad if no correction or compensation for body contour is taken into account.

αα) Correction methods

A common method for correction of the standard isodose charts for obliquely incident beams has been described and tested for accuracy by Du Sault and Legaré (1963) and by Sundbom (1964b and 1965a). This involves multiplying the dose in the charts by a factor determined with the aid of tissue-air ratios (TAR, Johns and Cunningham, 1969).

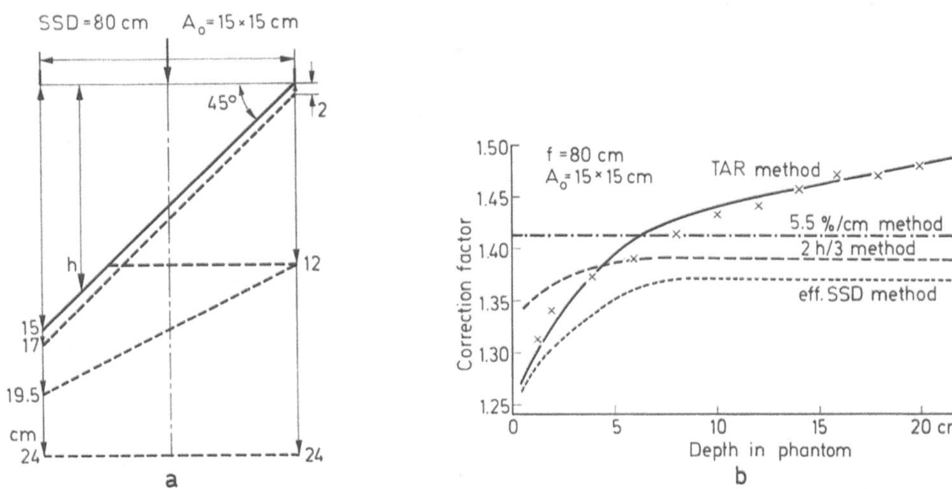

Fig. 10a and b. A comparison between various methods for correction of isodose diagrams for oblique incidence. a Illustrates the measuring arrangement; a cross section through the water phantom in a principal plane of the beam. Measurements were made along the dotted lines. (Sundbom, 1965a)

This method is rather laborious for the correction of charts in manual dose planning. Three other methods have been described in the literature and these may be called 1. the effective attenuation coefficient method, 2. the effective SSD method, and 3. the isodose curve shift method. These methods have been described by ICRU (1963) and compared for accuracy by Garrett and Jones (1962), by Dutreix and Dutreix (1962), and by Sundbom (1965a).

The correction factor along the axis of the beam obtained by those four correction methods is shown as a function of the depth in the phantom in Fig. 10, for a beam size 15×15 cm. The phantom is placed as shown in the inset in the figure. Comparison with the measured values indicates that all the methods, except the TAR method, give too low a correction factor at great depths. Near the surface of the phantom, all the methods, except the TAR and effective SSD method, give correction factors that are too high. It is also noticable that the "5.5 % per centimetre method" and the "2h/3-method" give quite high accuracy in spite of their simplicity. The choice of method depends on the procedure used for summation of the dose contribution from several fields. Thus, when using graphical addition (see below) the isodose shift method seems to be preferable. An illustration to the practical application of the method is given in Fig. 11a where the actual shift is brought about by means of a transparent sliced chart marked with both isodoses and a number matrix.

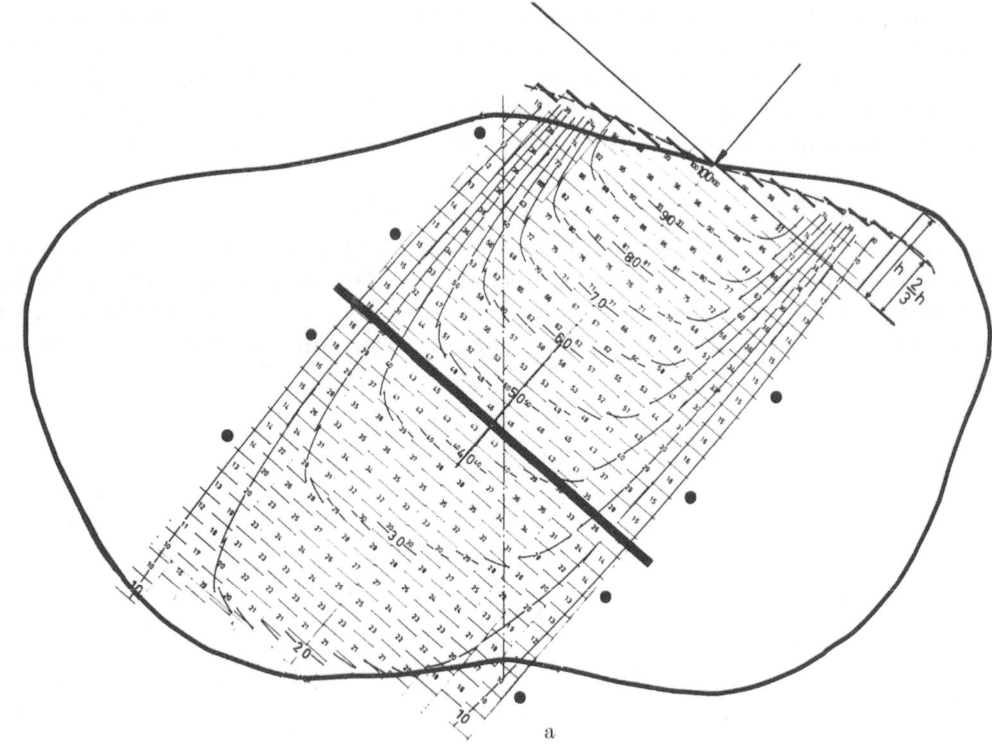

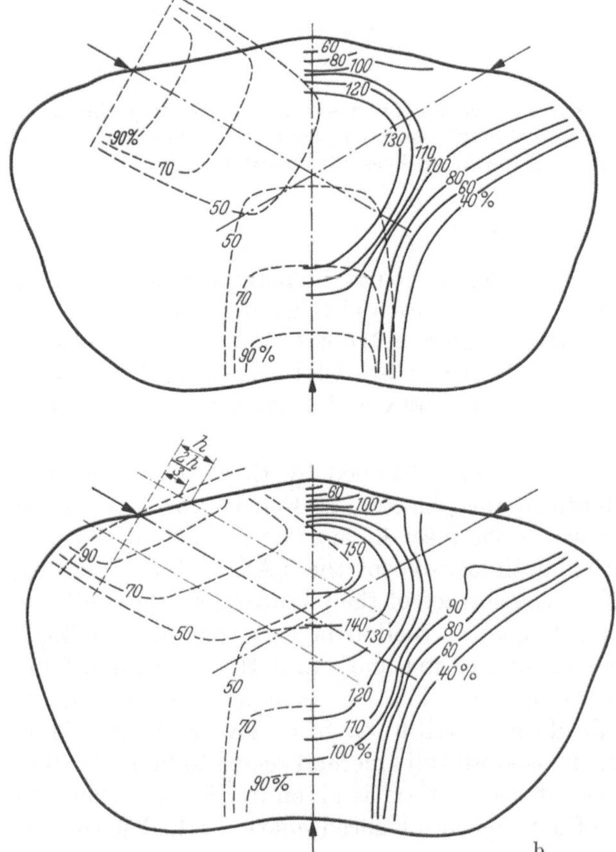

Fig. 11. a Illustration to the use of the 2h/3 method for oblique incidence correction. The dose distribution diagram is marked with isodose curves and a number matrix. The diagram is divided into 1 cm wide strips parallel to the beam axis. These strips can be moved independently (Sundbom and Åsard, 1965). b The importance of oblique incidence correction in a symmetrical dose plan for treatment of a carcinoma of the bladder. The dotted lines (left) indicate single beam dose distributions and the solid lines (right) the total dose distribution when each beam is given 100%. The upper diagram illustrates the dose distribution given by the erroneous calculation—without correction—and the lower diagram the correct dose distribution

ββ) Compensation methods

It is in many cases more convenient to compensate for the "missing tissue" than to correct for it. Compensation means that the dose distribution is kept unchanged, which is favourable, e.g. in case of using pre-calculated dose distributions. If the port of entrance of the beam is fairly flat, standard wedges might be used as compensators; a variety of wedges isodose angles being available through insertion in the beam of the wedge a suitable fraction of the treatment time (compare Fig. 8c).

When the build-up is of little importance as when using electron or orthovoltage roentgen beams or when the dose to the skin under all circumstances is low, the required tissue-

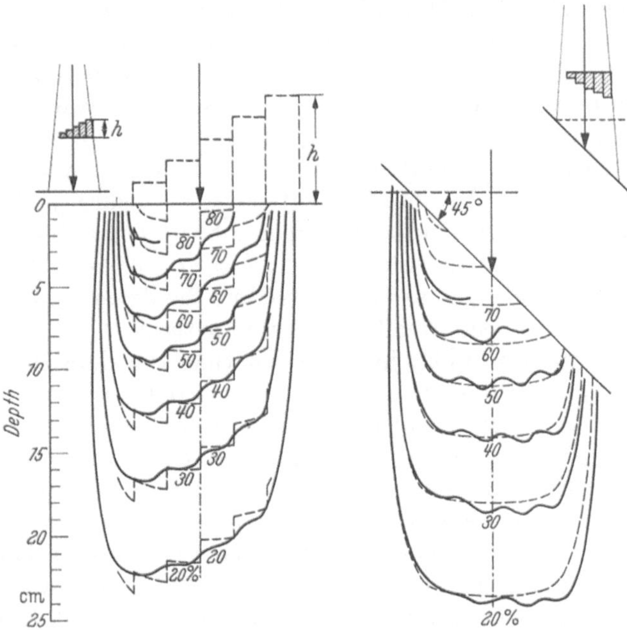

Fig. 12. Two methods of using individually designed filters made of 15 mm wide perspex staffs of varying length. The left illustration shows the change of the isodose slope when the filter is similar to a wedge filter. The right illustration shows the use of a composited filter for compensation of tissue at oblique incidence. (Sundbom, 1964b)

equivalent material (bolus) can be moulded on the skin of the patient to make the entrance port flat and perpendicular to the beam axis.

When the build-up is of importance and the entrance port is irregular the method deviced by Ellis, Hall and Oliver (1959) is of great value. This method has been studied by many authors both with respect to accuracy and practical performance (e.g. Sundbom, 1964b). The volume between the entrance port in the patient and the "standard phantom" is compensated with a filter, placed at a distance from the patient of about 20 cm. This volume is measured on the patient or a mould of the patient and the filter is built of Cu, Al or, as in Fig. 12, perspex, taking the divergence of beam into account. When SSD is large the beam divergence is small, making it possible to use a compensating filter moulded directly on the patient if a suitable material is used (Cohen *et al.*, 1960). A further method is to produce a filter in a suitable material with the aid of a contour-mill. From for instance a plaster of Paris cast the contour-mill can be set to automatically produce the proper thickness and reduced scale of the volume in accordance with the divergence of the beam (Cunningham 1965). Wilks and Casebow (1969) have shown that for cobalt-60 therapy compensating filters can easily be made of lead without introducing noticable errors. The difference from standard isodose charts after compensation is illustrated in Fig. 12. It should be noted that before compensation the difference is as high as about 50%. If a very thick volume is to be compensated another method can be used which makes it possible to achieve a very accurate dose determination at a given depth (SUNDBOM, 1964b).

β) Body composition

When the beam is directed through volumes absorbing and scattering the radiation significantly differently from water, difficulties arise in accurate determination of the dose. The greatest problems arise in the thorax region when the whole beam or part of it passes through air-filled lung. The dose rate in a cobalt-60 beam which has passed through an air-filled lung can be as much as 70% higher than the value given by the standard isodose chart, obtained by measurements in water. The dose increase within the lung in an individual cobalt-60 beam may be 50%, while the total increase using an irradiation technique with two or more cobalt-60 beams will only in exceptional cases exceed 30%.

In order to make corrections or to compensate for the difference in absorption it is necessary to know, within reasonably close limits, at least the average value of the density of the lung volume in order to obtain a satisfactory accuracy. Divergent information about the lung density is found in the literature. NAHON and HAWKES (1954) state that the extreme values are 0.2 and 0.78 g/cm^3. In "*Clinical Dosimetry*" (ICR U1963) the range 0.25–0.4 g/cm^3 is given. These values are means, but the density can vary within the lung, particularly if the lung has been invaded by tumour tissue.

CHEVALIER and HERDLY (1962) have shown that the density can vary also during the series of treatment sessions. The variation caused by respiration is generally small and is smoothed out unless the treatment times are extremely short. Ideally, of course, the variation in density both with time and with the position in the lung should be determined but no method for achieving this has yet been published.

The average value of the density of a lung can be determined for a particular patient by measuring the transmitted radiation (if the shape of the lung is known). This type of measurement can be made in practice with a detector placed at a great distance from the patient, and shielded against scattered radiation (FEDORUK and JOHNS,1957) or with the aid of energy discrimination of the detected radiation (CHEVALLIER and HERDLY, 1962).

For accurate dose calculation it is of course also necessary to know the shape of the lungs since the dose along a ray increases approximately 3–4% per centimetre where functioning lung is replacing soft tissue; as compared to the standard isodose chart.

αα) Correction methods

According to the figures given above, the correction of the tumour dose, when using cobalt-60 radiation can give an error which rarely exceeds ±15%. A simple correction is therefore to multiply the total dose, read from standard isodose charts, by the factor 1.15 as recommended by JACOBSON and KNAUER (1956). The uncertainty is however great, and the problem of correction for an air-filled lung has therefore been investigated by many authors. Methods for dose planning within the chest when using roentgen or γ-radiation have been reported by BURLIN (1957), DUTREIX, DUTREIX and TUBIANA (1960), MASSEY (1962), BATHO (1964), and SUNDBOM (1965b). The three last-mentioned methods are almost identical and are illustrated in Fig. 13. The method can be put into practice as follows: 1. Lines are drawn parallel to the beam axis. 2. Each of the points of intersection with the isodose curves are displaced along the actual line to an increasing depth half the total distance that the line has passed within the lungs from the entrance port of the beam to the point considered (SUNDBOM, 1965b).

The different correction methods for roentgen and gamma radiation are compared with each other and with experimental values in the diagram in Fig. 14, chosen with the intention of bringing the differences of the methods into strong relief. The phantom composition is also shown in the figure. The method of BATHO agrees almost exactly with

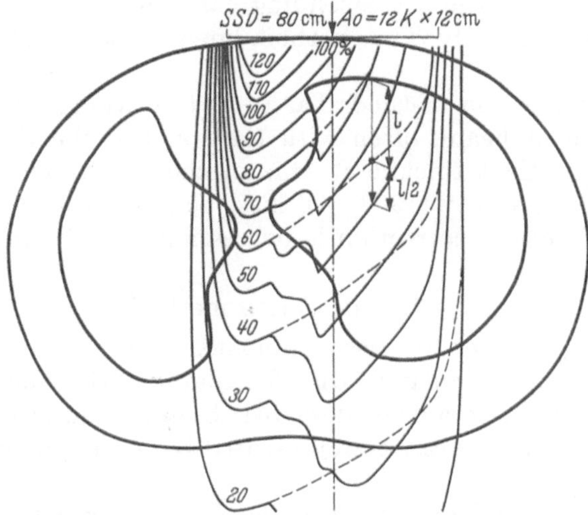

Fig. 13. Isodose shift method for correction of cobalt-60 isodose curves due to the increased penetration in lung tissue. Each point on an isodose is shifted in the beam direction a distance which is half the distance that lung tissue has been penetrated. (SUNDBOM, 1965b)

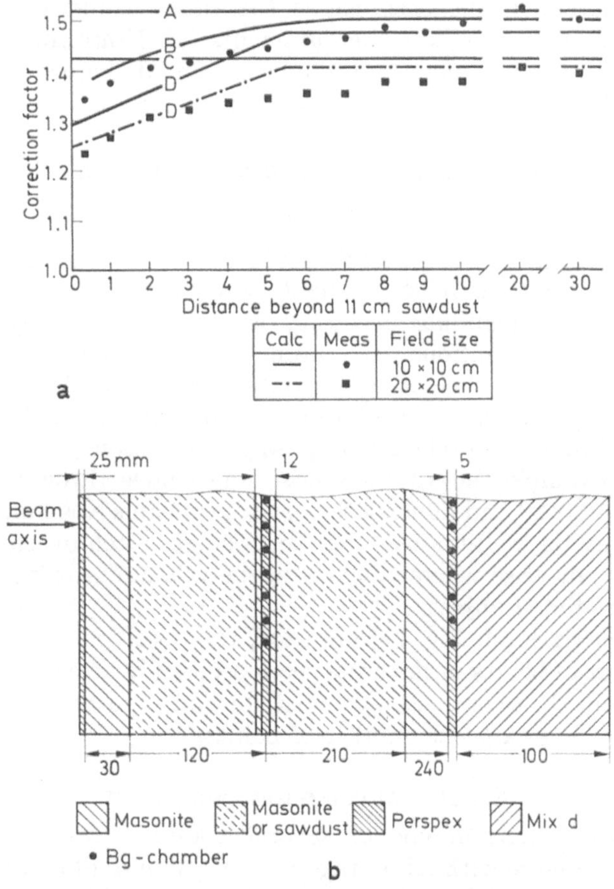

Fig. 14. a Correction factor in water-equivalent material as a function of the distance beyond 11 cm of sawdust ($0.25\ g/cm^3$). Curve A constructed by the method of DUTREIX, DUTREIX and TUBIANA (1960). Curve B constructed by the method of BURLIN (1957). Curve C constructed by the method of MASSEY (1962). Curve D constructed by the graphical method presented by SUNDBOM (1965b). b Illustrates the phantom used for the measurements illustrated in (a). (SUNDBOM, 1965b)

the experimental values and the corresponding curve has not been drawn in the figure in order to make it easier to study. This method, however, is complicated to use in manual dose planning.

There are several correction methods based on the average density measured in the direction of the treatment beam, often with the walls of the thorax included (usually expressed as water-equivalent thickness). One of these methods has been described in detail by Johns and Cunningham (1969). All these methods leads to a correction according to curve A in Fig. 14, i.e. the correction is overestimated within and near to the lung.

ββ) Compensation methods

A method for compensation of tissue inhomogeneities is described by Hall and Oliver (1962). This method, similar to that for compensation for oblique incidence of a beam, makes it possible to maintain the dose distribution in accordance with the standard dose chart at a given depth and can be represented by a straight line as ("A" and "C") in Fig. 14.

Lidén (1948) and Dahl and Vikterlöf (1960) have described a method to compensate both for body shape and inhomogeneities at orthovoltage rotational irradiation of the oesophagus. The dose along the oesophagus is measured with small dosimeters. On the basis of the measured doses compensating filters are produced and placed in the beam. The effect of the filter is checked with new measurements. When it was impossible to introduce the dosimeters in the oesophagus the filters could be designed with good accuracy on the basis of transit dose measurements (cf. Nordberg, 1968). Today when solid state dosimetry—in particular thermoluminescent detectors—is becoming reliable, this method will probably be more frequently used.

c) Calculation of the dose distribution

α) Stationary beams

αα) Manual calculations

After the dose distributions in the patient have been determined for the individual beams, actually directed, including necessary corrections for body contour and tissue inhomogeneities, these distributions are summed up in order to obtain the total dose distribution in the patient for the actual irradiation technique. When transparent isodose charts are used, a simple adding procedure shown in Fig. 15 can be used. The resulting isodoses are drawn through the relevant opposing interaction points of the two separate beam isodoses. For example the 120% isodose line passes through the intersections of the 60 and 60, 70 and 50, 80 and 40 isodose curves for beams Nos 1 and 2 respectively, etc. Fig. 15 also illustrates the well-known—but surprisingly often overlooked—fact, that the dose maximum does not arise where the two beam axis are crossing, but much closer to the surface of the irradiated object.

When number matrixes (cf. Fig. 11) are used, the dose contributions from the beams are added at a number of points in the cross-section possibly after necessary multiplication with correction factors. If a complete dose distribution is to be worked out the addition must obviously be made at a great number of points.

ββ) Digital computer calculation

Adding dose distributions in one or several planes is rather laborious and time-consuming and can therefore with advantage be done with digital computers. The earliest method, deviced by Tsien (1955 and 1958) was based on addition of polar number dose charts (matrixes). It was especially worked out for moving beam therapy and can be used only when all beam axes meet in one point. Sterling *et al.* (1963) and Halldén *et al.* (1963) changed over to a cartesian co-ordinate system giving the possibility to add the dose distribution in beams arbitrary directioned. Richter and Schirrmeister (1964,

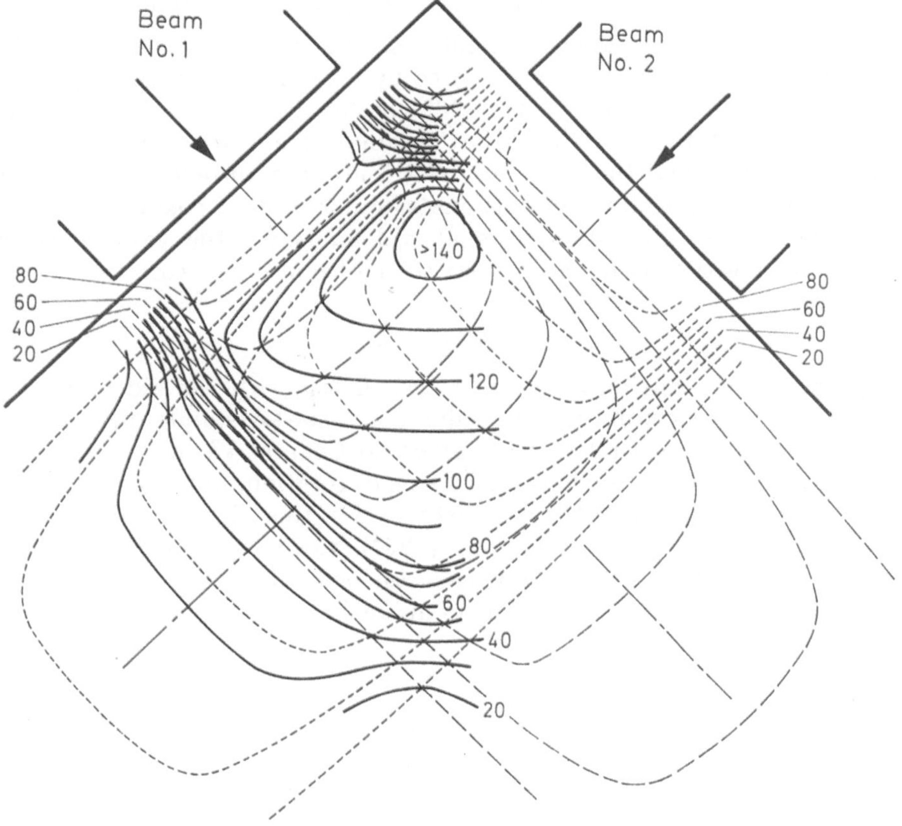

Fig. 15. The simple method of manual geometrical addition of two isodose diagrams using transparent materials. The isodose diagrams for the separate beams are indicated by dashed and dotted lines and the resulting dose distribution by the solid lines

1965) and STERLING *et al.* (1961, 1963a, b) and VAN DEN GEIJN (1965) have worked out a system in which the calculation of the dose distribution in an single beam, with the aid of formulas, is a part of the calculation of the complete dose distribution. The latter authors have extended the calculations to three dimensions.

A possible draw-back when using digital computers is that the calculations are not necessarily faster than manual calculations; modern contour plotters may here be of great help. Another problem is that the computers cannot judge in what way a dose plan should be altered in order to give optimal result, as can a well experienced radiographer. The procedure is normally that data, e.g. the body section, beam sizes, coordinate for the entrance points of the beams, angles of the beam axes, are fed into the computer. The computer calculates and presents the data either as a number dose diagram (matrix) or as an isodose diagram; the dose distribution is examined and sometimes found not to be optimal. The procedure is repeated; a new examination takes place; and so on. With modern fast read-out units and viewing screens it is possible to improve this procedure (cf. IAEA, 1968).

Another possibility is to feed the computer with several proposals and compare the dose distributions in order to find the nearest optimal one. The latter method is more expensive, unless the computer time is shortened. HOPE *et al.* (1967) have deviced a method which requires short computer time and thus gives the opportunity of calculating the dose distribution for a great many alternative beam combinations at a reasonable cost. They have in collaboration with others developed this method further as discussed in section 2. d) above.

$\gamma\gamma$) Analogue and hybrid computer calculation

It is also possible to use analogue computers for the determination of dose distribution. Here the dose in a single beam is represented by e.g. an electrical potential (Horwarth and Pick 1960, and Skaggs and Savic 1963) or by optical density of a photographic film (Loevinger and Spira 1957). The "beams" are placed over the cross-section drawing of the patient and the total dose distribution is automatically shown e.g. on a television screen. The advantage of this analogue method, is possibly that the operator is given a more direct illustration to what will happen if the various parameters are changed or if the positioning of the patient to the beam is not correct.

β) Moving beam

Moving beam dose distributions can be calculated with the aid of tissue-air ratios (TAR, Johns and Cunningham, 1969) and dose charts, standardized to the axis of rotation. For further details reference is given to Chapter VI in "*Clinical Dosimetry*". It is fairly easy to calculate the dose at the axis of rotation, but very time-consuming to calculate a complete dose distribution. Methods for this are described by e.g. Jones, Gregory and Birchall (1956), Gregory (1957), van den Geijn (1963b), and Tsien, Cunningham and Wright (1966). Moving beam dose distributions can also be experimentally determined through measurements in idealized phantoms as described by Dahl and Vikterlöf (1960).

d) Pre-determined dose distributions

The time consuming summation of dose charts for each patient can be reduced by using pre-determined dose distributions. Such distributions are based on the assumption that a considerable number of patients have approximately similar anatomical dimensions and approximately equal tumour distributions. If this is the case it is possible to utilize results obtained by measurements on certain standardized phantom dimensions or perform calculations on the same assumption. Such dose distributions may then be applied on the outline of each individual patient and provided the divergences are not too important, one can use figures obtained this way for determination of beam sizes and calculation of the dose to be given to each portal. Similar systems have been worked out for moving beam-therapy.

α) Atlases of isodose charts

From a large material of treatment plans it is possible to calculate some average profiles which may be considered as a kind of standard size of body contour and tumour size for a particular location. From such studies it is possible to select a number of "standard" sizes which may be further studied with respect to the influence of various parameters on the dose distribution. Investigations of this kind have resulted in catalogues containing a great number of dose distributions for moving beam therapy (Dahl and Vikterlöf, 1960). In the practical applications of these dose distributions one can either work with diagrams in natural size or various types of magnifying projectors. By using projectors it is possible to adapt such dose distributions also directly to roentgenograms taken for instance with a tomograph.

The catalogues worked out so far are very helpful in the dose planning of the majority of cases where the techniques can be adapted. With the increasing experience at various clinics all over the world it might be possible to produce such catalogues covering an even greater number of practical cases. In this connection the atlases worked out by IAEA (1966) should be mentioned. Those atlases are primarely intended to be a guide for considerations about the effects of various physical parameters, but they are not suitable for direct application on individual patients.

β) *Pre-calculated dose charts*

In standardized multiple beam techniques it is possible, as has been shown by McDonald (1961) and Pfalzner (1962), to determine relative dose distributions which are only slightly dependent on the size of the patient. The reference value for the dose distribution can be determined by giving a stated dose at the point of intersection of the beams involved. By using this method it is possible to set up a catalogue of dose distributions suitable for a certain tumour area. Such a predetermined dose distribution is circumscribed around the tumour area and the next step is to calculate the dose to be given on each of the beams according to the distance from the entrance point of the beam to the point of intersection of the beams. Although it is possible by this method to obtain accuracy enough for determination of the tumour dose and the dose within and near to the tumour area the method gives too high a dose in the superficial parts of the body section. Near the skin of a patient the given dose will be about 5–10 per cent lower than that indicated by such dose distributions. This is, however, in most cases of no significance.

As the charts are calculated under the assumption that the beams enter the body through a plane surface, perpendicular to the beam axis, compensating filters are in some cases needed to maintain the dose distribution in the patient in accordance with the chart. Another possibility is to calculate the charts for an average body-section; as described in the previous chapter. Since various clinics for various reasons may choose different techniques it may be difficult to produce catalogues containing material which is useful to every clinic. Following the principles indicated above it is, however, possible for any clinic to use a number of isodose distributions obtained in clinical practice as a basis to select their own catalogues for future use.

It has been shown in many centres where the number of patients is large enough that this method can save much time in the dose planning, since the majority of cases have such similar anatomical outlines that a few dose distributions are applicable to a great number of patients.

5. Short-distance gamma beam therapy

The methods described in the previous section are partly applicable also for coplanar beams from short-distance gamma beam units. Very often, however, such beams are applied and directed in a more complicated three-dimensional pattern. The dose calculations therefore require other and different methods for which the reader is referred to chapter B, 5: Short-distance gamma beam therapy, page 200 in this handbook.

6. Surface, interstitial and intracavitary application of sealed sources

The development of treatment methods utilizing locally applied sealed radiation sources has probably been more empirical than the methods described above. The statements were often made in mghr Ra (milligram-hours of radium application), without details about the geometrical source distribution and therefore insufficient for a dose determination.

A formula for calculation of the dose distribution around radium sources was derived by Sievert (1921). On the basis of this formula tables have been worked out from which the dose rate easily can be calculated for radium sources homogeneously distributed in a given volume (Quimby, 1935). Paterson and Parker (1938) worked out detailed rules for the most suitable geometrical distribution of the sources in order to irradiate the target volume as homogeneously as possible.

For gynaecology intracavitary therapy many different dosage systems exist and no general agreement has been reached as to which of these is the most suitable.

By using computer calculation it is nowadays possible to perform much more detailed dose calculations and thereby improve the techniques considerably.

Details about the various methods applied for treatment planning in these kinds of radiotherapy are given in chapter B, 3 on page 160 of this handbook, to which the reader is referred.

7. In vivo Measurements

Direct dose measurement on the patient, as described in section C, VII, p. 599, Vol. XVI/1 of this handbook, is becoming more and more important. Entrance and exit dose measurements with various types of dosimeters have long been performed in order to check the

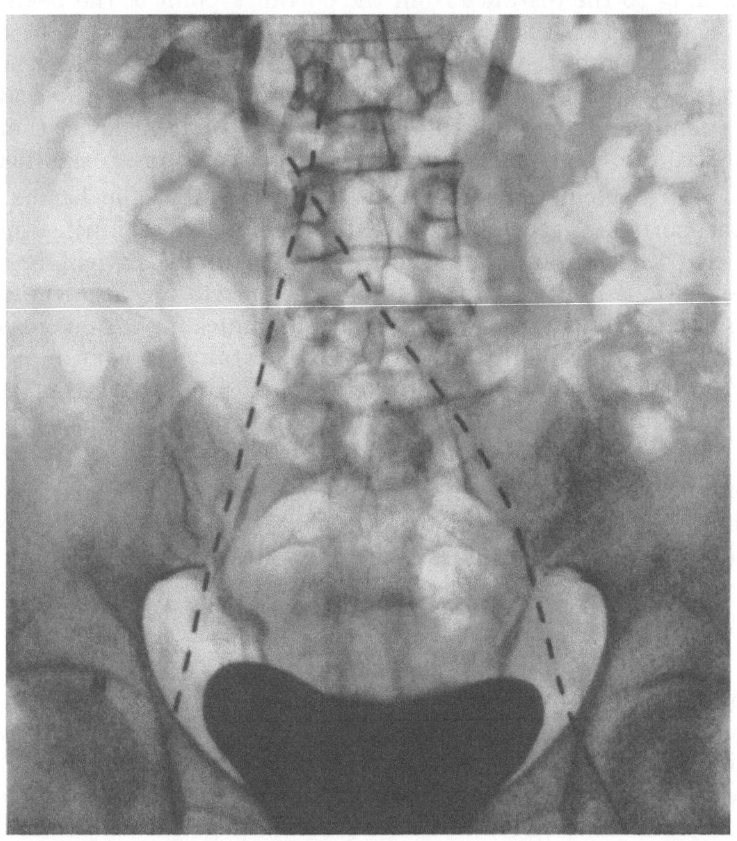

Fig. 16. In vivo dosimetry using thermoluminescent LiF rods 1.0 mm in diameter and 6 mm long. The roentgenogram shows the lead spacers between the TL-detectors in the catheters introduced in the femoral veins by the technique introduced by SELDINGER (1953). (Reproduced by courtesy of I. JOELSSON)

dose in external radiotherapy. Intracavitary dosimetry in gynaecological radiotherapy using ionization chambers was described by SIEVERT (1932) and the same method applied in the oesophagus by LIDÉN (1948). The development of smaller and still sufficiently accurate dosimeters has strongly supported this trend. With the development of thermoluminescent and glass dosimeters measurement has been made possible even in the vessels of the body. Fig. 16 is an illustration to the application of LiF-dosimeters in the femoral veins. The dosimeters are 1 mm in diameter and 6 mm long and they are spaced with lead cylinders which are visible on the roentgenogram and thereby make the localisation of each dosimeter in the patient possible. The value of these measurements for external and intracavitary radiotherapy has been described by JOHANSSON *et al.* (1969) and JOELSSON *et al.* (1970). The performance requirements of the instruments and skill and experience required by the radiologist who is carring out such measurements have been discussed by JOELSSON and BÄCKSTRÖM (1969).

8. Discussion

Under the heading "treatment planning" one should possibly also include other important topics such as the basic dosimetry, the determination of the isodose curves, the realization of the treatment according to the plan etc. Many of these topics have, however, been described elsewhere in this handbook and will not be further discussed here. As regards the setting up procedure and the required auxiliary equipment the reader is referred to section A, IV in Vol. XVI/1, p. 98.

As a final remark in this section it might be pointed out that the combination of various irradiation techniques introduces an important question of radiobiological character—namely how to add radiation doses given with differing fractionation schemes and with different dose rates. No rules for such calculations have been generally accepted but proposals have been made—for instance by Ellis (1968)—who based his formula for the "RET-dose" on clinical observations on the connective tissue tolerance. The same problem arises in the development of high-activity intracavitary applications by means of remotely controlled afterloading techniques. The development in this field, which is described in detail in section B 3, p. 160 of this handbook, has been made possible through the recent availability of new sealed gamma sources, which are superior to radium from several points of view. Such techniques can be utilized to solve the well-known radiation protection problems for the staff and also to improve the dose distribution around the applicators (Walstam, 1965; Joelsson and Bäckström, 1970 and Bäckström and Joelsson, 1970).

References

Alderson, S. W.: The role of phantoms in radiology, Machlett-Alderson phantom systems. Machlett Cathode Press **23**, 2–34 (1966).

— Lanzl, L. H., Rollins, M., Spira, J.: An instrumented phantom system for analogue computation of treatment plans. Amer. J. Roentgenol. **87**, 185–195 (1962).

Bäckström, A., Joelsson, I.: Shielded intrauterine applicator for a remote afterloading technique in the treatment of carcinoma of the uterine cervix. Acta radiol. Ther. Phys. Biol. **10**, 225—230 (1971).

Batho, H. F.: Lung corrections in cobalt 60 beam therapy. J. Can. ad. Ass. Radiol. **15**, 79—83 (1964).

Brit. J. Radiol. Suppl. **10**: Depth dose tables for use in radiotherapy (1961).

Burlin, T. E.: The evaluation of the dose to the thorax in rotational cobalt 60 therapy. Brit. J. Radiol. **30**, 543–549 (1957).

Chevallier, A., Herdly, J.: Technique simple de détermination de doses intrathoraciques reçues par irradiation du cobalt 60 (cyclothérapie et champs fixes opposés). Ann. Radiol. **5**, 435–446 (1962).

Cohen, M.: Physical aspects of roentgen therapy using wedge filters. Acta radiol. (Stockh.) **52**, 471–492 (1959).

— Burns, J. E., Sear, R.: Physical aspects of cobalt 60 teletherapy using wedge filters. I. Physical investigations. II. Dosimetric considerations. Acta radiol. (Stockh.) **53**, 401–413, 486–504 (1960).

Cunningham, J. R.: Clinical physics. Ontario Cancer Institute, Toronto, Canada (Annual Report) 1965.

Cura, L. J. van: Application of digital computers in radiation dosimetry. Acta radiol. (Stockh.), Suppl. **255** (1966).

Dahl, O., Jacobsson, F., Walstam, R.: Telegamma therapy of laryngeal carcinoma. Acta Union Intern. contre le cancer **20**, 8, 1735–1737 (1964).

— Vikterlöf, K. J.: Dose distributions in arc therapy in the 200 to 250 kV range. Acta radiol. (Stockh.), Suppl. 171 (1958).

— — In: Hultberg, S., Dahl, O., Thoraeus, R., Vikterlöf, K. J., Walstam, R.: Kilocurie cobalt 60 therapy at the radiumhemmet. Acta radiol. (Stockh.), Suppl. 179 (1959).

— — Attainment and value of precision in deep radiotherapy. Acta radiol. (Stockh.), Suppl. 189 (1960).

Du Sault, L. A., Légaré, J.-M.: Dosage calculations for oblique beams of radiation. Radiology **80**, 856–862 (1963).

Dutreix, A., Dutreix, J.: Construction des isodoses pour les surfaces obliques et irrégulières. J. Radiol. Électrol. **43**, 671–673 (1962).

Dutreix, J., Dutreix, A., Tubiana, M.: Evaluation des doses tenant compte de l'hétérogénéité de l'organism en télécobaltthérapie. Radiobiol. Radiother. (Berl.) **1**, 3–17 (1960).

Ellis, F.: The relationship of biological effect to dose-time fractionation factors in radiotherapy. Current topics in radiation research, vol. IV, p. 358–397. Amsterdam: North Holland Publ. Comp. 1968.

— Hall, E. J., Oliver, R.: A compensator for variations in tissue thickness for high energy beams. Brit. J. Radiol. **32**, 421—422 (1959).

Ellis, F., Miller, H.: The use of wedge filters in deep X-ray therapy. Brit. J. Radiol. **17**, 90–94 (1944).

— Oliver, R.: The specification of tumour dose. Brit. J. Radiol. **34**, 258–260 (1961).

Fedoruk, S. O., Johns, H. E.: Transmission dose measurement for cobalt 60 radiation with special reference to rotation therapy. Brit. J. Radiol. **30**, 190–195 (1957).

Fletcher, G. H., Braun, E. J., Moore, E. B., Roesenbeck, E. von: The design of a second cobalt 60 unit, based on the experience acquired with 1000 patients treated with the first unit. Amer. J. Roentgenol. **84**, 761–770 (1960).

Garret, J. H., Jones, D. E. A.: Dose distribution problems in megavoltage therapy. II. Obliquity problems in megavoltage therapy. Brit. J. Radiol. **35**, 739–742 (1962).

Geijn, J. van de: Compensation for the effect of oblique incidence of cobalt 60 radiation beams in teletherapy. Brit. J. Radiol. **36**, 56–62 (1963a).

— Dose distribution in moving beam cobalt 60 teletherapy—a generalized calculation method. Brit. J. Radiol. **36**, 879–885 (1963b).

— The computation of two and three dimensional dose distributions in cobalt 60 teletherapy. Brit. J. Radiol. **38**, 369–377 (1965).

Gregory, C.: Dosage distribution in rotational cobalt 60 therapy. Brit. J. Radiol. **30**, 538–543 (1957).

Hall, E. J., Oliver, R.: The use of standard isodose distributions with high energy radiation beams. The accuracy of a compensator technique in correcting for body contours. Brit. J. Radiol. **34**, 43–52 (1961).

— — The use of metal compensators to correct for tissue heterogeneity in radiotherapy with high energy beams. Brit. J. Radiol. **35**, 852–855 (1962).

Halldén, H., Ragnhult, I., Roos, B.: Computer method for treatment planning in external radiotherapy. Acta radiol. Ther. Phys. Biol. **1**, 407–416 (1963).

Heinzel, F., Wichmann, H.: Some remarks about localization and positioning technique in telecobalt-therapy. Medica mundi (Philips medical devisions) **9**, 4 (1963).

Hope, C. S., Laurie, J., Orr, J. S., Halnan, K. E.: Optimization of X-ray treatment planning by computer judgement. Phys. Med. Biol. **12**, 531–542 (1967).

— Orr, J. S.: Computer optimization of 4 MeV treatment planning. Phys. Med. Biol. **10**, 365–373 (1965).

Horwarth, J. L., Pick, V. J.: The use of a new multi-field isodose contour plotter. Brit. J. Radiol. **33**, 265–267 (1960).

Hultberg, S., Dahl, O., Thoraeus, R., Vikterlöf, K. J., Walstam, R.: Kilocurie cobalt 60 therapy at the radiumhemmet. Acta radiol. (Stockh.), Suppl. 179 (1959).

IAEA: Single-field isodose charts for high-energy radiation. An international guide. Vienna: Technical reports series No 8 (1962).

— Atlas of radiation dose distributions, vol. 1. Vienna 1965.

IAEA: Atlas of radiation dose distributions, vol. 2. Vienna 1966.

— Computer calculation of dose distributions in radiotherapy. Vienna: Technical reports series No 57 (1966).

— Role of computers in radiotherapy. Vienna: Panel proceedings series (1968).

ICRU: Clinical dosimetry. Recommendations of the International Commission on Radiological Units and Measurements. National Bureau of Standards, Handbook, No. 87, Washington D. C. 1963.

Jacobsson, L., Knauer, I.: Correction factors for tumour dose in the chest cavity due to diminished absorption and scatter in lung tissue. Radiology **67**, 863–876 (1956).

Joelsson, I., Bäckström, A.: Dose rate measurements in bladder and rectum. Acta radiol. Ther. Phys. Biol. 8, 343–359 (1969).

— — Applicators for remote afterloading technique for optimum pelvic dose distribution in carcinoma of the uterine cervix. Acta radiol. Ther. Phys. Biol. **9**, 233–246 (1970).

— — Diehl, J., Lagergren, C.: Dose distribution from intracavitary radium and supplementary external irradiation with regard to topography of lymph nodes in carcinoma of the uterine cervix. Acta radiol. Ther. Phys. Biol. **9**, 33–54 (1970).

Johansson, J. M., Lindskoug, B. Å. A., Nyström, C. E.: Pelvic dosimetry during radiotherapy of carcinoma of the cervix uteri. Acta radiol. Ther. Phys. Biol. 8, 360–372 (1969).

Johns, H. E., Cunningham, J. R.: The physics of radiology, third ed. Springfield Illinois: Charles C. Thomas 1969.

Jones, D. E. A., Gregory, C., Birchall, I.: Dosage distribution in rotational cobalt 60 therapy. Brit. J. Radiol. **29**, 196–201 (1956).

Kuttig, H.: Herdlokalisation und Bestrahlungsplanung. Die Supervolttherapie (ed. Becker und Schubert), S. 303–313. Stuttgart: G. Thieme 1961.

Lanzl, L. H., Ahrens, T. J., Rozenfeld, M., Bess, L.: An automic patient-contour measuring apparatus. Amer. J. Roentgenol. **108**, 162–171 (1970).

Lederman, M.: Technique of radiation treatment of orbital tumours. Brit. J. Radiol. **30**, 469–476 (1957).

Légaré, J. M.: Exit surface dose. Correction factors. Radiology **82**, 272–279 (1964).

Lidén, K.: Depth dose measurement in esophagus in roentgen rotation therapy. Acta radiol. (Stockh.) **30**, 64–68 (1948).

Loevinger, R., Spira, J.: Dosimetry of multiple radiation fields by superposition of photographic films. Amer. J. Roentgenol. **77**, 869–872 (1957).

Martin, J. H., Evans, E. A., Anderson, F. J.: Accuracy in radiotherapy. Radiology **75**, 552–558 (1960).

Massey, J. B.: Dose distribution problems in megavoltage therapy. I. The problem of air spaces. Brit. J. Radiol. **35**, 736–738 (1962).

McDonald, J. C. F.: Simplified techniques in employment of a rotational cobalt 60 therapy unit. Amer. Roentgenol. **86**, 730–736 (1961).

McDonald, N. B. S.: The use of computers in radiology. Proceedings of a conference. U.S. Dept. of Comm. Clearinghouse (1968).

Meredith, W. J. (editor): Radium dosage, The Manchester system, sec. ed. Edinburgh and London: E. and S. Livingstone Ltd. 1967.

Nahon, J. R., Hawkes, J. B.: Energy distribution in the thorax during multiple field and rotational therapy. Amer. J. Roentgenol. **72**, 819–826 (1954).

Nordberg, U.-B.: Determination of tumour dose by transmission measurements in roentgen rotation treatment of the oesophagus. Acta radiol. Ther. Phys. Biol. **7**, 401–416 (1968).

Paterson, R., Parker, H. M.: A dosage system for interstitial radium therapy. Brit. J. Radiol. **11**, 252–266, 313–340 (1958).

Pfalzner, P.: Precalculated dose distributions in cobalt 60 fixed field and rotation therapy. Acta radiol. (Stockh.) **58**, 215–225 (1962).

— Malo Alvarez, S.: Intercomparisons of absorbed dose in cobalt 60 teletherapy using mailed LiF dosimeters. Acta radiol. Ther. Phys. Biol. **7**, 379–388 (1968).

Pohlit, W.: Dosimetrie zur Betatrontherapie. Stuttgart: G. Thieme 1965.

Proimos, B. S.: New accessories for precise teletherapy with cobalt 60 units. Radiology **81**, 307–316 (1963).

Quimby, E. H.: Physical factors in interstitial radium therapy. Amer. J. Roentgenol. **33**, 306–316 (1935).

Richter, J., Schirrmeister, D.: A procedure for the calculation of dose distributions with a digital computer. Strahlentherapie **123**, 45–58 (1964).

— — The determination of isodose by means of computers. Radiobiol. Radiother. (Berl.) **6**, 61–67 (1965).

— — Die Berücksichtigung von Gewebeinhomogenitäten bei der Ermittlung von Dosisverteilungen mit digitalen Rechenautomaten. Strahlentherapie **127**, 550–559 (1965).

Rosenow, U., Frischkorn, R.: Die heutigen methodischen und technischen Möglichkeiten einer optimalen Bestrahlungsplanung. Deutscher Röntgenkongreß 1967, Teil B. Sonderbd. Strahlentherapie **66**, 248–261 (1967).

Seldinger, S. I.: Catheter replacement of the needle in percutaneous artheriography. A new technique. Acta radiol. (Stockh.) **39**, 368 (1953).

Setälä, K.: Automatic body-contouring unit for dose planning in radiotherapy. Acta radiol. Ther. Phys. Biol. **3**, 269–280 (1965).

Sievert, R. M.: Die Intensitätsverteilung der primären γ-Strahlung in der Nähe medizinischer Radiumpräparate. Acta radiol. (Stockh.) **1**, 89–128 (1921).

— Eine Methode zur Messung von Röntgen-, Radium- und Ultrastrahlung nebst einigen Untersuchungen über die Anwendbarkeit derselben in der Physik und der Medizin. Acta radiol. (Stockh.), Suppl. 14 (1932).

Skaggs, L. S., Savic, S.: Use of an analog computer to calculate treatment dose for multiple fields. Radiology **80**, 116–117 (1968).

Smith, I. H.: Cobalt 60 teletherapy. New York-Evanston-London: Harper 1964.

Sörensen, N. E.: A simple method for the construction of compensators for "missing tissue". Phys. Med. Biol. **13**, 113–115 (1968).

Spiers, F. W., Meredith, W. J.: Statement of dosage in megavoltage radiation therapy. Recommendations of the Faculty of Radiologists. Clin. Radiol. **13**, 163–166 (1962).

Sterling, T. D., Perry, T. D., Bahr, G. K.: A practical procedure for automatic radiation treatment planning. Brit. J. Radiol. **34**, 726–733 (1961).

— — Weinkam, J. J.: Automation of radiation treatment planning. II. Calculation of non-convergent field dose distributions. Brit. J. Radiol. **36**, 63–67 (1963a).

— — — Automation of radiation treatment planning. III. A simplified system of digitising isodoses and direct print-out of dose distributions. Brit. J. Radiol. **36**, 522–527 (1963b).

Strandqvist, M.: Studien über die kumulative Wirkung der Röntgenstrahlen bei Fraktionierung. Acta radiol. (Stockh.), Suppl. 55 (1944).

Sundbom, L.: Method of dose planning on application of shielding filters in cobalt 60 teletherapy. Acta radiol. Ther. Phys. Biol. **3**, 209–215 (1964a).

— Individually designed filters in cobalt 60 teletherapy. Acta radiol. Ther. Phys. Biol. **2**, 189–208 (1964b).

— Exit dose measurements in cobalt 60 teletherapy. Acta radiol. Ther. Phys. Biol. **3**, 193–209 (1965a).

— Dose planning for irradiation of thorax with ^{60}Co in fixed-beam teletherapy. Acta radiol. Ther. Phys. Biol. **3**, 342–352 (1965b).

— Åsard, P. E.: Tumour dose concept. Acta radiol. Ther. Phys. Biol. **3**, 135–142 (1965).

— Walstam, R.: Bestrahlungsplanung in der Strahlentherapie. Radiologe **4**, 8, 256–262 (1964).

Surmont, J., Lalanne, C. M.: A propos d'un dispositif de centrage et de repérage en radiothérapie. J. Radiol. Électrol. **38**, 543–548 (1957).

Takahashi, S.: Conformation radiotherapy. Rotation techniques as applied to radiography and radiotherapy of cancer. Acta radiol. (Stockh.), Suppl. **242** (1965).

— An atlas of axial transversal tomography and its clinical application. Berlin-Heidelberg-New York: Springer 1969.

— Kitabatake, T., Morita, K., Okajima, S., Iida, H.: Methoden zur besseren Anpassung der Dosisverteilung an tiefliegende Krankheitsherde bei Bewegungsbestrahlung. Strahlentherapie **115**, 478–488 (1961).

Taylor, G. R.: A wedge filter for cobalt 60 supplementation of carcinoma of the cervix uteri previously treated by radium. Acta radiol. Ther. Phys. Biol. **1**, 253–256 (1963).

Tranter, F. W.: A wedge filter for use in treatment of carcinoma of the cervix uteri with 4 MV X-rays. Brit. J. Radiol. **32**, 350–352 (1959).

Trump, J. G., Wright, K. A., Smedal, M. I., Selzman, F. A.: Synchronous field shaping and protection in 2-million-volt rotation therapy. Radiology **76**, 275 (1961).

TSIEN, K. C.: The application of automatic computing machines to radiation treatment planning. Brit. J. Radiol. **28**, 432–439 (1955).

— A study of basic external radiation treatment techniques with the aid of automatic computing machines. Brit. J. Radiol. **31**, 32–40 (1958).

— COHEN, M.: Isodose charts and tables for medium energy X-rays. London: Butterworths 1962.

— CUNNINGHAM, J. R., WRIGHT, D. J.: Effects of different parameters on dose distribution in cobalt 60 planar rotation. Acta radiol. Ther. Phys. Biol. **4**, 129–154 (1966).

VIDBERG, H., SCHÜTZ, J.: Tiefen- und Größenbestimmung von Organen, Tumoren und Fremdkörpern mittels p.a.- und a.p.-Röntgenaufnahmen. Strahlentherapie **134**, 523–528 (1967).

VIETEN, H.: Verfahren zur Herstellung von Körperschichtaufnahmen in beliebig gestellten und beliebig gestalteten Schichten. Fortschr. Röntgenstr. **62**, 322–325 (1940).

WACHSMANN, F., ADAM, W. E.: Die Dosimetrie in der strahlentherapeutischen Praxis. Radiologe **4**, 246–255 (1964).

— DIMOTSIS, A.: Kurven und Tabellen für die Strahlentherapie. Stuttgart: S. Hirzel 1957.

— VIETEN, H.: Grundlagen der strahlentherapeutischen Methoden. In: Handbuch der Medizinischen Radiologie, Bd. XVI/1, S. 1–127. Berlin-Heidelberg-New York: Springer 1969.

WALSTAM, R.: Auxiliary diaphragm for radioisotope teletherapy units. Acta radiol. (Stockh.) **58**, 201–209 (1962).

— Studies on therapeutic short-distance and intracavitary gamma beam techniques. Acta radiol. Stockh., Suppl. 236 (1965).

WILKS, R., CASEBOW, M. P.: Tissue compensation with lead for ^{60}Co therapy. Brit. J. Radiol. **42**, 452–456 (1969).

Namenverzeichnis — Author Index

Die *kursiv* gesetzten Seitenzahlen beziehen sich auf die Literatur
Page numbers in *italics* refer to the bibliography

Sachverzeichnis

(Deutsch — Englisch)

Bei gleicher Schreibweise in beiden Sprachen sind die Stichwörter nur einmal aufgeführt

Subject Index

(English — German)

Where English and German spelling of a word is identical, the German version is omitted